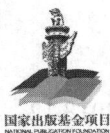

国家出版基金项目
NATIONAL PUBLICATION FOUNDATION

平乐正骨系列丛书

总主编 郭艳幸 杜天信

张淑卿 李海婷 主编

平乐正骨护理法

14

PINGLE GUO'S
ORTHOPAEDIC

中国中医药出版社
·北京·

图书在版编目（CIP）数据

平乐正骨护理法 / 张淑卿，李海婷主编 . —北京：中国中医药出版社，2018.12
（平乐正骨系列丛书）
ISBN 978 – 7 – 5132 – 5044 – 3

Ⅰ.①平⋯　Ⅱ.①张⋯　②李⋯　Ⅲ.①正骨疗法—护理　Ⅳ.① R248.2

中国版本图书馆 CIP 数据核字（2018）第 126711 号

中国中医药出版社出版

北京市朝阳区北三环东路 28 号易亨大厦 16 层
邮政编码　100013
传真　010-64405750
保定市中画美凯印刷有限公司印刷
各地新华书店经销

开本 787×1092　1/16　印张 57.75　字数 1157 千字
2018 年 12 月第 1 版　2018 年 12 月第 1 次印刷
书号　ISBN 978 – 7 – 5132 – 5044 – 3

定价　349.00 元
网址　www.cptcm.com

社长热线　010-64405720
购书热线　010-89535836
维权打假　010-64405753

微信服务号　zgzyycbs
微商城网址　https://kdt.im/LIdUGr
官方微博　http://e.weibo.com/cptcm
天猫旗舰店网址　https://zgzyycbs.tmall.com

如有印装质量问题请与本社出版部联系（010-64405510）

《平乐正骨系列丛书》编委会

正骨医学瑰宝　造福社会民生（陈序）

平乐郭氏正骨，享誉海内外，是我国中医正骨学科的光辉榜样，救治了大量骨伤患者，功德无量，是我国中医药界的骄傲。追溯平乐正骨脉络，实源于清代嘉庆年间，世代相传，医术精湛，医德高尚，励学育人，服务社会，迄今已有220余年历史。中华人民共和国成立以后，平乐正骨第五代传人高云峰先生将其家传秘方及医理技术传于天下，著书立说，服务民众。在先生的引领下，1958年创建河南省平乐正骨学院，打破以往中医骨伤靠门内传授之模式，中医骨伤医疗技术首次作为一门学科进入大学及科学研究部门之殿堂，学子遍布祖国各地，形成平乐正骨系统科学理论与实践体系，在推动中医骨伤学科的传承与发展方面做出了重大的贡献。以平乐正骨第六代传人、著名骨伤科专家郭维淮教授为代表的平乐正骨人，更是不断创新、发展和完善，使"平乐正骨"进一步成为以理论架构完整、学术内涵丰富、诊疗经验独特、治疗效果显著等为优势的中医骨伤科重要的学术流派，确立其在中医骨伤科界的重要学术地位。由于平乐郭氏正骨的历史性贡献与影响，"平乐郭氏正骨法"于2008年6月被国务院列入国家第一批非物质文化遗产保护名录；2012年，"平乐郭氏正骨流派"被国家中医药管理局批准为国家第一批中医学术流派传承工作室建设单位。

《平乐正骨系列丛书》从介绍平乐正骨的历史渊源、流派传承等发展经历入手，分别论述了平乐正骨理论体系、学术思想、学术特色及诊疗特色，包括伤科"七原则""六方法"，平乐正骨固定法、药物疗法、功能锻炼法等。此外，还生动论述了平乐正骨防治结合的养骨法、药膳法，以及平衡思想等新理念、新思路和新方法，囊括了平乐正骨骨伤科疾病护理法及诊疗规范，自成一体，独具特色。从传统的平乐正骨治伤经典入手，由点及面，把平乐正骨的预防规范、诊疗规范、护理规范、康复规范等立体而全面地呈献给社会，极具实用性及科学性。该书集我国著名的骨伤科学术流派——平乐正骨之大成，临床资料翔实、丰富、可靠，汇聚了几代平乐正骨人的心血，弥足珍贵。

　　该书系从预防入手，防治结合，宗气血之总纲，守平衡之大法，一些可贵的理论或理念第一次呈献给大家，进一步丰富、发展了平乐正骨理论体系，集理、法、方、药于一体，具有较强的系统性、创新性、实用性和科学性，丰富和完善了中医骨伤疾病诊疗体系，体现了平乐正骨中西并重、兼收并蓄、与时俱进的时代性和先进性。该书既可供同行参考学习，寓教于学，也可作为本学科的优秀教材。

　　随着世界医学的发展、人类疾病谱的变化，以及医学科学技术的进步，人们更加关注心理因素和社会因素对于疾病的影响，更加关注单纯医疗模式向"医疗、保健、预防"综合服务模式的转变。在为人民健康服务的过程中，平乐正骨始终坚持以患者需求为本，疗效为先，紧紧围绕健康需求，不断探索、创新与发展。今天，以杜天信院长及平乐正骨第七代传人郭艳幸教授为代表的平乐正骨人，秉承慎、廉、诚之医道医德，弘扬严谨勤勉之学风，继承发扬，严谨求实，博采众长，大胆创新，在总结、继承、更新以往学术理论和临床经验的基础上，对平乐正骨进行了更深层次的挖掘、创新，使得平乐正骨从理论到实践都进一步取得了重大突破。

　　纵观此系列丛书，内涵丰富，结构严谨，重点突出，实用性强，体现了"古为今用，西为中用"和中医药学辨证论治的特点，可以为中医骨伤科学提供重要文献，为临床医师提供骨伤科临床诊疗技术操作指南，为管理部门提供医疗质量管理的范例与方法，为从业者提供理论参考标准和规范，为人民大众提供防治疾病与养生的重要指导。

　　我深信此套丛书的出版，必将对中医骨伤科学乃至中医药学整体学术的继承与发展，做出新的贡献，是以为序。

陈可冀

中国科学院资深院士

中国中医科学院首席研究员

2018 年元月于北京西苑

继往开来绽新花（韦序）

受平乐郭氏正骨第 7 代传人、国家级非物质文化遗产项目中医正骨疗法（平乐郭氏正骨法）代表性传承人郭艳幸主任医师之邀，为其及杜天信教授为总主编的《平乐正骨系列丛书》做序，不由得使我想到了我的母校——河南平乐正骨学院，如果不是受三年自然灾害影响，今年就是她的"花甲之年"。

1955 年冬天，平乐郭氏正骨第 5 代传人高云峰先生到北京参加全国政协会议，当毛泽东主席见到高云峰时，指着自己的胳膊向她说："就是这里折了，你能接起来吗？现在公开了，要好好培养徒弟，好好为人民服务！"毛主席的教导，给予高云峰先生多么大的鼓舞啊。她回到洛阳孟津平乐家中，不久就参加了工作，立下了要带好徒弟，使祖传平乐郭氏正骨技术惠及更多患者的决心。

在党和政府的关怀、支持下，于 1956 年 9 月成立了河南省平乐正骨医院（河南省洛阳正骨医院的前身），这是我国最早的一家中医骨伤专科医院，高云峰先生为首任院长。平乐郭氏正骨也因其技术优势与特色在全国产生了巨大影响，《河南日报》《健康报》《人民日报》为此做了相继报道，平乐郭氏正骨医术被誉为祖国医学宝库中的珍珠（见 1959 年 10 月 17 日《健康报》）。

1958 年，为进一步满足广大人民群众对医疗保健事业日益增长的需求，把中医正骨医术提高到新的水平，经国家教育部和河南省政府有关部门批准，在平乐正骨医院的基础上，由高云峰先生主持成立了我的母校河南平乐正骨学院——全国第一所中医骨科大学，高云峰先生任院长。平乐正骨学院的成立，开辟了中医骨伤现代教育的先河，为中医骨伤科掀开了光辉灿烂的历史篇章，使中医骨伤由专有技术步入了科学的殿堂。高云峰先生是我国中医骨伤高等教育当之无愧的开拓者和奠基人。新中国成立后，中医骨伤的骨干力量由此源源不断地输送到祖国各地，成为各省公立医院骨伤科或学院骨伤系的创始人及学术带头人。因此，河南平乐正骨学院被学术界誉为中医骨伤的"黄埔军校"。同时，在学术界还有"平乐正骨半天下"的美誉。

1960 年 9 月上旬，我第一次乘火车，在经过两天两夜的旅程后，来到了位于洛阳市白马寺附近的河南平乐正骨学院，被分在本科甲二班，这个班虽然仅有 19 名学生，却是来自国内 14 个省、市、自治区的考生或保送生。日月如梭，50 多年前的那段珍贵的经历令我终生难忘，我带着中医骨伤事业的梦想从平乐正骨学院启航，直到如今荣获"国医大师"殊荣。

经过几代平乐正骨人的不懈努力，平乐正骨弟子遍及海内外，在世界各地生根、发芽、开花、结果，为无数患者带来福祉。如今的平乐正骨流派已成为枝繁叶茂的全国最大最具影响力的学术流派之一，河南省洛阳正骨医院也已成为一所集医疗、教学、科研、产业、康复、文化于一体的具有 3000 多张床位的三级甲等省级中医骨伤专科医院。站在新时代的起点，发展和创新平乐正骨、恢复高等教育是新一代平乐正骨人的肩负使命，也是我和其他获得平乐郭氏正骨"阳光雨露"者的梦想和愿望。

《平乐正骨系列丛书》共约 700 余万字，含 18 个分册，包含《平乐正骨发展简史》《平乐正骨史话》《平乐正骨基础理论》《平乐正骨平衡学》《平乐正骨常见病诊疗规范》《平乐正骨诊断学》《平乐正骨影像学》《平乐正骨骨伤学》《平乐正骨筋伤学》《平乐正骨骨病学》《平乐正骨手法学》《平乐正骨外固定法》《平乐正骨药物治疗学》《平乐正骨养骨学》《平乐正骨康复药膳》《平乐正骨康复法》《平乐正骨护理法》《平乐正骨骨伤常见疾病健康教育》等，是对 220 余年平乐正骨发展成果与临床经验的客观总结，具有鲜明的科学性、时代性和实用性。此套丛书图文并茂，特色突出，从平乐正骨学术思想到临床应用等，具体翔实地介绍了平乐正骨的诊疗方法和诊疗特色。平乐正骨有高等院校教育的过去和今天的辉煌，将来也必然能使这段光荣的历史发扬光大，结出累累硕果。《平乐正骨系列丛书》是中医骨伤从业者难得的一套好书，也是中医骨伤教学的好书，特别适用于高等医药院校各层次的本科生、研究生阅读。

特为此序！

韦贵康

国医大师

世界手法医学联合会主席

广西中医药大学终身教授

2018 年 6 月

百年正骨　承古拓新（孙序）

　　在河洛文化的发祥地、十三朝古都洛阳，这块有着厚重历史文化底蕴的沃土上，孕育成长着一株杏林奇葩，这就是有着 220 余年历史、享誉中外的平乐郭氏正骨。自郭祥泰于清嘉庆元年（1796）在平乐村创立平乐正骨以来，其后人秉承祖训，致力于家学的发展与创新，医术名闻一方。1956 年，平乐正骨第五代传人高云峰女士，在毛泽东主席的亲切勉励下，带领众弟子创办了洛阳专区正骨医院，1958 年创建平乐正骨学院，1959 年创建平乐正骨研究所，并自制药物为广大患者服务，使平乐正骨于 20 世纪 50 年代末即实现了医、教、研、产一体化，学子遍及华夏及亚、欧、美洲等地区和国家，成为当地学科的带头人和骨干力量，平乐正骨医术随之载誉国内外，实现了由医家向中医著名学术流派的完美转型。平乐郭氏正骨第六代传人郭维淮，作为首届国家级非物质文化遗产传承人，带领平乐正骨人，将平乐郭氏正骨传统医术与现代科学技术结合，走创新发展之路，使平乐郭氏正骨以特色鲜明、内涵丰富、理论系统、疗效独特等为优势，为"平乐正骨"理论体系的形成奠定了坚实的基础，为中医骨伤科学的发展做出了重要贡献。

　　《平乐正骨系列丛书》全面介绍了国家非物质文化遗产——平乐郭氏正骨的内容，全方位展现了平乐正骨的学术思想和特色。丛书包含 18 个分册，从介绍平乐正骨的历史渊源、流派传承等情况入手，分别论述了平乐正骨学术思想、学术特色、理论体系及诊疗特色，尤其是近年理论与方法的创新，如"平衡思想""七原则""六方法"等。丛书集 220 余年平乐正骨学术之精华，除骨伤、骨病、筋伤等诊疗系列外，还涵盖了平乐正骨发展史、基础理论、平衡学、正骨手法、固定法、康复法、护理法等，尤其是体现平乐郭氏正骨防治结合思想的养骨法、药膳法和健康教育等，具有鲜明的时代特点，符合现代医学的预防－医学－社会－心理之新医学模式，为广大患者带来了福音。

　　统观此丛书，博涉知病、多诊识脉、屡用达药，继承我国传统中医骨伤科学之精华，结合现代医学之先进理念，承古拓新，内容丰富，实用性强，对骨伤医生及研究者有很好的指导作用。全书自成一体，独具特色，是一套难能可贵的好书。

《平乐正骨系列丛书》由洛阳正骨医院、郑州骨科医院、深圳平乐骨伤科医院等平乐正骨主要基地的百余名专家共同撰著，参编专家均为长期工作在医、教、研一线，临床经验丰富的平乐正骨人；临床资料翔实、丰富、可靠，汇聚了几代平乐正骨人的心血，弥足珍贵。

叹正骨医术之精妙，殊未逊于西人，虽器械之用未备，而手法四诊之法既精，则亦足以赅括之矣。愿此书泽被百姓，惠及后世。

中华中医药学会副会长
中华中医药学会骨伤专业委员会主任委员
中国中医科学院首席专家
2018 年 3 月

施 序

"平乐正骨"是我国中医骨伤学科著名流派之一，被列为国家级非物质文化遗产，发祥于我国河南省洛阳市孟津县平乐村，先祖郭祥泰自清代创始迄今已历七代，相传220余年，被民众誉为"大国医""神医"，翘楚中华，饮誉海内外。中医药学是一个伟大宝库，积聚了历代医家深邃的创新智慧、理论发明和丰富的临证经验。在如此灿若星河的中医药发展历史画卷中，"平乐正骨"俨然是一颗熠熠生辉的明珠。"洛阳春色擅中州，檀晕轻红总胜流。"近220余年来，西学东进，加之列强欺凌，包括中医药在内的我国优秀民族传统文化屡遭打压。然而，"平乐正骨"面对腥风血雨依然挺立，诚为奇葩。我国中医骨伤同道在引以为傲的同时每每发之深省，激励今日之前行。

"平乐正骨"自先祖郭祥泰始，后经郭树楷、郭树信相传不辍，代有建树，遂形成"人和堂""益元堂"两大支系。郭氏家族素以"大医精诚"自励，崇尚"医乃仁术"之宗旨，坚持德高济世、术优惠民为己任之价值取向和行为规范，弘扬"咬定青山不放松，立根原在破岩中。千磨万击还坚劲，任尔东西南北风"的创业精神，起废除伤、病愈膏肓、妙手回春等众多轶事传闻誉溢乡里域外，不绝于耳。"平乐正骨"植根民众，形成"南星""北斗"之盛况经久不衰。中华人民共和国成立后的60多年来，在中国共产党的中医政策指引下，更是蓬勃发展。在第五代传人高云峰女士和第六代传人郭维淮教授的推进下日臻完善，先后建立了公立洛阳正骨医院、平乐正骨学院、河南省平乐正骨研究所。河南省洛阳正骨医院以三级甲等医院的规模和医疗品质，每年吸引省内外乃至海外数以百万计的骨伤患者，为提升医院综合服务能力，他们积极开展中西医结合诊疗建设，不断扩大中医骨伤治疗范围和疗效水平。平乐正骨学院及以后的培训班为国家培育了数千名优秀骨伤高级人才，时至今日，他们中的大多数已成为我国中医骨伤科事业的学科带头人、领军人才或著名学者。改革开放以来，在总结临床经验的同时，引入现代科技和研究方法，河南省洛阳正骨研究所获得多项省和国家重大项目资助，也获得多项省和国家科技奖项，在诸多方面为我国当代中医骨伤事业发展做出了重大贡献，河南省洛阳正骨医院也被国家列为部级重点专科和全国四大基地之一。"天行健，君子以自强不息"，郭氏门人始终在逆境中搏击，在成功中开拓。以"平乐正骨"为品牌的洛阳正骨医院，在高云峰等历届院长的带领下，成功地将"平乐正骨"由民间医术转向中医现代化的诊疗体系，由传统医技转向科技创新的高端平台，由单纯口授身传的师承育人模式转向现代学校教育制度的我国高等中医骨伤人才培养的摇篮，从而实现了难能可贵的历史跨越。中医药事业的发展应以"机构建设为基础，人才培养为关键，学术发展为根本，科学管理为保障"，这是 20 世纪 80 年代国家中医药管理局向全国提出的指导方针，河南省洛阳正骨医院的实践和成功无疑证实了其正确性，而且是一个先进的范例。

牡丹为我国特产名贵花卉，唐盛于长安，至宋已有"洛阳牡丹甲天下"之说，世颂为"花王"。刘禹锡《赏牡丹》诗曰："庭前芍药妖无格，池上芙蕖净少情。唯有牡丹真国色，花开时节动京城。""平乐正骨"正是我国中医药百花园中一株盛开不衰的灿烂花朵，谨借此诗为之欢呼！

继承创新是中医药事业振兴的永恒主题。在流派的整理与传承中，继承是前提、是基础。"平乐正骨"以光辉灿烂的传统文化为底蕴，有着丰富的学术内涵和独具特色的临证经验。其崇尚"平衡为纲，整体辨证，筋骨并重，内外兼治，动静互补"的学术思想，不仅是数代郭氏传人的经验总结，而且也充分反映了其哲学智慧，从整体上阐明了中医药特色优势在"平乐正骨"防治疾病中的运用。整体辨证是中医学的基本观点，强调人与自然的统一，人自身也是一个统一的整体。中医学理论体系的形成渊薮于中国古典哲学，现代意义上的"自然"来自拉丁语 Nature（被生育、被创造者），最初含义是指独立存在，是一种本能地在事物中起作用的力量。中国文人的自然观远在春秋时期即已形成，闪烁着哲学睿智。《道德经》曰："人法地，地法天，天法道，道法自然。"后人阮籍曰："道即自然。"《老子》还强调"柔弱胜刚强""天下莫柔弱于水，而攻坚强者莫之能胜，以其无以易之。弱之胜强，柔之胜刚，天下莫不知，莫能行"。相传出于孔子之手的《周易大传》提出刚柔的全面观点，认为"刚柔者，昼夜之象也""君子知微知彰，知柔知刚，万夫之望""刚柔相推而生变化""一阴一阳之谓道"。《素问·阴阳应象大论》进一步明确提出："阴阳者，天地之道也；万物之纲纪，变化之父母，生杀之本始，神明之府也。"天人相应的理念，加之四诊八纲观察分析疾病的中医学独有方法，不仅使整体辨证有可能实施，而且彰显了其优势。"平乐正骨"将这些深厚的哲理与骨伤临床结合，充分显示其文化底蕴和中医学的理论造诣。"骨为干，肉为墙"，无论从生理或病理角度，中医学总是将筋骨密切联系，宗筋束骨，在运动中筋骨是一个统一的整体，只有在动静力平衡的状态下才能达到最佳功能。"肝主筋""肾主骨""脾主肌肉"，"平乐正骨"提出的"筋骨并重，内外兼治"正是其学术思想的灵活应用。在我看来，"动静互补"比"动静结合"有着更显明的理论特征和实用价值。在骨伤疾病的防治中，动和静各有其正面和负面的作用，因而要发挥各自的正能量以避免消极影响，这样便需要以互补为目的形成两相结合的科学方法，如果违背了这一目的，动和静失去量的限制，结合仅是一种形式，甚至不利于损伤的修复。科学的思维，其延续往往不受光阴的限制，甚至有异曲同工之妙。现代研究证实，骨膜中的骨祖细胞对骨折愈合起着重要作用，肌肉是仅次于骨膜最接近骨表面的软组织，适当的肌肉收缩应力可以促进骨的发育和损伤愈合，肌肉中的丰富血管为骨提供了营养供应，肌肉的异常（包括功能异常）也会影响骨量和骨质。临床研究表明，即使不剥离骨膜，肌肉横断损伤也会延迟骨折愈合。因此，除骨膜和骨髓间充质的干细胞外，肌肉成为影响骨折愈合的又一重要组织，其中肌肉微环境的改变则是研究的重要方面。220多年前的"平乐正骨"已在实践中体现了这种思维，并探索其规律。

基于上述的理论和实践，"平乐正骨"形成了一整套独具特色的诊疗方法，包括手法、内外药物治疗、练功导引等，将骨伤疾病的防治、康复、养生一体化。早在20世纪50年代，高云峰、郭维淮等前辈已将众多家传秘方和技术公诸于世。"平乐正骨"手到病除的技艺来自于郭氏历代传人的精心研究和积累，也与其注重学术交流、博采众长密切相关。"平乐正骨"的发源地也是少林寺伤科的发祥地。相传北魏孝文帝（495）时，少林寺始建于河南登封市北少室山五乳峰下。印度佛教徒菩提达摩曾在该寺面壁9年，传有"达摩十八手""心意拳"等。隋末少林寺僧助秦王李世民有功受封，寺院得到发展，逐渐形成与武术相结合的伤科技法，称为"少林寺武术伤科"，在唐代军营中推广应用，少林寺秘传内外损伤方亦得以流传。作为文化渊源，对"平乐正骨"不无影响。

洛阳之称首见于《战国策·苏秦以连横说秦》。早在距今六七千年前，该地区已发展到母系氏族繁荣阶段，著名的仰韶文化即发现于此。自周以来相继千年，成为中原地区历史上重要的政治、文化、经济、商贸、科技中心。在我国历史上有着重要地位的大批经典名著、科技发明多发迹于此。如《说文解字》《汉书》《白虎通义》《三国志》《博物志》《水经注》《新唐书》《资治通鉴》，以及"蔡侯纸""龙门石窟""唐三彩"等均为光灿千古之遗存。此外，如"建安七子"、三曹父子、"竹林七贤"、"金谷二十四友"、李白杜甫相会、程氏兄弟理学宣讲，以及白居易以香山居士自号，晚年居洛城18年等群贤毕至、人才荟萃。唐·卢照邻曾曰："洛阳富才雄。"北宋·司马光有诗曰："若问古今兴废事，请君只看洛阳城。"在如此人文资源丰富的地域诞生"德才兼高、方技超群"的"平乐正骨"应是历史的必然。以"平乐正骨"第七代传人杜天信教授、郭艳幸教授为首的团队肩负历史责任和时代使命，率领河南省洛阳正骨医院和河南省正骨研究院，在继承、创新、现代化、国际化的大道上快速发展，为我国中医骨伤学科建设和全面拓展提供了宝贵经验，做出了重大贡献，他们不负众望，成为"平乐正骨"的后继者、兴旺的新一代。汇积多年经验，经过认真谋划，杜天信教授、郭艳幸教授主编的《平乐正骨系列丛书》共18册即将出版，该套书图文并茂，洋洋大观，可敬可贺。当年西晋大文豪左思移居洛阳，筹构10年，遂著《三都赋》而轰动京城，转相录抄以致难觅一纸，遂有"洛阳纸贵"之典故脍炙人口，千年相传。本书问世，亦当赞誉有加，再现"洛阳纸贵"，为世人目睹"平乐正骨"百年光彩而呈献宝鉴。

不揣才疏，斯为序。

施杞

中医药高校教学名师
上海中医药大学脊柱病研究所名誉所长、终身教授
中华中医药学会骨伤分会名誉主任委员
乙未夏月

总前言

  发源于河洛大地的平乐郭氏正骨医术是中医药学伟大宝库中的一颗明珠，起源于1796年，经过220余年的发展，平乐正骨以其特色鲜明、内涵丰富、理论系统、疗效独特、技术领先的优势及其所秉承的"医者父母心"的医德、医风，受到海内外学术界的广泛关注，并成为国内业界所公认的骨伤科重要学术流派。2008年6月，平乐郭氏正骨法被载入国务院公布的第二批国家级非物质文化遗产名录和第一批国家级非物质文化遗产扩展项目名录。平乐正骨理论体系完整，并随着时代进步和科学发展而不断丰富，其整体性体现在理、法、方、药各具特色，诊、疗、养、护自成体系等方面。但从时代发展和科学进步的角度看，平乐正骨理论一方面需要系统总结与提炼，进一步规范化、系统化，删繁就简；另一方面需要创新与发展，突出其实用性及科学性。在国家大力倡导发展中医药事业的背景下，总结和全面展示平乐正骨这一宝贵的非物质文化遗产，使其造福更多患者，《平乐正骨系列丛书》应运而生。

  发掘与继承、发展与创新是平乐正骨理论的显著特征。平乐正骨在中医及中西医结合治疗骨伤科疑难疾患方面，形成了自己的学术特色。其学术特征主要表现为"平衡为纲、整体辨证、筋骨并重、内外兼治、动静互补、防治结合、医患合作"七原则和"诊断方法、治伤手法、固定方法、药物疗法、功能疗法、养骨方法"六方法及"破瘀、活血、补气"等用药原则。这些原则和方法是平乐正骨的"法"和"纲"，指导着平乐正骨的临床研究与实践，为众多患者解除了痛苦。在不断传承发展过程中，平乐正骨理论体系更加系统、完善。

  在新的医学模式背景下，平乐正骨的传承者重视生物、心理、社会因素对人体健康和疾病的综合作用和影响，从生物学和社会学多方面来理解人的生命，认识人的健康和疾病，探寻健康与疾病及其相互转化的机制，以及预防、诊断、治疗、康复的方法。作者结合中医养生理论及祖国传统文化，审视现代人生活、疾病变化特点，根据人类生、长、壮、老、已的规律，探索人类健康与疾病的本质，不断提高平乐正骨对筋骨系统的健康与疾病及其预防和治疗的理性认识水平，提出了平乐正骨的平衡思想，并将平乐正骨原"三原则""四方法"承扬和发展为"七原则""六方法"，形成了平乐正骨理论体系的基本构架。

作为平乐正骨医术的传承主体，河南省洛阳正骨医院（河南省骨科医院）及平乐正骨的传承者在挖掘、继承、创新平乐郭氏正骨医术的基础上，采取临床研究与基础研究相结合的方法，通过挖掘、创新平乐正骨医术及理论，并对现有临床实践及科学技术进行提炼总结、研究汇总，整理成《平乐正骨系列丛书》，包含18个分册，全面介绍国家级非物质文化遗产——平乐郭氏正骨法的内容，全方位展现平乐正骨的学术思想、学术特色，集中体现平乐正骨的学术价值及其研究进展，集220余年尤其是近70年的理论与实践研究之精粹，以期更好地造福众患，提携后学，为骨伤学科的发展及现代化尽绵薄之力。

最后，感谢为平乐正骨医术做出巨大贡献的老一辈平乐正骨专家！感谢为平乐正骨医术的创新和发展努力工作的传承者！感谢一直以来关注和支持平乐正骨事业发展的各级领导和学术界朋友！感谢丛书撰稿者多年来的辛勤耕耘！同时也恳请各界同仁对本丛书中的不足给予批评指正。再次感谢！

《平乐正骨系列丛书》编委会

2017 年 12 月 18 日

主编简介

张淑卿　主任护师，硕士生导师，国家临床重点专科学术带头人，中华护理学会骨科护理分会委员，中华中医药学会护理专业委员会常务委员，河南省护理学会骨科护理专业委员会主任委员，河南省中医药学会中医、中西医结合专业委员会主任委员，河南省护理学会康复护理专业委员会副主任委员等。

在国家级期刊发表学术论文 30 余篇，省级在研课题 2 项，河南省科技成果 7 项，2005 年率先在河南省洛阳正骨医院推行骨伤康复专科护士培训，2007 年作为项目负责人成功申请河南省骨伤康复专科护士培训基地，在护理管理、骨伤护理、骨伤康复方面积累了丰富的管理和临床经验。

李海婷　主任护师，硕士生导师，国家临床重点专科项目负责人，世界中医药联合会骨伤科专业委员会理事，中华中医药学会护理分会常务委员，中国中西医结合学会骨科微创专业委员会护理学组副主任委员，中国康复医学会康复护理专业委员会学组委员，中国医药信息学会电子病历与电子健康档案专业委员会专家委员，河南省医院品管联盟第一届专家委员会专家委员，河南省中医药学会中医骨伤病康复分会常务委员，河南省护理学会骨科护理分会副主任委员，河南省护理学会中医、中西医结合护理分会副主任委员，河南省中西医结合学会中西医结合护理分会副主任委员，河南省中医药学会中医护理专业委员会常务委员，河南省骨科学分会第三届护理学组副组长，洛阳市护理学会骨科护理专业委员会主任委员。

在国家级学术期刊发表学术论文 30 余篇，出版专著 5 部，获得河南省科技厅河南省中医管理局科技成果奖 5 项，主持河南省医学科技攻关项目 1 项和河南省中医专项课题 1 项，拥有实用新型专利 5 项。

前　言

　　洛阳平乐郭氏正骨起源于清乾隆、嘉庆年间，至今已有 220 余年历史。洛阳平乐郭氏正骨是中医药文化重要的组成部分，正骨人秉承"平衡为纲、整体辨证、筋骨并重、内外兼治、动静互补、防治结合、医患合作"的理念，在临床实践中不断传承和创新，形成了系统规范的理论体系及特色优势突出的专科技术和方法。

　　平乐正骨护理方法和技术在学术传承和发展、在患者的治疗与康复中发挥着重要的作用，并在临床实践中不断完善和规范，形成特色和优势。1999 年何晓真、张进川主编了《实用骨科护理学》，该书以平乐正骨的整体观和辨证施护理论体系为指导，汲取古今骨科护理精华，全面系统地阐述正骨护理方法和正骨护理技术，是平乐正骨第一部护理专著，为平乐正骨护理学科的发展奠定了基础。2008 年张淑卿主编的《洛阳正骨临床丛书——护理规范》《洛阳正骨临床丛书——正骨规范》对骨伤常见病证的护理常规进行总结、提炼、梳理和规范，是骨伤科常见疾病的护理工具书。

　　随着社会的发展，骨伤疾病谱也发生了改变，临床上高能量、复杂伤及慢性劳损性疾病呈上升趋势，使骨伤患者的治疗、护理和康复面临新的挑战。随着骨伤患者需求的不断提高，新技术、新方法的不断引进和创新，以及骨伤患者治疗、护理、康复理念的转变，使骨伤专科护理领域不断拓展，骨伤护理学科的内涵和外延在不断延伸和拓展。

　　本书分上、下两篇，上篇为总论，共六章，内容包括平乐正骨护理发展简史、平乐正骨护理专科和学科建设、平乐正骨特色护理技术、平乐正骨护理用具、平乐正骨护理管理、平乐正骨护理发展与展望。下篇为各论，共十章，以常见骨折病和骨病护理为主，分为骨伤一般护理、常见骨折患者的护理、常见关节脱位患者的护理、儿童常见骨折及骨病的护理、骨病患者的护理、软组织损伤患者的护理、神经损伤患者的护理、微创治疗患者的护理、关节置换患者的护理、其他治疗患者的护理。

　　本书由来自于河南省洛阳正骨医院、郑州市骨科医院和深圳市骨科医院等临床一线长期从事骨科临床护理的专家和老师共同完成。在编写过程中得到同仁的大力支持，但由于编者水平有限，时间仓促，书中不足之处在所难免，恳请各位专家、学者、读者和同道提出宝贵意见，以便再版时修订提高。

《平乐正骨护理法》编委会

2018 年 4 月

目录

平乐正骨护理法

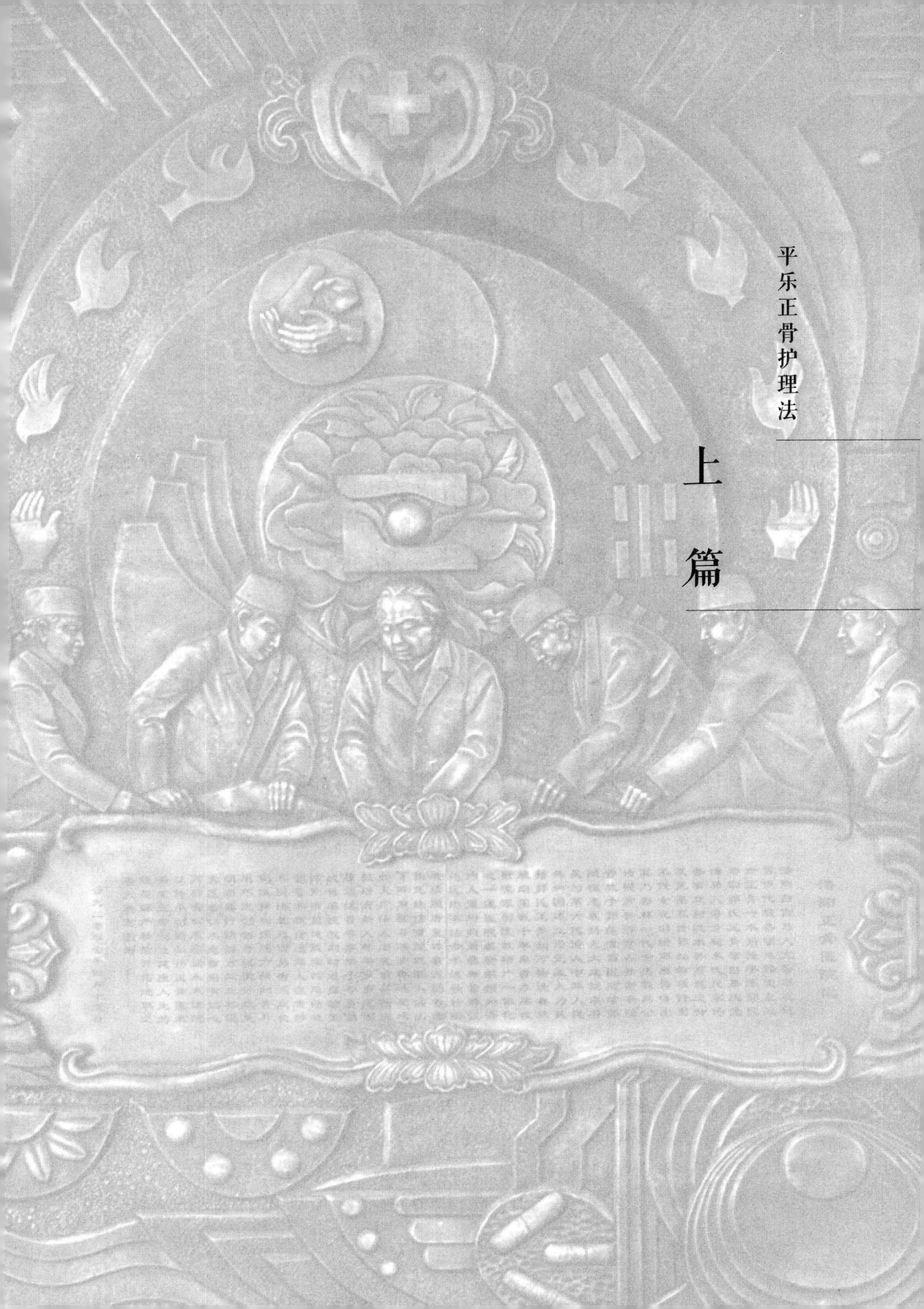

上 篇

第一章　平乐正骨护理发展简史

　　古代正骨技术为满足人类生产、生活中发生筋骨损伤后的治疗需要而产生，随着社会发展和生产生活工具的变化而不断发展和创新。明代骨伤科逐步发展并形成以薛己为代表的主张八纲辨证论治的药物派和以异远真人为代表的主张经络穴位辨证施治的少林派。两大学派的发展奠定了后世骨伤科的整体观、筋骨并重观，提出了内外兼治、手法药物并重、动静结合等治疗原则。明、清以后逐步形成了经络穴位辨证施治、手法外治的少林派和八纲辨证、以药物内服为主的另一派。平乐正骨正是继承了两大学派的学术观点，形成了独特的平乐正骨学术思想，即平衡为纲、整体辨证、筋骨并重、内外兼治、动静互补、防治结合、医患合作。

　　平乐郭氏正骨起源于十三朝古都洛阳市孟津县平乐村，郭氏世居此地，家传正骨至今。平乐正骨是中国医药学的重要组成部分，是骨伤领域中的一颗璀璨明珠。其渊源有文字记载者，可追溯到清嘉庆年间，至今已有220余年的历史，八代相传，不断深邃恢弘，中华人民共和国成立前已闻名遐迩。平乐正骨五世家传名医郭灿若和夫人高云峰，于中华民国期间，在家行医，门庭若市，他们技术精湛、医德高尚，群众誉为平乐正骨的正宗，在国内享有较高的声誉。中华人民共和国成立后，在党和政府的关怀下，正骨世医高云峰和她的儿子郭维淮，于1952年将家传秘方接骨丹、展筋丹公之于世。由于高云峰先生的医术及贡献，她受到了毛主席和周总理的亲切接见，毛主席勉励她多带徒弟，好好为人民服务。为此，在政府的大力支持下，她带领众徒弟于1956年成立洛阳专区平乐正骨医院，开始举办平乐正骨临床进修班、学习班，1958年建立了我国第一所中医骨伤专科大学、1959年创立了洛阳正骨研究所——开创了中医骨伤现代教育研究的先河；她非常重视护理教育，于1963～1964年举办了5期中医护训班，主张在中医整体观的指导下对骨伤患者进行辨证施护，为中医骨伤的科学化、现代化护理奠定了坚实的基础。与此同时，平乐正骨继承人郭春园定居郑州，1956年参加联合医院，建立正骨科；1974年成立了郑州市骨科医院；1988年在深圳组建了深圳平乐骨伤科医院。郭均甫于抗日战争胜利后，定居兰州市，将平乐正骨带到祖国的大西北，其子郭宪章在1985年组建了兰州市骨科医院。郭汉章在中华人民共和国成立后定居西安，1958年在大同医院参加工作，成立正骨科，带徒弟、举办临床进修班，研究并发展了平乐正骨。郭焕章任青海省中医院骨伤科主任，是西北高原上第一个平乐郭氏正骨的传播者。

至此，平乐郭氏正骨得到了巨大的发展，学术传承由少数继承人发展到目前的数以万计，学子遍布海内外；由家传口授，发展到成立高等学府、科研机构。在学术上突出了中医特色，丰富发展了骨伤理论，拓宽了技术范围，达到国内领先水平，饮誉海内外。平乐正骨基地——洛阳专区正骨医院也发展为目前集医疗、教学、科研、产业、文化于一体的三级甲等医疗机构——河南省洛阳正骨医院（河南省骨科医院）。平乐正骨流派成为全国最大、最有影响的骨伤科学术流派，平乐郭氏正骨第六代传人、全国著名中医骨伤科专家、白求恩奖章获得者郭维淮先生，素秉承弘扬家学，振兴中医骨伤科事业之志，倾毕生精力，孜孜以求，是平乐正骨现代发展之集大成者。2008年"平乐郭氏正骨法"被列为第一批国家级非物质文化遗产；2009年讲述平乐郭氏正骨历史传奇的《大国医》在中央电视台八套热播；2013年成立了平乐郭氏正骨学术流派传承工作室。

中医护理学和中医学同步经历了起源、形成、发展、成熟等阶段。几千年来，中医治病医、药、护不分，中医护理始终未能形成独立的专业，但护理作为一种存在形式，有关护理方面的记载散见于浩瀚的历代中医文献之中，呈现出医中有护、医护合一的特征。中医学历来主张"三分治、七分养"，养即是护理。诸如：将护、调护、调理、调摄、抚养、侍候等有护理含义的词汇散在于大量的中医文献之中。中医护理学是中医药学的重要组成部分，是在中医理论体系指导下，应用整体观念、辨证施护的方法和护理技术，达到预防、保健、康复和护理目的的一门学科。《素问·移精变气论》要求对待患者要"闭户塞牖，系之病者，数问其情，以从其意"，也就是要使患者的住所清静，经常询问患者的情况和感觉，尽量满足患者的需求，体现了护理工作的重要性。古人尤其重视精神修养在护理中的重要作用，如《灵枢·师传》指出对患者要"告知以其败，语之以其善，导之以其所便，开之以其所苦"，也就是要注意解除患者的精神负担。并指出要关心患者的饮食及居住条件，"必问饮食、居处，暴乐，暴苦，皆伤精气"，且特别强调饮食在护理中的重要地位，要求"五谷为养，五果为助，五畜为益，五菜为充"。《黄帝内经》不仅在原则上而且在具体方法上也做了一些阐述，指出患者的饮食、衣着，要寒温适中，这样病邪就不能侵入，而保持身体健康。并举出用一种情绪克服另一种情绪的治法，如悲胜怒、恐胜喜、怒胜思、喜胜忧、思胜恐，以其胜治之。

中医护理方法和中医护理技术早在古书中有大量记载。西周时期提出在诊疗活动中观察面色和体温等护理活动；春秋战国时期医学发展迅速，针灸、汤药和热敷的治病方法开始应用；秦汉时期《黄帝内经》阐述了许多生理、病理现象，治疗和护理原则；东汉张仲景《伤寒杂病论》总结了药物灌肠术、舌下给药法、胸外心脏按压术、人工呼吸和急救护理等；古医书中还记载了导尿术、灌肠术。隋唐孙思邈《备急千金要方》提出"凡衣服、巾、节、枕、镜不易与人同之"的预防和隔离观点。《史记·扁鹊仓公列传》载扁鹊治虢太子病时，一方面用针刺和汤药治疗，另一方面还用热敷熨两胁下，保持太子身体的温暖。这说明当时医疗与护理并进，由医生监管照料患者。《黄帝内经》既是中医的理论典籍，也系统地论述了中医护理学的许多方面，包括精神修养、个人卫生、环境卫生、饮食调护和服药禁忌、治疗护理等方面。中医外科护理的清创、止血、包扎、固定等技术早有记载，如遇外伤时用手掩或物（树叶等）遮盖，用清澈的溪水冲洗伤口，用野草、树叶、草药包扎伤口，剥去体内异物，压迫伤口止血，用树枝固定骨折等。1958年江苏省中医院及南京中医学院（现为南京中医药大学）附属医院编写出版了我国第一部中医护理专著《中医护病学》，并创办了中医护士专科学校。1984年，《中医护病学》一书被重新编写，更名为《中医护理学》，由江苏科学技术出版社出版。

19世纪以前，世界各国均没有护理专业。人们患了病，除了由家属照料外，往往求助于宗教，到一些寺庙中向僧侣们求治，那里的僧侣们便承担了护理工作。19世纪中叶，英国的南丁格尔首创了科学的护理专业，国际上称这个时期为"南丁格尔时代"，是护理专业化的开始。1888年，我国在福州开办了第一所护校。1934年，教育部成立护士教育专门委员会，将护理教育改为高等护士职业教育，招收高中毕业生，学制为3～4年。1950年，第一届全国卫生工作会议将护士教育列为中级专业教育之一，纳入正规教育系统，并由卫生部（现为国家卫生健康委员会）领导制订全国统一的教学计划，编写各门课程的统一教材。1981年10月，北京市积水潭医院编写的《创伤骨科护理学》（吕式媛主编）由人民卫生出版社出版，该书成为我国骨科现代护理学的第一本著作，为骨伤科现代护理的发展奠定了理论基础。1995年7月，《骨科护理学》（杜克、王守志主编）由人民卫生出版社出版。1997年，《中医骨伤科护理》（余庆阳编著）由中国医药科技出版社出版。1998年9月，第2版《创伤骨科护理学》出版发行，仍由吕式媛主编、人民卫生出版社出版。

平乐正骨护理在平乐正骨医术进步中传承和发展，从1956年建院时1名护士发展到今天千余人，由原来的医护不分到全面系统正骨护理方法和护理规范的形成。平乐正骨护理方法和技术在传承和发展中，与骨伤医疗的学科界定逐渐清晰，并在临床实践中不断完善和规范，形成特色和优势。1999年9月，河南省洛阳正骨医院编写的《实用骨科护理学》（何晓真主编）由河南医科大学出版社出版，该书以平乐正骨的整体观和辨证施护理论体系为指导，汲取古今骨科护理精华，全面系统地阐述正骨护理方法和正骨护理技术，是平乐正骨第一本护理专著，为平乐正骨护理学科的发展奠定了基础；2001年6月获中华中医药学会"康莱杯"全国中医药优秀学术著作优秀奖，2002年9月获河南省中医药科技成果二等奖。2008年6月，12个分册组成的《洛阳正骨临床丛书》由人民卫生出版社出版，其中《洛阳正骨临床丛书——护理规范》和《洛阳正骨临床丛书——正骨规范》（张淑卿主编）对骨伤常见病证的护理常规进行梳理和规范，是骨伤科常见疾病的护理工具书。正骨护理方法和正骨护理的人文关怀精神在骨伤患者的治疗和康复中发挥着重要作用，尤其在 1976～1977 年底对唐山大地震批量伤员的救治和 2008 年对汶川地震批量伤员的救治中得到证明。

平乐正骨护理在历史沿革和医院的发展中不断完善和提升，1979 年 10 月受洛阳医专委托举办护士培训班，学制 2 年。1980 年成立护理部，1981 年河南省洛阳正骨医院开始招聘正规护理院校毕业的护生。1985 年派出 23 名护士到外院进修，同时对外招收护理进修实习生，同年有 2 名护士获河南省优秀护士称号，6 名护士获洛阳市优秀护士称号。1990 年洛阳正骨医院被评为洛阳市卫生局"护理革新先进集体"。1988 年成立护理质量控制小组，2004 年 4 月在护理质量控制小组基础上成立河南省洛阳正骨医院护理质量控制委员会。2007 年获批"河南省骨伤康复护士培训基地"，每年进行为期 3 个月的骨伤康复护理理论和康复护理技能培训。2009 年与河南省职工医学院（2014 年升级为河南省医学高等专科学校）联合培养骨伤康复方向专业护理人才。

平乐正骨护理学术在护理行业学术引领下，沿着专科化的方向发展。1954 年，中华护士学会的学术委员会创办了《护理杂志》，1964 年，中华护士学会改称为中华护理学会，1981 年《护理杂志》改名为《中华护理杂志》。20 世纪 80 年代末期创刊的河南省洛阳正骨医院主办的《中医正骨》杂志，自发行之日起就开设了"骨伤科护理"栏目，为骨科传统护理学的学术发展起到了一定的促进作用。中华护理学会全国护理科技进步奖的设立，标志着我国的护理学研究又上了一个新台阶。1993 年 4 月 21 日，中华护理学会在北京召开了首届全国护理科技进步奖成果报告会，31 人获首届全国护理科技进步奖。1995 年 10 月 31 日，在南京召开了第 2 届全国护理科技进步奖与学术交流会，44 人获全国护理科技进步奖。1997 年 4 月，第 3 届全国护理科技进步奖的 96 项获奖项目中直接涉及骨伤科护理的有 3 项。2000 年，河南省洛阳正骨医院贾春霞的"骨折患者服装的研制及应用"和陈晚英的"双腔气囊胃管的研制"2 项成果，获得了河南省中医管理局科技进步成果三等奖，填补了河南省骨伤科护理科研的空白。2007 年张淑卿"中医骨伤护理规范的临床研究"获河南省中医管理局科技成果二等奖。2008 年获中华中医药学会科技成果三等奖。2010 年张淑卿的"四肢常见骨折功能锻炼规范的研究"获得了河南省中医管理局科技进步成果一等奖。2012 年赵爱琴的"断肢（指）再植术后血管危象的护理干预研究"获得了河南省中医管理局科技进步成果二等奖。2013 年张淑卿的"基于减缓骨伤患者痛苦的中医护理方法研究"获得了河南省中医管理局科技进步成果二等奖。2014 年李海婷的"平乐穴位点按推压法在缓解急性尿潴留中的应用研究"获得了河南省中医管理局科技进步成果二等奖。

2011 年河南省洛阳正骨医院中医护理被评为国家中医药管理局十一五重点专科培育项目，同时被评为第一批中医优势病种护理方案梳理"项痹病"的协作组组长单位，

"腰痛病"的协作组成员单位。2013 年 5 月，河南省洛阳正骨医院中医护理学科被国家中医药管理局确定为十二五重点专科，获得国家资金资助，同时被评为第二批中医优势病种护理方案梳理"附骨疽"、成人和小儿"骨蚀"的协作组组长单位，"髌骨软化症"的协作组成员单位。

2011 年 3 月 8 日国务院学位办颁布新的学科目录设置，其中护理学从临床医学二级学科中分化出来，成为一级学科，与中医学、中药学、中西医结合、临床医学等一级学科平行，为护理学科的发展提供了更大的空间。以学术平台扩大学科影响力，2011 年河南省洛阳正骨医院成为河南省护理学会中医、中西医结合分会骨伤护理学组组长单位；洛阳市护理分会继续教育委员会主委单位。河南省洛阳正骨医院是河南省护理学会骨科护理专业分会主委单位、河南省中医药学会中西医结合护理分会主委单位，也是省市多个专业分会副主委单位。

平乐正骨沿着品牌化、特色化、专科化、一体化、国际化方向发展。在临床实践中，正骨护理的中医骨伤护理理论得到不断完善，在行业内发挥着规范和引领作用，护理管理从传统的经验管理，向规范化、科学化和国际化迈进。2010 年河南省洛阳正骨医院是全国第九家通过 JCI 认证，也是全国中医医院中第一家通过 JCI 认证的医院，2014 年 2 月通过第二次复认证，2018 年 3 月河南省洛阳正骨医院顺利通过 CARF 认证，护理质量管理在 JCI 和等级医院评审标准的指导和引领下，持续改进、不断完善和提升。正骨护理发展之路任重而道远，需要代代正骨护理人不懈的努力，传承百年正骨护理技术，创新发展正骨护理事业。

第二章　平乐正骨护理专科和学科建设

　　河南省洛阳正骨医院专科护理秉承中医护理整体观和平乐正骨平衡理念，在挖掘整理骨伤病特色护理基础上，基于临床不断总结、归纳、整理和完善，逐渐形成规范和优势。于 2011 年申报国家"十二五"临床重点专科，2012 年 2 月被国家中医药管理局确定为"十二五"重点专科培育项目，2013 年 5 月被国家中医药管理局确定为中医重点专科，卫生部（现为国家卫生健康委员会）确定为国家临床重点专科，分批被确定为"项痹病""髌骨软化症""成人股骨头坏死""儿童股骨头坏死""慢性骨髓炎"中医护理方案组长单位，"腰椎间盘突出症""膝关节骨性关节炎"中医护理方案协助组单位，并获得国家建设经费支持。

　　按国家临床重点专科项目建设规划、建设要求和建设目标，建设单位每半年对中医护理方案使用情况进行一次总结评价，年度依据建设内容和建设目标进行评估。国家中医药管理局在 2014 年 12 月进行重点专科中期验收评估，2017 年 11 月组织专科建设集中汇报和终期评估。

　　通过重点专科建设，骨伤专病优势病种中医护理方案得到推广应用，中医特色护理技术不断创新应用，中医药特色健康教育及康复指导内容得到不断完善，临床护士中医护理能力得到提升，中医护理科研能力和水平不断提高，建设过程中培养了一批中医护理骨干。

一、中医护理管理

　　院内成立中医骨伤护理研究室和中医护理学组，负责院内中医护理年度工作计划的制订，中医护理理论和技能培训计划的实施，中医护理月质控及评价分析和持续质量改进的开展。医院改革绩效分配管理办法，结合中医专科医院特点，加大中医特色项目激励措施。

　　建立完善的护理不良事件上报系统，对中医护理不良事件应用质量管理工具分析改进，如根本原因分析法（RCA）、失效模式与效果分析（FMEA）及 PDCA 等，制定或完善相关的制度和工作流程，防范不良事件。

　　创新性开展中医护理技术，在传承平乐正骨护理技术的基础上结合骨伤特点进行创新，目前，临床创新开展的中医特色护理技术共 30 余项，其中功能锻炼、中药涂擦、中药熏洗、穴位贴敷、中药外敷等项目年应用人次均在 10 万人次以上。选拔院内技能培训师，开展中医护理技术同质化培训。提升中医药创新服务能力，每年开展中医药护理管理、护理技术和护理服务创新大赛，同时开展中医药延伸服务工作。

提升中医服务能力，每月落实中医护理查房、中医护理会诊和中医护理病例讨论。建立中医骨伤特色案例库，收集骨伤特色护理案例，每月组织院内分享。拓展中医特色服务，开设中医骨伤特色护理门诊，中医药服务进社区，对基层医院进行中医适宜技术培训。开展多元化中医药特色健康教育：健康大讲堂、中医药服务进社区、周三话健康、正骨文化大讲堂及编排推广舒筋养骨操等。

二、中医护理方案应用

按国家临床重点专科建设计划，结合河南省洛阳正骨医院专科专病特点，制定专科护理建设规划，以中医骨伤专病为切入点，梳理护理方案，并在院内及协助组单位推广应用，定期收集临床资料并不断优化和完善，形成系统规范的骨伤专病护理方案。

从 2012 年 5 月开始，按计划组织院内多专科讨论梳理项痹病、髌骨软化症、成人股骨头坏死、儿童股骨头坏死、慢性骨髓炎的中医护理方案，并广泛征求协助组单位意见。2013 年 5 月国家中医药管理局颁布第一批 13 个优势病种中医护理方案，并在院内推行。

河南省洛阳正骨医院成立了中医护理方案实施领导小组，制定实施细则，分批次逐步推行骨伤病及骨伤常见合并症中医护理方案，定期对中医护理方案应用情况进行评价分析，并不断完善和优化优势病种中医护理方案。参照国家中医药管理局优势病种护理方案，修订完善骨伤病中医护理方案，并整理汇编以利于临床应用。

分批推广应用的国家中医药管理局下发的中医护理方案有：第一批 13 个优势病种中医护理方案，骨伤病：腰椎间盘突出症、项痹病；第二批 20 个优势病种中医护理方案，骨伤病：尪痹（类风湿关节炎）；第三批 19 个优势病种中医护理方案，骨伤病：骨痹（骨关节病）、骨蚀（成人股骨头坏死）、骨蚀（儿童股骨头坏死）、胫腓骨骨折、膝痹病（膝关节骨性关节炎）。52 个优势病种中医护理方案中，骨伤常见的有：消渴病痹证（糖尿病周围神经病变）、眩晕病（原发性高血压）、消渴病（2 型糖尿病）、中风（脑梗死恢复期）、胃脘痛（慢性胃炎）、呕吐（急性胃炎）等。

三、中医护理科研

2015 年河南省洛阳正骨医院在河南省率先与郑州大学护理学院开办流动护理科研工作坊，开展系列的护理科研培训，提升护士的科研能力。开展护理学组活动，院内 12 个护理学组，助推护理专科和学科发展。

5 年建设周期内获批省级以上科研课题立项 12 项。"精益管理在提升医院服务中的示范性研究"是 2013 年河南省中医专项课题;"基于移动医疗智慧护理信息系统的构建与应用"2015 年获批河南省科技攻关项目;"基于流程优化的移动智慧护理信息系统的建设与应用"2015 年获批河南省留学生课题资助专项;"骨科常见功能锻炼和康复宣教系列视频"获批 2015 年河南省优秀医学学术著作出版项目立项资助;"二联叠加疗法在膝关节滑膜炎性肿痛中效用研究""截肢患者自护康复体系的研究"是 2 项 2015 年河南省中医专项课题;"基于云端的二维码技术在中医骨伤科护理中的应用研究"是 2016 年河南省中医专项课题;"二联叠加中医护理技术在颞下颌关节病中的观察""基于大数据治理能力的骨伤护理规范体系的构建""中医医院护理内训师对低年资护理人员中医护理培训的影响""延伸护理服务模式在脊髓损伤患者康复护理中的应用研究""基于触觉反馈的静脉穿刺模拟系统在骨伤护理中的应用研究"是 5 项 2017 年河南省中医专项课题。

十二五期间,2010 年"四肢常见骨折功能锻炼规范的研究"、2016 年"精益管理在提升医院服务中的应用研究"获得河南省中医管理局科技成果一等奖;2013 年"再植(移植)组织血循环危象监护的系统研究"、2013 年"基于减缓骨伤患者痛苦的中医护理方法研究"、2014 年"平乐穴位点按推压法在缓解急性尿潴留中的应用研究"、2015 年"中药熏蒸治疗不同证型骨质疏松下腰痛患者的临床研究"、2016 年"骨伤康复专科护士培训体系的构建与应用"分别获河南省中医管理局科技成果二等奖。

2013 ～ 2017 年,河南省洛阳正骨医院每年在国家级期刊上发表护理相关学术论文 200 余篇,发表护理相关 SCI 论文 3 篇,获得护理相关发明专利 2 项,实用新型护理专科 45 项。参编出版中医骨伤护理专著 20 余部,编写《平乐正骨护理法》《中医骨伤护理案例》《中医骨伤患者健康教育》等。

四、学术辐射和带动

高校合作培养人才和学科建设。本院有 2 位专家分别担任福建中医药大学、河南中医药大学、湖南中医药大学硕士生导师;2009 年与河南医学高等专科学校联合开办"1+1"护理教改班,每年培养 40 余名学生。2011 年以来承担河南省中医药大学和湖南省中医药大学骨伤本科班教学工作。2014 年聘请协和医院护理部主任吴欣娟、南京中医药大学副校长徐桂华、湖南中医药大学附属中西医结合医院党委书记陈燕为河南省洛阳正骨医院中医护理学学科顾问,对护理学科方向进行规划,明确护理学科发展方向和目标。2015 年 5 月与郑州大学护理学院联合举办流动护理科研工作坊,促进河南省洛阳正骨医院护理人员科研能力的持续提升。2014 年与中国台湾护理信息专家合作开发智慧护理系统。

利用学术平台,提升学术影响力。本院拥有国家级护理学会委员 6 人,省级护理分会主任委员 4、副主任委员 15 人，洛阳市护理学会主任委员 2 人、副主任委员 15 人。每年参加国家级、省级、市级学术交流人数达 300 余人。举办各级学术会议，推广适宜技术，扩大学术影响。

率先开展骨伤康复专科护士培训。我院在 2007 年始获批"河南省骨伤康复护士培训基地"，现已开展 11 期河南省骨伤康复护士培训，辐射省外多个城市，每年培养骨伤专科护士 150 余人。开展多学科参与的床边康复护理评估，落实无痛、无管、无带、无栓的快优康复理念，提升疗效，缩短康复时间，提高患者满意度。

通过医联体单位及河南省骨科疑难疾病会诊中心，与国内外多家医疗机构合作。与 200 多家各级医院签订合作协议书，与全国多家重点专科协作组单位进行交流与合作。对口支援哈密市维吾尔医医院，扩大中医骨伤护理辐射面。

加强国际交流。与美国梅奥诊所、德国阿斯克勒皮奥斯·霍瓦德骨科医院、瑞士康复医院集团等 8 家医疗机构、科研院所交流合作。

五、人才培养

护理单元有：临床护理单元、急诊科、手术室、麻醉护理、重症医学科、门诊、消毒供应中心等，临床护士人数占全院护士人数的 91%。护理人力资源管理中创新推行院内护士中介，通过时薪补助，跨科动态调配，解决护士人力资源短时不足的问题。

专科护理人才梯队建设中岗位设置和聘用合理。每个单元有护士长 1 名，质控护士 1 名。人员学历职称结构合理，河南省洛阳正骨医院有护理硕士生 8 人，大专及以上学历护士数占全院护士总数的 96%，护理人员中医药院校毕业或中医护理专业毕业的护士比例为 42%，系统接受中医药知识和技能培训的护士比例达 95% 以上。河南省洛阳正骨医院有主任护师 4 人，副主任护师 32 人，国家临床重点专科学术带头人 1 人，专科项目负责人 1 人，院内重点学科带头人 1 人，后备学科带头人 1 人。河南省洛阳正骨医院获得高校教师资格证书的护理人员有 20 余名。在河南省洛阳正骨医院，国家中医药管理局中医护理骨干人才有 5 名。

六、护理信息化

河南省洛阳正骨医院承担国家中医药管理局中医药信息标准项目研究、中医骨伤信息数据元研究、骨伤电子病历基本数据集研究、针灸科电子病历基本数据集研究、基层医疗卫生机构中医诊疗区健康信息云平台建设项目，构建并推行基于移动医疗的智慧护理信息系统，开发应用中医骨伤优势病种护理路径，多学科合作通过 HIMSS6 级评审，为专科护理大数据的采集、整理、应用提供有力支撑。

第三章　平乐正骨特色护理技术

第一节　穴位治疗

一、穴位按摩

穴位按摩是在中医理论指导下，运用手法按摩人体穴位，通过局部按摩刺激，可疏通经络、开通闭塞、活血止痛，达到防病治病、保健强身目的的一种技术操作。

【适应证】

各种急慢性疾病，如胃痛、失眠、便秘、术后尿潴留、肩周炎、骨质增生、肌肉劳损、关节活动不利等。

【禁忌证】

各种出血疾病、急性传染病、骨折移位或关节脱位、内脏器质性病变、妇女月经期、孕妇腰腹部及皮肤破损、感染化脓部位等。

【用物准备】

治疗盘，小毛巾（清洁皮肤）。

【操作方法】

1. 操作前评估

（1）患者当前的主要症状、临床表现及既往史。

（2）按摩部位的皮肤情况。

（3）患者年龄、心理状况、耐受性、对操作的认知程度等。

（4）环境是否有利于隐私保护。

2. 操作步骤

（1）护士衣帽整洁、洗手、戴口罩。

（2）核对患者身份，向患者解释，取得配合。注意保暖，必要时用屏风遮挡。

（3）根据医嘱选择按摩穴位，协助患者取合适的体位，暴露按摩部位，清洁局部皮肤。

（4）取穴后用拇指按压穴位，余指置于肢体一侧，旋转按摩 60 次，手法由轻到重，再由重到轻，以局部出现酸胀感为度。一处穴位按摩 3 ～ 5 分钟，根据病情每日 2 ～ 5 次。

（5）操作完毕，协助患者取舒适体位。

（6）整理用物，洗手记录。

3. 操作后评价

（1）患者体位是否舒适。

（2）症状有无好转。

【注意事项】

1. 操作前应修剪指甲，以防损伤患者皮肤。

2. 操作时用力要均匀、柔和、持久，禁用暴力。

3. 操作过程中观察患者对手法的反应，若有不适，应及时调整手法或停止操作，以防发生意外。

4. 夏季毛孔开放宜轻，冬季毛孔紧缩宜重。

【操作流程图】

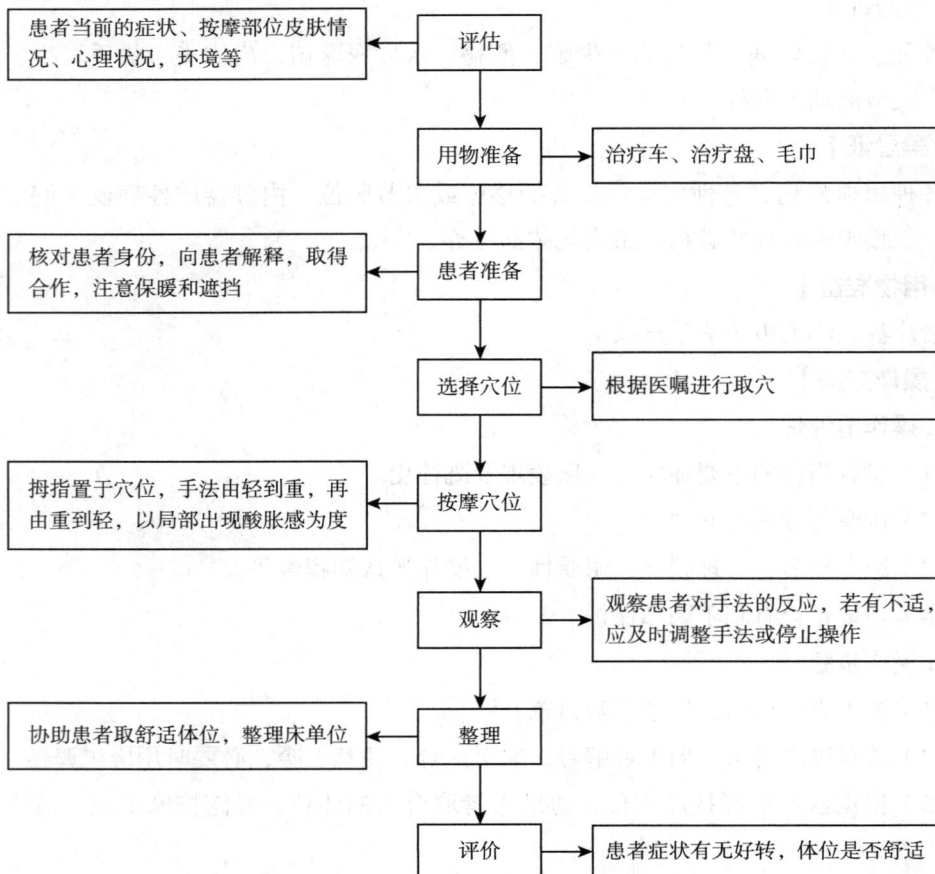

【穴位选择】

1. 预防骨科术后尿潴留所选穴位

（1）关元：在下腹部，前正中线脐下 3 寸。

（2）中极：在下腹部，前正中线脐下 4 寸。

（3）三阴交：小腿内侧，当足内踝尖上 3 寸，胫骨内侧缘后方。

（4）阴陵泉：小腿内侧，当胫骨内侧缘后方凹陷处。

2. 胃肠道不适所选穴位

（1）中脘：脐上 4 寸，胸骨下端至脐连线之中点。

（2）足三里：位于小腿外侧，犊鼻下 3 寸，距胫骨前嵴 1 横指处。

（3）内关：位于前臂掌侧，腕横纹上 2 寸，掌长肌肌腱与桡侧腕屈肌肌腱之间。

二、穴位点按推压排尿法

穴位点按推压排尿法是针对精神性、神经性尿潴留患者，先在中极、石门上点压按摩，再用手掌推压膀胱底部，直至尿液排出的一种点按推拿技术，以达到排出尿液、减少尿残留，预防尿路感染的目的。

【适应证】

截瘫、卧床及术后不能自行排尿且有尿潴留者。

【禁忌证】

1. 膀胱过度充盈，底部高于肚脐平面者。

2. 有前列腺疾病的尿潴留患者。

3. 有尿道堵塞、尿道损伤者。

【用物准备】

治疗车、治疗卡、接尿容器、一次性中单、卫生纸。

【操作方法】

1. 操作前评估

（1）患者病情及有无前列腺疾病史。

（2）患者心理状况及对操作的信心。

（3）膀胱充盈情况。

（4）环境是否利于隐私保护。

2. 操作步骤

（1）备齐用物至床旁，视情况关闭门窗，遮挡患者。

（2）核对患者身份，向患者解释，以取得合作。

（3）移开床旁椅，松开床尾盖被，操作者站在患者一侧，嘱患者张口哈气以放松腹部，查看患者膀胱充盈情况，以中度充盈为佳。

（4）患者取仰卧位，脱去对侧裤腿盖在近侧腿上，对侧大腿用被盖严，铺橡胶单、治疗巾、卫生纸于臀下，置接尿器于会阴部，卫生纸放于操作者一侧。

（5）取脐下2寸石门或脐下4寸中极，以一手食、中、无名三指并拢环行按摩1～3分钟，当患者感觉有尿意后，双手叠放压在膀胱底部用力向下向后按压，同时嘱患者深吸气后用力排尿，直至尿液排完方可松手。

（6）推压过程中与患者交流并观察患者的脸色和反应。若效果不佳，可停10～30分钟，按上述方法重复操作。

（7）清洁外阴，观察尿液颜色和尿量。

（8）协助患者穿好裤子，整理用物及床单位。

（9）洗手、记录。

3. 操作后评价

（1）患者尿液颜色。

（2）患者膀胱充盈度。

（3）床铺有无尿液污染、潮湿。

【注意事项】

1. 操作者边按摩边与患者交流，防止其腹肌紧张。

2. 以膀胱底部跨越脐平面为膀胱过度充盈，此时禁忌按摩排尿。

【操作流程图】

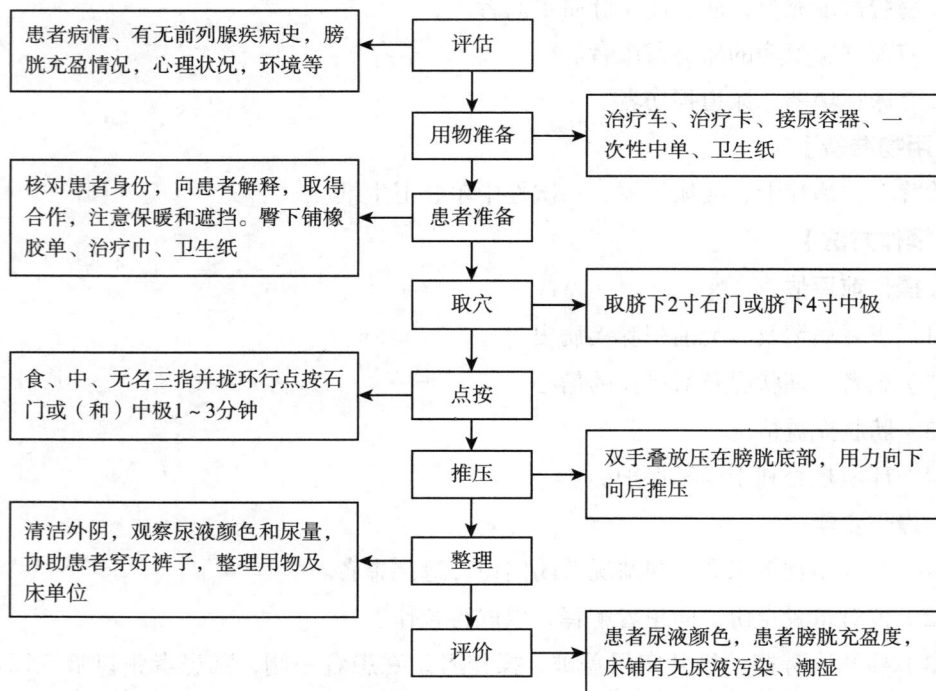

三、七珠展筋散穴位揉药

七珠展筋散穴位揉药是在中医基础理论指导下，将七珠展筋散运用手法作用于人体腧穴，通过局部或穴位刺激达到消肿止痛、舒筋活络、通利关节目的的一种治疗方法。

【适应证】

用于慢性劳损所致的关节强直、屈伸不利、肌肉酸痛及腰腿痛、肩周炎等。

【禁忌证】

1. 皮肤有破溃、脓肿、瘢痕及其他皮肤疾病。

2. 孕妇、女性患者月经期、各种出血性疾病患者、精神病患者等。

【用物准备】

治疗车、治疗盘、七珠展筋散、温湿毛巾 2 条。

【操作方法】

1. 操作前评估

（1）患者的病情及药物过敏史。

（2）患者按摩部位的皮肤情况。

（3）患者的心理状况及对治疗的信心、对操作的认识。

（4）环境是否利于隐私保护。

2. 操作步骤

（1）护士衣帽整洁、洗手、戴口罩。

（2）备齐用物，推至患者床旁，核对患者身份，向患者解释，取得合作。酌情关闭门窗，必要时用屏风遮挡。

（3）根据医嘱选择相应穴位，协助患者取合适体位，暴露按摩部位，用湿毛巾清洁局部皮肤。

（4）用拇指指腹按住七珠展筋散瓶口，将瓶倒置，使少许药沾在指腹。

（5）操作时拇指置于穴位，余四指放于肢体上不动，单用拇指做旋转运动，将药徐徐揉入，借助指与皮肤间的摩擦，使毛孔开放，药物渗入。揉药时，手法要轻柔，部位要固定，不能上下、左右搓动，揉药部位直径约 2.5cm，每次旋转 50 ～ 100 圈，按揉至发热。每日 1 ～ 2 次，7 ～ 12 日为 1 个疗程。

（6）按揉过程中观察患者对手法的反应，如有不适，及时调整或停止操作，以防发生意外。

（7）操作完毕，协助患者取舒适体位，做好终末处理。洗手，记录。

3. 操作后评价

（1）取穴及按摩手法是否正确，患者体位是否舒适，症状是否改善。

（2）按摩局部皮肤是否潮红、发热，并有酸胀感。

（3）患者是否有过敏或其他不适。

【注意事项】

1. 操作前修剪指甲，以防损伤患者皮肤。

2. 夏季毛孔开放宜轻，冬季毛孔紧缩宜重。

3. 操作过程中注意保护患者的隐私。

4. 腰腹部按摩时，嘱患者先排尿。

【操作流程图】

```
┌──────────────────────────┐      ┌────────┐
│ 患者的病情、药物过敏史、按摩部 │─────→│  评估  │
│ 位皮肤情况、心理状况，环境等   │      └────────┘
└──────────────────────────┘           │
                                        ↓
                               ┌────────┐      ┌──────────────────────┐
                               │ 用物准备 │─────→│ 治疗车、治疗盘、七珠展筋散、温湿 │
                               └────────┘      │ 毛巾2条               │
                                    │          └──────────────────────┘
                                    ↓
┌──────────────────────────┐      ┌────────┐
│ 核对患者身份，向患者解释，取得 │←────│ 患者准备 │
│ 合作，暴露按摩部位，注意遮挡   │      └────────┘
└──────────────────────────┘           │
                                        ↓
                               ┌────────┐      ┌──────────────────────┐
                               │  取穴  │─────→│ 根据疾病选择腧穴         │
                               └────────┘      └──────────────────────┘
                                    │
                                    ↓
┌──────────────────────────┐      ┌────────┐
│ 根据患者症状及耐受程度选择合 │←────│  按摩  │
│ 适手法及刺激强度进行按摩     │      └────────┘
└──────────────────────────┘           │
                                        ↓
                               ┌────────┐      ┌──────────────────────┐
                               │  观察  │─────→│ 及时询问患者对手法的适应程度，及 │
                               └────────┘      │ 时调整按摩方法及按压力度 │
                                    │          └──────────────────────┘
                                    ↓
┌──────────────────────────┐      ┌────────┐
│ 整理床单位，协助患者取舒适体 │←────│  整理  │
│ 位、穿衣，整理用物，洗手     │      └────────┘
└──────────────────────────┘           │
                                        ↓
                               ┌────────┐      ┌──────────────────────┐
                               │  评价  │─────→│ 取穴是否准确，手法是否正确，体位 │
                               └────────┘      │ 是否舒适，症状是否缓解 │
                                               └──────────────────────┘
```

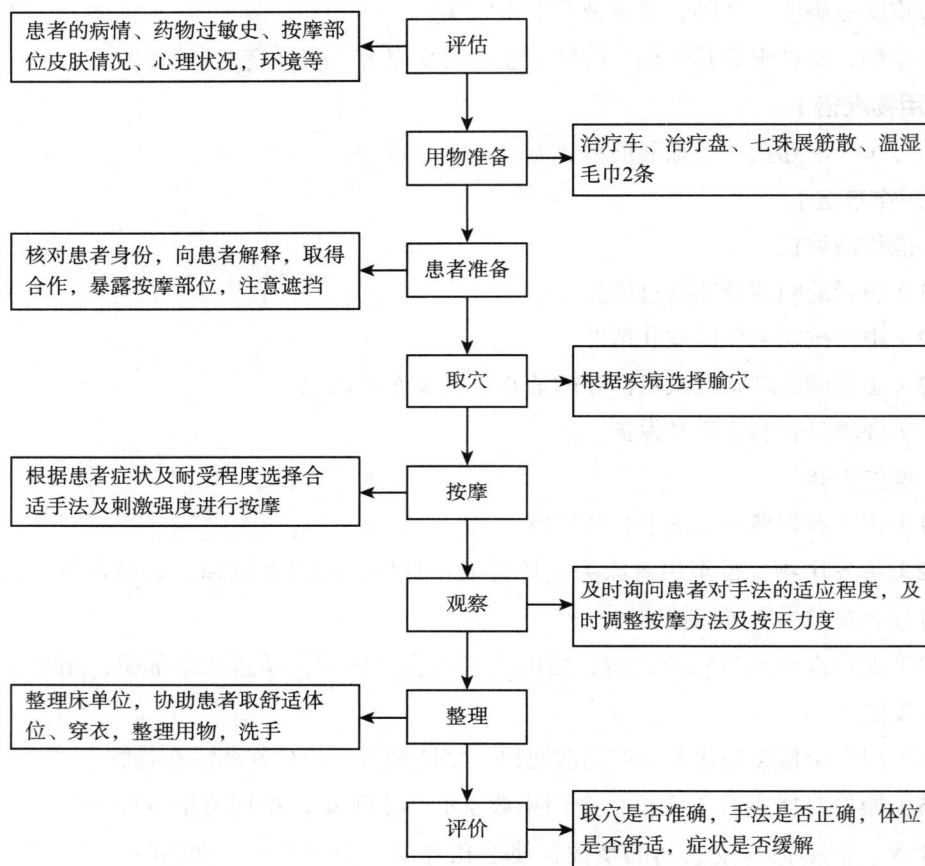

四、平乐展筋酊穴位揉药

　　平乐展筋酊穴位揉药是在中医基础理论指导下，将平乐展筋酊运用手法作用于人体腧穴，通过局部或穴位刺激达到活血祛瘀、舒筋止痛目的的一种治疗方法。

【适应证】

用于跌打损伤所致的皮肤瘀斑、肿胀不消、劳伤宿疾及长期卧床易发生压疮的患者。

【禁忌证】

1. 皮肤有破溃、脓肿及骨折处禁止按摩。

2. 孕妇、女性患者月经期、各种出血性疾病患者等。

【用物准备】

治疗车、治疗盘、平乐展筋酊、滑石粉、小毛巾 2 条。

【操作方法】

1. 操作前评估

（1）患者的病情及药物过敏史。

（2）患者按摩部位的皮肤情况。

（3）患者的心理状况及对治疗的信心、对操作的认识。

（4）环境是否利于隐私保护。

2. 操作步骤

（1）护士衣帽整洁、洗手、戴口罩。

（2）备齐用物，推至患者床旁，核对患者身份，向患者解释，取得合作。酌情关闭门窗，必要时用屏风遮挡。

（3）根据医嘱选择相应穴位，协助患者取合适体位，暴露按摩部位，并用温湿毛巾擦洗干净。

（4）打开药瓶，将适量药液喷于按摩处，用手指指腹、大小鱼际或手掌贴于按摩部位，做有规律的环形按摩，手法先由轻到重，再由重到轻，待药液吸收后再重复上述操作，每处按摩 2～3 分钟。

（5）按摩完毕，用毛巾清洁按摩处，以免被服染色。

（6）按揉过程中观察患者对手法的反应，如有不适，及时调整或停止操作，以防发生意外。

（7）操作完毕，协助患者取舒适体位，做好终末处理，保持局部皮肤清洁干燥。洗手，记录。

3. 操作后评价

（1）取穴及按摩手法是否正确，患者体位是否舒适，症状是否改善。

（2）患者是否有过敏或其他不适。

【注意事项】

1. 操作前修剪指甲，以防损伤患者皮肤。

2. 在臀部及骶尾部按摩时，嘱患者先排便。

3. 操作过程中注意保护患者的隐私。

【操作流程图】

患者的病情、药物过敏史、按摩部位皮肤情况、心理状况，环境等	← 评估

↓

用物准备	→ 治疗车、治疗盘、七珠展筋散、温湿毛巾2条

↓

核对患者身份，向患者解释，取得合作，暴露按摩部位，注意遮挡	← 患者准备

↓

取穴	→ 根据疾病选择腧穴

↓

根据患者症状及耐受程度选择合适手法及刺激强度进行按摩	← 按摩

↓

观察	→ 及时询问患者对手法的适应程度，及时调整按摩方法及按压力度

↓

整理床单位，协助患者取舒适体位、穿衣，整理用物，洗手	← 整理

↓

评价	→ 取穴是否准确，手法是否正确，体位是否舒适，症状是否缓解

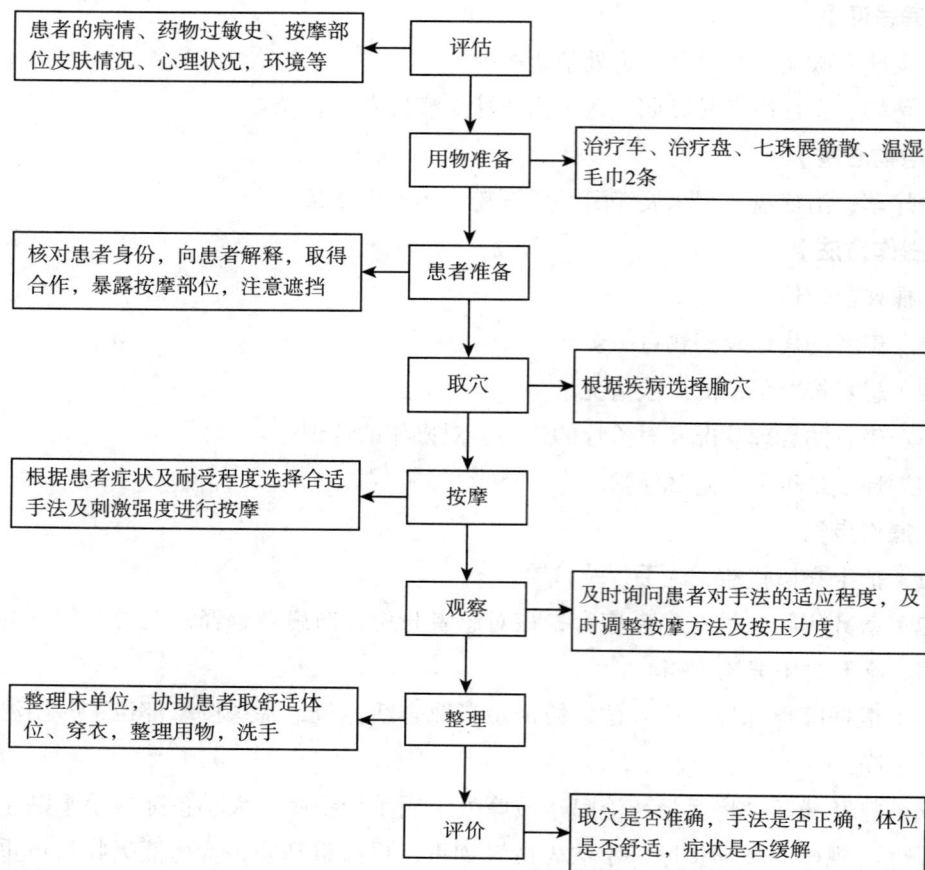

五、穴位叩击促进排便法

穴位叩击促进排便法是用指尖叩击腧穴，从而刺激穴位，疏通经络，起到调节脾胃功能，促进食欲，缓解便秘、腹胀等的一种治疗方法。

【适应证】

适用于食欲不振、便秘、腹胀等。

【禁忌证】

叩击部位骨折、损伤、溃疡或感觉运动障碍及血液病、急腹症患者禁用此法。

【用物准备】

治疗车、指甲剪、污物碗。

【操作方法】

1. 操作前评估

（1）患者的病情及叩击部位的皮肤情况。

（2）患者的心理状况及对治疗的信心、对操作的认识。

2. 操作步骤

（1）护士衣帽整洁，洗手，必要时修剪指甲。

（2）核对患者身份，向患者解释，取得合作。评估患者，询问患者是否需要大小便，帮患者修剪指甲。协助患者取坐位或半卧位。

（3）指导患者选择穴位：四缝、劳宫。

（4）指导患者用右手2～5指垂直叩击左手四缝穴，以感到轻微疼痛为度，叩击3～5分钟。左右手交替。

（5）指导患者用右手中指垂直叩击左手劳宫穴，以感到轻微疼痛为度，叩击3～5分钟。左右手交替。

（6）观察叩击部位皮肤及病情变化，询问患者有无不适。

（7）整理用物，做好终末处理。协助患者取舒适体位。

（8）洗手，记录。

3. 操作后评价

（1）患者体位是否舒适。

（2）局部皮肤有无损伤。

【操作流程图】

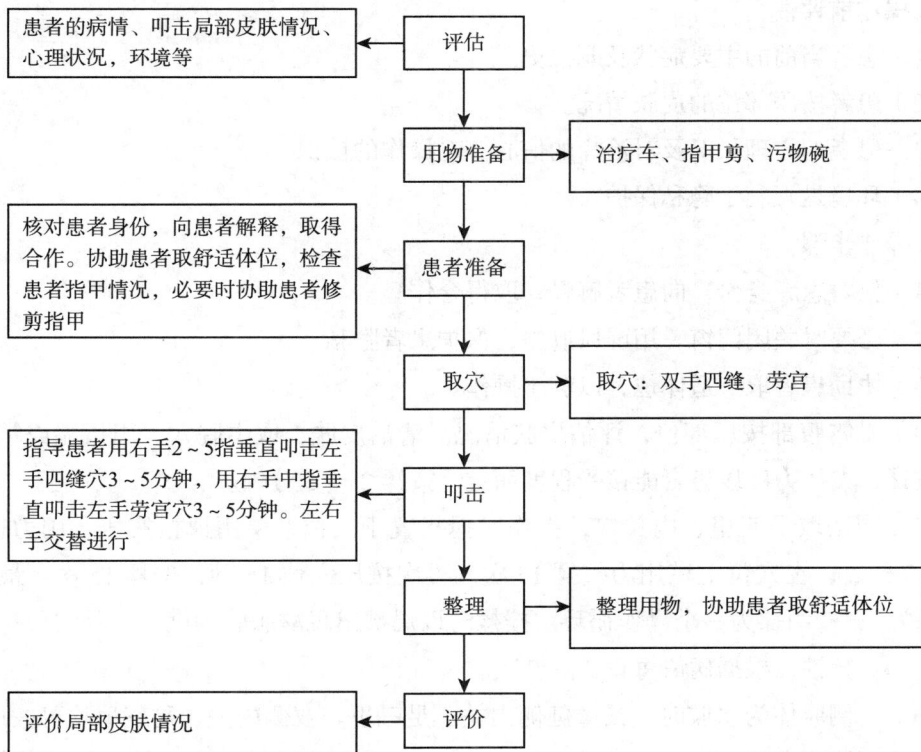

```
┌──────────────────────┐         ┌──────┐
│患者的病情、叩击局部皮肤情况、│◄────────│ 评估 │
│心理状况，环境等         │         └──────┘
└──────────────────────┘             │
                                      ▼
                                 ┌────────┐    ┌──────────────────┐
                                 │用物准备 │───►│治疗车、指甲剪、污物碗│
                                 └────────┘    └──────────────────┘
┌──────────────────────┐             │
│核对患者身份，向患者解释，取得│         ▼
│合作。协助患者取舒适体位，检查│◄────────┌────────┐
│患者指甲情况，必要时协助患者修│         │患者准备 │
│剪指甲                 │         └────────┘
└──────────────────────┘             │
                                      ▼
                                 ┌──────┐    ┌──────────────────┐
                                 │ 取穴 │───►│取穴：双手四缝、劳宫│
                                 └──────┘    └──────────────────┘
┌──────────────────────┐             │
│指导患者用右手2～5指垂直叩击左│         ▼
│手四缝穴3～5分钟，用右手中指垂│◄────────┌──────┐
│直叩击左手劳宫穴3～5分钟。左右│         │ 叩击 │
│手交替进行              │         └──────┘
└──────────────────────┘             │
                                      ▼
                                 ┌──────┐    ┌──────────────────────┐
                                 │ 整理 │───►│整理用物，协助患者取舒适体位│
                                 └──────┘    └──────────────────────┘
                                      │
                                      ▼
┌──────────────────┐             ┌──────┐
│评价局部皮肤情况    │◄────────────│ 评价 │
└──────────────────┘             └──────┘
```

【穴位选择】

1. 四缝

位于第 2～5 指掌面，近端第 1～2 节横纹中央。

2. 劳宫

手握拳头，中指指尖对应的位置。

六、穴位按压

穴位按压是在中医基础理论指导下，运用按压或揉压的方式作用于人体穴位，通过局部按压刺激，可疏通经络、开通闭塞、活血止痛，达到防病治病、保健强身目的的一种技术操作。

【适应证】

术后出现胃部胀满、消化不良、腹胀、呕吐、便秘等胃肠道不适的症状。

【禁忌证】

皮肤破损及瘢痕处禁止按压。

【用物准备】

治疗车、治疗盘、毛巾 3 条。

【操作方法】

1. 操作前评估

（1）患者当前的主要症状及既往史。

（2）患者按压部位的皮肤情况。

（3）患者的心理状况及对治疗的信心、对操作的认识。

（4）环境是否利于隐私保护。

2. 操作步骤

（1）核对患者身份，向患者解释，取得合作。

（2）必要时关闭门窗，用屏风遮挡，保护患者隐私。

（3）协助患者取舒适体位，以利于操作。

（4）暴露腹部按压部位，评估皮肤情况。清洁皮肤，取中脘穴，用指端或掌根在穴上按揉，按揉力度以患者能接受程度而定，按揉 2～5 分钟。

（5）同法取足三里、内关穴，操作时拇指置于穴位，单用拇指按压，用力适当，按压 15 秒后，在穴位上稍用力按揉 15 次，再次按压穴位 15 秒，按揉 15 次，最后按压 15 秒，三按两揉为一个操作循环。按揉时以局部出现酸胀感为度。一处穴位按摩时间为 3～5 分钟，根据病情每日 2～5 次。

（6）一侧肢体为患肢时，按摩健侧内关、足三里。双侧内关、足三里均可按压时，先按左侧，再按右侧。

（7）操作结束后，协助患者穿衣或盖好被子，协助患者取舒适体位。

（8）整理用物，洗手，记录。

【注意事项】

1. 操作前应修剪指甲，以防损伤患者皮肤。

2. 操作时用力要均匀、柔和、持久，禁用暴力。

【操作流程图】

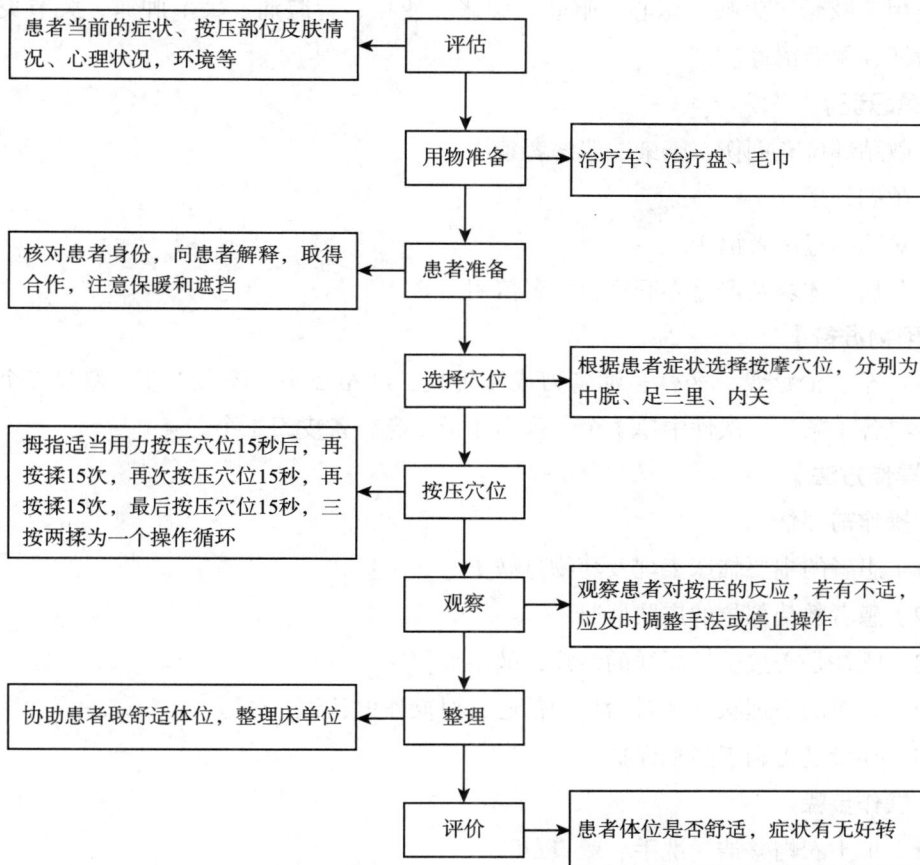

【穴位选择】

1. 中脘

脐上 4 寸，胸骨下端至脐连线之中点。

2. 足三里

位于小腿外侧，犊鼻下 3 寸，距胫骨前嵴 1 横指处。

3. 内关

腕横纹上 2 寸，掌长肌肌腱与桡侧腕屈肌肌腱之间。

七、穴位敷贴技术

穴位敷贴技术是指把药物研成细末，加适量赋形剂调糊后敷贴于腧穴处，通过药物和穴位的共同作用，预防和治疗疾病的一种外治方法。具有通经活络、活血化瘀、消肿止痛、清热解毒等作用。

【适应证】

适用于眩晕、失眠、恶心、呕吐、腹胀、便秘、胃脘痛、关节肿痛、关节炎、尿路刺激征、尿潴留等。

【禁忌证】

1. 敷贴部位有创伤、感染、溃疡者禁用。

2. 孕妇禁用。

3. 对药物过敏者慎用。

4. 久病、体弱及严重心肝肾疾病者慎用。

【用物准备】

治疗车、治疗盘、药膏、油膏刀或压舌板、纱布2块、胶布1卷、弯盘2个、小毛巾干湿各1条、一次性中单1个、弹力绷带1卷、备皮刀1个。

【操作方法】

1. 操作前评估

（1）患者的主要临床表现及药物过敏史。

（2）患者敷药部位的皮肤情况。

（3）既往是否接受过同样的治疗，效果如何。

（4）患者的心理状况及对治疗的信心、对操作的认识。

（5）环境是否利于隐私保护。

2. 操作步骤

（1）护士衣帽整洁、洗手、戴口罩。

（2）备齐用物，推至患者床旁，核对患者身份，向患者解释，取得合作。

（3）关闭门窗，用屏风遮挡，保护患者隐私。

（4）根据敷药部位，协助患者取舒适体位，暴露敷贴部位并评估局部皮肤情况，铺一次性中单。

（5）清洁敷贴部位，必要时剃去毛发，备好胶布。

（6）核对医嘱，准确选穴。

（7）取药膏适量，摊于纱布上，敷于穴位处，用胶布固定，必要时用弹力绷带固定。

（8）整理床单位及用物。

（9）洗手，记录并签名。

（10）做好终末处理。

3. 操作后评价

（1）患者体位是否舒适。

（2）敷贴后的疗效及反应。

（3）床铺有无药液污染、潮湿。

【注意事项】

1. 选穴，注意体位。

2. 外敷药膏宜现配现用，敷药时注意厚薄均匀。

3. 对胶布过敏者，可使用防过敏胶带。

4. 敷贴期间注意局部防水。

5. 对于残留在皮肤的药膏等，不可用汽油或肥皂等有刺激性的物品擦洗。

【操作流程图】

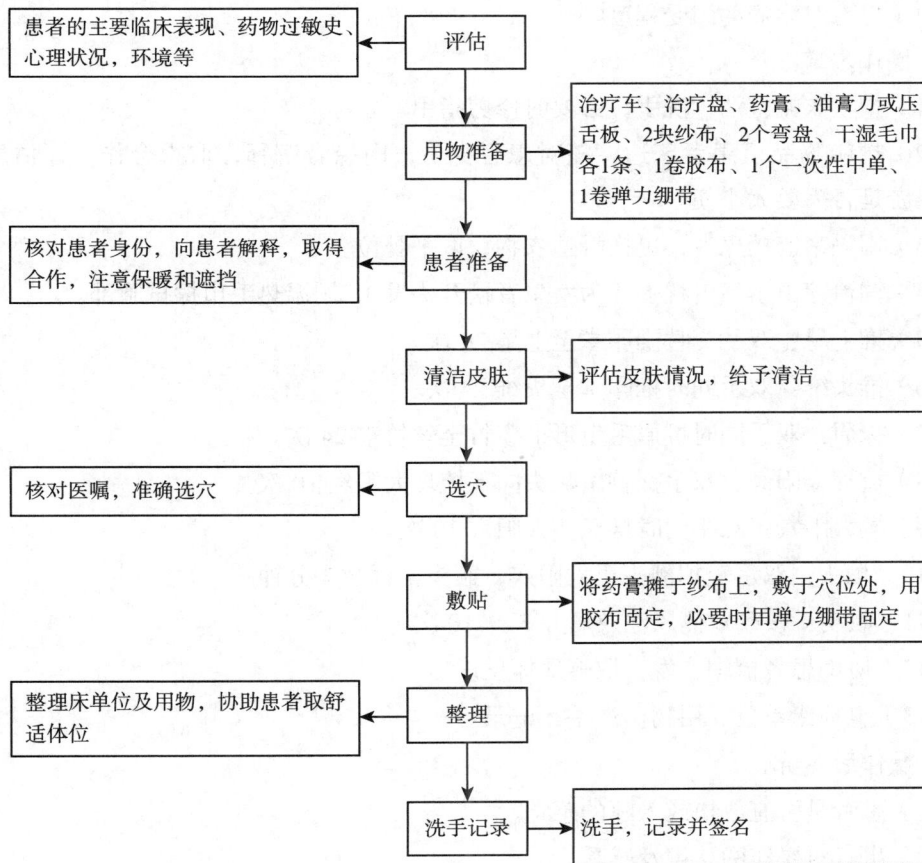

八、开天门

开天门是应用传统推拿手法，对头部印堂、上星、头维等穴位进行按摩，达到放松肌肉、舒张血管、缓解头痛、促进睡眠的目的。

【适应证】

适用于失眠、外感头痛、头胀。

【禁忌证】

凡有头部外伤、皮疹、血液病、过敏患者禁用此法。

【用物准备】

梳子、温热小毛巾、治疗巾、滑石粉或按摩膏（备用）。

【操作方法】

1. 操作前评估

（1）患者的病情。

（2）患者头部皮肤的情况。

（3）患者的心理状况。

（4）患者对疼痛的耐受程度。

2. 操作步骤

（1）护士衣帽整洁，洗手，必要时修剪指甲。

（2）携带物品至患者床边，核对患者身份，向患者解释，取得合作。评估患者，询问患者是否需要大小便。

（3）用隔帘遮挡患者，更换舒适衣物，取平卧位。

（4）铺治疗巾于患者枕上（为女患者松开头发），用温热毛巾擦拭脸部。

（5）推上星：双手交替推印堂至上星24次。

（6）推头维：双手同时推印堂至头维24次。

（7）抹眉：双手同时按眉毛走形推攒竹至丝竹空24次。

（8）梳理太阳经：双手交替由额头向下梳理太阳经10次。

（9）揉太阳穴：双手同时揉双侧太阳穴10次。

（10）拍头：双手轻拍额头至太阳穴、额头至百会3分钟。

（11）收功：按摩双侧风池及肩井5～10次。

（12）协助患者梳理头发，取舒适体位。

（13）整理床单位、用物。洗手，记录。

3. 操作后评价

（1）患者是否有放松或入睡的感觉。

（2）患者对操作的认识及感受。

（3）操作是否达到预期效果。

【注意事项】

1. 力度要适中，推拿过程中及时询问患者感受，及时调整。

2. 推拿动作要轻巧，持久柔和，有渗透力。

3. 穴位定位要准确，开天门的穴位定位为：

（1）上星：前发际正中直上 1 寸。

（2）印堂：两眉头连线的中点。

（3）头维：额角发际直上 0.5 寸。

（4）攒竹：眉头凹陷中。

（5）丝竹空：眉梢处凹陷中。

（6）太阳：眉梢与目外眦之间后约 1 寸处凹陷中。

（7）风池：胸锁乳突肌与斜方肌交界凹陷处。

（8）肩井：大椎与肩峰连线的中点处，即乳头的正上方与肩线交接处。

4. 如患者皮肤干燥可使用滑石粉或按摩膏。

5. 治疗头痛手法宜重，治疗失眠手法宜轻。

6. 时间控制在 15 ～ 20 分钟为宜。

【操作流程图】

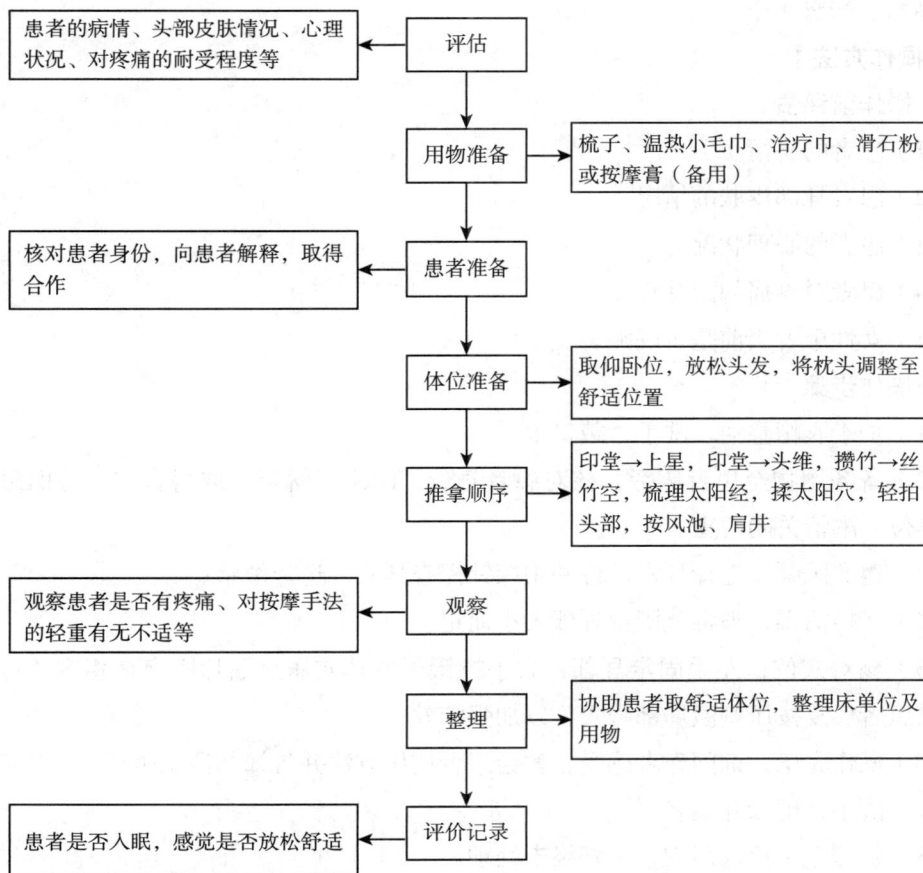

九、耳穴贴压法

耳穴贴压法是用胶布将药豆准确地粘贴于耳穴处，给予适度的揉、按、捏、压，刺激耳郭上的穴位和反应点，使其产生热、麻、胀、痛等刺激感应，以达到治疗疾病目的的一种外治疗法。又称耳郭穴区压迫疗法。

【适应证】

适用于四肢急慢性疼痛、恶心、呕吐、失眠、高血压、腹胀、便秘、尿潴留等。

【禁忌证】

1. 耳郭有湿疹、溃疡、冻疮、感染、瘢痕及其他皮肤疾病者不宜用此法。

2. 妊娠期妇女禁用。

3. 年老体弱、有严重器质性疾病者慎用。

【用物准备】

治疗车、治疗盘、治疗卡、耳穴压豆贴片、探针或火柴棒、镊子1把、棉签1包、75% 酒精、弯盘1个。

【操作方法】

1. 操作前评估

（1）患者的病情。

（2）患者耳部皮肤的情况。

（3）患者的心理状况。

（4）患者对疼痛的耐受程度。

（5）女性患者当前是否妊娠。

2. 操作步骤

（1）护士衣帽整洁、洗手、戴口罩。

（2）备齐用物至患者床旁，核对患者身份，向患者解释，取得合作。协助患者取舒适体位，酌情关闭门窗。

（3）遵照医嘱，选择耳穴部位并用探针探查耳穴，选择敏感点。

（4）严格消毒，消毒范围视耳郭大小而定。

（5）核对穴位，左手固定耳郭，右手持镊子取耳穴压豆贴片固定在相应的耳部穴位。嘱患者反复按压刺激局部腧穴，以加强疗效。

（6）操作完毕，询问患者感受，教会患者按压方法并告知其注意事项。

（7）洗手，记录并签名。

（8）整理床单位及用物，做好终末处理。

3. 操作后评价

（1）患者是否有"得气"感应。

（2）患者对操作的认识及感受。

（3）操作是否达到预期效果。

【注意事项】

1. 每次贴 5 ～ 7 穴为宜，每日按压 2 ～ 3 次。夏季可留置 1 ～ 3 日，冬季可留置 3 ～ 7 日。

2. 耳穴压豆注意防水，以防脱落。

3. 耳郭上有湿疹、溃疡、冻疮、感染、瘢痕及其他皮肤疾病者不宜用此法。

4. 如对胶布过敏者，可用防过敏胶带代之。

5. 在患者过度饥饿、疲劳、精神高度紧张状态下，不宜进行此操作。

【操作流程图】

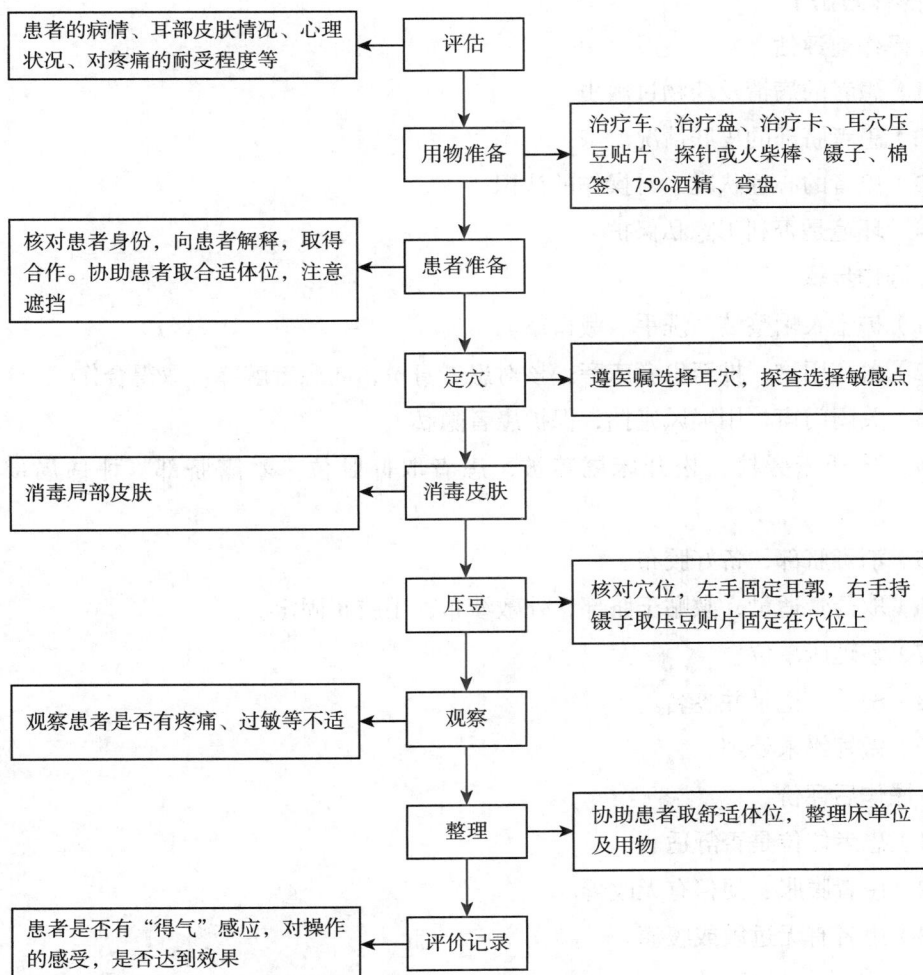

十、贴脐疗法

贴脐疗法是将药物制成一定的剂型（如膏、糊、丸、散）外敷于脐部，以激发经气，疏通经络，促进气血运行，调节人体阴阳和脏腑功能，从而达到防治疾病目的的一种外治方法。

【适应证】

适用于腹胀、便秘的患者。

【禁忌证】

孕妇慎用。

【用物准备】

治疗车、治疗盘、治疗单、中药药膏、棉签1包、75%酒精、弯盘1个、纱布两块、油膏刀或压舌板、胶布1卷。

【操作方法】

1. 操作前评估

（1）患者的病情及药物过敏史。

（2）患者脐部的皮肤情况。

（3）患者的心理状况、对操作的认识。

（4）环境是否利于隐私保护。

2. 操作步骤

（1）护士衣帽整洁、洗手、戴口罩。

（2）备齐用物，推至患者床旁，核对患者身份，向患者解释，取得合作。

（3）关闭门窗，用屏风遮挡，保护患者隐私。

（4）移开床旁椅，松开床尾盖被，患者取仰卧位，暴露脐部，评估局部皮肤情况。

（5）消毒脐部，备好胶布。

（6）取药膏适量，敷贴于脐部，外敷纱布，用胶布固定。

（7）整理床单位。

（8）洗手，记录并签名。

（9）做好终末处理。

3. 操作后评价

（1）患者体位是否舒适。

（2）患者腹胀、便秘有无改善。

（3）患者有无过敏或腹痛。

【注意事项】

1. 操作者将手洗净，修剪指甲，避免损伤患者皮肤。

2. 操作时注意保护患者隐私。

3. 操作过程中随时遮盖不需暴露部位，防止受凉。

4. 酒精过敏者可用温水清洁脐部。

5. 观察局部皮肤有无红肿瘙痒、腹部有无隐痛或不适感。

6. 孕妇慎用脐疗。

【操作流程图】

```
患者的病情、过敏史、心理状况，  ←  评估
环境等

                              用物准备  →  治疗车、治疗盘、治疗单、药膏、
                                          棉签、75%酒精、弯盘、纱布两块、
                                          油膏刀或压舌板、胶布1卷

核对患者身份，向患者解释，取  ←  患者准备
得合作。注意保暖和遮挡

                              消毒  →  评估脐部的皮肤情况并消毒

取药膏适量，敷于脐部，外敷纱  ←  贴脐
布，用胶布固定

                              整理  →  协助患者取舒适体位，整理床单位
                                      及用物

洗手，记录并签名  ←  洗手记录

                              评估  →  疗效及不良反应
```

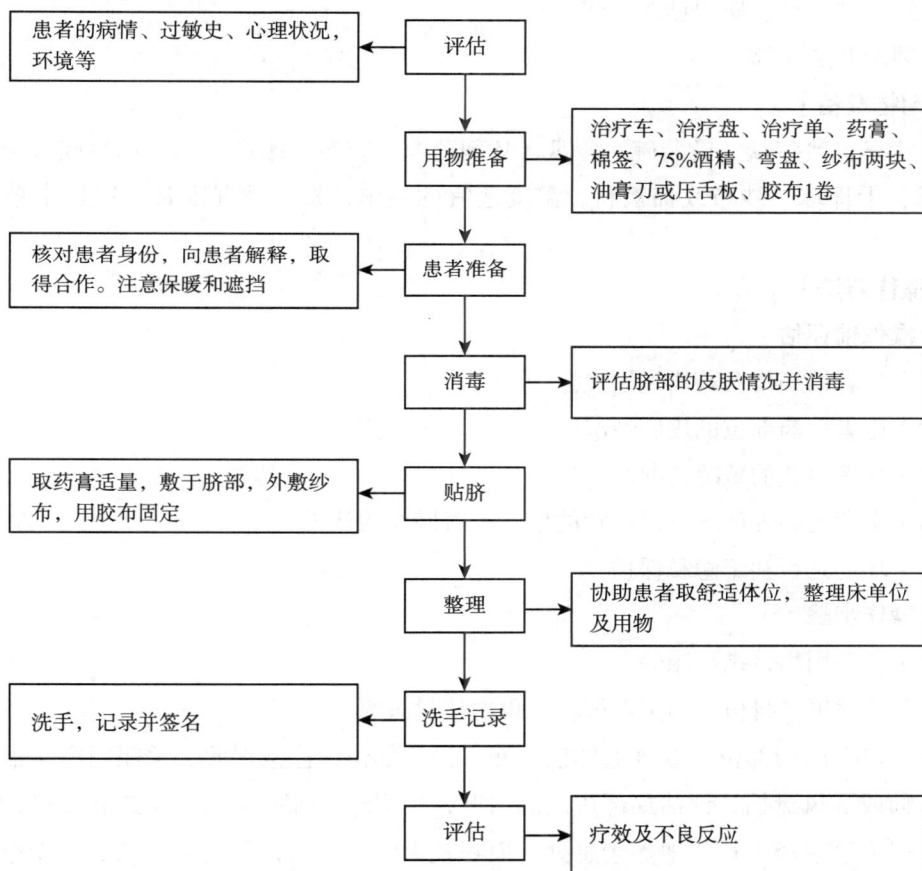

第二节　中药外治

一、中药涂药技术

中药涂药技术是将各种外用药物（其剂型有水剂、酊剂、油剂、膏剂等）直接涂于患处或穴位的一种外治方法。利用行气活血的药物结合按摩，以通经活络，使毛窍

开放，有利于药物的渗透、吸收，从而充分发挥药效，促使损伤肢体恢复正常功能。患者涂药后可达到祛风除湿、解毒消肿、止痒镇痛等治疗效果。

【适应证】

凡外伤所致的气血瘀滞、肿胀疼痛、筋骨关节疼痛、功能障碍、肢体麻木、筋强筋急、筋挛筋缩、筋弛筋软无力，或筋肉萎缩，或闪扭岔气，以及长期卧床或活动能力受限有压疮风险的患者。

【禁忌证】

1.骨折处或皮肤有破溃、疮疡、脓肿及其他皮肤疾病。

2.红、肿、热、痛的热毒聚结。

3.婴幼儿及面部。

【用物准备】

治疗车、治疗盘、换药碗、弯盘、膏剂药物、胶布、绷带、无菌棉签或镊子、盐水棉球、干棉球、纱布或棉敷料、温度适宜的毛巾，根据情况准备一次性中单或橡胶单。

【操作方法】

1. 操作前评估

（1）患者的病情及药物过敏史。

（2）患者涂药部位的皮肤情况。

（3）患者对热的敏感情况。

（4）患者的心理状况及对治疗的信心、对操作的认识。

（5）环境是否利于隐私保护。

2. 操作步骤

（1）备齐用物，携至床旁。

（2）核对患者身份，向患者解释，再次核对医嘱。

（3）根据涂药部位，取合适体位，暴露治疗部位，注意保暖，关闭门窗，根据病情用床帏或屏风遮挡。评估局部皮肤的情况，根据情况铺一次性中单或橡胶单，上置弯盘。用棉签蘸药物均匀地擦于患处，面积较大时，可用镊子夹棉球蘸药液涂布，蘸药干湿度适宜，以不滴水为度，涂药厚薄均匀。

（4）必要时以无菌纱布或棉敷料覆盖，以胶布（或绷带）固定。

（5）取下弯盘、橡胶单，协助患者穿好衣裤、取舒适体位，整理床单位、用物。

（6）洗手，记录并签名。

（7）做好终末处理。

3. 操作后评价

（1）涂药方法是否正确、部位是否准确，患者体位是否舒适。

（2）涂药部位皮肤在涂药后有无不适。

（3）床铺有无药液污染、潮湿。

【注意事项】

1. 涂药部位的皮肤应清洁干燥。

2. 操作者将手洗净，修剪指甲，避免损伤患者皮肤。

3. 涂药次数依病情、药物而定。水剂、酊剂用后须将瓶盖盖紧；混悬液必须摇匀后再涂药；霜剂应用手掌或手指反复摩擦，使之渗入肌肤。

4. 涂药不宜过厚、过多，以防堵塞毛孔。

5. 刺激性较强的药物不可涂于面部，婴幼儿忌用。

6. 手法熟练，轻重快慢适宜，用力均匀，禁用暴力。

7. 涂药后需密切观察局部皮肤，如有红色丘疹、奇痒或局部肿胀等过敏现象，应立即停用，将药物拭净或清洗，并报告医生，配合处理。

8. 足底、手掌和瘢痕处不宜作为涂药点，因这些部位皮肤粗厚，药物不易渗入。

9. 操作过程中注意保护患者隐私，随时遮盖不需暴露部位，防止受凉。

【操作流程图】

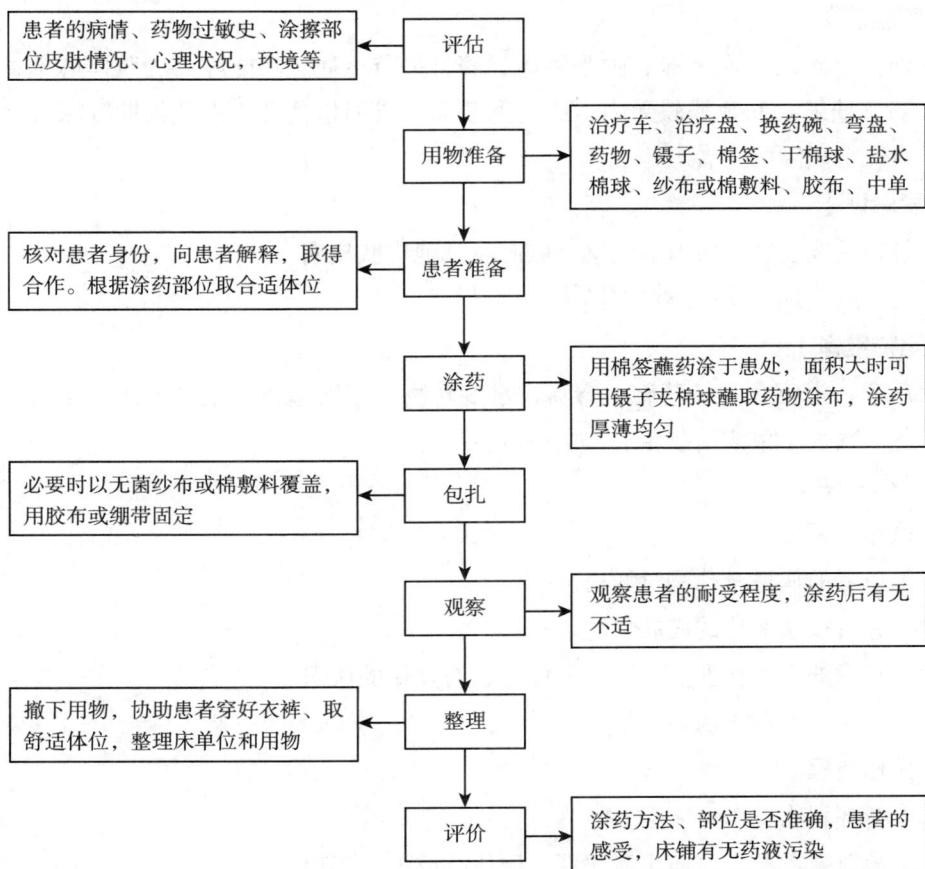

二、水剂喷药法

水剂喷药法是传统的按摩法和外擦药相结合的一种治疗方法。利用行气活血的药物结合按摩，以通经活络，使毛窍开放，有利于药物的渗透、吸收，充分发挥药效，可舒筋活络、消肿止痛、调理气血、强壮筋骨、通利关节，促使损伤肢体恢复正常功能。水剂喷药法分穴位揉药法、痛点揉药法和关节处揉药法。

1. 穴位揉药法

通过对损伤肢体的相应穴位进行点穴按摩揉药，可调节脏腑经络的功能，并通过药物的渗入，起到祛瘀活血、通经止痛、强筋壮骨、疏利关节的作用。

2. 痛点揉药法

机体损伤处必有肿痛及瘀血存在，如局部挫伤、扭伤、闪腰岔气等新鲜性损伤可选择痛点进行揉药治疗，陈旧性损伤亦可应用此法。

3. 关节处揉药法

多用于关节疼痛、功能障碍，常作为骨伤疾病的后期疗法，通过药物作用，达到舒筋利节、消肿止疼的效果，多用于活筋法之前，一般在关节的阳侧揉药。

【适应证】

凡外伤所致的气血瘀滞、肿胀疼痛、筋骨关节疼痛、功能障碍、肢体麻木、筋强筋急、筋挛筋缩、筋弛筋软无力，或筋肉萎缩，或闪扭岔气，以及长期卧床或活动能力受限有压疮风险的患者。

【禁忌证】

1. 骨折处或皮肤有破溃、疮疡、脓肿及其他皮肤疾病。

2. 红、肿、热、痛的热毒聚结。

【用物准备】

治疗车、治疗盘、换药碗、弯盘、水剂药物、温度适宜的毛巾或纱布 2 块，根据情况准备一次性中单或治疗单。

【操作方法】

1. 操作前评估

（1）患者的病情及药物过敏史。

（2）患者按摩部位的皮肤情况。

（3）患者的心理状况及对治疗的信心、对操作的认识。

（4）环境是否利于隐私保护。

2. 操作步骤

（1）备齐用物，携至床旁。

（2）核对患者身份，向患者解释，用床帏或屏风遮挡。

（3）根据病情协助患者取侧卧位或俯卧位，暴露治疗部位，注意保暖，评估局部皮肤情况，根据病情铺一次性中单或治疗单。

（4）清洁治疗部位皮肤后，将药液均匀喷洒于治疗部位，立即迅速开始揉摩，揉摩时以指腹或手掌大小鱼际紧贴皮肤，进行顺时针环形按摩，压力由轻到重，再由重到轻，每日 1～2 次，每次 3～5 分钟。

（5）按摩完毕根据情况用毛巾擦净药液。

（6）协助患者取舒适体位，整理衣被。

（7）洗手，记录并签名。

（8）做好终末处理。

3. 操作后评价

（1）患者体位是否舒适。

（2）喷药部位皮肤在喷药后有无不适。

（3）床铺有无药液污染、潮湿。

【注意事项】

1. 喷药部位的皮肤应清洁干燥。

2. 操作者将手洗净，修剪指甲，避免损伤患者皮肤。

3. 手法要轻柔，部位要固定，旋圈不宜过大，一般以 5 分硬币大小为宜，否则药物分散，不利于吸收，疗效不佳。

4. 根据病情选择揉药点，循经取穴或在伤处附近取穴，或在痛点附近，或在关节周围，且一般多在体表的阳侧。足底、手掌和瘢痕处不宜作为揉药点，因这些部位皮肤粗厚，药物不易渗入。

5. 揉药时，依靠拇指指腹在皮肤上做顺时针方向的旋转揉摩，借助指与皮肤间的摩擦，使毛孔开放，药物渗入。新伤手法宜轻，可配合轻推轻按；陈旧伤或筋骨伤的后期治疗，常配合活筋和练功，以帮助功能恢复。急性疼痛多用循经取穴，或配合点、按、揉、捏等手法。

6. 在骶尾部、臀部按摩时，先嘱患者排便。

7. 操作过程中注意保护患者隐私，随时遮盖不需暴露部位，防止受凉。

8. 手法熟练，轻重快慢适宜，用力均匀，禁用暴力。

【操作流程图】

| | 评估 | 患者的病情、药物过敏史、喷药部位皮肤情况、心理状况，环境等 |

患者的病情、药物过敏史、喷药部位皮肤情况、心理状况，环境等 ← 评估

用物准备 → 治疗车、治疗盘、换药碗、弯盘、水剂药物、纱布2块

核对患者身份，向患者解释，取得合作，根据喷药部位协助患者取合适体位 ← 患者准备

喷药 → 药液均匀喷洒在治疗部位

依靠拇指指腹在皮肤上做顺时针方向的旋转揉摩，借助指与皮肤间的摩擦，使毛孔开放，药物渗入 ← 揉药

观察 → 患者的耐受程度，水剂喷药后有无不适

根据情况擦干患处皮肤，撤下用物，协助患者取舒适体位，整理床单位 ← 整理

评价 → 喷药方法、部位是否准确，目标达到程度，患者的感受

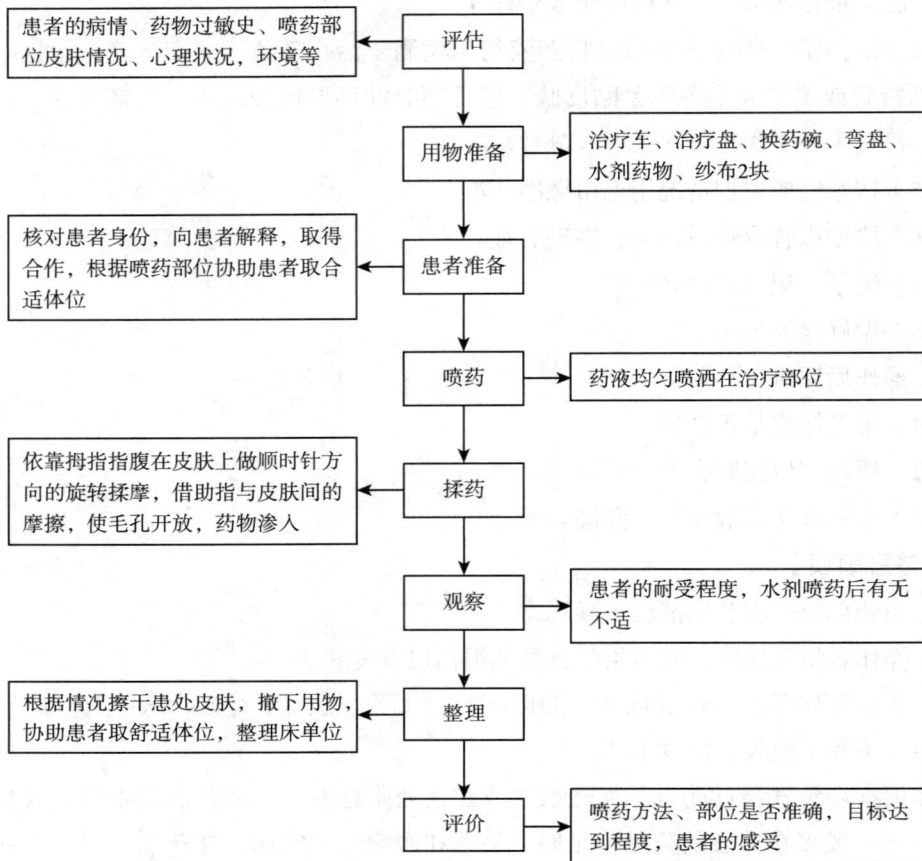

三、中药湿热敷技术

中药湿热敷技术是将中药煎汤，用纱布敷料浸透中药药液，湿敷于患处，并以设备持续加热，达到疏通腠理、活血行气、消肿散结、祛瘀止痛目的的一种治疗方法。

【适应证】

适用于软组织损伤后期，肌肉关节疼痛、肌肉肌腱劳损，骨折后期关节屈伸不利等。

【禁忌证】

1. 软组织损伤早期，肌肉关节肿痛。

2. 皮肤有破溃、疮疡、脓肿及其他皮肤疾病。

【用物准备】

治疗车、治疗盘、换药碗、弯盘、镊子2把、无菌纱布4个、中单、保鲜膜、毛巾2条、水温计、磁疗灯或暖水袋、药液等。

【操作方法】

1. 操作前评估

（1）患者的病情及药物过敏史。

（2）患者湿敷部位的皮肤情况。

（3）患者对热的敏感情况。

（4）患者的心理状况及对治疗的信心、对操作的认识。

（5）环境是否利于隐私保护。

2. 操作步骤

（1）护士衣帽整洁、洗手、戴口罩。

（2）备齐用物，推至患者床旁，核对患者身份，向患者解释，取得合作。酌情关闭门窗，用屏风遮挡。

（3）核对药液，检查患处皮肤。

（4）移开床旁椅，松开床尾盖被，协助患者取合适体位，暴露湿敷部位，注意保暖，铺中单。

（5）将 100～200mL 药液倒入换药碗内，测量温度（40～45℃）。

（6）取纱布敷料，放入盛药液的换药碗内，浸湿后，用镊子将浸泡过的纱布敷料拧至不滴水，敷于患处。

（7）取保鲜膜盖于纱布敷料上。

（8）保持药液湿度及温度，5～10分钟重新更换1次纱布敷料，循环湿敷 20～30分钟。磁疗灯先预热5分钟，照射湿敷部位30分钟。

（9）湿敷过程中询问患者对温度的感受情况，调节磁疗灯的高度。

（10）操作完毕，撤去磁疗灯，取下纱布敷料，擦干患处皮肤，观察局部和全身情况。

（11）协助患者取舒适体位，整理床单位。

（12）洗手，记录并签名。

（13）做好终末处理。

3. 操作后评价

（1）患者体位是否舒适。

（2）湿敷局部皮肤有无烫伤。

（3）床铺有无药液污染、潮湿。

【注意事项】

1. 注意保暖，防止受凉。

2. 药液不宜过热，避免烫伤。

3. 湿敷操作过程中注意保护患者的隐私。

【操作流程图】

左侧说明	流程步骤	右侧说明
患者的病情、药物过敏史、湿敷部位皮肤情况、心理状况，环境等	评估	
	用物准备	治疗车、治疗盘、换药碗、弯盘、镊子2把、无菌纱布4个、中单、保鲜膜、毛巾2条、水温计、磁疗灯或暖水袋、药液等
核对患者身份，向患者解释，取得合作，注意保暖和遮挡	患者准备	
	湿敷	敷布浸湿后，拧至不滴水，敷于患处。保鲜膜盖于敷布上。保持药液的湿度及温度，5～10分钟更换纱布1次，循环湿敷20～30分钟
磁疗灯预热5分钟，在湿敷部位进行持续加热，距离30～50cm	磁疗灯照	
	观察	局部和全身情况
擦干患处皮肤，撤下用物，协助患者取舒适体位，整理床单位	整理	
	评价	患者体位是否舒适，湿敷局部皮肤有无烫伤，床铺有无药液污染、潮湿

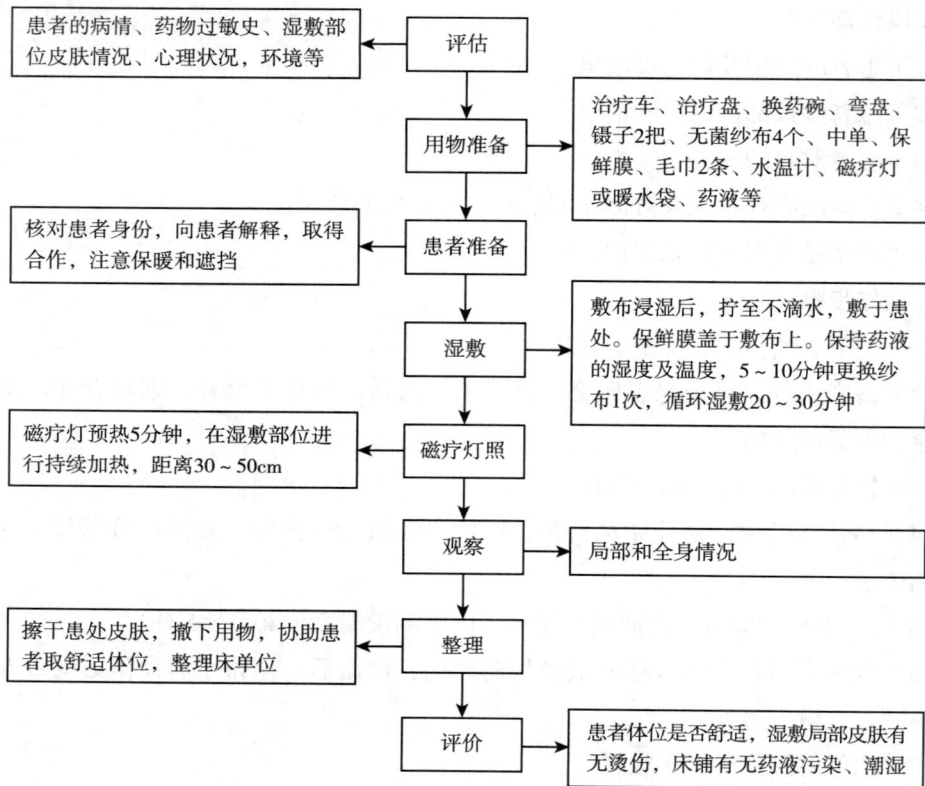

四、中药泡洗技术

中药泡洗技术是通过药液局部泡洗，利用药物、水温和蒸汽的理化作用，达到疏通腠理、祛风除湿、通畅气血、清热解毒、杀虫止痒、燥湿敛疮、祛腐生肌的功效。

【适应证】

适用于软组织损伤，肌肉关节疼痛，关节强直、屈伸不利，肌腱粘连，四肢伤口感染，慢性骨髓炎等。

【禁忌证】

创伤急性期、高热、急性骨髓炎患者及孕妇禁用，神经损伤者慎用。

【用物准备】

中药熏洗桶、治疗车、治疗盘、治疗卡、一次性药浴袋1个、水温计、药壶（内盛药液）、弯盘、无菌敷料1包、小毛巾2条、胶布、一次性手套、污物盆、清水、大棉棒1包，必要时备0.9%生理盐水500mL、20mL注射器1个。

【操作方法】

1. 操作前评估

（1）患者的病情及药物过敏史。

（2）患者泡洗部位的皮肤情况。

（3）患者对热的敏感情况。

（4）患者的心理状况及对治疗的信心、对操作的认识。

（5）环境是否利于隐私保护。

2. 操作步骤

（1）护士衣帽整洁、洗手、戴口罩。

（2）备齐用物，推至患者床旁，核对患者身份，向患者解释，取得合作。酌情关闭门窗，用屏风遮挡。

（3）核对药液，查看患处皮肤。

（4）移开床旁椅，松开床尾盖被，根据医嘱选择治疗部位，协助患者取合适体位，注意保护患者隐私。

（5）创面包扎者，需去除敷料。评估创面部位皮肤情况，酌情清洁皮肤。伤口有脓液者，首先清理创面脓液。

（6）将熏洗桶放置稳妥，根据泡洗部位注入适量清水，一般水量加至桶内容积的 2/3。

（7）打开熏洗桶面板电源开关，仪器开始加热。

（8）将药浴袋装入桶中，核对无误后加入过滤去渣的药液。

（9）按下温度循环开关，选择合适的温度（35～38℃）；按下时间开关，选择合适的治疗时间，常规 30 分钟。

（10）达到设定温度，听到"滴"的一声，用水温计测量药液袋中药液温度（35～38℃），毛巾擦干水温计后安全存放于治疗盘内。温度适宜，协助患肢稳妥放入药液中。

（11）药液浸没治疗部位后，将熏洗袋包绕患肢。若治疗部位不能被药液完全浸泡者，护士戴手套用无菌敷料协助洗患处。有窦道者用 20mL 注射器抽吸药液反复冲洗。

（12）泡洗过程中告知患者，感觉不适及时告知医护人员。

（13）泡洗结束后，协助患者将患肢移出，用毛巾擦干药液后，根据医嘱换药包扎。协助患者取舒适体位。为患者盖好衣被。

（14）关闭开关，拔除电源。将药浴袋连同药液放入污物盆中，清理用物。

（15）洗手，记录并签名。

（16）将桶中清水弃去，清洗中药熏洗桶，晾干备用。

3. 操作后评价

（1）患者体位是否舒适。

（2）床铺有无药液污染、潮湿。

【注意事项】

1. 有骨破坏时使用支具，防止骨折。

2. 操作勿在潮湿的地方进行，熏洗桶不用或清理时，一定要拔下电源插头，不可用湿手插拔。熏洗桶电源线妥善安全存放。

3. 药液温度不能高于 45℃，以防烫伤。

4. 禁止站立在熏洗桶内。

5. 在治疗过程中如果出现异常情况，应及时关闭面板上的电源开关，拔下插头。

6. 毛巾专人专用，用后清洁消毒，防止交叉感染。

7. 多重耐药菌感染、传染病等隔离患者，熏洗桶专人专用，使用双层一次性药浴袋。疗程结束后对熏洗桶及时进行终末消毒（1000mg/L 含氯消毒剂擦拭）处理。有伤口感染者，先清理伤口，再熏洗。

【操作流程图】

流程	说明
评估	患者的病情、药物过敏史、熏洗部位皮肤情况、心理状况，环境等
用物准备	中药熏洗桶、治疗车、治疗盘、治疗卡、一次性药浴袋1个、水温计、药壶（内盛药液）、弯盘、无菌敷料1包、小毛巾2条、胶布、一次性手套、污物盆、清水、大棉棒1包，必要时备0.9%生理盐水500mL、20mL注射器1个
患者准备	核对患者身份，向患者解释，取得合作，注意保暖和遮挡
准备药液	向熏洗桶内注入清水，水量约占桶内容积的2/3，加热。取药浴袋加入药液，熏洗桶加热至35～38℃
泡洗	药液浸没治疗部位后，将熏洗袋包绕患肢。若治疗部位不能被药液完全浸泡者，护士戴手套用无菌敷料协助洗患处。有窦道者用20mL注射器抽吸药液反复冲洗
观察	患者有无感觉不适
整理	擦干患处皮肤，撤下用物，协助患者取舒适体位，整理床单位
评价	患者体位是否舒适，床铺有无药液污染、潮湿

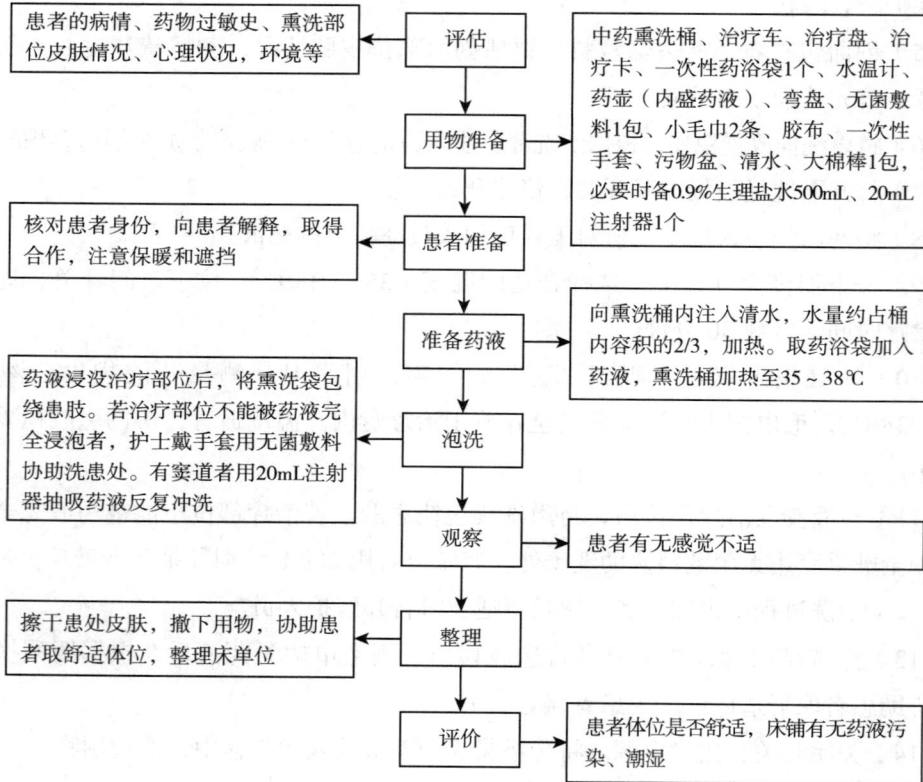

五、中药熏蒸技术

中药熏蒸技术是通过药物煎汤在患处熏蒸，利用药物、水温和蒸汽的理化作用，达到疏通腠理、祛风除湿、通畅气血、清热解毒、杀虫止痒的功效。

【适应证】

适用于软组织损伤，骨折后关节屈伸不利，风湿性关节炎，肩周炎，颈椎、腰椎、手指、足趾等各类骨质增生疾病。

【禁忌证】

1. 皮肤有破溃、疮疡、脓肿及其他皮肤疾病。

2. 孕妇、肿瘤及软组织损伤早期患者。

【用物准备】

治疗车、治疗卡、自动温控熏洗床、毛巾被或被罩、枕头、毛巾 2 条、一次性中单、药液。

【操作方法】

1. 操作前评估

（1）患者的病情及药物过敏史。

（2）患者熏蒸部位的皮肤情况。

（3）患者对热的敏感情况。

（4）患者的心理状况及对治疗的信心、对操作的认识。

（5）环境是否利于隐私保护。

（6）患者是否有高血压、糖尿病及其他合并症。

2. 操作步骤

（1）护士衣帽整洁、洗手、戴口罩。

（2）核对患者身份，向患者解释，取得合作。

（3）协助患者进熏洗室，根据季节关闭门窗。

（4）核对药液后将其倒入熏洗容器内，插上电源，打开熏洗床开关，检查机器性能是否良好，设定并测量温度 50 ～ 60℃。

（5）熏洗床上铺一次性中单，扶患者上熏洗床，用隔帘遮挡，协助患者取合适体位，暴露熏洗部位于熏洗容器正上方，盖好盖被，尽量不让热气散发。

（6）根据患者的皮肤情况及耐受程度，再次调节温度至患者感觉舒适，并随时询问、观察患者有无不适，防止烫伤。

（7）根据医嘱设定熏蒸时间，一般为 30 分钟。

（8）熏蒸完毕，关闭熏洗床开关，拔下电源。

（9）协助患者穿衣，注意保暖。

（10）撤去用物，整理床单位，护送患者回病房。

（11）终末处理熏蒸用物。洗手，记录。

3. 操作后评价

（1）患者体位是否舒适。

（2）熏蒸局部皮肤有无烫伤。

（3）熏蒸温度是否合适。

【注意事项】

1. 熏蒸后注意保暖，防止受凉。

2. 熏蒸时温度调节适宜，避免过热引起烫伤。

3. 熏蒸操作过程中注意保护患者的隐私。

【操作流程图】

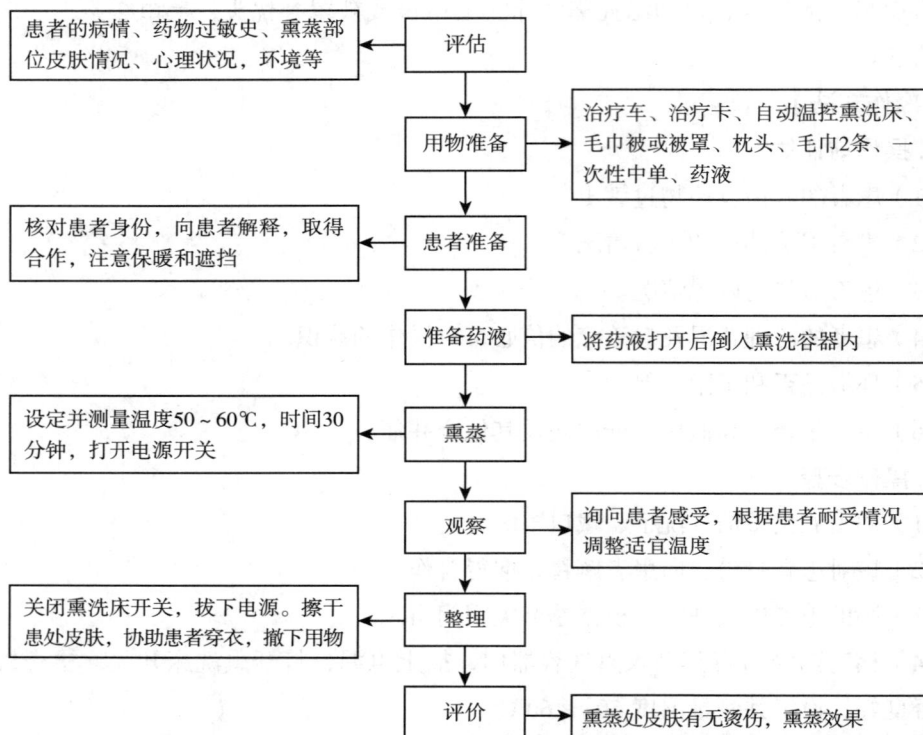

六、中药灌洗

中药灌洗是将中药煎汤，在患肢浸泡的基础上，中药直接灌洗到病灶局部或使用注射器具将中药药液灌入肌肉炎症腔隙或窦道，再利用吸引器具由腔隙或窦道吸出中药及伤口分泌物，可清除腐肌及炎症分泌物，使炎症局部达到清热解毒、祛腐生肌、燥湿敛疮、祛瘀止痛目的的一种治疗方法。

【适应证】

慢性骨髓炎局部肿胀痈疮，四肢伤口感染，窦道流脓，肌肉、骨质、植入物外露。

【禁忌证】

急性骨髓炎、慢性骨髓炎发作期。

【用物准备】

治疗车、治疗盘、治疗卡、药浴袋、水温计、药壶（内盛药液）、弯盘、无菌敷料

1 包、0.9% 生理盐水 500mL、20mL 注射器、吸引器、小毛巾 2 条、胶布、手套、熏洗桶、污物盆。

【操作方法】

1. 操作前评估

（1）患者的病情及药物过敏史。

（2）患者感染部位的皮肤情况。

（3）患者对热的敏感情况。

（4）患者的心理状况及对治疗的信心、对操作的认识。

（5）环境是否利于隐私保护。

2. 操作步骤

（1）备齐用物，推至患者床旁，核对患者身份，向患者解释，取得合作。

（2）酌情关闭门窗，用屏风遮挡。

（3）根据医嘱选择治疗部位，协助患者取合适体位。

（4）创面包扎者，需去除敷料。评估创面部位皮肤情况，酌情清洁皮肤。伤口有脓液者，使用生理盐水清理创面脓液。

（5）将熏洗桶放置稳妥，根据熏洗部位注入适量清水，一般水量加至桶内容积的 2/3。

（6）打开熏洗桶面板电源开关，仪器开始加热。

（7）将药浴袋装入桶中，核对无误后加入过滤去渣的药液。

（8）按下温度循环开关，选择合适的温度（38 ~ 42℃）；按下时间开关，选择合适的治疗时间，常规 30 分钟。

（9）用水温计测量药液袋中药液温度（38 ~ 42℃）。

（10）将小毛巾衬垫于患肢近侧桶缘，协助患肢稳妥地放入熏洗药液中。

（11）询问患者感觉，水温是否适宜。

（12）患者体位、温度均感觉适宜时，药液浸没治疗部位，若治疗部位不能被药液完全浸泡者，护士戴手套用无菌敷料协助灌洗患处。有窦道者用 20mL 注射器冲洗，窦道较深者，使用吸引器具吸出药液，反复灌洗。

（13）灌洗过程中询问患者感受，感觉不适时及时停止或调整操作。

（14）灌洗结束后，协助患者将患肢移出，用毛巾擦干药液后，根据医嘱换药包扎。协助患者取舒适体位。为患者盖好衣被。

（15）拔电源开关，将药浴袋连同药液放入污物盆中，清理用物。

（16）洗手，记录。

（17）将桶中清水弃去，清洗中药熏洗桶，晾干备用。

3. 操作后评价

（1）患者体位是否舒适。

（2）灌洗局部皮肤有无烫伤。

（3）床铺有无药液污染、潮湿。

【注意事项】

1. 有骨破坏时使用支具，防止骨折。

2. 操作勿在潮湿的地方进行，熏洗桶不用或清理时，一定要拔下电源插头，不可用湿手插拔。熏洗桶电源线妥善安全存放。

3. 药液温度不能高于 45℃，以防烫伤。

4. 禁止站立在熏洗桶内。

5. 在治疗过程中如果出现异常情况，应及时关闭面板上的电源开关，拔下插头。

6. 毛巾专人专用，用后清洁消毒。

7. 隔离患者，熏洗桶专人专用，使用双层一次性药浴袋。疗程结束后对熏洗桶及时进行终末消毒。

【操作流程图】

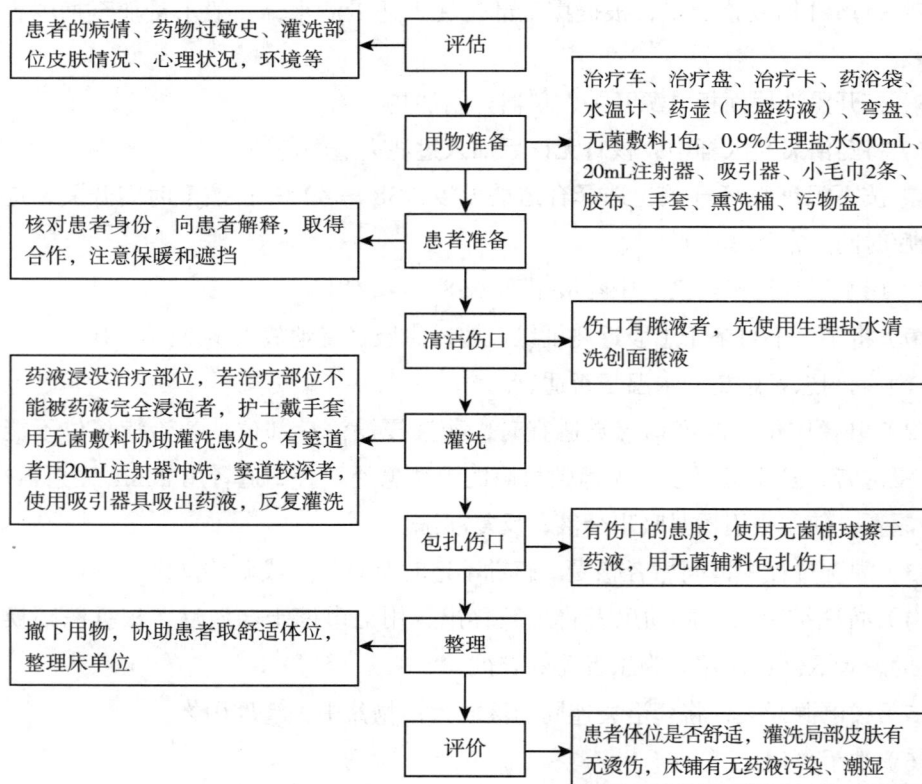

七、中药离子导入技术

中药离子导入技术是利用直流电将药物离子通过皮肤或穴位导入人体，作用于病灶，达到活血化瘀、软坚散结、抗炎镇痛目的的一种操作方法。

【适应证】

软组织损伤，骨折后关节屈伸不利，风湿性关节炎，强直性脊柱炎，肩周炎，颈椎、腰椎、手指、足趾等各类骨质增生疾病。

【禁忌证】

高热、活动性出血、结核、妊娠、恶性血液系统疾病、治疗部位皮肤破损发炎、对直流电过敏、严重心功能不全和有心脏起搏器的患者禁止用此疗法。

【用物准备】

治疗车、治疗盘、换药碗、弯盘、毛巾2条、水温计、药液、离子导入仪、电极板布套、绷带、一次性中单，必要时准备沙袋。

【操作方法】

1. 操作前评估

（1）患者的病情及药物过敏史。

（2）患者导入部位的皮肤情况。

（3）患者对热的敏感情况。

（4）患者的心理状况及对治疗的信心、对操作的认识。

（5）环境是否利于隐私保护。

2. 操作步骤

（1）检查机器是否运行良好，关闭机器。

（2）备齐用物，推至患者床旁，核对患者身份，向患者解释，取得合作。酌情关闭门窗，用屏风遮挡。

（3）移开床旁椅，松开床尾盖被，协助患者取合适体位，暴露、评估治疗部位。铺一次性中单。

（4）连接电源，打开电源开关。

（5）用布套罩住电极板，置于治疗部位，再覆盖一次性中单，用绷带或沙袋固定。

（6）根据医嘱调节导入或按摩状态、时间、强度和热度。

（7）根据患者反应，及时调节电流强度，治疗时间一般为20～30分钟。

（8）治疗结束后，撤去衬垫，擦净局部皮肤，关闭电源，整理床单位和用物。

3. 操作后评价

（1）患者体位是否舒适。

（2）治疗局部皮肤有无灼伤。

（3）床铺有无药液污染、潮湿。

【注意事项】

1. 所用布垫每次用后要清洗干净，晾干备用。

2. 治疗电流的大小因人而异。在治疗过程中护士不能离开，随时观察患者的反应，及时调节电流量，谨防电灼伤。

3. 电极板要全部接触皮肤并压紧，不能在治疗中移动或取下电极。

4. 若电极板接触处感觉有刺痛，可能是电极与皮肤接触不够好，应及时检查处理。

5. 如局部出现瘙痒等过敏情况，可用皮炎平等软膏外涂，严重时应停止治疗。

6. 操作过程中注意保护患者的隐私。

【操作流程图】

评估 ←	患者的病情、药物过敏史、治疗部位皮肤情况、心理状况，环境等
用物准备 →	治疗车、治疗盘、换药碗、弯盘、毛巾2条、水温计、药液、离子导入仪、电极板布套、绷带、一次性中单，必要时准备沙袋
患者准备 ←	核对患者身份，向患者解释，取得合作，注意保暖和遮挡
药物导入 →	布垫浸湿后，拧至不滴水罩住电极板，置于治疗部位，再覆盖一次性中单，用绷带或沙袋固定妥当
调节 ←	根据医嘱调节状态（导入或按摩）、时间、强度和热度
观察 →	观察患者反应，必要时调节电流强度
整理 ←	撤去衬垫，擦净局部皮肤，关闭电源，整理床单位和用物
评价 →	患者体位是否舒适，治疗局部皮肤有无灼伤，床铺有无药液污染、潮湿

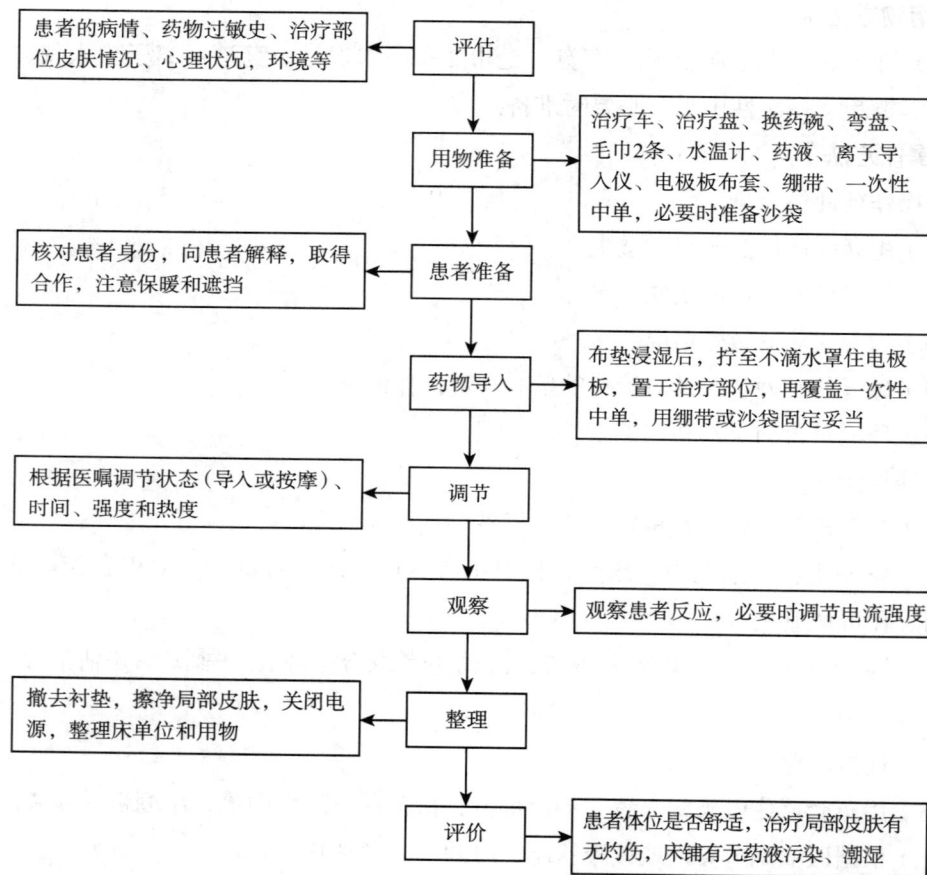

八、中药封包法

中药封包法是将所需中草药物研成粉末，使用时加适量赋形剂制成糊状，敷贴于患处，达到活血化瘀、消肿散结、行气止痛目的的一种治疗方法。

【适应证】

适用于骨折早期肿胀、四肢关节软组织伤。

【禁忌证】

1. 皮肤破溃、疮疡、脓肿及其他皮肤疾病。

2. 孕妇禁忌使用。

3. 皮肤过敏者慎用。

【用物准备】

治疗车、治疗卡、治疗盘、小毛巾、棉敷料1块、一次性压舌板1个、封包用药、一次性中单1条、绷带1卷。

【操作方法】

1. 操作前评估

（1）患者的病情（局部肿胀情况）及药物过敏史。

（2）患者敷药部位的皮肤情况。

（3）患者的心理状况及对治疗的信心、对操作的认识。

（4）环境是否利于隐私保护。

2. 操作步骤

（1）护士衣帽整洁、洗手、戴口罩。

（2）备齐用物，推至患者床旁，核对患者身份，向患者解释，取得合作。酌情关闭门窗，用屏风遮挡。

（3）根据治疗部位取合适体位，暴露治疗部位，注意保暖，酌情铺一次性中单。

（4）清洁皮肤，将封包用药调至糊状，均匀敷于患处，用棉敷料覆盖后以绷带包扎固定，每日1次，每次6～8小时。

（5）封包完毕，协助患者取舒适体位，整理床单位。

（6）洗手，记录并签名。

（7）做好终末处理。

3. 操作后评价

（1）患者体位是否舒适。

（2）敷药局部皮肤有无不适。

（3）床铺有无药液污染、潮湿。

【注意事项】

1. 封包次数依病情而定，药物摊制的厚薄要均匀，敷药面积应大于患处且保持一定的湿度，固定松紧适宜。

2. 封包后注意观察局部及全身情况，敷药后若出现皮肤红疹、瘙痒、局部水泡等过敏现象，应立即停止用药。

【操作流程图】

```
患者的病情、药物过敏史、敷药部          ┌──────┐
位皮肤情况、心理状况，环境等  ◄─────────│ 评估 │
                                        └──────┘
                                           │
                                        ┌────────┐    治疗车、治疗卡、治疗盘、小毛巾、
                                        │ 用物准备│───► 棉敷料1块、一次性压舌板1个、封
                                        └────────┘    包用药、一次性中单1条、绷带1卷
                                           │
核对患者身份，向患者解释，取得           ┌────────┐
合作，注意保暖和遮挡      ◄─────────────│ 患者准备│
                                        └────────┘
                                           │
                                        ┌──────┐     将封包用药调至糊状，均匀敷于患
                                        │ 敷药 │────► 处，用棉敷料覆盖后以绷带包扎固定
                                        └──────┘
                                           │
                                        ┌──────┐     封包后注意观察局部及全身情况，敷
                                        │ 观察 │────► 药后若出现皮肤红疹、瘙痒、局部水
                                        └──────┘     泡等过敏现象，应立即停止用药
                                           │
撤下用物，协助患者取舒适体位，整         ┌──────┐
理床单位               ◄────────────────│ 整理 │
                                        └──────┘
                                           │
                                        ┌──────┐     患者体位是否舒适，敷药局部皮肤有
                                        │ 评价 │────► 无不适，床铺有无药液污染、潮湿
                                        └──────┘
```

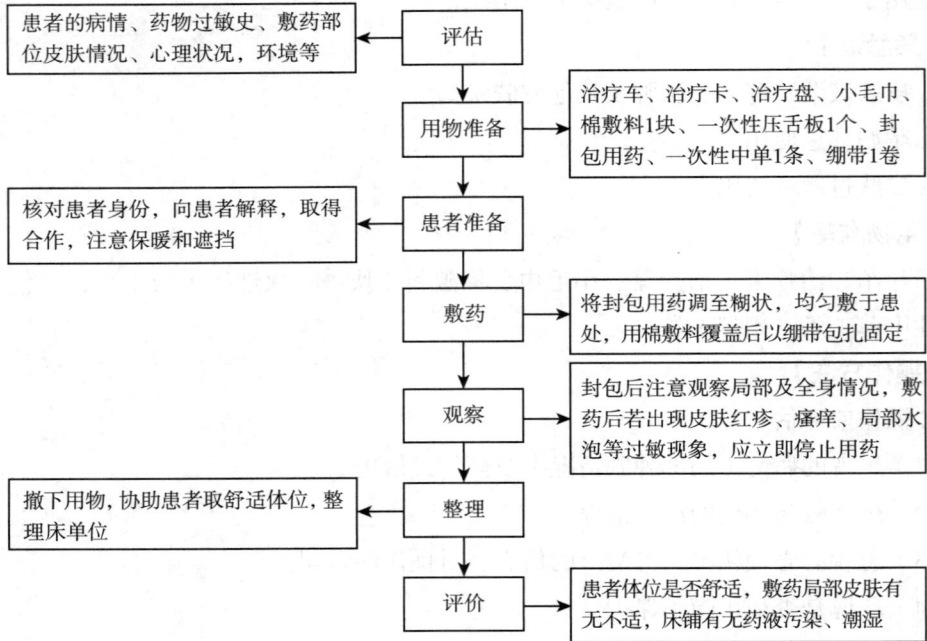

九、中药灌肠技术

中药灌肠技术是以中药煎剂或掺入散剂，至肛门灌入，保留在直肠结肠内，通过肠黏膜吸收治疗疾病的一种方法。具有清热解毒、软坚散结、活血化瘀等作用。

【适应证】

适用于各种慢性痢疾、骨折后腹胀便秘及高热降温。

【禁忌证】

急腹症、肠道手术、肠伤寒、严重心脑疾病。

【用物准备】

治疗盘，准备一次性灌肠袋，滤好的中药煎剂 200mL（38℃），温开水 5 ～ 10mL，一次性肛管（20 号以下），止血钳，润滑剂，棉签，清洁手套，弯盘，卫生纸，橡胶单或塑料单，治疗巾，小垫枕，水温计，便器，屏风。

【操作方法】

1. 操作前评估

（1）病室环境是否适宜。

（2）患者的主要症状、既往史、排便情况、有无大便失禁、是否妊娠。

（3）患者肛周皮肤的情况。

（4）患者有无药物过敏史。

（5）患者的心理状况、合作程度。

2. 操作步骤

（1）护士衣帽整洁、洗手、戴口罩。备齐用物携至床前，向患者解释，松开床尾盖被，酌情关闭门窗或用屏风遮挡。

（2）测试药液温度是否为38℃，如果是倒入一次性灌肠袋中，挂在输液架上，排尽空气。液面距肛门30～40cm。

（3）协助患者脱裤至膝并取左侧卧位或右侧卧位，臀部靠近床沿，用小垫枕抬高臀部10cm，铺橡胶单、治疗巾于臀下，暴露肛门。

（4）戴手套，润滑肛管前端15～20cm后放在弯盘中，连接肛管，排少许药液后夹紧。垫纸分开臀部显露肛门，轻插肛管入直肠15～20cm（指导患者深呼吸、哈气），用胶布固定，松制水夹，使药液缓缓流入（60～80滴/分），观察患者反应、药液滴入情况。

（5）药液注入完毕，再注入温开水5～10mL，抬高肛管尾端，使管内溶液全部注完，拔出肛管，擦净肛门，取下手套，嘱患者忍耐保留药物1小时以上。

（6）整理床单位，清理用物，观察患者反应，并做好记录。

3. 操作后评价

（1）患者体位是否舒适。

（2）床铺有无药液污染、潮湿。

【注意事项】

1. 操作前先了解灌肠的目的。如治疗肠道感染、高热，灌肠前嘱患者排便，使肠道排空有利于药物吸收。如治疗腹胀便秘，药量可增大。

2. 为使灌入的药液能保留较长时间，有利于肠黏膜吸收，灌肠时肛管选择要细、插入要深，药量不宜过多，压力宜低，灌入速度宜慢。

3. 肛门、直肠和结肠等手术后或大便失禁患者，不宜做中药保留灌肠。

4. 灌肠液应温度适宜：一般为38～40℃，可根据药性、年龄、季节适当调整。清热解毒药温度宜偏低，在10～20℃之间；清热利湿药温度稍低于体温，以20～30℃为宜；补气温阳、温中散寒药温度在38～40℃之间为宜。老年人药温宜偏高。冬季药温宜偏高，夏季药温宜偏低。

5. 向患者及家属宣讲中药保留灌肠的注意事项及肠道疾病的预防保健知识，以取得患者的配合。

十、中药热熨敷技术

中药热熨敷技术是通过药物和大青盐制成的盐包，加热后在人体局部或一定穴位，固定或来回移动或回旋运转，利用温热之力，将药性通过体表毛窍透入经络、血脉，从而达到温经通络、活血行气、散热止痛、祛瘀消肿、气化膀胱等作用。

【适应证】

适用于关节屈伸不利、脘腹疼痛、腰背酸痛、肢体麻木酸胀、膀胱失约等症状的患者。

【禁忌证】

1. 身体大血管处、皮肤损伤早期、溃疡、水疱。

2. 腹部包块性质不明，孕妇腹部、腰骶部，局部无知觉或反应迟钝处。

3. 麻醉未清醒者禁用。

【用物准备】

治疗车，治疗盘，治疗卡。将药物用大青盐搅拌后装入布袋中，用微波炉加热至60～70℃，用大毛巾保温。

【操作方法】

1. 操作前评估

（1）患者的病情及药物过敏史。

（2）患者热熨部位的皮肤情况。

（3）患者对热的敏感情况。

（4）患者的心理状况及对治疗的信心、对操作的认识。

（5）环境是否利于隐私保护。

2. 操作步骤

（1）护士衣帽整洁、洗手、戴口罩。

（2）备齐用物，推至患者床旁，核对患者身份，向患者解释，取得合作。

（3）必要时关闭门窗，用屏风遮挡。

（4）移开床旁椅，松开床尾盖被，协助患者取舒适体位，以利于操作。

（5）将热敷部位用湿毛巾擦洗干净。

（6）将药袋置于患处热敷，随时移动药袋，用力均匀，或固定于患处，药袋温度过低时及时加温。

（7）观察患者对热感的反应、局部皮肤情况，避免烫伤。

（8）协助患者取舒适体位，盖好被子，整理用物。洗手，记录并签名。

3. 操作后评价

（1）患者自我感觉是否舒适。

（2）热熨局部皮肤有无烫伤。

【注意事项】

1. 冬季注意保暖，暴露部位加盖衣被。

2. 药袋温度不宜过高，以防烫伤。

3. 热熨过程中注意保护患者的隐私。

【操作流程图】

```
患者的病情、药物过敏史、热熨部
位皮肤情况、心理状况、环境等        ←——   评估

                                          ↓

                                        用物准备   ——→   治疗车，治疗盘，治疗卡。将药物用
                                                        大青盐搅拌后装入布袋中，用微波炉
                                                        加热至60～70℃，用大毛巾保温

                                          ↓

核对患者身份，向患者解释，告知
治疗目的，取得合作，注意保暖和   ←——   患者准备
遮挡

                                          ↓

                                         热熨     ——→   将药袋置于患处热敷，随时移动药
                                                        袋，用力均匀，或固定于患处，药
                                                        袋温度过低时及时加温

                                          ↓

观察患者对热感的反应、局部皮肤
情况，避免烫伤              ←——   观察

                                          ↓

                                         整理     ——→   协助患者取舒适体位，盖好被子，
                                                        整理用物

                                          ↓

患者自我感觉是否舒适，热熨局部
皮肤有无烫伤               ←——   评价
```

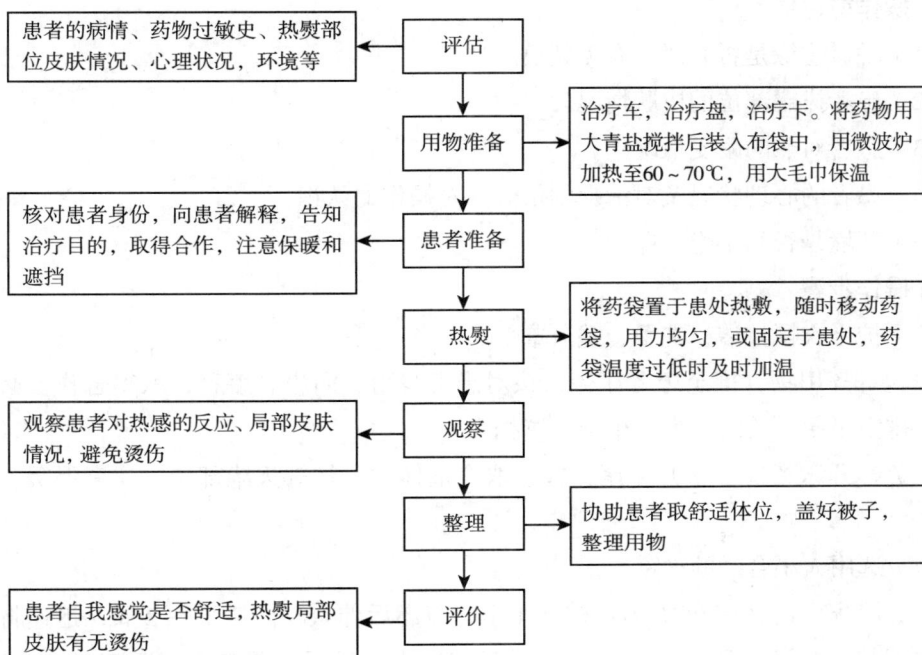

第三节　其他中医护理技术

一、拔罐技术

拔罐技术是以罐为工具，利用燃烧热力，排出罐内空气形成负压，使罐吸附在皮肤穴位上，造成局部瘀血现象，达到温通经络、祛风散寒、消肿止痛、吸毒排脓目的的一种技术操作。

【适应证】

风湿痹证，如肩背痛、腰腿痛；胃肠疾病，如胃痛、呕吐、腹泻；肺部疾病，如咳嗽、哮喘等；毒蛇咬伤；疖肿将破溃或虽破溃而脓毒不泻的化脓性感染等。

【禁忌证】

1. 高热抽搐及凝血机制障碍者。

2. 皮肤溃疡、水肿及大血管处。

3. 孕妇腹部、腰骶部。

【用物准备】

治疗车、治疗盘、治疗卡、95%酒精棉球、直血管钳、各型火罐、打火机（火柴）、

治疗碗（加水）、小毛巾、弯盘（放置于治疗车下）、凡士林。

【操作方法】

1. 操作前评估

（1）罐口边缘是否光滑、有无裂痕。

（2）患者拔罐部位的皮肤情况。

（3）患者对热的耐受情况。

（4）患者的心理状况及对治疗的信心、对操作的认识。

（5）环境是否利于隐私保护。

2. 操作步骤

（1）护士衣帽整洁、洗手、戴口罩。

（2）备齐用物，推至患者床旁，核对患者身份，向患者解释，取得合作。必要时让患者排空小便，关闭门窗，用屏风遮挡。

（3）移开床旁椅，松开床尾盖被，取合适体位，暴露拔罐部位，注意保暖，保护隐私。

（4）选用大小合适的火罐。

（5）用止血钳夹住 95% 酒精棉球 1 个，点燃后伸入罐内绕 1～2 周，迅速将火退出，立即将罐扣按在所选部位上。待罐吸牢后方可松手，嘱患者不要随意变换体位，以免罐具脱落。

（6）火罐一般留置 10～15 分钟，拔罐过程中要随时观察火罐吸附情况和皮肤颜色。以皮肤充血或瘀血为度。若患者诉疼痛、罐口吸附过紧，应及时起罐。

（7）起罐时以一手扶住罐体，另一手拇指按压罐口皮肤，使空气进入罐内，火罐即可取下。

（8）操作完毕，协助患者穿衣、取舒适体位，整理床单位及用物，做好终末处理。

（9）洗手，记录。

3. 操作后评价

（1）患者体位是否舒适。

（2）拔罐局部皮肤有无烫伤。

（3）拔罐部位皮肤瘀血及充血程度。

【注意事项】

1. 拔罐时应取合适体位，选择肌肉较厚的部位，骨折凹凸不平和毛发较多部位不宜拔罐。

2. 操作前一定要检查罐口周围是否光滑、有无裂痕。

3. 拔罐过程中要随时检查火罐吸附情况及皮肤情况。

4. 防止烫伤，拔罐时避免烧烫罐口，并防止火源落下烫伤皮肤。

5. 拔罐过程要稳、准、快，起罐时切勿强拉或旋转。

6. 拔罐数目较多时，罐具之间距离不宜太近，以免牵拉皮肤产生疼痛。

7. 使用过的火罐均应消毒后备用。

8. 如发现烫伤，立即将罐取下，小水泡可不处理，让其自行吸收，较大的水泡可消毒用针刺破，覆盖消毒敷料，以防感染。

【操作流程图】

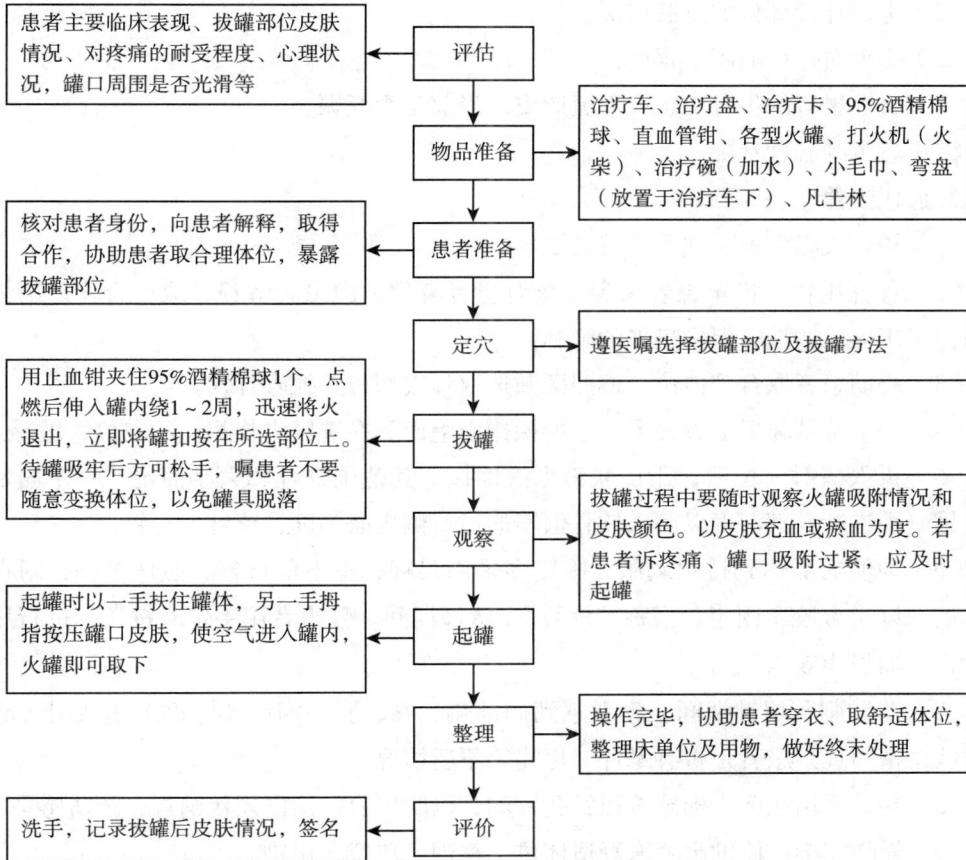

二、耳针技术

耳针技术是采用针刺或其他物品（如菜籽等）刺激耳郭上的穴位或反应点，通过经络传导，达到防治疾病目的的一种操作方法。

【适应证】

适用于四肢急慢性疼痛、恶心、呕吐、失眠、高血压、腹胀、便秘、尿潴留等。

【禁忌证】

耳郭皮肤破损、耳部有炎症或冻伤者，以及有习惯性流产史的孕妇禁用。

【用物准备】

治疗车、治疗盘、治疗卡、针盒或王不留行籽、皮肤消毒液、棉签、棉球、探棒、镊子、胶布、弯盘等。

【操作方法】

1. 操作前评估

（1）患者当前的临床表现及既往史。

（2）患者耳针部位的皮肤情况。

（3）患者对疼痛的耐受程度。

（4）女性患者的生育史，有无流产史，当前是否妊娠。

（5）患者的心理状况。

2. 操作步骤

（1）护士衣帽整齐、洗手、戴口罩。

（2）备齐用物，推至患者床旁，核对患者身份，向患者解释，取得合作。酌情关闭门窗，用屏风遮挡，保护患者的隐私。

（3）协助患者取合理体位，遵照医嘱选取耳穴部位并探查耳穴。

（4）一手持耳郭后上方，另一手持探棒由上而下在选区内找相应的穴位、敏感点。

（5）再次核对穴位后，用皮肤消毒液擦拭，其范围视耳郭大小而定。一手固定耳郭，另一手进针，其深度以刺入软骨但不透过对侧皮肤为度，留针、行针。

（6）为使局部达到持续刺激，临床多采用菜籽、王不留行籽、磁珠等物，附在耳穴部位，以小方胶布固定，俗称"埋豆"。留埋期间，嘱患者用手定时按压，进行压迫刺激，以加强疗效。

（7）在针刺及留针期间，患者感到局部热、麻、胀、痛或感觉循经络放射传导为"得气"，密切观察患者是否有晕针、疼痛等不适情况。

（8）起针后用无菌干棉球按压针孔片刻，以防出血。涂以碘伏消毒，预防感染。

（9）操作完毕，协助患者取舒适体位，整理床单位、用物。

（10）洗手，记录，并做好终末处理。

3. 操作后评价

（1）耳针部位皮肤有无损伤。

（2）起针后，观察针孔有无发红、疼痛等不适，应及时处理。

【注意事项】

治疗扭伤及肢体活动障碍者，埋针后待耳郭充血具有发热感觉时，嘱患者适当活动患部，并配合患部按摩、艾灸等，以提高疗效。

【操作流程图】

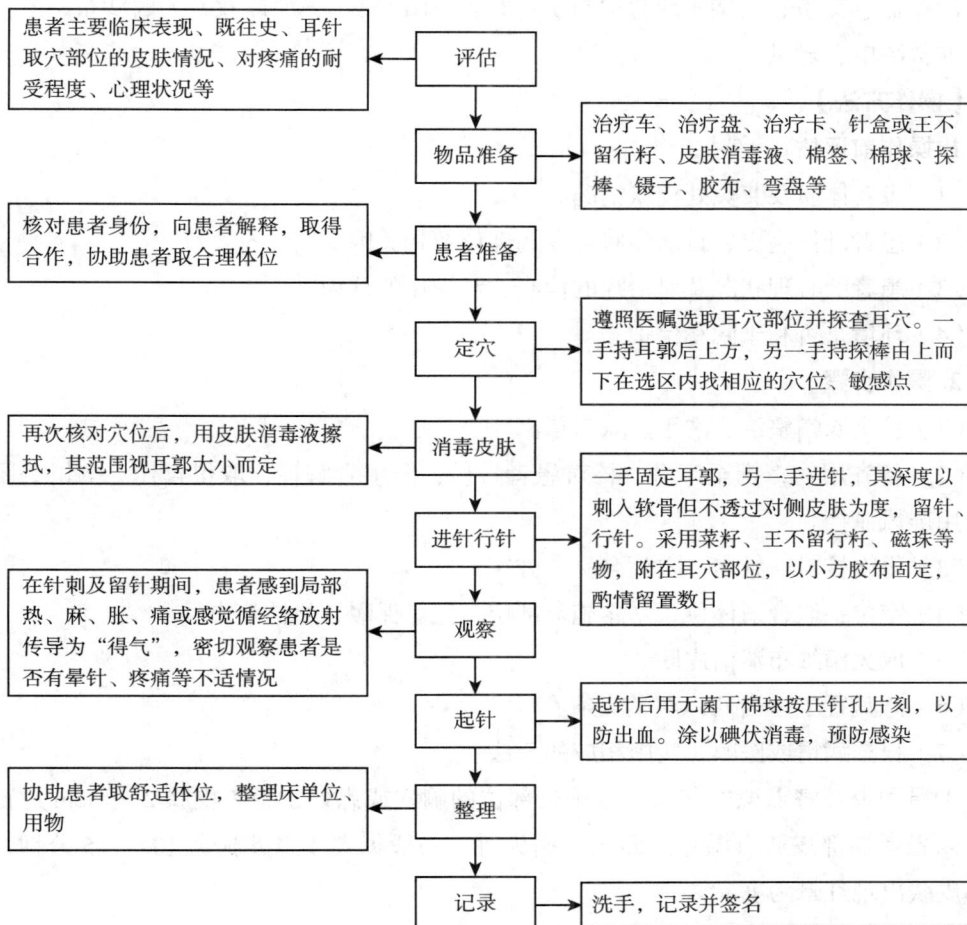

患者主要临床表现、既往史、耳针取穴部位的皮肤情况、对疼痛的耐受程度、心理状况等 → 评估

物品准备 → 治疗车、治疗盘、治疗卡、针盒或王不留行籽、皮肤消毒液、棉签、棉球、探棒、镊子、胶布、弯盘等

核对患者身份，向患者解释，取得合作，协助患者取合理体位 → 患者准备

定穴 → 遵照医嘱选取耳穴部位并探查耳穴。一手持耳郭后上方，另一手持探棒由上而下在选区内找相应的穴位、敏感点

再次核对穴位后，用皮肤消毒液擦拭，其范围视耳郭大小而定 → 消毒皮肤

进针行针 → 一手固定耳郭，另一手进针，其深度以刺入软骨但不透过对侧皮肤为度，留针、行针。采用菜籽、王不留行籽、磁珠等物，附在耳穴部位，以小方胶布固定，酌情留置数日

在针刺及留针期间，患者感到局部热、麻、胀、痛或感觉循经络放射传导为"得气"，密切观察患者是否有晕针、疼痛等不适情况 → 观察

起针 → 起针后用无菌干棉球按压针孔片刻，以防出血。涂以碘伏消毒，预防感染

协助患者取舒适体位，整理床单位、用物 → 整理

记录 → 洗手，记录并签名

三、艾灸技术

艾灸技术常用艾条烧灼或熏烤体表穴位或患部，给人体以温热性刺激，起到疏风解表、温经通络、祛湿逐寒、消肿散结、回阳固脱及防病保健的作用。

【适应证】

适用于各种虚寒性病症，如胃肠道疾病、腹部疼痛不适、腹胀、便秘等。

【禁忌证】

1. 凡属实热证或阴虚发热、邪热内炽等证，如高热、高血压危象、肺结核晚期、大量咯血、呕吐、严重贫血、急性传染性疾病、皮肤痈疽疔疮并有发热者，均不宜使用艾灸疗法。

2. 器质性心脏病伴心功能不全，精神分裂症，孕妇的腹部、腰骶部，均不宜施灸。

3. 颜面部、颈部及大血管走行的体表区域，黏膜处，均不得施灸。

【用物准备】

治疗盘、艾条、火柴（或打火机）、弯盘、小口瓶、手消毒液、无菌纱布、笔，必要时准备浴巾、屏风。

【操作方法】

1. 操作前评估

（1）患者体质及艾灸处皮肤情况。

（2）患者既往病史、目前症状、发病部位及相关因素。

（3）患者的心理状况及对治疗的信心、对操作的认识。

（4）环境是否利于隐私保护。

2. 操作步骤

（1）护士衣帽整洁、洗手、戴口罩。

（2）备齐用物，携至床旁，核对患者身份，向患者解释，取得合作。酌情关闭门窗，用屏风遮挡。

（3）再次核对：姓名、穴位名称、方法。

（4）定位：取合适体位，暴露施灸部位，注意保暖，垫治疗巾。

（5）取无菌纱布清洁皮肤。

（6）弯盘置于适当处，点燃艾条。

（7）根据病情或医嘱，实施相应的灸法。

①温和灸：将点燃的艾条对准施灸部位的腧穴或患处，距离皮肤 2～3cm 进行熏烤，以患者局部皮肤有温热感而无灼痛为宜。一般每穴或患处施灸 10～15 分钟，至局部皮肤出现红晕为度。

②雀啄灸：将点燃的艾条对准施灸部位的皮肤，但并不固定在一定的距离，而是像鸟雀啄食一样，一下一上地施灸。给施灸的局部一个变量刺激。

③回旋灸：将点燃的艾条与施灸部位的皮肤保持一定的距离，但是不固定在一个点上，而是向左右或上下方向，反复旋转或移动地施灸。

（8）在施灸过程中，随时询问患者有无灼痛感，及时调整距离，防止烧伤。观察病情变化及有无不适感，了解患者的生理心理感受。

（9）在施灸过程中应及时将灸灰弹入弯盘中，防止烧伤皮肤及衣物。

（10）施灸完毕，立即将艾条插入小口瓶熄灭艾火。

（11）清洁局部皮肤，协助患者整理衣物、取舒适体位，整理床单位，酌情开窗通风。

（12）洗手，记录并签名。

（13）做好终末处理。

3. 操作后评价

（1）患者体位是否合理，感觉是否舒适，皮肤有无烫伤，衣物有无烧损，症状有无改善。

（2）护士施灸方法是否正确，是否熟悉注意事项。

【注意事项】

1. 施灸时应防止艾火脱落，以免烧伤皮肤和点燃衣服被褥。熄灭艾火后的艾条应装入小口瓶，防止其复燃致火灾。

2. 施灸的顺序一般为先上部，后下部；先腰背部，后胸腹部；先头身，后四肢。

3. 实热证、阴虚发热者，一般不适宜灸法；孕妇的腹部和腰骶部也不宜施灸；黏膜附近、颜面、五官和大血管的部位不宜采用直接灸。

4. 灸后局部皮肤出现微红灼热属于正常现象，无需处理。如局部出现水泡，小者可任其自然吸收；如水泡较大，可用无菌注射器抽出泡内液体，覆盖无菌纱布，保持干燥，防止感染。

5. 病房应注意通风，保持空气清新，避免烟尘过浓。

【操作流程图】

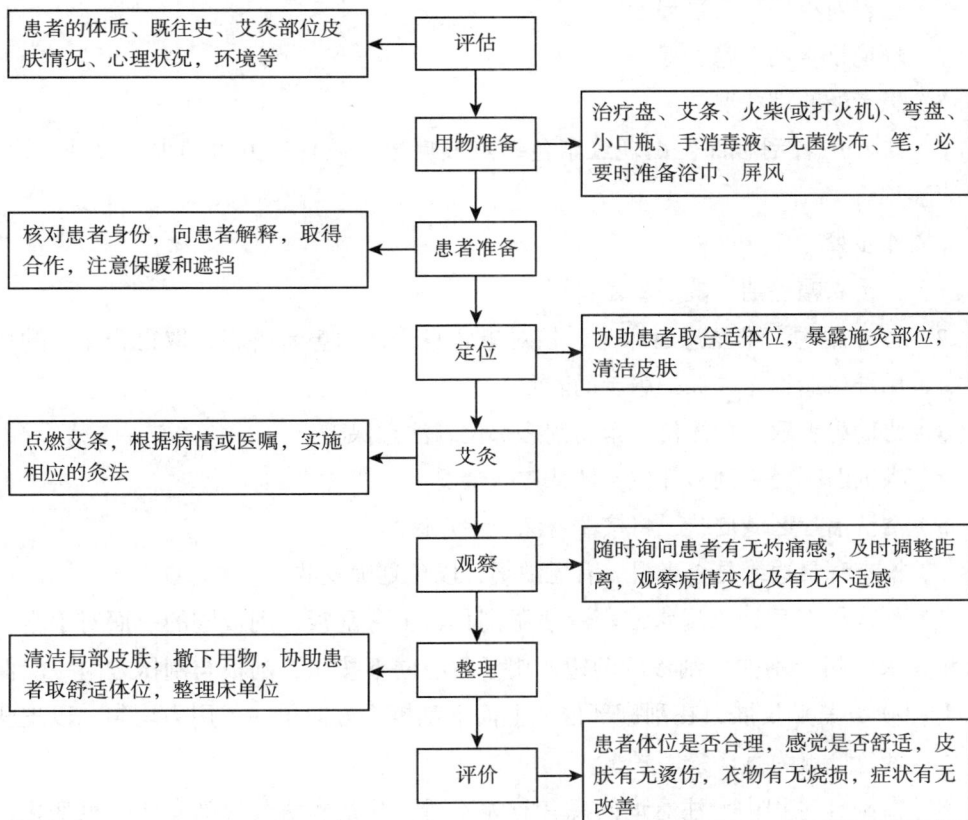

四、刮痧技术

刮痧技术是应用边缘钝滑的器具，如牛角刮板、瓷匙等物，在患者体表一定部位反复刮动，使局部皮下出现瘀斑，从而达到疏通腠理、逐邪外出目的的一种技术操作。

【适应证】

适用于四肢及肩背部酸困疼痛。

【禁忌证】

体形过于消瘦、有出血倾向及皮肤病变处。

【用物准备】

治疗车、治疗盘、治疗卡、刮具（牛角刮板、瓷匙等）、治疗碗内盛少量清水或药液、按摩膏、干毛巾，必要时准备浴巾、屏风等物。

【操作方法】

1. 操作前评估

（1）患者的临床表现及既往史。

（2）患者的体质及刮痧部位皮肤情况。

（3）患者对疼痛的耐受程度。

（4）环境是否利于隐私保护。

（5）患者的心理状况。

（6）告知患者刮痧部位出现红紫色痧点或瘀斑，数日后方可消失。皮肤有疼痛、灼热的感觉。

2. 操作步骤

（1）护士衣帽整洁、洗手、戴口罩。

（2）备齐用物，推至患者床旁，核对患者身份，向患者解释，取得合作。酌情关闭门窗，用屏风遮挡，以保护患者的隐私。

（3）协助患者取合理体位，暴露刮痧部位，注意保暖。

（4）根据医嘱确定刮痧部位，评估皮肤情况。

（5）清洁治疗区域皮肤，将按摩膏涂于治疗区域。

（6）检查刮具边缘是否光滑、有无缺损，以免划破皮肤。

（7）再次核对后，以温水或药液沾湿刮具，手拿刮板，刮板厚的一面对手掌，大拇指和其余四指分别握住刮板的两边，用手掌心向下按压，刮板与刮拭方向一般保持在 45°～ 90°，紧贴皮肤，在刮痧部位从上而下刮擦，方向单一，用力均匀，以皮肤呈现出红、紫色痧点为宜，禁用暴力。

（8）在刮痧过程中，注意询问患者有无不适，观察病情及局部皮肤颜色变化，调整手法力度。

（9）刮痧完毕，用干毛巾清洁局部皮肤，协助患者整理衣物、取舒适体位。

（10）清理用物，洗手，记录，并做好终末处理。

3. 操作后评价

（1）刮痧部位皮肤有无损伤。

（2）刮痧部位皮肤有无出现痧象、痧点的颜色。

【注意事项】

1. 注意保暖，以防复感风寒而加重病情。

2. 在刮痧过程中随时观察病情变化，发现异常，立即停止操作，报告医生，配合处理。

3. 刮痧后嘱患者饮食宜清淡，忌食生冷油腻之品。

【操作流程图】

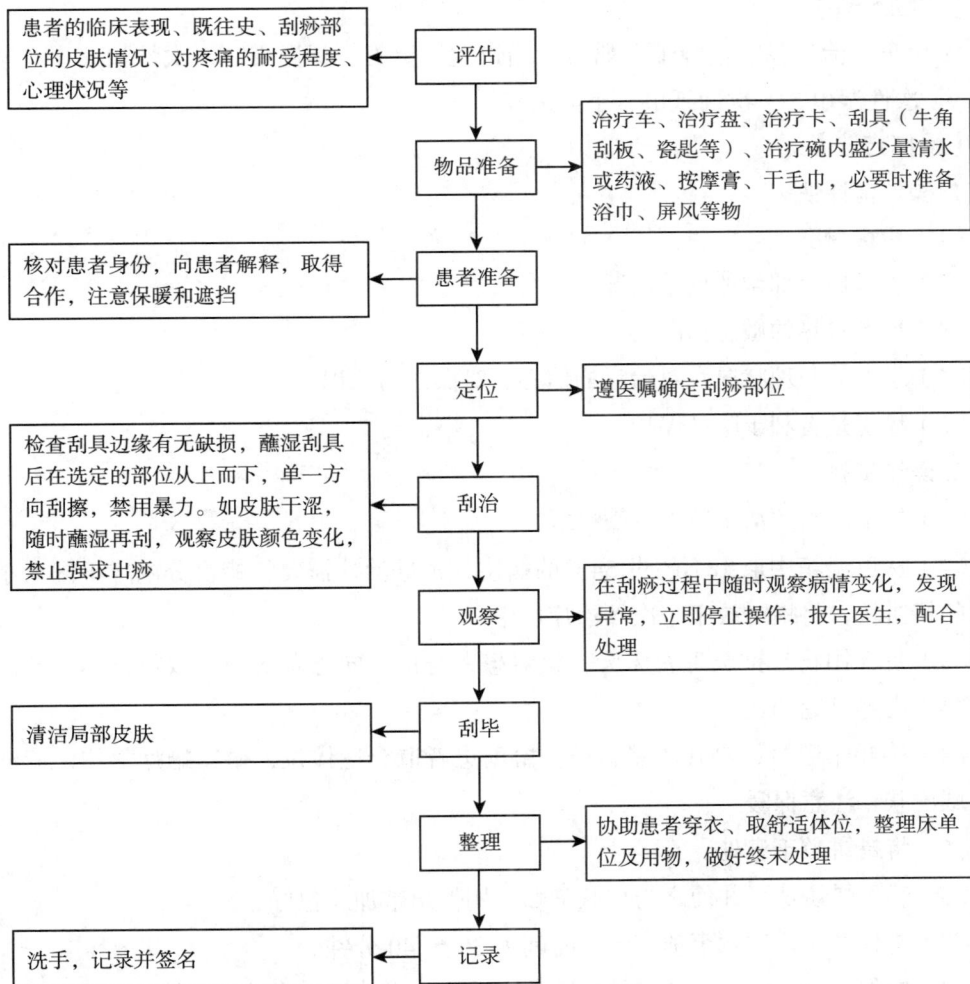

五、蜡疗技术

蜡疗技术是将加热后的液状石蜡作为导热体，涂敷于患处以达到治疗某些疾病的目的。

【适应证】

适用于损伤及劳损、关节活动障碍、关节僵直、瘢痕挛缩、循环障碍、外伤术后肌腱粘连、腱鞘炎、骨膜炎、关节炎、风湿病、肩周炎、网球肘、肌性斜颈、坐骨神经痛。

【禁忌证】

1. 高热、急性化脓性炎症、结核、妊娠、恶性肿瘤、脑动脉硬化、心肾衰竭、皮肤病、周围循环衰竭、严重水肿者及 1 岁以下婴儿、有出血倾向者禁用。

2. 皮肤感觉障碍者慎用。

【用物准备】

治疗车、治疗盘、治疗卡、蜡饼、蜡饼盘、铲刀、保温带、一次性治疗巾（塑料袋）、一次性湿巾、一次性纸巾、手消毒液。

【操作方法】

1. 操作前评估

（1）蜡饼温度。

（2）患者蜡疗部位的皮肤情况。

（3）患者对热的敏感情况。

（4）患者的心理状况及对治疗的信心、对操作的认识。

（5）环境是否利于隐私保护。

2. 操作步骤

（1）护士衣帽整洁、洗手、戴口罩。

（2）从恒温箱中取出不超过 54℃ 的蜡饼，根据治疗需要将蜡饼分割成不同大小和形状的蜡饼块，将蜡饼放于一次性治疗巾中。

（3）备齐用物，推至患者床旁，核对患者身份，向患者解释，取得合作。酌情关闭门窗，用屏风遮挡。

（4）移开床旁椅，松开床尾盖被，协助患者取合适体位，暴露蜡疗部位，清洁治疗区域皮肤，注意保暖。

（5）将蜡饼敷于患处。

（6）轻压蜡饼塑形并使之与皮肤紧贴，用保温带加压包好。

（7）向患者交代注意事项，治疗时间为 30 ～ 40 分钟。

（8）操作完毕，将蜡饼自患处取下放入治疗盘中，用一次性纸巾擦去汗液。

（9）协助患者穿衣、取舒适体位，整理床单位及用物，洗手，记录并签名。

（10）做好终末处理。

3. 操作后评价

（1）患者体位是否舒适。

（2）蜡疗局部皮肤有无烫伤。

（3）床铺有无被蜡油污染。

【注意事项】

1. 注意保暖，防止受凉。

2. 蜡疗时，告知患者不能随意挤压蜡饼，防止蜡块、蜡膜破裂致蜡接触皮肤引起烫伤。

3. 不可直接加热熔蜡，以免引起石蜡变质或燃烧。

4. 防止水进入蜡液，以免因水导热性强引起烫伤。

5. 石蜡一般在使用 2 周或 1 个月后应做 1 次清蜡工作，并在 1～3 个月后置换 15% 的新蜡。

6. 蜡疗操作过程中注意保护患者的隐私。

【操作流程图】

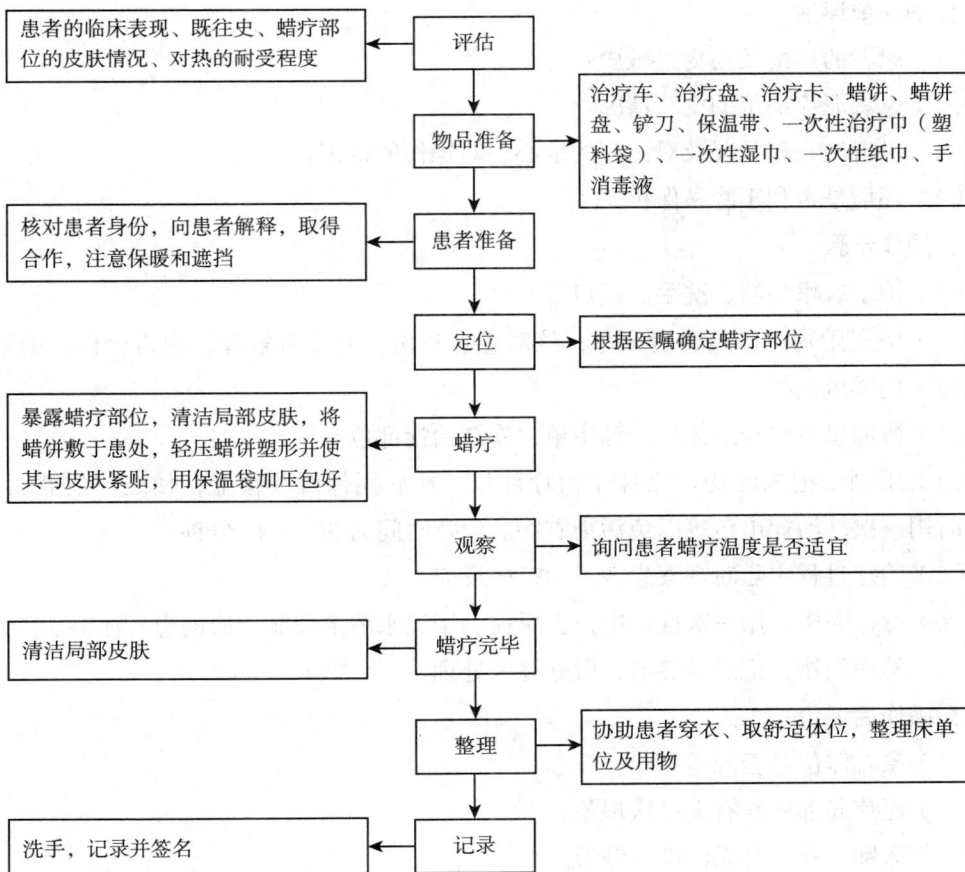

六、泥疗技术

泥疗技术具有促进血液循环和淋巴回流、增强新陈代谢、调节神经系统、保持皮肤弹性、软化疤痕、消除疲劳的功效。

【适应证】

适用于损伤及劳损、关节功能障碍、关节强直、循环障碍、腱鞘炎、骨膜炎、关节炎、风湿病、肩周炎、肌性斜颈、坐骨神经痛、强直性脊柱炎等。

【禁忌证】

1. 高热、急性化脓性炎症、皮肤溃疡、结核、妊娠、恶性肿瘤、周围循环衰竭、严重水肿者及 1 岁以下婴儿、有出血倾向者禁用。

2. 皮肤感觉障碍者慎用。

【用物准备】

治疗车、治疗卡、黑泥（30 ～ 37℃）、刷子、保鲜薄膜、一次性中单、一次性治疗巾、一次性纸巾。

【操作方法】

1. 操作前评估

（1）患者的病情及药物过敏史。

（2）患者泥疗部位的皮肤情况。

（3）患者的心理状况及对治疗的信心、对操作的认识。

（4）环境是否利于隐私保护。

2. 操作步骤

（1）护士衣帽整洁、洗手、戴口罩。

（2）备齐用物，推至患者床旁，核对患者身份，向患者解释，取得合作。酌情关闭门窗，用屏风遮挡。

（3）协助患者取舒适体位，铺中单，暴露治疗部位。

（4）用刷子把黑泥均匀涂抹于治疗部位，然后用保鲜膜覆盖，使之与皮肤紧贴。必要时用一次性治疗巾包裹以免污染衣物。治疗时间为 30 ～ 40 分钟。

（5）治疗过程中随时观察患者对治疗的反应。

（6）操作完毕，用一次性纸巾擦去黑泥，用温水清洁皮肤，协助患者沐浴。

（7）整理用物，记录并签名，做好终末处理。

3. 操作后评价

（1）患者体位是否舒适。

（2）泥疗局部皮肤有无过敏现象。

（3）床铺、衣物有无污染、潮湿。

【注意事项】

1. 注意保暖，防止受凉。

2. 在治疗过程中注意观察患者全身情况及局部反应。若局部皮肤出现痒痛、泡、红斑、破溃等异常情况，应停止治疗，对症处理。

3. 操作过程中注意保护患者的隐私。

【操作流程图】

```
患者的病情及药物过敏史、泥疗部 ◄──  评估
位的皮肤情况
                            │
                            ▼
                          用物准备  ──►  治疗车、治疗卡、黑泥（30～37℃）、
                                        刷子、保鲜薄膜、一次性中单、一次性
                                        治疗巾、一次性纸巾
                            │
                            ▼
核对患者身份，向患者解释，取得 ◄──  患者准备
合作，注意保暖和遮挡
                            │
                            ▼
                          泥疗  ──►  协助患者取舒适体位，铺中单，暴露治
                                    疗部位。用温水清洁皮肤。用刷子把黑
                                    泥均匀涂抹于治疗部位，然后用保鲜膜
                                    覆盖，使之与皮肤紧贴。必要时用一次
                                    性治疗巾包裹以免污染衣物
                            │
                            ▼
在治疗过程中注意观察患者全身情 ◄──  观察
况及局部反应
                            │
                            ▼
                          整理  ──►  用一次性纸巾擦去黑泥，用温水清洁皮
                                    肤，协助患者沐浴。整理床单位及用物
                            │
                            ▼
患者体位是否舒适，泥疗局部皮肤 ◄──  评价
有无过敏现象，床铺、衣物有无污
染、潮湿
```

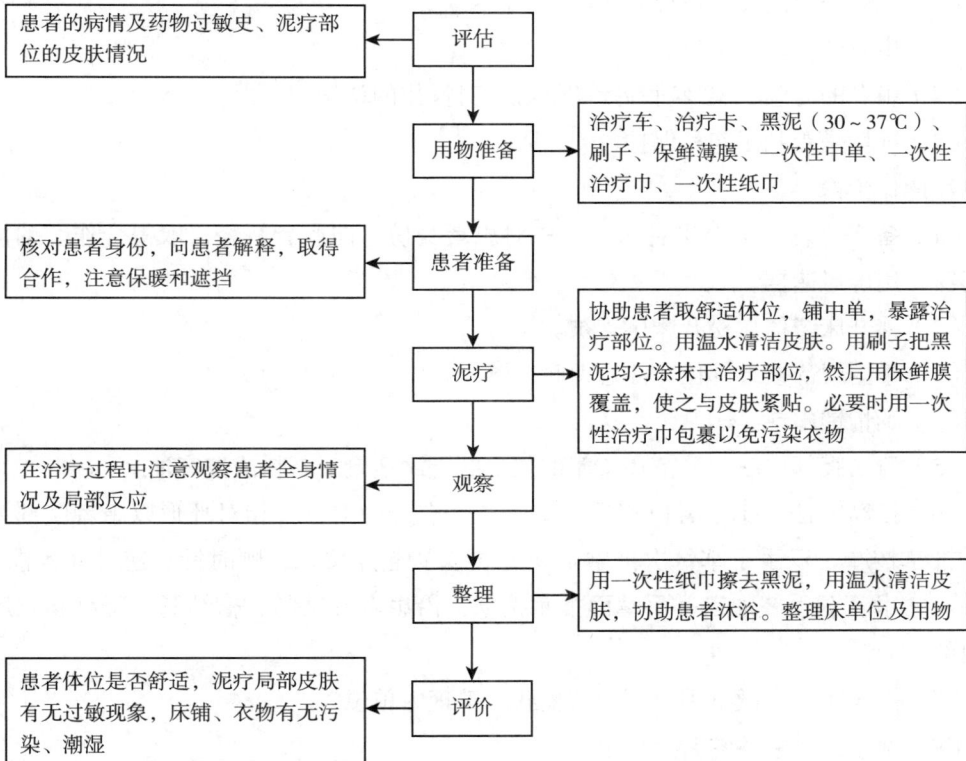

七、腹部八卦推拿技术

腹部八卦推拿技术是双手手掌以八卦图形推拿腹部，达到扶正祛邪、行气活血、舒筋活络、导滞消积的功效，是预防和治疗便秘的一种方法。

【适应证】

适用于骨折创伤或手术后的卧床患者因全身气滞血瘀，气不行血，血行不畅，肠络瘀阻，传导失司而导致的便秘症状。

【禁忌证】

1. 急腹症。

2. 因肠道梗阻引起的便秘。

3. 腹部伤口尚未愈合。

【用物准备】

治疗车、治疗卡、治疗盘、一次性中单、小毛巾、滑石粉或按摩油。

【操作方法】

1. 操作前评估

（1）患者的病情及近期饮食情况。

（2）患者腹部的皮肤情况。

（3）患者的肠鸣音情况。

（4）患者的心理状况及对治疗的信心、对操作的认识。

（5）环境是否利于隐私保护。

2. 操作步骤

（1）备齐用物，推至患者床旁，核对患者身份，向患者解释，取得合作。酌情关闭门窗，用屏风遮挡。

（2）移开床旁椅，松开床尾盖被。

（3）暴露腹部按摩部位，注意保暖。

（4）酌情铺中单。

（5）清洁腹部皮肤，酌情在按摩部位皮肤上涂适量滑石粉或按摩油。

（6）按摩方法：①术者以双手手掌一左一右、一上一下相对环形以患者脐部为中心做推拿按摩，双手手掌每次推拿180°，再次从起点按摩，顺时针、逆时针各推拿3分钟。②术者双手叠加以一手掌面推拿按摩，沿患者升结肠、横结肠、降结肠顺序推摩腹部3分钟。

（7）操作完毕，撤下用物，清洁皮肤，整理床单位。

（8）洗手，记录并签名。

3. 操作后评价

（1）患者体位是否舒适。

（2）患者肠鸣音有无改变。

（3）患者有无便意。

【注意事项】

1. 注意保暖，防止受凉。

2. 按摩前，先嘱患者排尿。

【操作流程图】

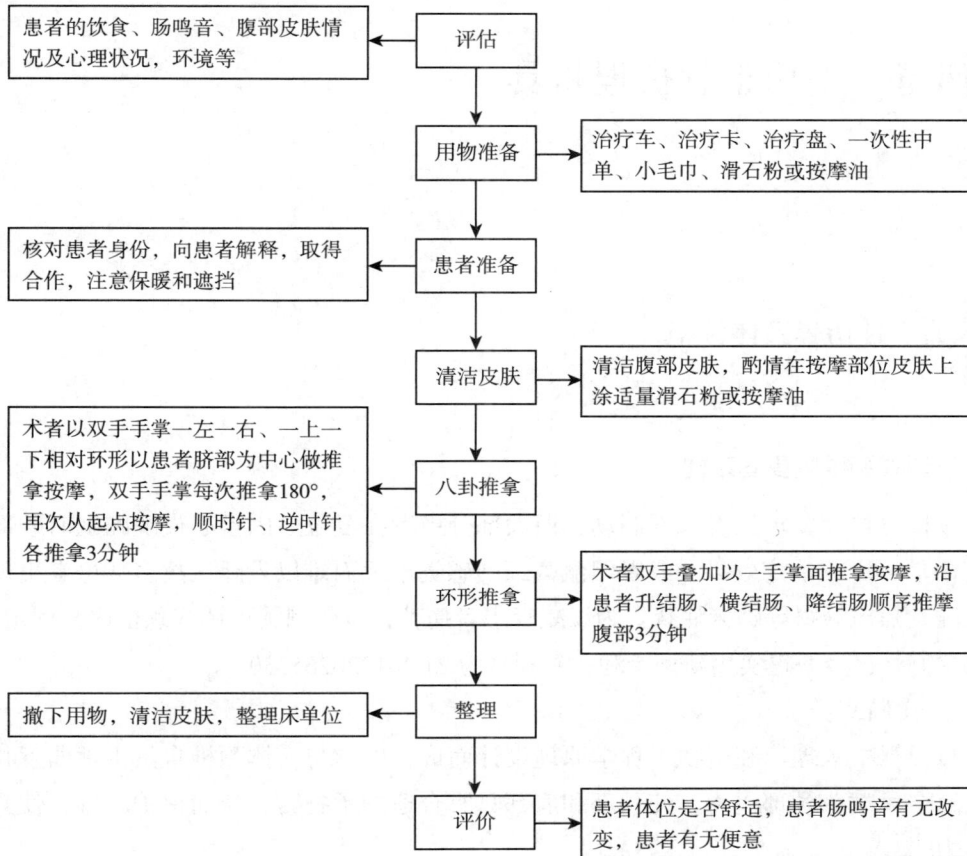

患者的饮食、肠鸣音、腹部皮肤情况及心理状况，环境等	**评估**
	用物准备 → 治疗车、治疗卡、治疗盘、一次性中单、小毛巾、滑石粉或按摩油
核对患者身份，向患者解释，取得合作，注意保暖和遮挡	**患者准备**
	清洁皮肤 → 清洁腹部皮肤，酌情在按摩部位皮肤上涂适量滑石粉或按摩油
术者以双手手掌一左一右、一上一下相对环形以患者脐部为中心做推拿按摩，双手手掌每次推拿180°，再次从起点按摩，顺时针、逆时针各推拿3分钟	**八卦推拿**
	环形推拿 → 术者双手叠加以一手掌面推拿按摩，沿患者升结肠、横结肠、降结肠顺序推摩腹部3分钟
撤下用物，清洁皮肤，整理床单位	**整理**
	评价 → 患者体位是否舒适，患者肠鸣音有无改变，患者有无便意

第四章 平乐正骨护理用具

第一节 骨伤患者体位垫

一、可调式颈椎康复固定枕

颈椎复位后要求患者颈部制动，但大部分患者在复位后因担心夜晚睡眠时颈部无意识活动，影响治疗效果，或者因佩戴颈围感觉不适而难以入睡，故多数患者出现惧怕入睡、焦虑烦躁等临床症状。为了减轻患者痛苦，特研制了可调式颈椎康复固定枕，效果良好，已经获得实用新型专利，专利号为 ZL201320265330.4。

（一）特点

1. 根据中医理论和生物工程学原理设计而成，外形与人体颈椎自然生理曲度相吻合，完全承载头颈部重力，使颈部和肩部具有合适的承托力，从而保护颈椎，使其均匀受力。

2. 设置副翼，能有效限制头部左右旋转，确保颈椎制动效果，对复位治疗起到协助及后续治疗作用。

3. 柏壳枕芯，气味芳香、祛风散寒、活血解毒、养心安神，对失眠、多梦、高血压及颈部疼痛等症状具有明显改善作用，可以使患者化解烦躁、稳定情绪，能有效调节神经衰弱及失眠症状，从而提高患者睡眠质量。

4. 颈椎复位后多需采取平卧背伸位 10°～ 15°，设置铰链支架及调节刻度盘，依据不同患者治疗需求调节前屈、中立、背伸位，任意调节伸展、屈曲角度，为患者提供更好的治疗及护理。

（二）结构图（图 4-1）

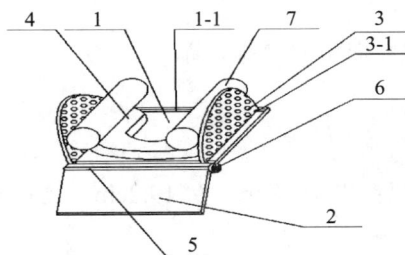

图 4-1　可调式颈椎康复固定枕结构示意图

1 头部支撑板；2 肩部支撑板；3 侧翼；4 U 型枕；5 铰链支架；6 角度调节盘；7 副翼；1-1 滑槽；3-1 凸块

（三）适应证

适用于各型颈椎病的辅助治疗、各型颈椎病手法复位后康复固定及颈椎间盘突出症、颈椎滑脱、寰枢关节半脱位、颈椎骨折等颈椎术后患者。

（四）禁忌证

颈椎术后出现红、肿、热、痛等急性炎症时禁用。

（五）使用方法

1. 根据患者体形选择可调式颈椎康复固定枕型号。

2. 将患者头颈部抬起置于固定枕上。

3. 根据治疗需求调节颈椎所需角度。

4. 调节侧翼至头颈部固定所需间距。

（六）注意事项

1. 做好患者及家属的健康教育，告知其可调式颈椎康复固定枕的正确使用方法。

2. 告知患者及家属，治疗过程中勿随意调整角度，以免影响治疗效果。

3. 侧翼间距调节适宜，以舒适和有效固定为度，不可过紧，以免影响头颈部血供。

4. 使用结束后，需平躺 20 分钟，防止眩晕情况的发生。

5. 使用期间加强病房巡视，及时观察患者状况，并做出相应处理。

二、医用腰垫

腰椎间盘突出症是骨伤科的常见病之一，80% 以上的腰椎间盘突出症患者通过正规的保守治疗，手法复位，维持合适的腰椎曲度，症状可好转或消失。合适的腰垫可在高度、宽度及支撑性等方面符合正常腰椎生理曲度的要求，提高患者舒适度，有利于正常腰椎曲度的恢复。为满足患者及临床需求，研制该医用腰垫，已经获得了实用新型专利，专利号为 ZL200820148367.8。

（一）材料与制作

1. 材料

（1）外套面料：双层弹性棉布内加薄海绵。

（2）支撑物：发泡板。

2. 制作方法

（1）规格：长 30cm；宽：男 19.9cm，女 19.2cm。支撑物高度分为 1.5cm、1.8cm、2.0cm 三型。

（2）根据腰椎的生理曲度、男女腰椎高度、腰骶角度及腰椎弓顶距离，制作适合腰部的支撑物及外套，外套一端底部装一隐形拉链，方便换洗。

3. 项目图例（图 4-2、图 4-3）

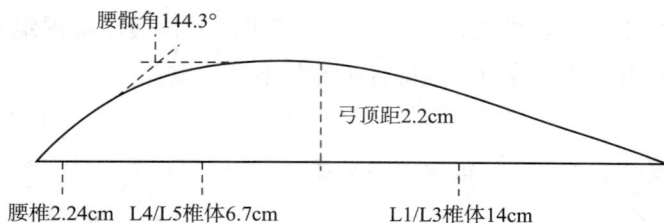

腰骶角144.3°

弓顶距2.2cm

腰椎2.24cm L4/L5椎体6.7cm   L1/L3椎体14cm

图 4-2 医用腰垫示意图

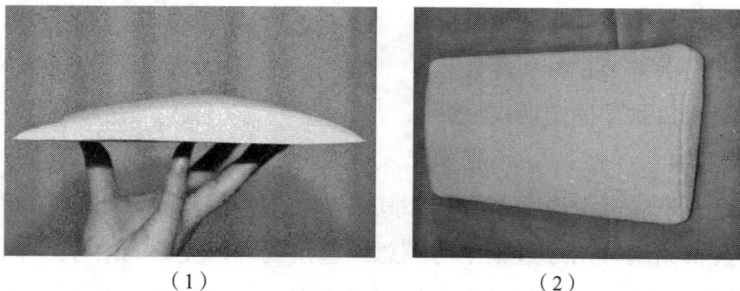

（1）   （2）

图 4-3 医用腰垫实物图

（1）内芯图；（2）实物图

（二）适应证

适用于腰椎复位后、腰椎曲度变小、腰椎压缩性骨折等。

（三）使用方法

腰椎间盘突出症患者重手法复位后须绝对卧床休息，直线翻身，仰卧时须加腰垫，以有效支撑腰曲。复位前根据患者腰曲的大小，选好型号，调节高低，过高过低均不宜。腰垫过高患者不但缺乏舒适感，而且长时间使用还会导致腰部疼痛不适，不能辨别是原发或继发症状；腰垫过低不能有效维持腰曲。对于腰椎曲度已经变小或几乎没有腰曲的非住院患者，休息时根据自己腰曲情况，调试合适高度的腰垫，以维持腰曲，使腰部肌肉放松，缓解腰部酸痛不适。

（四）创新点

1. 符合人体力学结构要求，维持腰椎正常生理曲度。

2. 外观大方，选材软硬适中。有一定的硬度及弹性，不易变形。既能有效地支撑腰曲，又有一定的舒适度，适合长时间卧床患者使用。

3. 外套为纯棉布料，贴身舒适。安装隐形拉链，易拆洗。

4. 根据腰曲个体差异选择不同的型号，调节适合的高度。

5. 使用范围广。本腰垫可作为治疗使用，亦可居家休息使用，能缓解腰部肌肉酸痛僵硬，维持腰椎曲度。

6. 体积小巧，便于携带，适合经常外出旅游、出差者使用。

第二节 骨伤患者体位固定装置

一、上臂贴胸前臂悬吊固定带

肩部损伤患者整复或手术后，为达到贴胸固定的目的，用绷带、松紧带或石膏捆扎固定，捆扎过松起不到固定作用，过紧压迫局部，可导致肢体严重肿胀、皮肤压伤，其疼痛程度超过骨折局部疼痛。上臂贴胸前臂悬吊固定带（图4-4、图4-5）可有效地杜绝上述缺点，解除患者痛苦。已获得实用新型专利，专利号为ZL2004.20039403.9。

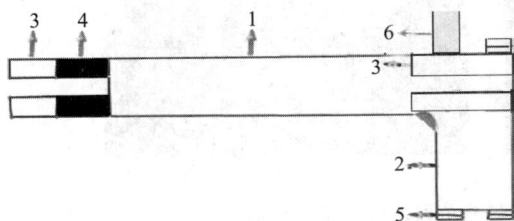

图4-4 上臂贴胸前臂悬吊固定带示意图

1固定带躯干部（长98cm，宽18cm）；2固定带前臂部（长48cm，宽18cm）；3尼龙搭扣（15cm）；4松紧带（15cm）；5方型吊扣；6尼龙吊扣（98cm）

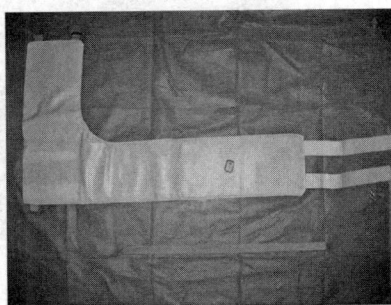

图4-5 上臂贴胸前臂悬吊固定带实物图

（一）材料与制作

1. 材料（以右侧中号为例）

皮革（帆布）1块（50cm×100cm），普通海绵（夏季可用硬衬布）1块（50cm×100cm×0.5cm），棉布1块（50cm×100cm），松紧带（3cm×17cm）2条，尼

龙搭扣（5cm×15cm）2 条，尼龙吊带 [（2.5～3）cm×100cm] 1 条，方形吊环 3 个，尼龙吊带调节器 1 个。

2. 制作方法

上臂贴胸前臂悬吊固定带采用皮革（帆布）做外层，普通海绵做中层，柔软棉布做内层。上臂贴胸前臂悬吊固定带躯干部长头端上下两边缝上弹力带 2 条；弹力带的另一头与尼龙搭扣面相接；沿躯干部与前臂部相接处，在躯干部缝上尼龙搭扣底；前臂部顶端两边缝上两个方形吊扣；在躯干部上缘与前臂部顶端相对应的位置，分别缝上方形吊扣和尼龙吊带；尼龙吊带调节器套在尼龙吊带上，在固定吊带时使用。

（二）适应证

适用于肩关节脱位、肩部周围及上臂骨折、软组织损伤等需要肩部制动的患者。

（三）使用方法

使用时将上臂贴胸前臂悬吊固定带从前臂折向躯干部，使患侧前臂置于对折的固定带中，尼龙吊带从对侧吊环中穿出绕过颈项，再从另两个相对的吊环中穿出，调节长度后用调节器固定，使前臂呈功能位吊于胸前；固定带躯干部包绕患侧上臂，经背部从对侧腋下穿过，在松紧度适宜的位置将尼龙搭扣相贴，使患肢上臂呈贴胸固定位（图 4-6）。

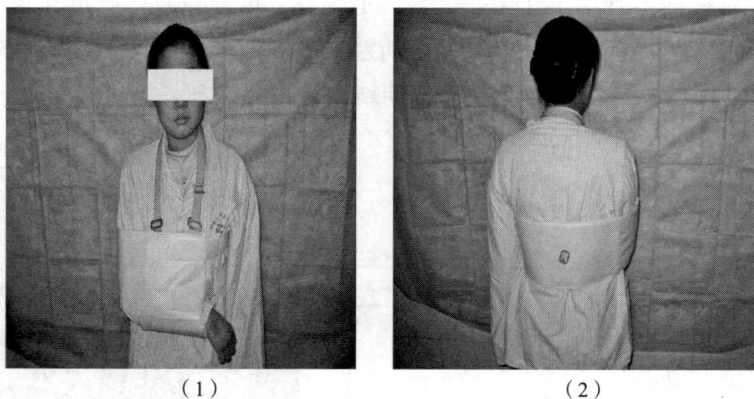

（1）　　　　　　　　　　　　　　（2）

图 4-6　上臂贴胸前臂悬吊固定带使用示意图

（1）前面；（2）后面

（四）创新点

上臂贴胸前臂悬吊固定带分左右侧两款，各分大、中、小三种型号。中间由部分松紧带连接，两端由尼龙搭扣固定，适用于成人、小儿及胖瘦不同的患者。外面采用有硬度的皮革（帆布）面料，中间有弹性海绵，使患者感到稳妥、牢靠、舒适，使用过程中也方便调整。

上臂贴胸前臂悬吊固定带在临床上用量很大，适用于所有需要肩部制动的上肢损伤治疗，如肩部软组织损伤、肩关节脱位、肱骨近端骨折、锁骨骨折、肩锁关节脱位等，且前臂可同时悬吊于功能位。固定带的设计符合现代康复理念，使用方便，患者感觉舒适，且价格低廉，患者易于接受。

二、可调式肢体保护架

四肢骨折患者骨折复位后常用夹板、石膏、钳夹、单边固定器、抓髌器等外固定器具进行固定，患者需长时间卧床，卧床期间，这些外固定器具及肢体末端很容易被患者盖的被子、毛毯等物所压，使患者因患肢受压迫造成疼痛等不适而惧怕盖被物，患肢暴露受凉，出现血管痉挛，引起肢体血运障碍。可调式肢体保护架很好地解决了上述护理问题，使患肢得到安全有效的保护，让患者感觉舒适，减轻了患者的痛苦，已获得了实用新型专利，专利号为 ZL00264399.5。

（一）作用原理

1. 可调式肢体保护架细支撑杆为拱形，可有效支撑起被物等，防止患肢受压。

2. 可调式支撑杆可根据需要调节患肢抬高的高度，操作方便。

（二）材料与结构

材料为直径 1cm、长度 50cm 钢管 2 根，直径 0.5cm、长度 10cm 钢管 6 根，直径 0.3cm、长度 30cm 钢管 3 根，螺栓 6 个（图 4-7）。

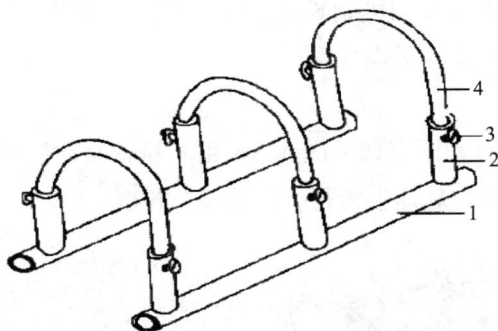

图 4-7　可调式肢体保护架示意图
1 底柱；2 粗支撑杆；3 螺栓；4 细支撑杆

（三）适应证

适用于四肢骨折、脑卒中、截瘫、四肢活动受限等需长期卧床的患者。

（四）使用方法

1. 携可调式肢体保护架至患者床旁，核对患者身份，向患者解释。

2. 协助患者抬高患肢。

3. 将可调式肢体保护架的两根底柱与患肢平行放于肢体的两侧，再把细支撑杆插入粗支撑杆内。

4. 根据需要调节细支撑杆的高度，将患肢置于功能位。

5. 盖好盖被，整理床单位。

（五）注意事项

1. 注意保护患者的隐私，防止受凉。

2. 告知患者及家属不能随意移动保护架，避免影响治疗效果。

3. 加强巡视，注意观察患肢末梢的血液循环、感觉运动情况。

4. 做好皮肤护理，预防压疮。

（六）创新点

1. 解决了四肢骨折患者肢体上不敢盖被物容易受凉，或盖被物时患肢受压、足尖感觉不舒适等问题。

2. 可调式支撑杆可根据患肢抬高的高度不同而调节，操作方便，经济实用。

3. 连接处均为螺栓，便于使用和保管。

4. 方便治疗、检查和护理，提高了患者的满意度。

三、可调式儿童髋人字石膏固定架

髋人字石膏固定是小儿骨科治疗中最常用、最繁琐的临床操作之一，通常的方法是四人一起协同操作，工作流程复杂、操作时间长、体位难以保持、患儿不易配合等。在进行髋人字石膏固定时，使用可调式儿童髋人字石膏固定架，将患者置于固定架上，有利于体位稳定，便于医护人员操作。

（一）材料与结构

可调式儿童髋人字石膏固定架（图4-8）由不锈钢材质制作。主要由头托、背板、底座和臀托构成，臀托可在底座上滑行，以此调节长度。

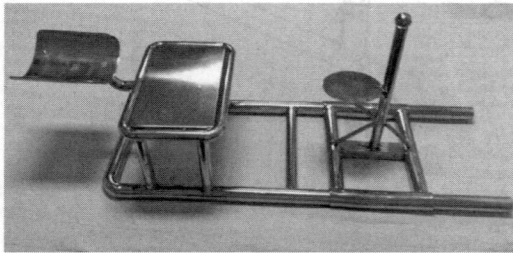

图4-8 可调式儿童髋人字石膏固定架

（二）适应证

适用于骨科需要髋人字石膏固定的患儿。

（三）禁忌证

身高小于髋人字石膏固定架可调节的最小距离者。

（四）使用方法

备好可调式儿童髋人字石膏固定架，向患儿及家长做好解释工作。根据患儿身高滑动臀托底座，调整到适合患儿身高的长度，再把患儿托起放于石膏固定架上，进行石膏固定操作。使用结束清洗各部位，特别是滑动关节处，以免沾染石膏，影响下次使用。

（五）注意事项

1. 使用之前，向患儿及家长做好宣教，以免引起患儿恐惧。

2. 年龄小的患儿，可让家长陪在旁边，分散患儿的注意力。

3. 托起患儿放于石膏固定架上，动作轻柔稳妥，防止患儿滑于一侧掉下石膏固定架。

4. 石膏固定架的调节在患儿放上之前做好，不合适再做微调。

5. 每个患者用后做好清洁、消毒工作。

（六）创新点

1. 材料使用不锈钢管制成，重量轻，便于取用。

2. 使用后便于清洁、消毒。

3. 臀托是可移动的，在底座上滑动自如。

4. 根据患儿身高调节操作时需用的长度，最大限度可使用于 1.6m 身高的儿童。

5. 便于体位固定，操作时不需其他人员稳定体位。

四、防外旋固定鞋

保守治疗或手术后需要患肢保持外展中立位的患者，需常规穿防外旋固定鞋固定患肢于中立位，防止足下垂，患肢内旋、外旋，髋关节假体置换后关节脱位等并发症的发生。防外旋固定鞋（图 4-9）在骨伤科下肢损伤患者的康复过程中具有重要作用，因此，它在骨外科的应用非常广泛。

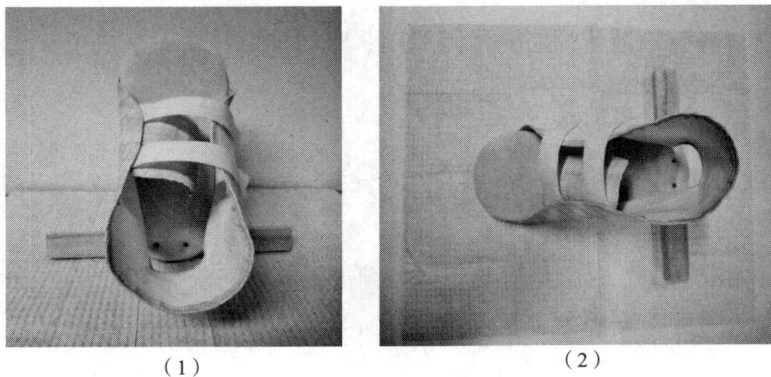

（1）　　　　　　　　　　　（2）

图 4-9　防外旋固定鞋
（1）正面；（2）侧面

（一）作用原理

患足穿防外旋固定鞋后，下肢与固定木板构成作用坚固的支柱，稳定性强，鞋底质地硬，保证足部与小腿成垂直状，促使肢体保持功能位，有效防止足尖前伸，且固定了足两侧，既防止足下垂又能保持正确体位。

（二）材料与结构

鞋底用木板制成，上面覆一薄层海绵，海绵上覆棉布与足底相贴，鞋底与鞋跟木板相垂直；鞋面外层由透气的布料制成，里层采用绒布料，鞋面自鞋底两侧延伸至足背（未完全覆盖足背），鞋面两侧由尼龙粘扣相连，可根据脚的胖瘦调节松紧度。

（三）适应证

适用于需将患肢保持在中立位的患者。

（四）禁忌证

足部皮肤破溃者。

（五）使用方法

患者在床上取平卧位，将患肢伸直，根据病情需要膝下垫软垫、患肢外展。先打开防外旋固定鞋的尼龙粘扣，将患足稳妥固定在其中，然后粘好尼龙粘扣。将鞋底木板紧贴于床面，使患肢保持外展中立位。

（六）注意事项

1. 选择合适的鞋码。
2. 穿上时必须将木板与床面紧贴，以保证使用效果。
3. 患肢活动时可脱下，活动完毕再穿上，不影响休息和睡眠。
4. 穿防外旋固定鞋时，尼龙粘扣松紧合适，以免影响血液循环。
5. 保持鞋子清洁、无异味。

五、小儿静脉输液装置

小儿在进行静脉输液治疗时，常因哭闹、躁动扯掉针头而造成脱管。小儿静脉输液装置可有效固定静脉输液部位，防止脱管。

（一）作用原理

输液局部和外固定装置合为一体，在患者转动肢体或头部时输液管不易脱落。

（二）材料与结构

头皮静脉输液固定装置所用材质为弹力绷带，剪取网状弹力绷带 15cm；肢体静脉输液固定装置所用材质为 PVC（图 4-10、图 4-11、图 4-12、图 4-13）。

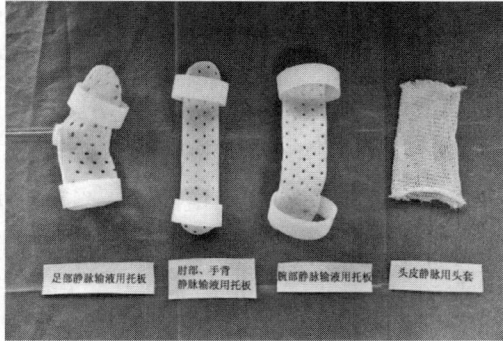

图 4-10　小儿静脉输液固定装置

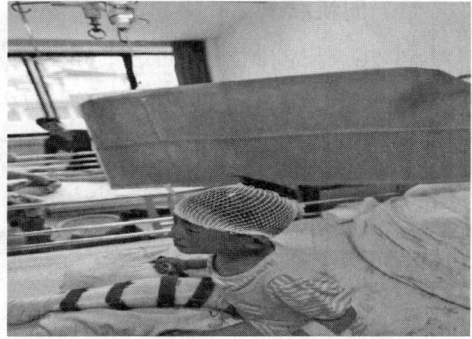

图 4-11　小儿头皮静脉输液固定带

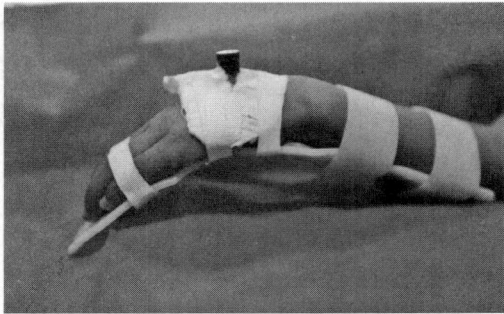

图 4-12　小儿手背输液固定装置

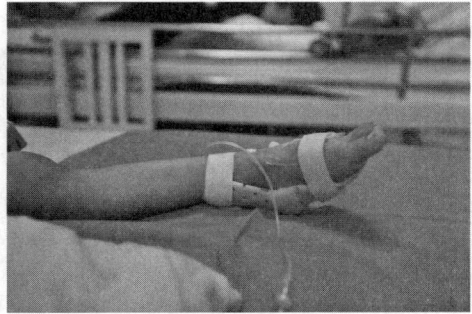

图 4-13　小儿足背输液固定装置

（三）适应证

适用于哭闹、躁动不配合输液的小儿患者。

（四）禁忌证

输液及固定局部有溃疡、伤口者。

（五）使用方法

1. 小儿头皮静脉输液固定带

输液前把固定带套在输液器末端，头皮静脉穿刺成功后，用 3M 敷贴固定针柄及针眼，撑开固定带并先戴在输液的一侧头部覆盖 3M 敷贴，后戴于对侧头部形成环状。固定留置针近针柄部分延长管，余留部分延长管在靠头顶方向弯曲后从网眼掏出，用胶布固定肝素帽于外固定带上。

2. 肢体输液固定托板

穿刺成功后，用 3M 敷贴固定针柄及针眼。取合适部位的输液托板，按照生理曲度固定于局部，保持静脉舒展。

（六）注意事项

1. 固定力度适宜，防止留置针针柄压伤局部。

2. 输液期间定时观察输液肢体局部的血液循环。

（七）创新点

1. 小儿头皮静脉输液固定带固定效果可靠，有效防止敷贴卷边，即使患儿躁动不安或汗出较多，也不会使导管脱落，减少了反复穿刺带给患儿的痛苦。

2. 肢体输液固定托板使静脉留置针和肢体形成一个整体，小儿头皮静脉输液固定带使静脉留置针和整个头部形成一个整体，患儿肢体活动时针头稳定性好，当有外力牵拉留置针塑料管时，由于牵拉力量被缓冲，不仅能降低软管对血管壁的损伤，而且留置针不易滑出血管外。

六、腹股沟皮瓣患肢固定带

腹股沟皮瓣术后患肢常规需要固定 4 ～ 5 周，而现有的固定方法存在一些弊端，如：外固定架固定对患者来说创伤大、费用高；胶布固定皮肤易过敏、起水泡，患者感觉不适；石膏固定笨重、透气性差，容易引起压疮，并且限制了肩关节活动，容易造成肩关节强直等。为了解决腹股沟皮瓣术后患肢固定这一难题，研制了腹股沟皮瓣患肢固定带，用以固定患肢，取得良好效果。已经获得实用新型专利，专利号为ZL201020296121.2。

（一）作用原理

腹股沟皮瓣患肢固定带将患肢固定在身体同侧，能够限制患肢外展、上举，防止皮瓣的牵拉、脱出，固定牢靠。

（二）材料与结构

腹股沟皮瓣患肢固定带由纯棉布制作。将袖子内侧与同侧身子腋下缝缝在一起，肩部、袖子、袖口、健侧腋下各设置对应的粘扣（图 4-14）。

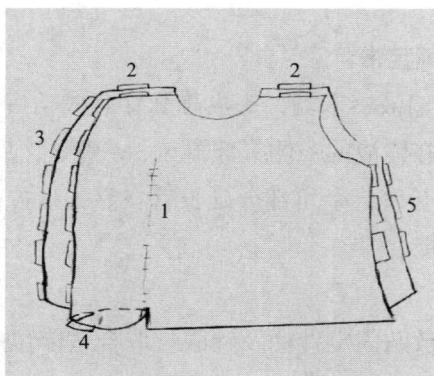

图 4-14　腹股沟皮瓣患肢固定带示意图

1 袖子身子缝合缝；2 肩部粘扣；3 袖子粘扣；4 袖口粘扣；5 健侧粘扣

（三）适应证

适用于腹股沟皮瓣术后患者。

（四）使用方法

将粘扣全部解开，袖子与身子缝合缝靠近患侧腋下，前后两片从患侧穿至对侧腋下，先依次粘好健侧、患侧肩部的粘扣，患侧袖子粘扣、袖口粘扣，最后拉紧前后两片，粘好健侧腋下粘扣。根据患者的胖瘦调节健侧腋下粘扣来调整固定带松紧度。如果对侧肢体做腹股沟皮瓣移植，固定带左右翻转即可使用，方法同上（图4-15）。

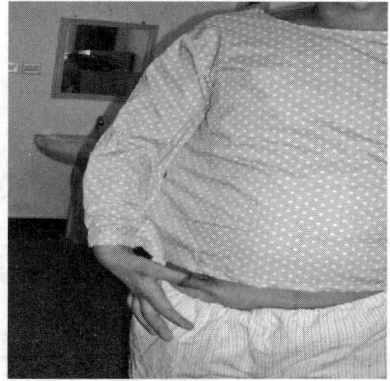

图4-15　右手拇指腹股沟皮瓣术后使用腹股沟皮瓣患肢固定带

（五）注意事项

1. 做好患者及家属的健康教育，讲解固定带的原理和作用，以取得配合。
2. 治疗过程中不要无故松解固定带，避免造成皮瓣的过度牵拉，甚至脱出。
3. 固定时要松紧适宜，过紧影响血液循环，过松起不到固定作用。
4. 固定期间注意巡视，尤其是夜间，及时观察皮瓣的血液循环及固定松紧度等。

（六）创新点

1. 用固定带将患肢固定在身体同侧，限制患肢上举、外展等。
2. 所有接口皆用粘扣粘好，松紧度可任意调节。操作方便，固定牢靠。
3. 纯棉布制作，无刺激性、透气性好，无创伤，患者舒适。
4. 穿脱方便，左右侧皆可使用。
5. 制作成本低，可重复使用。

第三节　骨伤患者服装

骨伤患者肢体活动受限，加上夹板、石膏、牵引及各种外固定器的应用，给穿衣带来了很大的困难。为保护患者隐私，研制了骨伤患者专用服装，获得了实用新型专利，专利号为ZL00.246826.3。

（一）特点

该套服装全部打开可成一平片，可按卧床患者更换床单法更换。穿脱时不需要屈曲患者肢体，不会引起伤肢疼痛、移位，且衣服可调节宽度。

（二）材料及结构（图4-16）

1. 粘接缝

由上下成对的尼龙粘接扣从衣裤的底部一直延伸到上面组成。上衣有3条粘接缝（前门襟、两侧腋下），裤子有2条粘接缝（两裤腿立正线）。穿衣服时打开全部粘接扣，穿好后将全部粘接扣对齐粘上即成粘接缝。

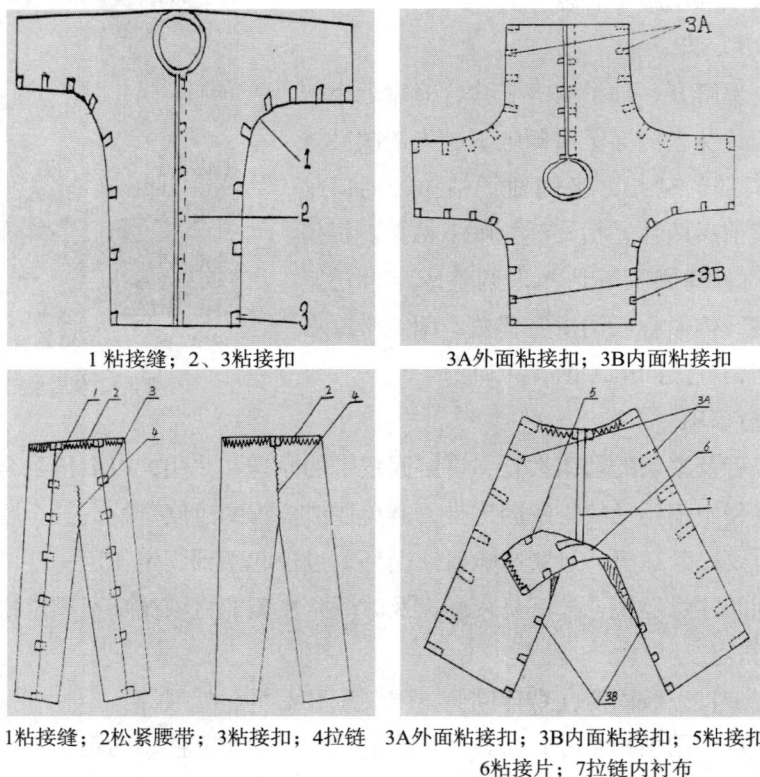

1 粘接缝；2、3 粘接扣　　　　　3A外面粘接扣；3B内面粘接扣

1粘接缝；2松紧腰带；3粘接扣；4拉链　3A外面粘接扣；3B内面粘接扣；5粘接扣；
6粘接片；7拉链内衬布

图 4-16　骨伤患者专用服装示意图

2. 粘接扣

每件上衣需用尼龙粘接扣 21 对，其中前门 5 对，长度 3cm，袖子及身体两侧 16 对，缝制于下面的 3cm，上面的 10cm，可调节长度 7cm；每条裤子需用尼龙粘接扣 14 对，下面的 3cm，上面的 10cm，可调节长度 7cm。

3. 拉链

裤裆部选择双向拉链，长度约 80cm，从前面腰部沿臀裂缝制到后面腰部，拉链可从前拉到后，也可从后拉到前。缝制双向拉链时，将拉链一侧裤内层向对侧重叠，盖住拉链，防止皮肤与拉链直接接触；该拉链为方便患者大小便所设计。短裤及单裤因方便褪下可不设计拉链。

4. 松紧带

裤子需用长 70～80cm、宽约 2cm 松紧带 1 条，缝制在裤腰部，在粘接缝处松紧带是断开的。

5. 粘接片

位于裤腿两侧粘接缝之间裆部。

6. 材料及制作要点

单衣裤均选用纯棉布制作。棉衣裤衣服内层为棉布，中间层为轻薄保暖太空棉或蚕丝棉，外层为柔软羽纱面料，衣裤长度及腰围尺寸同常人，宽度适当增加 10 ~ 15cm。

（三）适应证

适用于骨折患者卧床及下床锻炼期间穿着，亦适用于中风、瘫痪等肢体活动受限的患者。

（四）禁忌证

大面积外伤及烧伤患者视情况使用。

（五）使用方法

穿上衣时，患者取坐位或者站位，将尼龙接口全部打开，放于患者肩上，对好尼龙粘接扣粘上即可。脱上衣时打开全部粘接扣即可去掉。穿裤子时，将尼龙粘接扣全部打开，使裤子成一平片，按卧床患者更换床单法铺于患者身下，先将两个裤腿平片对接粘好，再将前裆部粘接片提起粘上。脱裤子时，将尼龙粘接扣全部打开，从腰部向裤腿方向卷下即可。患者如需大便时，将臀裂后拉链从后拉到前面，置便器于臀下。男患者小便时，只需将拉链从前面拉开即可。整复、换药、观察伤肢时，将患肢衣服上粘接扣打开，暴露患肢，处理完毕，先粘离骨折较远部位的粘接扣，再粘骨折部位的，如有外固定，可调节粘接扣使衣服宽度适当增加。

（六）创新点

1. 本服装采用尼龙粘接扣，且将粘接缝设计在裤腿的前正中线上，无论采取什么卧位，均不会对患者造成压迫，且有利于检查、治疗。粘接扣操作简单，可调节衣袖和裤腿的宽度，调节范围为7cm，以适用于四肢骨折患者不同外固定架及不同胖瘦患者的需要。

2. 上衣和裤子打开粘接扣均可成一平片，上衣只需披在肩上，衣袖及前后片粘上即可；裤子按卧床患者更换床单法更换，操作简单，患者无需屈曲患肢，不会造成疼痛及骨折移位。

3. 前裆及臀后双向拉链的使用，方便患者大小便，即使卧位也不需要褪掉裤子，考虑拉链可能给患者臀后造成压迫，缝制时采取特殊方法，用布遮挡，减少压迫刺激。

4. 本服装适合卧床和下床锻炼患者所需，能起到保暖、舒适、保护隐私的作用。

第四节　其他骨伤专利产品

一、显微外科烤灯

显微外科的四肢血管手术后，因为低温会导致血管痉挛，发生血管危象。为了确保再植或移植组织的成活，使用 40 ～ 60W 的灯泡装在灯架上对吻合血管部位进行保温，故称显微外科烤灯。

（一）作用与目的

1. 增加照射区域皮肤的温度，改善血液循环，防止低温引起血管痉挛。

2. 利用可见光观察局部皮肤循环情况。

3. 热疗促进伤口的干燥，促进伤口愈合。

（二）适应证

适用于四肢血管吻合术后患者。

（三）材料与结构

显微外科烤灯（图 4-17）由底座、灯架、灯头、灯罩、灯泡、电源开关、调节旋钮、电源线及电源插头组成。底座及灯架为铁质，灯罩为不锈钢材质。

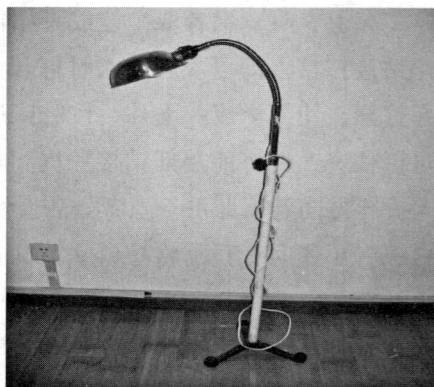

图 4-17　显微外科烤灯

（四）使用方法

1. 装好灯泡，插上电源，检查烤灯是否正常。

2. 暴露治疗部位局部皮肤，根据医嘱确定照射时间及次数。调整灯距在 35 ～ 50cm，打开烤灯开关。

3. 停止照射时，关闭烤灯开关，移开灯罩，拔掉电源。清洁消毒后备用。

（五）注意事项

1. 做好患者及家属的健康教育，尤其是神经损伤感觉迟钝或局部皮肤不敏感的患者。

2. 治疗过程中不要无故切断电源，电线不要用力拉拽，以免拉断线芯损坏仪器。

3. 烤灯灯距要适宜，避免距离过近时烫伤皮肤，或距离过远时影响治疗效果。

4. 使用过程中，不可用手直接触摸灯泡，防止烫伤；不能用冷的物品直接接触灯泡及灯罩，防止炸裂，引起损伤。

5. 更换灯泡时，要关闭烤灯开关，切断电源，移开灯罩。

6. 烤灯照射期间注意巡视，尤其是夜间，及时观察烤灯状况及照射部位。

二、医用烤灯罩

显微外科烤灯的灯罩是用不锈钢材质制作的半圆形单层灯罩，热力传导快，容易造成灼伤，并且光线散射，影响患者休息。为解决此问题我们设计了医用烤灯罩（图 4-18）。采用双层灯罩，灯罩间隙及外层灯罩的 16 个散热孔利于散热，防止长时间使用时灯罩温度过高而引起灼伤，提高了烤灯的安全性。获得了实用新型专利，专利号为 ZL201020659242.9。

（一）目的与作用

1.圆柱形灯罩可控制光源的散射，从而将烤灯的可见光局限在治疗观察部位，避免了光线的散射而影响患者休息。

2.散热孔及双层结构有利于散热，能有效地防止灯罩发烫而灼伤他人。

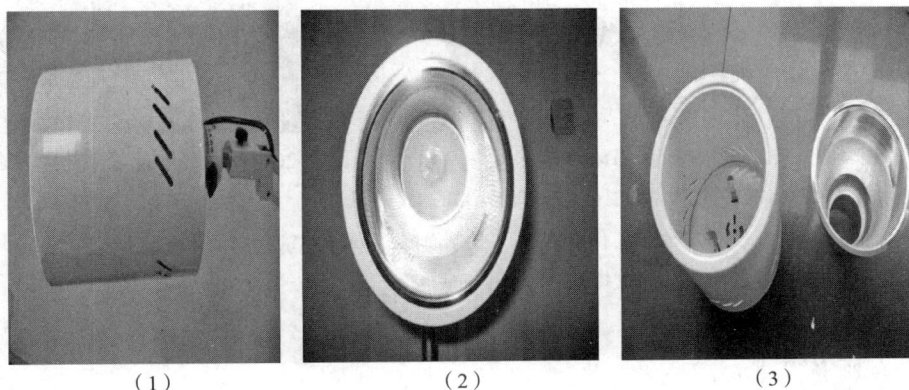

（1）　　　　　　　　　　（2）　　　　　　　　　　（3）

图 4-18　医用烤灯罩

（1）侧面；（2）正面；（3）双层结构

（二）适应证

适用于小血管吻合术后患者。

（三）使用方法

1.暴露治疗部位局部皮肤，按医嘱要求确定照射时间及次数。

2.将烤灯推至患者床边，转动灯罩顶部的旋钮将医用烤灯罩调整好方向，置于患者所需治疗部位的上方，距离 35 ～ 50cm。

3.停止照射时，关闭烤灯开关，移开医用灯罩，拔掉电源。将烤灯清洁消毒后备用。

三、红外线智能控温烤灯

手足显微外科的断指（肢）再植、骨皮缺损皮瓣修复后、血管神经损伤患者需要局部保温，促进血液循环，防止血管痉挛，确保再植或移植组织的成活；随时观察病情，及时早期发现血管危象。在临床使用多年的显微外科烤灯的基础上，河南省洛阳正骨医院研制了红外线智能控温烤灯（图 4-19、图 4-20），经临床使用后效果良好。

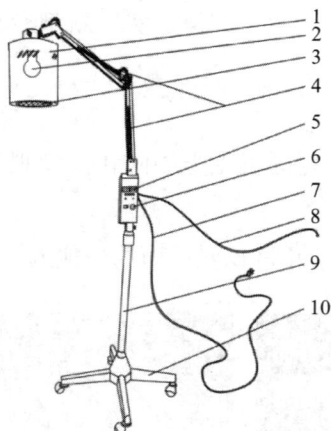

图 4-19　红外线智能控温烤灯示意图

1 双层医用烤灯罩；2 以红外线为主的混合光源灯泡；3 可卸式
保护网；4 伸缩式臂杆；5 电源开关及工作指示灯；6 控制面板、
定时旋钮；7 电源线；8 测温仪；9 支持杆；10 可推动底座

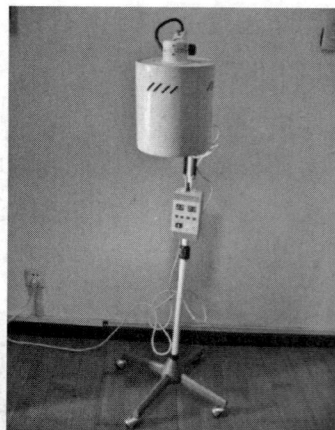

图 4-20　红外线智能控温烤灯实物图

（一）作用原理

1. 红外线的理疗作用

与普通光线相比，红外线的有效穿透深度约 1cm，高出普通光线几十倍；受照区皮肤热感较柔和；红斑均匀，明显；对皮肤的干燥脱水作用较弱；热效应较大。红外线智能控温烤灯采用红外线和普通光线两种混合光源，其温热效应较强，不但起到表面伤口的干燥作用，更能有效改善深部组织血液循环，促进肿胀消退，防止血管痉挛；降低肌张力，缓解肌肉痉挛，达到镇痛作用。

2. 可见光的观察作用

两种光线组成的光源中，医务人员利用可见光对局部皮肤血液循环进行定时观察，及时发现血液循环危象，有效调控照射区温度及治疗时间。

（二）材料与结构

红外线智能控温烤灯灯架材料为铝合金及不锈钢材质，灯罩为耐高温的材料。

（三）适应证

适用于血管吻合术后患者。

（四）禁忌证

伤口有红、肿、热、痛等急性炎症时禁用。

（五）使用方法

1. 推烤灯至患者床旁，核对患者身份，向患者解释。

2. 打开保护网装好 40 ～ 60W 红外线灯泡，将保护网安装上。

3. 暴露治疗部位皮肤，将烤灯移至照射部位，调节灯距在 35 ～ 50cm。

4. 将烤灯的测温探头夹于患处皮肤边缘的纱布上，它可根据局部皮肤温度自动调节，保持照射部位温度在 33 ～ 35℃。

5. 打开控制板上的电源开关，按温度控制显示板上的"+"或"−"调节治疗所需温度。

6. 按时间控制显示板上的"+"或"−"调节治疗所需时间。

7. 工作指示灯亮起，仪器开始工作。

8. 治疗结束时关闭开关，移开医用灯罩，拔掉电源。将烤灯清洁消毒后备用。

（六）注意事项

1. 做好患者及家属的健康教育，尤其对老人、小孩、神经损伤感觉迟钝或局部皮肤不敏感的患者。

2. 治疗过程中不要无故切断电源，电线不要用力拉拽，以免拉断线芯损坏仪器。

3. 更换红外线灯泡时，关闭烤灯开关，切断电源，然后打开灯罩上的保护网，取换灯泡后，再装上保护网。

4. 治疗期间注意巡视，尤其是夜间，及时观察烤灯的温度及照射部位。

（七）创新点

1. 红外线理疗

应用红外线和普通可见光混合光源，既能观察血液循环又有红外线的理疗作用，能够促进深部组织的血液循环。

2. 自动测温控温

测温探头放置于照射区域皮肤上，它可以测出局部温度并根据局部皮肤温度自动调节，保持照射部位温度在 33 ～ 35℃范围。无需再依靠灯距进行温度调节。

3. 灼伤保护

采用双层灯罩，灯罩间隙及外层灯罩的 16 个散热孔有利于散热，防止长时间使用时灯罩温度过高而引起灼伤，提高了烤灯的安全性。

4. 利于患者休息

圆柱形灯罩控制光源的散射，避免照射眼睛，利于患者休息。

5. 数字定时

数字定时器可以合理设置治疗时间，也可以 24 小时常开。

6. 使用方便

烤灯的底座为 4 个万向轮，推动方便；臂杆为可伸缩，灯头能够 360°旋转，便于调整。

四、引流放置架

（一）作用

1. 规范放置一次性引流器及引流管，避免引流管折叠、挤压或脱落。

2. 预防交叉感染。

（二）材料与结构

引流放置架（图4-21）材料为不锈钢。

（三）适应证

适用于使用一次性负压引流器的患者。

（四）使用方法

1. 将负压引流器放置在引流放置架上。

2. 将引流放置架挂于床下挂钩上，引流管整齐地盘好放置在里面。

3. 使用完毕后引流放置架用500ppm的含氯消毒液擦拭消毒，特殊感染及传染患者使用完毕后用2000ppm的含氯消毒液擦拭，再用清水擦拭晾干备用。

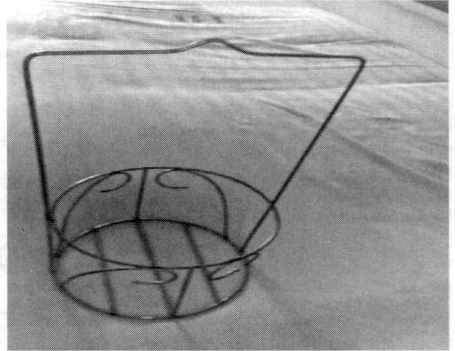

图4-21　引流放置架实物图

五、一次性可调压便携式吸痰管

吸痰是一项临床上常见的护理技术操作。临床上常用的一次性可调压吸痰管在操作时需使用镊子或止血钳夹住吸痰管，在灵活度和持管稳定性方面欠佳，会出现滑管等问题。为方便吸痰操作，研制了一次性可调压便携式吸痰管（图4-22），获得了实用新型专利，专利号为ZL201020659242.9。

（一）作用原理

在普通一次性可调压吸痰管管体上设置手持膜套，有效地解决了在吸痰操作中，用镊子夹持吸痰管，操作不灵活，吸痰管只可上下，不能360°旋转的问题。

（二）结构图

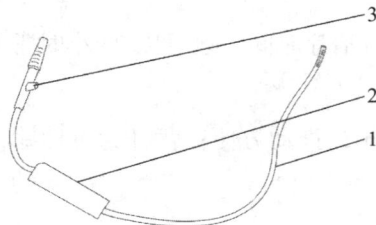

图4-22　一次性可调压便携式吸痰管实物图

1 管体；2 H型手持膜套；3 调压侧孔

（三）适应证

适用于各种吸痰，包括经口、经鼻、经人工气道（气管切开、气管插管）吸痰。

（四）使用方法

按操作规程准备患者后，打开包装，将接头连接负压吸引器，将 H 型塑料膜套推至一次透明性吸痰管体中下 1/4 ～ 1/3 处，一手握住 H 型塑料膜套，将管体一端送入气道，另一手按压调压侧孔调节吸引压力，边退出边吸边旋转，用完后，将管体弃之即可。

（五）创新点

1. 一次性可调压便携式吸痰管的手持膜套方便拇指和食指、中指夹持，操作者隔着手持膜套提插捻转吸痰管，手不会接触到痰液，预防了交叉感染；解决了左右手配合时，用镊子夹持吸痰管带来的插入不准确、滑管等问题。

2. 一次性可调压便携式吸痰管制作成本低；手持膜套为彩色，醒目易取；接头处的可调压侧孔朝外上与接头成角，使用时中指食指并拢，与拇指一起夹住吸痰管，调压时拇指自然起落，符合手指用力曲线，调压时拇指作用力线与吸痰管上下移动力线不相背或相向，不会对吸痰管的位置产生影响。

（六）注意事项

使用时，左右手需配合默契，手指勿直接碰触膜套外的管体，一旦不慎将膜套滑落地下，则应更换新的吸痰管。

六、双腔气囊胃管

留置胃管是临床中常用的一种护理操作。临床使用的普通胃管因无固定装置，且材质较硬，在临床使用中存在许多问题。河南省洛阳正骨医院 2000 年研制的双腔气囊胃管设计了胃内固定及外固定装置，克服了胃管滑脱的护理问题，减轻了反复插管给患者带来的痛苦。经临床使用后效果良好，获得了实用新型专利。

（一）作用原理

1. 本设计的目的即是提供一种防滑脱双腔胃管，使患者在接受胃内插管治疗时，不致因呕吐或管道物理刺激反射而致胃管脱出，不须胶布固定，且保证留置效果，减少了患者反复插管、胶布过敏的痛苦，并便于护士操作，减少了护理工作量。

2. 双腔气囊胃管因有胃内固定的气囊装置，可防止因呕吐或管道物理刺激反射而致胃管脱出。外固定采用软乳胶管在耳郭、下颌部扣带固定，代替传统的胶布唇颊部固定，避免了胶布浸湿松脱和由胶布引起的皮肤过敏。胃管材质对温度敏感，在消化道内柔软度增加，减少患者的不适。管壁薄，管腔大，流量大，管侧有侧孔数个，不易阻塞。

（二）材料与结构

双腔气囊胃管（图 4-23、图 4-24）采用医用乳胶制成，经过硅处理。

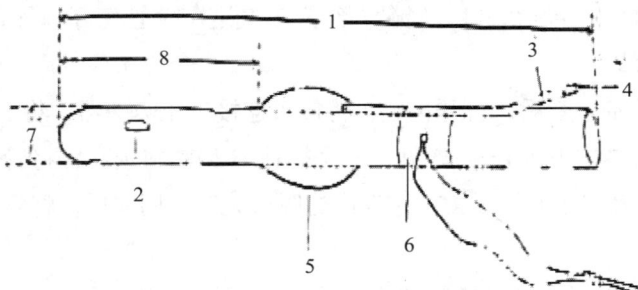

图 4-23　双腔气囊胃管示意图

1 管长；2 侧孔；3 通气管道；4 通气阀门；5 囊体；6 外固定装置；7 管径；8 囊下距离

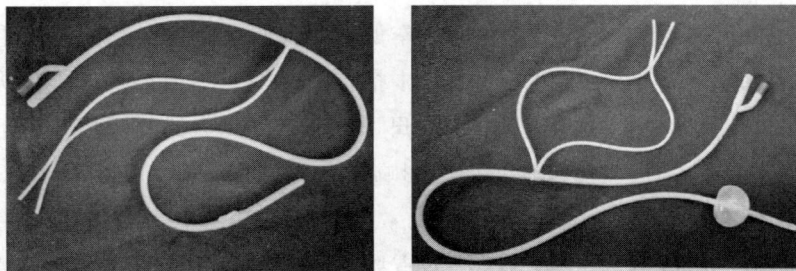

（1）　　　　　　　　　　　（2）

图 4-24　双腔气囊胃管实物图

（1）充气前外观图；（2）充气后外观图

（三）适应证

适用于需留置胃管的患者。

（四）禁忌证

1.鼻咽部有癌肿或急性炎症的患者。

2.食管静脉曲张、上消化道出血、心力衰竭和重度高血压患者。

3.吞食腐蚀性药物的患者。

（五）使用方法

1.按护理操作规程将胃管插入胃中，确定在胃内。

2.使用 50mL 或 100mL 注射器由通气阀门插入即可开启气阀，注入 50～60mL 空气后，拔掉注射器气阀自行关闭。

3.轻轻拉动胃管，感觉有阻力时，再向胃内插入 20mm，可使气囊距贲门口有一定间距，避免气囊压迫贲门处黏膜。

4.将两根细弹性带经双侧耳郭绕至下颌处用扣带固定。

（六）注意事项

在插管前应先检查胃管是否通畅，气囊有无漏气。

（七）创新点

1. 材料的改进

管道材质对温度敏感，柔软度增加；管壁薄，管腔大。

2. 内固定方法的改进

有胃内固定的气囊装置，可防止因呕吐或管道物理刺激反射而致胃管脱出。

3. 外固定方法的改进

采用软乳胶管在耳郭、下颌部扣带固定，代替传统的胶布唇颊部固定，避免了胶布浸湿松脱和由胶布引起的皮肤过敏。

七、精密引流瓶

临床上观察记录引流量常用三大类引流装置，包括一次性负压引流器、一次性引流瓶、一次性引流袋，这些装置刻度间隔大，造成引流量评估误差大；使用一次性负压引流器，护士每次测量后需将引流液从引流器上方的出气口倒出，然后再按压引流器，盖上出气口瓶塞以形成负压来再次引流，增加了护士工作量，且有潜在的感染风险。为解决上述问题，设计发明了精密引流瓶（图4-25）。获得了实用新型专利，专利号为ZL201220151792.9。

（一）作用原理

精密引流瓶通过改变传统负压引流瓶形状并在瓶下方设置收集器，在瓶体上设置有精密刻度，来完成准确记录单位时间内的引流量。

（二）结构图

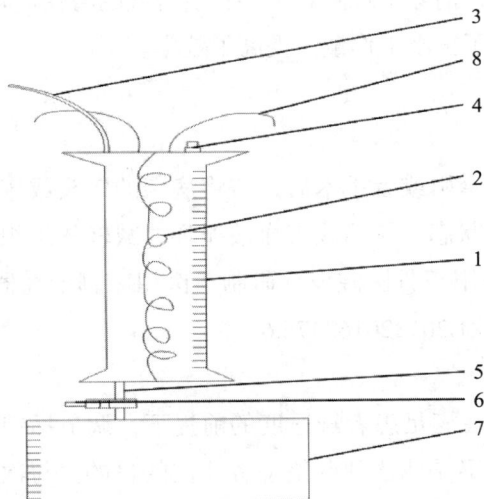

图4-25　精密引流瓶示意图

1负压引流瓶；2弹簧；3体液进入口；4空气出口；5导管；6开关；7收集器；8挂钩

（三）适应证

适用于手术后引流胃液、伤口渗出液、出血等。

（四）使用方法

1. 先用挂钩将负压引流瓶挂在床旁，关闭导管上的按压活塞式开关，使之处于闭合状态。

2. 将引流管连接在体液进入口上，按压瓶体驱出瓶内空气，盖上上端出口活塞形成负压，若引流不需负压，则打开空气出口的活塞盖子，使之处于开放状态即可引流。

3. 观察引流量时，先确保排液导管上的按压活塞式开关关闭，再打开出口活塞，负压引流瓶回归到自然无负压状态，测量引流量；然后打开排液导管上的按压活塞式开关，引流液自动从引流瓶流入收集器内，再将 1、2 操作程序重复做一遍即可重新引流。

（五）注意事项

1. 使用时需将排液导管上的按压活塞式开关关闭，保证引流液停留在上半部的负压引流瓶中，观察记录后及时打开开关，放空引流液，以利于下次引流记录。

2. 常规情况下可使用 3 ～ 5 天，引流量多时及时更换。

（六）创新点

1. 由于将传统短粗的负压引流器瓶体改为细长的量筒形并加上精密刻度，有效地解决了临床上由于缺乏适合的引流装置，致使护士对引流总量和某时间段内的引流量观察不精确的问题。

2. 在排液导管上设置有开关，测量后的引流液可直接流入下方的接收器内暂存，整个过程处于密闭状态，消除了观测者手接触引流液的潜在危险。

3. 操作简便，减少了护士工作量，提高了效率。

八、医用床脚抬高器

在骨科临床上患者牵引或者手术后，需将病床的床头或床尾抬高，以使患者处于头高脚低或脚高头低的状态，从而改善血液循环，减轻软组织压力，达到辅助治疗的功效。2012 年河南省洛阳正骨医院设计研制了医用床脚抬高器（图 4–26），获得了实用新型专利，专利号为 ZL201320162476.6。

（一）作用原理

1. 医用床脚抬高器在满足患者舒适度的前提下，调节插销的插入高度，易于控制治疗所需的高度。简便牢靠地达到调整患者体位的目的。每次调节的高度为 2cm，最高可抬高 25cm。

2. 医用床脚抬高器两侧的端头均能锁定固定器，使其成为一个整体，达到更牢固的目的；接触地面的一端端面设置防滑垫层，有效增强了抬高器的稳定性。

（二）材料与结构

医用床脚抬高器材料为不锈钢。医用床脚抬高器包含套管和插板；套管内腔与病床床脚吻合。套管的管壁沿轴线方向有间距地设有多个对穿的插孔。套管一端端面设有防滑垫层；插板一端设有翻边，插板的另一端中部设有轴线与板面垂直的销孔。

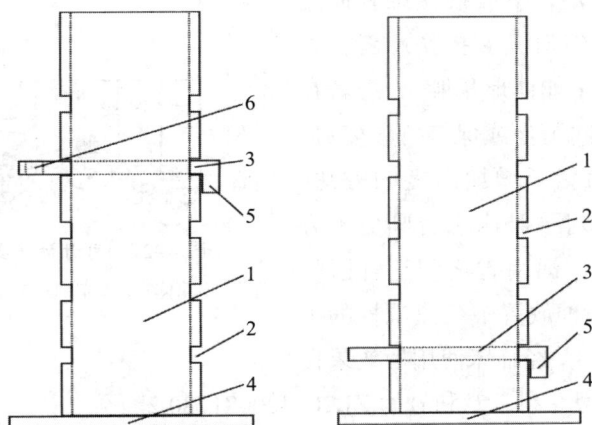

图 4-26　医用床脚抬高器示意图
1 套管；2 插孔；3 插板；4 防滑垫层；5 翻边；6 销孔

（三）适应证

适用于床头或床尾需要抬高的患者。

（四）使用方法

1. 将病床床头或床尾的床脚套于套管内。
2. 抬高相应一侧的病床床体后，将插板插入套管上相应高度的插孔内。
3. 缓慢放下病床床体，即达到了利用插板撑抬病床相应侧床脚的目的。

（五）注意事项

1. 将床头或床尾的床脚完整套于套管内。
2. 抬放床头或床尾时注意轻抬轻放。

（六）创新点

1. 医用床脚抬高器在满足患者舒适度的前提下可以调节插销的插入高度，易于控制治疗所需的高度。

2. 医用床脚抬高器两侧的端头均能锁定固定器，使其成为一个整体，可以更加牢固。

3. 医用床脚抬高器接触地面的一端端面设置防滑垫层，有效增强了抬高器的稳定性。

九、可升降中药熏洗桶支架

中药熏洗是骨伤科常用的治疗手段，中药熏洗桶在各大医院广泛应用。现有的中药熏洗桶高度固定，下肢损伤患者使用时高度较为适宜，但对上肢损伤患者，尤其是一些特殊患者（如体形稍胖），患者在熏洗过程中需长时间蹲坐或保持弯腰姿势，影响熏洗效果；用凳子增加高度的方法，存在安全隐患；而对于卧床患者则更不方便。为解决此问题，河南省洛阳正骨医院于 2013 年研制了一种放置中药熏洗桶的可升降支架（图 4-27），经临床使用后效果良

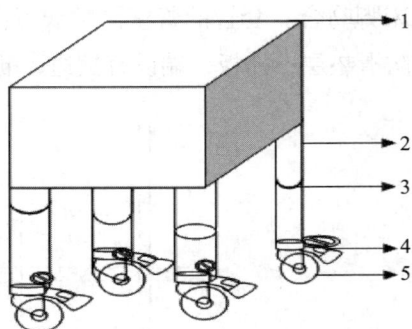

图 4-27 可升降中药熏洗桶支架示意图
1 箱体；2 支架腿；3 螺丝；4 固定销；5 滑轮

好。获得了实用新型专利，专利号为 ZL201420081780.2。

（一）作用原理

通过调节熏洗桶支架的高度使中药熏洗桶调节至适合患者不同部位熏洗的高度。

（二）材料与结构

可升降中药熏洗桶支架包括箱体、支架腿、滑轮和固定销，支架腿由外管和内管组成，内管为实心钢管，其管壁上有螺丝连接孔，外管为中空的钢管，外管套在内管外面，在外管套上对应内管螺丝连接孔部位设置有螺丝。箱体长 40cm，宽 30cm，高 28cm。

箱体无上盖，在该箱体的下端固定连接有可调节高度的支架腿，在支架腿的下端连接有滑轮和固定销。

（三）使用方法

1. 根据患者的治疗部位，调节可升降中药熏洗桶支架至合适的高度，将熏洗桶平置于可升降中药熏洗桶支架上。

2. 用推车将可升降中药熏洗桶支架推到患者身旁，将可升降中药熏洗桶支架放置在平整的地面上，然后踩下滑轮上的固定销。

3. 将中药熏洗桶的电源插头从可升降中药熏洗桶支架框架内取出，接通电源，开始使用。

（四）注意事项

1. 勿将可升降中药熏洗桶支架放在不平整及湿滑的地面上。

2. 禁止站立在可升降中药熏洗桶支架上。

3. 使用前检查可升降中药熏洗桶支架的性能是否完好。

4. 治疗中切勿私自扭动可升降中药熏洗桶支架上的螺丝等零件。

（五）创新点

1.通过调节可升降中药熏洗桶支架腿的长短来调节中药熏洗桶的高度，使得中药熏洗桶不仅可以熏洗足部、小腿、膝部，还可以熏洗以前不方便熏洗的手部、上肢和肩部等部位。

2.具有移动操作简便、性能安全可靠、便于清洗中药熏洗桶的特点。

十、钟表式褥疮护理卡

下肢骨折、骨盆骨折、髋部损伤、胸腹伤、颅脑损伤等患者，卧床时间较长，均有可能发生褥疮，护理上需采取防护措施预防褥疮的发生，如翻身、按摩、平抬、中药涂擦等。在病房患者多，护士相对较少的情况下，因每个患者预防褥疮护理的间隔时间存在差异，所以会有遗漏的现象。为解决此问题，河南省洛阳正骨医院设计了钟表式褥疮护理卡。此卡颜色醒目，外观漂亮，护士根据医嘱填写患者名字、ID号、褥疮护理的频率，挂于患者床尾。每次做好褥疮护理后，直接在钟表式褥疮护理卡上把时针拨到下次要做的时间。值班护士根据钟表式褥疮护理卡上的时间，给患者做褥疮护理，一目了然，特别醒目，不易遗漏，减少了护士翻看病历并记录的时间，减少了护士的工作量，提高了患者的满意度。获得了实用新型专利，专利号为ZL201320161878.4。

（一）作用原理

钟表式褥疮护理卡是一种协助护士为患者提供服务的提示卡，彩色卡片上有钟表图形、姓名、ID号、褥疮护理的频率，制作成本比较低，可重复使用。

（二）适用范围

适用于长期卧床需要预防褥疮的患者。

（三）使用方法

1.根据医嘱填好患者名字、ID号、褥疮护理的频率，挂于患者床尾。

2.褥疮护理做好后，直接在钟表式褥疮护理卡上把时针拨到下次要做的时间。

3.值班护士巡视患者时，根据提示时间给患者做褥疮护理。

（四）创新点

1.方便护士操作，及时提醒护士下次操作时间，不易遗漏。

2.减轻了护士的工作量，提高了患者及家属的满意度。

第五节　骨伤常用仪器和用具

一、多普勒血流探测仪

为了监测血管吻合后的血流通畅情况，采用ES-1000SPM型多普勒血流探测仪

（图 4-28）监控肢体血管在手术后的吻合情况及肢体血液状况和血流速、心率数据，并打印记录波形，以便及时分析血管内血流情况，为血管危象的发现提供科学依据。

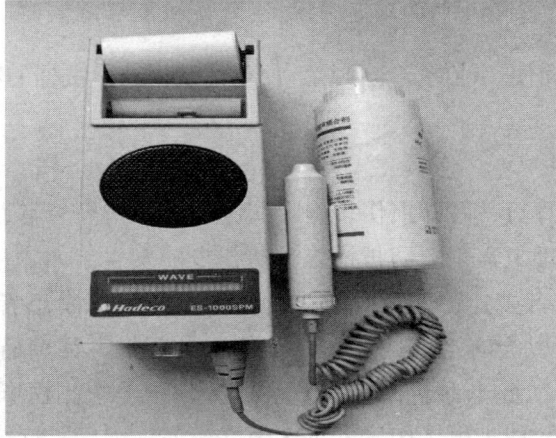

图 4-28　多普勒血流探测仪

（一）作用原理

ES-1000SPM 型多普勒血流探测仪属于 SMART-DOP 特别性能系列产品，是一种能够提供血流速、心率数据并打印记录波形的定量检测仪器。其探头在被检测部位向体内发出超声波，被血管内的血液（血球）反射，因为血液是流动的，所以反射的超声波（回波）会产生多普勒效应，从中可以获得血管内血流状况的信息。

首先由高频振荡器产生高频电压，再进行功率放大，激励换能器（压电晶体）发出超声波。向体内直线传播的超声波，受运动物体（血流、胎儿心搏）反射后会产生多普勒效应，即反射回波的频率会在发出的超声波频率上产生频移，频移量与运动物体的速度成正比。接收回波的换能器将回波接收后转换成电信号，先经过放大、检波，为了消除噪声，改善信噪比，再经过频带滤波器滤波，就获得了多普勒信号，对信号电压进行功率放大，可以从扬声器听到多普勒音。同时用频率 / 电压变换器变换多普勒频移信号，得到血流速波形信号，经过微处理机运算处理后，打印输出记录的波形数据。

（二）适应证

适用于四肢血管吻合后动脉、静脉血流探测，末梢动脉血流探测，深部静脉血流探测，血压测定等。

（三）使用方法

1. 正确安装干电池或插入 AC/DC 外界稳压电源（AC/DC 外接稳压电源不能用于充电）。

2. 连接好探头，按下电源开关。

3. 正确装入打印纸：将芯轴插入打印纸轴孔内，推送打印纸端部到输送缝隙内，

按下打印启动 / 停止开关，打印纸将被送出上盖窗口。打印纸端部如不平整，不易插入输送缝隙内，打印纸将输不出来。请注意将打印纸端部剪切平整。

4. 在检测部位或探头端部涂抹超声耦合剂。

5. 在需测定部位的皮肤表面安放探头，轻微移动探寻听取多普勒音；当探头与被测血管约成 60°角时，可测到最佳效果的多普勒音及血流速波形。

6. 观察条形光标，校准位置，确定多普勒音最佳时，探头保持 6 ～ 7 秒，按下打印按钮开始打印并拿走探头。此时的打印图形是按下打印按钮前 5 秒的记忆波形。

7. 遇到干扰时，可以使用听诊器式耳机听取多普勒音。此时，扬声器关闭。

（四）注意事项

1. 打印血流多普勒波形时，首先要确定多普勒音最佳，探头保持 6 ～ 7 秒，按下打印按钮开始打印并拿走探头。

2. 对于四肢远端的断肢再植，在使用多普勒血流探测仪时，注意用力要轻柔，防止用力过大刺激吻合血管。

3. 多普勒血流探测仪要定期测试和保养，及时更换电池。

二、骨创治疗仪

骨创治疗仪（图 4-29）即电脑骨创伤治疗仪，采用干扰电疗法所产生的内生电流对骨伤进行治疗的电脑控制仪，有单相和双相两种型号。干扰电疗法是指同时使用两路频率相差 0 ～ 150Hz 的中频正弦电流，交叉地输入人体，在交叉处发生干扰电，在干扰场中内生 0 ～ 150Hz 的低频调制的中频电流，这种内生电流含有中频及低频两种成分，既避免电解又增加作用的深度，是一种有效的愈合电流。干扰电疗法包括传统干扰电疗法和旋转干扰电疗法。

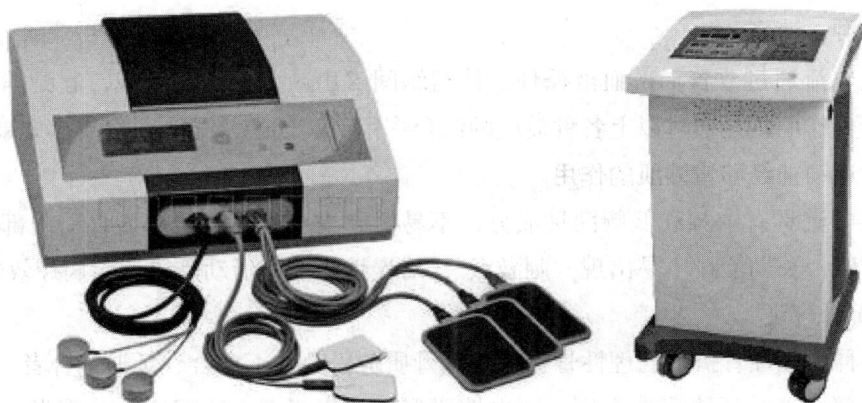

图 4-29　骨创治疗仪

（一）作用原理

1. 促进骨折愈合

（1）内生电流刺激能使骨及软骨细胞周围循环发生生物化学改变，从而加速骨生长。

（2）内生电流刺激能激活 cMAP 系统，具有类似激素作用，对骨细胞构成一种细胞信息，使各种骨细胞生长活跃。

（3）在骨折端发生的内生电流能促进细胞分化、再生，使毛细血管重新分布进入骨折缺损间，加速骨的生长、钙化及骨生物力学结构的完成。

2. 促进局部血液、淋巴循环

（1）干扰电对皮肤的刺激经轴突反射引起血管扩张效应。

（2）干扰电刺激神经，释放出 P 物质和乙酰胆碱等血管活性物质，引起血管扩张效应。

（3）电流刺激引起肌肉收缩，肌肉活动代谢产物乳酸、二磷酸腺苷、三磷酸腺苷等均有明显的血管扩张作用。

（4）差频 25 ～ 50Hz 范围旋转变化的内生电流有抑制交感神经或迷走神经的作用，导致血管扩张。

3. 止痛

（1）即时止痛：固定差频 100Hz 及差频在 0 ～ 100Hz 范围旋转变化的内生电流可引起明显的震颤感，阻断或干扰痛的传导，起到掩盖疼痛的作用；另外，次电流刺激可激活脑内的内源性多肽能神经元，释放内源性吗啡多肽，以达到止痛的效果。

（2）后续止痛：内生电流促进局部血液循环，使组织间、神经纤维间水肿减轻，组织内张力下降，同时改善组织缺氧状态，促进钾离子、激肽、胺类等病理致病因子的清除，达到间接止痛的效果。

4. 消肿、消炎

内生电流通过改善局部血液循环，使组织间渗出减少，回流增强，起到消肿的作用。其消炎作用则是通过以上各种效应的综合作用而实现的，配合药物治疗效果甚佳。

5. 对运动神经和骨骼肌的作用

内生电流具有中频和低频两种成分，不易引起皮肤痛觉，能深入骨骼内部，引起骨骼肌震颤，长期治疗不易出现"刺激点"，对慢性骨骼肌活动障碍的疾病疗效较好。

（二）适应证

1. 各种生理性骨折、病理性骨折、局部骨质疏松及骨不愈合、延迟愈合者。

2. 局部血液循环障碍性疾病：缺血性肌痉挛、痉挛期血栓闭塞性脉管炎、指端发绀症、雷诺综合征。

3. 周围神经疾病：神经痛、神经炎、周围神经损伤或炎症引起的神经麻痹和肌肉萎缩。

　　4.关节、肌肉疾病：腰椎间盘突出症、关节及软组织损伤、颈椎病、肩周炎、慢性腱鞘炎、慢性滑囊炎、骨化性肌炎、骨软骨炎、骨痂形成迟缓、肌痛、失用性肌萎缩等。

（三）禁忌证

　　1.急性化脓性炎症。

　　2.出血倾向。

　　3.血栓性静脉炎。

　　4.活动型结核病灶、肿瘤。

　　5.心脏区域。

（四）使用方法

　　1.将骨创治疗仪放稳在台面上，接通电源线，按电源开关，机器进入自检状态，蜂鸣器发出短促两声表明机器工作正常。

　　2.连接输导线：选用黏性电极，将输出导线插头端对准卡口插入，另一端则插入黏性电极插孔，把黏性电极保护膜撕掉，按照红白电极交叉的方式粘到骨折断裂的两端。

　　3.选择治疗模式：一般分为"E"和"F"模式。

　　（1）"E"模式为通用治疗模式，主要用于各种类型骨折的加速愈合，预防骨延迟愈合、骨不愈合；各种软组织损伤的镇痛、消炎、消肿。使用"E"模式时设置治疗电流：①设置红电极治疗电流：按设置键，光标落在 R 后面，根据患者的耐受程度，调节增键或减键来确定合适的治疗电流。②设置白电极治疗电流：按设置键，光标落在 W 后面，根据患者的耐受程度，调节增键或减键来确定合适的治疗电流。两电极电流确定后，再按设置键光标消失，此时整个治疗模式已锁定，机内电脑按设定参数和已有程序进行治疗，如有个别患者在治疗中产生适应性可按设置键，此时光标又出现在 R 处，可重复上述 R 电极与 W 电极的调节，直至患者感到有最佳效果。

　　（2）"F"模式主要适用于骨折、软组织损伤、血肿、颈椎病、腰椎间盘突出症、关节炎、骨质疏松、骨质增生等疾病。使用"F"模式时设置治疗电流：按设置键，此时光标落在频率 F 左边，此为传统干扰电治疗模式，继续按设置键光标落至 F 右边，根据临床需要可按增键，增大红电极频率，或按减键减小红电极频率。

　　4.设置治疗时间及电流：时间一般为 0～90 分钟。按设置键，此时光标落在 TIME 行，程序已设定标准治疗时间 30 分钟。如果要重新设置治疗时间，则按增键，增加治疗时间，或按减键，减少治疗时间。确定治疗时间后，再按设置键进入治疗状态。设置治疗电流为 0～50mA。

　　5.在治疗过程中，如需中断治疗，可按选择键，切换模式，或按设置键，使两极电流器至 0mA，然后松开电极，切断电源，切勿在有电流输出时切断电源。治疗结束，蜂鸣器自动报警，R、W灯灭，自动切断R、W电流输出。

（五）注意事项

1. 切勿使黏性电极互相接触，以免短路。

2. 请勿用力拉扯电极连线，以防扯断。

3. 请勿在使用中突然切断电源，以免引起患者不适。

4. 骨创治疗仪属于精密仪器，贮藏时应注意通风、防潮。

5. 使用时必须将骨创治疗仪放置平稳，最好是放置在减振装置上，如软垫、海绵等。

6. 电源必须有良好的接地。

三、电脑中频离子导入仪

电脑中频离子导入仪（NPD-4AE 型骨质增生治疗仪）（图 4-30）是根据生物电药导理论、仿生学、中国古典医学及现代微电脑技术，综合了中频电流治疗、中频药物导入、数码仿生按摩、红外线热疗等多种复合治疗方式，通过大量临床研制开发的新一代仪器。

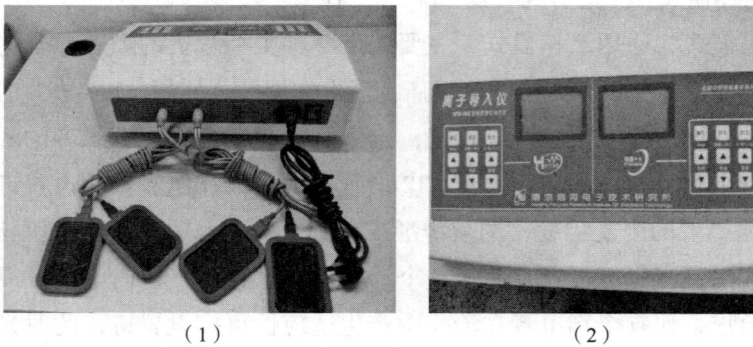

图 4-30　电脑中频离子导入仪实物图
（1）侧面观；（2）控制面板

（一）作用原理

1. 改善局部血液循环

电脑中频离子导入仪采用调制的中频电流能促进皮肤电阻下降，扩张小动脉和毛细血管。

2. 镇痛和消炎

调制的中频电流比低频电流更能到达人体组织深部，并且皮肤感觉舒适，其镇痛和消炎的作用明显优于单一中频电疗和低频电疗。

3. 对药物离子产生定向的推动作用

通过非对称的中频电流产生的电场，对药物离子产生定向的推动力，使药物中的有效成分更深入、更有效地透过皮肤黏膜快速地进入人体，作用于患部病灶。

（二）适应证

适用于颈椎、胸椎、腰椎、膝肘关节、手指、足趾等各类骨质增生疾病，以及神经根水肿、软组织挫伤、炎症、肢体麻木、肩周炎、腰肌劳损、关节扭伤、风湿性关节炎等。

（三）禁忌证

1. 恶性肿瘤患者。

2. 有感染性疾病的患者。

3. 孕妇。

4. 有心脏疾病的患者。

5. 血压异常患者。

6. 有皮肤知觉障碍或皮肤异常的患者。

7. 其他：正在接受治疗有不适，特别是感觉身体异常的患者。

（四）使用方法

1. 常规治疗

（1）接电源：将电源线连接 220V、50Hz 交流电源。

（2）接电极板：将吸水透热电极的电缆插头分别插入仪器后面板上的"+""−"治疗插座上（电缆线上有红套管的插头插"+"）。插入时注意使插头前端凹槽对准插座上的凸起，握住插头后端垂直插入，顺时针旋紧固定螺母；拔出时，先逆时针松开固定螺母，再平行拔出。连接"输出+"的电极为正极，连接"输出−"的电极为负极。

（3）打开电源开关，液晶屏显示仪器初始状态。若控制位置处于手控时，屏幕出现 NPD 标志。若控制位置处于遥控时，需遥控器开启相应通道。

（4）进行药物导入时，将药膜润湿贴于人体的病灶部位，正电极板再贴于药膜上。负电极板一般不放药，通常放置在相关穴位或疼痛部位。用弹力绷带或沙袋将电极固定于人体需治疗的部位。

（5）治疗顺序：①开启输出程序：手控模式：开启电源后，所有通路均出现 NPD 图标，双通路均可通过面板控制按键进行控制。开启后仪器处于初始工作状态，热度和强度输出为"0"，时间自动设置为 25 分钟，工作状态在"按摩"状态，按摩方式为"A"波形。②时间设定：定时器为倒计时工作方式，显示剩余工作时间。仪器自动设置的定时时间为 25 分钟，一般治疗时不必人工设置时间。如需改变定时时间，可按动"时间"∧∨按键，即可改变时间到需要的数值。③强度调节：间断按下强度∧按键，逐渐把输出强度调至所需值（患者感觉舒适）时停止按键；间断按下强度∨按键可逐渐减小输出强度。电脑中频离子导入仪输出强度范围为 0 ~ 99 级。④治疗结束：定时时间到，仪器自动关闭电流输出和远红外线输出，并有声光提示，此时可取下电极。若治疗工作全部结束，请关闭电脑中频离子导入仪的电源。

2. 药物离子导入治疗

（1）药物的选用请遵医嘱。

（2）按"状态"键，显示屏上出现"导入"两字，此时机器进入离子导入工作状态。特定中频电流产生的直流电场将药物离子导入人体。按摩 / 导入状态转换时，输出强度将自动回零。

（3）强度调节方法同上。

（五）注意事项

1. 治疗时输出有直流分量，必须遵循直流治疗仪操作规程。

2. 药垫每次用完后清洗消毒，晾干备用。否则，无效极性离子及水分存留于药垫内，新药物的有效成分不能被充分吸附，治疗时会降低疗效。

3. 治疗电流量的大小因人、因病、因部位不同而不同，应注意调节。

4. 部分患者在第 1、2 个疗程治疗中出现症状加重现象，3 ~ 5 天后可自行缓解，且见效快，其疗效与无反应者相比更佳，因而不要中断治疗。

5. 两个电极要全部接触皮肤并压紧，不要在治疗中移动或取下电极，否则会因接触面积变小，使局部电流集中而产生刺痛。也不能只将一个电极接触皮肤，另一个电极闲在一旁。

6. 治疗时，若患者在一端电极皮肤感觉有刺痛，可能是电极与皮肤接触不够好。应检查电极是否与皮肤全部接触、皮肤是否湿润、电极接触是否紧密等。

7. ∧∨ 按键每次按下后立即松开，液晶屏显示的参数即变化一档或一级，若按下后不马上松开，则显示的参数会快速连续变化。在调节输出强度时按 ∧ 按键要特别注意，建议此时不要持续按键，以免输出过强。

8. 两台或两台以上电脑中频离子导入仪在一起工作时，为避免遥控时相互影响，应适当拉开一定的距离，或将控制方式设置在手控位置。

9. 电脑中频离子导入仪有电源中断保护功能，治疗中若电源中断后又恢复接通，仪器将自动恢复到零输出状态（初始状态）。此时应重新调节输出强度和热度。

10. 电脑中频离子导入仪有电极脱落保护功能，治疗中若患者移动使电极脱落或接触不良，仪器将自动切断输出并发出声光报警，此时将电极固定后应重新调节输出强度。

四、磁疗仪

磁疗仪（图 4-31）即特定电磁波治疗器，分为台式和立式。磁疗仪的关键部件治疗板是由含多种元素的物质，按不同比例和层次，经过特殊制作工艺复合烧结而成。治疗板在磁疗仪中被加热到一定温度时，会发出有效波谱范围为 2～25μm 的电磁波。

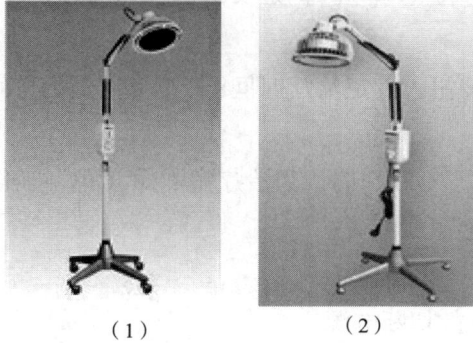

（1）　　　　　　　　（2）

图 4-31　磁疗仪

（1）正面观；（2）侧面观

（一）作用原理

磁疗仪发出有效波谱 2～25μm 的电磁波，通过对人体照射，能促进人体血液、淋巴循环，改善大循环和微循环，使组织间渗出减少，回流增强，起到消肿、止痛作用。

（二）适应证

1. 关节、肌肉疾病

腰椎间盘突出症、关节及软组织损伤、颈椎病、肩周炎、风湿性关节炎。

2. 周围神经疾病

坐骨神经痛、神经炎、周围神经损伤或炎症引起的神经麻痹和肌肉萎缩。

3. 其他疾病

小儿腹泻等。

（三）禁忌证

1. 高热。

2. 开放性结核。

3. 严重动脉硬化。

4. 恶性肿瘤。

5. 皮肤过敏。

6. 出血性疾病。

7. 高血压患者避免照射头、颈部。

8. 带有硅胶假体患者（硅会吸收红外线）。

9. 有心脏起搏器患者避免照射胸部。

（四）使用方法

1. 先插上电源，"绿色"通电指示灯亮起。

2. 按所需要治疗部位暴露局部皮肤，调整距离，一般灯罩离皮肤距离为30～40cm。

3. 顺时针旋转时间按钮，设定治疗时间：0～60分钟；"黄色"工作指示灯亮起，仪器开始工作。

4. 时间按钮红点停在"OFF"时，为治疗完毕；"黄色"工作指示灯关闭。

5. 移开灯罩，拔掉电源。

（五）注意事项

1. 治疗过程中不要无故切断电源。

2. 不要用力拉电线以免拉断线芯损坏仪器。

3. 注意烤灯与皮肤之间的距离，避免距离过近，烫伤皮肤；或距离过远，影响治疗效果。

4. 治疗结束后，告知患者注意局部保暖。

五、CPM 机

CPM 机（图 4-32）即下肢关节康复器，工作原理是由单相可逆电机提供动力，经减速箱减速，带动螺杆旋转，螺杆驱动螺母，患肢搁架与螺母相连，螺母的运动使患肢搁架发生角度变化，从而带动患肢做被动运动。患肢搁架的运行速度和活动角度由单片机控制系统进行控制。

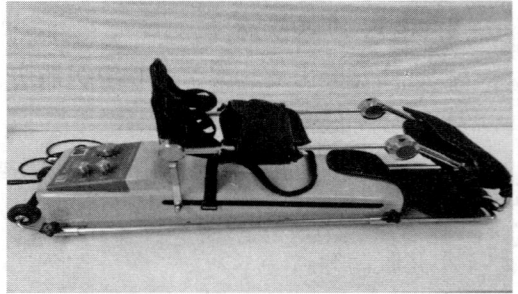

图 4-32　CPM 机

（一）作用原理

CPM 机通过带动患者患肢持续被动的伸、屈运动，使关节内压力呈周期性正弦曲线变化，从而加快关节内出血及其他炎性介质等关节内积液的清除，促使关节滑液扩散，改善关节营养，刺激软骨细胞分化增生，并转换为关节软骨，防止关节组织纤维化。

（二）适应证

1. 下肢骨折。

2. 关节囊切除、关节松解术及关节成形术后。

3. 下肢髋关节和膝关节置换术后。

4. 关节软骨大面积缺损，身体游离骨膜或软骨膜移植修复术后。

5.急性化脓性关节炎，行关节切开、引流术后。

6.肌腱损伤修复和肌腱重建固定术后。

7.关节镜检查和治疗术后。

8.脑血管意外后遗症及截瘫患者的康复。

（三）禁忌证

1.未得到有效控制的、严重的术后感染。

2.不稳定性骨折。

（四）使用方法

1.根据患者的身高、体形，分别调节小腿支架和大腿支架的长度，即从足跟（脚尖朝正上）到膝关节的长度和膝关节到大腿的长度，松开底部拉杆调节旋钮，调整底部拉杆的伸出长度使患肢搁架成0°，患者肢体与搁架的每段长度基本一致，调好后分别将各调节旋钮旋紧。

2.将患肢置于CPM机上，足跟踩实，并尽量让患者的膝关节与机器的膝关节转动部重合，分别固定脚、小腿、大腿的绷带，根据情况调节松紧度。

3.连接电源，按开关，按压"时间设置"键，调节使用的时间。

（1）进入正常工作状态后，"时间设置"键将不起作用，必须关机后重新开机设置后才能进入定时设置状态。

（2）当定时时间到0时，液晶屏闪烁显示"TIME IS OVER"，此时所有按键均不起作用，必须关机后重新开机才能进行各项设置。

①起始角度设置：开机时自动设置为0°（显示000→），若需改变，则可按压"起始角度"键，每按1次，起始角度增加5°，最大角度=终止角度−5°，最小为0°。

②终止角度设置：开机时自动设置为60°（显示→060），若需改变，则可按压"终止角度"键，每按1次，终止角度增加5°，最大为120°，最小角度=起始角度+5°。

4.工作方式设置：开机时自动设置为"常规"方式，若需改变，则可按压"方式选择"键，工作方式按"常规→+1°/5分钟→+1°/15分钟→+1°/30分钟"的循环顺序变化。

①常规：按设定的角度连续运行。

②+1°/5分钟：终止角度每5分钟自动增加1°。

③+1°/15分钟：终止角度每15分钟自动增加1°。

④+1°/30分钟：终止角度每30分钟自动增加1°。

5.进行速度调节：调节"速度调节"旋钮即可控制机器运行的速度。顺时针方向调节，运行速度加快；逆时针方向调节，运行速度减慢。速度调节应以患者能够承受为限，一般术后早期以低速为宜，视病情好转再逐渐提高。

6.力矩调节：力矩调节用于控制患肢对机器所加的阻力，阻力过大，机器将自动反转，避免强制运行可能给患者造成的伤害，提高了患者使用的安全性。机器输出的力矩，可通过"力矩调节"旋钮来控制。

①顺时针方向调整：机器输出的力矩增大。

②逆时针方向调整：机器输出的力矩减小。

7.启动和暂停：机器的启动和暂停由"启动／停止"键控制，按一下启动，再按一下暂停，如此循环。

（五）注意事项

1.机器使用时应严格配置单项三脚插座，保证可靠接地。

2.患肢搁架应按比例调节，若大、小腿搁架调节比例严重失调，则运行时可能会引起搁架杆件刮擦机壳的情况，若发生上述情况，应立即关机，松开搁架各调节部分的固定旋钮，重新调整。

3.机器运行中途若发现异常情况，必须先按面板上的"启动／停止"键使机器暂停（或直接按电源开关关机），让患者脱离开患肢搁架，重新进行调整，待一切正常后方可将患肢置于搁架上进行被动康复锻炼。

4.机器工作过程中进行参数设置，机器将自动暂停，参数调整好后，需按"启动／停止"键重新启动。

5.由于偶然原因，机器显示混乱，关机后重新开机即可。

6.机器平时应注意保养，保持清洁，使用时小心轻放。

7.在医生指导下使用。

六、空气波压力治疗仪（肢体循环泵）

DL-2002B（Modern）空气波压力治疗仪（图4-33）采用四阶空气波动能提供从脚尖到大腿（手指到躯干）顺序的加压按摩，按摩速率与电流速率相似，通过对四肢施压周期变化的压力，可以有效促进患者四肢静脉血液、淋巴回流，促进肢体运动功能康复。

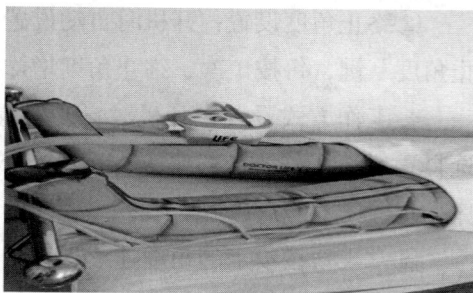

图4-33 空气波压力治疗仪

（一）作用原理

四气室下肢空气压力套筒通过气压方式以从脚尖到大腿顺序压迫下肢，可以有效促进下肢静脉血液、淋巴回流，促进下肢运动功能康复。同时也可以通过专业四气室上肢空气压力套筒以从手末端至躯干中心顺序压迫和松弛，从而深度按摩肌肉组织，促进上肢静脉血液、淋巴回流，促进上肢运动功能康复。

（二）适应证

1. 四肢骨折术后。

2. 人工关节置换术后。

3. 筋膜室高压综合征。

4. 淋巴水肿。

5. 血管手术后。

6. 静脉瓣膜功能不全。

7. 脑瘫及长期卧床患者。

8. 糖尿病引发的末梢神经炎。

（三）禁忌证

1. 急性炎症性皮肤病。

2. 心功能不全。

3. 丹毒。

4. 深部血栓性静脉炎。

5. 水肿。

6. 近期下肢深静脉血栓形成。

7. 不稳定性高血压。

8. 心脏手术（更换心瓣膜、放支架、安装起搏器）。

（四）使用方法

1. 将空气波压力治疗仪放稳在床面上，接通电源线。

2. 将气管插头与主机的气管插座连接好。

3. 戴好所需的空气压力套筒：

（1）把拉链拉到最上面并扣好。

（2）打开和关闭拉链时，应首先除去空气并注意不要夹住长筒袜、裤子等。

4. 使用单只下肢套筒或上肢套筒：

（1）将单组气管插头插在主机气管插座上，戴好所需套筒。

（2）只使用一个部位时，把套筒上空气口朝外。

5. 使用双肢套筒：

（1）将双组气管插头插在主机气管插座上，戴好所需套筒。

（2）将双组气管的各单条气管按顺序分别插在套筒的空气注入口上。

6. 开电源开关。

7. 旋转压力调节钮，调节所需压力大小。

8. 定时间，如按照脚→小腿→膝盖→大腿顺序以 3.5 ～ 4 秒间隙反复施加压力和释放压力。

（五）注意事项

1. 不能在裸露肢体上使用，使用中拉链有可能下滑。

2. 穿裤子时，先取出裤子口袋里的东西，否则，身体会因压力受到伤害或套筒被损坏。

3. 戴套筒时，摘掉手表、戒指、手链等，以防损害身体或损坏套筒。

4. 使用中若身体有异常，应立即终止使用。

5. 突然停电，应把空气管从套筒上分离，并排除空气。

6. 治疗部位内置有人工材料（如人工关节、金属等）的患者，应在医生指导下使用。

七、拐杖

拐杖（图 4-34）是根据机械力学原理，支撑人体部分躯干或肢体，主要是减轻患者下肢的负重，或辅助各种原因引起的下肢不能负重行走的患者站立或步行的一种辅助工具。

（一）作用原理

医用拐杖由支撑架、支撑脚、脚套、护肩、把手等部分组成。行走时充当人的"第三条腿"，以保持平衡、支持体重、增强肌力为主要目的。

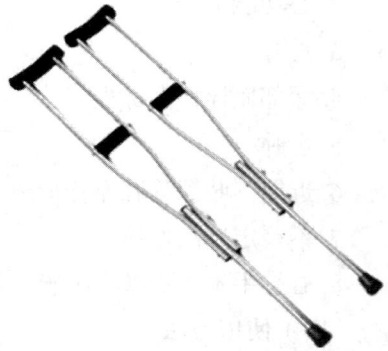

图 4-34　双拐杖实物图

（二）适应证

任何需要辅助力量才能站立或行走的患者，如肌肉萎缩、下肢骨折或关节疾病、截肢后假肢训练等。

（三）禁忌证

1. 脊柱不稳定、下肢骨折未愈合或关节损伤处不稳定。

2. 易发生体位性低血压者慎用。

3. 认知障碍和不能配合治疗的患者。

（四）使用方法

1. 单拐使用法

（1）根据患者的身高选择合适的拐杖。

（2）将单拐放置在健侧腋下，促进患肢负重练习。

（3）嘱患者双肩放松，身体挺直站立，腋窝与拐杖顶垫间相距 2 ~ 3cm，拐杖底端应侧离足跟 12 ~ 20cm。

2. 双拐使用法（图 4-35）

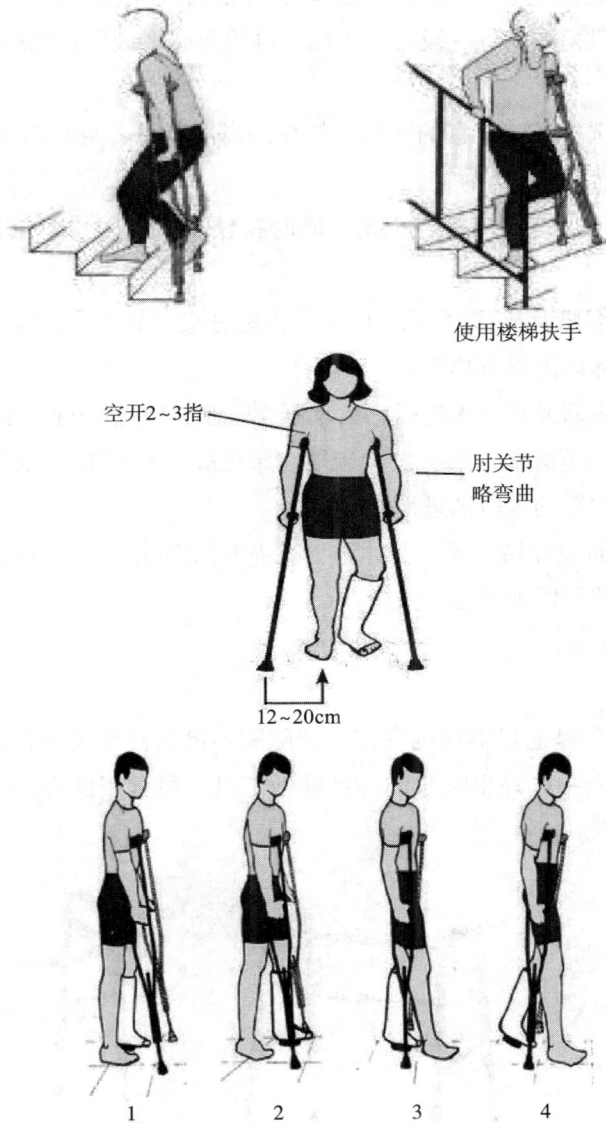

使用楼梯扶手

空开2~3指

肘关节略弯曲

12~20cm

1　2　3　4

图 4-35　双拐杖使用图

（1）患者先站好姿势，使双足与双拐头呈等腰三角形。先迈患肢，足尖不可超过双拐头连线；站稳后，双手用力撑拐的同时健肢向前迈移；站稳后再抬患肢，同时提拐向前移动同等距离，足与拐头同时落地，足尖仍然落于双拐以内，如此反复逐步前移。

（2）根据患者自身情况，选择合适的步行方法，指导患者练习。

①两步走法：腋杖和对侧腿同时迈出，两侧交替前行。

②三步走法：双拐落地后再抬患肢，最后迈健肢。

③四步走法：撑一侧腋杖迈对侧腿，再撑对侧腋杖迈另一侧腿，这种步行方式接

近自然步行，稳定性好。

（3）上楼梯法：健肢先迈上台阶，再撑双拐，最后抬患肢。

（4）下楼梯法：双拐先在下一级台阶放稳，再抬患肢，最后迈健肢。

（五）注意事项

1.根据患者情况选择高度适宜的拐杖，拐杖的高度以患者身高减去40cm；手把的高度应调整至双肘自然屈曲30°为宜。

2.注意预防腋窝的压疮和腋神经损伤，同时拐杖顶端应用软垫包裹，以减少拐杖对腋窝的直接压力。

3.使用中不可仅靠腋窝支撑身体，患者应手握拐杖中部把手，以上肢臂力支撑于腋下拐顶端，支撑身体以便承重移动。

4.患者的手臂、肩部或背部无伤痛，活动不受限制，以免影响手臂的支撑力。

5.扶拐下地时间应遵医嘱，第一次下床须在床边静坐5～10分钟，无异常感觉后方可下床活动，行走的活动量应渐进性增加。

6.注意安全，地面应保持干燥、无水迹、无油腻以防止滑倒跌伤；扶拐下地行走必须有陪护者陪伴保护，以确保患者安全。

八、助行器

助行器（图4-36）是通过器械的支撑，让腿脚不灵活甚至失去行走能力的患者能够自理，能够和正常人一样外出散步的一种辅助工具。最常用的有两轮助行器和四轮助行器。

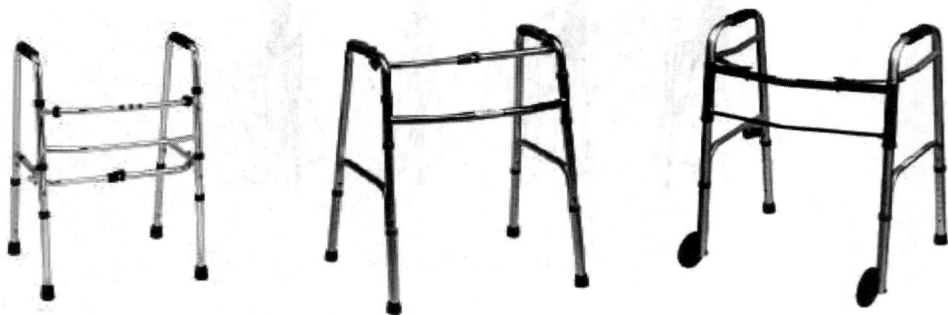

图4-36　助行器实物图

（一）作用原理

助行器由轮子、手柄和支脚等组成。患者能通过助行器，用部分或全部手臂力量支撑身体重量，从而可以站立或行走，以保持身体平衡，增加患者自我照顾及活动能力，是维护患者安全的护理措施之一。

（二）适应证

1. 下肢功能障碍而不能用手杖、拐杖者。

2. 偏瘫、截瘫、截肢后或其他下肢肌力减弱不能支承体重的患者。

3. 中枢性失调的下肢无力、下肢痉挛前伸不佳、重心移动不能平衡的患者。

4. 经常使用手杖、腋杖者。

（三）禁忌证

1. 四肢衰弱、不协调或均受累而不能通过腕、手负重的患者。

2. 意识不清、平衡能力差或无陪护者。

3. 无法有效正常操作助行器的患者。

（四）使用方法（图4-37）

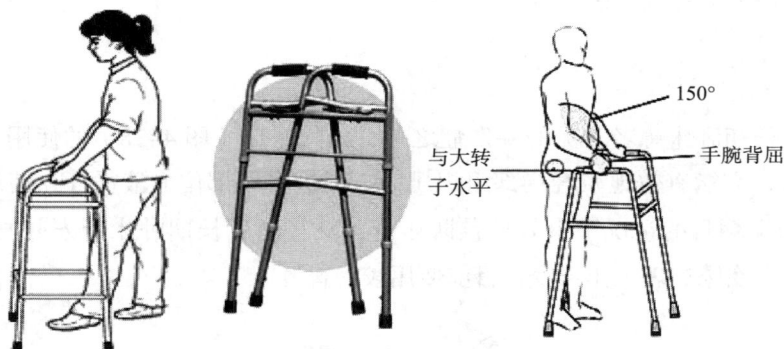

图4-37　助行器使用示意图

1. 向患者及家属解释使用助行器的目的和注意事项。

2. 将助行器置于患者面前，协助患者站立在助行器的框中，左右两边包围。

3. 患者直立，双手握住助行器把手，以肘关节屈曲15°～30°为宜。

4. 患者抬头挺胸，双手持扶手向前移动助行器约一步距离。

5. 患肢抬高后迈出半步，约落于助行器横向的中线偏后方，稳定后移动健肢向前一步，可适当落于患肢前方。

6. 依据患者自身情况，选择合适的步行方法，指导患者练习。

（1）三步走法：先将助行器前移，再抬患肢，最后迈健肢。

（2）四步走法：将助行器前移后抬患肢；再将助行器前移，最后健肢跟上。

7. 重复这些步骤，向前行走。

（五）注意事项

1. 使用助行器前，应检查助行器4个脚是否同样高，能否放平稳，橡皮垫、螺丝有无损坏或松动，确保患者安全，预防跌倒。

2. 患者应穿长度适宜的裤子及防滑的鞋子，不宜穿拖鞋。

3. 患者下床前应双腿下垂，在床边端坐 15 ～ 30 分钟（可根据患者情况适当延长时间）后方可下床行走，以免发生直立性低血压导致跌倒。

4. 坐下和起身时不要倚靠在助行器上，否则容易使助行器翻倒。

5. 行走时助行器不可放太靠前，以免摔倒；眼睛应平视前方，注意抬头挺胸收腹，步伐不宜太大，以达到助行器的一半为宜。

6. 避免在湿滑、不平整的路面上行走，上下坡时要灵活运用车闸以确保患者安全。如果不可避免请放慢步伐。

7. 保持地面清洁通畅，如地面上有地毯、电线等易致绊倒摔跤的物品，应避开行走。

8. 行走的活动量应循序渐进地增加。

9. 助行器不适合上下楼梯时使用。

九、气垫床

压疮是长期卧床患者常见的并发症之一，而气垫床（图 4-38）的使用是预防压疮的有效方法，它能有效地减轻局部组织压力，促进受压部位血液循环，使患者在减少翻身次数和不翻身的情况下有效地预防压疮；减轻患者长期卧床带来并发症的痛苦，并大大降低了临床护理工作强度，目前使用较为普遍。

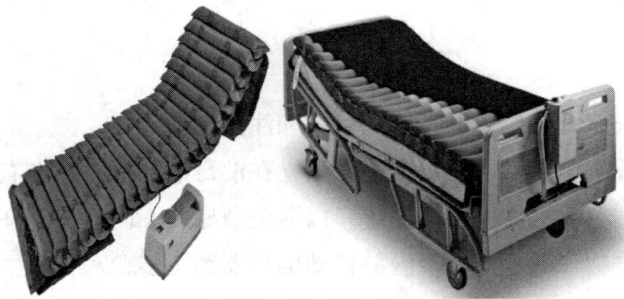

图 4-38　波浪式气垫床

（一）作用原理

气垫床是根据人体力学原理，使人体压力分散在较大面积上，有效地降低患者卧床时严重受压部位的平均压力，从而减轻局部组织压力，改善局部血液循环，有效预防压疮的发生。

1. 分散压力

压疮的发生取决于压力的大小和受压时间的长短。皮肤组织长时间受压，致使毛细血管灌流受阻，引起组织缺血、缺氧，组织在 9.3kPa 的压力下持续 2 小时将出现不可逆的损伤，导致压疮发生。使用气垫床使体压分散，降低局部压力，使毛细血管灌流得以维持，起到保护皮肤的作用，防止褥疮的发生。

2. 保持皮肤干燥

气垫床表面的微孔能持续不断喷出空气，有散热降温的作用，同时空气的流动对局部干燥、减轻汗液浸渍皮肤有着重要的作用，预防了局部皮肤的浸润损伤。

3. 局部按摩

气垫床交替充气可减轻各部位皮肤承受的压力，起到了按摩的作用。

（二）**适应证**

1. 大面积烧伤的患者。

2. 无自主翻身能力的危重或瘫痪患者。

3. 伴有骨折或多发伤等不宜活动者。

4. 长期卧床的恶病质或昏迷患者。

5. 脊髓损伤、臀区手术、老年患者或其他术后需要卧床不宜搬动者。

6. 压疮患者。

（三）**禁忌证**

1. 烧伤创面渗出多，感染重，脓性分泌物多。

2. 实施暴露疗法，需要保持全身创面干燥。

（四）**使用方法**

1. 检查气垫床和连接管有无破损、重叠，接口和电源线是否完好，连接是否紧密，充电装置是否可正常使用。

2. 将气垫床放置在床垫上，前翼和后翼翻叠在床两头下面，起固定作用，患者的脚应朝气垫床的连接气管端，带有冲气囊或印有"上面"字样的一面向上放置，气垫床上再铺一棉褥。

3. 将气垫床的进气口和气泵的出气口之间用专用导管连接，检查通气管道有无打折、扭曲，将气泵置于干燥、清洁、稳固、牢靠的位置，防止摔坏。

4. 检查连接管是否出现扭结，将气泵接通电源，打开电源开关，这时电源开关上的绿色指示灯亮，提示气泵开始工作。然后调节气量，一般情况下先将充气量调至最高，20～30分钟后气垫床充满气体，气垫床充满后检查有无漏气，再适当将气量调小。气垫床即开始正常工作。

5. 调节气垫床的软硬程度，调节器旋转上的白点向左，气垫床充气减少而变软；白点向右，气垫床充气增多而变硬。

6. 调好气垫床后再次核对姓名，将呼叫器放置于患者可及之处，告知患者如有不适，及时通知护士，整理好床单位后方可离开。

（五）**注意事项**

1. 铺气垫床时将印有"上面"或装有冲气囊的一面向上放置，因这一面上有喷气孔，对预防压疮起关键作用。

2.将进气孔放在患者的脚端，以免开机后气流噪声影响患者休息；另外，进气口处的连接管在大单内呈弧形弯曲，否则会影响空气流通。

3.气垫床上可铺设床单，但不可铺透气性差的物品，如橡胶中单、塑料布等，以免影响使用效果。

4.气垫床在患者使用时不断喷出空气，气泵要不断给它补充空气，所以气垫床在患者使用时不应切断电源。

5.使用气垫床的过程中，不要完全依赖气垫床而放松了基础护理，长时间不改变体位或局部组织受压，仍会使局部皮肤血流受阻和缺氧。

十、心电监护仪

多参数心电监护仪（图4-39）可以监护成人、儿童与新生儿的心电图（ECG）、无创血压（NIBP）、血氧饱和度（SpO_2）、呼吸（RESP）和体温（TEMP），并具有记忆和报警功能。可直观地将需要检测和监控的数据与波形显示到显示器上，供医护人员对患者病情进行判定和治疗，减少或缓解并发症的发生。

（一）作用原理

系统通过信号检测与预处理模块将生物医学信号转换成电信号，并进行干扰抑制、信号滤波和放大等预处理。然后，通过数据提取与处理模块进行采样、量化，并对各参数进行计算分析，将结果与设定阈值比较，进行监督报警，把结果数据实时存储到RAM（随机存储器），并实时传送至PC机（能独立运行、完成特定功能的个人计算机）上，在PC机上可实时显示各参数值。

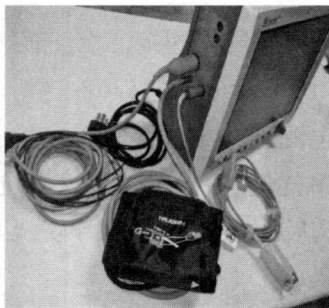
（1）

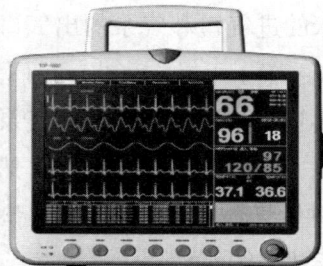
（2）

图4-39　心电监护仪实物图
（1）侧面观；（2）正面观

（二）使用方法

1.核对患者身份，向患者解释操作目的。

2. 协助患者取舒适体位。

3. 连接心电监护仪电源并打开主机开关。

4. 无创血压监测：

（1）选择合适的部位，将血压袖带缠绕于肘上 1cm 处，并将动脉标记对准肱动脉。

（2）按测量键（NIBP-START）。

（3）设定测量间隔时间。

5. 心电监测：

（1）暴露胸部，正确定位，清洁皮肤，将电极片按要求分别置于胸部右上方（白 RA）、胸部左上方（黑 LA）、左肋弓下缘（红 LL）、右肋弓下缘（绿 RL）、心前区（棕）。

（2）连接心电导联线。

（3）在心电监护仪上输入患者的床号、姓名、监测时间等。

（4）选择 P、QRS、T 波显示较清晰的导联。

6. 监测血氧饱和度：将血氧饱和度传感器放置于指端，红灯与甲床相对应。

7. 依据需要调节各种报警参数。

8. 返至主屏，监测异常心电图并记录。

9. 监护完毕，关闭心电监护仪开关和电源。

（三）注意事项

1. 当心电图出现干扰波时，应检查导联线与心电监护仪或患者是否接触不良，或没有地线。

2. 监护过程中勿使传感器的传输导线受压、折叠，或过分牵拉。

3. 血氧饱和度传感器每 1～2 小时更换手指 1 次。

4. 定时对心电监护仪及传感器探头进行清洁、消毒。

5. 监护完毕后，应用酒精擦拭各导联线及触摸屏等。

6. 日常应注意对机器进行检查和保养，使其处于备用状态。

十一、微量泵

CP-2200 型医用注射泵即微量泵（图 4-40），是一种给药量非常准确、微量且给药速度缓慢或长时间流速均匀的仪器。

（一）作用原理

由微型计算机控制步进电机带动注射器推杆匀速直线运动，实现匀速推动注射器给药。

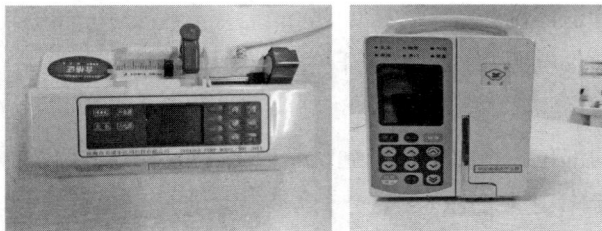

图 4-40 微量泵

（二）适应证

适用于各种需要微量精确输注药物的患者。

（三）使用方法

1. 将装好药液（按医嘱）的注射器装入卡槽内，旋转压紧杆压紧注射器。

2. 连接电源，轻按电源开关键，确认外电源指示灯亮。

3. 按液晶显示屏提示依次设定注射参数：

（1）按"型号"选择键，选择同种规格不同品牌的注射器。

（2）按"注射量"设定键，然后按上下双箭头键，输入数字。按"注射速度"设定键，选择速度模式，然后按上下双箭头键，输入数字。

4. 按住"快注"键，观察注射器活塞尾部与注射器推手是否紧密接触，注射器和延长管内无气泡，然后给患者穿刺。

5. 按"启动 / 停止"键，注射泵开始运行，运行指示灯循环闪烁。

6. 在运行状态下，按"注射累计"键，查看注射累计时间。

7. 在运行状态下，先按"快注"键不放，然后按"注射速度"键，注射泵以快注速度运行。

8. 在运行状态下，先按"清除"键不放，然后按"注射速度"键，对应光标变黑，然后按上下双箭头键，输入数字，再先按"清除"键不放，然后按"注射速度"键，此时注射泵按所需修改。

（四）注意事项

1. 正确设定注射剂量：注射速度和注射量要根据患者病情及药液的不同，严格按医嘱要求设定，错误的剂量可对患者造成危害。

2. 注射器的使用：所使用的注射器应符合国标《GB15810-2001 一次性使用无菌注射器》的要求，并具有医疗器械产品注册证。更换不同厂家的注射器时，应严格按标定程序要求标定后，方可投入使用。

3. 使用注射泵时，尽量将设备放置于水平桌面上，要做到可靠固定后再使用，避免因牵拉输液管路使注射泵滑落，给患者带来危险。注射泵运行时其位置应在患者心脏水平面上下 1m 的范围内，勿在垂直方向使用。

4.注射器校正设置具有记忆功能，当使用同一品牌和型号的注射器时，不需要再做注射器校正。

5.清洗：要经常擦拭注射泵表面，保持注射泵的清洁，以免药液对注射泵的腐蚀。使用湿润干净的纱布或酒精棉对注射泵进行清洗，注意不要使液体流入注射泵内部。在注射过程中，滴在注射泵上的药液要及时擦净，以免药液注入注射泵内，影响注射泵的正常工作。

第五章　平乐正骨护理管理

第一节　质量管理

护理质量管理是指按照护理质量形成过程和规律，对构成护理质量的各个要素进行计划、组织、协调和控制，保证护理服务达到规定的标准并满足服务对象需要的活动过程。通过确立护理质量标准，协调资源，用现代科学管理方法，以最佳的技术，最低的成本和时间，提供最优良的护理服务。

依据国家相关政策法规，在行业规范和标准要求下，以患者为中心，以安全为目标，通过护理管理者规划、组织、领导、控制，使人力、财力、物力和时间资源经济有效利用，并在护理实践中不断探索和创新，完善护理质量管理体系，提高护理质量和工作效率。

护理质量是医院质量的重要组成部分，护理质量管理是通过建立质量管理体系，完善制度，制定质量标准和评价细则，进行过程管理和结果管理，做好护理安全和风险管控。平乐正骨护理质量管理理念：持续质量改进；管理目标：人员和环境安全；管理要素：人、机、物、法、环；常用的管理工具：检查表、排列图、散布图、因果图、分层法、直方图、控制图等；管理分析方法：戴明环（PDCA）、头脑风暴法、根本原因分析法（RCA）、失效模式与效果分析（FMEA）、重大事件稽查（SEA）、危害分析法（HAV）、追踪法等。

平乐正骨护理质量管理体系在医院全面质量管理体系下，依据国家、省级评审验收和行业标准要求，在医院发展和品牌提升过程中不断完善，逐步形成一院两地五址集体化管控模式。护理质量管理规范和标准内容涵盖:《JCI 医院评审标准》《中医医院中医护理工作指南》《等级医院评审标准》《大型医院巡查标准》《优质护理服务评价细则》《河南省中医医院双核心指标评价标准》《CARF 医学康复质量管理标准》《中国护理事业发展纲要》及国家临床重点专科建设要求等。

护理质量安全评价标准由护理质量管理委员会审定，在护理部组织下进行三级质控，通过月质控和夜间质控方式进行。护理质控的内容、方法、流程和实施细则每年修订完善 1 次。月质控实行护理缺陷定额管理，重点为发现缺陷，限期整改；夜间质控是加强夜间护理过程质量监管，组织协调处理突发应急事件，实现无缝隙患者安全管理。

一、护理质量管理委员会

1. 组织结构

组长：主管护理院长。

成员：护理部主任、护理部副主任、护理专家组成员及质量管理部、感染控制科、医学工程部、物业中心等部门主任。

2. 职责

（1）制定完善的护理制度、工作标准、护理技术操作规程等护理规范，并监督落实情况。

（2）每季度召开1次会议，讨论内容包括：

①制订、调整护理工作的发展思路、计划，并对计划的实施进行定期考核和评价。

②组织讨论阶段性护理质量、服务等方面存在的问题，提出改进意见，持续改进护理质量。

③对护理不良事件、安全隐患、造成伤害的事件进行根本原因分析，找出问题根源，加强防范，避免类似事件发生，确保护理质量安全。

④补充、修订、完善护理制度及标准。

（3）遇到紧急情况、突发事件，及时召开会议，提出紧急应对措施。

（4）向医院质量管理委员会汇报护理质量改进项目及存在的问题，并提出改进方案。

（5）每年召开护士大会，向院领导、护理人员通报护理工作情况。

（6）护理质量考核小组每月进行护理质量的日常检查、考核，参加会议，讨论存在的问题与改进措施。

（7）每季度召开1次会议，委员会成员对上季度护理质量管理运行情况进行审核和评价，确定阶段护理质量改进重点，并提出意见和建议。会后形成会议纪要和护理质量分析报告。

二、三级护理质量控制

（一）一级质控

1. 成员

护士长和质控护士。

2. 职责

（1）依据护理部的月工作计划结合科室情况，确定护理单元月质控重点。做到月有计划，周有重点，日有侧重。

（2）落实科室环节护理质量控制及医院感染控制，翔实记录缺陷。

（3）每月护士长根据缺陷等级，及时组织讨论和反馈整改，并按要求上报。

（二）二级质控

1. 人员组成

组长：副主任护师护士长。

成员：科护士长。

2. 职责

（1）在护理部指导下开展工作，熟悉质量标准及考核评价细则。

（2）根据护理部月工作计划中护理质控重点，组长负责组织、实施，并参与科办公会，依据本月质控情况，讨论制订下月护理工作重点，并将质控情况在护士长例会上反馈。

（3）翔实记录，汇总缺陷情况。

（4）依据缺陷等级，按要求及时上报。

（三）三级质控

1. 人员

组长：护理部主任或副主任。

成员：科护士长或护理部工作人员。

2. 职责

（1）在主管院长和护理质量管理委员会领导下，实行三级护理管理。

（2）按年度护理质量工作计划，统筹安排月质控工作重点，并督促计划和措施落实。

（3）定期巡查，翔实记录，对临床护理缺陷或安全隐患及时上报，并组织分析讨论，落实整改。

第二节　安全管理

护理管理的宗旨是患者安全，护理安全管理是管理者对医院内人、财、物、信息、时间和空间等资源的有效管理，最大限度保证患者身心安全。医院以患者为中心，围绕国际患者安全目标，建立护理安全管理组织架构、树立护理安全文化理念、完善护理安全管理制度与流程、落实护理安全措施、营造护理安全文化氛围。

护理安全包括用药安全、治疗安全、环境设施安全等。通过多部门协作完善安全用药管理制度、规范和流程，严格落实身份识别和查对制度，对高危药品和外观作用用途相似的药品要标识清晰，加强管理，定位放置，严格执行双人核对制度，确保用药安全。加强高风险操作和高风险环节的管理，如各种用药、侵入性操作、输血等操作前，正确识别患者身份，同时执行双人核对。鼓励不良事件上报，对用药不良事件进行收集分析，逐步引入信息化手段，通过条码识别，确保用药和治疗安全。识别高风险患者和特殊人群，并给予重点关注，对患者和家属的教育需求进行评估，针对性地采取防护措施并做好安全教育，减少或避免风险和意外的发生。

全院联动为患者提供安全的环境和设施，重点是消防安全和无障碍服务设施的改造和配备。定期进行环境风险评估，降低空气及环境造成的感染风险。设施设备定点放置、定人负责、定期检查、随时补充，设备仪器维护保养制度化，设备仪器操作培训专业化、多样化等。

围绕患者安全修订完善部门服务计划，内容包括：部门目标、服务范围、人员配备、员工资格、与其他部门的交流和合作、部门质量持续改进计划等。依据服务对象和服务范围完善护理人员岗位职责及服务规范。加强突发应急事件评估和流程优化，定期做好灾害脆弱性分析（HAV），根据分析结果结合医院服务范围，分类制订和完善应急预案和操作流程，包括自然灾害、突发公共卫生事件、院内设施设备及信息系统故障、患者出现紧急及危险情况等。

关注患者和员工安全，创造安全的工作环境，加强员工培训，依据不同岗位、不同级别进行知识、技能培训和考核评价；加强重点岗位、特殊及高风险岗位的持续性岗位胜任力和特殊技能的培训和考核；普及性进行心肺复苏培训。同时做好护理人力资源管理，护理人力资源管理在于如何依据医院发展战略和患者需求，聘用优秀的护理人员，按组织管理框架合理配备护理人员，制订护士培养计划，不断提高护理人员的综合素质和专业能力。持续加强岗位胜任力的培训和考核，建立完善动态调配和激励机制，使管理效能最大化。

做好护士分级培训管理，全院护理人员实行分级管理，依据护士工作年限、职称、学历和工作能力等对获得执业证的注册护士进行分级，分为 N0～N4 五级；制定护理人员分级岗位职责和晋级考核评价制度，定期组织晋级考核评价。护士分级岗位职责：①N0 级，在上级护士指导下开展护理工作，可以独立测量生命体征等。②N1 级，从事一般专科护理、健康指导，独立护理病情较轻的患者，参与重症患者的护理和病房管理，辅助临床教学等。③N2 级，可护理病情较重的患者，从事特殊专科护理、健康指导、危重病症患者抢救、参与病房管理及临床教学等。④N3 级，护理病情较重或病情复杂的患者，抢救危重患者，进行特色专科指导、临床教学，协助质量检查，参与护理科研等。⑤N4 级，护理危重、疑难病患者，从事临床专科指导、护理会诊、疑难病查房、临床教学指导、培训授课、专科护理研究等。

临床护理人员的配置依据科室床位资源和服务对象疾病分类，评估护理工作难度、岗位风险程度、工作量大小等因素，以患者安全和护理质量为目标，以结构合理、能级对应为原则，设置护理单元护士岗位数，护士岗位设置和绩效考核向临床一线护理人员倾斜；院内建立应急护士库和机动护士岗，动态调配。

建立健全的安全管理制度、重点环节的应急预案和患者的告知制度，实施督促、检查、评价和整改。将安全管理纳入三级质量管理中，加强关键环节、薄弱环节的管理，确保患者安全。严格执行各项规章制度和操作规程，人人掌握重点制度、关注重点患者、把握重点时段、培训重点员工，关注过程管理，确保对的人在对的时间做对的事情。在患者诊疗过程中加强过程管理，做到事前控制、事中监督、事后考核，确保患者安全。

第三节　服务管理

医院服务理念是"关爱、卓越、健康、和谐"，服务宗旨是"传承创新、弘扬正骨医术，关爱生命、创造健康人生"。在确保患者安全和护理质量的前提下，关注来院就诊和住院患者的就医体验，为患者和家属提供连续、可及、同质的护理服务。医院多部门通过计划、协调、整合现有资源，建立适合医院发展的服务标准和流程，完善服务评价体系，为服务对象提供相同质量的医疗护理服务，满足患者合理的服务和治疗需求。

提升护理服务品质，依据国家相关政策要求，医疗机构全面推行优质服务工作，医院通过"重临床、改模式、建机制"，分批分期全面推进优质护理服务工作。加强基础护理工作，降低或避免并发症，促进患者康复，同时密切护患关系。以患者为中心改进工作模式：①采用分组式管理。②弹性排班和自主选班，动态弹性调配人员，既保证了患者临床护理的需要，又兼顾到临床一线护士的意愿，患者和护士满意度得到提高。③开展形式多样的服务活动，如创建特色护士站、评选星级护士、护理人员品质月、举办"爱院、爱岗、敬业"演讲比赛、"评选满意护士"等活动，倡导与患者交朋友，融洽护患关系，鼓励激发护理人员的服务热情和能动性，创造性地开展各种形式的优质服务。建立护患沟通交流机制，如通过护患交流本进行监督和反馈。成立临床服务中心，为患者提供陪送陪检、全程导医服务。④建立激励机制，采用360°全方位评价，调动护理人员积极性。对护士的阶段评价采用上级考核、同行评议、自我考核、下属评价等方式进行，同时结合书面报告、关键事件记录、要素评定、量表评定、多人比较、专人复审等进行综合评价。

依据JCI标准和医院国际化发展战略，开展包括患者安全、患者服务、患者权利、患者健康教育等相关的优质护理服务。成立"中德合作交流示范病区"：与德国霍瓦德医院合作，引进国外先进服务理念与流程，双方互相交流，通过示范病区提高医院服务水平，逐步达到国际服务品质。外聘国际服务咨询公司进行优质服务长期规划：聘请新加坡医疗服务咨询公司对河南省洛阳正骨医院进行医疗服务培训及服务流程改进，为医院优质服务工作进行长足的规划，如编写服务剧本和引进丰田流程等，转变全院服务理念，提升全院优质服务意识，建立高素质的服务团队，通过多部门、多形式相结合整体提升医院服务品质，以服务打造品牌。

第六章　平乐正骨护理的发展与展望

在平乐正骨220多年的传承和发展中，骨伤护理的方法和技术不断丰富，内涵和外延不断拓展，尤其在骨伤病症护理方法、骨伤功能康复锻炼规范的形成、骨伤护理技术的应用及骨伤康复专科护士人才培养等方面，形成特色和优势。随着社会的发展，骨伤疾病谱发生较大的变化，新疗法、新技术不断被引进和创新，骨伤护理的专业范围从院内向院前救治，院外康复、预防和健康促进等方面延伸；对患者的护理干预向康复、心理、营养多学科综合干预拓展；临床护理方法从经验向循证科学发展。平乐正骨护理管理、护理专科建设、护理教育、护理科研、护理人才队伍建设等方面逐步形成方向稳定、特色突出、目标明确、梯队合理的专科特色，骨伤护理学科体系逐步完善。

发展骨伤专科护理，通过对传统技术的挖掘整理，结合现代化护理技术，在骨伤护理实践中，建立骨伤病症护理和锻炼规范和标准，形成系统、完整、实用、科学的平乐正骨护理理论和指标评价体系。通过培养骨伤康复专科护理人才，使骨伤护理向骨伤康复和健康预防领域拓展和延伸。同时通过院校合作，建立骨伤专科护理人才梯队。制订人才梯队建设计划，培养临床专科护理和临床专家型人才，促进护理专科和护理学科发展。逐步形成专科护理特色化、骨伤技术规范化、护理产品实用化、患者利益最大化、人才培养专业化等。

随着卫生体制改革的不断深入和护理学科的发展，护理管理理念和护理模式转变势在必行，尤其是人力资源管理应高度重视，实现护理人力资源管理专业化，包括人力资源规划、员工的招聘和甄选、定向和培养、绩效评估、职业发展、薪酬确定等方面，应与人力资源部门合作，提高人员专业素质；完善护理支持系统，建立院内多部门支持护理工作的协调机制，应用信息化手段改进或优化护理流程，减少护理人员非专业事务性工作。

护理管理者要不断提升转换型领导力，不断探索和创新，借助计算机信息化手段，提高护理科学化管理水平。护理信息是循证医学的重要部分，支持以证据为基础的护理实践，应用移动技术实现护理实践和患者护理，提高工作效率和患者照护质量。通过护理信息化，可协助护士收集临床护理数据，辅助临床护理决策。解决护理数据组织记录；护理数据内容标准化；护理数据的检索与审查；跨部门护理文档沟通。移动技术提高了护理源数据采集能力，如床边终端、移动护理等；建立骨伤护理数据集，完善骨伤护理术语标准，逐步建立骨伤护理理论规范体系和技术规范体系，利用大数据和信息化推动护理管理变革和平乐正骨护理发展。

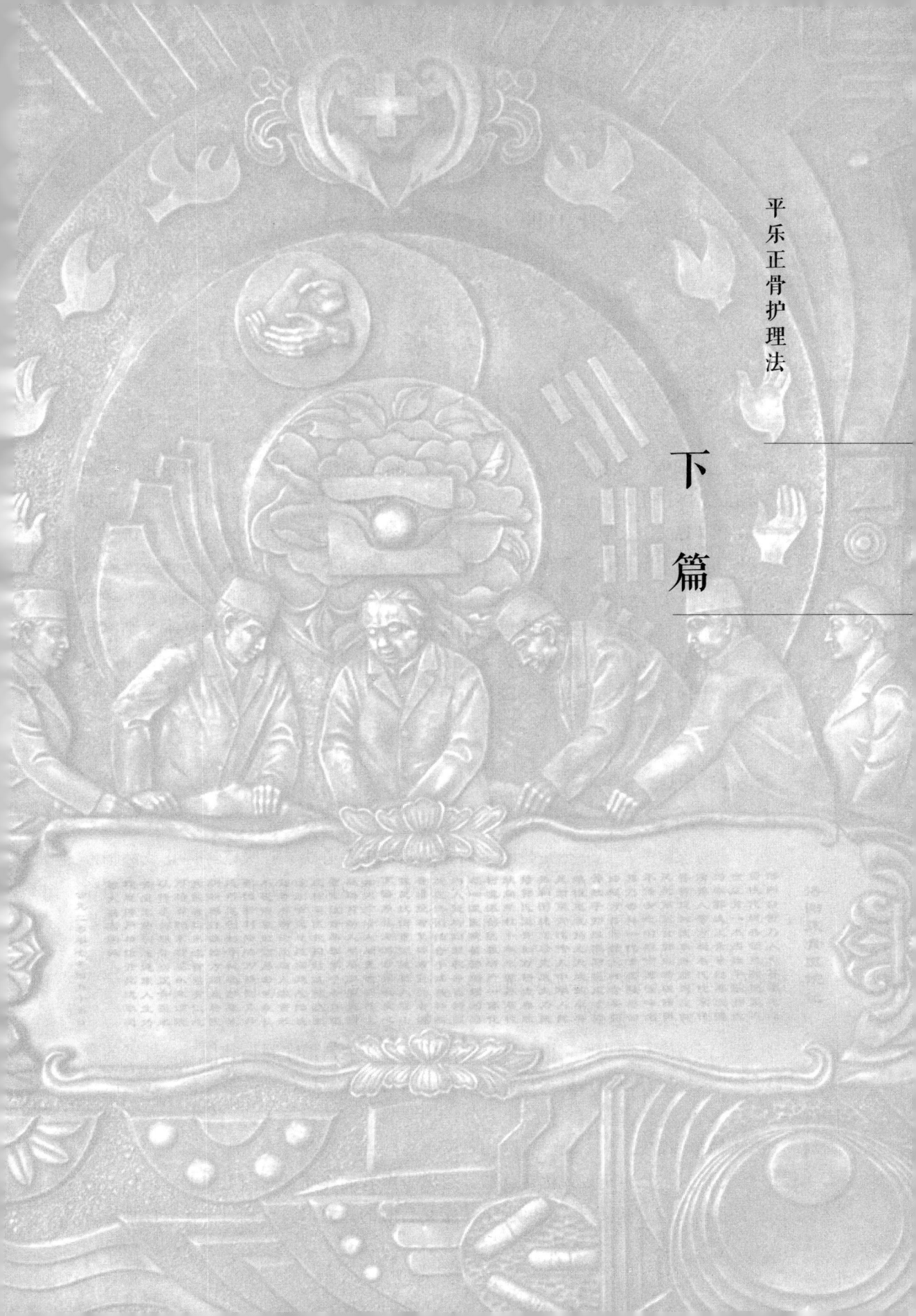

平乐正骨护理法

下

篇

第七章　骨伤一般护理

第一节　急诊救护

　　21世纪，随着科技和经济的飞速发展，人们的活动空间日益扩大，城市化进程加快，交通方式多样化，运输干线四通八达，交通事故明显增多。据统计，我国每年因交通事故导致的创伤人数近百万，死亡人数超过20万。伤后1小时内死亡者，占50%以上，死因多为颅脑损伤、高位脊髓损伤、心脏和主动脉等大血管破裂、呼吸道阻塞等；伤后2～4小时内死亡者，占30%以上，死因多为大血管或实质脏器破裂、多发伤等引起的大出血。抢救生命、止血、包扎、固定、转运是创伤急救的基本原则，现场救护技术是保障创伤救护成功的关键。因此，掌握现场救护的原则和创伤常用的救护技术，对于保证救治工作的顺利进行，防止和减少创伤并发症，降低死亡率和伤残率，具有十分重要的意义。

一、创伤急救原则

（一）抢救生命

　　创伤现场急救的首要原则是抢救生命。如发现患者心跳、呼吸已经停止或濒临停止，应立即进行胸外心脏按压和人工呼吸；昏迷患者应保持其呼吸道通畅，及时清除其口咽部异物；患者有意识障碍时可针刺其人中、百会等穴位；开放性骨折常有大量出血，一般可采用加压包扎止血，有大血管损伤及出血量较多时，可使用止血带止血，每小时松解1～2分钟，以防肢体缺血坏死，并记录止血带使用的时间和部位。

（二）伤口处理

　　开放性伤口应立即止血，清除异物，用消毒纱布或清洁布料包扎伤口。外露的骨折端切勿推入伤口，以免污染深层组织。如已将骨折端或脱位的关节复位，在送医院时向医生交代清楚。

（三）简单固定

　　现场急救时，及时正确地固定伤肢，可减少患者的疼痛及周围组织继续损伤，同时也便于患者的搬运和转送。急救时的固定是暂时的，力求简单有效，开放性骨折有骨折端外露者不宜复位，而应原位固定。急救现场可就地取材，如木棍、板条、树枝、手杖或硬纸板等都可作为固定器材，其长短以固定住骨折处上下两个关节为准。如找不到固定的硬物，也可用布带直接将伤肢固定于自身躯体。对不完全性离断肢（指）体应用夹板妥善固定，完全性离断肢（指）体应干燥冷藏保存。疑有脊柱骨折时，以三人平托法或整体滚动法将患者置于平板上，保持平卧位，防止脊柱扭曲造成截瘫。如疑有颈部骨折，固定颈部使之不能前屈、后伸、扭曲，用颈托或沙袋置于颈部两侧。

（四）止痛

严重外伤后，强烈的疼痛刺激可引起休克，必要时遵医嘱给予止痛药，如口服止痛片，也可注射止痛剂。但腹部有损伤者，在诊断不明前禁用止痛剂。有脑部损伤、胸部损伤、呼吸困难的患者，不可注射吗啡，以免抑制呼吸中枢。

（五）安全转运

经现场救护后，应将患者迅速、安全地转运到医院救治。转运途中要注意动作轻、稳，防止震动和碰撞伤肢，以减少患者的疼痛，并注意其保暖和适当的活动。

二、骨伤急救方法和技术

（一）止血

1. 加压包扎止血法（最常用）

适用于各种伤口。首先用无菌敷料覆盖压迫伤口，再用三角巾或绷带用力包扎（没有无菌敷料的情况下可用干净的衣物或纸巾等替代）。

2. 指压动脉止血法（较专业）

适用于四肢骨折大出血。方法为用手指压迫近心端的动脉，阻断血流。

（1）指压肱动脉：适用于上臂及前臂大出血。用拇指压迫上臂中段内侧阻断肱动脉血流，另一手固定手臂。

（2）指压桡、尺动脉：适用于手部大出血。用双手拇指和食指分别压迫伤侧手腕的桡动脉和尺动脉，阻断血流。因桡动脉和尺动脉在手掌部有广泛吻合枝，所以必须同时压迫。

（3）指压指（趾）动脉：适用于手指（足趾）大出血。用拇指和食指分别压迫手指（足趾）两侧的指（趾）动脉，阻断血流。

（4）指压胫前、后动脉：适用于足部出血。用双手拇指和食指分别压迫患侧胫前动脉及胫后动脉。

（5）指压股动脉：适用于下肢大出血。用双手拇指用力压迫伤肢腹股沟中点稍下方的股动脉，阻断血流。

3. 填塞止血法

适用于较大而深的伤口。用无菌纱布塞入伤口，包扎固定。

4. 止血带止血法

适用于四肢大血管损伤，且其他止血方法不能止血时。上臂骨折大出血应扎在上臂上 1/3 处，前臂或手大出血应扎在上臂下 1/3 处，下肢骨折大出血应扎在股骨中下 1/3 处。使用止血带的部位应有衬垫，防止损伤皮肤，或扎在衣服外面。松紧应以出血停止、远端摸不到脉搏为宜。充气止血带止血时的压力一般为：上肢 250～300mmHg，下肢 400～500mmHg。标记上止血带的时间，止血带应用一般不超过 5 小时，且每 1 小时松解 1～2 分钟，若肢体毁损严重考虑已不能保留，在伤口上方扎止血带后中途可不必松解，直至手术截肢。

（二）包扎

1. 绷带包扎法

根据不同的损伤部位和使用目的分为：

（1）环形法：多用于腹腔和肢体周径相同的部位。

（2）蛇形法：用于邻近两处伤口包扎的过渡或用于固定夹板和敷料。

（3）螺旋法：多用于上臂、手指、躯干及大腿等。

（4）螺旋反折法：适用于上下周径明显不等的肢体部位，如前臂、小腿处。

（5）"人"字形法：适用于肩、腹股沟处。

（6）回返法：适用于指端、头部、残端等。

（7）"8"字法：适用于屈曲的关节部位，如肘关节、膝关节。

2. 三角巾包扎法

三角巾制作方便，操作简单，面积大，能与各个部位相适应，对于不同部位包扎方法各异，在骨科急救中尤为常用。

（1）头面部包扎法：①普通头部包扎：先将三角巾底边折叠，把三角巾底边放于前额拉到脑后，相交后先打一半结，再绕至前额打结。②风帽式头部包扎：将三角巾顶角和底边中央各打一结成风帽状，顶角放于额前，底边结放在后脑勺下方，包住头部，两角往面部拉紧向外反折包绕下颌。③普通面部包扎：将三角巾顶角打一结，适当位置剪孔（眼、鼻处），打结处放于头顶处，三角巾罩于面部，剪孔处正好露出眼、鼻，三角巾左右两角拉到颈后在前面打结。

（2）普通胸部包扎：将三角巾顶角向上，贴于局部，如系左胸受伤，顶角放在右肩上，底边扯到背后在后面打结；再将左角拉到肩部与顶角打结。

（3）背部包扎：与胸部包扎相同，唯位置相反，结打于胸部。

3. 多头带包扎法

常用的多头带有胸带、腹带、"丁"字带等，用于人体不易包扎或面积过大部位。

4. 包扎注意事项

包扎时动作应轻巧快捷，包扎部位松紧适宜，牢固可靠，舒适美观。

（1）卷轴绷带包扎时，展开绷带的外侧头，绷带的背面对着患部缠绕，环形起，环形止，松紧适当，平整无褶。最后将绷带末端打结固定，结不应压在患部之上。

（2）包扎时，患者取舒适体位，注意保持肢体功能位置；伤口包扎时，不要触及伤口，包扎人员动作要迅速、谨慎，包扎平整，松紧适宜。

（3）包扎时，从远心端向近心端包扎，包扎伤口从低于伤口部位开始；包扎肢体时，除特殊情况外，应露出指（趾）端，便于观察肢体血液循环情况。

（4）绷带包扎开始、结束均应环形固定2周，以后每圈覆盖距离应一致，压力均匀，不可在伤口或骨突处反折。需抬高肢体时应给予扶托物。包扎至最后固定，用的胶布、别针或尾端撕开打结点均勿置于创面、骨突处或易受压的部位。

（三）固定

1. 前臂骨折的固定方法

把两块夹板分别置放在前臂的掌侧和背侧，夹板两端用固定带固定，屈肘90°用三角巾将前臂悬挂于胸前（图7-1）。

2. 上臂骨折的固定方法

用两块夹板分别置于上臂内外侧，夹板上下端用横带固定，屈肘90°，用三角巾将前臂悬吊，并固定于胸前（图7-2）。

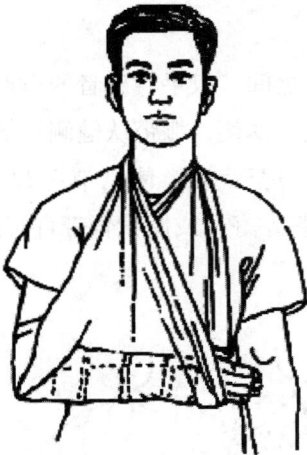

图 7-1 前臂骨折固定法

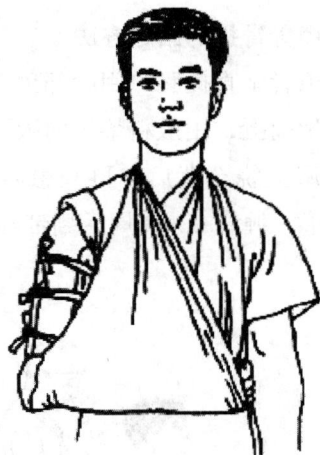

图 7-2 上臂骨折固定法

3. 小腿骨折的固定方法

有夹板时，将夹板置于小腿外侧，其长度应从大腿中段到脚跟，在膝、踝关节垫置软物，用绷带分段固定，再将双下肢并拢上下固定，并在脚部用"8"字形绷带固定，使脚掌与小腿成直角。无夹板时，可将双下肢并列对齐，在膝、踝部垫好软物后，用绷带分段将两腿固定，再用"8"字形绷带固定脚部，使脚掌与小腿成直角（图7-3）。

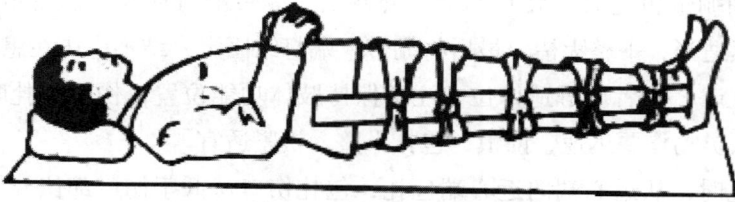

图 7-3　小腿骨折固定法

4. 大腿骨折的固定方法

将夹板置于伤肢外侧，其长度应从腋下至脚跟，双下肢并列对齐，垫好膝、踝关节后用绷带分段固定，再用"8"字形绷带固定脚部，使脚掌与小腿成直角（图 7-4）。无夹板时亦可用健肢固定法。

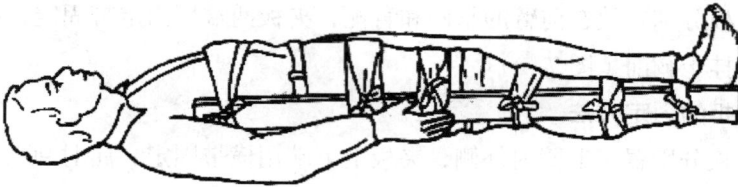

图 7-4　大腿骨折固定法

5. 锁骨骨折的固定方法

让患者坐直挺胸，用膝部顶在患者背部两肩胛骨之间，双手将患者的肩部向后拉，使胸尽量前挺，用敷料垫于两腋下前上方，骨折处放一薄垫，绷带从健侧背部经腋下、肩前、肩上绕至背后，再经患侧腋下、肩前、肩上绕至背后，使绷带在背后交叉呈"8"字形，缠绕 2～3 周后绷带两端打结，或用胶布粘贴好，或用锁骨带直接固定（图7-5）。

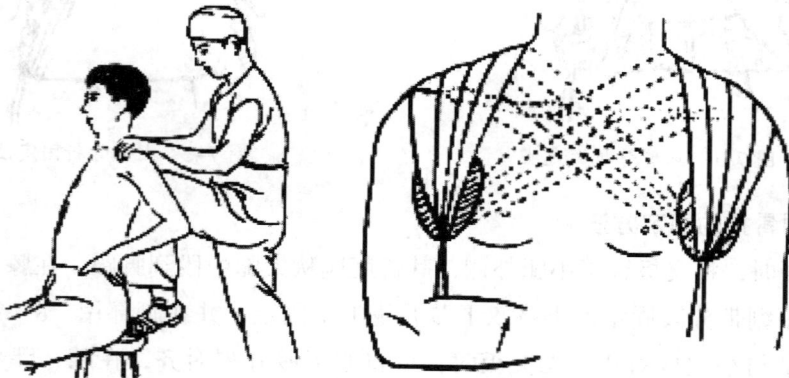

图 7-5　锁骨骨折固定法

6. 骨盆骨折的固定方法

将一条带状三角巾放于腰骶部，绕髋前至小腹部打结固定，再用另一条带状三角巾放于小腹正中，绕髋后至腰骶部打结固定（图7-6）。或用多头带、骨盆兜固定。

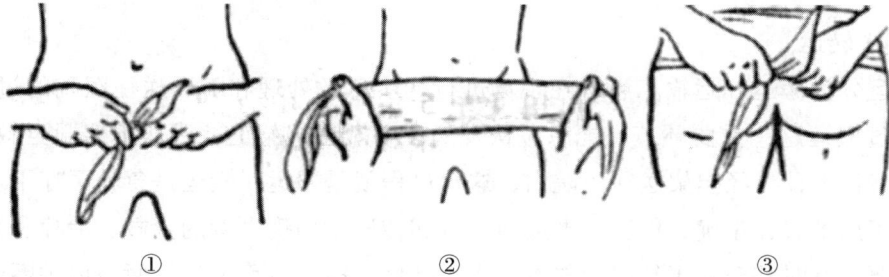

①　　　　　　　　　②　　　　　　　　　③

图 7-6　骨盆骨折固定法

7. 颈椎骨折的固定方法

颈椎骨折时，患者取仰卧位，以颈托固定，无颈托时可用沙袋置于颈部两侧固定（图7-7）。

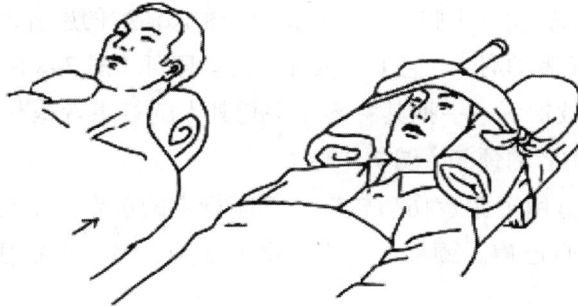

图 7-7　颈椎骨折固定法

8. 石膏固定方法

（1）用石膏固定时，患肢缠石膏棉，用40～50℃温水浸泡石膏绷带，无气泡逸出时取出并挤出多余水分，包扎时将绷带展平，轻缠在肢体上，不可过紧。托举扶持患肢时要用手掌，不能用手指。绷带应与体表服帖。两端应稍向外弯曲。干燥后注明日期。

（2）注意事项：

①石膏未干以前不得用手压迫、活动关节、搬运等，以免石膏变形、断裂。

②石膏的开窗：为了吞咽、进食、换药等方便需开窗。

③石膏的标记：在石膏的表面以标记笔标明病变部位、受伤日期、石膏包扎日期、计划拆换的时间，最好能在管型石膏上以示意图标志。

④观察患肢末梢血液循环、感觉、运动情况，评估肿胀、疼痛有无加重，注意倾听患者主诉。观察石膏松紧度、骨突部位及石膏边缘皮肤有无受压。

⑤保持石膏清洁干燥，防止石膏潮湿断裂。加强患肢功能锻炼，注意肌肉收缩及关节活动。

（四）转运

转运分为搬运和运输。患者在现场进行初步急救处理和随后送往医院的过程中，必须经过搬运这一重要环节。把患者从发病现场搬至担架上，或从担架搬至救护车、轮船、飞机上，再经担架送往医院内，这个过程就是搬运。搬运是急救医疗不可分割的重要组成部分，正确、稳妥、迅速的搬运和转送对伤病患者的抢救、治疗和预后都至关重要，有时甚至是康复成功与否的先决条件。搬运过程虽然短暂，但关系到患者途中的安全，处理不当会前功尽弃。如脑出血患者搬运不当可使出血加重形成脑疝；脊椎损伤者，随便抱扶行走，可以导致脊髓损伤，引发严重不良后果。

骨折后正确搬运患者的方法：

1. 单人搬运法

（1）背负法：多用于患者不能自行行走，救护人员只有一人时，对于神志不清的患者，可采用交叉双臂紧握手腕的背负法；对于神志清醒的患者，可采用普通背负法，患者的上肢攀附背负者的肩部，使其不要左右晃动即可（图7-8）。

（2）抱持法：救护者一手抱其背部一手托其大腿将患者抱起，若患者还有意识，可让其一手抱着救护者的颈部（图7-9）。

（3）扶持法：适用于搬运伤病较轻、不能行走的患者。扶持时救护者站在患者一侧，将其臂放在自己肩、颈部，一手拉患者手腕，另一手扶住患者腰部行走（图7-10）。

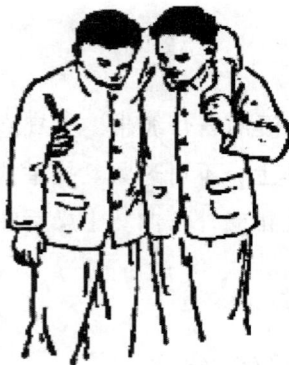 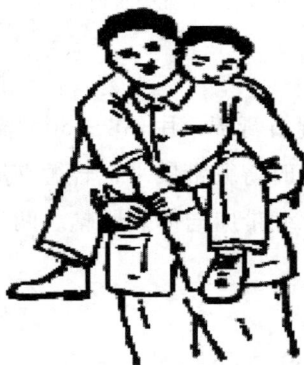 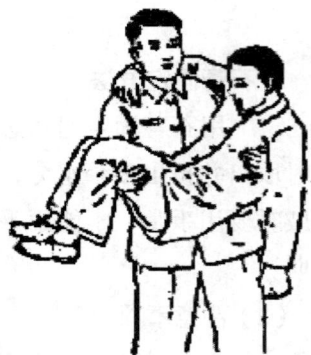

图7-8　背负法　　　　　　图7-9　抱持法　　　　　　图7-10　扶持法

2. 双人搬运法

（1）椅托法：两名救护者面对面分别站在患者两侧，各伸出一只手放于患者大腿之下并相互紧握，另一只手彼此交替搭在对方肩上，起支持患者背部的作用（图7-11）。

（2）拉车法：两名救护者，一人站在患者的头侧两手伸于患者腋下，将其抱入怀中，另一人站在患者的一侧，抱住其双腿，两人步调一致地将患者抬起运走（图7-12）。

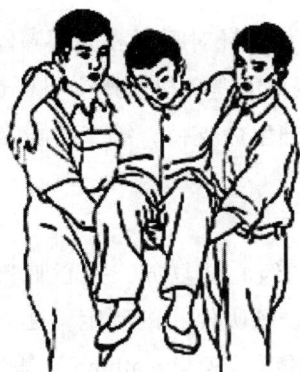

图 7-11　椅托法

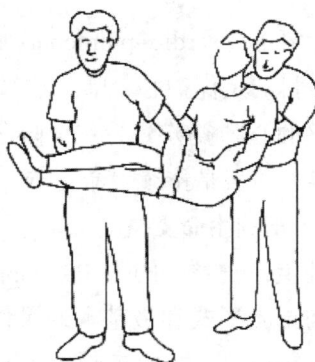

图 7-12　拉车法

3. 多人搬运法

（1）脊柱骨折时，在抢救过程中最重要的是防止脊柱弯曲和扭转，不得用软担架或徒手搬运。疑有颈椎骨折者，先用颈托固定后，再行搬运。2～3人站在患者的同侧（一般在右侧），分别平托患者的肩背部、腰臀部和膝踝部。1人固定患者头颈部防扭曲。4人同时用力，保持患者脊柱为一轴线，平稳地抬起患者，放于脊柱板或硬担架上。用多条固定带，将患者固定在脊柱板或硬担架上（图7-13）。

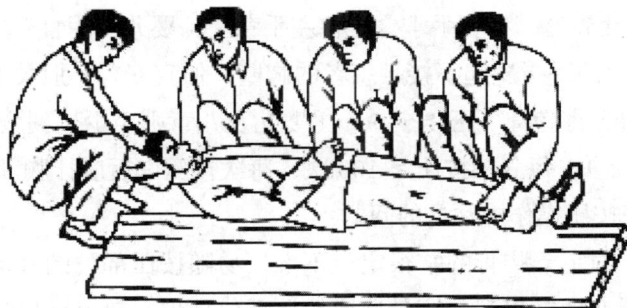

图 7-13　多人搬运法

（2）骨盆骨折患者，可用多头带固定骨盆部，用宽布（或床单、褥子）托住患者臀部，同上方法多人搬运至担架上。

4. 担架运送法

担架运送时尽量保持患者身体呈水平状态。行走时，患者的足在前，头在后；上下楼梯和救护车转运时保持担架呈水平位。患者进入救护车后，头在前，足在后；胸部创伤患者取半坐位；昏迷或有窒息危险的患者取侧卧位，或取平卧位、头偏向一侧；行驶过程中需减震。

三、心肺复苏

心肺复苏（cardio-pulmonary resuscitation，CPR）是针对呼吸和循环骤停采取的抢救措施，目的是保护心、肺、脑等重要脏器功能，尽可能避免机体遭受不可逆的损害。

完整的心肺复苏分为三个阶段：第一阶段是基础生命支持；第二阶段是高级生命支持；第三阶段是持续生命支持。

（一）基础生命支持

基础生命支持（basic life support，BLS）又称初级心肺复苏，是心脏骤停现场急救的最初抢救形式和最基本的操作技术，包括心跳、呼吸停止的判定，建立有效循环（C：circulation），畅通呼吸道（A：airway），人工呼吸（B：breathing），称为 CPR 的 CAB。

1. 判断并启动急救医疗服务体系

判断患者是否有反应，可轻拍或摇动患者，并大声呼叫，要在 10 秒以内完成，判断患者有无颈动脉搏动，时间不要超过 10 秒，一旦判定患者意识丧失，无论有无循环，应立即实施心肺复苏，并立即呼救。

2. 进行有效的心脏按压

胸外心脏按压是心肺复苏治疗中最为重要的部分。目的是通过胸外心脏按压形成胸腔内外压差，维持血液循环的动力。方法是抢救人员在患者右侧，左手掌根部置于患者胸骨中下 1/3 交界处，将右手掌叠压在左手背上（婴儿可用食、中指尖，儿童可用一只手掌根），两手的手指翘起不接触患者的胸壁，伸直双臂，肘关节不弯曲，用双肩向下压而形成压力，将胸骨下压 4～5cm（婴儿及儿童则至少达到胸部前后径的 1/3），按压和放松时间 1：1，每分钟按压≥ 100 次，每次按压以后应让胸部完全得以恢复。

（1）胸外心脏按压操作中常见的问题：

①定位不准：固定于胸骨的掌根定位不准，易随按压部位的移动出现错位，或按压放松时，手掌根亦随之提起，容易造成按压部位移位。向上错位达不到建立有效循环的效果；向下错位可使剑突受压，如果发生骨折可造成肝损伤或肝破裂；向两侧错位易发生肋骨或肋软骨骨折，引起血胸或气胸。

②姿势不正确：操作者肘关节未伸直，按压用力方向未与胸骨垂直，易导致无效

操作甚至肋骨骨折。

③用力强度不正确：最理想的按压效果是可触及颈动脉或股动脉搏动，如按压用力呈冲击式，则使得操作既无效又容易造成骨折。

④频率不正确：按压频率是指按压的速度，按压速度不均匀，时快时慢，也影响操作效果。若按压频率过快，放松压力未能完全解除，胸骨没有恢复到按压前的位置，胸廓就不能充分松弛从而影响血液回流；按压频率过慢，达不到 100 次 / 分以上，按压与放松间隔不能达到 1：1，可能影响脑及冠状动脉灌注。

（2）胸外心脏按压的并发症：

①骨折：肋骨、胸骨、脊柱骨折及连枷胸。

②脏器撕裂：如肺、肝、腹部其他脏器及心脏撕裂或破裂。

③栓塞：肺或脑脂肪栓塞。

④其他：气胸、血胸、心脏压塞等。

（3）胸外心脏按压的禁忌证：

①胸部严重挤压伤或多发肋骨骨折。

②大面积肺栓塞。

③张力性气胸。

3. 开放气道

心脏、呼吸骤停后，患者神智丧失，进入昏迷状态，常因舌后坠和呼吸道内的分泌物、呕吐物及其他异物引起呼吸道阻塞，下颌上抬，防止舌后坠，可用仰头抬颏法、托颌法、仰头抬颈法。

（1）仰头抬颏法：此法对无颈部损伤的患者解除舌后坠效果最佳。抢救人员一只手放于患者前额，用手掌将额头用力后推，使头部后仰，另一只手的食指和中指放于患者颏部，将颏上抬，抬高程度以患者唇齿未完全闭合为限。操作中勿压迫患者的下颌部软组织，以免造成气道梗阻。

（2）托颌法：抢救人员位于患者头侧，双手放于患者头部两侧的同一水平，将第 2、3、4 指放于患者下颌缘处，握紧下颌角，用力向上方抬起下颌。对于怀疑有头、颈部创伤的患者，此法更安全。

（3）仰头抬颈法：抢救人员一只手放于患者前额将头后推，另一只手放于颈后将颈部上抬。此法禁用于头、颈部外伤者。

4. 呼吸支持

开放气道后，观察患者有无气息，胸廓有无起伏，判断及评价时间不超过 10 秒。发现患者无呼吸或呼吸异常时，立即实施人工通气，可采用口对口、口对鼻、简易呼吸器或呼吸机通气等方法。

（1）口对口人工通气：解开患者衣领，先行仰头抬颏法，"仰头"之手压于患者额部保持头部后仰，拇、食指将患者鼻孔捏闭；"抬颏"之手将患者下颌向上、后方勾起，以维持呼吸道通畅；深吸一口气，双唇紧贴患者口部，封住口唇，用力吹入，使患者胸廓升起；吹气毕将口稍移开，并做下一次深呼吸，同时松开鼻孔，让患者凭其胸廓、肺部弹性自动回缩呼出气体。

（2）口对鼻人工通气：抢救者将一只手放于患者前额将头后推，另一只手将患者颏部上推，使上、下唇闭拢；先自行吸气后，用口唇包盖住患者鼻孔，以适当的力量向鼻孔内吹气，以见患者胸廓出现抬举动作为准，吹气结束后将手放开，让患者吸入的气体被动排出。此法适用于口周围外伤或张口困难等患者。

（3）判断人工通气有效的标准：

①随被动人工呼吸运动可见患者胸廓规律有效起伏。

②听到或感知患者气道有气流呼出。

③人为吹气时可感到患者呼吸道阻力规律性升高。

④患者发绀状态缓解。

5. CPR 操作中效果判定的注意事项

抢救中连续进行 5 个按压 / 通气（30∶2）周期后，可进行初步的效果判定。若无循环体征出现，重新以 30∶2 按压 / 通气比例继续操作；若恢复自主循环而无呼吸，应以 10 ～ 12 次 / 分的频率进行人工呼吸；如另一人替换进行时，应尽可能缩短操作中断时间（不超过 10 秒）；无特殊情况不得随意中断 CPR 操作。

6. 心肺复苏有效的指标

（1）扩大的瞳孔逐渐回缩，角膜湿润或出现眼球活动。

（2）自主呼吸恢复；颜面及口唇颜色转红润。

（3）可扪及大动脉搏动或收缩压在 60mmHg 以上。

（4）昏迷逐渐变浅，出现挣扎或躯体活动迹象。

7. 终止心肺复苏操作的指标

（1）患者自主呼吸及心搏已经恢复。

（2）复苏操作已达 30 分钟以上，且自主呼吸、心跳一直未能恢复。

（3）心电图示波形一直呈现直线。

（二）高级生命支持

高级生命支持（advanced cardiac life support，ACLS）为心肺复苏的第二阶段，是在 BLS 的基础上应用必要的辅助设备及特殊技术来巩固、建立和维持有效的通气和血液循环，识别及治疗心律失常，建立有效的静脉通路，改善并保持心肺功能及治疗原发病的救治过程。一般在医疗单位进行。

ACLS 包括：① BLS；②用辅助设备及特殊技术建立和维持有效的通气和血液循环；③心电监测；④建立和维持静脉通路、药物治疗；⑤电除颤。

1. 建立高级气道

气管插管术在心肺复苏治疗中被认为是"金标准"，是高级生命支持开始的标志和象征。气管插管应尽早进行，它能保持呼吸道通畅，便于清除气道分泌物，并可与简易人工呼吸器、呼吸机或麻醉机相连接以方便行机械人工通气。口咽通气道主要应用于浅昏迷而不需要气管插管的患者。对于可能存在颈部损伤或气管插管困难的患者，选择应用喉罩气道。紧急环甲膜穿刺或气管切开是在气管插管有禁忌或病情紧急而需快速开放气道时的操作。

2. 维持有效通气

（1）简易人工呼吸器正压通气：简易人工呼吸器又称加压给氧气囊，它是利用加压面罩直接给氧，使患者得到充分的氧气供应，改善组织缺氧状态。抢救人员站于患者头侧，将头部适当抬高，调节氧流量至 5～10L/min（给氧浓度为 40%～60%），一只手将面罩紧扣于患者口鼻部，另一只手有规律地挤压球囊，使球囊下陷 1/3～1/2（潮气量 400～600mL），每次挤压时间一般为 1～2 秒。此方法简便，适用于无气道梗阻者。

（2）人工机械通气与氧疗：人工机械通气是 ACLS 必不可少的措施之一，呼吸机给氧呼吸可减少呼吸道无效腔，保证足够供氧，且呼吸参数易于控制，是最有效的人工呼吸，能够保护和恢复脑功能，预防由于严重缺氧所致的不可逆的脑功能损害。心肺复苏指南推荐在 ACLS 阶段尽早吸入纯氧，高的氧分压可增加动脉血中氧的溶解度，增加输送到身体各部位的氧。

3. 药物治疗

药物治疗是心肺复苏的重要抢救手段之一，及时、准确地使用合理的急救药物对心肺复苏效果及预后有明显的影响。目前心肺复苏的最佳给药途径仍是静脉滴注。开放静脉通路，使用药物促进自主心律的恢复和维持，如肾上腺素、血管加压素、阿托品、胺碘酮、碳酸氢钠及利多卡因等。但在静脉通路还没有完全建立之前，应当通过气管迅速给药，从而实现有效快速的吸收。

（1）肾上腺素：肾上腺素是恢复心跳的首选药物。

（2）血管加压素：血管加压素用于心室颤动和无脉性室性心动过速，主要作用为增加冠状动脉灌注量及重要器官的血流量，增加心室纤颤幅度和频率及改善大脑供氧。

（3）阿托品：阿托品抗缓慢型心律失常，心肺复苏时用于缓慢的无脉性电活动、心脏停搏和复苏后的缓慢型心律失常。

（4）胺碘酮：胺碘酮是常用的抗心律失常药物之一，适用于复发性心室颤动和室性心动过速的治疗。当心肺复苏 2～3 次、除颤及给予血管加压素后，如心室颤动和无脉性室性心动过速仍持续时考虑给药。

（5）利多卡因：适用于除颤和给予肾上腺素后，仍表现为心室颤动和无脉性室性心动过速者。

（6）碳酸氢钠：目前认为在心肺复苏最初的 15 ~ 20 分钟内应慎用碳酸氢钠，在心脏骤停时间超过 15 分钟且动脉血 pH 值小于 7.2，或在心脏骤停前有明显的代谢性酸中毒和（或）高血钾及三环类或巴比妥类药物过量，或在除颤、胸外心脏按压、气管插管、机械通气和血管收缩药物治疗无效，动脉血 pH 值仍小于 7.2 时，可适量应用。

4. 电除颤

电除颤适用于心室停搏、心室颤动、心室扑动和无脉性室性心动过速。电除颤成功与否，取决于从发生心室颤动到首次电除颤的治疗时间。最理想的除颤时间应当在心脏骤停或发生心室颤动的 2 分钟内进行。在除颤仪到达之前，应当进行有效的心肺复苏，尽量不要中断胸外心脏按压。

除颤电极的位置：胸骨电极在胸骨右缘第 2、3 肋间，心尖电极在腋前线第 5 肋处。除颤时压紧电极使其与皮肤贴紧，观察除颤后的心电图改变，必要时再次除颤。

（三）持续生命支持

持续生命支持（prolonged life support，PLS）是指建立与维持更有效的通气和血液循环后，使用药物、设备和其他手段维持机体内环境稳定，改善各器官的功能，维持生命，加速神经系统功能的恢复。脑复苏是持续生命支持的重点，也是心肺复苏的最终目标。

1. 脑复苏

（1）温度调节：

①亚低温治疗脑损害：遵循及早降温、平稳降温、深度降温、持续降温、缓慢升温的原则。降温持续时间根据病情决定，一般需 2 ~ 3 天，严重者可能要 1 周以上。物理降温和药物降温同时进行，方能达到降温的目的和要求，目前物理降温以使用控温毯、头部置冰帽、大动脉处置冰袋为主，药物降温以冬眠药物为主。

②对高温状态的治疗：体温升高可导致脑组织耗氧量增加，从而加重脑损害，体温每升高 1℃，脑代谢率增加约 8%，体温每降低 1℃，脑代谢率降低约 7%，因此，低温是降低脑代谢率的一种有效方法。

（2）脑复苏药物治疗：

①保持足够的脑部血液灌注压力：可使用升压药、血浆或血浆代用品、右旋糖酐等，避免低血压造成大脑低灌注而加重脑损害。

②吸氧：组织中足够的氧气可保护脑细胞功能，促进缺血后代偿过程，可采用高压氧治疗。

③镇静：昏迷患者的脑部对外界刺激仍有反应，外界刺激会增加大脑代谢而增加耗氧量，适当镇静有助于保护脑功能，常用药物有巴比妥类。

④抗痉挛：抽搐会使脑代偿增加 300% ~ 400%，过度代谢会产生严重的神经功能

障碍，常用抗痉挛药物有苯巴比妥、苯妥英钠、地西泮等。

2. 维持稳定、有效的循环功能

心肺复苏成功后，维持稳定、有效的自主循环是治疗的关键，也是保障其他脏器功能相对正常的基础。心搏恢复后，若血压不稳或处于低血压状态，需进行心电、血压监护、中心静脉压、动脉压监测，观察尿量等，分析指导输液治疗。

3. 维持呼吸功能

心搏恢复后，自主呼吸未恢复或恢复不正常，所以仍需加强呼吸管理，保持呼吸道通畅，持续进行有效的人工通气，进行血气监测，选择合适的通气模式及参数，促进自主呼吸尽快恢复正常。同时加强气道管理，注意防治肺部并发症。

4. 纠正酸中毒和电解质紊乱

心脏停搏时间长的患者，在复苏后随着微循环的改善，组织内堆积的酸性代谢产物不断被带入血液，造成酸中毒，或由于较长时间的低血压和缺氧，代谢性酸中毒仍继续发展，根据动脉血气分析和血电解质结果，及时处理酸中毒和电解质紊乱。

5. 防治肾衰竭

复苏患者应留置导尿管、监测尿量及 24 小时出入液量，定时检查血尿素氮、血肌酐浓度及血、尿电解质浓度，预防肾衰竭。

6. 消化系统监测

胃肠黏膜组织内酸度监测已被用于指导重要脏器的复苏治疗，其目的就是在复苏后续生命支持阶段，最大限度地促进内脏血流灌注的恢复，避免多功能脏器衰竭（MODS）。复苏早期为保障重要脏器的血液供应，机体通过自身调节，明显减少相对次要脏器的血液供应。胃肠道的缺血、缺氧在诸多脏器中发生较早，并持续在整个复苏过程中，当自主循环恢复后，生命监测指标已完全恢复正常，但胃肠道组织细胞仍可能处于缺血、缺氧状态，甚至引起胃黏膜屏障功能破坏，发生消化道出血。

7. 抗感染治疗

抗生素治疗过程中警惕院内感染的发生，避免滥用抗生素。常见感染有导管相关性感染、呼吸机相关性感染、尿路感染和外科创面感染。

8. 积极治疗原发病

积极治疗原发病，严密观察患者的症状和体征。

四、骨伤重症护理

（一）骨伤重症患者的分类

1. 严重多发创伤及复合伤患者。

2. 创伤后严重并发症患者，如急性成人呼吸窘迫综合征（ARDS）、多系统脏器功能衰竭（MSOF）、急性肾衰竭（ARF）、弥散性血管内凝血（DIC）、脂肪栓塞综合征

（FES）、挤压综合征等。

3. 各种类型的休克患者。

4. 严重水、电解质代谢紊乱，或各种原因造成意识障碍的患者。

5. 心跳、呼吸骤停，心肺复苏后需要进一步生命支持。

6. 脊髓损伤后，或需呼吸管理和呼吸支持的患者。

7. 严重感染、败血症等生命体征不稳定者。

8. 各种复杂大手术后的患者：

（1）全麻时间超过 6 小时。

（2）全麻后不能正常拔除气管插管或拔除后血氧饱和度小于 90%。

（3）复苏时间超过 2 小时。

（4）术中出血达到 50mL/kg、输血达 1600mL 以上者。

（5）年龄 70 岁以上的人工关节（膝、髋、肩、踝）置换术及返修术者。

（6）复杂骨盆骨折手术患者。

（7）骨关节恶性肿瘤切除术或截肢术者。

（8）脊柱侧弯矫形术、脊椎前路手术（颈、胸、腰）、上颈椎后路手术者。

（二）骨伤重症患者的转入、转出流程

1. 转入

骨伤重症患者多为急诊、大手术后、病情变化者，须经 ICU 医生会诊后方可转入。护理人员接到转入通知时，初步了解患者的病情，根据患者病情准备床单位及所需监护仪器及抢救设备，患者入住后与原科室护理人员做好相关交接。立即给予基础护理和监护。

2. 转出

患者经骨伤重症监护室系统治疗，病情稳定后，转回相关科室。通知科室提前预留床位，及时办理转出手续，护理人员将患者送回，并对患者一般情况、专科情况等进行详细交接，填写患者转出交接表。

（三）护理评估

1. 对患者进行护理体检，评估生命体征是否平稳。

2. 评估呼吸及用氧情况。

3. 检查静脉通路，固定所有的管道并保持通畅。

4. 了解最近一次的检验结果，如血气、生化等。

5. 了解患者的药物过敏史、心理状态及专科护理要求。

6. 做好各项评估，如疼痛评估、压力性损伤评估、营养评估、跌倒/坠床评估等。

（四）基础监护

1. 心电监护、吸氧。

2. 保持呼吸道通畅，必要时给予机械通气。

3. 监测中心静脉压。

4. 记录出入液量。

5. 做好各项实验室检查。

6. 保证监护、治疗仪器的正常运行。

7. 做好危重病护理记录。

（五）病情观察

骨伤重症患者的特点是病情重、变化快。因此，在抢救和监护过程中，医护人员必须密切配合，动作协调，对患者进行严密细致的监护，才能取得抢救的成功。在病情观察和监护时，注意以下几个方面：

1. 意识和表情

休克早期，患者虽有大量血液和体液丢失，但脑组织的血液灌注并未明显减少，缺氧情况还不很严重，脑部神经细胞处于兴奋状态。此时患者感到口渴，表现为烦躁、焦虑或激动，血压还未明显下降。随着病情的发展，休克加重，如血压下降到60/40mmHg 时，脑组织血液灌注进一步减少，脑部神经细胞的反应性明显下降，患者转入抑制状态，表现为表情淡漠、反应迟钝、意识模糊及昏迷等，表明病情加重。因而从患者的意识与表情可以反映出病情的严重程度。

临床上将意识障碍依轻重程度分为：

（1）意识模糊：意识模糊是轻度的意识障碍，表现为对自己和周围环境漠不关心，答话简短迟钝，表情淡漠，对时间、地点、人物的定向力完全或部分障碍。

（2）谵妄：谵妄是意识模糊伴知觉障碍和注意力丧失，表现为语无伦次、幻想、幻听、定向力丧失、躁动不安等。

（3）嗜睡：病理性的持续睡眠能被轻度刺激和语言所唤醒，醒后能正确答话及配合体格检查，但刺激停止后又入睡。

（4）昏睡：昏睡是中度意识障碍，患者处于深睡状态，需强烈刺激或反复高声呼唤才能觉醒，醒后缺乏表情，答话含糊不清，答非所问，很快入睡。

（5）昏迷：昏迷是高度意识障碍，按其程度可分为：

①浅昏迷：随意运动丧失，对周围事物及声光刺激均无反应，但对强烈的刺激如压迫眶上切迹可出现痛苦表情。角膜、瞳孔、吞咽、咳嗽等反射均存在。

②深昏迷：意识完全丧失，对任何强烈刺激均无反应，腱反射及吞咽、咳嗽、瞳孔等反射均丧失，四肢肌肉松软，大小便失禁。

2. 瞳孔

（1）瞳孔大小：瞳孔在自然光线下为 2.5 ～ 3.5mm，两侧等大、等圆、边缘整齐，当光线照射瞳孔时双侧瞳孔立即缩小，移去光源后又迅速恢复原态。瞳孔小于 2mm 为缩小，大于 6mm 为扩大。双侧瞳孔扩大，常见于颅内压增高、颅内损伤、颠茄类药物中毒；双侧瞳孔缩小，常见于有机磷农药、吗啡、氯丙嗪等药物中毒；双侧瞳孔忽大忽小，可为脑疝的早期症状；一侧瞳孔扩大、固定表示同侧硬脑膜外血肿、硬脑膜下血肿的发生；危重患者瞳孔突然扩大，常是病情急剧变化的标志。

（2）瞳孔对光的反应：正常瞳孔对光反应灵敏，危重或昏迷患者，根据程度不同，对光反应可以存在迟钝或消失。

3. 皮肤与黏膜

骨伤重症患者的病情变化可通过皮肤黏膜反映出来。应注意皮肤的颜色、温度和湿度。如休克患者皮肤潮湿、四肢发冷、面色苍白；缺氧患者皮肤、口唇、甲床发绀；失水患者皮肤干燥、弹性降低；前胸部、睑结膜等部位出现皮下出血，特别是创伤后 2～9 天，应考虑脂肪栓塞综合征；皮肤黏膜广泛出血说明凝血机能障碍，提示发生了弥散性血管内凝血。

4. 血压与脉搏

血压是观察休克的重要指标之一，定时测量可指导治疗，估计预后。休克时血压总有不同程度的降低，不过有时出现较晚。例如在严重创伤性休克的代偿期，血压可以不变，甚至还略有升高。因而对于这类患者不应放松警惕，特别是在早期使用升压药物后，患者血压可能正常，但病情并未改善或正在恶化中。在监护患者血压的时候，应了解患者的年龄、以往血压的情况，每次测量后，均应准确记录，以对病情的发展做动态观察。

脉搏也反映心脏功能。休克早期血容量丢失，有效循环血量减少，出现暂时的心率代偿性增快，脉搏可超过每分钟 100 次，故快而细的脉搏在休克早期出现。休克晚期心力衰竭、心搏无力时，脉搏改变为慢而弱。呼吸衰竭、二氧化碳潴留的患者可出现窦性心动过缓，脉搏为每分钟 60 次以下。

脊髓高位损伤或脑干损伤的患者，由于交感神经受到完全阻断，周围血管扩张，回心血量减少，虽然血压下降，但无休克存在，要注意鉴别。

5. 肾功能

休克患者有效血容量明显下降，肾血管痉挛导致排尿量减少，使尿液浓缩，色深黄，甚至出现无尿。挤压综合征患者，由于大面积肌肉和软组织受到长时间挤压损害，而产生肌红蛋白尿、血色素尿，堵塞肾小管，如得不到及时的治疗，可导致肾衰竭。尿液的量、颜色及透明度的改变，是判断肾功能是否受到损害的有效指标，因此对于严重创伤患者常规留置导尿管，严格记录每小时尿量及其颜色，初步了解患者肾功能情况。有肾功能损害时，注意观察以下几种情况：

（1）有无肺水肿和脑水肿：当快速输液而肾功能又明显受损时，可出现肺水肿、脑水肿。肺水肿时，患者临床表现为面色苍白、发绀、严重呼吸困难、咳大量白色或血性泡沫痰、两肺满布湿啰音。脑水肿时，患者临床表现为头疼、呕吐、嗜睡、抽搐，甚至昏迷，并出现血压和呼吸功能的改变。

（2）有无代谢性酸中毒：肾功能受损时，由于尿少，体内废物不能排出，肾小管失去选择性重吸收和排泄功能，引起电解质紊乱、酸碱失衡。患者临床表现为厌食、头痛、恶心、呕吐、极度倦怠、神志淡漠、嗜睡、烦躁，甚至昏迷。

（3）有无高血钾：正常情况下，体内90%的钾由肾脏排出。如果肾小管排泄功能障碍，就会引起体内钾潴留，出现高钾血症。患者临床表现为烦躁不安、神志恍惚、反应迟钝、手足有蚁走感、肌肉酸痛无力、腱反射减退或消失、心率减慢、心律不齐、心脏骤停等。

6. 呼吸功能

骨伤重症患者常有呼吸功能的改变，导致呼吸功能变化的原因有很多方面：创伤失血使氧的交换明显发生障碍而致缺氧，引起呼吸增快；脂肪栓塞综合征的患者可出现明显的呼吸困难；严重胸部创伤的患者因胸廓的完整性受到破坏，并造成血胸、气胸，可出现呼吸困难及反常呼吸；高位截瘫的患者由于呼吸机麻痹可出现呼吸困难及呼吸衰竭；感染后细菌毒素的刺激也可使呼吸加快。呼吸的改变可在伤后或伤后一段时间内出现，临床表现如下：

（1）呼吸困难：鼻翼翕动、张口呼吸是呼吸困难的重要征象。

（2）发绀：发绀是严重缺氧的表现。

（3）神志的变化：由于缺氧，患者可感到胸闷、心悸、头疼不安、精神恍惚、嗜睡等，严重时可出现谵妄或昏迷。

除临床表现外，血气分析也是诊断和监护呼吸功能不全的一个重要措施，尤其是使用呼吸机辅助呼吸的患者，血气分析更为重要。

7. 肢体活动

（1）观察患者肢体有无自主活动、有无抽搐瘫痪、症状是否加重、是否保持良好的肢体位置。

（2）根据患者肢体随意运动时肌肉收缩的力量，临床上把肌力分为6级：

① 0级：完全瘫痪。

② 1级：肌肉可收缩，但不能产生动作。

③ 2级：肢体能在床面上移动，但不能抵抗自身的重力。

④ 3级：肢体能抵抗重力离开床面，但不能抵抗阻力。

⑤ 4级：肢体能抵抗阻力动作，但未达到正常。

⑥ 5级：正常肌力。

8. 失血量

严重创伤患者失血量的多少与伤后时间长短、受伤部位、伤情的严重程度及受伤的范围均有关。因此要准确估计出血量是很困难的。临床上只能粗略估计，在抢救过程中作为参考。一般根据受伤局部肿胀程度、范围大小计算而得（图7-14）。

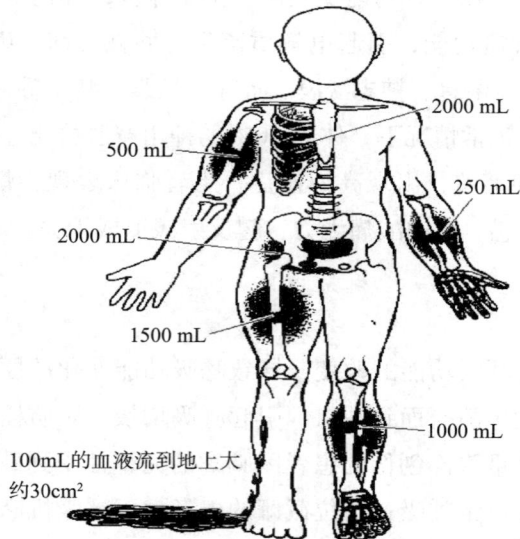

图 7-14　成人骨折的失血量估计

9. 药物应用

药物应用是疾病治疗的重要手段之一。护士不仅要遵医嘱准确地发药、注射，而且要注意观察各种药物的疗效和毒副作用。对一些特殊药物，如利尿剂、强心剂、抗心律失常药、血管扩张剂、胰岛素、抗凝剂等，在使用前应对患者情况有全面了解，并熟悉各有关药物的药理学知识。用药时严格执行查对制度，准确掌握剂量，注意给药的浓度、速度和方法，用药过程中随时观察效果及反应，同时对患者的血压、心律、尿量等变化及主诉和神志均应做细致观察。

10. 心理状态

患者的心理状态和精神面貌与疾病的治疗及预后有密切的关系，不良的心理状态还会导致其他身心疾病的产生。护士可从患者的语言、表情、情绪、睡眠、饮食等方面的变化来推知患者的心理活动。作为一名护士，首先应具备良好的心理素质，以自己的言语和态度取得患者的信任。细致地观察和了解，及时地掌握患者的心理状态及影响患者康复的社会、心理因素。根据患者的具体情况和特点，做耐心细致的工作，消除影响患者心理的不良因素，使之以最佳的心理状态配合治疗，尽快康复。

（六）骨伤重症患者的护理要点

1. 常规护理

（1）严密观察病情变化，做好抢救准备：护士须密切观察患者的生命体征、意识、瞳孔及其他情况，随时了解心、肺、脑、肝、肾等重要脏器的功能及治疗反应与效果，及时、正确地采取有效的救治措施。

（2）眼睛护理：对眼睑不能自行闭合者应注意眼睛护理，可涂眼药膏或覆盖油性纱布，以防角膜干燥而致溃疡、结膜炎。

（3）口腔护理：保持口腔卫生，增进食欲。对不能经口腔进食者，更应做好口腔护理，防止发生口腔炎症、口腔溃疡、腮腺炎、中耳炎、口臭等。

（4）皮肤护理：危重患者由于长期卧床、大小便失禁、大量出汗、营养不良及应激等因素，有发生皮肤完整性受损的危险，故应加强皮肤护理。

（5）肢体被动锻炼：病情平稳时，应尽早协助患者进行被动肢体运动，每天被动行肢体伸屈、内收、外展、内旋、外旋等活动，并同时按摩，以促进血液循环，增加肌肉张力，帮助恢复功能，预防肌腱和韧带退化、肌肉萎缩、关节僵直、静脉血栓形成、足下垂的发生。

（6）补充营养和水分：危重患者机体分解代谢增强，消耗大，对营养物质的需要量增加，而患者多胃纳不佳，消化功能减退，为保证患者有足够营养和水分，维持体液平衡，应设法增进患者饮食，并协助自理缺陷的患者进食，对不能进食者，可采用鼻饲或完全胃肠外营养。对大量引流或额外体液丧失等水分丢失较多的患者，应注意补充足够的水分。

（7）维持排泄功能：协助患者大小便，留置导尿管者执行尿管护理常规。

（8）保持各类导管通畅：危重患者身上有时会有多根引流管，应注意妥善固定、安全放置，防止扭曲、受压、堵塞、脱落，保持其通畅，发挥其应有的作用。同时注意严格执行无菌操作技术，防止逆行感染。

（9）确保患者安全：谵妄、躁动和意识障碍的患者，要注意安全，合理使用保护具，防止意外发生。牙关紧闭、抽搐的患者，可用牙垫、开口器，防止舌咬伤，同时室内光线宜暗，工作人员动作要轻，避免因外界刺激而引起抽搐。准确执行医嘱，确保患者的医疗安全。

2. 气道护理

清醒患者应鼓励定时做深呼吸或轻拍背部，以助分泌物咳出，保持呼吸道通畅；昏迷患者常因咳嗽、吞咽反射减弱或消失，呼吸道分泌物及唾液等积聚喉头，而引起呼吸困难甚至窒息，故应使患者头偏向一侧，及时吸出呼吸道分泌物，保持呼吸道通畅。并通过呼吸咳嗽训练、肺部物理治疗、吸痰等，预防分泌物淤积、坠积性肺炎及肺不张等。

3. 创伤专科护理

本书其他章节对不同疾病有详细的讲解，护理人员应严格按照专科护理常规进行护理。

4. 心理护理

骨伤重症患者常常会表现出各种各样的心理问题，如突发的意外事件或急性起病的患者常表现为恐惧、焦虑、悲伤、过分敏感等；慢性病加重的患者，常表现为消极、多疑、绝望等。因此，在救治重症患者生命的同时，护理人员还须努力做好心理护理。

（1）态度要和蔼、宽容、诚恳、富有同情心；语言应精练、贴切、易于理解；举止应沉着、稳重；操作应娴熟认真、一丝不苟，给患者充分的信赖感和安全感。

（2）在进行任何操作前均应向患者做简单清晰的解释，取得配合。

（3）多采取"治疗性触摸"，以引起患者注意，传递关心、支持或接受信息给患者，并能帮助患者指明疼痛的部位，确认其身体的完整性和感觉存在。

（4）减少环境因素刺激，如病室光线宜柔和，夜间降低灯光亮度，使患者有昼夜差别感，防止睡眠剥夺；病室内应安静，工作人员应做到"四轻"，即说话轻、走路轻、操作轻、关门轻；在操作检查治疗时，应注意保护患者隐私。

5. 机械通气护理

机械通气护理的目标主要是安全、有效地使用呼吸机，预防机械通气的并发症。

（1）机械通气治疗前准备：备好经过清洁、消毒并功能完好的呼吸机及供氧设备。向患者做好必要的解释和沟通，如让患者了解呼吸机治疗可以帮助其渡过难关；向患者讲明如何配合机械通气，逐渐适应人工气道和机械通气引起的不适，并提高通气效果；教会患者如何以非语言方式表达其需要；护士会随时提供帮助、有充足的医护人员为其服务等必要的保证也向患者一一阐明。

（2）机械通气效果的监测和评估：

1）监测病情变化，以了解机械通气的效果。

①观察神志以判断缺氧和（或）二氧化碳潴留是否纠正。

②严密监测患者的生命体征变化，听诊呼吸音。

③观察患者皮肤颜色的变化。

④观察人机协调的情况，出现人机不协调时应认真分析原因，及时处理。

⑤判断插管或气管切开套管的位置。

⑥观察血气分析结果、电解质检查结果、出入液量。

⑦评估患者心理状态，有无焦虑或恐惧及其程度。

2）观察呼吸机的工作状态是否正常并做好记录；比较呼吸机各参数调节与医嘱要求是否一致；观察呼出气的监测指标，如潮气量等数值是否能满足患者的需要。

（3）完全有效地使用机械通气系统：

①保证气源，包括氧气及空气。

②保证呼吸机各管道通畅、连接紧密，不漏气、不扭曲、不阻塞。用支撑架妥善固定好呼吸机管道，以减少气管导管的移动或牵拉，使贮水器处于管道的最低点，及

时倒弃贮水器中的冷凝积水，避免污染的水倒流至湿化器。

③检查湿化器中蒸馏水的量及温度，及时给予调整。湿化器中的过滤纸及时更换，机器上的过滤网经常清洗，呼吸机管道在没有污染的情况下，每周更换1次。

④熟悉呼吸机的特点和性能，正确分析各种警报的原因并及时处理。若报警一时不能迅速解除，而患者情况危急，应将呼吸机与患者分离，用手法挤压简易呼吸器通气。待患者稳定后再寻找报警原因。

⑤做好呼吸机的消毒和保养工作，减少交叉感染，延长呼吸机的寿命。

⑥保证面罩、气管插管、气管切开套管与呼吸机管道连接紧密，管道通畅。

（4）激发或提供心理社会支持：对机械通气患者，无论其意识清醒与否，均应受到尊重。护士应主动亲近患者，细致解释、语言鼓励和精神安慰可起到增强患者自信心和通气效果的作用。教会患者用非语言方式（如手势、书写板等）表达其要求。护士服务态度和蔼，动作稳重、轻柔，与患者交流时保持语调正常，因为患者的听力功能正常，以增加患者的安全感和自信心。嘱患者家属与其多沟通，必要时安排家人及关系密切者的探访，以满足双方对安全、爱、归宿等层次的需求，缓解焦虑、恐惧等心理反应。

（5）防止和处理并发症：机械通气常见的并发症为通气过度和通气不足、低血压、气压伤（气胸、纵隔气肿）、感染、消化道并发症、腹部胀气、营养不良、呼吸机依赖等。

（6）机械通气护理评价：

①使用呼吸机安全、有效，预防并发症的发生。

②保持呼吸道通畅，严格掌握无菌操作技术及吸痰技巧。

③掌握非语言交流技巧，清醒患者能做有效的深呼吸运动和有效吸痰。

④观察病情及时，护理记录完整。

⑤急救物品、药品准备充分，患者发生意外时抢救及时。

⑥患者及家属能知晓呼吸道感染的预防知识，能采取有效的方法应付焦虑，配合呼吸机治疗。

第二节　麻醉手术护理

一、麻醉配合和护理

（一）麻醉前准备

因骨科手术具有病种复杂、术式多变、手术繁简不一等特点，所以麻醉前需根据病情对患者做好各方面的准备工作，总的目的在于提高患者的麻醉耐受力和安全性，减少麻醉后并发症，保证手术顺利进行，术后快速康复。

1. 麻醉前护理评估

（1）健康史及相关因素：掌握患者的年龄、性别、性格特征、职业和饮食习惯。近期有无呼吸道或肺部感染；有无影响气管内插管的因素。重点要做好以下资料的评估：

①个人史：工作经历、饮食习惯、烟酒嗜好及有无药物成瘾等。

②既往史：了解既往有无中枢神经系统、心血管系统及呼吸系统疾病。有无脊柱畸形、下颌畸形或颈椎病等。若有高血压或甲状腺功能亢进史，是否得到有效控制。

③既往麻醉及手术史：是否接受过麻醉与手术，如果有，应详细询问当时所用的麻醉药种类、麻醉方法及围手术期的有关情况。

④用药史：详细了解患者近期是否应用强心剂、利尿剂、降血压药、降血糖药、镇静剂、镇痛剂、抗生素及激素等。如曾经应用，要进一步询问用药时间、所用剂量及药物反应等。有无药物、食物过敏史，如果有，应进一步详细询问。

⑤家族史：了解患者有无家族遗传性疾病。

⑥疼痛评估：骨折患者疼痛比较明显，麻醉前要对患者的疼痛情况进行评估。

（2）身体状况评估：

①局部：牙齿有无缺少或松动、是否安有义齿。

②全身：患者意识和精神状态、生命体征；有无营养不良、发热、脱水；皮肤、黏膜有无出血及水肿等征象。

③心理状况：患者及家属对麻醉方式、麻醉前准备、麻醉中护理配合及麻醉后康复知识的了解和认识程度；是否存在焦虑或恐惧等不良情绪；家庭和工作单位对患者身心的支持程度等。

④辅助检查：了解血常规、尿常规、血生化检查、血气分析、心电图及影像学等检查结果；有无凝血机制障碍和贫血、低蛋白血症等异常。

（3）患者全身情况评定：参照美国麻醉医师协会（ASA）的分类方法，对患者耐受麻醉和手术的能力做出恰当估计。

①Ⅰ类：患者无器质性疾病，能很好地耐受麻醉和手术。

②Ⅱ类：患者实质器官虽有轻度或重度损害，但代偿功能健全，仍能耐受一般麻醉和手术。

③Ⅲ类：患者实质器官病变并损害其功能，活动受限但尚能代偿，对麻醉和手术的耐受稍差。

④Ⅳ类：患者实质器官病变严重，术前已威胁生命安全，实施麻醉和手术时需冒很大风险。

⑤Ⅴ类：患者病情危重，几乎已无代偿能力，随时面临死亡威胁，很难期望麻醉

和手术挽救生命。

2. 护理措施

（1）缓解焦虑和恐惧心理：手术患者常有恐惧、紧张和焦虑心理，不良情绪可致中枢神经或交感神经活动异常，降低对麻醉和手术的耐受力。因此，麻醉前要做好对患者的宣教，解除患者的思想顾虑和焦急情绪。关心、安慰、鼓励患者，做好解释。酌情将手术目的、麻醉方式、手术体位，以及麻醉或手术可能出现的不适等情况，用恰当的语言向患者说明，针对患者存在的顾虑和疑问进行解释，取得患者的信任和配合。

（2）改善营养状况：骨折患者失血较多，常导致贫血、营养不良。蛋白质和维生素不足，降低麻醉和手术的耐受力。蛋白质不足常伴低血容量或贫血，使患者耐受失血和休克的能力降低，术后抗感染能力降低，影响创口愈合。维生素缺乏可致营养代谢异常，术中易出现循环功能或凝血功能异常，术后易出现肺部或创口感染。营养不良患者，手术前尽可能补充营养，不能进食的患者可少量多次输血及注射水解蛋白和维生素等进行纠正，白蛋白低下者应用人血白蛋白注射液。

（3）适应手术后的训练：有关术后饮食、体位、大小便、切口疼痛或不适，以及输液、吸氧、胃肠减压、导尿及各种引流等情况，术前可酌情将其临床意义向患者讲明，以争取合作。指导患者术前训练床上大小便，练习深呼吸、有效咳嗽咳痰，练习特殊体位等。

（4）胃肠道准备：择期手术中，不论采用何种麻醉方式，均需常规禁食，目的在于防止术中或术后胃内容物反流、呕吐，避免误吸、肺部感染或窒息等意外的发生。胃排空时间正常人为 4 ～ 6 小时，情绪激动、恐惧或疼痛不适等可致胃排空减慢。因此，成人一般应在麻醉前至少 8 小时，最好 12 小时开始禁饮、禁食，以保证胃彻底排空。小儿术前应至少禁饮、禁食 8 小时，但哺乳期婴儿术前 4 小时可喂 1 次葡萄糖水，有关禁饮、禁食的重要意义，必须向患儿家属交代清楚，以争取合作。

（5）膀胱准备：患者进入手术室前应嘱其排空膀胱，以防止术中溢尿和术后尿潴留，对盆腔手术则有利于手术野显露和预防膀胱损伤。危重患者或复杂大手术者，均需于麻醉诱导后留置导尿管，以利于观察尿量。

（6）口腔卫生准备：麻醉后，上呼吸道一般性细菌易被带入下呼吸道，在手术后抵抗力低下的条件下，可能引起肺部感染并发症。因此，患者住院后应嘱患者早晚刷牙、饭后漱口，进手术室前应将活动义齿摘下，以防麻醉时脱落，被误吸入气管或嵌顿于食管。

（7）输液输血准备：骨科手术出血量较大，应检查患者的血型，准备一定数量的全血，做好交叉配血实验。凡有水、电解质或酸碱失衡者，术前均应常规输液，尽可能补充和纠正。

3. 麻醉物品准备

（1）药品准备：麻醉药：利多卡因、盐酸罗哌卡因、盐酸氯普鲁卡因等。急救药：阿托品、肾上腺素、多巴胺等。

（2）器械准备：吸引器、面罩、喉镜、气管导管、供氧设备、麻醉机、监测仪等。

4. 麻醉前用药

为了使麻醉过程平稳，增强镇静、镇痛、止涎效果，麻醉前用药非常必要。但近年来新型强效氯类吸入麻醉药及对呼吸道刺激较小的麻醉药产生后，个别患者因心脏疾病不能耐受心率增快时，麻醉前用药可用不增加心率的抗胆碱能药。麻醉前用药应根据患者病情而调整。

（1）镇痛药：镇痛药有镇痛、镇静作用，可消除恐惧心理。常用药物有吗啡、哌替啶等。吗啡能降低基础代谢和抑制咳嗽反射。但应注意，两种药物都不同程度地影响呼吸。

（2）抗胆碱能药：抗胆碱能药可松弛平滑肌，抑制腺体分泌，减少呼吸道黏液和口腔唾液分泌，有利于保持呼吸道通畅，是各种麻醉前不可缺少的药物。常用药物有阿托品、东莨菪碱、长托宁。阿托品能抑制迷走神经兴奋而使心率增快，此作用较东莨菪碱明显，因此心动过速、甲状腺功能亢进及高热患者慎用阿托品，可选用东莨菪碱。

（3）镇静安定药：镇静安定药有镇静、催眠、抗焦虑、抗惊厥及中枢性肌松弛的作用，对局麻药的毒性反应也有一定的防治效果。常用药物有地西泮、咪达唑仑、异丙嗪等。

（4）其他用药：根据病情给予相应药物，如支气管哮喘患者给予氨茶碱、糖尿病患者使用胰岛素等。

（二）麻醉中配合

麻醉是应用药物或其他方法，使手术患者整个机体或机体的一部分，暂时失去感觉，消除患者手术时的疼痛与不适，以达到术中镇静、肌肉松弛，同时使手术操作顺利、安全的目的。根据麻醉药物作用于中枢神经或周围神经而产生的全身或部分区域的痛觉消失，将麻醉分为：全身麻醉、局部麻醉（黏膜表面麻醉、局部浸润麻醉、区域阻滞麻醉）、椎管内麻醉（蛛网膜下腔麻醉、硬膜外间隙麻醉）、复合麻醉和特殊麻醉。

骨科常用的麻醉方法及护理配合：

1. 全身麻醉

全身麻醉是指麻醉药物经呼吸道吸入，或经静脉注射、肌内注射进入人体内产生中枢神经系统的抑制，临床表现为神志消失、全身痛觉丧失、反射抑制、一定程度的肌肉松弛。全身麻醉的过程分为麻醉诱导、气管内插管、术中麻醉维持、苏醒。

（1）麻醉诱导：

①麻醉诱导前准备：全身麻醉药品、麻醉机、监护仪、麻醉用具（咽喉镜、气管

导管、牙垫、吸痰用具）、急救设备和药品、负压吸引器、充足的氧气及可靠的静脉输液、输血通路等。药物应有明显标记（药物名称、剂量、时间、签名）。

②查对患者术前准备情况：解除约束呼吸的所有用物，如患者衣、裤。护士站在患者身边，给予精神支持，帮助其减轻恐惧。

③监测患者生命体征：如血压、脉搏、呼吸、心电图等。

④协助诱导：根据麻醉医生医嘱，严格"三查七对"后，静脉给药，注意掌握给药速度，根据病情及不同年龄的患者，调整推注速度。同时观察患者的血压、心率及呼吸情况。

（2）协助插管：护士通常站在患者的左侧，使患者头稍微后仰，必要时将患者枕头去掉，协助显露声门。气管插管后将气管插管的导芯拔出，将牙垫放入口腔，连接麻醉机上的螺纹管，听双侧呼吸音，调整气管导管的深度，气囊内注入适量气体，用胶布将气管导管与牙垫牢固固定。若插管困难，协助面罩给氧及人工呼吸，血氧饱和度正常后重插，痰多的患者及时抽吸。

（3）协助穿刺：根据病情及条件，配合麻醉医生做中心静脉穿刺等。

（4）摆放手术体位：协助摆放患者的手术体位，防止体位并发症的发生，如肢体受压、皮肤压伤等。

（5）术中麻醉维持：

①观察生命体征，保持呼吸道通畅。

②维持输液、输血通畅，保证静脉用药，随时准备手术或麻醉意外的急救。

③低体温时，防止因温度变化而致冻伤或烫伤。

（6）苏醒：苏醒过程中，患者可能躁动，应防止坠床，拔管后若舌后坠，托起下颌，在上呼吸道置入口咽通气道。

2. 硬脊膜外腔麻醉

硬脊膜外腔麻醉是将麻醉药液注射于硬脊膜外腔，阻滞脊神经根，使其支配的区域产生暂时性的麻痹，是临床上应用较为广泛的麻醉方法之一，尤其是连续硬脊膜外腔麻醉，应用最为广泛。胸壁、腹腔、下肢、会阴部手术均可选用此麻醉方法。

（1）物品准备：无菌腰硬联合麻醉包。麻醉药物：盐酸罗哌卡因、利多卡因、丁哌卡因或左丁哌卡因等。血管收缩药：肾上腺素、麻黄碱。急救药物及器械：阿托品、多巴胺、肾上腺素、麻醉机、气管插管用物、氧气、吸引器。

（2）操作时的配合：

①操作前做好对患者的宣教，减轻其精神紧张，减少药物应用。

②建立静脉通路，选取部位应易于固定，不影响麻醉、手术操作。

③体位摆放：患者取侧卧位，双腿屈曲，大腿向腹部靠拢，两手抱膝，头部向胸部弯曲，腰背部弯成弓形，背部尽量垂直于床面，并靠近手术床边缘。一名护士或其

他人员站在患者前面或一侧，扶住患者。

④操作前向患者讲解，在穿刺过程中，保持均匀呼吸，避免咳嗽或移动体位等。防止操作意外的发生。

⑤整个操作过程中，注意遮挡患者，尊重患者，保护患者隐私。

⑥操作完毕，妥善固定硬膜外导管，改变体位时，防止导管扭曲或滑脱。

（3）观察及配合：

①根据手术部位，调整麻醉平面，如摇床或改变体位。

②及时观察失血情况，保持输液、输血通畅，调整输液速度。

③若出现全脊髓麻醉或麻醉药物中毒时，立即协助抢救，如吸氧、气管内插管、人工呼吸及注射各种急救药物。

3. 臂丛、颈丛神经阻滞

臂丛、颈丛神经阻滞是将麻醉药液注入局部的神经间隙，使药液沿着间隙扩散，阻滞神经冲动的传导，从而达到麻醉的效果。术中患者清醒，病情易于控制，费用相对较低，适用于上肢手术。常用的麻醉部位有肌间沟入路、锁骨上入路和腋窝入路。

（1）操作时配合：

①麻醉前首先向患者做好宣教，给予心理支持，减轻精神紧张，有助于麻醉成功。

②告知患者麻醉时刺激到神经的反应和感受，让患者注意力集中，在获得异感后立即告知麻醉医生。只有取得患者的配合才能取得较完全的神经阻滞效果，否则可能引起阻滞不全，造成患者疼痛。

③麻醉前建立静脉通路，以备麻药误入血管引起毒性反应的急救。同时准备好急救药物和用具。

④麻醉前根据手术选择进针部位：一般肌间沟入路、锁骨上入路适用于上肢上部的病变。颈部入路时，患者仰卧，颈下垫一小软枕，头偏向对侧，上肢屈曲紧贴胸部。腋下入路时，患者仰卧，头偏向对侧，术肢外展90°，前臂外旋，手背贴床面。

⑤每次取得异感后，注射前应回抽注射器，以防麻药注入血管内。

⑥麻醉后要在进针处按压片刻，避免局部渗血，形成血肿。

（2）观察及配合：

①麻醉期间观察有无局麻药的毒性反应和过敏反应，并配合及时处理。

②常见并发症的判断处理：患者声音嘶哑或失音，呼吸困难，说明进针太深，喉返神经被阻滞；或出现胸闷气短，可能为膈神经麻痹，均应立即给予氧气吸入。一侧眼睑下垂，瞳孔缩小，眼球凹陷，眼结膜充血，鼻塞，面微红，不出汗，为霍纳斯综合征，一般不做特殊处理，注意观察。

③手术结束后，当麻醉作用尚未消失，肢体感觉没有恢复，患者不能控制肢体活动时，应将患肢固定稳妥，防止意外发生。

4. 股神经、坐骨神经阻滞

股神经、坐骨神经阻滞麻醉作用途径同臂丛、颈丛神经阻滞，适用于下肢膝关节以下部位的手术。由于神经支配的区域不同，股神经阻滞适用于下肢前内侧手术，坐骨神经阻滞适用于小腿及足部手术，股神经阻滞配合坐骨神经阻滞可行膝关节和膝关节以下部位的手术。

（1）麻醉前的准备及护理要点同臂丛、颈丛神经阻滞。

（2）股神经阻滞时体位摆放：患者仰卧，双手或患侧手放于头部下方，下肢放松，稍外旋，在腹股沟韧带下方，股动脉搏动点外侧进针。

（3）坐骨神经阻滞时体位摆放：患者侧卧，患侧肢体在上方，屈髋40°～50°，屈膝90°，健侧下肢伸直位。双手扶住手术床边缘。

（4）使患者卧位舒适、安全。对于下肢新鲜骨折，患者疼痛较甚时，应适当牵引患肢，减轻疼痛，使患者在接受麻醉时，保持注意力集中。

（5）整个操作过程中，注意遮挡患者，保护患者隐私，尊重患者。

（三）麻醉后护理

各种麻醉后的护理要点主要是对可能出现的并发症的观察护理。

1. 局部麻醉的并发症及护理

（1）观察有无局麻药的毒性反应，局麻药吸收入血后，当血药浓度超过一定阈值时，会引起局麻药全身毒性反应，导致毒性反应的常见原因有：①一次用量超过患者耐受量。②局麻药误注入血管内。③注药部位血供丰富，或局麻药液内未加用肾上腺素，药物吸收过快。④患者体质弱，对局麻药耐受性差。

（2）密切观察患者意识、生命体征、血压、心率等变化。

（3）如果发生毒性反应，应立即停止注药，吸氧，对轻度中毒可给予咪达唑仑静脉注射；出现惊厥、抽搐可静脉注射硫喷妥钠1～2mg/kg；低血压者按医嘱给予升压药及输血、输液等；心率缓慢者用阿托品；心跳、呼吸停止，应立即行心肺复苏。

（4）观察有无过敏反应，较少见，一旦发生，首先应中止用药，保持呼吸道通畅并吸氧。低血压者应适当补充血容量，紧急情况下可应用血管活性药物，同时应用皮质激素和抗组织胺药物治疗。

（5）在锁骨上和肋间进针做神经阻滞者，应观察有无气胸并发症。

2. 椎管内麻醉的并发症及护理

（1）腰麻常见并发症的护理：

①血压下降：血压下降的发生率和严重程度与麻醉平面有密切关系，脊神经被阻滞后麻醉区域血管扩张，回心血量减少。应根据手术范围调整麻醉平面，血压下降明显者，可快速静脉补液200～300mL扩充血容量，静脉或肌内注射麻黄碱15～30mg，心动过缓可静脉注射阿托品0.3～0.5mg。

②呼吸抑制：常见原因为麻醉平面过高，当全脊髓神经被阻滞时，患者出现呼吸停止、血压下降，甚至心脏停搏，应立即吸入氧气或行辅助呼吸，保证通气量足够。一旦呼吸停止，立即进行气管内插管和人工呼吸；心跳、呼吸停止，应立即行心肺复苏。

③恶心、呕吐：低血压和呼吸抑制导致脑缺氧而兴奋呕吐中枢，术中牵拉腹腔脏器、迷走神经亢进致胃肠蠕动增强，均能引起患者恶心、呕吐。应及时清理呕吐物，擦净患者口角，针对原因处理。

④头痛：常发生在腰麻后 2～7 天，主要因脑脊液漏出导致颅内压降低和颅内血管扩张而引起血管性疼痛。腰麻后常规采取去枕平卧 4～6 小时，出现头痛症状嘱患者平卧休息，必要时遵医嘱使用镇痛药或镇静药。

⑤尿潴留：尿潴留为腰麻后较常见的并发症。由于支配膀胱的第 2、3、4 骶神经被阻滞后恢复较迟，下腹部、肛门或会阴部手术后切口疼痛，患者不习惯床上排尿所致。可用下腹部热敷、诱导等方法，必要时导尿。

（2）硬膜外麻醉常见并发症的护理：

1）全脊髓麻醉：因穿刺针或导管误入蛛网膜下腔，全部或大部分局麻药误注入蛛网膜下腔而引起的全脊髓神经阻滞现象。患者可在注药后数分钟内出现呼吸困难、血压下降、意识模糊或意识不清，继而呼吸停止，若处理不及时，可迅速出现心搏骤停。护理措施包括：①加强观察：麻醉过程中密切观察患者呼吸、血压、心率和意识改变，注意有无迅速出现的低血压、意识不清、呼吸困难，甚至呼吸停止、心脏停搏等全脊髓麻醉表现。②一旦发生全脊髓麻醉，立即行面罩加压给氧，积极配合医生紧急行心肺复苏，加快输液速度，按医嘱给予升压药，维持循环功能。

2）硬膜外血肿：凝血功能障碍或应用抗凝药物者容易发生。如发现患者有下肢感觉、运动障碍，及时报告，争取早期手术清除血肿。

3）硬膜外脓肿：无菌操作不严格或穿刺经过感染组织，引起硬膜外腔感染，逐渐形成脓肿。患者可出现放射性疼痛、肌无力、截瘫等脊髓和神经受刺激和压迫的症状，并伴感染征象。应观察患者的体温、脉搏、肌力及白细胞计数等变化，按医嘱采用大量抗生素治疗，做好手术准备，尽早行椎板切开引流术。

3. 全身麻醉常见并发症的护理

（1）呼吸道梗阻：以声门为界，呼吸道梗阻分为上呼吸道梗阻和下呼吸道梗阻。

1）上呼吸道梗阻：常因舌后坠、口腔分泌物或异物、喉头水肿等引起机械性梗阻。喉头水肿可因气管插管、手术牵拉或刺激喉头所致。以呼吸困难为主要表现。不完全梗阻表现为呼吸困难及鼾声；完全梗阻有鼻翼翕动和三凹征。护理要点：①密切观察患者有无舌后坠、口腔内分泌物积聚、发绀或呼吸困难征象。②对舌后坠者托其下颌，将头后仰；置入口咽或鼻咽通气管。③清除喉咽部分泌物和异物，解除梗阻。④轻度喉水肿者，可按医嘱静脉注射皮质激素或雾化吸入肾上腺素；重症患者，应立即配合医生行气管切开并护理。

2）下呼吸道梗阻：常见原因为气管导管扭折、导管斜面过长致其紧贴于气管壁、分泌物或呕吐物误吸入后阻塞气管及支气管。严重者表现为呼吸困难、潮气量降低、气道阻力增高、缺氧发绀和血压降低，若处理不及时可危及生命。护理要点：①及时清除呼吸道分泌物和吸入物。②注意观察患者有无呼吸困难、发绀；有无肺部啰音、潮气量降低、气道阻力增高、心率增快和血压降低等下呼吸道梗阻症状，发现异常应及时报告医生并配合治疗。③避免因患者变换体位引起气管导管扭折。

（2）反流与误吸：全身麻醉诱导时，因患者意识丧失，咽喉反射消失，一旦反流即可发生误吸；胃排空时间延长；全身麻醉后至未完全清醒时，吞咽反射未恢复易致误吸。护理要点：①麻醉前应严格禁食、禁饮，避免术中发生胃内容物反流、呕吐或误吸。②麻醉未清醒时取平卧位，头偏向一侧；麻醉清醒后，若无禁忌，可取斜坡卧位。③一旦发生呕吐，立即清理口腔呕吐物，以免口腔内残存物造成误吸。

（3）低氧血症：吸空气时，$SpO_2 < 90\%$，$PaO_2 < 60mmHg$；或吸纯氧时，$PaO_2 < 90mmHg$ 为低氧血症。常见原因及处理：①麻醉机故障，氧气供应不足；气管导管插入一侧支气管或脱出气管外。如呼吸道发生梗阻，应及时调整呼吸机和气管导管的位置，清理呼吸道。②肺不张时用纤维支气管镜吸痰，严重者以呼气末正压通气（PEEP）治疗。③肺水肿应采用强心、利尿、扩血管、吸氧、机械通气治疗。

（4）高血压：指麻醉期间舒张压高于 100mmHg 或收缩压高于基础值的 30%。常见原因：①合并有原发性高血压、颅内压增高。②手术、麻醉操作，如气管插管等刺激引起心血管反应。③麻醉较浅、镇痛药量不足。④通气不足，二氧化碳蓄积。护理要点：①对术前已存在高血压的患者，应完善术前准备并有效控制血压。②随时观察血压变化，应根据原因进行针对性处理，避免高血压危象的发生。③因麻醉过浅或镇痛药量不足引起的高血压，应根据手术刺激程度调整麻醉深度和麻醉药剂量。

（5）低血压：指麻醉期间收缩压下降超过基础值的 30% 或绝对值低于 80mmHg。常见原因及处理：①血容量不足，失血或失液过多。补充血容量，必要时在中心静脉压（CVP）监测指导下进行。②麻醉过深，抑制循环。及时减浅麻醉，维持适当的麻醉深度。③手术压迫心脏或大血管常使血压急剧下降，解除压迫血压迅速回升。④术中牵拉反射导致血压下降，心率减慢。及时解除刺激，必要时给予阿托品。⑤过敏反应、肾上腺皮质功能低下时，可引起血管张力降低而导致低血压。补充血容量、恢复血管张力及病因治疗。

（6）心律失常：窦性心动过速伴高血压时，应适当加深麻醉；贫血、低血容量、缺氧时心率加快，应针对病因治疗；手术牵拉内脏（如胆囊），可因迷走神经反射致心动过缓，严重时可致心脏骤停，应立即停止操作，静脉注射阿托品。必要时行心肺复苏。

（7）高热、抽搐和惊厥：常见于小儿麻醉，常采用物理降温，特别注意头部降温。

（四）麻醉恢复期护理

1. 概述

手术结束后，在一定时间内，麻醉药的作用还未完全消失，对人体的生理功能还存在一定的影响，人体正常的保护性反射尚未恢复。这一时期患者容易发生气道阻塞、通气不畅、呕吐、误吸，或循环功能不稳定等并发症，为保障患者安全，应将患者留置在麻醉恢复室进行观察和处理，防止转运途中发生意外。

2. 麻醉恢复室（PACU）收治标准

（1）手术后患者未清醒，自主呼吸未完全恢复，或肌肉张力差，或由于某些原因气管导管未拔除者，均应送麻醉恢复室。

（2）神经阻滞发生意外情况，手术后需要继续监测治疗的患者。

（3）使用拮抗药 30 分钟内的患者。

（4）生命体征不平稳者。

（5）麻醉患者由麻醉医生及巡回护士护送至麻醉恢复室，必要时与手术医生共同护送。搬运与护送过程中密切观察病情，防止患者躁动，防止各种导管脱出，注意呼吸道梗阻、患者保暖等。

（6）麻醉医生、巡回护士应向麻醉恢复室医生、护士介绍患者的基本情况，包括患者的姓名、性别、年龄、术前诊断、所实施手术、麻醉方法、手术中生命体征情况、液体出入量、麻醉中的并发症、有无传染病（如肝炎、结核）等，以及患者入室后仍需重点监测和检查的项目，麻醉恢复室护士应做好入室记录。

3. 麻醉恢复期监测和护理

（1）熟悉呼吸机、心电监护仪的使用方法。

（2）观察患者的呼吸频率、节率及胸腹式呼吸活动的幅度。

（3）持续监测患者呼吸、心率、血压、脉搏、血氧饱和度及出入液量等，并 15 分钟记录 1 次。

（4）维持呼吸道通畅。呼吸道常见并发症的处理如下：

①患者呼吸道分泌物较多，吞咽和咳嗽反射尚未恢复时，需及时吸痰。

②患者出现鼻翼翕动，胸骨切迹下陷，胸廓活动受限或无通气等呼吸道梗阻症状时，多是由于舌后坠，应立即使患者头后仰，托起患者下颌，放置口咽通气道。

③拔除气管导管、吸引分泌物时，患者易出现咳嗽、呼吸困难，多为喉痉挛。应立即面罩加压给氧，严重时遵医嘱静脉注射琥珀胆碱 10～20mg。

④补液量过多时，应注意防止急性肺水肿的发生。

⑤患者出现呕吐先兆（频繁吞咽），应立即将其头偏向一侧，摇低床头，使呕吐物容易排出，并用干纱布或吸引器消除口鼻腔内的食物残渣。必要时立即进行气管插管，并反复吸引气管内异物，直至呼吸正常。

⑥颈部手术后出现伤口血肿压迫时，应立即通知手术医生准备减压手术，并面罩加压给氧。

（5）脊椎术后严密观察患者的肢体感觉运动、麻痹平面，并与术前相比较，如有异常及时处理；四肢术后观察患肢血液循环、伤口渗血和引流管引流量，发现异常及时报告医生，配合处理。

（6）观察尿量，保持尿量在 30 ～ 50mL/h。

（7）高平面椎管内麻醉易引起心动过缓，应密切观察，及时发现，给予相应处理。

（8）全身麻醉药物能抑制体温调节中枢的功能，使机体对环境温度变化的调节功能降低，所以注意给患者保暖。由于麻醉恢复期患者感觉迟钝，注意防止烫伤。

（9）全麻患者即将清醒时，易烦躁，注意观察患者的状态，防止坠床，监护床两边加护栏，必要时给予约束带，但要随时观察局部血液循环情况，防止意外发生。

（10）对苏醒较慢的患者，注意有无肝、肾功能损害造成的意识障碍或低血糖、低钠血症及脑缺氧等。注意变换体位，使患者肢体保持良好位置。

4. 气管内插管的拔除条件

（1）意识及肌力恢复：患者可根据指令做眨眼、张口、舌外伸、握手等动作，上肢抬高时间达到 10 秒以上。

（2）自主呼吸状态良好：患者无呼吸困难征象，每分钟呼吸频率维持在 15 次左右；潮气量 > 5mL/kg；肺活量 > 15mL/kg；$PaCO_2$ < 6kPa（45mmHg）；吸空气状态下 PaO_2 > 8kPa（60mmHg）；吸纯氧状态下 PaO_2 > 40kPa（300mmHg）。

（3）吞咽、呛咳反射恢复。

（4）鼻腔、口腔及气管内无分泌物。

5. 患者离开麻醉恢复室标准

术后患者经恢复治疗，评估确认其 SpO_2、呼吸、循环、意识及肌力达到出麻醉恢复室标准者（表 7-1），经麻醉医生核准后即可出麻醉恢复室。患者离开麻醉恢复室总评分达到 10 分较为理想，但应至少达到 9 分。对病情仍不稳定甚至恶化或出现严重并发症，如不能维持自主呼吸或较长时间不能脱机、循环功能不稳定者，由麻醉恢复室护士提出，手术医生和麻醉医生讨论后，转入 ICU 病房。

表 7-1　麻醉后恢复评分

标准	分值
SpO_2	
吸空气 SpO_2 > 92%	2
吸氧气 SpO_2 > 90%	1

标准	分值
吸氧气 $SpO_2 < 90\%$	0
呼吸	
能正常地深呼吸和咳嗽	2
能保持呼吸道通畅，无需辅助呼吸	1
需辅助呼吸	0
循环（与术前相比）	
血压变化正常值 ±20mmHg	2
血压变化正常值 ±20 ～ 50mmHg	1
血压变化大于正常值 ±50mmHg	0
意识	
完全清醒	2
呼喊能唤醒	1
无任何反应	0
肌力	
能活动四肢和抬头	2
能活动两个肢体和有限地抬头	1
无肢体活动	0

注：累计评分达 9 分以上，患者可安全离开。

二、手术护理

骨科手术种类多、范围广，包括四肢与躯干的骨、关节、肌肉、肌腱及脊髓、周围神经和血管的各种手术，还有部分整形手术，基本涉及整个运动系统，手术能否取得预期效果，不仅取决于医生的正确诊断、合理的治疗，以及手术本身的成功，妥善细致的围手术期护理更是保证手术成功的重要环节。

（一）骨科手术的分类

1. 急诊手术

病情危急，需在最短时间内迅速实施手术，以挽救生命或肢体，如断指再植、开放性骨折清创缝合术等。需尽快完成必要和重点的护理准备工作，争分夺秒地进行手术。

2. 限期手术

因病情关系，手术时间不能拖延过久，但可以在限定的时间内（24 小时内）选择，如脊柱骨折。术前护理准备工作应该在较短时间内较全面地完成，提高患者全身和局部素质。

3. 择期手术

手术时间的迟缓不影响手术效果，如各种畸形矫形术，此类患者有较充裕的手术准备时间，完善的术前准备和护理能保证患者良好的身体素质和较强的手术耐受力，从而保证手术安全进行。

（二）手术前护理

手术前护理的重点是在全面评估的基础上，做好必需的术前准备，纠正患者存在及潜在的生理、心理问题，加强健康指导，提高患者对麻醉和手术的耐受能力，使手术的危险性减至最低限度。

1. 手术前病区准备

（1）环境准备：对新入院的患者，护士介绍病区环境（急诊、限期手术患者，应优先关注患者的病情及心理）；保持病房温 / 湿度适宜，减少陪护。

（2）心理准备：择期手术患者要充分尊重患者的自主选择权，在患者"知情同意"的前提下采取诊断治疗措施，在患者没有知情同意前，不宜做任何手术或有损伤的治疗。评估并矫正可能增加手术危险性的生理和心理问题，增进与患者及家属的交流，将患者的病情、诊断、手术方法、手术的必要性、手术的效果及可能发生的并发症和预防措施、手术的危险性、手术后的恢复过程和预后，向患者及家属交代清楚，以取得信任，主动配合治疗及护理工作。

（3）生理准备：全面评估骨科创伤的危害及影响患者整个病程的心血管功能、肺功能、肝功能、肾功能、营养和代谢、内分泌功能、血液系统、免疫状态等；护士向患者讲解各项检查的意义，帮助患者完善各项检查，对于留取样本的血、尿、便化验检查，应向患者讲清采集要求；对实验室提供的各种生理指标进行综合分析判断，估计患者对手术的耐受力；指导患者合理饮食，加强营养，给予高蛋白、高热量、易消化的饮食；纠正水、电解质、酸碱平衡失调及贫血；使患者接近生理状态，更好地耐受手术，安全度过手术和手术后的过程。

（4）肠道准备：术前 8 小时禁食，2 小时禁水，必要时灌肠。

（5）术前适应性训练：为使手术能达到预期效果，应该在术前对择期手术的患者进行适应术中及术后变化的训练，如体位改变（俯卧位、侧卧位）练习，颈椎前路手术行气管推移训练，练习床上排便、深呼吸、有效咳嗽和咳痰、停止吸烟、肢体功能锻炼等。

（6）皮肤准备：清洁皮肤，修剪指（趾）甲，清除皮肤上的微生物，在不影响手术实施的情况下不主张剃毛，确需剃毛以不损伤皮肤完整性为前提，临近手术时间越短越好。

（7）其他准备：做好药物过敏试验、血型鉴定及交叉配血试验，根据手术类型计划患者的用血量，备好一定量的成分血或全血；观察生命体征变化等，术日早晨检查患者，如发热、女患者月经来潮，除急诊手术外，应推迟手术日期。

（8）制订出院和生活形态改变的调适计划。

2. 手术前健康教育

（1）患者对手术都存在着紧张和恐惧，要用通俗易懂的生活用语对择期手术患者进行术前访视教育，使患者对手术和麻醉有初步的认识，尽快完成角色转换，缓解恐惧心理，使患者以最佳状态迎接手术。

（2）查阅病历，与主管医生、护士联系，了解患者的姓名、ID号、性别、诊断、拟定手术名称、传染性疾病检查结果、现病史、既往史、家族史、药敏史、生命体征、实验室检查结果、重要脏器功能状态、有无感染、营养状态、有无活动义齿、女性患者是否在月经期、身高、体重、职业、精神、饮食、睡眠、接受健康教育的能力、遵医嘱情况、接受手术的态度等，对患者的疑问酌情回答；时间一般为10～15分钟，不宜过长，以不引起患者紧张感和疲劳感为宜；注意避开治疗和进食时间。

（3）术前1日应修剪指甲、沐浴，更换洁净专用手术袍或病员服，女性患者月经来潮应及时告知管床医生；避免受凉，预防感冒。

（4）充分休息，保证睡眠；在身心俱佳的状态下接受手术。

（5）术前8小时禁食，2小时禁水。

（6）勿用唇膏、指甲油、眼影，取下发夹、义齿，现金、手表、手机等贵重物品交由家属保管。

（7）告知患者及家属，手术当日手术室有专人负责接待患者，手术室工作人员会在患者进入手术室区域后，输液、麻醉、手术前，共同核对患者的姓名、ID号、手术部位标记、手术名称，确保正确的患者、正确的部位、正确的手术，取得患者、家属的配合。

（8）手术过程中家属需在手术室门外等候，保持安静，方便联系。

（9）鼓励患者及家属再次阅读术前访视健康教育单，如有疑问、患者有特殊需求等，可拨打手术室电话。

（10）对于急诊手术，则在患者进入手术室后做好心理安慰。

3. 手术室准备间的护理

（1）患者在手术室准备间等候时，陌生的环境使其处于恐惧状态，易发生坠床等意外，安排护士守候，做好心理护理，安慰成年患者，减轻其孤独恐惧感。

（2）婴幼儿、儿童在等待过程中，易发生哭闹、躁动等。尽量缩短此类患者的等候时间，让婴幼儿在母亲怀中，缩短与母亲的分离时间；儿童患者可引入赏识教育的理念到患儿的护理中，如"我是最勇敢的小朋友"，让儿童在鼓励和赞扬中勇敢地面对手术；这不仅缓解了患儿术前恐惧心理，也能增加家属的信任感。

（3）做好安全核查，包括患者身份的确认；手术部位的确认；禁食禁饮时间、术前抗生素准备、手术皮肤的准备、尿管准备、患者随身饰物的情况（有无戒指、手表等）；患者随身辅助物品的情况（有无义齿、眼镜、助听器等）；X射线片、CT结果、MRI结果及特殊用品等，避免因准备不完善进入手术间造成手术患者等待时间过长。

（4）告知患者进入手术间的时间、在手术准备间进行输液的部位、麻醉体位配合注意事项、手术开始的大约时间、手术体位及术中束缚要求。

4. 患者进入手术间后的护理

（1）根据术中体位需求，询问卧位适应性训练情况。

（2）术中若有不适，请及时告知医务人员，不随意转动肢体，避免影响手术操作。

（3）讲解术中根据情况可能留置各种管道。

（4）手术过程中，工作人员应尊重和保护患者隐私，做好保暖工作，打消患者顾虑，让患者积极配合手术。

5. 手术室准备

（1）准备C型臂、手术床、头架、体位架、体位垫、高频电刀、电动止血仪、电钻、吸引器、腔镜、显微镜、气钻、自体血回收机等。

（2）静脉输液通道准备、加压输血装置设备、保暖、防压力性损伤的物品准备。

（3）根据手术要求及手术医生的手术习惯准备骨科包、敷料、手术衣、腹单、中单、专科器械、特殊器械（关节镜器械、脊柱微创通道等）、止血材料、人工骨块、防粘连膜、缝针、缝线、刀片、灭菌手套、护皮膜、腔镜套、透视机套等术中可能使用的一次性物品。

（4）特殊准备：对于传染性疾病患者，准备一次性辅料、手术衣、防护用品、隔离标志、感染性废弃物标签、病理标本装置及用于终末处理的消毒液、初消装置等。

（5）手术准备间备固定带、输液架、治疗车、中心吸引、吸氧及急救药品等。

（6）提前启动净化系统，调节手术间温度在22～24℃，湿度为40%～60%；调试手术室床、电刀、监护设备等，保证仪器、设备处于良好的备用状态。

（三）术中护理

按手术室专科护士配合组（髋部损伤组、脊柱组、膝部损伤组）安排巡回护士、器械护士。各专科组护士相对固定，有利于了解术者的需要和习惯，加强护士与术者沟通，有利于手术配合。

1. 巡回护士的护理

（1）巡回护士与麻醉医生确认患者身份，将患者安全转运至手术床，途中保持和患者亲切自然的交流；协助患者转移到手术台，妥善保护各种管道，避免拖、拉、拽；将监护设备报警音调至适当，避免患者因仪器设备发出的声音而紧张；巡回护士根据麻醉方式，协助麻醉医生给患者摆麻醉体位，保护患者隐私，做好保暖工作；全麻诱导期在患者身旁照顾，注意患者肢体位置，防止挤压撞伤，必要时使用固定带；巡回护士在麻醉过程中应观察患者心率快慢、血氧饱和度，发现异常及时报告处理。

（2）正确安置手术体位，以安全、舒适、充分暴露术野为原则。防止手术患者压力性损伤，注意检查患者皮肤完整情况并记录，整理保持床单平整、不潮湿，搬动患者时勿拖、拉、拽，避免造成损伤，固定体位力量适度。摆放卧位时，上肢外展＜90°，两腿不可过度伸直，骨隆突部位垫软枕，防止受压，保护好各种管道。整理电极片、监护仪导线、尿管止水夹，勿压在身体下面。遵守气压止血带操作规程，严格控制压力与时间，避免止血带损伤。俯卧位手术应特别注意保护面部、胸部、腹部、膝部、会阴部。受压部位垫以软垫保护，眼睛不能直接受压；心电监护仪电极片放置在胸部两侧；头部偏向一侧，2 小时后医生许可后更换方向；头部不能偏向一侧的手术，与医生沟通后更换受力点或抬起面部 3 ～ 5 分钟；尿管及男性患者外生殖器、女性患者乳房应妥善保护，防止压力性损伤。

（3）连接仪器设备，如高频电刀、吸引器、止血仪；预调整手术无影灯位置于切口上方，便于术者安装无影灯灭菌手柄；根据需要提前调整输液架位置，不影响手术铺巾；协助医生皮肤消毒，尽量减少肢体暴露。

（4）手术开始前，与器械护士、手术第一助手认真做好手术器械、物品的核查、清点工作。

（5）Time out 程序：Time out 核对应在手术开始前执行，由主刀医生主持，参与手术的所有人员（手术医生、麻醉医生、器械护士、巡回护士）停止所有操作进行核对，主刀医生首先报告手术名称及手术部位；巡回护士根据 Time out 清单的内容逐一报告患者姓名（参照首次病程记录页眉）、ID 号（参照首次病程记录页眉）、术前诊断和手术名称（参照手术知情同意书）、手术部位标记；麻醉医生同时核对手术患者腕带；所有手术人员共同口头确认患者信息是否正确。在核对过程中如有一人提出异议，要再次核对患者信息，确保信息正确后方可进行手术。巡回护士负责把所有参与 Time out 成员的名单记录于《手术安全核查与患者交接记录单》Time out 清单中。

（6）做好手术间的管理，严格控制进入手术室的人数。手术人员进入手术间后，尽量减少走动或避免频繁开关手术间门；监督手术人员严格执行手术室无菌技术操作规程。若有违反无菌技术，及时指出，给予补救；检查各种灭菌物品包装完整且在有效期内。

（7）严密观察患者的生命体征变化、液体输入情况、出血情况，婴幼儿和老年患者注意出血量、尿量及水电解质平衡。及早发现病情异常，随时配合麻醉医生妥善处理，做到"早发现、早处理"。

（8）手术过程中观察电刀负极板粘贴是否牢固；加强术中观察，超过 2 小时的手术，观察手术患者体位受压点和肢体外展部分，在不影响手术的前提下改变受压点，缓解压力并按摩受压部位，观察肢体末端血运；根据情况可更换血压计袖带部位及血氧饱和度指甲套位置；观察吸引器通畅情况，做好术中输血查对及标本的留取、登记工作。

（9）准确及时地记录护理记录单。术中手术台上有增加物品必须由器械护士、巡回护士共同清点，巡回护士准确记录后，器械护士再核实，防止发生笔误。深部手术填入纱布垫或止血钳、血管夹阻断时，巡回护士应做记录。深部脓肿或多发脓肿行切开引流时，创口内所填入的纱布、引流种类和数目，均应详细记录在护理记录单"其他"栏内，并请主刀医生签名，以备再次手术取出时数目核对。

（10）凡手术台上掉下的器械、物品应及时放入指定容器内，以便清点。

（11）关闭伤口前清点器械、物品，完全相符，方可缝合，手术结束再次清点。

（12）术毕检查患者有无压力性损伤，保证引流管正确连接，固定牢固，伤口包扎妥当；皮肤清洁，无血渍、石膏渍；观察液体输入情况。

（13）做好手术患者内植入物合格证核对、粘贴及扫描工作，保证合格证与实物一致，防范纠纷。

（14）做好与复苏室/病房护士交接班。口头及书面交接患者的麻醉方式、手术名称、术中病情、出血量、输液、输血及皮肤情况；交接患者物品、病历、X射线片、剩余血液制品等。

2. 器械护士的护理

（1）器械护士提前 15 分钟洗手上台，整理骨科器械及外来内植入物器械，严格无菌技术操作。

（2）协助铺巾及穿手术衣。

（3）手术开始前，与巡回护士、手术第一助手认真做好手术器械、物品的核查、清点工作；有内植入物时提醒主刀医生确认是否适用。

（4）参与 Time out 程序。

（5）保持无菌区域的延续，监督参加手术人员无菌技术操作，传递器械快、准、稳。

（6）及时整理手术台，保持整洁；保持手术切口周围、无菌器械台干燥。

（7）器械护士做好手术台上的组织及标本管理，防止遗漏丢失。

（8）正确告知巡回护士内植入物编码。

（9）及时征求手术医生对器械、手术配合的满意度，持续质量改进。

（四）术后护理

1. 手术后转运

转运前核对患者姓名、ID号、科室、床号、住院号、手术名称、手术标记、手术时间、X射线片、CT结果、MRI结果及特殊用品（支具、颈腰围、弹力绷带），妥善固定管道；注意保暖，防止受凉；接送患者出入门边时，注意保护患者头部及手足，防止碰伤；移动患者离手术床时，需锁稳车轮，扶住车身，防止移动摔伤；运送途中，使用床栏、固定带；护送员手推床头，患者脚在前、头在后以利于观察和保护；上下坡注意头端在上。

2. 术毕回病房后护理

手术创伤导致患者防御能力下降，术后禁食、切口疼痛和应激反应等加重了患者的生理、心理负担，不仅影响创伤愈合和康复过程，而且可导致多种并发症的发生。手术后护理的重点是根据患者的手术情况和病情变化等，确定护理问题，采取切实有效的术后监护，预见性地实施护理措施，尽可能减轻患者的痛苦和不适，预防并发症，促进患者康复。

（1）保持病房整洁、舒适、安静、空气流通和适宜的温／湿度；根据患者的麻醉及手术种类准备床单位、氧气吸入装置、负压吸引装置、监护仪、胃肠减压器，必要时备气垫床；需做牵引的患者备好牵引架；必要时准备急救物品及药品。

（2）搬运患者时要平稳，注意保护引流管、输液管道，避免脱管；保护伤口；根据患者麻醉及手术种类安置患者适当的卧位，需要时给予床栏保护和保护性约束，防跌倒、坠床。

（3）观察患者生命体征与神志。

（4）抬高患肢，观察患肢的血液循环、皮肤的颜色与温度、毛细血管反应，以及感知觉恢复情况和四肢活动度。

（5）观察伤口渗血情况，截肢患者床旁备止血带。

（6）观察引流液的颜色、性质、量，保持引流通畅。

（7）观察尿液的颜色、性质和量，做好保留导尿管患者的护理。

（8）评估疼痛的部位、性质、持续时间，提供有效缓解术后疼痛的措施。

（9）改善全身营养状况，增加抵抗力。合并高血压、糖尿病、心脏病的患者，做好针对性的饮食护理。

（10）观察用药后的反应。

（11）关心安慰患者，增强其战胜疾病的信心。

（12）根据病情或医嘱给予定时翻身、按摩受压部位，鼓励患者深呼吸和咳嗽，多饮水，保持会阴部清洁，预防压力性损伤、便秘、肺部感染、泌尿系统感染等并发症。

（13）进行熏洗、骨创伤治疗仪治疗、CPM机锻炼等辅助治疗时，做好治疗前告知评估、治疗中观察、治疗后护理。

（14）了解术后血常规、生化检查结果，尤其注意血清电解质水平的变化。

（15）按骨科练功法指导患者及时进行功能锻炼，促进肢体功能恢复。

（16）严格执行消毒隔离制度，预防院内交叉感染。

第三节　骨伤常见合并症和并发症的护理

一、创伤性休克

创伤性休克（traumatic shock）是由于暴力致使重要脏器损伤、大出血等，使有效循环血量锐减，微循环灌注不足，以及创伤后的剧烈疼痛、恐惧等多种因素综合形成的机体代谢失调综合征。长期使用止血带突然释放而致的"止血带休克"，亦被认为是创伤性休克的一种。

（一）病因病机

1. 病因

造成创伤性休克的病因很多，主要因素为外伤，常见的病因分为四类：①交通事故伤，约占总数的65%。②机器损伤，约占总数的12%。③坠落伤，约占总数的12%。④其他，约占总数的11%。

2. 病机

（1）微循环的变化：微循环是组织携氧和排出代谢产物的场所，其变化在休克发生、发展过程中起重要作用。微循环的血量很大，约占总循环血量的20%。

①休克早期：总循环血量和动脉血压下降，有效循环血量随之显著减少。此时机体通过一系列代偿机制，包括主动脉弓和颈动脉窦压力感受器产生的加压反射、交感–肾上腺轴兴奋后释放大量儿茶酚胺、肾素–血管紧张素分泌增加等环节，选择性地收缩外周和内脏的小血管使循环血量重新分布，达到保证心、脑等重要器官有效灌注的目的。

②休克中期：微循环内动静脉短路和直接通道进一步开放，组织的灌注更为不足，细胞严重缺氧。在无氧代谢状况下，乳酸等酸性产物蓄积，组织胺、缓激肽等释放增加，这些物质使毛细血管前括约肌舒张，后括约肌则由于敏感性低而仍然处于收缩状态。由于血浆外渗、血液浓缩和血液黏稠度增加，进一步使回心血量降低，心排血量减少，以致心、脑等器官灌注不足，休克加重。

③休克后期：病情继续发展且呈不可逆性。微循环内瘀滞的黏稠血液在酸性环境中处于高凝状态，红细胞和血小板容易发生聚集并在血管内形成微血栓，甚至引起弥散性血管内凝血（DIC）。

（2）代谢变化：休克时的代谢变化非常明显。首先是能量代谢异常，由于组织灌注不足和细胞缺氧，体内的无氧糖酵解过程成为获得能量的主要途径。其次是代谢性酸中毒。因微循环障碍而不能及时清除酸性代谢产物，肝脏对乳酸的代谢能力也下降，可致心率减慢、血管扩张和心排血量降低，呼吸加深、加快，以及意识障碍。代谢性酸中毒和能量不足还影响细胞各种膜的屏障功能。

（3）内脏器官的继发性损害：严重外伤后，由于细胞损伤破坏，组织细胞发生变性、出血、坏死，导致脏器功能障碍甚至衰竭。可在短期内迅速发生，亦可在休克好转后出现，是导致患者死亡的主要原因。

（二）临床表现

创伤性休克的严重程度与损伤部位、损伤程度和出血量密切相关，注意观察患者的面色、神志、呼吸情况、外出血、伤肢的姿态，以及衣服撕裂和被血迹污染的程度等。根据严重程度可分为轻度、中度和重度。

1. 轻度休克

患者神志清，伴有痛苦面容，精神紧张，口渴，皮肤色泽开始苍白，温度正常或发凉，脉率100次/分以下，尚有力，收缩压正常或稍升高，舒张压升高，脉压缩小，体表血管正常，尿量正常。

2. 中度休克

患者神志尚清楚，口渴较重，皮肤黏膜苍白，温度发冷，脉率100～120次/分，收缩压70～90mmHg，脉压变小，表浅静脉塌陷，毛细血管充盈迟缓，尿量减少。

3. 重度休克

患者意识模糊，神志昏迷，非常口渴或无主诉，皮肤黏膜显著苍白，肢端青紫，厥冷（肢端更明显），脉搏细速或摸不清，收缩压在70mmHg以下或测不到，毛细血管充盈非常迟缓，表浅静脉塌陷，尿少或无尿。

（三）辅助检查

1. 中心静脉压

中心静脉压（CVP）代表右心房或胸段腔静脉内的压力变化，在反映全身血容量及心功能状态方面早于动脉压，CVP正常值为5～12cmH$_2$O。CVP＜5cmH$_2$O，表示血容量不足，CVP＞15cmH$_2$O提示心功能不全、静脉血管过度收缩或肺循环阻力增高。若CVP超过20cmH$_2$O时，则表示存在充血性心力衰竭。

2. 肺动脉楔压

肺动脉楔压（PCWP）正常值为0.8～2.0kPa，可了解肺静脉、左心房和左心室舒张末期的压力，借此反映肺循环阻力的情况。PCWP增高常见于肺循环阻力增加，当PCWP增高，CVP无增加时，即应避免输液过多，以防引起肺水肿，并应考虑降低肺循环阻力。

此外，还有心排出量（CO）和心脏指数（CI）监测、动脉血气分析监测、动脉血乳酸盐测定、DIC的监测等。

（四）急救及治疗方法

1. 创伤性休克的急救复苏原则

（1）去除引起休克的原因。

（2）恢复有效循环血量，将前负荷调整至最佳水平。

（3）解除微循环障碍。

（4）调节心脏功能。

（5）维持人体的正常代谢。

2. 院前急救

院前急救重点是保护呼吸道通畅，控制活动性大出血，最大限度地限制患者活动，做好伤肢外固定和补充血容量，预防严重外伤引起的低血容量性休克。休克早期能在20分钟内到达医院的可以不用在现场输液，以免耽误过多时间；如果需要输液，必须将肢体和输液针头固定牢固以免途中脱出。

3. 病因治疗

及时找出发生休克的原因，积极处理，是抗休克的关键性措施。外出血以压迫止血包扎为主，止血带的使用必须遵循其应用原则；内出血在急救现场很难确诊，应及时查清原因，在输血补液的同时，做好术前准备，进行手术止血。

4. 早期液体复苏

早期、快速、足量扩容是抢救休克患者成功的关键。应尽早建立两路或两路以上的静脉通路，尽可能选择深静脉置管。液体包括：

（1）晶体液：目前国内外均将平衡盐液作为抢救创伤失血性休克的首选药物。常用的有复方氯化钠、乳酸林格氏液、生理盐水等。

（2）血浆增量剂：血浆增量剂分子量大，其渗透压与血浆蛋白相似，能较长时间留于血管内，因此扩容效果显著。常用的有右旋糖酐、羟乙基淀粉等。

（3）全血：全血有携氧能力，对出血性休克是理想的物质。

（4）血浆：血浆由于含有各种免疫球蛋白，因此是抗感染、增强抵抗力的重要物质。

（5）血管活性药物：常用的有多巴胺、多巴酚丁胺等。一般需要在补足血容量后应用。

（6）碱性药物：使用碱性药物纠正酸中毒已成为抗休克的主要措施之一。常用的有碳酸氢钠等。

（7）激素：调节各种组织细胞的代谢活动。常用的有地塞米松等。

5. 其他治疗

（1）氧疗：一般可用鼻导管或面罩给氧，氧浓度以 40% 为宜。

（2）利尿：强力利尿后可使血压下降，应注意监测。

（3）休克卧位、抗休克裤的应用：抗休克裤（AST）是近十几年来抢救创伤失血性休克的一个新进展，挽救了不少严重低血容量性休克的患者。

（五）观察要点

1. 生命体征及神志、尿量：

（1）脉搏：观察脉搏的频率、节律和强度。脉率增快多出现在血压下降之前，是休克的早期诊断指标。若脉搏超过 120 次/分，应考虑已发生休克。若脉搏规则，慢而有力，表示休克有好转。

（2）血压：血压是机体维持稳定循环状态的三要素之一。观察血压的动态变化可对病情做出正确判断。休克早期，由于周围血管代偿性收缩，阻力增加，使血压保持或接近正常。由于心排血量明显减少，40 分钟后血压便开始下降。脉压主要反映心搏量或主动脉的顺应性，正常时约为 40mmHg。脉压变小是休克早期敏感指标，心排血量发生变化时，脉压先于收缩压下降。收缩压 < 90mmHg、脉压 < 20mmHg 是休克存在的表现，血压回升、脉压增大则是休克好转的征象。

（3）呼吸：失血性休克患者血容量丢失 30%，呼吸可正常；失血量超过 40% 时，血液运氧能力衰竭，出现呼吸急促。

（4）皮肤温度、色泽：皮肤温度、色泽反映体表灌流的情况。如患者四肢温暖，皮肤干燥，轻压指甲或口唇时，局部暂时缺血呈苍白，松压后色泽迅速转为正常，表明末梢循环已恢复、休克好转；反之，则说明休克情况仍存在。

（5）神志：患者神志清楚、反应敏捷，提示循环血量充足，脑灌注良好。休克早期患者精神紧张、烦躁不安、头晕眼花。随着休克程度的加重，可由神志清晰转为表情淡漠、意识模糊、反应迟钝。休克晚期患者可出现昏迷。如恢复清醒、安静为休克好转征象。

（6）尿量：尿量是反映肾脏血流灌注情况的重要指标。休克或疑有休克的患者应留置导尿管，观察尿液的颜色、性质，准确记录每小时尿量。如尿量 < 25mL/h，比重增加，提示有早期休克。如尿量稳定在 30mL/h 以上，表示休克已纠正。

2. 专科情况：肢体肿胀程度；伤肢末梢血液循环、感觉、运动情况；伤口活动性出血情况等。

3. 有无颅脑、胸、腹等多发伤。

4. 有无并发症发生和基础疾病。

5. 实验室指标和特殊检查，如血气分析、血流动力学检测。

6. 补液过程中有无药物不良反应，大量输血时有无不良反应。

7. 心理状态：休克患者起病急，病情进展快，并发症多，加之抢救过程中使用的监护仪器多，应注意评估患者的情绪变化及心理承受能力，了解其不良情绪反应的原因。

（六）护理方法

1. 一般护理

（1）保持环境安静、空气流通和适宜的温 / 湿度。

（2）监测生命体征，注意观察患者的体温、脉搏、呼吸、血压、血氧饱和度及尿量情况，尤其是血压和尿量的变化。

（3）注意皮肤的颜色及温度，如有引流管，保持其通畅、固定，注意观察引流液的性状、颜色及量。

2. 体位护理

休克患者一般采取去枕平卧位，目的是有利于脑部血液供应；或取中凹位，即头和躯干抬高 20°～ 30°，下肢抬高 15°～ 20°，这既有利于呼吸运动，又能增加回心血量。尽量减少搬动，如需救护车运送，应将头部位于车尾，足部位于车头，以免救护车启动时因惯性导致脑缺血，停车要逐渐减速，避免骤停。

3. 饮食护理

（1）伤后 1 ～ 2 天禁食或少进食，第 3 天开始少量进食，如米汤、肠内营养剂等，少量多餐，逐步增加饮食种类，以清淡、易消化、润肠通便的饮食为宜。

（2）1 周后可将流质饮食改为半流质饮食，进食肉沫粥、鱼汤、米粥、蒸蛋、面条等。宜食高蛋白、高营养、易消化、富含维生素的食物，忌食辛辣刺激、腥发油腻之品。

4. 情志护理

休克患者常处于恐惧、焦虑、紧张和不安中，早期应鼓励患者放松心情，解除恐惧和思想顾虑，积极配合治疗。休克失代偿期，患者神志淡漠，但意识尚存，医护人员和亲属应避免直接和患者谈论病情。每实施一项治疗、护理操作，均应按要求与患者解释和沟通，随时将救治过程中生命体征好转的情况反馈给患者。在抢救过程中，保证足够的人力配合，忙而有序，给患者和家属树立战胜疾病的信心。

（七）预防措施

1. 对创伤所致大出血的患者，立即采取措施控制大出血。

2. 采取休克体位，以增加回心血量及减轻呼吸困难。

3. 保持呼吸道通畅，给予高流量氧气吸入。

4. 补充血容量，预防酸碱平衡失调。

5. 其他：如保暖、尽量减少搬动、骨折处临时固定、必要时应用镇痛药。

二、挤压综合征

挤压综合征（crush syndrome，CS）通常指四肢或躯干肌肉丰富的部位，受外部重物长时间的挤压作用（或长期固定体位的自压）而造成肌肉组织的缺血性坏死，出现以肢体肿胀、肌红蛋白尿、高血钾为特点的急性肾衰竭。

（一）病因病机

1. 病因

挤压综合征多发生于房屋倒塌、工程塌方、交通事故等意外伤害中，战时或发生强烈地震等严重自然灾害时可成批出现。此外，偶见于昏迷与手术的患者，肢体长时间固定体位的自压而致。

2. 病机

（1）肌肉病变：挤压综合征的肌肉病变与骨筋膜室综合征的病理变化相似，当局部组织直接受到较长时间的压迫并解除外界压力后，局部可以恢复血液循环。但由于毛细血管上皮受到损伤，通透性增加，肌肉发生缺血性水肿，体积增大，骨筋膜室内压力上升，肌肉组织的局部循环发生障碍。毛细血管内压力更加增高，血液成分向组织间隙大量渗出，如此恶性循环，骨筋膜室内压力不断上升，肌肉与神经在高压下最终发生缺血性坏死。

（2）肾功能障碍：肌肉坏死后，肌红蛋白及酸性代谢产物等有害物质大量释放，在伤肢解除压力后通过循环再建或侧支循环进入血流，进入体循环，加重创伤后机体的全身反应，造成肾脏损害，引起肾衰竭的发生。肾缺血和组织破坏产生的有害物质是导致肾功能障碍的两大原因，其中肾缺血是主要原因。肾缺血可能是由于血容量减少所致，但主要因素是创伤后全身应激状态下的反射性血管痉挛。

总之，肢体受压后，主要是通过骨筋膜室内压力上升造成肌肉缺血坏死，以及全身应激状态下反射性血管痉挛导致肾缺血这两个病理过程，最终发展为挤压综合征。这两个过程继续发展，最终将导致以肌红蛋白尿为特征的急性肾衰竭。

（二）临床表现

1. 局部症状

肢体肿胀在解除压迫后数小时内迅速发生，并进行性加重。皮肤有压痕，变硬，皮下瘀血，皮肤张力增加，在受压皮肤周围有水泡形成。有感觉异常、运动功能丧失等神经功能障碍及肌肉缺血变性表现。在肌肉缺血早期，被动牵拉相关肌肉可引起剧烈疼痛，后期则一切感觉丧失。

2. 全身症状

（1）休克：因挤压伤引起强烈的神经刺激，广泛的组织破坏，大量的血容量丢失，可迅速产生休克，且不断加重。

（2）肌红蛋白尿：这是诊断挤压综合征的一个重要条件，患者在伤肢解除压力后，24 小时内出现褐色尿或血尿，应该考虑肌红蛋白尿。肌红蛋白尿在伤肢减压后 3 ～ 12 小时达高峰，以后逐渐下降，1 ～ 2 天后可自行消失。

（3）高钾血症：因为肌肉坏死，大量的细胞内钾进入血液循环。肾衰竭时排钾困难。肾衰竭的少尿期：血钾每日可上升 2mmol/L，甚者可在 24 小时内上升到致命水平。高血钾常伴有高磷血症、高镁血症及低钙血症，从而加重钾离子对心肌的抑制和毒性作用。

（4）酸中毒及氮质血症：肌肉缺血坏死以后，大量磷酸根、硫酸根等酸性物质释出，使体液 pH 值降低，致代谢性酸中毒；严重创伤后组织分解代谢旺盛，大量中间代谢产物积聚体内，非蛋白氮、尿素氮迅速升高，出现肾功能不全。临床上可出现神志不清、呼吸深大、烦躁干渴、恶心等酸中毒、尿毒症的表现。

（三）辅助检查

1. 实验室检查

（1）尿液检查：早期尿量少，比重在 1.020 以上，尿钠少于 60mmol/L，尿素多于 0.333mmol/L。在少尿或无尿期，尿量少或尿闭，尿比重低，固定于 1.010 左右，尿肌红蛋白阳性，尿中有蛋白、红细胞或管型，尿钠多于 60mmol/L，尿素少于 0.1665mmol/L，尿中尿素氮与血中尿素氮之比小于 10：1，尿肌酐与血肌酐之比小于 20：1。至多尿期及恢复期一般尿比重仍低，尿常规可渐渐恢复正常。

（2）血色素、红细胞计数、红细胞压积：以估计失血、血浆成分丢失、贫血或少尿期水潴留的程度。

（3）血小板、出凝血时间：可提示机体凝血、溶纤机理的异常。

（4）谷草转氨酶、磷酸肌酸激酶（CPK）：测定肌肉缺血坏死所释放出的酶可了解肌肉坏死程度及其消长规律。

（5）血钾、血镁、血肌红蛋白测定：了解病情的严重程度。

2. X 射线检查

判断有无骨折及软组织损伤状况。

3. 临床分级

可按伤情的轻重、肌群受累的容量和相应的化验检查结果的不同，将挤压综合征分为三级。

（1）一级：肌红蛋白尿试验阳性，CPK ＞ 1 万单位（正常值 130 单位），而无急性肾衰竭等全身反应者。若伤后早期不做筋膜切开减张，则可能发生全身反应。

（2）二级：肌红蛋白尿试验阳性，CPK ＞ 2 万单位，血肌酐和尿素氮增高而无少尿，但有明显血浆渗入组织间，有效血容量丢失，出现低血压者。

（3）三级：肌红蛋白尿试验阳性，CPK 明显增高，出现少尿或无尿、休克、代谢性酸中毒及高血钾者。

（四）治疗方法

挤压综合征是骨科急重症，应及时抢救，做到早期诊断。

1. 全身治疗

主要治疗针对急性肾衰竭，有效的方法是血液透析治疗。在肾功能恢复期中，从少尿到多尿，日量可达 5000mL，此时应注意水及电解质平衡。

2. 伤肢处理

（1）早期切开减张：使筋膜间隔区内组织压下降，防止或减轻挤压综合征的发生。即使肌肉已坏死，通过减张引流也可以防止有害物质侵入血流，减轻机体中毒症状。同时清除失去活力的组织，减少发生感染的机会。早期切开减张的适应证为：①有明显挤压伤史。②有 1 个以上筋膜间隔区受累，局部张力高，明显肿胀，有水泡及相应的运动感觉障碍。③尿液肌红蛋白试验阳性。

（2）伤肢截肢：伤肢截肢的适应证：①患肢无血运或严重血运障碍，估计保留后无功能。②全身中毒症状严重，经切开减张等处理，不见症状缓解，并危及生命。③伤肢并发特异性感染，如气性坏疽等。

（3）高压氧治疗：促进伤肢神经、肌肉恢复。

（五）观察要点

1. 生命体征

严密观察患者血压、脉搏的变化，如出现脉搏细速、血压下降，应警惕休克发生；若出现神志不清、呼吸深大、烦躁干渴、恶心等症状，提示酸中毒、尿毒症的发生。

2. 伤肢情况

肿胀程度，皮肤有无压痕、变硬、皮下瘀血，受压皮肤周围有无水泡形成，患肢末梢血液循环、感觉、运动情况。对伤口禁忌加压包扎和用止血带。

3. 尿液的颜色、性质和量

准确记录尿量、尿的颜色和比重，尤其是伤肢解除压力后的 24 小时内，观察有无"红棕色""褐色"尿，以判断有无肌红蛋白尿发生，为早期诊断提供依据。

4. 行切开减张术患者的观察

严密观察伤口变化，渗出物的颜色、性质、量，防止低蛋白血症发生。

（六）护理方法

1. 一般护理

（1）保持病房整洁、舒适、安静、空气流通和适宜的温 / 湿度。

（2）严密监测生命体征，注意观察患者的体温、脉搏、呼吸、血压、血氧饱和度及尿量情况，尤其是血压、尿量及尿液颜色的变化。

（3）注意观察患肢肿胀、疼痛、末梢血液循环、感觉、运动情况，发现异常及时告知医生并给予处理。

2. 体位护理

（1）绝对卧床休息，取平卧位。

（2）伤肢制动，将伤肢暴露在凉爽的空气中，或用冰袋冷敷以降低伤肢温度，且坚持不抬高、不热敷、不按摩的三不原则，以减少毒素吸收。有出血者禁忌加压包扎和使用止血带。

3. 饮食护理

（1）病情不稳定时，可采用静脉输液补充营养或鼻饲流质食物。病情好转后先给予流质饮食，逐渐过渡为普食，饮食宜以清淡为主，可给予低蛋白、高热量、高维生素饮食，并根据患者病情变化选择适当的饮食结构。

（2）伴肾衰竭者，早期应限制蛋白质的摄入，以减少内源性蛋白质分解的增加，每日不超过20g。

（3）避免摄入含钾高的食物，如香菇、花菜、菠菜、桃子、牛奶、香蕉、红枣等。

（4）口服碱性饮料以碱化体液。用8g碳酸氢钠溶于$1000 \sim 2000$mL水中，再加适量糖和食盐饮用，既可利尿又可碱化尿液，也可口服柠檬水、菜汁等，不能进食者，用5%碳酸氢钠100mL静脉滴注。

4. 情志护理

挤压综合征患者的情志护理非常重要。本病患者多源于突发事故，受伤突然、凶猛，且大都神志清楚，同时遭受着疼痛的折磨及抢救时的各种劣性刺激，不仅面临生命威胁，而且遭受躯体伤残，使患者遭受生理和心理的双重打击，所以患者心理感受十分复杂、痛苦，表现为恐惧、紧张、焦虑、悲观、失望、易怒等。应关心、安慰患者，抢救工作迅速而不忙乱，以减轻患者的紧张情绪，鼓励家属陪伴，给予患者情感支持。协助生活所需，指导协助患者提高生活自理能力。

（七）预防措施

因本病的死亡率较高，所以预防是关键，一般的预防措施有：

1. 伤后补充乳酸林格氏液和胶体液

伤后尽快补充液体，如胶体液可用血浆或右旋糖酐，可按每1%受压面积输入胶体液$80 \sim 100$mL，每受压1小时，每千克体重补液$3 \sim 4$mL，加24小时所需量1500mL计算，为伤后第1天补液量，以后根据情况调整，但若已经发生挤压综合征时，则不能按上述方法补液，并要控制输液量。

2. 碱化尿液

因挤压综合征常有酸中毒，所以早期用碱性药物以碱化尿液，预防酸中毒，防止肌红蛋白与酸性尿液作用后在肾小管中沉积。可口服碳酸氢钠液或静脉输入5%碳酸氢钠。

3. 利尿

当血压稳定之后，可进行利尿。用 20% 甘露醇快速静脉输入，其高渗透压作用可使肾脏血流增加，使肾小球滤过率增加，肾小管保持充盈状态，减轻肾间质水肿，防止肾小管中凝集物沉淀，从而保护肾功能，所以宜早期应用。肾实质受损害前，有较多的碱性尿液通过肾小管，可增加肌红蛋白等有害物质的排泄。

4. 解除肾血管痉挛

挤压伤后，血液中肾素、组织胺等收缩血管物质浓度增加，使肾血管收缩痉挛，早期用甘露醇的同时可加血管扩张药以解除肾血管痉挛，增加肾血流量。

5. 切开筋膜减压，释放渗出物，改善循环

切口应在肌肉肿胀最严重部位，长达肿胀区之外，不必探查深部。对于肌肉已坏死的肢体，一旦出现肌红蛋白尿或其他早期肾衰竭征象，就果断截肢。

三、骨筋膜室综合征

骨筋膜室综合征（osteofascial compartment syndrome，OCS）又称急性筋膜间室综合征，是筋膜室内的肌肉、神经因急性缺血、缺氧而产生的一系列症状和体征。多见于前臂掌侧和小腿。骨筋膜室综合征易发生于地震、战争和开采、装运意外伤等突发事件中，特别是地震中发病率达到地震伤员比例的 3%～20%，高层建筑倒塌的受伤者中骨筋膜室综合征发生率高达 40%。如未能早期诊断和及时处理，可引起肌肉组织坏死，甚至远侧肢体坏疽。多数情况下最终发生肌组织的变性、纤维化而造成缺血性肌挛缩。

（一）病因病机

1. 病因

（1）外部压力使骨筋膜间室容积骤减：①异物压迫肢体的时间过长，如昏迷患者肢体长时间压在身下、止血带捆扎时间过长等。②石膏、夹板、绷带过紧或包扎后因伤肢肿胀逐渐加重而变得过紧。③筋膜缺损过多，勉强张力缝合。

（2）肢体肿胀及筋膜室内容物体积迅速增大：①肢体的严重碾压伤、挫伤等，筋膜室内肿胀、渗出。②小腿剧烈运动和疲劳状态下的长途跋涉。③严重移位的骨折及骨折后大血肿形成。④毒蛇、毒虫咬伤引起的严重水肿。

（3）骨筋膜间室内组织缺血：①大血管损伤或骨折压迫血管。②动静脉痉挛、血流受阻。

2. 病机

正常情况下肌肉和神经都处于由筋膜形成的间隔区之中，并形成一定的压力，成为肌肉内压、组织压或室内压，正常压力很低。当压力达到一定程度：前臂 8.7kPa（65mmHg），小腿 7.3kPa（55mmHg）时，可使供应肌肉的小动脉关闭，形成缺血、水肿的恶性循环。

（二）临床表现

1. 局部表现

骨筋膜室综合征绝大多数发生在前臂和小腿，也可发生于手掌和足部，也有发生在臀部筋膜室的报道。典型表现为5P症状，即苍白（pallor）、感觉异常（paresthesia）、无脉（pulseless）、麻痹（paralysis）、疼痛（pain）。

疼痛往往早期出现，几乎所有的患者都会产生此症状。这种疼痛往往是一种深在的、持续的、不能准确定位的疼痛，疼痛程度有时与损伤程度不成比例。疼痛常在拉伸骨筋膜室内的肌肉群时加重。感觉异常（如针刺感）也是骨筋膜室综合征常见的典型症状，是皮神经受累的表现。肢体麻痹往往发生于病程晚期。触诊时可感觉到受累骨筋膜室张力升高明显，患者通常不会出现"无脉"的表现，因为引起骨筋膜室综合征的压力一般都低于动脉压。

2. 全身表现

当肌肉缺血相当长的时间造成肌肉坏死的情况下，可出现全身症状，甚至发生休克和肌红蛋白尿。出现急性肾功能障碍时，应按挤压综合征对待。

（三）辅助检查

1. 被动牵拉痛是早期诊断的重要依据，应仔细检查可疑患者。

2. 骨筋膜室压力测定：正常时前臂筋膜室内压力不超过 9mmHg，小腿筋膜室内压力不超过 15mmHg，当压力超过 20mmHg 时，应高度警惕并密切观察。

3. 其他：神经电生理检查亦有助于判定。并应注意与小腿动脉及神经损伤相鉴别。

（四）治疗方法

1. 非手术治疗

用保守方法治疗早期骨筋膜室综合征的适应证是：肢体明显肿胀、压痛，皮肤有张力性水泡，肌肉被动牵拉痛，穿刺监测筋膜间隙压力 < 30mmHg 者。采用制动，抬高患肢，严密观察，经 7 ～ 10 天，若肿胀消退，症状消失，可完全治愈而不留任何后遗症。

2. 手术治疗

手术切开筋膜减压是治疗骨筋膜室综合征的有效方法，一般要求发病后 6 ～ 8 小时内切开减张，特殊病例最迟不超过 12 小时。如手术方法正确，减压彻底，术后处理恰当，则患者将顺利恢复。

手术指征如下：①肢体明显肿胀与疼痛。②该筋膜间隙张力大、压痛。③该组肌肉被动牵拉有广泛性疼痛。④有或无神经功能障碍体征。⑤筋膜间隙测压在 30mmHg 以上。

（五）观察要点

骨筋膜室综合征是肢体骨筋膜间隔区肌肉、神经、血管等组织因急性严重缺血造成的一种早期综合征，是临床常见且较严重的创伤并发症。

1. 患者病情变化

监测生命体征，注意观察患者的神志、面色、呼吸、血压的变化，因本病除肢体损伤严重外，亦可引起全身的创伤反应。早期因大量血浆和体液渗出，机体有效循环血量锐减，可出现低血压或休克，如有发现及时报告医生并进行处理。

2. 患肢疼痛的性质

原发伤引起的疼痛可通过复位和固定使疼痛逐渐减轻，而肌肉缺血引起的疼痛则表现为受累肌肉被动牵拉痛或肢体远端痛，静止时仍存在疼痛。晚期时缺血严重，神经功能丧失，感觉消失，无疼痛感时往往提示有病情加重的可能，要及时告知医生。

3. 远端脉搏及毛细血管充盈时间

骨筋膜室综合征早、中期远端动脉搏动、指（趾）端毛细血管充盈时间可正常，温度可稍高于正常侧。当骨筋膜室内组织压力上升到一定程度，能使供应肌肉血运的小动脉关闭，但此压力远远低于患者的收缩压，不足以影响肢体主要动脉的血流，所以肢体远端脉搏存在并不是安全指标，晚期肢体肿胀严重，可压迫动脉而使桡动脉或足背动脉不能触及。

4. 患肢感觉情况

患者常有蚁走感、麻木等异常感觉。

5. 患肢皮肤颜色

早期肢体末端潮红，皮温稍高，继而皮肤光亮菲薄，进一步则呈暗红色或紫红色，皮温降低，甚至出现大理石样花斑纹，最后皮肤呈败革样改变。

6. 尿液

记录 24 小时出入液量，观察每小时的尿量及尿液的性质、比重。当发现尿闭或肌红蛋白尿时，应按急性肾衰竭处理。

7. 切开减压术后观察

密切观察伤口分泌物的性质、颜色、量，观察动脉搏动和指（趾）端血运、感觉、活动及皮肤温度情况。如发现末梢温度降低、发绀、麻木、疼痛等逐渐加重，首先应考虑手术切开减压不彻底，应立即通知医生，及时采取相应措施。

（六）护理方法

1. 一般护理

（1）保持病房整洁、舒适、安静、空气流通和适宜的温 / 湿度。

（2）严密监测生命体征，注意观察患者的体温、脉搏、呼吸、血压、血氧饱和度及尿量的变化。

（3）注意观察患肢的肿胀程度、疼痛性质，观察动脉搏动和指（趾）端血运、感觉、活动及皮肤温度、颜色等情况，发现异常及时告知医生并给予处理。

2. 体位护理

一旦确诊或怀疑有骨筋膜室综合征时，立即松开所有的外固定物，绝对卧床，将肢体置于同心脏相同水平，禁止抬高患肢，局部严禁按摩、热敷，以免温度增高，加快组织代谢和渗出；局部严禁冷敷，局部温度降低可引起血管收缩，加重患肢缺血。患肢制动，避免组织耗氧量升高。切开减压术后，伤肢给予抬高 15°～ 30°，如有引流管，保持引流管固定、通畅，注意观察引流液的性状、颜色、量。

3. 饮食护理

（1）肿胀严重者宜进低盐饮食，忌用一切腌制品，如咸肉、咸菜、香肠等。

（2）术后宜食高蛋白、高营养、易消化、富含维生素的食物，忌食辛辣刺激、腥发油腻之品，严格控制摄入含钾高的食物和药物。

（3）伤口渗出较多存在低蛋白血症者，给予输血或血浆、白蛋白，增加机体抵抗力，促进伤口愈合。

4. 情志护理

（1）评估患者的心理状况，了解患者所需，对情绪和心理异常的患者，做好心理疏导及情志护理。

（2）根据病情，向患者讲解本病的发生和转归，介绍成功病例，解除其思想顾虑，树立信心，积极配合治疗和护理。

（3）鼓励家属陪伴，给予患者情感支持，多关心体贴患者，共渡难关。协助生活所需，指导协助患者提高生活自理能力。

（七）预防措施

早发现、早治疗是预防骨筋膜室综合征的关键。密切观察患者的体征变化、患肢的血液循环、感觉、运动及皮肤温度、颜色情况，一旦发现异常及时报告医生并及时处理。

四、脂肪栓塞综合征

脂肪栓塞综合征（FES）发生在严重创伤，特别是多发性骨折后，出现以进行性低氧血症、意识障碍和皮肤黏膜出血点为特征的综合征。创伤越严重发生率越高，尤其是以下肢长骨干骨折为主的多发性骨折，很少发生于上肢骨折患者，男性多于女性，儿童发生率仅为成人的 1%。随着对骨折积极地行开放手术治疗，其发生率有大幅度下降，但 FES 仍然是创伤骨折后威胁患者生命的严重并发症。

（一）病因病机

脂肪栓塞综合征主要发生在脂肪含量丰富的长骨骨折，尤以股骨干骨折为主的多发性骨折发病率最高。在髋和膝的人工关节置换术后，内固定扩髓腔，髓腔压力骤升，可导致脂肪颗粒进入静脉。各类手术或外伤累及脂肪含量丰富的软组织时均可发生脂肪栓塞综合征。烧伤、酒精中毒、感染、糖尿病合并高脂血症、结缔组织病均可发生脂肪栓塞综合征，但极为罕见。

脂肪栓塞综合征的发病机制目前还不十分清楚，近年多倾向于机械 – 化学双相反应学说，即机械阻塞与化学毒性的综合结果。脂肪首先在肺部血管形成机械性阻塞，然后由于血管内皮细胞中的脂酶释放，或患者由于外伤应激而释放儿茶酚胺，激活腺嘌呤环化酶从而催化血清中不活动的脂酶变成活动性脂酶，通过脂酶的作用，使中性脂肪水解成游离脂肪酸，被阻塞的肺部血管受游离脂肪酸的刺激，而发生中毒性或称化学性血管炎，使血管内皮细胞起泡变形，并与基膜分离，破坏了血管内皮细胞的完整性，使其渗透性增高，从而发生肺部弥漫性间质性肺炎、急性肺水肿。此时在临床上可出现胸闷、咳嗽、咳痰等现象，若肺部病变继续加重，则肺 X 射线片上可表现出"暴风雪"样阴影，临床上也出现更加明显的呼吸功能障碍。由于肺泡换气功能受阻，故使动脉血氧张力下降，进而出现威胁患者生命的动脉血低氧血症，从而导致中枢神经系统受损，出现神经系统症状。

（二）临床表现

脂肪栓塞综合征分为三种类型，即暴发型、完全型（典型症状群）和不完全型（部分症状群，亚临床型）。不完全型按病变部位又可分为纯肺型、纯脑型、兼有肺型和脑型两种症状者，其中以纯脑型最少见。

1. 暴发型

伤后短期清醒，很快又发生谵妄、昏迷，有时出现痉挛、手足搐动等脑症状，可于 1 ~ 3 天内死亡，由于出血点及肺部 X 射线检查病变等典型症状不完全，临床诊断困难，很多病例在尸检时才能确诊。

2. 完全型（典型症状群）

伤后经过 12 ~ 24 小时清醒期后，开始发热，体温突然升高，出现脉快、呼吸系统症状（呼吸快、啰音、咳脂痰）和脑症状（意识障碍、嗜睡、朦胧或昏迷），以及周身乏力，症状迅速加重，可出现抽搐或瘫痪。呼吸中枢受累时，可有呼吸不规则、潮式呼吸，严重者可呼吸骤停，皮肤有出血斑。

3. 不完全型（部分症状群）

缺乏典型症状或无症状，不注意时易被忽略。这类患者如处理不当，可突然变成暴发型或成为完全型，尤其在搬动患者或伤肢活动时可以诱发。

（三）辅助检查

1. 实验室检查

（1）动脉血气分析：动脉血气分析是最有诊断价值的检查，可以判断低氧血症及低碳酸血症。

（2）肺内血及周围静脉血血凝块快速冰冻切片检查，以及光镜下检查中性脂肪球，是早期诊断的一种新方法。

（3）无明显失血原因的急性、进行性贫血，血红蛋白下降。

（4）血小板减少到 $90×10^9$/L 以下，甚至低到 $40×10^9$/L。

（5）血沉 70mm/h 以上有诊断意义。

（6）尿脂肪滴阳性。

（7）血清脂肪醇上升。

（8）血游离脂肪滴阳性。

2. 影像学检查

（1）X 射线检查：典型改变为两肺大块斑片状阴影，称为"暴风雪"样改变，尤其在肺的上中部多见。但无胸膜渗出，胸部 X 射线检查变化要持续 3 周。

（2）颅脑 CT 扫描或磁共振：对于合并有严重的颅脑脂肪栓塞的患者，颅脑 CT 扫描可显示进行性脑水肿，磁共振可提示颅脑损伤的部位。最近的研究表明，颅脑 MRI 能明确诊断和判断预后。

（四）治疗方法

治疗总原则是对骨折进行确实稳妥的固定，以减少断端对组织的再损伤，从而减少脂肪栓子的来源；积极抗休克治疗，及时补充有效血容量，以减少因休克诱发的概率和降低加重脂肪栓塞发生与发展的可能性。治疗的主要方法为生命支持、对症治疗、预防感染、提高血液乳化脂肪的能力。

1. 纠正低氧血症性休克状态，补充有效血容量，及时正确处理骨折。

2. 适当呼吸支持。

3. 对亚临床脂肪栓塞，用鼻导管或面罩给氧，PaO_2 维持在 70 ～ 80mmHg。

4. 对重症临床脂肪栓塞，应迅速建立通畅气道，用呼吸机治疗。

5. 减轻脑损伤，用头部降温、脱水疗法，有条件可用高压氧治疗。

6. 抗脂肪栓塞及抗感染药物治疗：低分子右旋糖酐、肾上腺皮质激素、抑肽酶、肝素、利尿剂、高渗葡萄糖液、白蛋白等。

7. 中药治疗：

（1）胸闷、呼吸急促、发绀、咳嗽或咳出铁锈色痰，听诊肺部有湿啰音。治则为理气活血、清肺化痰。方用活血疏肝汤加川贝母 10g、桔梗 15g、天花粉 15g、茅根 15g、橘红 10g、葶苈子 10g。

（2）烦躁、神志不清、谵妄、嗜睡、抽搐等。治则为活血祛瘀、通窍醒神。方用通窍活血汤加逐瘀护心散。

（五）观察要点

1. 严密观察患者生命体征及意识、瞳孔变化，尤其是在骨折后 72 小时内，应提高警惕严密观察，发现异常及时向医生反映。

2. 观察呼吸频率、节律、深浅度变化，保持呼吸道通畅，确保有效通气；观察皮肤、甲床、口唇有无发绀，及时给予面罩高流量持续吸氧，并逐渐改为鼻导管低流量持续吸氧，必要时可行气管插管或气管切开，呼吸机正压给氧，保证机体氧供，减轻组织器官损伤。

3. 动态监测血氧分压及血氧饱和度，出现低氧血症时应警惕发生脂肪栓塞综合征。

4. 观察患者的出入液量，尤其是每小时尿量。

5. 观察患者皮肤黏膜改变，如皮肤出现出血点或瘀斑，观察有无增多或减少。

（六）护理方法

1. 一般护理

（1）保持病房安静、整洁、空气流通、温 / 湿度适宜。

（2）严密观察生命体征，观察患者的神志、体温、脉搏、呼吸、血压及尿量的变化。仔细检查患者的胸部、颈部、腋窝等处皮肤有无点状出血，有条件时，可行眼底检查，观察视网膜有无渗出或出血。发现异常立即报告医生，及时抢救处理。

（3）警惕创伤后脂肪栓塞综合征的高危患者：对于严重创伤，尤其是曾发生过低血容量性休克、容易发生高脂血症的中老年及体形肥胖的多发性骨折患者，应高度警惕。

（4）建立有效的静脉通道，预防低血容量性休克，及时补液输血，改善组织灌注，维持血压和水、电解质平衡，防止脂肪从破裂的骨髓腔进入血流。

2. 体位护理

发病时绝对卧床休息，减轻心脏负担，可取平卧位或头低足高位；患肢制动，在翻身、更换床单、皮肤护理时动作轻柔，避免患肢做旋转性动作。

3. 用药护理

熟悉各种药物的作用、不良反应及配伍禁忌，观察用药后的反应，如使用抗凝溶栓药物后有无出血倾向，观察有无柏油样便及呕血；大剂量激素冲击治疗时，应警惕应激性溃疡的发生。及时、准确、有效地执行医嘱，切实做到抢救及时，用药准确，给药时间无误，补液量无差。

4. 饮食护理

伤后 24 ~ 72 小时，应摄入无脂餐，并控制食量，以降低血浆乳糜含量；清醒患者鼓励其多饮水，每日 2500 ~ 3000mL。昏迷患者给予鼻饲饮食，做好饮食调护，进易消化、富含维生素的低脂饮食，少量多餐。

5. 功能锻炼

应在医生指导下进行功能锻炼，以防早期活动不当，使局部脂肪颗粒进入血液，加重血栓。

6. 情志护理

脂肪栓塞发病极为突然，患者往往在短暂的烦躁和恐惧后迅速昏迷，医护人员往往因为实施急救而顾不上安慰患者和家属。护理人员应迅速调整情绪投入抢救，用紧张有序、沉着自信的工作状态缓解患者及家属的紧张和恐惧心理；病情稳定后，护士要因势利导地耐心解释，使患者了解和认识疾病，并告知患者配合治疗的方法，取得患者的信任，树立其战胜疾病的信心。

（七）预防措施

1. 首先应清除致病因素，对严重创伤并多发骨折患者应及时抗休克治疗，改善缺氧症状。

2. 早期制动能减少骨折端活动及组织再损伤，可降低脂肪栓塞综合征发生率。搬动患者时骨折肢体需临时固定，骨折复位过程中，操作应轻柔，做到有效制动，防止或减少局部损伤，以减少脂肪滴进入血流。

3. 骨折肿胀期应有效抬高患肢，持续牵引。

4. 药物应用：抑肽酶、阿司匹林、肝素、低分子右旋糖酐等。

五、应激性溃疡

应激性溃疡（SU）是指机体在应激状态下胃和十二指肠出现急性糜烂和溃疡。多见于应激后 5 ～ 10 天，最常见的临床表现就是在重度创伤、感染及休克状态下出现消化道出血，出血量大时，有呕血、黑便，甚至发生低血容量性休克。此病多见于青壮年，严重创伤后的发病率为 6% ～ 10%。原发病越重，应激性溃疡的发生率越高，病情越凶险，死亡率越高。

（一）病因病机

1. 严重创伤

因创伤刺激，体内儿茶酚胺浓度升高，血管收缩，胃黏膜缺血，另外，创伤刺激使体内肾上腺皮质激素分泌增加，导致胃酸分泌增加，并抑制蛋白质的合成，从而影响胃肠道上皮细胞的更新，使屏障功能降低，最终黏膜糜烂导致出血。使机体处于应激状态的创伤有：严重外伤、大面积烧伤、颅内疾病、脑外伤、腹部手术等。

2. 长时间低血压

如休克、慢性肾衰竭、多器官衰竭等影响胃肠道黏膜的血液供应。

3. 药物使用

如抗癌药物、类固醇激素、阿司匹林、吲哚美辛等的长时间使用，导致胃黏膜损伤。

4. 其他因素

（1）中枢神经系统兴奋性增高：胃是应激状态下最为敏感的器官，情绪可抑制胃酸分泌和胃蠕动，紧张和焦虑可引起胃黏膜糜烂。

（2）胃黏膜屏障的损伤：对应激性溃疡来说，胃黏膜屏障的损伤是一个非常重要的发病原因，任何影响胃壁血流的因素都会对胃黏膜上皮细胞的功能产生影响，削弱胃黏膜屏障功能。大手术、严重创伤、全身性感染等应激状态，特别是休克引起的低血流量灌注，均能减少胃壁的血流，发生应激性溃疡。

（3）胃酸和 H^+ 的作用：胃酸和 H^+ 一直被认为是溃疡病发病的重要因素。胃酸增多显然能加重胃黏膜防卫系统的负荷，但发生应激性溃疡时胃酸一般不高，甚至减少，尽管如此，仍不能否定 H^+ 在应激性溃疡发病中的作用。由于胃黏膜屏障受损，H^+ 浓度虽不高，但仍可逆行扩散，出现胃壁内酸化，产生急性胃黏膜损害。

（二）临床表现

1. 应激性溃疡出血前的症状常十分模糊，部分患者可出现不同程度的上腹痛、腹胀、恶心及呃逆等。但多数患者由于原发病较重，掩盖了这些症状。

2. 常以突然发生呕血和黑便为主要表现。由于黏膜溃疡可呈"分批"发生，"分批"愈合的特点，临床上亦常表现为出血、出血停止、再出血等反复情况。大出血时，可出现失血的所有病症（包括失血性休克）。

3. 应激性溃疡发生穿孔时，可出现急腹症症状与体征。

（三）辅助检查

1. 实验室检查

（1）血常规：血红蛋白下降，血细胞比容下降。

（2）大便隐血试验阳性。

2. 其他辅助检查

（1）纤维胃镜检查：纤维胃镜检查有特殊重要性，早期在胃的近段黏膜上可见多数散在的苍白斑点，24～36 小时后即可见多发性浅表红色的糜烂点，以后即可出现溃疡，有的表现为活动性出血。

（2）选择性动脉造影：可确定出血的部位及范围。

（四）治疗方法

1. 全身治疗

（1）纠正全身情况：迅速补液、输血，恢复和维持足够的血容量。去除应激因素，纠正供氧不足，维持水、电解质、酸碱平衡，及早给予营养支持等。

（2）避免服用对胃有刺激的药物，如阿司匹林、激素、维生素 C 等。

（3）预防性应用制酸剂和抗生素：静脉应用止血药，如巴曲酶、维生素 K_1、垂体后叶素等；静脉应用抑制胃酸分泌的药物，如兰索拉唑、法莫替丁等。

（4）积极治疗原发病，给予抗感染、抗休克治疗，防治颅内高压，保护心、脑、肾等重要器官的功能。

2. 局部处理

（1）放置胃管引流，包括胃肠减压，减轻胃内压力。

（2）胃管内注入制酸剂，如兰索拉唑、凝血酶等。胃管内注入硫糖铝等保护胃十二指肠黏膜，以及注入 H2 受体拮抗剂和质子泵抑制剂等。

（3）冲洗胃管，可行冰生理盐水或苏打水洗胃至胃液清亮为止。

3. 内镜治疗

胃镜下止血，可采用电凝、激光凝固止血，以及胃镜下局部用药等。

4. 介入治疗

可采用选择性动脉血管造影、栓塞、注入血管收缩药等。

5. 手术治疗

可行迷走神经切断术和胃切除术（通常切除胃的 70% ～ 75%），连同出血性溃疡一并切除，残留在胃底的出血性溃疡予以缝合结扎。对老年、危险性较大的患者，可行迷走神经切断术和幽门成形术，并将出血性溃疡缝合。

（五）护理风险点与观察要点

1. 护理风险点

（1）低血容量性休克。

（2）窒息。

（3）穿孔。

（4）再出血。

2. 观察要点

（1）严密观察患者生命体征的变化，观察肢体温度、皮肤与甲床色泽、静脉充盈度和意识状态。如面色苍白、四肢冰凉、皮肤湿冷、烦躁不安提示微循环血流灌注不足，警惕失血性休克的发生。观察呕吐物和大便的颜色、性质、次数、量，观察是否有呕血和便血。

（2）观察呼吸道是否通畅，有无窒息发生，是否有呕血误吸而出现呼吸困难、胸闷、呛咳等症状。

（3）观察有无腹膜刺激征，腹部有无疼痛、压痛、反跳痛及板状腹等。

（4）观察出血控制后有无再出血征象。再出血征象如下：①反复呕血，或者呕吐物由咖啡色转为鲜红色。②黑便次数增多且粪质稀薄，色泽转为暗红色，伴肠鸣音亢进。

（六）常见护理问题及相关因素

1. 有休克的可能

与胃溃疡出血有关。

2. 腹胀

与胃肠功能失常有关。

3. 呕血、便血

与消化道出血有关。

4. 电解质紊乱

与禁食、呕吐、腹泻有关。

5. 恐惧

与呕吐、腹泻、限制活动有关。

6. 坠床 / 跌倒

与低血容量性休克有关。

（七）护理方法

1. 一般护理

（1）保持病房整洁、舒适、安静、空气流通和适宜的温 / 湿度。

（2）发现应激性溃疡先兆，如出现意识障碍逐渐加深、眼球浮动或震颤、喉痒、呕吐、呃逆、肠鸣音增强、腹胀、体温持续升高、心率加快、白细胞升高，提示有应激性溃疡发生。监测胃液 pH 值对应激性溃疡有预警作用，胃液 pH 值＜3.5 时是出血的危险信号。

（3）患者保持安静，减少身体活动，以减少出血。治疗与护理工作应有计划地集中进行，以保证患者的安静休息和睡眠。

（4）记录胃管引流液、呕吐物、大便的颜色、性质、量。有呕血及便血时，应迅速建立静脉通路，行实验室检查，如血红蛋白成进行性下降，行输血、补液及各种止血治疗等抢救措施。输液速度可根据病情调节，避免因输液、输血过多、过快而引起急性肺水肿，对老年患者尤应注意。

（5）监测患者的意识及生命体征的变化，记录患者的面色、意识，若面色苍白、四肢冰凉、皮肤湿冷、烦躁不安提示微循环血流灌注不足；若皮肤逐渐转暖、出汗停止则提示血流灌注好转。

（6）保持呼吸道通畅，必要时吸痰，持续给氧，纠正供氧不足。呕吐时，协助患者将头偏向一侧，防止窒息或误吸。气管切开患者密切注意痰液颜色，防止胃液逆流引起呛咳，甚至窒息。

（7）留置导尿管，监测每小时尿量，作为调节体液的指标。

（8）因呕吐、呕血、禁食等原因易引起口腔真菌感染，应重视口腔卫生，用盐水棉球每天擦洗 2 ～ 4 次以预防感染，清除口腔异味，保持口腔清洁。

（9）生活护理：限制活动期间，协助患者完成日常生活活动，呕吐后及时漱口。

（10）若病情许可，鼓励患者早期进食，以中和胃酸，增强胃肠黏膜屏障功能。若有低蛋白血症、电解质和酸碱平衡紊乱，及时补充与调整。

2. 体位护理

（1）少量出血时应限制患者的活动。

（2）呕吐时给予侧卧位或半卧位，休克时给予休克卧位。

（3）大量出血时应绝对卧床休息，取去枕平卧位，头偏向一侧，并将下肢略抬高 10°～ 15°，以保证脑部供血。

（4）进食时头抬高 30°～ 35°，防止食物反流。

3. 饮食护理

（1）急性大出血期应禁食，合理营养支持，行肠外高营养治疗，深静脉输入血浆、白蛋白、营养液，维持机体营养和水电解质平衡。

（2）少量出血、无呕吐者可进温凉、清淡饮食。饮食温度以 37 ～ 40℃为宜。

（3）给予肠内营养进行营养支持，在 24 ～ 48 小时内，应用配方饮食，从 25mL/h 增至 100mL/h。出血停止 24 ～ 48 小时后可给予温凉、清淡、易消化的高热量食物。渐进高维生素流食，宜选用米汤、豆浆等碱性食物，限制钠和蛋白质摄入。

（4）每次鼻饲前抽吸胃液，观察胃液性质，有无出血，鼻饲后注入少量温开水冲洗鼻饲管，以保持胃管通畅，防止食物残渣堵塞胃管。

（5）开始进食时，从软食开始，少量多餐、细嚼慢咽，以后改为正常饮食；避免粗糙、坚硬、刺激性食物，防止再出血。

（6）术后 3 天内，肠道通气后方可进食全流食，无不适后改为半流食，逐渐过渡到普食。

4. 情志护理

（1）严重创伤、大手术、严重感染、休克等危重症引起患者紧张、恐惧，出现了应激性溃疡，常表现为急性上消化道出血。急性上消化道出血会更进一步加重患者及家属的恐惧和紧张，造成恶性循环。

（2）向患者及家属说明安静休息有利于止血，应关心、安慰患者，抢救工作迅速而不忙乱，以减轻患者的紧张情绪，经常巡视患者，特别是大出血时陪伴患者使其有安全感。

（3）呕血或解黑便后及时清除血迹、污物，对患者和家属提出的疑问要耐心解释，以减轻他们的疑虑，帮助患者树立战胜疾病的信心。

（八）健康教育

1. 出血量多者卧床制动，轻者可稍事活动。注意保暖，避免受凉。

2. 上厕所时勿用力大小便，家属需陪伴，避免引起大出血，引发意外发生。

3. 坐起、站立时动作要缓慢，出现头晕、心慌、出汗时立即卧床休息并告知医务人员。

4. 排便后注意肛周皮肤的清洁。

（九）预防措施

1. 应激性溃疡重在预防。下列情况应列为应激性溃疡的高危人群：①高龄（年龄≥65岁）。②严重创伤（颅脑外伤、烧伤、胸腹部复杂大手术等）。③合并休克或持续低血压。④严重全身感染。⑤并发 MODS、机械通气＞3天。⑥重度黄疸。⑦合并凝血机制障碍。⑧脏器移植术后。⑨长期应用免疫抑制剂与胃肠道外营养。⑩1年内有溃疡病史。

2. 定期、定时检测胃液 pH 值或做24小时胃内 pH 值检测，并定期检测粪便隐血。

3. 对原有溃疡史者，可做胃镜检查，以明确有无合并溃疡。

4. 药物预防：

（1）抑酸药：①术前预防：拟做重大手术的患者，估计术后有并发应激性溃疡可能者，可在围手术前1周内应用口服抑酸药或抗酸药，以提高胃内 pH 值。常用药物有：质子泵阻滞剂（PPI）奥美拉唑20mg，1次/日；组织胺受体阻滞剂法莫替丁20mg，2次/日；雷尼替丁150mg，2次/日，西咪替丁400mg，2次/日。②高危人群的预防：在疾病发生后静脉滴注 PPI，使胃内 pH 值迅速上升至4以上，如奥美拉唑（40mg，2次/日）。

（2）抗酸药：氢氧化铝、铝碳酸镁、5% 碳酸氢钠溶液等，可从胃管内注入，使胃内 pH 值≥4。

（3）黏膜保护剂：硫糖铝、前列腺素 E 等，用药时间不少于2周。

六、下肢深静脉栓塞

深静脉血栓形成（deep venous thrombosis，DVT）是血液在深静脉内不正常凝结引起的静脉回流障碍性疾病，多发生于下肢；血栓脱落可引起肺动脉栓塞（pulmonary embolism，PE），两者合称为静脉血栓栓塞症（venous thromboembolism,VTE）。DVT 常导致 PE 和血栓后综合征（postthrombotic syndrome，PTS），严重者显著影响生活质量，甚至导致患者死亡。

（一）病因病机

1. 病因

（1）静脉血流滞缓：手术中脊髓麻醉或全身麻醉导致周围静脉扩张，静脉流速减慢；手术中由于麻醉作用致使下肢肌肉完全麻痹，失去收缩功能，术后又因切口疼痛和其他原因卧床休息，下肢肌肉处于松弛状态，致使血流滞缓，诱发下肢深静脉血栓形成。

（2）静脉壁损伤：

①化学性损伤：静脉内注射各种刺激性溶液和高渗溶液，如各种抗生素、有机碘溶液、高渗葡萄糖溶液等，均能在不同程度上刺激静脉内膜，导致静脉炎和静脉血栓形成。

②机械性损伤：静脉局部挫伤、撕裂伤或骨折碎片创伤均可产生静脉血栓形成。股骨颈骨折损伤股总静脉，骨盆骨折常能损伤髂总静脉或其分支，均可并发髂股静脉血栓形成。

③感染性损伤：化脓性血栓性静脉炎由静脉周围感染灶引起，较为少见。

（3）血液高凝状态：血液高凝状态是引起静脉血栓形成的基本因素之一。各种大型手术引起高凝状血小板黏聚能力增强；术后血清前纤维蛋白溶酶活化剂和纤维蛋白溶酶两者的抑制剂水平均有升高，从而使纤维蛋白溶解减少。

综合上述静脉血栓形成的病因，静脉血流滞缓和血液高凝状态是两个主要原因。单一因素尚不能独立致病，常常是 2 个或 3 个因素的综合作用造成深静脉血栓形成。

2. 病机

静脉血栓可分为三种类型：①红血栓或凝固血栓，组成比较均匀，血小板和白细胞散在分布在红细胞和纤维素的胶状块内。②白血栓，包括纤维素、成层的血小板和白细胞，只有极少的红细胞。③混合血栓，最常见，白血栓组成头部，板层状的红血栓和白血栓构成体部，红血栓或板层状的血栓构成尾部。

静脉血栓形成后，在血栓远侧静脉压力升高可引起一系列病理生理变化，如小静脉甚至毛细静脉处于明显的瘀血状态，毛细血管的渗透压因静脉压力改变而升高，血管内皮细胞内缺氧而渗透性增加，以致血管内液体成分向外渗出，移向组织间隙，往往造成肢体肿胀。如有红细胞渗出血管外，可形成皮肤色素沉着。

在静脉血栓形成时，可伴有一定程度的动脉痉挛，在动脉搏动减弱的情况下，会引起淋巴瘀滞，淋巴回流障碍，加重肢体的肿胀。

此外，在静脉血栓形成过程中引起静脉本身及其周围组织的炎症反应，血栓远侧静脉压迅速升高使静脉骤然扩张，因淋巴回流障碍造成下肢水肿，因静脉血栓形成造成动脉痉挛，使肢体处于缺氧状态，这一系列病理生理变化都能引起程度不等的疼痛症状。

在静脉血栓形成的急性期，当肢体主干静脉血液回流受到障碍时，血栓远侧的高压静脉血将利用所有通常不起重要作用的交通支增加回流。这些静脉的适应性扩张，促使血栓远侧静脉血向心回流。

血栓的蔓延可沿静脉血流方向，向近心端伸延，如小腿的血栓可以继续伸延至下腔静脉。当血栓完全阻塞静脉主干后，就可以逆行伸延。血栓的碎块还可以脱落，随血流经右心，继之栓塞于肺动脉，即并发肺栓塞。

（二）临床表现

1. 症状

最常见的主要临床表现是一侧肢体突然肿胀。下肢深静脉血栓患者，局部疼痛，行走时疼痛加剧。轻者局部仅感沉重，站立时症状加重。

2. 体征

患肢肿胀：肿胀的发展程度须依据每天用卷带尺精确测量，并与健侧下肢对照粗细才可靠，单纯依靠肉眼观察是不可靠的。这一体征对确诊深静脉血栓具有较高的价值，小腿肿胀严重时，常致组织张力增高。

压痛：静脉血栓部位常有压痛。因此，下肢应检查小腿肌肉、腘窝、内收肌管及腹股沟下方股静脉。

Homans 征：将足向背侧急剧弯曲时，可引起小腿肌肉深部疼痛。小腿深静脉血栓时，Homans 征常为阳性。这是由于腓肠肌及比目鱼肌被动伸长时，刺激小腿病变静脉而引起。

浅静脉曲张：深静脉阻塞可引起浅静脉压升高，发病 1～2 周后可见浅静脉曲张。

本病发病急骤，数小时内整个患肢出现疼痛、压痛及明显肿胀。股上部及同侧下腹壁浅静脉曲张。沿股三角区及股内收肌管部位有明显压痛。在股静脉部位可摸到索条物，并压痛。严重者，患肢皮色呈青紫，称"股青肿"，较罕见，提示患肢深浅静脉广泛性血栓形成，伴有动脉痉挛，有时可导致肢体静脉型坏疽。全身症状一般不明显，体温上升不超过 39℃，可有轻度心动过速等症状。

（三）辅助检查

1. 血浆 D- 二聚体测定

D- 二聚体是反映凝血激活及继发性纤溶的特异性分子标志物，诊断急性 DVT 的灵敏度较高（＞99%），＞500μg/L（ELISA 法）有重要参考价值。可用于急性 VTE 的筛查、特殊情况下 DVT 的诊断、疗效评估、VTE 复发的危险程度评估。

2. 多普勒超声检查

多普勒超声检查灵敏度、准确性均较高，是 DVT 诊断的首选方法，适用于对患者的筛查和监测。在超声检查前，按照 DVT 诊断的临床特征评分，可将患有 DVT 的临床可能性分为高、中、低度。如连续两次超声检查均为阴性，对于低度可能的患者可以排除诊断，对于高、中度可能的患者建议行血管造影等影像学检查。

3. 螺旋 CT 静脉成像

螺旋 CT 静脉成像准确性较高，可同时检查腹部、盆腔和下肢深静脉情况。

4. MRI 静脉成像

MRI 静脉成像能准确显示髂、股、腘静脉血栓，但不能满意地显示小腿静脉血栓。

无需使用造影剂。

5. 静脉造影

静脉造影准确性高，不仅可以有效判断有无血栓、血栓部位、血栓范围、血栓形成时间和侧支循环情况，而且常被用来鉴定其他方法的诊断价值。

（四）治疗方法

1. 抗凝

抗凝是 DVT 的基本治疗方法，可抑制血栓蔓延，有利于血栓自溶和管腔再通，从而减轻症状、降低 PE 发生率和病死率。但是单纯抗凝不能有效消除血栓、降低 PTS 发生率。用药有普通肝素、低分子肝素、维生素 K 拮抗剂（如华法林）、直接 II a 因子抑制剂（如阿加曲班）、X a 因子抑制剂（如磺达肝癸钠）等。

急性期 DVT，建议使用维生素 K 拮抗剂联合低分子肝素或普通肝素，在活化部分凝血活酶时间（APTT）的国际标准化比值（INR）达标且稳定 24 小时后，停用低分子肝素或普通肝素。也可以选用 X a 因子抑制剂。

高度怀疑 DVT 者，如无抗凝治疗禁忌证，在等待检查结果期间可行抗凝治疗，根据确诊结果决定是否继续抗凝。有严重肾功能不全的患者建议使用普通肝素。

2. 溶栓

（1）溶栓药物：尿激酶最为常用，对急性期 DVT 起效快，溶栓效果好，过敏反应少；常见的不良反应是出血。治疗剂量无统一标准，一般首次剂量为 4000 U/kg，30 分钟内静脉推注，维持剂量为 60 万～ 120 万 U/d，持续 48 ～ 72 小时，必要时持续 5 ～ 7 天。重组链激酶，溶栓效果较好，但过敏反应多，出血发生率高。重组组织型纤溶酶原激活剂，溶栓效果好，出血发生率低，可重复使用。

（2）溶栓方法：溶栓方法包括导管接触性溶栓和系统溶栓。导管接触性溶栓是将溶栓导管置入静脉血栓内，溶栓药物直接作用于血栓。系统溶栓是经外周静脉全身应用溶栓药物。导管接触性溶栓具有一定的优势，能提高血栓的溶解率，降低静脉血栓后遗症的发生率，治疗时间短，并发症少。系统溶栓的血栓溶解率较导管接触性溶栓低，但对早期 DVT 有一定效果，部分患者能保留深静脉瓣膜功能，减少 PTS 发生。

溶栓治疗过程中须监测血浆纤维蛋白原（FG）和凝血酶时间（TT），FG < 1.0 g/L 应停药，TT 的 INR 应控制在 2.0 ～ 3.0。

对于急性期中央型或混合型 DVT，在全身情况好、预期生存期 ≥ 1 年、出血风险较小的前提下，首选导管接触性溶栓。如不具备导管接触性溶栓的条件，可行系统溶栓。

（3）手术取栓：手术取栓是消除血栓的有效方法，可迅速解除静脉梗阻。常用 Fogarty 导管经股静脉取出髂静脉血栓，用挤压驱栓或顺行取栓清除股腘静脉血栓。出现股青肿时，应立即手术取栓。对发病 7 天以内的中央型或混合型 DVT 患者，若全身情况良好、无重要脏器功能障碍也可行手术取栓。

下列情况可以考虑置入下腔静脉滤器：①髂、股静脉或下腔静脉内有漂浮血栓。②急性 DVT，拟行导管接触性溶栓或手术取栓等血栓清除术者。③具有 PE 高危因素的患者行腹部、盆腔或下肢手术。

（五）观察要点

1. 患肢有无肿胀

DVT 最常见的主要临床表现是一侧肢体突然肿胀。患肢肿胀对深静脉血栓确诊具有较高的价值，观察患肢肿胀和浅静脉扩张的程度、远端动脉搏动情况及皮肤温度、色泽和感觉等。每日定时用皮尺测量双下肢同一平面周径，并详细记录。

2. 患肢疼痛

观察患肢疼痛发生的时间、部位、程度，如患者感觉肿痛感或胀痛加重，周径明显增大，皮肤发绀、潮红，皮肤温度升高，可能发生静脉血栓。

3. 有无出血倾向

溶栓或抗凝期间，应注意观察切口、穿刺处、皮肤、黏膜、鼻、牙龈、脏器、消化道及颅内有无异常出血征象。

4. 肺栓塞症状

观察有无剧烈胸痛、呼吸困难、咳嗽、出汗、咯血、休克、晕厥等肺栓塞（PE）症状。

（六）护理方法

1. 一般护理

（1）保持病房环境安静、舒适、整洁，室温应保持在 25℃。

（2）严密观察患肢的变化，如出现青紫或苍白、皮肤温度低、肿胀加重，应马上报告医生并予以处理。

2. 体位护理

急性期应绝对卧床休息，患肢制动并抬高 20～30cm，膝关节屈曲 15°以利于静脉血回流；严禁按摩、热敷、理疗、针灸；不可随意搬动患肢，以防栓子脱落，造成肺栓塞或猝死。

3. 溶栓治疗的护理

配合医生做好凝血时间、血小板计数、凝血酶原时间等检查；观察术区刀口有无出血及渗血，引流液的色、质、量，如果短时间引流液为鲜红色，且速度快，则提示腹腔内有出血可能；观察有无黑便、咖啡样或血性呕吐物，注意消化道出血的发生，防止应激性溃疡；观察患者的意识、瞳孔反应、有无呕吐，防止颅内出血；因下肢静脉血栓的发生率是上肢的 3 倍，因此静脉穿刺时尽量一针见血，避免反复穿刺，提倡使用静脉留置针，减少扎止血带的时间，减轻对局部血管的损伤。

4. 并发症护理

肺栓塞是下肢静脉血栓最严重的并发症。患者突然出现呼吸困难、胸痛、咳嗽、恐惧感等症状时，需警惕肺栓塞的可能，应立即报告医生，并予支持性护理，如生命体征监护、高流量氧气吸入（5L/min）、建立静脉通路等，同时安慰患者，让患者绝对卧床休息，减少搬动和翻身，避免剧烈咳嗽。

5. 饮食护理

（1）饮食应清淡、少盐、低脂、富含维生素，每天饮水量应在2500mL以上，以保持大便通畅，避免因用力排便造成腹压增高，影响下肢静脉回流。

（2）使用抗凝药物期间，避免进食生冷、硬、油炸食物，以免划伤胃黏膜，引起消化道出血。

（3）口服华法林期间，不宜随便改变饮食种类。鱼类、动物肝脏、菠菜、花菜、卷心菜等食物中含有较多的维生素K，能对抗华法林的作用，因此用药期间不宜食用。可适当补充钙剂和维生素D。

6. 心理护理

下肢DVT引起的下肢肿胀疼痛给患者带来很大痛苦，因此应耐心地指导患者使用分散注意力的方法减轻疼痛。同时讲解本病的特点和治疗方法，打消其疑虑，介绍成功病例，增强其战胜病痛的信心。

（七）预防措施

各种大手术后如未采取任何防御措施，DVT的发病率可高达50%，因此术后加强DVT的预防仍是护理工作中的重点，早期功能锻炼、下床活动及使用抗凝药物是预防DVT的主要措施。

1. 加强评估，做好高危人群（手术、制动、血液高凝状态是发病的高危因素）的知识宣教，向患者讲解DVT常见的症状，告知患者如有不适，应及时告知医护人员。

2. 讲解术后早期活动的重要性，并指导患者正确的活动方法。

3. 指导低脂、富含纤维素饮食，多饮水，保持大便通畅。

4. 培养良好的卫生习惯，积极鼓励患者戒烟，避免因尼古丁刺激而引起静脉收缩及血液黏稠度增高。

5. 术后抬高患肢，早期活动。下肢骨折术后患者应抬高患肢20°～30°，远端高于近端，同时尽量避免膝下垫枕、过度屈膝，影响静脉回流。如病情允许，应尽早鼓励患者进行肌肉舒缩活动，或下床活动，不能活动者，应指导家属被动按摩下肢肌肉，以促进血液回流。

6. 机械预防：可应用防血栓气压治疗仪预防，或穿弹力袜。防血栓气压治疗仪是通过对套在肢体末端的袖套充气和放气交替来促进血液流动。医用弹力袜是一种具有弹性、松紧自变性的袜筒式物品，经过专业科学设计的渐进式压力，由脚踝起渐次向上递减，收缩小腿肌肉，对血管腔加压，加快血流速度，减少静脉血在肢体远端的瘀滞和积聚，从而达到预防和治疗效果。

7. 药物预防：主要通过抗凝药物和祛聚药物预防，抗凝药物首选低分子肝素钠或低分子肝素钙。与普通肝素相比，低分子肝素钠具有生物利用度高、半衰期长、出血与血小板减少等并发症发生率低等优点。其主要的不良反应是皮下出血。祛聚药物首选右旋糖酐，具有扩充血容量、稀释血液、降低血液黏稠度、防止血小板凝聚的作用。

七、坠积性肺炎

坠积性肺炎是常见呼吸道并发症，多见于中风、骨折、脑损伤等长期卧床的患者。肺部感染反复发作、长期不愈，严重影响患者的预后，成为重症患者直接或间接死亡的原因。其致病菌多为条件致病菌，具有对常用抗生素不敏感、治疗效果欠佳的特点。需要引起医务人员高度重视，认真防治，以降低坠积性肺炎的发病率和病死率。

（一）病因病机

1. 年龄因素

老年人易患坠积性肺炎，这与衰老使肺纤毛运动功能下降，咳嗽反射减弱，呼吸道分泌物不易清出呼吸道，随重力流向肺底有关。

2. 长期卧床

患者长期卧床，不能自主改变体位，胸廓活动度小，双肺易蓄积分泌物。由于各种原因引起的呼吸道清除无效，气管及双肺小气道的纤毛运动障碍，咳嗽、喷嚏反射等保护性反射减弱，患者不能将痰液、分泌物有效排出。

3. 呼吸肌麻痹

T4 以上脊髓损伤可造成肋间肌瘫痪，呼吸肌麻痹，影响胸式呼吸，造成呼吸困难、呼吸变浅、肺不张、肺萎缩等情况，这些因素会加重肺底分泌物蓄积，呼吸道清除功能减弱或消失。

4. 呼吸道黏膜损害

气管切开、全麻气管插管等侵入性操作，破坏了呼吸道黏膜原有的屏障功能，增加细菌侵入呼吸道的概率，造成肺部感染。严重者炎性充血，水肿渗出，并发坠积性肺炎。

5. 全身性因素

如昏迷等。

（二）临床表现

咳嗽、咳痰或原有呼吸道症状加重，并出现脓性痰，部分患者有胸痛、发热。病程较长者表现为消耗性体质。金黄色葡萄球菌肺炎为黄色脓性痰；肺炎球菌肺炎为铁锈色痰；铜绿假单胞菌肺炎为绿色痰；厌氧菌感染痰常伴臭味。

（三）辅助检查

1. 血常规检查：多数细菌感染患者，白细胞总数和中性粒细胞多有升高。

2. 痰培养结合支气管镜取标本检查，诊断的敏感性和特异性较高。

3. 胸部 X 射线检查可显示新出现或进展性肺部浸润性病变。

（四）治疗方法

1. 抗菌

细菌性肺炎治疗主要是选择敏感的抗生素。

2. 体位引流

根据炎症部位采用利于痰液引流的卧位。

3. 纤维支气管镜应用

局部冲洗、吸痰、用药等。

4. 支持疗法

去除诱发因素，治疗基础疾病，调整免疫功能，提高全身抵抗力。

（五）护理风险点

1. 窒息。

2. 发热。

（六）观察要点

1. 观察患者的神志、面色、呼吸的频率及节律、有无呼吸困难。

2. 观察痰液的颜色、性质、量、有无特殊气味，观察用药效果及有无不良反应，观察患者热型。

（七）护理方法

1. 保持病室空气新鲜、温 / 湿度适宜，每日通风 2 ～ 3 次，每次 20 ～ 30 分钟。告知患者注意保暖，尽量减少病室内人员进出。

2. 患者床头摇高 30°～ 45°，半卧位与卧位交替，有利于排痰及呼吸道分泌物的引流。

3. 鼓励患者进行咳嗽及深呼吸，长期卧床的患者给予翻身及叩背，每 2 小时 1 次。严禁吸烟，减少对呼吸道的刺激及痰液的产生。

4. 痰液黏稠不易咳出，可以采取雾化吸入。雾化吸入是治疗呼吸系统疾病的有效手段之一，可以将药物直接输送到支气管及肺泡，达到抗感染、解痉平喘、稀释痰液及扩张支气管的目的。在雾化吸入过程中，护士须注意患者的病情变化，注意患者的面色、心率、呼吸。对于年老体弱的患者，雾量不宜过大，以免发生窒息。雾化吸入后必须协助患者拍背，帮助排痰。

5. 早期使用体位引流，促使肺内分泌物及时排出体外，减少了吸痰的次数，减少将细菌带入肺内的机会。

6. 吸痰时操作要轻柔，操作方法正确，遵守无菌操作原则。

7. 长期卧床患者，加强口腔护理，一般选用生理盐水，也可以根据 pH 值选用漱口液，以达到改变口腔酸碱环境，抑制细菌生长的作用。

8. 鼓励意识清醒的患者做扩胸运动、深呼吸、吹气球等，以增大肺活量，改善肺功能，预防坠积性肺炎的发生。患者疼痛时选择对呼吸抑制作用小的镇痛剂。

9. 长期卧床患者，积极治疗原发病。补充液体，维持水、电解质、酸碱平衡。病情较重，病程较长，体弱或营养不良者，输新鲜血或血浆，或应用人血白蛋白，提高患者免疫功能。

10. 保持良好的营养状况，进食高能量、富含维生素、易消化的饮食。

八、泌尿系统感染

泌尿系统感染又称尿路感染，是细菌侵入尿路上皮组织导致的炎症反应，通常伴随菌尿和脓尿，根据感染部位分为上尿路感染和下尿路感染。尿路感染也是骨科卧床患者常见的并发症。

（一）病因病机

1. 致病菌

以革兰阴性杆菌为主，以大肠埃希菌最为多见。

2. 感染途径

（1）上行感染是最常见的感染途径。

（2）血行感染，较少见，多为体内感染灶的细菌侵入血液循环到达肾，引起肾盂肾炎。

（3）淋巴管感染，更少见。

（4）直接感染，偶见外伤或肾周围器官发生感染时，该处细菌直接侵入肾引起感染。

3. 发病机制

细菌侵入肾后，血液循环与肾感染局部均可产生抗体，与细菌结合，引起免疫反应。另外，细菌毒力在发病机制中也起重要作用，某些大肠埃希菌对尿路上皮细胞有特殊亲和力，可黏附在尿路上皮细胞的相应受体上引起感染。

4. 易患因素

（1）尿路梗阻，如结石、肿瘤等。

（2）尿路畸形，如肾、肾盂、输尿管畸形，或多囊肾、马蹄肾等。

（3）机体抵抗力降低，如糖尿病、截瘫、卧床、长期应用肾上腺皮质激素的患者。

（4）女性尿道短直而宽，括约肌收缩力弱；尿道口与肛门、阴道邻近；女性月经期、妊娠期、绝经期内分泌等因素改变，均使女性易发病。

（5）泌尿系统局部损伤与防御机制被破坏，如外伤、手术、导尿操作时导致黏膜损伤，使细菌进入深部组织而发病。

（二）临床表现

1. 尿路刺激征

尿路刺激征即尿频、尿急、尿痛、排尿不适等症状。这些症状，不同的患者临床表现轻重程度不一。急性期炎症患者往往有明显的尿路刺激征；但老年人、小儿及慢性尿路感染患者，通常尿路刺激症状较轻，如轻度的尿频，或尿急，或排尿不适等。

2. 全身中毒症状

如发热、寒战、头痛、全身酸痛、恶心、呕吐等，发热多为38℃以上的弛张热，主要见于上尿路感染患者，特别是急性尿路感染或伴有尿路梗阻的患者尤为多见。

（三）辅助检查

1. 实验室检查：尿常规检查可见白细胞、红细胞，甚至蛋白。尿细菌培养阳性。血常规检查可有白细胞升高。

2. 影像学检查：双肾B超、腹部X射线检查等，必要时做静脉肾盂造影、同位素肾图等。

3. 膀胱镜检查。

（四）治疗方法

治疗泌尿系统感染应首先明确病情是急性还是慢性，还要明确是上尿路感染还是下尿路感染，是由何种致病菌引起的及致病菌对药物的敏感程度如何，对肾功能造成多大的影响，有无泌尿系统梗阻及膀胱输尿管反流等诱因。治疗时应遵循下列原则：

1. 首先按常见病原菌给予敏感抗生素。

2. 治疗前行尿培养，然后根据药敏结果及时调整用药。

3. 尽可能选择尿液或靶器官中浓度高的抗生素。

4. 疗程要足够。抗生素的使用要持续到症状消失、尿培养转阴后2周。

5. 避免滥用抗生素，特别是避免使用肾毒性药物。

6. 必须同时消除诱发因素。若存在尿路畸形或功能异常者，应予以矫正或做相应处理。

7. 加强机体免疫功能。

8. 反复发作者配合中药巩固治疗。

（五）观察要点

1. 注意观察患者的体温、脉搏、呼吸、血压的变化，尤其是体温的变化。

2. 观察患者的尿量、性质和颜色的变化。

3. 观察患者有无尿频、尿急、尿痛等膀胱刺激征。健康人白天平均排尿4～6次，夜间0～2次，如果每日排尿次数＞8次称为尿频；尿急是指尿意一来就有要立即排尿的感觉；尿痛是指排尿时膀胱区及尿道口产生疼痛，疼痛性质为烧灼感或刺痛。

（六）护理方法

1. 一般护理

（1）保持病房整洁、舒适、安静、空气流通和适宜的温/湿度。

（2）保持患者皮肤清洁，注意个人卫生，做好会阴部的护理。

（3）合理休息，急性发作时应增加休息与睡眠，为患者提供安静、舒适的环境。

（4）疼痛明显时应卧床休息，嘱患者少站立或弯腰，必要时遵医嘱给予止痛剂。

（5）注意观察患者的尿量、颜色及性质的变化，尿频者提供床边小便用具。

（6）高热时应卧床休息，体温超过39℃时可采用冰敷、酒精擦浴等措施进行物理降温。

2. 留置导尿管的护理

（1）导尿前应先行会阴冲洗，选择型号合适的尿管，导尿时严格无菌操作，插入时动作要轻柔，如插入过程中患者疼痛难忍，或有阻塞感时，应稍停顿，嘱患者呼气，腹部放松，必要时可顺尿管注入2%利多卡因2mL做局部麻醉，以缓解疼痛引起的痉挛，然后缓缓插入。若仍不能插入，则可能有尿道断裂，切不可强行再插，以减少损伤和感染的机会。

（2）妥善固定尿管，尽量选择带气囊的双腔尿管，可避免胶布刺激，便于导尿口的清洁与消毒，减少污染。

（3）保持尿液引流通畅。尿管远端应在大腿下面连接集尿袋。集尿袋要固定在距骨盆水平面40cm以下的床边，防止尿管打折、扭曲，导致尿液倒流。每日2次用0.5%碘伏棉球擦洗尿道外口及导尿管与集尿袋连接处。集尿袋每周更换1次。打开集尿袋放尿前、后均应进行手部消毒。

（4）留置导尿管的患者取仰卧位时，尿管不可高于耻骨联合水平；取侧卧位时，尿管应从两腿之间通过；取俯卧位时，用垫枕将上身垫高，利于引流，防止尿液倒流引起逆行感染。

3. 体位护理

卧床患者在病情许可的情况下，可将床头抬高，利于尿液排出。长期卧床的患者应经常改变体位。

4. 饮食护理

（1）饮食有节，按时进餐，多吃时令蔬菜、瓜果，给予营养丰富的流质或半流质食物，进食清淡并含丰富营养的食物，补充多种维生素。少食辛辣、刺激、油炸等食品。

（2）增加饮水量，一般每天饮水量要在2500mL以上，保证体液平衡并排出足够尿量，每日尿量应该在1500mL以上，以冲洗膀胱、尿道，促进细菌和炎性分泌物排出，减轻尿路刺激症状。

（3）用金钱草、竹叶等泡茶饮用，以清利湿热。

（4）长期卧床患者避免长期食用高盐及高钙食物，以防泌尿结石形成。

5. 用药护理

（1）合理用药：遵医嘱合理选用抗生素，注意观察疗效及药物不良反应。

（2）磺胺类药物：口服磺胺类药物可引起恶心、呕吐、厌食等胃肠道反应，经肾脏排泄时易析出结晶，还可引起粒细胞减少等，服用时应多饮水，减少磺胺结晶的形成和减轻尿路刺激征；或口服碳酸氢钠，以碱化尿液、增强疗效。

6. 尿细菌学检查的护理

（1）清洁中段尿培养标本的采集：向患者解释检查的意义和方法，做尿细菌定量培养时，最好用清晨第1次清洁、新鲜中段尿液送检。

（2）留取标本须注意以下几方面：宜在使用抗生素前或停药后5天采集标本；留取标本时要严格无菌操作，先充分清洁外阴、包皮，消毒尿道口，再留取中段尿，并在1天内做细菌培养，或冷藏保存；标本中勿混入消毒药液，女性患者留尿时注意勿混入白带。

7. 情志护理

应向患者解释本病的特点及规律，说明紧张情绪不利于尿路刺激征的缓解，指导患者放松心态、转移注意力，消除紧张情绪及恐惧心理，积极配合治疗。对反复发作、迁延不愈的患者，应与患者分析其原因，让患者知道造成疾病久治不愈的根源所在，共同制订护理计划，克服急躁情绪，保持良好心态，树立战胜疾病的信心。

（七）预防措施

1. 保持良好的作息习惯，劳逸结合，避免过度劳累。顺应四季气候变化，适时增减衣被。慎起居，防感冒。适度锻炼，提高机体抵抗力。

2. 坚持饮食规律、清淡有节，多补充维生素C，维生素C能提高尿液的酸度，使各种诱发尿道感染的细菌不易生存，所以多喝橙汁、柠檬汁、猕猴桃汁等富含维生素C的饮料。忌烟、酒、龙眼、葱、姜、蒜。

3. 多饮水，以利于毒素排泄，预防泌尿系统感染。

4. 保持会阴部清洁，每日清洗会阴部。尽量避免导尿或长期留置导尿管，导尿时易把尿道远端的细菌带入膀胱和上尿路。

5. 留置导尿管的患者要做好尿管护理，每日2次消毒尿道口，定时更换尿管和集尿袋，防止泌尿系统感染。

6. 积极治疗慢性疾病，如糖尿病、慢性肾脏疾病、高血压等，去除慢性感染因素，提高全身抵抗力。

九、失用性骨骼肌萎缩

失用性骨骼肌萎缩是肢体在固定及失重状态下发生的一系列生理、生化、形态学及功能的变化。表现为肌纤维由慢速型（Ⅰ型）向快速型（Ⅱ型）转变、肌肉蛋白合成代谢减弱、肌肉蛋白分解代谢增强、肌蛋白丢失、肌质量减少、肌纤维横截面积减少、毛细血管容量下降、血液供应减少、肌收缩力下降等。肌肉萎缩对于肌力、运动、耐力及日常生活都会产生较大的影响，因此对肌萎缩的预防和治疗就显得尤为重要。

（一）病因病机

1. 病因

失用性骨骼肌萎缩是肢体在制动、固定及失重状态下发生的生理、生化、形态学及功能的变化。

骨骼肌具有快速适应外界环境变化的特点，在运动减退、制动、长期卧床和失重等去负荷状态下，表现为明显的肌肉萎缩，出现典型的"用进废退"式改变，临床上许多疾病（如瘫痪、肌肉拉伤）或治疗措施（如骨折固定等）常常伴有运动减退或要求制动，航天员长时间在失重条件下工作，均面临骨骼肌的失用性萎缩。

2. 病机

失用性骨骼肌萎缩发生的直接原因是蛋白质合成速率减慢或降解速率加快。一般认为蛋白质合成代谢减弱在肌肉萎缩的初始阶段起主要作用，而蛋白质降解代谢增强在肌肉萎缩的进行和发展阶段起主要作用。此外，在骨骼肌萎缩的过程中，会出现胶原含量增高，间质结缔组织积聚，增生的胶原纤维形成一个物理屏障，阻碍了肌纤维的物质交换。

（二）临床表现

正常运动量下降、卧床休息、失重、制动、脊髓损伤可以依次引起不同程度的肌肉萎缩，同时伴有肌肉结构及功能的各种变化。主要特征为肌肉蛋白合成代谢减弱、分解代谢增强，肌肉蛋白丢失，糖原摄取和合成率下降，肌力、耐力下降。表现为肌肉做功时能量迅速消耗，乳糖含量升高，肌肉容易出现疲劳，肌电图显著改变，萎缩部位的肌力、肌张力下降，萎缩部位的肌肉体积和外观变小。

（三）辅助检查

1. 病史检查

对患者进行病情了解，注意年龄、发病部位、急性慢性、起病快慢、病程长短；有无感觉障碍，萎缩是局限性还是全身性；肌力如何，有无肌肉跳动和疼痛，活动后是加重还是减轻；有无伴发全身性疾病；药物应用史及中毒史；有无特殊的遗传性家族病史；有无感染史和预防接种史。

2. 体格检查

注意肌肉体积和外观，临床上肌肉萎缩的诊断应根据肌肉萎缩的范围、分布程度，两侧对称部位的比较观察，有无肌束颤动来判断，注意肌容积与肌力的比较，注意肌肉萎缩部位的肌力、肌张力。

3. 肌电图

肌电图（electromyogram，EMG）是评价肌肉功能状态的敏感指标之一。肌肉失用时肌电活动也会发生明显的变化。

（四）治疗方法

1. 运动及功能训练

运动及功能训练是临床上预防和治疗肌萎缩的主要方法。包括耐力训练、抗阻训练、被动运动训练等。合理的运动方案能够显著增加骨骼肌质量与收缩张力，提高肌肉氧化能力，改善血流供应。

2. 物理治疗

物理治疗是临床上预防和治疗失用性骨骼肌萎缩的又一重要手段。目前临床上常见的有电刺激治疗、热应激治疗、针灸及拔罐治疗、血管阻塞治疗等，通过不同的机制提高萎缩骨骼肌的湿重、肌纤维横截面积，稳定肌纤维类型，增强蛋白质合成，抑制蛋白质分解，增加骨骼肌的血供，从而有效改善骨骼肌的形态和功能。

3. 药物治疗

药物治疗失用性骨骼肌萎缩的主要思路之一，是在能够促进蛋白质合成或抑制蛋白质分解的药物中筛选。目前研究较多的药物有合成代谢类生长因子、肌营养药物、β-肾上腺素能受体激动剂等。近年来，国内学者在运用中药对抗肌萎缩方面取得了一定进展，人参、丹参、黄芪、当归等已被证明可用于治疗肌肉萎缩。骨骼肌萎缩是脾虚证的主要表现之一，故四君子汤对失用性骨骼肌萎缩有显著对抗作用。

（五）观察要点

1. 肌肉体积和外观：应定期测量对称两侧肢体周径并进行比较，以观察肌肉萎缩的范围、分布程度。

2. 肌肉萎缩部位的肌力、肌张力：触摸肌肉的硬度，被动屈伸感知肌肉阻力。

3. 患肢有无耐力下降。

4. 有无肌束颤动感觉障碍。

5. 肌电图的变化。

（六）护理方法

1. 心理护理

结合患者心理问题，护理人员应该针对性地采取护理措施，可以结合中医的养生理论，用通俗易懂的表达方式对患者进行耐心的解释，充分理解患者心理反应，结合心理学的方法开导患者，减轻其忧虑和心理负担，使其能够积极配合治疗，顺利康复。根据中医"肝喜条达而恶抑郁""怒伤肝、思伤脾""怒则气上、思则气结"的理论，使患者明白焦虑、易怒不利于康复，鼓励患者家属多探望、多陪伴、多照顾，使患者树立自信心，勇敢面对现实，积极对待人生。

2. 饮食护理

进食高蛋白、高维生素、高钙的食物，如瘦肉、鸡蛋、动物肝脏、木耳、蘑菇、豆腐等，忌食辛辣刺激、生冷及腌制食物等。另外可多食甘味的食物以滋养肝脾两脏，如西红柿、香蕉、猕猴桃、糯米等。

3. 患肢功能锻炼

根据骨折的不同时期，治疗方案的不同及损伤程度的不同，医护人员应采取不同的指导方法。骨折早期仅进行肌肉收缩训练；骨折中期则应加大肌肉收缩强度，在护理人员帮助下，逐渐增加活动量和活动范围；骨折后期则加大患肢活动力度，并扩大肢体的活动范围，增加负重训练，逐步恢复患肢机能。采取石膏固定术的患者，在石膏拆除后，护理人员应尽早指导其活动关节；对于采取各种内固定术的患者，在麻醉药作用消除后即可做肌肉收缩活动，术后 2 天即可活动骨折处上下关节。在恢复患肢功能锻炼中，应避免暴力牵拉，根据不同情况采取适当力度和强度的锻炼。

（七）预防措施

早期预防、功能锻炼、物理治疗和合理用药等方法对失用性骨骼肌萎缩有一定的疗效。早期实施行之有效的护理干预措施，制订康复训练计划，对防止肌肉失用性萎缩及肢体功能恢复有显著疗效。在康复指导内容的选择上，采用简单、易行、安全、有效的方法，使不同年龄、性别、素质、文化程度的患者和家属都能掌握并实施。在康复锻炼过程中，切忌操之过急、过猛、过度，以免发生不应有的损伤。遵守循序渐进、因人而异的原则，同时还应做好患者的出院指导。

十、关节僵直

关节僵直是指受伤肢体经长时间固定而不注意功能锻炼时，使静脉血和淋巴液回流不畅，患肢组织中有浆液纤维性渗出和纤维蛋白沉积，可使关节内、外组织发生纤维粘连；同时由于关节囊及周围肌肉的挛缩，关节活动可有不同程度的障碍。

（一）病因病机

关节僵直的起因是创伤，因间接或直接暴力引起骨折、脱位的同时，关节内、外也发生损伤性改变，即"脱位则筋挪，骨断则筋裂"。创伤后由于局部的出血及制动引起静脉和淋巴瘀滞，使血行缓慢，产生组织水肿、渗出，致使患肢出现高度肿胀，甚至可见红、肿、热、痛。类似于中医学的水湿痰饮，加之大量的瘀血，逐渐形成了痰瘀互结、阻滞筋脉、气行不畅、血瘀不行的病理状态，引起筋脉失养挛缩、组织肌肉硬化，最终导致关节僵直。根据临床观察，有下列原因：

1. 骨折或脱位治疗不当，如整复不良、畸形愈合，影响肢体的功能活动。

2. 关节附近骨折或骨折波及关节面，光滑的关节面遭到破坏，而变得粗糙不平，或伤后组织内出血和渗出，造成纤维沉着和血肿机化，以及长期固定，引起关节粘连和僵直。

3. 骨折或脱位整复后的超关节外固定，时间过长和固定过紧，迫使受伤肢体长期处于静止的伸直或半屈位，致血管受压，血流不畅，组织缺氧，炎性变化，关节及其周围筋肉组织失去原有的张力和弹性，发生失用性萎缩或退行性改变，使关节功能活动减弱或丧失。尤其是关节部位骨折，易形成创伤性关节炎，其预后不佳。

4. 少数伤筋的患者，因处理不当，或患者为了减轻伤部的疼痛而不敢活动，久而久之，即形成关节某个方向运动受限制。

5. 伤后因保护不严，复感风寒湿外邪，而出现肢体酸软、无力和疼痛。

（二）临床表现

检查时，可触及受伤关节增大，其周围筋肉可有不同程度萎缩及硬块或挛缩，压痛明显。伤肢远端皮温降低或感觉迟钝，骨折部粗大、凸凹不平或成角畸形。个别患者，骨折处可触及内固定之遗物（如股骨干的不稳定性骨折，多采用内固定），皮肤表面有手术瘢痕。

（三）辅助检查

X射线检查，正、侧位片可提示骨质愈合情况、关节腔有无改变等，并可排除其他骨病。

（四）治疗方法

积极预防，治疗原发病，早期活动，进行功能锻炼。根据僵直的程度可给予不同的治疗方法。

1. 非手术治疗

患肢可行中药熏洗、牵引及康复理疗。中药熏洗具有温热和药理双重效应，直接作用于患处，药经过煮沸通过皮肤渗透作用于关节，具有疏松关节筋络、活血止痛的作用，使关节周围的血管扩张，增强血液循环，促进静脉及淋巴回流，促进关节液的分泌，加强关节内瘀血的吸收，可迅速有效地松解关节粘连，改善肌肉及骨内微循环，降低骨内压。

2. 手术治疗

对关节内骨性阻挡所致或经保守治疗无效的关节僵直；骨折已达到骨性愈合，经过正规长期的康复手段治疗的关节僵直，可采用手术治疗。

（五）观察要点

1. 观察患肢远端皮肤的温度、颜色、血液循环、感觉和运动情况。

2.关节松解术后，注意观察患肢体位是否符合治疗和康复需要，关节有无过度屈伸，局部有无剧痛，肢体有无肿胀等情况。

3.中药熏洗的患者，熏洗前观察评估患者身体耐受和局部皮肤情况，熏洗中和熏洗后，注意观察局部皮肤有无红肿及水泡等情况。

4.扶拐行走时，观察扶拐方法是否正确，观察患者的负重量及关节活动度等。

5.观察有无跌倒的风险。

（六）护理方法

1.一般护理

（1）注意观察患者肢体肿胀、疼痛、末梢血液循环、感觉、运动情况，患肢屈曲度增减情况。

（2）指导患者下床锻炼时行进动作尽量缓慢，体位改变时先进行适应性训练，防止发生跌倒/坠床。

（3）做好中药熏洗的护理。

2.体位护理

保持各关节的功能位。

（1）肩关节保持外展、外旋，内收、内旋。

（2）肘关节尽量保持伸展位，前臂中立位。

（3）腕关节为背伸30°，桡偏。

（4）下肢关节以便于行走为目的，髋关节为前屈。

（5）膝关节维持轻度屈膝位。

（6）踝关节保持背屈位置。

3.饮食护理

（1）根据患者体质和舌苔、舌质变化，判断寒热虚实，针对性指导患者饮食。

（2）饮食以健脾和胃、行气活血、清淡通便、易消化、富营养为原则，忌食辛辣油腻、肥甘厚味之品。

（3）合并高血压、糖尿病、心脏病的患者，做好针对性饮食指导。

（4）多食用高钙食品以预防骨质疏松。

4.情志护理

（1）评估患者的心理状况，了解患者心理所需，对情绪和心理异常的患者，做好情志护理，必要时给予心理治疗。

（2）根据病情，向患者及家属讲解本病的治疗方案、疗程及注意事项，就治疗成功案例多与患者介绍，解除患者的思想顾虑，积极配合治疗及护理。

（3）鼓励家属与患者培养积极乐观的态度，给予患者情感支持，协助生活所需，指导协助患者提高生活自理能力。

5. 用药护理

（1）应用镇静镇痛药物、降糖药物、降压药物期间，应加床栏保护，防止发生跌倒 / 坠床。

（2）口服中药的患者，注意药物与饮食的相互关系，并严密观察用药后的效果及反应。

（3）应用抗凝药物时，注意观察患者有无出血倾向，定期监测凝血功能。

（4）应用抗生素时，认真查对患者的过敏反应，严格按照药物的半衰期定时给药。

6. 功能锻炼

（1）非手术治疗患者：每次中药熏洗的过程中及熏洗完毕后，在专业人员指导下加强关节屈伸活动的锻炼，以主动的揉搓捏拿锻炼为主，揉搓捏拿的力度以皮肤发红、皮温升高为标准，亦可辅以器械锻炼，屈伸活动的幅度以感觉关节轻微疼痛为度，范围从小到大，用力从轻到重，循序渐进。康复锻炼过程长，需根据个人耐受情况，指导患者进行关节的伸屈锻炼，避免锻炼过度引起无菌性炎症加重软组织粘连。

（2）手术治疗患者：术前应对关节部位皮肤进行热敷、按摩、提捏训练，以改善局部血液循环，恢复皮肤弹性。术后当天即行患肢保持功能体位，将患肢抬高 15°～ 30°，利于静脉血回流，减轻患肢肿胀。每 1 ～ 2 小时将伤肢关节主动、被动伸直 10 ～ 15 分钟，以减轻关节前侧皮肤压迫，尤其是关节前侧皮肤挛缩严重者。术后第 2 天即可根据患者情况进行主被动功能锻炼，并严密观察患者的血液循环及神经功能。活动范围由小到大，循序渐进。在 1 周内必须达到或接近术中实际松解角度。

锻炼过程中观察患者的反应，及时调整运动强度和角度，每次锻炼后让患者充分休息，并加强营养。

（七）预防措施

主动活动是防治关节僵直的最基本和最有效的手段，作为预防措施，在患者病情允许的情况下，主动活动越早越好，同时主动活动的运动量应视患者的情况而定，防止过劳、损伤、肌肉疼痛和运动中的代偿。

对关节僵硬早期，要进行主动的抗重力锻炼，如膝关节的屈伸、肩关节的环转、髋关节的收展，以及下肢的屈腿等。然后再练抗阻力活动，如踝部绑一沙袋练习直腿抬高时，再扶床头练习起蹲，更有利于下肢关节的功能恢复。注意僵硬关节保暖以促进局部血运，改善关节营养，因寒冷常使血管收缩而对关节功能恢复不利。

十一、骨质疏松

骨质疏松是一种以骨量减少、骨组织微结构改变、骨脆性增加、骨折危险性增高为特征的全身骨骼性疾病。其表现为全身不同部位出现不同程度的骨痛和不适，严重者可出现功能障碍，甚至再骨折。在骨科临床中，由于病理性、创伤或者治疗需要，使肢体或身体制动，力学负荷减少，引起骨丢失，称为失用性骨质疏松。

（一）病因病机

长期卧床、制动和失重是导致失用性骨质疏松的三大病因。由于肢体骨折后制动或长期卧床，使肢体与躯干处于完全不负重状态，活动量明显减少，肌肉收缩对骨的刺激和应力减少，骨骼处于无负荷、无应力刺激状态。正常骨代谢失衡，破骨细胞相对活跃，造成骨钙溶出，尿钙排泄增加，血钙上升，发生骨质疏松。

失用性骨质疏松的发病机理主要与力学环境有关，如机械负荷减少或消失、运动丧失、失重状态等；当然生物学因素如细胞因子及营养不良等也是不可缺少的因素，其在特定部位可表现为骨质增加或减少，但不能决定骨组织是否需要改变部位和方向。失用首先影响骨重建，其次进一步影响钙的内环境稳定。

（二）临床表现

1. 症状

大部分患者在发病初期往往没有什么明显症状，仅有腰背和四肢酸困不适、腿抽筋，发病多缓慢，个别患者较快，急性制动后，骨丢失常见症状为疼痛，好发于腰背、坐骨结节及足跟部，翻身、坐位及站立开始负重时产生疼痛。患者软组织松弛，肢体萎缩，周径减少，肌力降低，病程较长者可出现关节粘连、僵硬，甚至关节周围异位骨化，肢体功能严重障碍。

2. 体征

多表现为全身无力，经常性腰酸背痛，可发生腰肌痉挛，从事轻微劳动甚至咳嗽、打喷嚏、端坐等会引起疼痛。

（三）辅助检查

1. 骨密度

骨密度全称是骨骼矿物质密度，是表示骨骼强度的一个重要指标，通常使用 T 值判断骨密度是否正常。可用于诊断骨质疏松。

2. 骨骼 X 射线检查

骨质疏松初期 X 射线检查可无特殊改变。随着疾病的发展，以脊柱和骨盆改变最明显，可表现为骨密度减低，骨质透明度增加，椎体骨小梁结构模糊不清，但上下缘相对清晰，骨骼的轮廓如碳素画样改变。

3. 实验室检查

血、尿常规；肝、肾功能；钙、磷、碱性磷酸酶、血清蛋白电泳等。

4. 骨转换生化标志物

骨转换生化标志物分为骨形成标志物和骨吸收标志物，前者代表成骨细胞活动及骨形成时的代谢产物，后者代表破骨细胞活动及骨吸收时的代谢产物。在正常人不同年龄段，以及各种代谢性骨病时，骨转换生化标志物在血液循环或尿液中的水平会发生不同程度的变化，代表了全身骨骼的动态状况。

（四）治疗方法

以功能锻炼为主，辅以药物治疗。

（五）护理要点

1. 一般护理

观察患者的活动能力，详细询问病史，评估跌倒、坠床风险，采取预防跌倒的措施，加强自身和环境的保护，防止因跌倒及搬运不当造成二次骨折。

2. 情志护理

关注患者的心理变化，多与患者沟通，使患者保持最佳情绪状态，树立战胜疾病的信心。同时，告知患者及家属失用性骨质疏松的病因、发病机制和常用治疗药物及其作用机制，正确掌握康复锻炼的方法。

3. 饮食护理

每天需坚持饮用牛奶，多食用一些含钙、磷等无机盐及维生素 D 丰富的食品，如牛奶、鱼类、虾、蟹、海带、芝麻酱、大豆、鸡蛋等。在服用药物治疗时会出现消化道症状，如恶心、呕吐、胃肠道出血等，故应根据患者的需要和疾病的特点，配置适合患者的饮食，做到荤素合理搭配。根据患者的不同证型给予辨证指导，提供适宜的药膳食谱。

4. 功能锻炼

早期功能锻炼是指在有限负荷下的关节、肌肉无痛运动，直至骨折愈合。在进行功能锻炼时，对骨质疏松的患者尤其应高度重视，关注患者的骨痂生长情况及骨密度的检查结果。首次锻炼应有医生在场指导，切忌用力过猛，急于求成，盲目锻炼。护士一定要结合患者骨质情况进行康复功能锻炼指导，康复锻炼由被动缓慢过渡到主动，每日锻炼时间、强度和范围逐渐加大，延长运动康复周期，并辅以抗骨质疏松药物治疗。下肢骨折康复期合并骨质疏松的患者严格遵照医嘱在安全防护措施下进行扶拐行走、站立训练，防止过早弃拐锻炼造成再次骨折。

（六）预防措施

失用性骨质疏松的防治强调应力刺激的恢复。首先应让患者活动起来。在注重原发病治疗的同时，使卧床者早日离开床、坐轮椅者早日站起来走路，对部分肢体不能动的患者，鼓励其活动健康的肢体，因人而异、循序渐进，依次进行等长收缩、等张收缩、小幅度运动、大幅度运动和抗阻力运动等。对瘫痪或偏瘫患者，要积极实施被动活动、被动施加应力刺激，还要使其尽量维持半坐位、保持头高足低以避免体液向头部和躯体上部转移。

十二、压力性损伤

压力性损伤（pressure injury）是位于骨隆突处、医疗或其他器械下的皮肤和 / 或软组织局部损伤。表现为完整皮肤或开放性溃疡病，可能伴有疼痛。剧烈和持续存在的压力或压力联合剪切力可导致压力性损伤的出现。皮下软组织对压力和剪切力的耐受性可能受微环境、营养、灌注、合并症和软组织情况的影响。常见于脊髓损伤的截瘫患者和老年卧床患者。

（一）病因病机

1. 病因

（1）卧床患者，长时间不改变体位，局部组织受压过久，出现血液循环障碍而发生组织营养不良。

（2）皮肤经常受潮湿、摩擦等物理性刺激（如大小便失禁、床单皱褶不平、床上有碎屑等），使皮肤抵抗力降低。

（3）患者及照顾者轻视压力性损伤给人体带来的伤害的严重程度。

（4）全身营养缺乏、长期发热及恶病质等。

2. 病机

患者因久病卧床，恶病质，气血运行不畅，导致受压局部组织持续缺血、缺氧、营养不良，肌肤失养而致软组织损害，发生溃烂和坏死。向深部发展可累及骨膜甚至骨质，引起局灶性骨膜炎或骨髓炎。

（二）临床分期

压力性损伤分为 4 期、两个阶段。

1. 1 期

局部组织表皮完整，出现指压不变白红斑，深肤色人群可能会出现不同的表现。局部呈现红斑，或感觉、温度、硬度变化的存在可能会先于视觉可见的变化。

2. 2 期

部分皮层缺失伴随真皮层暴露。伤口床有活性，呈粉红色或红色，湿润，也可能会表现为完整或破裂的血清水泡。脂肪层和深部组织未暴露，无肉芽组织、腐肉和焦痂。

3. 3 期

常可见皮下脂肪、肉芽组织和伤口边缘内卷，可有腐肉和 / 或焦痂。不同解剖部位的组织损伤深度存在差异；脂肪组织丰富区域会出现较深创面，可能会出现潜行和窦道。无筋膜、肌肉、肌腱、韧带、软骨和骨头暴露。皮下脂肪组织菲薄的部位创面是表浅的，包括鼻梁、耳朵、枕部、踝部。

4. 4 期

可见或可直接触及筋膜、肌肉、肌腱、韧带、软骨或骨头，可见腐肉和 / 或焦痂。常常会出现边缘内卷、窦道、潜行。不同解剖位置的组织损伤深度存在差异。

5. 深部组织损伤期

完整或破损的局部皮肤出现持续指压不变白深红色或紫色，或表皮分离呈现黑色伤口床或充血水泡。疼痛和温度变化往往先于颜色变化。深肤色人群颜色变化表现可能不同。压力造成的损害是由深至浅的，伤口可能会迅速发展，暴露组织损伤的实际程度。

6. 不可分期

全层皮肤和组织缺失，由于腐肉或焦痂掩盖了组织损伤的程度。只有去除腐肉和焦痂，才能判断是 3 期还是 4 期压力性损伤。

（三）辅助检查

与压力性损伤有关的实验室检查包括血常规、血生化、血糖和微生物学检查。血红蛋白量、红细胞计数及血细胞比容低于正常可提示贫血；白蛋白、球蛋白降低提示低蛋白血症；白细胞总数及中性粒细胞升高提示感染的可能；创面分泌物和血液细菌培养见金黄色葡萄球菌，提示革兰阳性菌感染，若见大肠埃希菌、铜绿假单胞菌、变形杆菌，提示革兰阴性菌感染。

（四）治疗方法

局部处理原则是局部减压，促进局部血液循环；加强创面处理，保持伤口湿润；加强全身支持治疗（潜在性疾病的治疗、营养的补充、抗感染措施）。治疗方法有敷料应用、药物治疗、物理治疗、中药治疗、手术治疗。不同分期治疗方法不同，分期治疗如下：

1. 1 期

做好皮肤护理，经常改变体位，使用减压敷料或设备，局部减压，加强营养，做好健康教育。①避免受压，减少局部剪切力、摩擦力，翻身，检测皮肤变化。②保持皮肤干湿平衡，禁止大力按摩。③失禁患者做好局部护理。④使用新型敷料保护局部皮肤。

2. 2 期

保护皮肤，避免感染。浅度溃疡，渗液无或者较少者，用溃疡贴或水胶体敷料，渗液中等或较多者，使用泡沫敷料。小水泡让其自行吸收，用局部泡沫敷料或水胶体敷料保护。大于 5cm 的水泡，第 1～2 天或水肿时，局部消毒水泡，给予低位剪一小口，用碘伏消毒后以纺纱覆盖，2～3 天后给予水胶体敷料或泡沫敷料应用。

3. 3、4 期

彻底清创，去除坏死组织，控制感染，选择合适的处理方法促进伤口愈合。

（1）黄色创面处理：①用碘伏消毒，生理盐水清洁伤口，纱布擦干。②清创，去除伤口的腐肉与坏死组织。③使用能吸收渗液的敷料覆盖伤口，外层使用纱布覆盖伤口，每 48 小时或根据渗液情况换药。④必要时进行细菌培养。

（2）红色创面处理：①用生理盐水清洁伤口待干燥。②根据渗液、创面大小，选择能吸收大量渗液的敷料填充伤口。③用纱布或封闭敷料覆盖，妥善固定。根据渗液每天或 2 ~ 3 天换药；随着创面缩小、渗液减少，可选择水胶体糊剂或敷料。

（3）潜行、窦道的处理：评估潜行、窦道的范围及深度。选择藻酸盐类敷料填充或引流，外用泡沫敷料，忌紧密填塞，藻酸盐类敷料 2 ~ 3 天更换。

（4）感染期处理：①局部感染症状：伤口细菌培养，局部用消毒液清洗，生理盐水清洁，抗菌敷料填塞伤口，外层用泡沫敷料，或者局部应用中药泡洗清除坏死组织。②全身感染症状：细菌培养、药敏试验后给予抗生素治疗，局部抗菌敷料应用，外层用泡沫敷料。伤口较深者局部清创后也可行皮瓣手术治疗。

（5）黑黄色干痂处理：局部干痂给予十字清创 + 清创胶 + 溃疡贴或手术清创。黄白色坏死组织给予清创胶 + 溃疡贴或手术清创，或局部给予中药泡洗清除坏死组织。

4. 不可分期

首先评估是否去除焦痂，没有红、肿、浮动或渗出的保留干痂，反之去除焦痂，去除焦痂、腐肉后确定分期。①外科清创或保守性锐器清创：具有快速、有效的优点，但可以导致疼痛、出血，必须由医生或专业人员执行。②机械清创：棉球擦洗、伤口高压冲洗、湿到干的敷料使用，清除伤口表面的坏死组织。

5. 深部组织损伤期

清创前必须经家属同意，明确可能造成的深部损伤。严禁强烈快速清创，减少局部压力、剪切力、摩擦力。密切观察伤口变化，界限清楚后清创。

（五）观察要点

1. 观察压力性损伤的解剖部位、分类、面积、深度、渗出液量、气味、伤口基底情况，是否有潜行、窦道、边缘内卷、钝化、周围浸渍、表皮脱落、角化过度，局部是否疼痛，伤口边缘及伤口周围皮肤情况。

2. 注意关注患者血常规、血红蛋白及血糖的化验结果。

3. 观察患者意识状态及全身状况，有无高热、昏迷或者躁动、疼痛、大小便失禁、水肿、年老体弱、消瘦或者肥胖等。

4. 观察患者的心理状态及家属、社会支持系统是否完善。

（六）护理方法

1. 一般护理

（1）做好基础护理及高质量的交接班。保持病房整洁、舒适、安静、空气流通、温 / 湿度适宜。保持床铺平整、清洁干燥、无渣屑。

（2）了解患者的病情，大小便失禁者加强皮肤护理，有管路者注意管路摆放模式。

（3）局部皮肤护理：勿用太热的洗澡水，勿用刺激性药皂洗澡。

（4）加强营养，警惕独立的危险因素。

（5）做好压力性损伤风险评估，压力性损伤高危患者要及时上报护理部，对于特殊患者可以请相关伤口护理小组会诊，护士长、责任护士要加强关注，加强家属的宣教，争取患者的配合。

（6）关注受压部位皮肤情况。

2. 体位护理

长期卧床患者定时翻身、减压，间隔时间 2 ～ 3 小时。

3. 饮食护理

多食含维生素 C 的食物，如青菜、菠菜、橙子、红枣、猕猴桃、柑橘和柚子，含维生素 A 的食物，含葡萄糖的食物，含蛋白质的食物，含脂肪的食物。

4. 情志护理

（1）经常与患者沟通，了解其心理状态，鼓励患者，使其配合。

（2）多与患者家属沟通，做好他们的思想工作，使他们多注意患者的心理变化，更加细心地照顾患者，促进疾病尽早康复。

（七）预防措施

1. 摆放体位时，避免有指压不变白红斑的骨隆突处受压。通过体位变换来解除压力或使压力再分布。压力减除方法：利用水袋、水球、小枕头等物品，减少伤口部位受压，使用减压设备、减压敷料。尤其重视直接的压力再分布，无法移动的患者压力性损伤风险高，鼓励至少每 4 ～ 6 小时翻身 1 次。

2. 增进皮肤健康是预防的关键，维持一定程度的皮肤水化对皮肤完整性很重要。

3. 让皮肤免受压力和剪切力的作用。进行人工辅助，以降低摩擦力和剪切力。体位变换时，抬举而不要拖动患者。移动装置和操作装置使用完毕后，勿将其留在原处。

4. 避免将患者直接放置在医疗器械上，如管路、引流设备或其他异物上。

5. 不要让患者留在便盆上过久。

6. 使用 30°倾斜侧卧位（右侧、仰卧、左侧交替进行），若患者能够耐受且其医疗状态允许，也可采用俯卧位。

7. 对于卧床患者，将床头抬高角度限制于 30°内，除非有医疗禁忌证，或出于进食或消化因素考虑。如病情确需床头抬高角度超过 30°，先摇高床尾，再摇床头，避免骶尾部剪切力。必要时用膝枕、挡脚枕把剪切力减至最低；如床不能摇高床尾，可在臀下放软枕。

十三、骨伤合并特殊感染

（一）多重耐药菌感染

多重耐药菌（multidrug-resistant organism，MDRO）主要是指对临床使用的三类或三类以上抗生素同时呈现耐药的细菌。常见多重耐药菌包括耐甲氧西林金黄色葡萄球菌（MRSA）、耐万古霉素肠球菌（VRE）、产超广谱 β - 内酰胺酶（ESBLs）细菌、耐碳青霉烯类抗菌药物肠杆菌科细菌（CRE）、耐碳青霉烯类抗菌药物鲍曼不动杆菌（CR-AB）、多重耐药 / 泛耐药铜绿假单胞菌（MDR/PDR-PA）和多重耐药结核分枝杆菌等。随着侵袭性操作的增多及抗生素的广泛使用，多重耐药菌感染呈不断上升的趋势。多重耐药菌感染给临床患者的治疗带来困难，增加患者的病死率，且能通过多种途径传播，甚至导致医院感染的暴发流行。

1. 诊断与治疗

诊断主要依赖于病原微生物的检验结果。采集标本应在抗生素使用前或停用 1 周后，如不能停用抗生素，应于下次抗生素使用前采集病原微生物标本进行病原学检查。根据药敏结果，合理选择抗生素或中药进行治疗。

2. 护理风险点及观察要点

（1）护理风险点：

①有感染自身播散的风险。

②有交叉感染的风险。

③有导致医院感染流行或暴发的风险。

（2）观察要点：

①应严密观察患者的体温、脉搏、呼吸及全身情况变化。手术部位或伤口感染者，应注意观察伤口局部情况。

②观察隔离措施、防护设备是否到位。

③观察同病区其他患者的感染情况，如果短期内出现多例同种同源多重耐药菌感染者，应查找原因并及时上报相关部门。

3. 常见护理问题及相关因素

（1）焦虑、抑郁：与病程长、治疗效果不佳有关。

（2）营养不良：与毒素吸收及慢性消耗有关。

（3）持续发热：与感染不易控制有关。

（4）中药熏洗有烫伤的可能：与熏洗温度是否适宜及局部皮肤耐受情况有关。

4. 护理方法

（1）一般护理：

①执行"接触隔离"的各项措施。

②将患者安置在隔离病房，隔离病房应靠近病区一端。首选单间隔离，同种病原感染者可同室隔离。

③隔离病房外设置防护用品专柜，备齐防护用品，如口罩、帽子、手套、隔离衣、快速手消毒剂等；病房内放置医疗废物容器，床头放置快速手消毒剂。

④在患者手腕带、病历夹、一览表等位置标注耐药机制。

⑤尽量限制、减少人员出入，如为 VRE 感染应严格限制，医护人员相对固定，所有诊疗操作、标本采集尽可能由固定人员完成。

⑥体温计、血压计、听诊器等不能与其他患者共用。不能专用的物品如轮椅、担架等，在每次使用后必须经过清洗及消毒处理。

⑦床旁诊断的仪器完成检查后，必须使用合适的消毒剂擦拭消毒。

⑧临床症状好转或治愈，连续两次培养阴性，方可解除隔离。

⑨患者转出隔离病房、出院、死亡后，床单位严格进行终末消毒。

（2）饮食护理：

①宜进高蛋白、高热量、高脂肪、高维生素食物，以增加机体免疫力。

②发热患者，饮食宜清淡、薄素，可进食清补之品；长期消耗体虚者，可给予补益气血之品。

（3）情志护理：

①告知患者隔离的目的及意义，医务人员在进行各种诊疗措施时，应态度亲切和蔼，不能嫌弃疏远患者，避免各种隔离措施的实施给患者造成疏远感、歧视等新的压力。

②评估患者的心理状况，对焦虑或抑郁患者，应耐心疏导，多鼓励患者，树立战胜疾病的信心。

③给患者提供安静舒适的休养环境，向患者讲解相应的治疗方法及注意事项，使患者心中有数，解除其思想顾虑，积极配合治疗和护理。

（4）用药护理：

①按照医嘱合理应用抗生素，严格按照医嘱的时间和频次使用，以保证治疗效果。

②局部使用中药熏洗治疗者，应根据伤口情况、患者的感觉情况及对温度的敏感性等调整熏洗温度，避免烫伤。

③熏洗用具应专人专用，熏洗疗程结束后，应严格消毒处理后方能给其他患者使用。

④口服中药的患者，注意药物与饮食的相互关系，并观察用药后的反应。

（5）诊疗防护：

①治疗护理操作前后，严格执行手卫生制度。

②进入隔离病房时，医护人员应正确使用防护用品。有可能接触患者黏膜、伤口、溃疡面、血液和体液、引流液、分泌物、痰液、粪便时，应戴手套，可能污染工作服时穿隔离衣。有可能受到分泌物或血液、体液喷溅，或可能产生气溶胶的操作（如吸痰或雾化治疗等）时，应戴外科口罩和防护面屏。

③完成诊疗护理操作，离开房间前，脱去手套和隔离衣放至医疗废物垃圾桶中。

（6）转运护理：

①患者离开隔离室到其他科室进行诊疗时，应在检查单上注明耐药机制，并电话通知该诊疗科室。

②诊疗科室接到通知后，准备专门的诊疗间，诊疗完毕立即对环境、物品进行消毒处理。

③转科时必须由工作人员陪同，并向转入科室说明耐药机制及接触隔离措施。

④手术治疗时，医生在手术通知单上注明耐药机制，手术室应合理安排手术间或手术顺序，严格执行消毒隔离措施。

⑤转运工具每次用后消毒。

5. 预防和控制多重耐药菌传播的措施

（1）集体进行诊疗护理操作时，尽量将多重耐药菌感染患者放在最后，并尽可能使用一次性诊疗用品。

（2）各种诊疗护理操作过程中，严格遵守无菌技术操作规程，避免污染，减少感染播散的危险因素。

（3）做好环境卫生管理，清洁消毒用品应当专用。使用过的抹布、拖布须先消毒再清洗。患者经常接触的物体表面、医疗设施表面，须用含氯消毒剂每天进行清洁和擦拭消毒。

（4）依据病原学药敏试验结果，合理使用抗生素，联合用药及使用万古霉素、广谱头孢菌素、碳青霉烯类等必须严格掌握用药指征。

（5）严格遵循手卫生规范。

（6）使用后的被服应放置于双层黄色塑料袋内，扎紧袋口，外贴隔离标志，集中消毒清洗。

（7）患者的生活垃圾按医疗废物管理。

6. 健康教育

（1）原则上不设陪护，如果病情需要一般设陪护一人，且陪护相对固定。

（2）对患者及家属进行隔离知识宣教，使其理解并积极配合实施隔离措施。

（3）对患者与家属提供手卫生用品和教育，有可能污染双手时及时洗手或手消毒。

（4）教育患者和家属，尽量减少探视，禁止儿童探视。陪护人员应尽量减少出入隔离病室次数，且不得进出其他病室，不得接触他人物品。不用污染的手接触门把手、水龙头等公共设施。

（二）破伤风

破伤风是指破伤风杆菌侵入人体伤口并生长繁殖、产生毒素引起的一种急性特异性感染。破伤风杆菌及其毒素不能侵入正常的皮肤和黏膜，故破伤风常继发于各种创伤后，亦可发生于不洁条件下分娩的产妇和新生儿。据估计，世界上每年约有 100 万病例发生，死亡率在 30% ～ 50%。

1. 病因病机

破伤风杆菌为革兰阳性厌氧芽孢杆菌，平时存在于人畜的肠道，随粪便排出体外，以芽孢状态广泛分布于自然界，尤以土壤中为常见。此菌对环境有很强的抵抗力，耐煮沸。破伤风杆菌污染伤口后并不一定发病，缺氧环境是发病的主要因素。当伤口外口较小，伤口内有坏死组织，血块充塞或填塞过紧，局部缺血等，就形成一个适合该菌生长繁殖的缺氧环境，如果同时存在其他需氧菌感染，后者消耗伤口内残留的氧气，则使本病更容易发生。

在缺氧环境中，破伤风杆菌的芽孢发育为增殖体，迅速繁殖并产生大量外毒素，即痉挛毒素和溶血毒素，是导致破伤风病理生理改变的原因。痉挛毒素经血液循环和淋巴系统至脊髓、脑干等处，与联络神经细胞的突触相结合，抑制突触释放抑制性传递介质。运动神经元因失去中枢抑制而兴奋性增强，导致随意肌紧张和痉挛。还可阻断脊髓对交感神经的抑制，致使交感神经过度兴奋，引起血压升高、心率增快、体温升高、出汗等。溶血毒素可引起局部组织坏死和心肌损害。

2. 临床表现

（1）潜伏期：潜伏期通常为 6 ～ 12 天，个别患者可在伤后 1 ～ 2 天发病。往往与是否接受过预防注射、创伤的性质、创伤的部位及伤口的处理等因素有关。亦有在受伤后数月或数年因清除病灶或异物而发病的。潜伏期越短者，预后越差。新生儿破伤风一般在断脐 7 天发生，俗称"七日风"。

（2）前驱症状：全身乏力、头晕、头痛、失眠、多汗、烦躁不安、打哈欠、咀嚼无力、局部肌肉发紧、扯痛，并感到舌和颈部发硬及反射亢进等。前驱症状一般持续12 ～ 24 小时。

（3）典型症状：出现前驱症状后，在肌紧张性收缩（肌强直、发硬）的基础上，呈阵发性强烈痉挛。通常最先受影响的肌群是咀嚼肌，随后顺序为面部表情肌、颈肌、背肌、腹肌、四肢肌，最后为膈肌。表现为张口困难（牙关紧闭）、蹙眉、口角下缩、咧嘴"苦笑"、颈部强直、头后仰；当背、腹肌同时收缩，因背部肌群较为有力，出现腰部向前凸、腹肌呈板状硬，躯干因而扭曲成弓，结合颈、四肢的屈膝、弯肘、半握拳等痉挛姿态，形成"角弓反张"或"侧弓反张"；强烈的肌痉挛可致肌断裂，甚至发生骨折；膈肌受影响后，患者出现面唇青紫，呼吸困难，甚至呼吸暂停；膀胱括约肌痉挛时可引起尿潴留。上述发作可因轻微的刺激，如光、声、接触、饮水等而诱发。间歇期长短不一，发作频繁者常示病情严重。发作时神志清楚，表情痛苦，每次发作时间由数秒至数分钟不等。持续的呼吸肌和膈肌痉挛，可造成呼吸骤停。患者死亡原因多为窒息、心力衰竭或肺部并发症。

（4）其他症状：少数患者可仅表现为受伤部位肌肉持续性强直，可持续数周或数月，以后逐渐消退，预后较好。新生儿患此病时，因肌肉纤弱而症状不典型，表现为不能啼哭和吸乳，活动少，呼吸弱或困难。

病程一般为 3 ～ 4 周，如积极治疗、不发生特殊并发症者，发作的程度可逐步减轻，缓解期平均约 1 周。但肌紧张与反射亢进可继续一段时间；恢复期间还可出现一些精神症状，如幻觉或言语、行为错乱等，但多能自行恢复。

3. 辅助检查

破伤风患者的实验室检查一般无特异性发现，当有肺部继发感染时，白细胞可明显增高，痰培养可发现相应的病原菌，伤口分泌物常常分离到需氧性化脓性细菌，亦可经厌氧细菌培养分离出破伤风杆菌，由于破伤风的临床表现较为特异，尤其症状典型时诊断不难，故做临床诊断时不要求常规做厌氧细菌培养和细菌学证据。

4. 治疗方法

破伤风是一种极为严重的疾病，死亡率高，应采取积极的综合治疗措施，包括清除毒素来源、中和游离毒素、控制和解除痉挛、保持呼吸道通畅和防治并发症等。

（1）清除毒素来源：在良好麻醉、控制痉挛下进行彻底的清创术，清除坏死组织和异物后，敞开伤口，充分引流，局部可用 3% 过氧化氢溶液冲洗。

（2）中和游离毒素：早期使用抗毒素以中和游离的毒素。用药前应做皮内过敏试验。连续应用或加大剂量并无意义，且易致过敏反应和血清病。破伤风人体免疫球蛋白在早期应用有效，一般只用 1 次。

（3）控制和解除痉挛：控制和解除痉挛是治疗的重要环节。根据病情可交替使用镇静、解痉药物，以减少患者的痉挛和痛苦。

（4）防治并发症：主要并发症在呼吸道，如窒息、肺不张、肺部感染。对抽搐频繁、药物又不易控制的严重患者，应尽早进行气管切开，以便改善通气，清除呼吸道分泌物，必要时可进行人工辅助呼吸。还可利用高压氧舱辅助治疗。

5. 护理风险点及观察要点

（1）护理风险点：

①痉挛发作时发生窒息。

②抽搐。

③舌咬伤、坠床、骨折的危险。

④医院感染播散的风险。

（2）观察要点：

①严密观察患者的生命体征及神志变化，注意观察有无面色青紫、呼吸急促，有无误吸及窒息的前兆；注意观察意识、瞳孔、尿量、血氧饱和度等变化。

②抽搐发作时，观察并详细记录抽搐的次数、持续时间、抽搐程度、间歇时间，以及痉挛发作前的征兆，保持呼吸道通畅。使用镇静剂时，要特别注意观察呼吸变化

及用药后疗效，防止呼吸中枢抑制。

③抽搐发作时，观察有无舌后坠、舌咬伤。使用约束带固定患者，应注意观察约束肢体的血液循环、感觉及运动情况，如约束带过紧或松动，应及时调整。

④注意单间隔离，观察各项消毒措施落实是否到位。

6. 常见护理问题及相关因素

（1）窒息的危险：与喉头、呼吸肌持续痉挛和呼吸道分泌物堵塞气管有关。

（2）气体交换受损：表现为面色发绀、呼吸急促，与膈肌、呼吸肌痉挛造成呼吸困难有关。

（3）吞咽障碍：表现为张口困难、牙关紧闭，与咀嚼肌痉挛有关。

（4）清理呼吸道无效：表现为呼吸急促、困难，与喉头、呼吸肌痉挛有关。

（5）尿潴留：与膀胱括约肌痉挛有关。

（6）有肺部感染的危险：与喉头痉挛、呼吸道不畅、气管分泌物淤积、不能经常翻身有关。

（7）有误吸的危险：与肌肉痉挛有关。

（8）焦虑和恐惧：与发作时病情凶险，患者十分痛苦，以及患者对病程、治疗和预后不了解有关。

7. 护理方法

（1）一般护理：

1）保持病室安静，避免一切不良刺激：破伤风患者对各种刺激比较敏感，应安置在单人隔离病房，门窗应有帘，灯光柔和，病室保持温度 18～20℃、湿度 50%～60%，防止噪声，各种动作包括说话、走路都要低声、轻巧，治疗、护理等各项操作尽量集中，可在使用镇静剂 30 分钟内进行，以免刺激打扰患者而引起抽搐。

2）密切注意生命体征及病情变化：重型破伤风患者需专人护理。每 4 小时测量生命体征 1 次，根据需要测血压。注意观察意识、瞳孔、尿量、血氧饱和度等变化。

3）记录抽搐发作时间、部位、次数和剧烈抽搐程度，以及痉挛发作前的征兆。对抽搐频繁及持续时间长者，应及时报告医生调整解痉药的剂量和间隔时间，用药后要注意肌张力和生命体征，尤其是呼吸的变化，防止呼吸中枢抑制。

4）保持口腔及呼吸道通畅：

①急救准备：床旁常规备好气管切开包及氧气、吸痰器、急救药品、开口器、牙垫等物品。

②抽搐发作时，由于喉头痉挛易引起窒息，应经常鼓励患者咳嗽，必要时可用吸痰器。吸痰过程中要观察患者的心率、心律、血压、血氧饱和度。如有异常立即停止吸痰并给予 100% 纯氧吸入。

③对于痉挛发作频繁、持续时间长、抽搐时有发绀现象且分泌物不易咳出时，应

尽早做气管切开，并按气管切开护理常规进行护理。

　　5）保持静脉输液通畅：由于患者反复抽搐，输液部位针头易脱出，故应采用静脉留置针以减少药液外渗，经常观察注射部位有无红肿，必要时拔出针头重新穿刺。

　　6）皮肤黏膜护理：由于频繁的抽搐，肌肉收缩，增加了皮肤的摩擦力，加之长期绝对卧床，皮肤容易损伤，产生压力性损伤，因此，应加强皮肤黏膜护理，每2小时翻身，拍背，按摩骨骼隆突处。抽搐发作时，护士应指导家属为患者及时擦汗，勤换衣被。

　　7）对症护理：对有尿潴留的患者及时导尿并留置导尿管；高热是患者病情危急的标志，破伤风患者易引起伤口混合感染和肺部感染，从而引起发热甚至高热，在合理应用抗生素的同时，配合物理降温，如头戴冰帽、颈部、大血管处冰敷或使用降温毯，尽量避免酒精浴、温水浴，以免引起或加重抽搐。

　　8）患者抽搐发作时，应用合适的牙垫防止舌咬伤，舌后坠时立即将下颌向前向上托起，以防窒息。使用带护栏的病床，必要时加用约束带固定患者，防止痉挛发作时坠床或自我伤害。

　　（2）严格消毒隔离：

　　①破伤风杆菌具有传染性，为防止播散，应执行接触隔离措施。接触患者的血液、体液及分泌物时，应戴手套；离开隔离病室前，接触污染物品后应摘除手套，洗手并进行手消毒；医务人员进入隔离病室应穿隔离衣，离开隔离病室应脱去隔离衣，并按要求处理。

　　②尽量使用一次性器械和敷料，使用后以双层医疗垃圾袋封装，并贴标识，集中处置；可重复使用的器械和布类，应实行双灭法，即灭菌、清洗、灭菌。

　　③终末处理：患者出院或死亡后病室用40%的甲醛 $12mL/m^3$ 加热蒸发为气体，密闭24小时后病室通风，室内各物品、家具用0.1%的过氧乙酸擦抹。死亡患者尸体应用 0.1%～0.2% 过氧乙酸喷洒或擦拭全身，进行彻底终末消毒处理。

　　（3）饮食护理：患者频繁抽搐，能量消耗大，且患者有不同程度的进食和吞咽困难，易导致营养不良和体液不足。给予高热量、高蛋白、高维生素、易消化吸收的流质饮食，少量多餐，应在抽搐间歇时进食，以免发生呛咳、误吸。对症状严重不能进食者，可给予静脉输液，也可在镇静药物控制痉挛下或气管切开术后，置胃管进行鼻饲，或进行全胃肠外营养支持，以满足机体的需要。

　　（4）用药护理：

　　①破伤风抗毒素的使用：入院后早期常规用药，1万～2万 U/d，加入液体中静脉滴注，连用3～6天，以中和游离的毒素及病灶中破伤风杆菌新产生的毒素。

　　②合理使用抗生素：早期大剂量使用青霉素和甲硝唑，既可抑制破伤风杆菌，又有助于防治其他感染，对青霉素过敏者可选用红霉素、四环素。

③解痉、镇静药的使用：破伤风患者大多死于剧烈和反复发作痉挛引起的窒息、肺不张、肺炎和全身衰竭等。因此应用有效的解痉、镇静药是降低破伤风病死率的关键。应观察有无药量过多在体内积蓄而致肌肉松弛、呼吸抑制等，视病情随时调整剂量及使用时间。

（5）抽搐及人工冬眠的护理：控制抽搐发作和缓解肌肉僵硬是治疗破伤风的中心环节，病情较轻者可用一般的镇静剂，严重者常使用冬眠疗法，这类药物有抑制呼吸作用，应严格遵医嘱，准确应用镇静止痉药物，用药过程中应严密观察呼吸、脉搏、瞳孔、神志、血压、血氧饱和度等。

（6）情志护理：破伤风患者一般神志清醒，易产生焦躁、恐惧、悲观心理，在控制抽搐的同时应与患者积极沟通，随时给予患者及家属安慰和鼓励，回答他们提出的问题，解释破伤风的病因、病理及治疗，使患者树立战胜疾病的信心，减轻焦虑和恐惧。

8. 健康教育

（1）宣传破伤风的发病原因和预防知识，指导公众加强自我保护意识，避免创伤；破伤风抗毒素一般在受伤 24 小时内注射有效；破伤风抗毒素作用一般持续 10 天左右，深部损伤的患者 1 周后再注射 1 次。

（2）发生下列情况应及时到医院就诊：①任何较深的外伤切口，如锈钉或木刺刺伤的较深伤口。②伤口虽浅但沾染人畜粪便。③医院外的急产或流产，未经消毒处理者。④陈旧异物摘除术前。

（3）儿童应定期注射破伤风类毒素，以获得自动免疫。

（4）产妇最好到当地正规医疗机构分娩，以防发生产妇或新生儿破伤风。

（5）告知患者和家属隔离的措施和目的，正确实施隔离。

（6）减少陪护和探视，避免大声说话，尽量减少声、光等刺激。

（7）加强营养，进食高蛋白、高热量、高维生素饮食，宜少量多次，以免引起呛咳、误吸等。

（三）气性坏疽

气性坏疽通常指由厌氧梭状芽孢杆菌所致的以肌坏死或肌炎为特征的急性特异性感染，是开放性骨折、严重组织碾挫伤、深层肌肉损伤和组织坏死感染等严重创伤的并发症。此类感染因发展急剧，预后不良。

1. 病因病机

梭状芽孢杆菌为革兰阳性厌氧杆菌，已知梭状芽孢杆菌有多种，引起本病的主要是产气荚膜杆菌、水肿杆菌、腐败杆菌和溶组织杆菌等，常是两种以上致病菌的混合感染。此类致病菌在有氧环境下不能生存，但其芽孢抵抗力非常强，广泛存在于泥土和人畜粪便中，易进入伤口，但并不一定致病。气性坏疽的发生，并不单纯地决定于梭状芽孢杆菌的存在，而更决定于人体抵抗力和伤口的缺氧环境。

梭状芽孢杆菌可产生多种有害于人体的外毒素和酶。部分酶能通过脱氮、脱氨、发酵作用而产生大量不溶性气体，如硫化氢等，集聚在组织之间；有些酶能溶解组织蛋白，引起组织细胞坏死、渗出而产生恶性水肿。组织内因气、水夹杂而急剧膨胀，局部张力迅速增高，皮肤表面变硬如木板状；筋膜下张力急剧增加，压迫微血管而加重组织的缺血、缺氧，甚至失活，更有利于细菌生长繁殖，形成恶性循环。梭状芽孢杆菌产生的卵磷脂酶、透明质酸酶等使细菌易于穿透组织间隙，加速扩散。感染一旦发生，即可沿肌束或肌群向上下扩展。病变肌为砖红色，外观如熟肉，失去弹性。大量组织坏死和外毒素吸收，可引起严重的脓毒症，某些毒素可直接侵犯心、肝和肾，造成局灶性坏死，引起这些器官的功能减退。

2. 临床表现

（1）潜伏期：可短至 8 ～ 10 小时、长达 5 ～ 6 天，一般为 1 ～ 4 天。

（2）局部表现：患者自觉患部沉重或疼痛，有包扎过紧感，持续加重，有如胀裂，止痛剂不能缓解。患部肿胀明显，与创伤所能引起程度不成比例，并迅速向周围蔓延，每小时都可见到加重。伤口中有大量浆液性或血性渗出物，可渗湿厚层敷料，当移除敷料有时可见气泡从伤口中冒出。皮下有积气者，可触及捻发音。因组织分解、液化、腐败和大量产气，伤口可有恶臭。

（3）全身症状：患者精神疲软，烦躁不安，伴有恐惧或欣快感；皮肤、口唇变白、大量出汗、高热、脉搏快速。随着病情发展，可发生溶血性贫血、黄疸、血红蛋白尿、酸中毒，全身情况可在 12 ～ 24 小时内全面迅速恶化。

3. 辅助检查

（1）伤口内的分泌物涂片检查有大量革兰染色阳性杆菌。

（2）X 射线检查伤口肌群间有气体。

（3）厌氧细菌培养和病理活检虽可肯定诊断，但需一定时间，不能等待其结果，以免延误治疗。

4. 治疗方法

气性坏疽发展迅速，如不及时处理，患者常丧失肢体，甚至死亡。故一旦确诊，应立即积极治疗。

（1）急症清创：术前静脉滴注大剂量青霉素、输血等。准备时间应尽量缩短。清创范围应达正常肌组织，切口敞开，不予缝合。如整个肢体已广泛感染，应果断进行截肢，以挽救生命。如感染已超过关节截肢平面，其上的筋膜腔应充分敞开，术后用氧化剂冲洗、湿敷，经常更换敷料，必要时再次清创。

（2）应用抗生素：首选青霉素，常见的产气荚膜杆菌对青霉素大多敏感，但剂量需大，每天在 1000 万 U 以上。大环内酯类抗生素（如琥乙红霉素、麦迪霉素等）和尼立达唑类抗生素（如甲硝唑、替硝唑）也有一定疗效。氨基糖苷类抗生素对此类细菌无效。

（3）高压氧疗法：提高组织之间的含氧量，造成不适合细菌生长繁殖的环境，可提高治愈率，降低伤残率。

（4）全身支持疗法：少量多次输血、纠正水与电解质代谢失衡、营养支持和对症处理等。

5. 护理风险点及观察要点

（1）护理风险点：

①感染性休克。

②感染播散。

③感染性高热。

④肢体坏死。

⑤截肢后大出血。

⑥急性肾衰竭。

（2）观察要点：

①观察患者的神志和情绪变化，是否有烦躁不安、恐惧或欣快感。观察生命体征，注意体温、脉搏和血压变化，警惕感染性休克或疼痛性休克的发生。

②观察伤肢肿胀程度与伤情是否一致，皮肤有无水泡，肤色是否发黑，肢端温度有无发凉等。

③观察伤口情况，注意有无气泡及捻发音，肌肉颜色有无异常，有无恶臭。

④观察疼痛程度，有无胀裂样剧痛，常规止痛有无效果。

⑤截肢后注意观察伤口渗血情况，警惕大出血的可能。

⑥观察尿液颜色和量的变化，注意有无血红蛋白尿和肾衰竭。

6. 常见护理问题及相关因素

（1）恐惧 / 焦虑或欣快：与剧烈疼痛、担心预后及疾病本身有关。

（2）疼痛：与局部组织缺血和坏死有关。

（3）高热：与毒素吸收及毒血症有关。

（4）发生交叉感染的可能：与消毒隔离措施失效有关。

（5）潜在并发症：感染性休克。

7. 护理方法

（1）一般护理：

①将患者安置于单间隔离病房，房间外有醒目的隔离标志，房间内备有隔离基本用物，如洗手消毒液、器械浸泡盆、隔离衣、医疗垃圾桶等。

②保持床单位清洁、平整、干燥，有污染时随时更换，使患者卧于一个舒适的环

境中。由于患者往往是开放式冲洗，在患处的下方垫中单，以保护床铺不被浸湿，注意保暖。

③注意病情变化，记录神志、体温、脉搏、呼吸、血压、尿量等变化，每小时1次，警惕感染性休克及肾功能损害的发生。

④应给予高蛋白、高维生素、高热量的饮食，改善营养状况，促进创面愈合。

⑤经常清洁口腔，尤其是饭前、饭后，以保持口腔清洁湿润。并增加水的摄入量，有便秘者，注意多吃蔬菜。

⑥早期患者因伤肢剧痛而影响夜间睡眠，如有必要可遵医嘱予镇痛剂来减轻疼痛，保证患者有充足的睡眠。

⑦一旦确诊为气性坏疽，积极配合医生做好紧急手术准备。

（2）创面的护理：

①伤口需保持开放。每日用大量3%过氧化氢或1∶1000高锰酸钾溶液冲洗。从坏死区域到正常组织都应冲到，局部感染溃烂面应重点冲洗。

②观察病变区域皮肤颜色、温度，软组织肿胀程度，肌肉坏死情况，切开引流处渗血、渗液的情况，渗血量多时应及时处理。

③保护敞开的伤口免受刺激，可用支架撑起被褥。

（3）疼痛的护理：

①严密观察伤口的肿痛情况，准确记录疼痛的性质、特点、发作时的相关表现，及时遵医嘱使用镇痛剂。

②对截肢后出现幻肢痛者，应给予耐心解释，解除其忧虑和恐惧。

③对扩大清创或截肢者，应协助患者变换体位，以减轻因外部压力和肢体疲劳引起的疼痛。

④伤口愈合过程中，对伤肢实施理疗、按摩和功能锻炼，以减轻疼痛，恢复患肢功能。

（4）严格消毒隔离：

①置患者于单间隔离室，房间外有醒目的隔离标志，房间内备有隔离基本用物，如洗手消毒液、器械浸泡盆、隔离衣等。谢绝探视。

②医护人员进入隔离室内穿隔离衣，戴口罩、帽子、手套，并尽量集中治疗和护理。

③凡接触患者及伤口污物后彻底洗刷、消毒双手。

④手部有伤口的人员不得参与治疗护理。

⑤放置专用治疗、护理用具于房间内，如听诊器、血压计、体温表、输液用物等。

⑥尽可能使用一次性器具和物品，使用后用双层黄色垃圾袋封装，并贴标识，集中处置。可重复使用的器械应先用过氧乙酸浸泡后再清洗，然后高压蒸汽灭菌。

⑦病室内物品表面每日用消毒液擦拭，并用紫外线进行消毒，每日 2 次，每次 30 分钟，注意保护患者的眼睛和皮肤。

⑧解除隔离或出院后严格终末消毒。

（5）防治并发症：

①由于大量组织坏死、毒素吸收，常引起严重的脓毒血症，继而发生感染性休克，应严密监测生命体征，观察神志的变化，有异常时及时处理。

②大量组织蛋白溶解、肌肉坏死后、溶血等因素能导致肾衰竭，重症患者应留置导尿管，观察尿量、尿色，准确记录 24 小时尿量，如尿量减少、出现血红蛋白尿等，应及时处理，警惕肾衰竭发生。

（6）截肢患者的护理：

①截肢前做好患者及家属的心理护理，讲解截肢的必要性和重要性。讲解术后可能出现的并发症及防治方法，安慰并鼓励患者正视现实，消除恐惧，积极配合治疗。

②术后固定患肢于功能位，为日后安装假肢做好准备。

③指导患者正确使用假肢，并做适应性训练，逐渐训练其生活自理能力。

（7）情志护理：以关心、同情、热情的态度对待患者，帮助患者进行生活护理。对需要截肢的患者，在截肢前应向患者及家属解释手术的必要性和可能出现的并发症等情况，使患者及家属能够了解、面对并接受现实；截肢后，耐心倾听患者诉说，安慰并鼓励患者正视现实；指导患者掌握自我护理技巧，指导患者应用假肢，并做适应性训练。

8. 健康教育

（1）教育患者注意劳动保护，避免受伤。

（2）重视伤后的预防，受伤后应及时到医院处理。

（3）告知患者隔离的目的和具体措施，正确实施隔离。

（4）加强营养，给予高热量、高维生素、高蛋白的饮食，增强机体抵抗力。

（5）指导患者学会自我护理，对患肢实施理疗、按摩及正取的功能锻炼方法，促进患肢的功能尽快恢复。

（6）指导截肢患者正确使用假肢，制订适宜的训练计划，使其逐步提高生活自理能力。

第四节　关节功能障碍的康复护理

关节功能障碍是由于骨折、脱位、软组织损伤、炎性病变、疤痕挛缩等各种原因导致正常关节功能（如屈伸、旋转等）发生不同程度的障碍，表现为关节活动范围减小或丧失。关节功能障碍可分为僵硬型和僵直型，临床中以膝关节和肘关节的功能障碍最为常见。

一、病因病机

关节功能障碍的发生与疼痛、肿胀、关节粘连、肌肉萎缩、关节不稳定、骨折畸形愈合或不愈合、神经损伤、骨骺损伤、组织缺损、关节的慢性炎症等因素有关。

关节功能障碍多因人体气虚，风寒湿热之邪客于筋脉，或外伤于筋，或痰湿流注筋脉，气血闭阻，致临床以筋急拘挛、抽掣疼痛、关节屈曲不利、腰背强直、步履艰难等为主要表现。

二、临床表现

关节功能障碍的临床表现为关节的主动活动和被动活动受限，局部皮温高，关节肿胀、疼痛，肌肉痉挛，甚至发生骨化性肌炎，造成不可逆的关节损伤。

三、治疗方法

1. 非手术治疗

对于非骨性粘连的肌源性关节障碍，通过专业康复治疗能够完全或部分恢复关节的正常生理活动度，主要措施有：中药熏洗、牵引、针灸、手法推拿、运动疗法、CPM 机行等速训练、物理因子疗法、关节松动、大手法松解。

2. 手术治疗

对已达骨性愈合的关节源性功能障碍，经过正规康复手段治疗，时间超过 1 年的僵直型患者，给予手术松解治疗。

四、护理风险点及观察要点

（一）护理风险点

1. 出血及血肿。
2. 关节疼痛。
3. 肌肉等软组织的拉伤。
4. 骨化性肌炎。
5. 关节挛缩。

（二）观察要点

1. 注意观察引流量，密切注意生命体征的变化。
2. 观察手术部位皮肤颜色及肿胀、疼痛、温度等。
3. 观察患肢被动运动及使用 CPM 机进行等速训练过程中的异常感觉。
4. 观察患者的活动能力，扶拐行走时，指导其正确的扶拐方法，做好安全防护。

五、常见护理问题及相关因素

1. 疼痛

与关节周围持续性肿胀及关节僵硬有关。

2. 有跌倒的可能

与患者活动能力受限有关。

3. 有再次骨折的可能

与锻炼时活动力度、方法及骨折的愈合情况有关。

4. 有肌肉萎缩、关节强直的可能

与石膏固定、局部病变关节肌肉活动受限有关。

5. 焦虑 / 抑郁

与病程长、生活自理能力下降有关。

六、护理方法

（一）一般护理

1. 保持病房整洁、舒适、安静、空气流通和适宜的温 / 湿度。

2. 监测生命体征，注意观察体温、脉搏、呼吸、血压的变化。

3. 观察患肢关节活动度及局部肿胀、疼痛、皮肤颜色、皮肤温度等病情变化。

4. 评估疼痛的部位、性质、持续时间，及时给予止痛药物应用，并观察用药后的反应。

5. 预防跌倒等并发症发生。

（二）体位护理

根据病情取合适的体位。以膝关节为例，对于伸直型僵硬者卧位时膝关节下方放置垫枕，使膝关节保持屈曲位；屈曲型僵硬者卧位时膝关节上方放置沙袋（2 ~ 3kg）。

（三）饮食护理

饮食应以和脾胃、补气血、益肝肾、强筋壮骨为主。增加新鲜水果、蔬菜及优质蛋白质的摄入。忌食辛辣、油腻、生冷之品。

（四）情志护理

关节功能障碍病程较长，严重影响了患者的日常生活，加之康复治疗过程中出现的剧烈疼痛，容易使患者产生忧虑、恐惧等心理，从而拒绝或不配合治疗。根据不同的心理状态要耐心、细致地做好心理疏导。在生活上关心、体贴患者，帮助其解决遇到的问题。治疗上多向其介绍成功病例，增加其对康复锻炼的信心，积极配合治疗护理。

（五）用药护理

1. 口服中药宜温服，注意药物与饮食的禁忌关系，观察用药后的反应。

2. 中药熏洗前，嘱患者排空膀胱，穿宽松的病员服；熏洗时根据熏洗部位安排合适的熏洗床，温度适宜，防烫伤；熏洗后及时擦干汗液，注意保暖，避风寒。

3. 静脉应用舒筋活络、强骨壮筋中成药注射液时，注意观察滴速和不良反应。

4. 疼痛时给予局部冷敷或针刺止痛，必要时遵医嘱使用止痛剂，并观察用药后反应。

（六）功能锻炼

分期、分部位结合患者的个体差异进行规范的功能锻炼指导。

1. 膝关节功能障碍患者的功能锻炼

（1）膝关节松解术后患者的功能锻炼：

1）主动锻炼：可在术后第 2 天在镇痛泵应用下主动行膝关节伸直与屈曲；加强股四头肌和完全伸膝锻炼；锻炼时注意观察刀口渗血情况，要求循序渐进，一般 2 ～ 3 天基本达到术中松解的角度；术后 1 周，在刀口愈合无异常的情况下，鼓励患者下床扶拐行走、靠墙下蹲、练习弓步；若为严重屈膝位僵硬，可在术后进行可控制的伸屈膝关节牵伸训练。

2）被动锻炼：

①手法锻炼：术后每 2 小时被动完全伸直膝关节 10 ～ 15 分钟；术后第 2 天在镇痛泵的应用下被动扳拉膝关节，每日 4 ～ 5 次；手法推动髌骨；对膝关节不能完全伸直者，可将膝关节悬空，手法按压大腿下段，或将沙袋放置在大腿下段和胫骨上段，每日 3 ～ 5 次，每次 15 ～ 20 分钟。

②CPM 机锻炼：术后第 2 天在 CPM 机上进行被动功能锻炼，活动度的调节要由小到大，循序渐进，但 1 周内必须达到或接近术中松解角度。

（2）膝关节保守康复锻炼：

①手法扳正：每次进行手法扳正前膝关节需进行中药熏蒸，之后推拿松解周围皮肤组织，待皮肤松软后在床上进行被动锻炼。对于伸直型僵硬患者，康复师一手放置于膝关节下方，一手扶小腿上段，逐渐屈曲膝关节，每日 2 次，每次 30 分钟，力度以患者耐受为宜。对于屈曲型僵硬患者，康复师松解周围皮肤后逐渐下压膝部。

②CPM 机锻炼：每日 2 ～ 3 次，每次 30 分钟，锻炼循序渐进。

③运动疗法：应用股四头肌锻炼仪，每日 2 ～ 3 次，每次 30 分钟，逐渐加大对抗阻力。

④针刺疗法。

⑤超声波治疗：每日 2 次，每次 30 分钟。

2. 肘关节功能障碍患者的功能锻炼

（1）肘关节松解术后的功能锻炼：术后第 2 天在康复师指导下进行主被动的肘关节屈伸、旋转功能训练。首先鼓励患者进行主动的肘关节屈伸活动，以达到活动关节和锻炼肌肉力量的目的。被动肘关节屈曲角度训练：患者充分放松，健侧手握住患侧腕关节，在患侧疼痛可耐受范围内逐渐增加肘关节屈曲角度，每日 2 次，每次 10 ～ 15 分钟。伸展练习（伸直肘关节）：坐位，伸肘，拳心向上，将肘部支撑固定于桌面上，小臂及手悬于桌外，肌肉完全放松，使关节在自重或重物作用下缓慢下垂伸直（必要时可于手腕处加轻小重物为负荷，加大练习力度），至疼痛处应停止。待组织适应，疼痛消失后再加大角度，一般为每日 1 次或 2 次，每次 10 ～ 15 分钟。

（2）肘关节功能障碍患者的功能锻炼：

①手法扳拉：锻炼前进行中药熏洗，手法推拿松解肘关节周围的软组织，待僵硬的软组织松软后进行被动下压锻炼，每日 2 次，每次 30 分钟。力度大小适宜，预防再次骨折及二次损伤。

② CPM 上肢肘关节康复器锻炼：每日 2 ～ 3 次，每次 30 分钟，锻炼循序渐进。

③运动疗法：利用前臂旋转锻炼仪被动牵拉旋转上肢，每日 2 次，每次 30 分钟。

④手提重物，做力所能及的事情。做肘关节的主动伸屈、旋转锻炼。

七、健康教育

1. 无论是何种原因导致的关节功能障碍都应尽早进行关节的主动和被动功能锻炼。

2. 关注患者的心理状态，做好心理疏导，使患者积极配合治疗护理。

3. 中药熏洗是关节功能恢复的有效治疗，做好患者的健康指导，防止烫伤，熏洗后做好保暖工作，防止受凉。

4. 根据受伤的时间、功能障碍情况和患者的耐受度决定锻炼的幅度及强度。训练过程中注意观察患者的表情并询问感觉，根据反馈及时调整锻炼的幅度和强度，一般以训练完毕肌肉有酸胀感为宜。

5. 持重练习要先轻后重，且必须有人在侧保护。训练时动作一定要缓慢、轻柔、循序渐进，由少至多，逐步加大，不可强力，防止引发炎症及肿胀加剧，造成骨化性肌炎、骨折等严重后果。

6. 功能锻炼以主动为主，被动为辅，以健肢带动患肢，动作要协调，对称平衡，宜早期康复介入，并贯穿治疗的整个过程。与患者多进行交流，给予督促指导。

八、出院指导

1. 合理饮食，加强营养。

2. 出院后需较长时间加强关节周围肌群的锻炼。告知患者坚持功能锻炼对功能康复的重要性，提高患者和家属的认知，定期随访，督促评价落实情况。

3. 扶拐活动时防滑倒、摔伤。

4. 定期复查。

第五节　骨伤患者的饮食护理

饮食是人体摄取营养，维持生命活动的重要来源，更是骨伤患者恢复健康的根本。中医学认为"脾胃为后天之本"，脾胃通过对饮食的消化、吸收、运化，使水谷精微输布全身，维持正常的生命活动，充养人的形体和性情。中医历来重视饮食对人体的影响，通过经验积累，形成了一套独特的饮食调护理论。饮食调护是在中医理论指导下，研究各种饮食物的性味、功效、主治、归经及配伍规律，以食物和药物为工具，以食养和食疗为手段，达到保健强身、防病治疗、促进康复、延缓衰老的一种护理方法。

一、骨伤患者的营养评估

骨伤患者在接受手术或保守治疗后，轻度营养不良较为普遍，多因骨折部位疼痛、手术刺激、躯体移动障碍致活动量减少、自理能力下降、知识缺乏盲目进补等因素影响，引起不同程度的纳差、纳呆、腹胀、便秘等胃肠道反应，导致营养摄入减少，从而影响机体代谢，进一步加重营养不良的程度。因此根据骨伤患者的生理、病理特点有的放矢地给予饮食调护指导和营养支持护理，能有效改善患者的营养状况，对促进康复有重要意义。

合理评定患者的营养状况，有助于采取有效的营养支持治疗，客观地检验治疗效果。营养状态良好能促进患者康复，减少并发症发生，缩短住院时间。

（一）人体测量

人体测量是简便易行的营养评价方法，内容包括身高、体重、肱三头肌皮褶厚度、上臂围、小腿围等。

1. 体重测量

体重是评价营养状态的一项重要指标。我国常用的标准体重计算公式为 Broca 的改良式：

男性标准体重（kg）＝身高（cm）–105

女性标准体重（kg）＝身高（cm）–105–2.5

实测体重占标准体重的百分数 ±10% 为正常，10% ～ 20% 为体重过重，＞ 20% 为肥胖，＜ 10% 为消瘦，＜ 20% 为明显消瘦。当体重低于标准体重的 15% 时，提示存在营养不良；体重在 3 个月内迅速下降，提示高分解代谢，应高度警惕营养不良的发生。

2. 骨骼肌消耗的测定

骨骼肌消耗的测定（图 7-15）是间接测定机体脂肪贮存的一个指标。

多测定上臂肌周径。测定方法为：患者站立，右臂自然下垂，不能站立者取平卧位，右前臂自然地横置于胸前，先测上臂周径，测定的部位为上臂中点。再测肱三头肌皮褶厚度（triceps skinfold，TSF），取尺骨鹰嘴至肩胛骨喙突的中点，用一卡尺固定3秒后读数，正常参考值男性 11.3 ～ 13.7mm、女性 14.9 ～ 18.1mm。上臂肌周径计算公式为：

上臂肌周径（cm）= 上臂周径 - ［0.314×TSF（mm）］

正常参考值男性为 22.8 ～ 27.8cm，女性为 20.9 ～ 25.5cm。

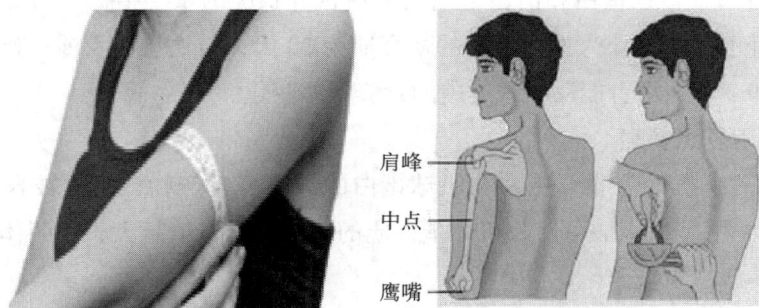

肩峰
中点
鹰嘴

图 7-15 骨骼肌消耗的测定

（二）评估体质指数

体质指数又称体重指数（BMI），是目前国际上常用的衡量人体胖瘦程度及是否健康的一个标准。计算公式：

体质指数（BMI）= 体重（kg）/［身高（m）］^{2}

卧床患者，可以用测量上臂围和小腿围的方法来计算，公式如下：

体质指数（BMI）=14.42-14.63×［身高（m）］^{2}+0.61× 上臂围 +0.46× 小腿围

体质指数（BMI）参考值见表 7-2。

表 7-2 体质指数（BMI）参考值

BMI 分类	WHO 标准	亚洲标准	中国标准
体重过低	< 18.5	< 18.5	< 18.5
体重正常	18.5 ～ 24.9	18.5 ～ 22.9	18.5 ～ 23.9
超重	≥ 25	≥ 23	≥ 24
肥胖	≥ 30	≥ 25	≥ 28

（三）评估握力

近年来，握力被认为是研究骨肉蛋白质损耗的重要指标，甚至认为握力比人体测量、血浆蛋白检查更为敏感，且操作简便、易于复查。具体方法是：用标准握力计，测量患者平卧安静时非优势手的握力。有研究发现，大手术后患者在分解代谢期握力迅速下降，营养情况恶化，而营养支持较好者，术前术后握力基本保持不变，说明肠外营养对减少肌肉蛋白分解具有重要作用。握力作为营养评定的监测指标之一，有实际临床意义。

（四）实验室指标

1. 内脏蛋白质

人血白蛋白、转铁蛋白和前白蛋白是评估营养状况的重要指标。营养不良时该测定值有不同程度的下降。人血白蛋白的半衰期为 20 天，转铁蛋白及前白蛋白半衰期分别约为 8 天和 2 天，后者能反映短期内的营养状态变化。

2. 尿 3- 甲基组氨酸

尿 3- 甲基组氨酸是肌纤蛋白和肌球蛋白的最终分解产物，不再被合成代谢所利用。测定尿 3- 甲基组氨酸可反映机体蛋白质的分解量。其值越大，说明体内分解代谢越强，负氮平衡越明显。

3. 肌酐 / 身高指数

肌酐是肌酸在肌肉中代谢后的产物。从肾脏排出的肌酐量与体内骨骼肌群基本成正比，故肌酐 / 身高指数可用来判定体内骨骼肌含量。计算公式为：

肌酐 / 身高指数（%）= 尿肌酐排泄量（mg/24h）/［身高（cm）–100］×23（女性为 18）×100%

4. 淋巴细胞计数

周围血中淋巴细胞计数可反映免疫状态。淋巴细胞计数 $< 1.5 \times 10^9$/L 常提示营养不良。

5. 迟发型皮肤超敏试验

迟发型皮肤超敏试验主要了解机体的免疫能力。蛋白质营养不良时，患者对本试验的反应减弱或消失。随着营养状态的不断改善，这些反应将再出现或更明显。即人体细胞免疫能力与阳性反应程度相关。

6. 氮平衡

机体蛋白质分解代谢产物最终以某一含氮物质的形式排出体外。因此，排出的氮量可以反映体内蛋白质的分解量。当摄入的氮量大于排出的氮量时为正氮平衡，反之，则为负氮平衡。氮平衡计算公式：

氮平衡（g/d）=24 小时摄入氮量（g/d）–24 小时排出氮量（g/d）

24 小时排出氮量（g/d）=24 小时尿中尿素氮（g/d）+4g

其中，2g 为粪氮和从汗液中分泌的氮，2g 为尿中其他含氮物质的氮。

实验室指标参考值见表 7–3。

表 7-3　实验室指标参考值

评定指标	正常范围	营养不良		
		轻度	中度	重度
肌酐 / 身高指数	＞ 90%	81% ～ 90%	60% ～ 80%	＜ 60%
人血白蛋白（g/L）	≥ 35	31 ～ 34	26 ～ 30	≤ 25
转铁蛋白（g/L）	2.0 ～ 2.5	1.5 ～ 2.0	1.0 ～ 1.5	＜ 1.0
前白蛋白（mg/L）	≥ 180	160 ～ 180	120 ～ 160	＜ 120
淋巴细胞计数（/mm³）	≥ 1500	1200 ～ 1500	800 ～ 1200	＜ 800
迟发型皮肤超敏试验	≥ ++	++ ～ +	+ ～ –	–
氮平衡（g）	±1	–10 ～ –5	–15 ～ –10	＜ –15

（五）评估营养摄入方式

评估患者摄入营养物质的方式。常见的有经口摄入、经鼻饲管道摄入、静脉营养、肠外营养。

（六）评估纳入情况

评估患者的纳入情况。骨伤患者均会有不同程度的纳差、纳呆、腹胀、便秘等胃肠道反应，还要评估有无咀嚼困难、吞咽障碍，有无自理进食的能力。

（七）评估水肿或脱水

评估患者有无水肿或脱水。

（八）应用营养风险筛查表

应用营养风险筛查表（表 7-4）评估患者是否存在营养风险。

表 7-4　营养风险筛查表（NRS，2002）

基本信息				
姓名：	性别：	年龄：	床号：	住院号：
科室：	身高：	体重：	BMI：	
主要诊断：				
第一部分		首次营养监测		
监测指标		选择性回答（在"□"内打√）		
BMI ＜ 20.5		□是	□否	
在过去 3 个月内患者有体重下降吗		□是	□否	
在过去 1 周内患者摄食减少吗		□是	□否	
患者有严重疾病吗（如：ICU 治疗）		□是	□否	

续表

是：如果任何一个问题的答案为"是"，则进入第二部分的最终筛查

否：如果所有问题的答案为"否"，患者可在 1 周后进行重新筛查

第二部分	NRS 2002 总分计算方法
疾病严重程度（在"□"内打√）	分值
营养需要量正常（非疾病状态）□	0
糖尿病□ 一般肿瘤□ 肝硬化□ 骨折□ 慢性阻塞性肺疾病□ 慢性疾病有急性并发症□	1
腹部重大手术□ 卒中□ 重症肺炎□ 血液系统肿瘤□	2
颅脑损伤□ 骨髓移植□ 严重 ICU 治疗□	3
营养状况受损程度（在"□"内打√）	分值
正常营养状态□	0
3 个月内体重减轻＞5%□ 食物摄入量降低 25%～50%□ 一般情况差□	1
2 个月内体重减轻＞5%□ 食物摄入量降低 50%～75%□ BMI＜18.5 且一般情况差□	2
1 个月内体重减轻＞5%□ 3 个月内体重下降＞15%□ 前 1 周内食物摄入量降低 75%～100%□	3
年龄评分（在"□"内打√）	分值
年龄≤70 岁□	0
年龄＞70 岁□	1
筛查结果	
营养筛查总评分＝疾病状况评分（ ）＋营养状况评分（ ）＋年龄评分（ ）＝（ ）分	

总分≥3.0：患者处于营养危险状态，需要进行营养护理计划

总分＜3.0：若患者将接受重大手术，则每周重新筛查 1 次

二、骨伤患者辨证施膳

"症"是指症状，如头痛、腹痛；"证"是指证候，是辨证得到的结果，如太阴证，可以有很多症状。"证之总者为之病，而一病总有数证"。辨证施膳就是运用中医学的理论和四诊之法，通过收集患者相关资料，分析、总结、概括、辨别疾病发生的原因、病性、邪正关系等，进行证候定性，从而确定相应的饮食调护原则和方法。

（一）损伤早期（气滞血瘀）

伤后 1～2 周，相当于炎症期和修复期的第一阶段，临床上表现为患肢局部肿胀疼痛明显，骨折端容易发生再移位，筋骨脉络可反复损伤，气血受损，血离筋脉，恶血留滞，壅涩于经道，气滞血瘀，筋络受阻。《辨证录·接骨门》指出："内治之法，必须以活血祛瘀为先，血不活则瘀不能去，瘀血不去则骨不能接也。"

1. 膳食原则

以活血化瘀、消肿止痛为主。此期指导患者食用清淡富含蛋白质之品，如蔬菜、水果、鱼汤、瘦肉汤、田七煲田鸡汤、豆类及豆制品、乳类及乳制品、水产类、禽蛋类及畜禽肉等。年老体弱患者给予软烂易消化的饮食，忌食酸辣、燥热、油腻，尤不可过早食用肥腻滋补之品，如骨头汤、肥鸡、炖水鱼等，否则瘀血积滞，难以消除，必然拖延病程，使骨痂生长迟缓，影响日后关节功能的恢复。骨折禁食醋，因醋有软化骨骼和脱钙作用。《本草纲目》中记载，醋多食损筋骨亦损胃。辛辣类食物具有散气伤阴、耗血损目、生痰动火之功效，不利于骨折的愈合。

2. 常用药膳

（1）田七煲田鸡汤：

主料：田七 12g，田鸡 1 只，盐适量。

用法：共炖熟烂，汤肉并进，每日 1 次，连续 7～10 天。

功效：活血化瘀、消肿止痛。田七，味甘微苦，具祛瘀止血、消肿止痛的功效，既能止血又能活血散瘀，故止血而无留瘀之弊，瘀去则肿消痛止。

主治：适用于骨折早期，局部肿胀疼痛者。

（2）海带龙骨汤（图 7-16）：

主料：龙骨 500g，海带（闽南生海带）100g，老酒、姜、精盐适量。

用法：生海带洗干净，用开水烫洗一遍备用；龙骨加水煮沸去掉浮沫，加上姜片、老酒，小火炖熟。熟后加入海带，再煮 5～10 分钟，调味后放入盐煮沸即起。

功效：行血止痛，活血。

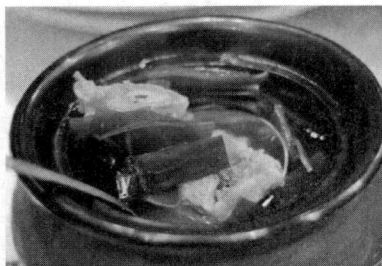

图 7-16　海带龙骨汤

主治：适用于骨折脱位等损伤早期，经常食用，有调和气血、强筋壮骨、润滑肌肤、清热解毒的作用。

（3）祛瘀生新汤：

主料：三七片 12g，生地黄 30g，大枣 4 枚，瘦肉 300g。

用法：共炖熟烂，汤肉并进，早晚各温服一小碗。

功效：化瘀止痛，养阴生津。生地黄，味苦微寒，具活血祛瘀、清热凉血的功效。

主治：适用于创伤骨折早期或手术手法复位后体内有瘀者。

（4）猪血汤：

主料：猪血 250g，葱、姜、精盐。

用法：猪血已成血块，切成小块，加葱、姜、少许精盐，隔水蒸熟，分次食用。

功效：行血止痛，活血。

主治：适用于骨折早期局部肿胀，瘀血严重者。

（5）桃仁粥：

主料：桃仁 10 ～ 15g，粳米 50g，红糖适量。

用法：将粳米淘净，与桃仁（捣烂）一并放入砂锅内，加水适量，煮至粥熟，再将化好的少量红糖汁加入，拌均匀，温热内服，每日 2 次。

功效：活血通经，祛瘀止痛，润肠通便。桃仁性善破血，入红糖与粳米为粥，攻专破血行血，活血不伤正。

主治：适用于骨折早期瘀血阻滞，肿胀疼痛，以及跌打损伤初期诸证。

禁忌：因桃仁破血力强，食之能引起流产，孕妇禁用。

（6）骨碎补蟹肉粥：

主料：骨碎补（研碎），蟹肉，合欢花，粳米，姜、葱、盐适量。

用法：将粳米淘净，与上述材料一并放入砂锅内，加水适量，煮至粥熟，每日早晚温热顿服一小碗。

功效：活血化瘀，安神。合欢花，味甘，性平，有解郁安神的功效。骨碎补，味苦，性温，有补肾、活血续筋的功效。

主治：适用于跌打损伤，骨折初期肿痛，心神不宁者。

禁忌：骨碎补忌与羊肉、羊血同食。

（二）损伤中期（气血不和）

伤后 3 ～ 4 周，相当于修复期中段，骨折处疼痛减轻，肿胀消退，一般软组织损伤已修复，骨折端已初步稳定，原始骨痂已开始逐步形成，仍有瘀血未尽，故以调和为主。

1. 膳食原则

以和营止痛、接骨续筋、舒筋活络为原则。此期患者宜食用调和营血、和胃健脾、接骨续筋之品，在初期饮食基础上增加适当的高营养，满足骨痂生长的需要。还可食用蛋白质、维生素、磷、钙含量丰富的食物，如牛奶、鸡蛋、瘦肉及海产品等。

2. 常用药膳

中期食疗应以和法为基础，在活血化瘀的同时加大接骨续筋或补益气血之力，促进骨折早期愈合，多用猪腰、猪脊骨、猪脚筋、鸡、枸杞、党参、杜仲、山药、当归、核桃、芝麻等品。

（1）和营止痛汤（图7-17）：

主料：桃仁10g，川芎10g，当归尾10g，猪排骨。

用法：猪排骨加水煮沸后去掉浮沫，加桃仁、川芎、当归尾共炖烂熟，温热食用。

功效：调和营血、理血止痛、祛瘀生新。

主治：适用于骨折中期仍有瘀血，气滞，肿痛未尽者。

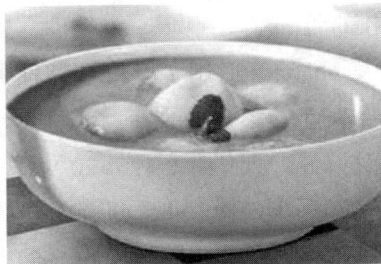

图7-17　和营止痛汤

（2）接续骨活血汤：

主料：当归尾12g，骨碎补12g，续断12g，猪排骨。

用法：猪排骨加水煮沸后去掉浮沫，加当归尾、骨碎补、续断共炖烂熟，温热食用。

功效：祛瘀生新、接骨续筋。

主治：适用于骨折中期骨位已正，筋已理顺，筋骨已有连接但未坚实，尚有瘀血未去者。

（3）舒筋活血汤：

主料：上肢骨折：川芎，宽筋藤，当归尾，猪排骨（可加猪脚筋）；下肢骨折：牛膝，宽筋藤，当归尾，猪排骨（可加猪脚筋）。

用法：猪排骨加水煮沸后去掉浮沫，加相应药材文火共炖烂熟，温热食用。

功效：活血祛瘀、舒筋通络。

主治：适用于骨折中期，气血未畅，筋膜粘连，或兼风湿，筋络挛缩，强直，关节屈伸不利者。

（4）猪蹄薏苡仁汤（图7-18）：

主料：猪蹄1只，薏苡仁50g。

用法：猪蹄加水煮沸去掉浮沫，加上薏苡仁，共炖熟烂，汤肉并进，早晚2次服用。

功效：健脾利湿、强筋壮骨、通络除痹。薏苡仁，健脾，利水渗湿，祛风湿而止痹痛，利关节而解拘急。

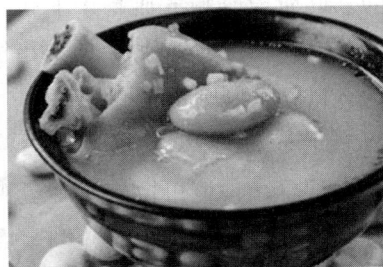

图7-18　猪蹄薏苡仁汤

主治：适用于骨折损伤后兼风湿、关节屈伸不利、血气不畅引起酸痛者。

（5）山楂粥（图7-19）：

主料：山楂20～30g，粳米100g，白糖适量。

用法：先将山楂洗净，加清水适量，文火煮至原水量的2/3，去渣取汁，加入洗净的粳米煮粥，待粥成后加入白糖，温热内服，每日2次。

功效：活血化瘀、消食健脾。山楂有促进消化和散瘀之功效，粳米又能养胃气，壮筋骨。

主治：适用于腰椎压缩性骨折早、中期，症见腰腹部疼痛，腹胀，不思饮食，大便不通。

（6）蟹肉粥（图7-20）：

主料：蟹2只，粳米适量（100～200g），生姜、盐适量。

用法：将粳米淘净，与蟹肉一并放入砂锅内，加水适量，煮至熟烂，再加入适量的生姜、盐，拌均匀，即可食用。

功效：滋养气血、续筋接骨。蟹肉能续碎骨，愈久疮，利肢节；粳米能补养脾胃。两者相配，可培补后天之本，滋养气血生化之源，又能接骨续筋。

主治：适用于跌打损伤而脾胃虚弱、不耐伤药之苦者。

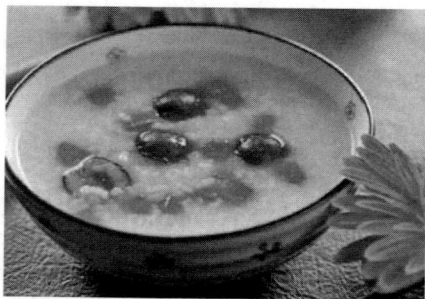

图7-19　山楂粥

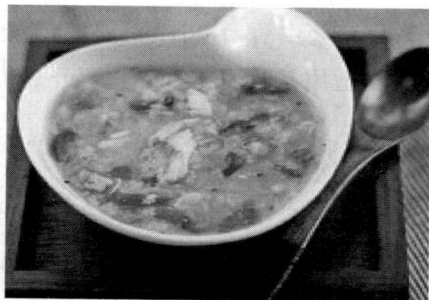

图7-20　蟹肉粥

（三）损伤后期（肝肾不足）

伤后5周以上，即修复期，一般已有骨痂生长，骨折断端也比较稳定，但不够坚固。此阶段脏腑气血趋于平和，骨折部位骨痂不断生长，但伤后气血亏虚，肝肾不足或兼受风寒湿邪，故食疗以壮筋骨、养气血、补肝肾为主。

1. 膳食原则

此期饮食以补为主，宜滋补肝肾、调养气血，此乃强筋壮骨之源。后期饮食可以解除禁忌，食谱可以配以老母鸡汤、猪骨汤、羊骨汤、鹿筋汤、炖水鱼等，能饮酒者可选用杜仲补酒、鸡血藤酒、虎骨木瓜酒等。此外要注意饮食节制，不可因肠胃功能渐复而暴饮暴食，以免过食五味影响骨愈合。

2. 常用药膳

（1）牛膝杜仲猪腰汤：

主料：牛膝 15g，杜仲 30g，猪腰 1 个。

用法：将猪腰洗净切块，与牛膝、杜仲一并放入砂锅内，加水适量，共炖熟烂，汤肉并进。

功效：补肝肾、强筋骨。

主治：适用于骨折后期，关节屈伸不利者。

（2）千斤拨鸡脚汤：

主料：千斤拨 100g，鸡脚 8 只，花生 100g。

用法：将鸡脚洗净，与千斤拨、花生一并放入砂锅内，加水适量，共炖熟烂，汤肉并进。

功效：滋补肝肾、强壮腰膝。

主治：适用于骨折后期，腰膝酸痛者。

（3）龙骨黑豆汤（图 7-21）：

主料：猪龙骨 1000g，黑豆（闽南黑豆）100g，老酒、精盐适量。

用法：猪龙骨加水煮沸后去掉浮沫，加黑豆及老酒、精盐文火炖约 30 分钟，煮烂后分次食用。

功效：续筋骨、补腰肾。

主治：适用于骨折后期，促进骨痂愈合。

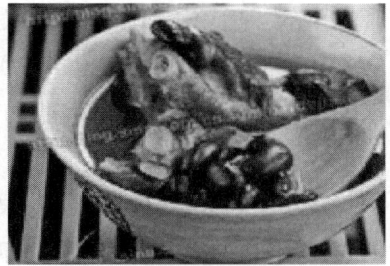

图 7-21　龙骨黑豆汤

（4）番鸭党参熟地汤（图 7-22）：

主料：番鸭 1 只（闽南黑番鸭或白番鸭），党参 50g，熟地黄 20g。

用法：番鸭活杀，去毛、去内脏，切成小块，置锅中，加清水 1000mL，并加黄酒、姜、葱，急火煮开，去浮沫，文火煮 30 分钟后再加党参、熟地黄，文火再煮 30 分钟，趁热分次食用。

功效：滋阴养血、补中益气。

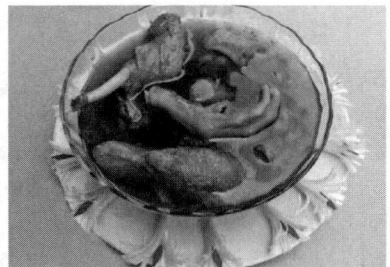

图 7-22　番鸭党参熟地汤

主治：适用于损伤后期，气血虚弱，骨痂生长不利者。

（5）羊肉红枣汤：

主料：精羊肉 200g，红枣 20 枚。

用法：将羊肉切块置锅中，加清水并加黄酒、姜、葱，急火煮开 3 分钟，去浮沫，加红枣，改文火煮 1 小时，分次食用。

功效：温肾助阳、大补气血。

主治：适用于损伤后期，腰膝疼痛，脾胃虚弱，纳食差。

禁忌：食用羊肉时，不能配半夏、菖蒲。

（6）黄芪炖乌骨鸡：

主料：乌骨鸡 1 只，黄芪 50g。

用法：乌骨鸡去毛及内脏，留肝、肾，黄芪塞入鸡腹内，加适量水，隔水蒸烂，加食盐少许调味吃肉喝汤，随意服用。

功效：补血养阴、健脾补虚。

主治：适用于骨折后期，更有添精生髓、促进骨折愈合之功效。

（7）杜仲山药粥：

主料：鲜山药 50g，杜仲、续断各 10g，粳米 50g。

用法：先煎杜仲、续断，去渣取汁，后入粳米及捣碎的山药，共煮为粥，即可食用。

功效：补肝肾、强筋骨。

主治：适用于骨折后期，关节屈伸不利者。

（8）龙眼红枣粥（图 7-23）：

主料：龙眼肉（闽南泉州产为佳）10 ～ 15g，红枣 5 枚，粳米 50g。

用法：将粳米淘净，与龙眼、红枣一并放入砂锅内，加水适量，煮至粥熟，即可食用。

功效：补气、养胃生津。

主治：适用于骨折或软组织损伤后期。

禁忌：痰湿中满及外感者不宜食用，服多引起中满气胀。

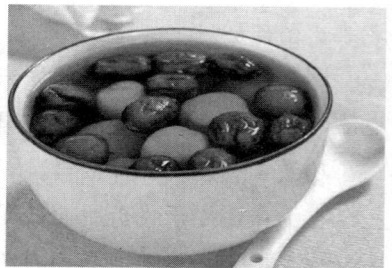

图 7-23　龙眼红枣粥

（9）人参粥（图 7-24）：

主料：人参 3g，粳米 60g，冰糖适量。

用法：用清水将粳米淘净，与人参（切片或打粉）一并放入砂锅内，加水适量，煮至粥熟，再将化好的冰糖汁加入，拌均匀，即可食用。

功效：补元气、补脾肺、生津、安神。

主治：骨折后期，腰膝酸痛，纳差，气短者。

禁忌：本方适用于虚证，一般实证、热证不适宜食用。人参不能同萝卜、茶叶同食。

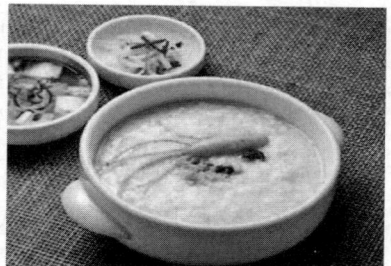

图 7-24　人参粥

（10）黄芪粥（图 7-25）：

主料：黄芪 60g，粳米 60g，陈皮 10g，红糖少量。

用法：将粳米淘净，与黄芪（切片或打粉）、陈皮一并放入砂锅内，加水适量，煮至粥熟，再将化好的红糖汁加入，拌均匀，即可食用。

功效：补气、养胃生津。

主治：适用于骨折后期。

禁忌：实证、热证、阴虚者不宜食用。

（11）熟地粥（图 7-26）：

主料：熟地黄 30g，粳米 40g。

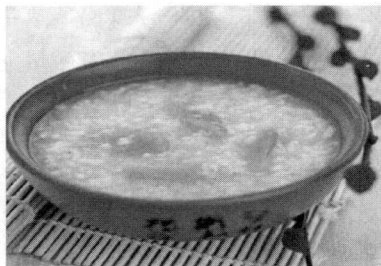

图 7-25　黄芪粥

用法：将粳米淘净，与熟地黄（切片）一并放入砂锅内，加水适量，煮至粥熟，即可食用。

功效：补肾阴、养肝血。

主治：适用于骨折后期，迟缓愈合。

禁忌：感冒发热者不宜食用。

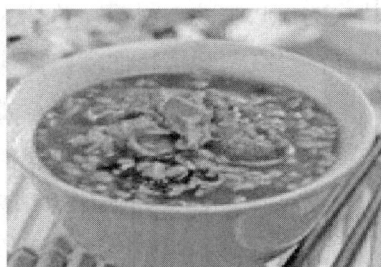

图 7-26　熟地粥

三、注意事项

骨伤患者骨折端的修复、手术切口的愈合、功能恢复的速度、手术并发症的发生和治疗效果，都与患者的营养有关，所以在患者的整个康复过程中，护士要根据患者的营养情况、体质、病程为患者提供适宜的饮食指导。上述 3 期饮食原则，在临床中要灵活掌握和运用，此外，还要注意以下几点：

1. 对患者进行营养教育，以普及营养卫生知识和饮食调护原则，使患者明确饮食的重要性，提高对护理健康宣教的依从性，自觉配合饮食营养治疗。

2. 在无饮食禁忌的情况下，尽量照顾患者的饮食习惯，注意食物的性味功效和色香味的搭配，以增强患者的食欲。

3. 鼓励患者到户外晒太阳，对不能下地的患者，如病情许可，可协助其坐推车或轮椅到户外，因为日光中的紫外线可间接促进肠道对钙、磷的吸收，促进骨中的钙磷代谢，加速骨折修复，对不能到户外晒太阳的患者，要注意补充鱼肝油滴丸、钙剂、酸奶等。避免咖啡因和乙醇的摄入，以防骨量减少。

4. 对于因病情限制下床活动的患者，指导其进食含纤维素丰富的食物，如新鲜蔬菜、水果、粗粮，以促进肠蠕动，调理脾胃。

5. 骨伤治疗过程中应注意食物中维生素的补充。

（1）富含维生素 A 的食物：①植物性食物：菠菜、杏干、韭菜、油菜、茴香、莴笋叶、芥菜、苋菜、胡萝卜、红薯等。②动物性食物：动物肝脏、河螃蟹、鸡蛋、全脂牛奶、鸭蛋、鹌鹑蛋等。

（2）富含维生素 C 的食物：①新鲜蔬菜：西红柿、大白菜、小白菜等。②新鲜水果：柑、橘、红果、鲜枣、草莓及猕猴桃、刺梨、沙棘等野果。

6. 此外还应注意补充微量元素，指导患者选择富含无机盐及微量元素的食物。

（1）富含铜的食物：瘦肉、肝、虾米、豆类、白菜、口蘑、鸡毛菜、小麦、粗粮、杏仁、核桃等。

（2）富含锌的食物：牡蛎、虾皮、紫菜、猪肝、芝麻、黄豆、瘦猪肉、绿豆、带鱼、鲤鱼等。

（3）富含铁的食物：动物的心、肝、肾、血，蛋黄，虾米，瘦猪肉，鱼类为首选。其次为绿叶蔬菜、水果（红果、葡萄）、干果（柿饼、红枣）、海带、木耳、红小豆、芝麻酱、红糖等植物性食物，其吸收率不如动物性食物。

（4）含钙丰富的食物：鱼松、虾皮、芝麻酱、干豆、豆制品、奶制品等，某些蔬菜也富含钙，如雪里红、茴香、芥菜茎、油菜、小白菜等。

7. 对骨折合并高血压、糖尿病、痛风、肾病及肝病等疾病的患者，应权衡利弊，兼顾全面。

（1）骨伤合并高血压患者：中医学认为，高血压是人体气血、脏腑、阴阳失调造成的。应节制饮食，控制体重，避免进餐过饱，避免进食高热能、高脂肪、高胆固醇的"三高"食物，严格控制饮酒，降低摄盐量。宜选用植物蛋白及优质动物蛋白，如豆腐及豆制品、瘦肉、鱼、鸡等；餐饮中的食用油宜选择植物油，如豆油、菜籽油、玉米油等；多吃维生素含量丰富及纤维素多的新鲜蔬菜和水果，如柿子、苹果、红枣等；主食宜多吃粗粮、杂粮，如糙米、玉米，少吃精制的米和面。

（2）骨伤合并糖尿病患者：忌食糖类及糖制甜食，如果糖、糕点、果酱、蜂蜜、蜜饯、冰淇淋等；少食土豆、山药、芋头、藕、洋葱、胡萝卜、花生、核桃、葵花子、猪油、羊油、黄豆；宜食粗杂粮，如荞麦、燕麦片、玉米面、大豆及豆制品、蔬菜。

（3）骨伤合并痛风患者：中医学认为痛风"素体阳盛、脏腑蕴毒；湿热浊毒、留注关节；脾虚为本、湿浊为标；外邪侵袭"。应避免暴饮暴食或饥饿，忌饮酒，多饮水；避免高嘌呤食物，主要包括动物内脏、沙丁鱼、蛤、蚝及浓肉汤；限食中嘌呤食物，主要包括鱼虾类、肉类、豌豆等；应多食碱性食物，如白菜、油菜、胡萝卜、瓜类等黄绿色蔬菜等；多食含钾量高的食物，如香蕉、西兰花、西芹等，钾质可减少尿酸沉淀，有助于将尿酸排出体外。

第六节　骨伤患者的情志护理

一、情志护理与骨伤常见疾病康复的关系

中医学中把喜、怒、忧、思、悲、恐、惊七种情志变化称为"七情"。一般情况

下，七情是人体精神活动的外在表现，属正常的情志活动；若外界情志刺激过重或持续时间过长，则可导致人体阴阳失调，气血不和，经络阻塞，脏腑功能紊乱而发病。七情致病，直接影响内脏功能，主要是引起五脏气机失调的病证。情志护理即通过护理人员的表情、姿势、语言、态度、行为、气质等来影响和改善患者的情绪，解除其顾虑和烦恼，从而增强战胜疾病的信心，消除或减轻引起患者痛苦的各种不良情绪，使患者能在最佳心理状态下接受治疗和护理，达到早日康复的方法。

（一）情志致病损伤五脏

七情通于五脏。喜通心，怒通肝，悲通肺，忧思通脾，恐通肾，惊通心肝，故七情太过则伤五脏。情志变化太过损伤的脏腑，首先是心，心为五脏六腑之大主，为精神之所舍。不同的情志变化对脏腑又有不同影响，但一般来说，情志伤脏常以心、肝、脾三脏的症状多见。

（二）情志变动影响气机

百病生于气，怒则气上，喜则气缓，悲则气消，恐则气下，思则气结，惊则气乱，说明不同的情志变化对人体气机活动的影响是不相同的，所以导致的症状亦各异。反之，内脏变化也可引起精神情志的变化，当患病后，不论是急性病还是慢性病，都可导致精神情志的变化，而情志变动反过来又可导致脏腑功能进一步紊乱，可见，精神与情绪因素与疾病的治疗和预后有很大的关系。凡愤怒、忧郁、焦虑，特别是对自己所患"不治之症"的恐惧忧虑心理，往往能促使或加速病情向坏的方向发展；反之，保持开朗乐观的思想情绪，对战胜自己的疾病充满信心和意志顽强的人，将有利于抗邪能力的提高，促进疾病向好的方向转化。说明情志护理在疾病预防治疗中有重要作用和意义。

二、不同骨伤患者的情志护理

（一）突发意外（急性创伤）患者的情志护理

1. 常见情志问题

恐慌、焦虑。

2. 护理措施

（1）热情地向患者介绍医院环境、主治医生、责任护士，消除患者的陌生感，减少恐慌心理。

（2）及时协助医生向患者介绍病情、治疗方法及康复的过程，了解患者的不适，及时处理，帮其解除痛苦。

（3）治疗时操作熟练，不增加患者的痛苦。

（4）在遇到较严重的伤情时，护理人员要沉着、神态自若、工作有条不紊、忙而不乱，以免因惊慌或不恰当的言语而增加患者的恐惧心理。

（二）围手术期患者的情志护理

1. 常见情志问题

紧张、恐惧、忧虑、猜疑。

2. 护理措施

（1）术前：根据不同的心理状态做好情志护理，主动说明手术的意义、方法及术中配合，使其有足够的心理准备和充分的信心。手术室护士术前探望患者时要了解其心理状况，观察有无焦虑、抑郁，以及对手术的思想顾虑，进行疏导和安抚，说明自己是负责手术全过程的护士，会一直陪在其身边直至手术完毕，使患者体会到医务人员是认真负责的，从而增强信心，减轻对手术和麻醉的疑虑和恐惧，增强战胜疾病的信心和护患间的友谊及信任感。

（2）术中：患者虽然有接受手术的心理准备，但进入手术室后，陌生的环境，加之家属不在身边的失落感和不安全感都会使其产生强烈的心理反应。所以做好术前访视尤为重要，通过交谈沟通，护士与患者建立信任的关系，手术时恰当地与患者交谈，分散其注意力，大多患者能积极配合；有少部分患者，尤其是非全麻的情况下，患者始终处于清醒状态，其心理复杂程度达到极点，虽然看不到手术的情况，但会用全力去听。因此，护士有必要把即将要做的工作简单地向患者解释一下，帮助其克服恐惧感。

（3）术后：术后患者心理状态虽较术前轻松，但仍有少数患者对手术效果有顾虑，对术后出现的刀口疼痛、咳嗽、不适应症状忧心忡忡，因此要及时告知患者手术成功，使患者心理得到安慰。对于患者术后出现的不适，及时给予问候和解释；对于预后较差的患者，根据患者的理解能力和心理状态，有策略地与之交谈，多给予鼓励，增强其信心。

（三）慢性感染性骨伤患者的情志护理

1. 常见情志问题

恐惧、焦虑、孤独、绝望轻生、自卑、抑郁。

2. 护理措施

（1）与患者建立良好的护患关系，寻找患者恐惧、焦虑的原因，有的放矢地解除其心理负担，使患者保持一种乐观的态度，主动配合医务人员完成诊疗计划。

（2）注意谈话的艺术和技巧，观其言行，剖析其心理，通过具体的生活小事来感化他们，使患者从心灵深处感觉到温暖，从而减轻其冷漠、愤怒的心理。

（3）鼓励患者通过电视、广播、网络排解孤独，生活中多参加有益于健康的活动，让自己的身心融入到集体生活之中，使心理得到安慰和寄托。

（4）用成功的康复病例营造一个良好的治疗环境，让患者真正转变为一个与疾病抗争到底的强者。

（四）骨肿瘤化疗患者的情志护理

1. 常见情志问题

焦虑、恐惧、悲观、失望、怀疑和自我封闭、绝望。

2. 护理措施

（1）沟通交流：与患者建立良好的护患关系，让其了解病情，通过积极暗示、鼓励支持性语言取得患者的信任，诱导其宣泄出忧郁自闭的情绪，满足其心理需求。有针对性地进行疾病知识的宣教，提高患者对疾病的认知。利用典型的成功病例启发、引导患者，以消除顾虑，克服患者角色行为缺如或强化现象，减轻恐癌心理。

（2）争取社会系统支持：对改变信仰，寻求精神寄托，不认真对待治疗的患者，应掌握其产生的根源及表现形式，争取家属亲友、同事的社会系统的默契配合。利用各种形式争取家属、同事、周围朋友的心理支持，让患者科学认识疾病，积极参与治疗，同时开展适当形式的娱乐活动，使之注意力、情感转移，以杜绝其寻求不良的寄托心理。

（3）缓解外因刺激：对有自杀倾向的患者，深入了解引起自杀倾向的原因，争取家属和社会系统的支持与配合，根据患者的性格特征从不同角度说服教育患者以提高其对挫折的应激能力，同时密切观察其情绪变化，加强防范措施，杜绝意外发生。

（4）排解和优化情绪：患者对化疗的态度是影响生存质量的最大因素，因此，唤起患者的信心是关键。针对不同文化层次对疾病认识的不同，在化疗前详细解释化疗的必要性和可能发生的副反应、化疗进展情况，给予心理支持，帮助患者树立战胜疾病的信心。对于因化疗副反应严重而拒绝治疗者，除诱导疏通外，还需要创造良好的休息环境，避免不良刺激，使之舒适、顺利地度过强化治疗期。

（五）小儿骨伤患者的情志护理

1. 常见情志问题

心怯神弱、惊恐、抗拒、依赖。

2. 护理措施

（1）入院初期要做好家长工作，避免家长因患儿不配合治疗而对其训斥、唠叨、打骂等，加重其对治疗护理的恐惧、抗拒心理。

（2）针对患儿性别、年龄、心理特点，与患儿和家长建立良好的信任关系，首次接触患儿时尽可能给其留下热情、和蔼、耐心的良好印象。

（3）对患儿的提问不满足于简单的哄逗，要回答得既认真又轻松，以取得患儿信任。

（4）对年幼患儿要主动亲近、爱抚，使其对医护人员产生亲切感。

（5）根据患儿的年龄与病情，安排适当的文娱活动，使其精神愉快，安心休养。

（6）有心理障碍的患儿，必要时请心理咨询医生治疗。

（六）老年骨伤患者的情志护理

1. 常见情志问题

悲观、恐惧、焦虑、自卑、孤独。

2. 护理措施

（1）稳定情绪：患者入院后，主动热情地向患者进行自我介绍，尽快建立良好的护患关系，并依次向患者介绍住院环境、主管医生，介绍其与同室病友相识，尽早消除陌生感；告知住院作息时间、探视规定，以及住院注意事项等，使患者尽快熟悉住院环境、减轻孤独感，保持正常的规律生活。同时，不必要勉强改变他们的生活习惯和嗜好、强硬要求患者如何去做，如果病情需要禁忌的，要根据老年人的特点，耐心讲道理，采取合适的语言和方法帮助他们，使其能以稳定的心理状态配合治疗。同时做好患者家属的思想工作，尽量多探视，从生活上、经济上给予关心和安慰。

（2）倾听与交流：老年患者语言表达能力减退，特别是患病后，思维受到不同程度的影响，常常表现出语言重复、滔滔不绝，非常希望医护人员的理解与重视。护理人员对患者所说的问题要认真倾听、耐心解答，回答问题要耐心、全面，直到患者满意为止。

第七节　骨伤患者的疼痛护理

一、疼痛概述

疼痛是与组织损伤或潜在的组织损伤相关的不愉快主观感受和情感体验。对无交流能力的个体，绝不能否认其存在疼痛的体验，需要采取适当的措施来缓解疼痛。

（一）骨伤患者疼痛特点

引起骨伤患者疼痛的原因较多，不同原因引起的疼痛，其表现也各有特点。

1. 创伤 / 手术

创伤 / 手术引起的疼痛属急性疼痛，特点为：

（1）损伤部位明显，活动时局部及邻近部位疼痛加重，制动后疼痛减轻。

（2）创伤初期疼痛程度重，随着致伤因素的解除，疼痛逐渐缓解。

（3）不同手术，术后疼痛程度也不同。关节清洗术、局部软组织手术、内固定取出手术等疼痛程度较轻；关节韧带重建术、脊柱融合术、椎板切除术等导致中度疼痛；骨肿瘤手术、关节置换手术、骨折内固定手术等疼痛程度较重。

2. 炎症

不同的致病菌引起的炎症，其疼痛特点也不相同。

（1）化脓性感染：随着炎症程度加重，疼痛程度也加重。常伴有红、肿、热、压痛、局部功能障碍，甚至不同程度的全身中毒症状。

（2）骨与关节结核：疼痛开始较轻，但伴随着骨与关节破坏程度的加重而加重。当形成全关节结核时，患者剧痛。局部无红、肿、热等炎性反应症状，骨质破坏后局部出现压痛与肢体功能障碍。

（3）气性坏疽：患者自觉伤肢沉重或疼痛，随着感染的加重，疼痛加重。患者感觉如包扎过紧，甚至出现伤肢撕裂感、割裂感和离体感的剧痛，一般镇痛剂无效，并常伴有局部剧烈肿胀、压痛、全身中毒症状。

3. 急性缺血

由急性缺血引起的疼痛常见于骨筋膜综合征、动脉血管痉挛。疼痛特点为：

（1）疼痛发生较急，且迅速进行性加重。

（2）常伴有肢体肿胀、苍白、发绀、麻木，被动牵拉指（趾）时可引起剧烈疼痛。皮肤温度降低，远端动脉搏动减弱或消失，毛细血管充盈时间延长等。

（3）一旦血液循环得以改善，疼痛可迅速缓解；如未及时处理血液循环障碍，局部可由于缺血导致组织变性、坏死。

4. 恶性肿瘤

由肿瘤直接或间接引起的疼痛特点如下：

（1）患者早期无疼痛，随着肿瘤增长，疼痛逐渐加重，晚期剧痛，患者难以忍受，一般镇痛和镇痛药物难以奏效。

（2）患者常伴随贫血、恶病质、器官衰竭等表现。

5. 神经性疼痛

神经性疼痛的特点为：

（1）局限于某一确切神经分布区域，且常呈反射状。疼痛最初为间歇性，逐渐变为持续性。

（2）疼痛时轻时重，但总体趋势为进行性加重。

（3）疼痛的发作与肢体、位置及运动有关。

6. 截肢后疼痛

（1）与患者的精神心理因素相关，出现幻肢痛。

（2）常呈持续性钝痛，随时间推移疼痛可逐渐缓解。

（二）疼痛的分类

1. 按疼痛的病程

按疼痛的病程分为急性疼痛和慢性疼痛。

（1）急性疼痛：与组织损伤、炎症或疾病过程相关，持续时间较短，通常持续时间不超过3个月。临床常见的急性疼痛包括创伤后痛、术后痛、分娩痛、急性带状疱疹痛、心绞痛、肾绞痛等。

（2）慢性疼痛：指组织损伤痊愈后依然持续存在的，或者持续时间超过 3 ～ 6 个月的疼痛。

2. 按疼痛的程度

按疼痛的程度分为轻、中、重三级。

3. 按疼痛的性质

按疼痛的性质分为钝痛、锐痛、灼痛、绞痛、牵拉样痛等。

（三）疼痛的全身反应

1. 急性疼痛

（1）心血管系统影响：心血管系统影响通常比较显著，如血压升高、心动过速等导致心输出量增加，心肌的应激性增高和全身血管阻力增加。疼痛会加重心肌缺血。

（2）呼吸系统影响：全身氧耗量增加和二氧化碳蓄积，必然导致每分钟通气量增加。由于自我保护，腹部或胸部切口疼痛进一步降低肺功能，导致肺膨胀不全、肺内分流、低氧血症、通气不足。

（3）胃肠和泌尿系统影响：交感张力的升高增加了括约肌的张力并减弱肠道和泌尿道的蠕动、增加肠梗阻和尿潴留的发生。胃酸分泌过多会促进应激性溃疡形成，恶心、呕吐、便秘较为常见。

（4）内分泌系统影响：应激引起的内分泌反应使分解代谢激素增加而合成代谢激素减少，患者表现为负氮平衡、对碳水化合物不耐受、脂肪分解增加。在皮质醇增加时肾素、醛固酮、血管紧张素及抗利尿激素也同时增加，导致水钠滞留和细胞外间隙继发性肿胀。

（5）免疫系统影响：应激反应产生白细胞增多与淋巴细胞减少。

（6）对一般状况的影响：急性疼痛最常见的反应是焦虑和睡眠障碍等。

2. 慢性疼痛

多数慢性疼痛患者没有或仅有轻微的神经内分泌应激反应。患者有食欲的明显改变（增加或减少）及社会关系紧张，慢性疼痛导致睡眠障碍、情感障碍、抑郁等反应。

二、疼痛评估

（一）疼痛评估概述

疼痛是一种主观体验，每个人均会经历，无交流能力的个体亦然，通过对疼痛进行正确评估才能进一步采取适当的措施来缓解疼痛。如今疼痛评估已成为一项与生命体征评估同时进行的基本工作，它始于治疗开始之前，贯穿于整个治疗过程，并持续于治疗之后。

（二）疼痛评估目的

疼痛评估是指在疼痛治疗前及过程中利用一定的方法测定和评价患者的疼痛强度

和性质。疼痛评估目的包括以下几个方面：

1. 明确诊断，更准确地判定疼痛的特征，有助于确定控制疼痛最有效的治疗方案。

2. 在疼痛诊疗过程中，结合患者主观感受变化，提供比较客观的依据，及时调整治疗方案，减少或避免单纯依赖患者做出回顾性比较而引起的偏差。

3. 用定量的方法来评估治疗效果，比较和总结各种方法治疗的疗效，进一步选择有效的治疗方法。根据疼痛的消失、减轻或缓解，确定今后的治疗方针。

4. 疼痛研究工作中，对科研结果做出判断分析和对照比较。

（三）疼痛评估方法

目前在国际上使用的疼痛评价量表种类很多，各有优缺点，临床上可根据患者的特点及实际情况，选择有效、可行的疼痛评价量表。常用的量表有以下几种：

1. 视觉模拟评分法

视觉模拟评分法（visual analogue scales，VAS）（图 7-27）是在纸上画一条 10cm 的直线，一端为 0，表示"无痛"；另一端为 10，表示"剧痛"；中间部分则表示由"无痛"到"剧痛"之间逐渐递增的不同程度的疼痛，由患者标记出最能代表其疼痛强度的点。视觉模拟评分法灵活、方便、易于掌握，在临床上广泛应用。

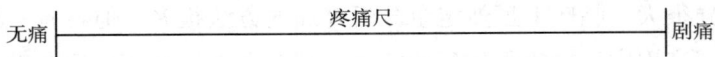

无痛 |——————————————疼痛尺——————————————| 剧痛

图 7-27　视觉模拟评分量表

2. 数字评分法

数字评分法（numeric rating scales，NRS）（图 7-28）是采用 0～10 之间的数字表示疼痛强度的方法，其中 0 表示"无痛"，10 表示"剧痛"，让患者选出一个最能代表其疼痛强度的数字。数字评分法也是目前较为常用、有效的评估方法，尤其适用于老年人和文化程度较低的患者。

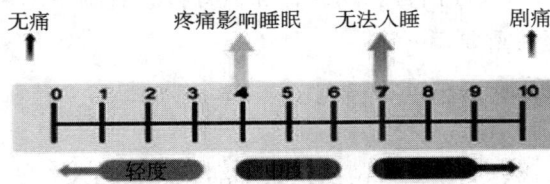

图 7-28　疼痛程度数字评估量表

3. 面部表情量表法

面部表情量表法（FPS-R）（图 7-29）适合任何年龄，没有特定的文化背景或性别要求，急性疼痛患者、老人、小儿、表达能力丧失者特别适用。

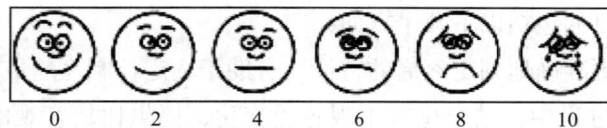

图 7-29　面部表情量表图

4. FLACC 量表法

FLACC 量表法适合 2 个月至 7 岁小儿患者，根据患者的表情、肢体动作、行为、哭闹、可安慰性五个方面选择分值，合计为患者具体的疼痛分值。程度分级标准为：0分：无痛；1 ~ 3 分：轻度疼痛；4 ~ 6 分：中度疼痛；7 ~ 10 分：重度疼痛。

（1）患者表情 1 ~ 2 分。

（2）肢体动作 0 ~ 2 分。

（3）行为 1 ~ 2 分。

（4）哭闹 0 ~ 2 分。

（5）可安慰性 0 ~ 2 分。

以上所介绍的各种疼痛评定方法，为临床疼痛的诊断、治疗方案的制订和有效判断提供参考依据。但是由于疼痛是一个复杂的过程，不是一个简单的感觉，影响因素很多，个体差异很大。临床上虽然定量分析疼痛的方法很多，但各有一定的特点和适用范围，在临床应用中根据每种疼痛的特点，综合考虑后，选择适合患者的最有效的疼痛评估工具。

三、疼痛护理

（一）疼痛护理概述

骨科围手术期疼痛十分常见，患者不仅痛苦，而且常因疼痛造成肢体活动不足，引起关节肌肉功能障碍、组织慢性水肿、软组织萎缩、局部骨质疏松、关节僵硬，从而导致生活质量降低的永久性损害。因此，加强骨科患者围手术期的疼痛管理对患者术后患肢的功能恢复至关重要。

（二）疼痛的处理原则

1. 重视健康教育

加强对患者的健康教育与沟通，以取得患者的信任与配合。

2. 选择合理评估方法

对急性疼痛而言，疼痛评分方法需简单。

3. 尽早治疗疼痛

提倡超前镇痛，即在伤害性刺激发生前给予镇痛治疗。

4. 提倡多模式镇痛

使用不同作用机制的药物，充分发挥镇痛协调或相加作用。

5. 注意个体化镇痛

镇痛方法因人而异，以最小剂量达到最佳镇痛效果。

（三）疼痛评估

1. 疼痛评估流程为：评估→处置→再评估。

2. 患者入院或手术后，应及时进行疼痛评估，每日常规测量并记录。根据疼痛评估结果，按制定的标准线向医生汇报。

3. 当患者对镇痛效果不满意或主诉疼痛时，应及时评估疼痛，并报告医生。

4. 医生根据护士评估结果进行记录。

5. 对于接受了镇痛治疗的患者，应动态追踪镇痛效果并记录。

6. 疼痛评估不仅评估静息状态下的疼痛，还应评估患者深呼吸、咳嗽、下地行走、功能锻炼时的疼痛，并评估疼痛对患者睡眠的影响程度。

7. 住院患者疼痛评估频次：常规每日评估 1 次；新入院新鲜骨伤患者（陈旧骨折、择期手术患者除外）、整复外固定术后患者每日评估 3 次，手术后每日评估 4 次，连续评估 3 天，疼痛 < 4 分后，按照常规每日评估 1 次；疼痛 4 ～ 6 分时，每日评估 3 次；疼痛 ≥ 7 分时，每小时评估 1 次，连续评估 3 次 < 4 分后，按常规每日评估 1 次。

（四）疼痛处理

1. 护士对初筛或再评估发现疼痛 ≥ 4 分的患者，评估患者的主观感受和需求，在 1 小时内报告主管医生或值班医生，根据情况进行相应处理。

2. 对于不能忍受或 7 分以上的疼痛，护士要立即告诉医生，医生应查看患者，常规在 30 分钟内做出处理。

3. 医生做出处理 1 小时后，护士应再次评估并记录。

4. 不予止痛剂治疗：患者疼痛轻微可以忍受者；拒绝疼痛治疗者；诊断不明、止痛治疗后可能延误病情者。

5. 止痛治疗：医生根据患者疼痛情况及时给予镇痛药物应用。护士应对使用镇痛泵的患者进行使用方法及注意事项的健康宣教。

6. 止痛治疗的终止：及时对患者进行疼痛评估，疼痛消失后止痛治疗应立即终止，并记录。

7. 癌痛、慢性疼痛患者的处理：

（1）可选择外用贴剂，口服片剂、缓释片等无创给药方法。

（2）实施剂量个体化原则。

（3）癌痛患者应及时有效地控制疼痛，在药物镇痛方面，世界卫生组织（WHO）癌症处推荐的三阶梯止痛疗法，效果较好。

（五）疼痛护理措施

1. 一般护理

①调节病房至适宜的温度。②保持病房安静、整洁、舒适，利于患者休息和睡眠，白天为防止光线照射，可用窗帘遮挡，夜间尽可能关灯，减少病房陪护。③做好心理护理，保持情绪稳定，焦虑的情绪易引起疼痛加深。④指导患者变换体位，改变姿势，将骨折肢体放在舒适的位置。⑤分散患者注意力，如看电视或与其交谈；指导患者进行深呼吸，用鼻深吸气，然后慢慢从口将气呼出，反复进行。⑥在疼痛期间进行各种护理检查和操作时，要耐心向患者做好解释工作，取得患者配合，动作要准确轻柔，避免粗暴，减轻对患者的刺激。⑦术后切口痛一般于 2～3 天后逐渐减轻，若患者持续疼痛应寻找原因，及时处理。

2. 心理护理

疼痛能增加不良的情绪和应激，使人焦虑、不安、痛苦、失眠、局部组织功能活动受限。护士要及时与患者沟通交流，讲解有关疼痛的知识，耐心倾听患者主诉，认可其疼痛感受，有针对性地给予心理支持，稳定其情绪，消除引起疼痛的心理因素，提高患者疼痛阈值。

3. PCA 的护理

①注意观察并记录应用镇痛药物后的效果，为有效调整镇痛方案和镇痛效果提供依据。②告知患者及家属镇痛药物的使用时间及剂量要求、镇痛泵应用及自我管理方法，教会其正确使用并保护镇痛装置；告知患者翻身、活动时避免管道折叠、扭曲；妥善固定，防止脱管。③如果镇痛效果不佳或患者需要做镇痛剂量的调整，应及时与麻醉科医生联系；若遇脱管、断管等异常情况，应立即停用镇痛泵，同时请麻醉科医生会诊处理。

4. 药物治疗护理

阿片类镇痛药有抑制呼吸的作用，对应用此类药物的患者，应加强生命体征的监测，尤其是对呼吸频率、深度及 SpO_2 的监测，警惕患者呼吸频率变慢。一旦出现呼吸抑制、心搏骤停等紧急情况，应立即报告医生并积极配合抢救。阿片类药物抑制肠蠕动并使腺体分泌减少，易使患者便秘，鼓励患者多饮水，多食用富含纤维素的蔬菜、水果，必要时应用缓泻剂。恶心、呕吐时，给予患者心理支持，必要时使用止呕吐药。尿潴留者，积极诱导排尿，必要时予以导尿。

5. 患者健康宣教

从入院开始就向患者及家属进行多途径、多方位的疼痛知识宣教，告知患者疼痛治疗的重要性、评估疼痛的配合要点、正确合理使用镇痛药的方法及如何预防不良反应的发生等，使患者了解疼痛相关知识，并主动参与到疼痛评估与处理活动中，鼓励患者敢于表达并准确记录每天的疼痛感受，为疼痛的治疗提供准确依据，以指导医护人员临床镇痛方案的制订和实施。

第八节　骨伤外固定护理

外固定是骨伤治疗的重要方法，良好的外固定可以保持整复后的正确位置，使骨伤部位得到顺利愈合。临床上常用的外固定方法包括夹板、石膏、外固定架、支具或矫形器等。固定后肢体关节活动受到一定限制，会引起患者的不适，甚至产生一些与固定相关的并发症，所以在使用外固定过程中要正确指导患者维持有效固定，提供舒适护理，做好健康教育，预防并发症的发生。

一、常用骨伤外固定

（一）夹板固定

夹板固定治疗骨折在我国有悠久的历史，早在晋代就有历史记载，目前已成为我国治疗骨折的外固定技术中最常用、最有效的方法之一。夹板固定适用于四肢长管骨闭合性骨折，包括肱骨干骨折、尺桡骨骨折、股骨干骨折、胫腓骨骨折和踝部骨折等（图7-30、图7-31）。应用时只固定骨折部位而不包括上下两个关节，恰当地解决了静和动、局部和整体的对立统一关系，既能保持骨折部位的固定，又能使骨折两端关节适当地活动。

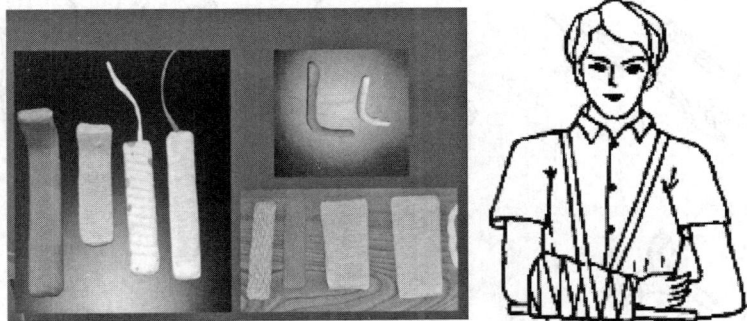

图 7-30　上肢夹板

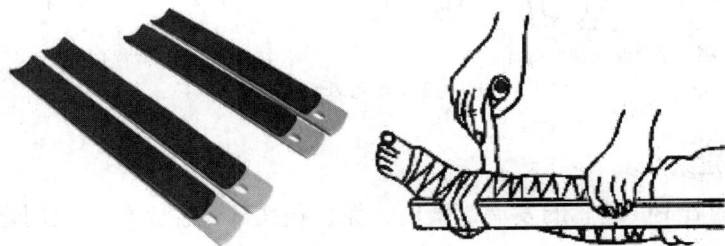

图 7-31　下肢夹板

夹板固定原理：肢体生物运动力学原理。主要有布带对夹板的约束力、固定垫对骨折断端的效应力、肢体肌肉收缩时产生的内在动力。

（二）石膏固定

石膏外固定是利用医用石膏绷带（图 7-32）遇到水分在短时间内硬化定型，从而达到固定骨折断端、制动肢体目的的一种外固定方法。浸湿到硬化固定需 10～20 分钟，完全干固需 24～72 小时。使用方法简单，硬化迅速，能随意和身体形态符合。

石膏固定原理：借助物理作用，运用绷带包扎机体骨折的部位，达到固定与治疗的目的。

临床常见的有石膏托、管型石膏、髋人字石膏、蛙形石膏、石膏背心等（图7-33）。

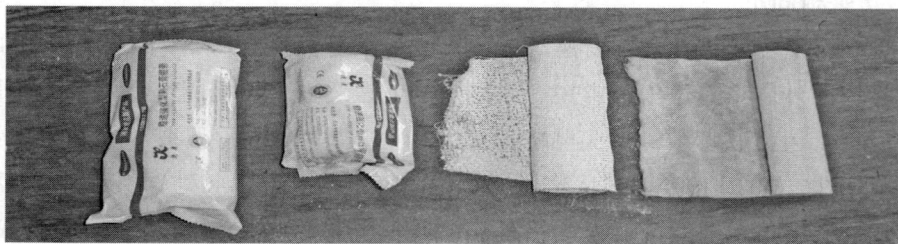

图 7-32　石膏绷带

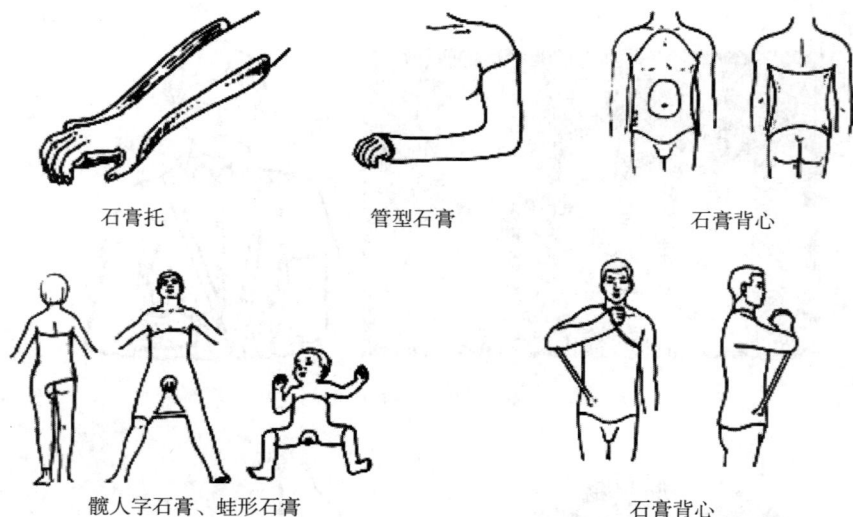

石膏托　　　　　　管型石膏　　　　　　石膏背心

髋人字石膏、蛙形石膏　　　　　　石膏背心

图 7-33　常见石膏类型

（三）外固定架

近年来，随着 BO 理念的发展，微创、保护损伤部位血运的有效固定原则越来越深入人心，外固定架操作简便、安全，被认为是治疗开放性骨折的最佳选择，对开放性骨折早期行外固定治疗是安全的。使用外固定架手术患者，术后早期可下地活动及

进行功能锻炼，减少患者因长期卧床及超关节固定而产生的多种并发症。正确的护理与康复训练，能够帮助患者树立战胜疾病的信心，加深对外固定架的认识，有效降低并发症，获得最佳疗效。

外固定架的主要适用范围：

1. 四肢开放性与感染性骨折，有利于创口换药、观察病情，是应用外固定架最重要的适应证，尤其是广泛软组织损伤和严重感染的小腿骨折。

2. 伴有广泛软组织挤压损伤、肢体肿胀严重的闭合性骨折。

3. 各种不稳定的新鲜骨折、多段骨折、固定十分困难者，采用外固定架固定，具有一定的优越性。

4. 长管骨骨折畸形愈合、延迟愈合或不愈合，经手术治疗后亦可使用外固定架固定。

5. 关节融合术、畸形矫正术均可用外固定架加压固定。

6. 下肢短缩施行延长术后可用外固定架固定。

常用骨折外固定架有 Hoffmann 外固定架、Ilizarov 外固定架、半环槽外固定架、Bastiani 外固定架、钩槽式外固定架、组合式外固定架、无针外固定架（图 7-34）。

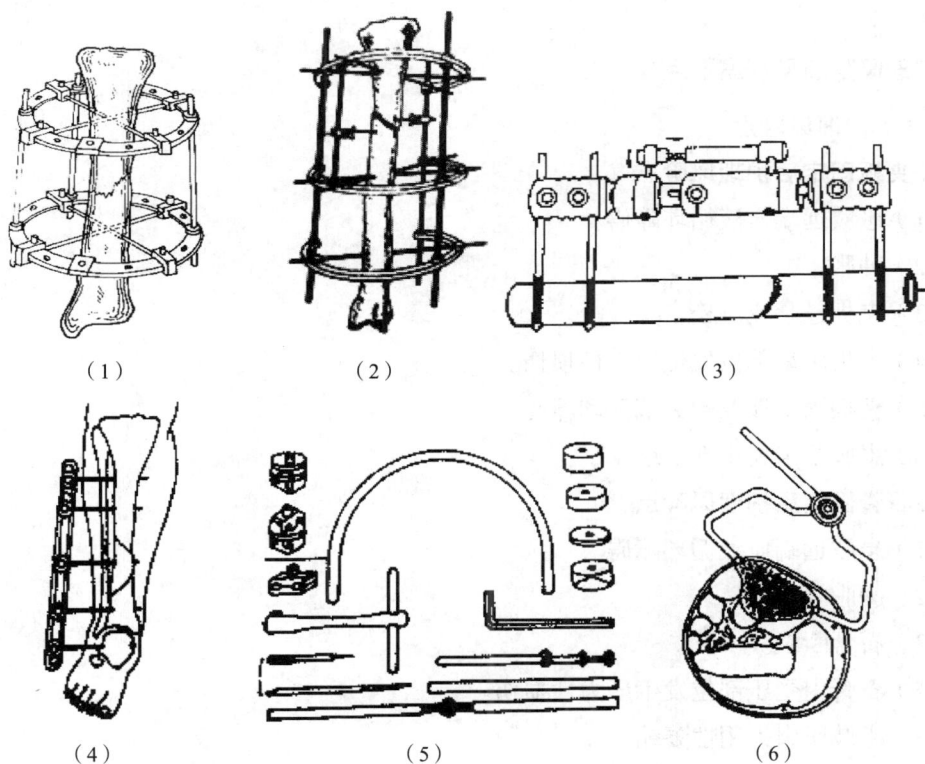

（1）　　　　　　　（2）　　　　　　　（3）

（4）　　　　　　　（5）　　　　　　　（6）

图 7-34 常见外固定架

（1）Ilizarov 外固定架；（2）半环槽外固定架；（3）Bastiani 外固定架；（4）钩槽式外固定架；

（5）组合式外固定架；（6）无针外固定架

（四）外固定支具和矫形器

外固定支具和矫形器（图7-35）在骨伤科领域内应用较广泛，对支持、矫正或辅助病残肢体恢复和发挥功能，起到了十分重要的作用。一些外固定支具和矫形器使用比较简单，但有些外固定支具和矫形器使用需要一个适应、掌握、熟练的过程，需要护士、医生、康复师协同来对患者指导、护理、保护，才能达到安全治疗和康复的目的。

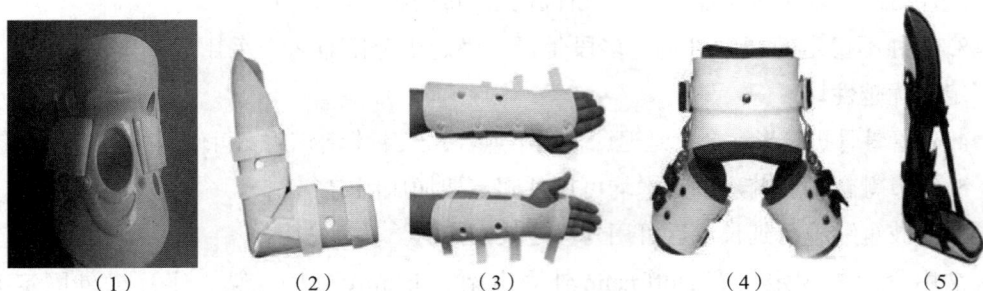

（1）   （2）   （3）   （4）   （5）

图7-35　常见外固定支具和矫形器

（1）医用颈托;（2）肘部或上肢固定支具;（3）前臂支具;（4）儿童髋外展支具;（5）"S"形脊柱侧弯矫形器

二、护理风险点及观察要点

（一）护理风险点

1. 夹板固定后护理风险点

（1）患肢远端血液循环障碍。

（2）肿胀。

（3）夹板过紧或过松。

（4）夹板压垫部位发生压力性损伤。

（5）夹板固定涉及的关节活动障碍。

（6）患肢肌肉失用性萎缩。

2. 石膏固定后护理风险点

（1）患肢远端血液循环障碍。

（2）肿胀。

（3）石膏断裂。

（4）石膏内受压部位发生压力性损伤。

（5）患肢肌肉失用性萎缩。

（6）石膏固定涉及的关节活动障碍。

3. 外固定架固定后护理风险点

（1）患肢远端血液循环障碍。

（2）外固定架针眼感染。

（3）外固定架钢针松动。

（4）固定关节活动障碍。

（5）患肢肌肉失用性萎缩。

4. 外固定支具及矫形器固定后护理风险点

（1）固定部位的骨突或受压部位发生压力性损伤。

（2）佩戴不到位，失去应有效用。

（3）固定关节活动障碍。

（4）患肢肌肉失用性萎缩。

（二）观察要点

1. 观察患肢远端血液循环：

（1）疼痛：骨折经复位后一般疼痛会明显减轻，如果疼痛持续性加剧，儿童哭闹不安要高度警惕，因为疼痛是患肢血液循环障碍最早期表现之一。

（2）肿胀：患肢肿胀是静脉血回流障碍的主要表现，分为轻度、中度、重度。中度以上需要给予干预措施。

（3）皮肤温度和颜色：如果患肢皮肤温度明显低于健肢，颜色苍白或青紫，要警惕血液循环障碍发生。

（4）感觉：神经组织对缺血最敏感，感觉纤维最早出现异常改变，表现为肢端麻木、感觉迟钝或消失。

（5）脉搏：若外固定或组织内压力增高，影响局部动脉血液供应，则会出现伤肢动脉搏动减弱或消失，提示组织缺血严重。

（6）肢体活动情况：肌肉组织缺血后表现为手指或足趾肌群力量减弱，活动受限，严重缺血时可出现手指或足趾屈曲状态下被动牵拉痛阳性。

2. 密切观察患肢末梢感觉、运动情况，发现异常，及时报告医生，及时处理。

3. 观察外固定的清洁情况，如有潮湿、污染，应立即通知医生更换。

4. 注意观察患者的伤肢体位摆放情况，根据骨折的部位摆放合适的体位。

5. 注意观察外固定是否有松动的情况。

6. 夹板或石膏固定后要观察夹板或石膏边缘的皮肤有无红肿、摩擦伤等早期压力性损伤表现；观察夹板或石膏内的气味，如有异常气味，表明有压伤甚至感染发生，给予及时处理。手术后石膏固定的患者还要观察石膏表面渗血情况，并做好标记，以便观察是否有继续出血。

7. 经皮穿针固定后注意观察针眼有无渗血、渗液及外固定是否稳妥，同时注意保护外固定针防止碰撞、牵拉等。

8. 支具佩戴后要注意观察支具的佩戴方法是否正确、有效；观察骨突部位衬垫是否得当，防止压力性损伤发生。

9.适时进行功能锻炼，防止患肢肌肉萎缩和保持相关关节的灵活度。

10.观察体温变化，有无持续性低热、脉搏增快，患肢肿胀情况，以及伤口有无红肿、疼痛。

三、常见护理问题及相关因素

1. 焦虑 / 恐惧

与病情和自理能力下降有关。

2. 肿胀

与受伤、病情有关。

3. 疼痛

与局部病患和手术有关。

4. 有压力性损伤的可能

与外固定的松紧度和局部肿胀度有关。

5. 有血液循环障碍的可能

与损伤程度、肢体肿胀、外固定包扎松紧有关。

6. 有肌腱粘连、关节强直的可能

与局部制动、伤口感染有关。

7. 有肌肉萎缩的可能

与局部固定、关节肌肉活动受限有关。

四、护理方法

（一）常用外固定一般护理

1. 常规护理

（1）做好外固定前的准备，向患者解释外固定的意义、方法、注意事项，取得患者配合。有外伤时及时给予包扎。

（2）做好患者的心理护理，调整患者心态，消除不良情绪。

（3）保持病房整洁、舒适、安静、空气流通和适宜的温 / 湿度。做好基础护理，增加患者的舒适度。

（4）观察患肢末梢血液循环、感觉、运动情况。如果患肢肿胀，末梢颜色改变，活动障碍，出现牵涉痛，应警惕骨筋膜室综合征发生；如果出现感觉麻木，活动障碍，应警惕骨折端卡压神经或外固定过紧压迫神经，要及时报告医生，及时处理。

（5）鼓励患者早期进行正确的功能锻炼，如肌肉的等长收缩、未制动关节的主被动活动，以促进血液循环，维持肌力和关节的正常活动，防止肌肉萎缩，关节僵硬。

（6）评估疼痛的部位、性质、持续时间，及时解除引起疼痛的因素，适时给予止痛药物应用，并观察用药后的反应。使用镇痛泵的患者，观察患者有无恶心、呕吐、嗜睡等不良反应。

2. 夹板固定后护理

（1）及时调整夹板松紧度：检查方法一般以两手指提起外固定布带后能在夹板上下移动 1cm 为宜，过紧或过松要及时调整。观察夹板两端关节处的皮肤是否受压发红发热，认真倾听患者的主观感觉反应，如有持续性疼痛要警惕压迫性溃疡的形成。尤其是大腿夹板固定后，因夹板间距过大，常出现夹板布带嵌入肢体软组织的情况，在大腿内侧，常出现压力性损伤，尤须注意观察。

（2）注意肢体摆放位置：上肢骨折夹板固定后一般将肘关节屈曲 90°，三角巾或前臂托板吊于胸前。卧位时自然伸肘并将前臂垫高或略高于心脏水平。下肢骨折固定后将患肢抬高，高于心脏 10cm 的水平，膝关节屈曲 10°，跟腱部垫一小枕将足跟悬空。搬动肢体时要双手平托，不可仅抬起肢体远端移动。

（3）夹板固定初期，特别是麻醉未恢复时，患者因肌肉无力，失去自控能力，应加强看护患者，保护患肢，防止因重力或搬运不当引起骨折的再移位。

3. 石膏固定后护理

（1）在石膏干固前，不要随意搬动，要保持肢体固定，以免石膏变形、起皱及折断。若要搬动，用力要均匀，用双手平托，切忌用手指抓捏，以免石膏向内凹陷，形成压迫点。

（2）观察患肢末梢感觉、运动情况，防止石膏压迫神经造成患肢运动障碍。

（3）肢体摆放位置：四肢石膏固定后要抬高患肢，高于心脏 10cm 水平稳妥放置，避免旋转、扭曲。躯干部石膏固定应将躯体凹部用垫枕支起，并注意骨突部悬空，使石膏固定肢体舒适、安全。在翻身或搬动时必须保持固定位置不变，防止石膏断裂、变形等意外情况发生。

（4）预防压力性损伤：主要预防石膏内和石膏边缘及骨突部位，观察患者的不良反应，如有局部持续性灼痛，要及时与医生沟通、查看，防止压力性损伤发生。石膏边缘要修整得当，骨突部位衬垫适宜。

（5）石膏内渗血的观察：认真查看患者生命体征，如果血压下降，患者面色苍白，精神不振，应警惕持续出血的可能。局部观察要将每一次在石膏表面观察到的血迹用铅笔做出标记，沿血迹画线并记录时间，根据血迹扩大范围观察出血量和是否继续出血。另外，要注意观察因体位关系，沿石膏内壁流向石膏低位处的出血。

（6）因血液循环已适应了坚硬的石膏外固定，一旦固定解除，毛细血管内充血，压力增高，血管内压高于组织压，引起组织水肿。因此在石膏拆除后，应继续用弹性绷带包扎，逐步放松肢体使之适应，防止失用性水肿发生。

（7）警惕石膏综合征发生：躯干部石膏固定后，患者反复出现呕吐、腹痛甚至呼吸窘迫、发绀的现象，称为石膏综合征。胸腹部石膏固定时，应在上腹部开一石膏窗或留出一定空间，嘱患者避免进食过饱，食用易消化饮食，少量多餐，逐步适应石膏背心的包裹。密切观察呼吸，如出现呼吸及面色、脉搏、血压、尿量等改变，及时给氧；若发生恶心、呕吐、腹胀、腹痛等症状，通知医生紧急处理，适当变换体位，给予胃肠减压和补液疗法，若仍未见明显好转应立即拆除石膏，并做好记录。

4. 使用外固定架固定后的护理

（1）术后抬高患肢，高于心脏水平 10cm，保持正确体位，搬动肢体时，托扶骨折上下端，避免出现剪切力。

（2）注意观察局部皮肤情况，防止外固定架压伤皮肤形成溃疡。

（3）保持针孔周围干燥，无刺激，观察是否有红、肿和渗出，防止针眼感染。

（4）观察外固定架是否有松动滑脱，针锁是否紧固，如有异常，及时调整，防止外固定架固定不牢引发骨折移位。

5. 佩戴外固定支具或矫形器的护理

（1）观察外固定支具或矫形器的佩戴是否舒适，关节是否处于功能位。

（2）观察局部皮肤情况，防止佩戴不当引发压力性损伤。

（3）注意及时纠正患者不正确的姿势，外固定支具不合适及时修整或更换。

（4）患儿哭闹不安，应及时查找原因，或一经发现疼痛，应立即寻找致痛原因，对症、对因处理。

（5）预防骨折端移位：骨折移位的原因有外固定支具固定松弛、压力垫放置不妥当、功能锻炼不正确、去除外固定支具或矫形器过早等。

①注意患肢的摆放，搬运时应特别注意保持功能位。

②及时调整外固定支具或矫形器的松紧度，固定后定期复查拍片。

③在医护人员指导下进行功能锻炼，患者及家属不得擅自去除外固定支具或矫形器，以免发生严重后果。

（二）饮食护理

1. 早期宜少食多餐，给予清淡、易消化、富含粗纤维、润肠通便和促使伤口愈合的食物，如青菜、韭菜、猪蹄、海带、木耳、芹菜、蜂蜜、南瓜、菌类、粗粮等。

2. 中后期宜食补肝肾、壮筋骨的食物，如牛奶、鸡蛋、大枣、龙眼及坚果类食物。指导患者在伤口愈合期多食含胶原蛋白丰富的食物，如鸡脚、猪蹄、猪尾、甲鱼等。

3. 合并高血压的患者宜食高营养、高维生素、高钙、低脂、低糖、低盐的饮食，可多食芹菜、萝卜、猕猴桃、冬瓜、富硒米。

4. 合并糖尿病的患者应合理安排三餐，注意低脂、低糖、优质蛋白、适量的碳水化合物、充足的维生素和无机盐。在主食定量范围内，尽量多食粗杂粮及豆类、蔬菜，以绿叶蔬菜为佳，如油菜、小白菜、韭菜、芹菜等。

5. 合并心脏病的患者宜低盐、低脂、低糖饮食，多食高纤维、高维生素、富含维生素 E 的食物，宜少食多餐，不可过饱。忌浓茶、咖啡、高油脂食物。

（三）情志护理

1. 热情接待患者，给予安慰、关心，与患者建立良好的护患关系，评估患者心理状况，了解患者心理所需，动态观察患者的情绪变化，及时疏导调节患者不良情绪。

2. 与家属沟通，鼓励家属陪伴，给予患者情感支持。协助解决生活所需，指导患者在合理的范围内提高生活自理能力。

3. 根据病情，向患者讲解本病的治疗方案、疗程及注意事项，介绍成功病例及患者配合治疗的重要性，使其积极配合治疗和护理。

（四）功能锻炼

外固定后的患者要分期、分部位结合患者个体差异进行规范的功能锻炼指导。

1. 外固定当日开始指导患者做外固定肢体肌肉的等长收缩活动，即在肢体不动的情况下进行肌肉收缩，150 ～ 200 次 / 日，分次进行，以不疲劳为度，循序渐进，逐步加大活动力度和幅度。

2. 加强未制动关节的主被动功能锻炼及全身功能锻炼，以促进全身血液循环，防止肌肉失用性萎缩及关节僵硬。

3. 去除外固定后，指导患者做缓慢的主动屈伸活动，每日 2 ～ 3 次，每次活动度达到最大范围，以不疲劳为度。后期功能未能正常恢复时，可利用活血化瘀的中药对患肢进行熏洗以软化局部组织，进一步活动关节，以期恢复功能。

（五）用药护理

1. 静脉应用活血化瘀药物时，滴速宜慢，注意用药不良反应，患者出现胸闷、心慌、发绀时，及时停药，报告医生。

2. 口服中药时要注意药物与饮食的关系，中药汤剂宜在饭后 1 小时温服，注意用药后反应和效果。

3. 应用镇静药、镇痛药、降糖药、降压药期间，要进行相关药物的用药指导，加床栏并加强看护，指导患者行动尽量缓慢，穿合适的衣服和鞋，体位改变时遵从坐 – 站 – 行的原则，防止发生坠床或跌倒。应用降压药、降糖药的患者要进行高血压、糖尿病相关知识宣传，使患者了解低血糖、低血压反应的临床表现和紧急自救措施。

（六）健康教育

1. 夹板固定的健康教育

（1）告知患者夹板固定的目的及意义。

（2）教会门诊患者及家属观察患肢指（趾）端血运的方法。如果疼痛剧烈，指（趾）端苍白或青紫，立即告知医护人员给予处理。

（3）告知患者患肢抬高的意义及观察患肢的颜色、温度、感觉、肿胀及活动情况的要点。

（4）注意观察夹板、压力垫是否移动或脱落，保持夹板的松紧度适宜，一般以两手提起布带后可上下移动 1cm 为宜。

（5）介绍骨折愈合的进度和去除夹板的指征，如自行拆除夹板会造成骨折移位或骨折端再骨折。

（6）夹板固定后出现疼痛时应及时报告医生，查明疼痛原因，给予对症处理。

（7）注意保持夹板清洁，勿被大小便或食物污染，以防污渍刺激皮肤或夹板变形，如不慎污染，应及时予以更换。

（8）教会患者功能锻炼的正确方法，合理安排运动强度。骨折一经复位固定后，即应进行正确的患肢及全身的功能锻炼，通过肌肉舒缩运动及固定关节以外关节的屈伸运动，促进血液循环及淋巴液回流，有利于骨折愈合。

（9）对患者详细讲明复查时间和就诊要求，按医嘱定期复查，定期做 X 射线检查。分别于夹板固定的第 1、3、7 天，行 X 射线检查，复查骨折对线、对位情况。

（10）合理安排饮食，保证营养，注意色香味的搭配，尽可能适合患者的饮食习惯及口味；卧床的患者鼓励其多饮水，多食蔬菜、水果，养成定时排便的习惯，防止便秘的发生。

（11）骨折恢复期，解除夹板外固定后，患肢仍有少许肿胀，可给予中药泡洗，加强功能锻炼，争取早日康复。

2. 石膏固定的健康教育

（1）介绍石膏固定的目的及意义。

（2）石膏未干固前，容易折断或变形，尽量不要搬动，若必须搬动，应在医护人员指导或协助下完成。

（3）寒冷环境中要注意保暖，采用保暖措施时，要防止烫伤；气候炎热时要做好防暑降温工作，尤其是使用躯体大型石膏，往往会因散热不好易发生中暑。

（4）随时注意肢体的感觉及运动情况，如肢体麻木、感觉过敏或减退、肢体不能自主活动等应及时通知医生，切勿私自拆除石膏。

（5）注意保持石膏的清洁，避免食物、大小便、血液及分泌物等污染石膏。如污染较轻用毛巾蘸肥皂及清水擦干净，但擦洗时水不能过多，以免石膏软化变形。对污染严重的石膏应及时更换。

（6）进食高蛋白、高热量、易消化的饮食，并要多饮水，多食蔬菜及水果，防止便秘。

（7）门诊新鲜骨折患者应告知在石膏固定 2 天内，一定要进行 X 射线检查，以便发现问题及时处理。

（8）加强局部及全身功能锻炼，防止关节僵硬及肌肉萎缩。

（9）骨折恢复期，拆除石膏固定后，患肢仍有少许肿胀，可给予中药熏洗，并加强功能锻炼，争取早日康复。

3. 外固定架固定的健康教育

（1）介绍外固定架的特点和优势，介绍其结构、固定原理及优越性，说明应用该固定架能早期进行伤肢功能锻炼，减少并发症，缩短骨愈合时间，而且可以避免常规内固定手术痊愈后，再次手术取出内固定物的痛苦。

（2）肢体延长术患者应重点介绍肢体延长术的方法、原理及并发症，让患者充分认识肢体延长在矫形的同时也是对机体的一种伤害，接受手术者必须具有必要的承受能力并尽可能配合治疗和护理，最大限度地减少并发症的发生。

（3）保持针眼周围皮肤干燥，勿用手或其他物体触及，预防感染。锻炼过程中，由于钢针会与软组织摩擦，针眼周围皮肤可能出现红肿、微痛及少量浆液渗出，特别是钢针穿过肌肉丰富的上臂、大腿更易发生，一旦发生，应减少或停止锻炼，加强针眼护理，出现分泌液较多时，应及时就诊。

（4）做好饮食指导，加强营养，摄入高蛋白、高热量、高维生素饮食，增强机体抵抗力，促进骨折愈合。

（5）行走注意安全，避免摔倒、碰撞支架，导致支架脱出、松动。

（6）注意保护支架，穿着宽松衣物，盖被要用床栏支撑，避免重物压迫牵拉支架。

（7）坚持功能锻炼，早期带架或扶拐行走，每次10～30分钟，每天3～4次；有计划地进行锻炼，采取动静结合，循序渐进的办法，即床上、床下运动交替进行；用绷带套住足部向上牵引活动踝关节，防止足下垂；加强肌肉收缩运动，防止萎缩，每小时锻炼5～10分钟；主动或被动屈伸邻近关节，每天至少20次。同时配合按摩和物理治疗，促进患肢血液循环，防止肌肉挛缩与关节僵直的发生。

（8）定期门诊复查，通常是在4～6周，对受伤肢体进行X射线检查，评价骨折愈合与负重的进程。

（9）早期下地活动，肢体出现肿胀、青紫属正常反应，不必紧张；肿胀严重时可抬高患肢，注意休息，缓解后再继续进行锻炼。

4. 外固定支具和矫形器固定的健康教育

（1）根据患者的不同情况，宣传有关外固定支具或矫形器的常识，使患者了解认识外固定支具或矫形器治疗的原理和意义，解除思想疑虑，主动服从并积极配合治疗。

（2）外固定支具或矫形器使用时间一般较长，在使用前，向患者及家属交代全部治疗计划，以取得患者及家属的支持与配合。

（3）介绍外固定支具或矫形器使用的具体方法，教会患者穿脱、固定等基本动作，教会患者外固定支具的使用要领和技巧。告知患者使用外固定支具或矫形器时可能发生的并发症，教会其如何有效地预防和早期发现并发症。

（4）经常与患者交流，使之保持精神愉快，树立生活的信心和保持乐观的情绪。

（5）使用外固定支具或矫形器需要一个适应过程，初期使用时往往感觉不习惯、不舒适，鼓励患者慢慢适应，不要随意去掉外固定支具或矫形器，以免影响固定的效果。

（6）下肢外固定支具或矫形器固定要牢固，避免行走时支具脱落而导致摔伤，患者行走时注意加强保护。固定后行走训练时，要遵循先站后走的原则，先练站立，稳定后再练行走，逐步锻炼到独立行走。

（7）对非住院的患者，以上保护措施应向家属详细交代，使家属能担负起保护、协助的责任。

（8）教会患者外固定支具或矫形器保养与维修的方法。

①保持外固定支具或矫形器的清洁干燥。

②外固定支具或矫形器在使用过程中，防止内层衬垫磨损或皮革破裂擦伤皮肤，形成压力性损伤。

③外固定支具或矫形器的机械部分应经常检查维修，使之灵活以保证发挥功能。

④长期固定的皮带破损较严重而影响固定和穿用的外固定支具或矫形器，应及时修复或更换，以保证固定作用和治疗效果。

第九节　牵引护理

牵引是应用作用力和反作用力的原理，对抗软组织的紧张和回缩，使骨折和脱位得以整复，预防和矫正畸形。

一、牵引的基本种类

牵引适用于肢体或脊柱，其种类有颈椎牵引、腰椎牵引、颅骨头环牵引、上肢牵引、下肢牵引、骨盆悬吊牵引等。

二、牵引技术

1. 颈椎牵引

患者颈部垫枕，系好枕颌带并与牵引绳连接好，通过床头牵引架上的滑轮后，将牵引绳的另一端接上所需要的牵引重量。牵引的重量一般为患者体重的 1/10。每日 2 次，每次 30 ～ 40 分钟（图 7-36）。

2. 腰椎牵引

患者卧于牵引床上，将骨盆牵引带打开至腰背部，围至前方，上牵引带距患者腋下 4 ～ 5cm（女性患者注意避开乳房），下牵引带上缘在髂棘上沿，松紧适宜以能插入四指为宜，老年患者不宜过紧。系好骨盆带并与牵引绳连接好，通过床头牵引架上的滑轮后，牵引绳的另一端接上所需要的牵引重量。牵引的重量一般为体重的 1/2（尾数不足 1kg 者，按 1kg 计），平均分配在下牵引带的两根牵引绳上。初次牵引一般为 30 分钟，如患者无不适，每日 2 次，每次 40 ～ 50 分钟，两次间隔 4 ～ 6 小时（图 7-37）。

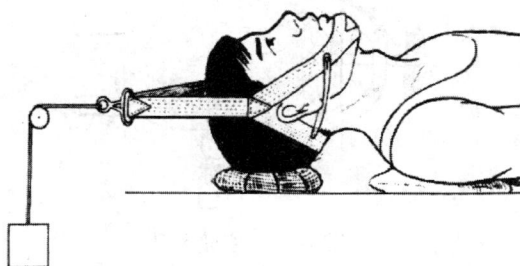

图 7-36　颈椎牵引

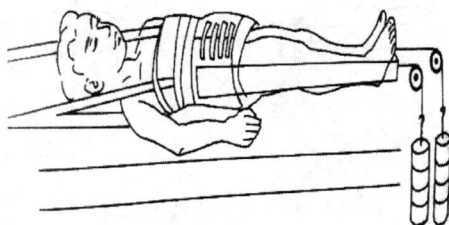

图 7-37　腰椎牵引

3. 颅骨头环牵引

颅骨头环牵引是利用颅骨牵引钳穿过颅骨骨质进行牵引，牵引力直接作用于颈椎，适用于颈椎骨折、骨折脱位伴有脊髓损伤者。通过对颈椎进行牵拉复位，能够有效维持颈椎的稳定性，恢复颈椎正常序列，防止脊髓及神经症状恶化。颅骨头环牵引也是颈椎损伤非手术治疗的一种特殊骨牵引方法，牵引的重量：第 1、2 颈椎用 4kg，以后每下降一椎体增加 1kg。复位后其维持量为 3 ～ 4kg。需维持 4 ～ 6 周后进行头颈石膏固定 3 个月（图 7-38）。

4. 上肢牵引

（1）尺骨鹰嘴牵引：屈肘 90°位，用特制的巾钳或克氏针从鹰嘴尖突近侧 2cm，尺骨后侧骨皮质前方 1.5cm 处，由内向外侧进针。也可在尺骨后正中线上，距鹰嘴突 2cm 处，拧入一枚螺丝钉进行牵引。牵引重量约为体重的 1/20（图 7-39）。

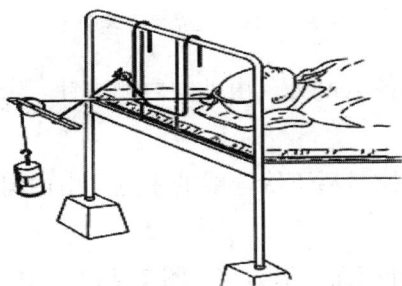

图 7-38　颅骨头环牵引

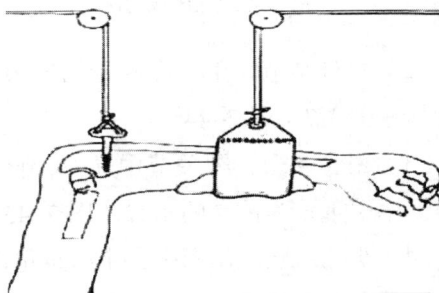

图 7-39　尺骨鹰嘴牵引

（2）尺桡骨茎突牵引：前臂中立位，自桡骨茎突尖近侧 3cm 处进针，从尺骨小头侧穿出。牵引重量为体重的 1/20（图 7-40）。

（3）掌骨牵引：手掌伸直位，从第 2 掌骨桡侧进针，穿经第 3～5 掌骨，从手掌尺侧穿出。牵引重量为体重的 1/20（图 7-41）。

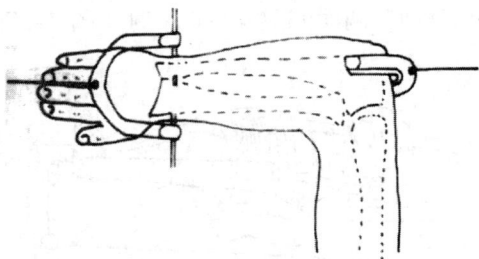

图 7-40　尺桡骨茎突牵引　　　　　　　　图 7-41　掌骨牵引

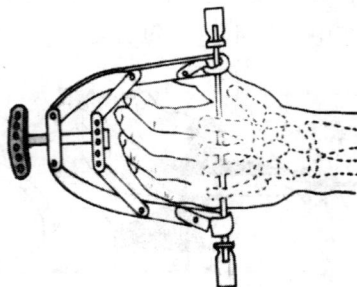

（4）指骨牵引：用小巾钳或克氏针在两侧指甲角水平线上进针穿引。牵引重量不超过 1kg（图 7-42）。

5. 下肢牵引

（1）股骨髁上牵引：在髌骨上缘一横指处引一横线，与腓骨小头前缘纵线的交点为穿针点。也可在内收肌结节上 1cm 由内向外侧垂直进针。牵引重量为体重的 1/7（图 7-43）。

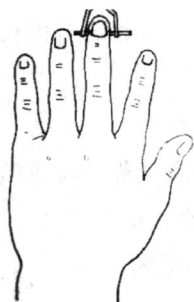

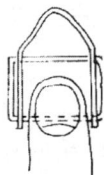

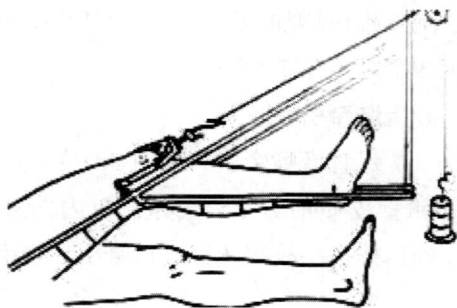

图 7-42　指骨牵引　　　　　　　　图 7-43　股骨髁上牵引

（2）胫骨结节牵引：在胫骨结节顶端下、后各 2cm 处，由外向内侧进针。牵引重量为体重的 1/7（图 7-44）。

（3）跟骨牵引：踝关节中立位，自内髁尖与跟骨后下缘连线的中点，由内向外侧进针。牵引重量为体重的 1/12（图 7-45）。

（4）小儿双腿悬吊牵引：牵引重量以臀部离开床面一拳为宜（图 7-46）。

6. 骨盆悬吊牵引

骨盆悬吊牵引是将兜带从后方包托住骨盆，前方两侧各系牵引绳，交叉至对侧上方通过滑轮及牵引支架进行牵引。常用于骨盆骨折的复位和固定（图 7-47）。

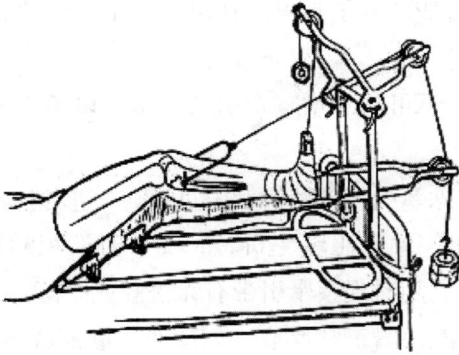

图 7-44 胫骨结节牵引

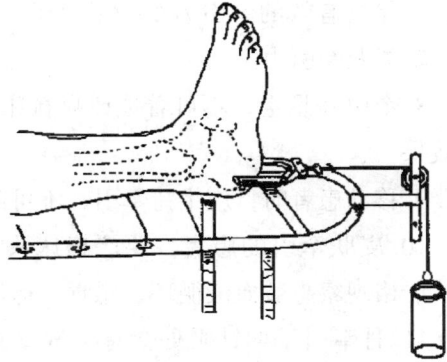

图 7-45 跟骨牵引

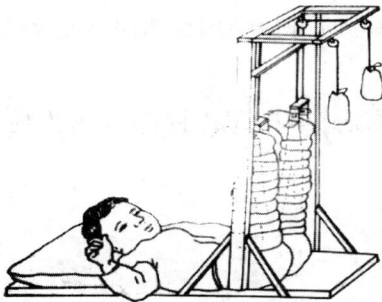

图 7-46 小儿双腿悬吊牵引

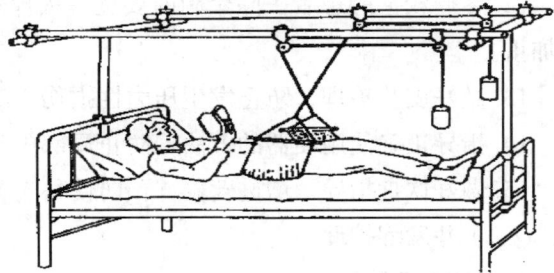

图 7-47 骨盆悬吊牵引

三、牵引患者的护理

（一）一般护理

1.保持病房环境安静、整洁、温/湿度适宜，每日通风 2 次，每次 30 分钟。

2.做好牵引前的准备，与患者进行有效沟通，缓解其紧张恐惧心理。向患者说明牵引的目的、注意事项，使患者主动配合。

3.颈、腰椎牵引嘱患者排空大小便。颅骨头环牵引监测生命体征的变化，尤其是呼吸情况，密切观察血氧饱和度及四肢血液循环、感觉情况。上肢牵引前应检查患者有无其他并发症或损伤，如心脑血管疾病、休克、血管或神经损伤。

4.根据病情选择合适的牵引体位和牵引角度、重量、时间，不得随意增减重量。

5.颈椎牵引根据牵引角度调节枕头高度，颈部不要悬空。腰椎牵引时嘱患者穿棉质衣服，上下衣分开，固定带松紧适宜，避免牵引带直接与皮肤接触。颅骨头环牵引保持牵引弓无松动、牵引架无倾斜。上下肢牵引做好相应部位的皮肤清洁准备工作，骨牵引应备进针点上下 20cm 范围内的皮肤。

6.牵引时嘱患者全身放松，疼痛较甚不能平卧的患者，可使用垫枕于局部以缓解不适。

7. 保持有效的牵引力线，牵引绳应滑动自如，被子不可压在牵引绳上，以免影响牵引轴线及牵引力。

8. 牵引锤悬空，不可着地或靠在床架上，不可随意增减牵引的重量，以免影响牵引效果。

9. 移动患者时，应维持牵引，不可随意去除牵引锤或减轻牵引重量。

10. 皮肤牵引的患者，要严格床头交接班，倾听患者主诉，每 2 小时巡视病房 1 次，严格观察患肢血液循环、感觉、运动情况，随时观察牵引带有无松散或脱落。

11. 骨牵引早期针眼处会有少量渗血、渗液，属正常反应，如渗血、渗液较多时，告知医生给予处理。观察钢针有无松动、滑脱，如发现钢针向一侧偏移，及时报告医生进行处理。

12. 疼痛较甚的患者去除牵引时要逐一去掉牵引锤，防止因肌肉快速回缩使疼痛症状加重。

13. 做好皮肤护理，防止发生压力性损伤、泌尿系统感染及坠积性肺炎等并发症。

14. 指导正确使用便器的方法，防止局部皮肤擦伤。

15. 做好饮食指导，增进营养，预防便秘。

（二）并发症护理

1. 血液循环障碍

（1）观察患肢末梢血液循环、感觉、运动、足背动脉搏动情况及皮肤的颜色、温度等，仔细询问患者感觉，如有肢体疼痛、麻木等，及时报告医生处理。

（2）皮牵引时胶布应沿着肢体的纵轴粘贴，禁止环形粘贴，绷带缠绕松紧适宜，不可过紧，如发现指端感觉异常及时松开。

（3）若下肢皮牵引套松脱卡于踝部，也可造成足部血液循环障碍。

2. 针眼感染

保持针眼清洁、干燥，用碘伏消毒，每日 2 次。

3. 过牵综合征

牵引过度可导致血管、神经损伤，应密切观察是否有因为牵引过度导致血管、神经损伤的症状和体征，如发现及时通知医生给予处理。

4. 神经损伤

（1）皮肤牵引时观察患肢末梢血液循环、感觉、运动情况。如患足出现背伸无力，则为腓总神经损伤的表现，及时报告医生处理。

（2）上、下肢牵引时注意肢体放置位置，防止压迫或牵拉造成神经损伤。

5. 关节僵硬、肌肉萎缩

早期因疼痛刺激导致患者活动能力下降，容易引起肌肉萎缩、关节僵硬。做好健康宣教，强调功能锻炼的重要意义，鼓励患者做未制动关节的功能活动及肌肉的等长收缩等，辅以局部按摩及关节的被动活动，以促进血液循环，保持肌力和关节的正常活动度，减少并发症的发生。

6. 压力性损伤

保持床单位平整、干燥、无渣屑，每 2 小时翻身 1 次，翻身时避免推、拉、拖肢体，每 1 ～ 2 小时按摩骨突受压部位及皮肤 1 次，可用红花酒定时按摩骶尾部、肩胛骨、足跟等受压部位，鼓励患者双肘、健足着床，同时用力，抬臀，以减轻局部长期受压，促进血液循环。病情允许的患者可使用气垫床，做好患者个人卫生，大小便后用软纸擦拭，避免皮肤擦伤。皮肤牵引时，牵引套不可有皱褶，骨隆突处加衬垫，检查受压部位皮肤有无潮湿、红肿、溃烂等。

7. 肺部感染

保持呼吸道通畅，指导患者深呼吸和有效排痰，鼓励患者用力咳嗽、吹气球、对瓶吹气以增加肺活量，每次翻身时拍背，痰液黏稠不宜咳出时给予雾化吸入。

8. 泌尿系统感染

鼓励患者多饮水，每日 2500mL，并保持会阴部清洁。

9. 下肢深静脉血栓

观察下肢肿胀、疼痛、皮色、皮温、弹性及肢端动脉搏动情况。若下肢突然肿胀，疼痛持续不减或疼痛加重，小腿肌肉饱满，压痛明显者疑为下肢深静脉血栓，保持患肢制动，报告医生，给予处理。

四、健康教育

1. 颈椎牵引者注意保持正确的颈部姿势，平卧位时颈部垫枕，枕头与拳头等高。颈部注意保暖，避免受风寒侵袭。积极治疗咽喉部疾病。佩戴颈托 2 ～ 4 周，不可随意摘取。

2. 腰部牵引者指导其正确的站、坐、行走姿势，养成良好的习惯，避免腰部长时间处于某一种姿势。注意腰臀的保暖防寒，寒冷天气时可佩戴护腰保暖，平时可适当做腰部揉搓、热敷、红外线照射等理疗。搬运重物时，尽量采取屈膝、屈髋、下蹲搬物，同时重物应尽量靠近身体，缩短阻力臂。坚持腰背肌功能锻炼，增加脊柱的稳定性，以减少和预防腰椎失稳或椎间盘突出症的发生。

3. 颅骨头环牵引者指导其床上生活及正确使用大小便器。告知患者有异常感觉时及时沟通，如头痛或胸闷等及时告知医生予以处理。指导患者及家属维持牵引效能的有关知识，使其能积极配合。

4. 上肢牵引者肢体应悬空离床面 2 ～ 3cm；外展牵引要将患侧床脚垫高，形成与牵引力相反方向的反牵引力。

5. 下肢牵引者鼓励患者主动活动牵引远端关节，防止肌肉萎缩和关节强直。指导患者如有异常感觉时及时沟通，如牵引部位剧烈疼痛、原有症状加重、肢端麻木或活动不能，及时告知医护人员予以处理。教会患者正确下床步骤和扶拐方法，扶拐行走时注意步态平稳，重心均衡，预防摔倒。

6. 小儿悬吊牵引和皮牵引者如出现胶布过敏，局部皮疹、丘疹、红疹，或其他不适时，不能擅自撕下胶布。

7. 骨盆牵引者绝对卧床休息，指导患者正确使用大小便器。指导患者学会深呼吸、有效咳嗽的方法。指导并督促患者持续性被动肢体训练，防止肌肉萎缩及深静脉血栓形成。

第十节　各种特殊检查术前后的护理

一、CT 检查

CT 即电子计算机断层扫描，它是利用精确准直的 X 射线束、γ 射线、超声波等，与灵敏度极高的探测器一同围绕人体的某一部位做一个接一个的断面扫描，具有图像清晰、立体概念强、分辨率高、影响范围较大、对患者损伤小、干扰少、无危险等优点。

（一）检查前的准备

1. 首先对患者进行 CT 相关知识宣教，使患者了解 CT 检查对疾病诊断的意义，以稳定患者的情绪，减少恐惧心理，配合完成检查。

2. CT 检查前须脱去检查部位衣物，去除带有金属的物品或饰品，以免产生伪影，影响诊断。

3. 进行骨盆、腰椎等部位检查时，确定患者在此之前没有做过消化道钡餐检查、各种造影检查、各种增强扫描等。

4. 对神志不清，不能合作的患者或儿童应给予镇静剂或基础麻醉。

5. 孕妇和不能确定自己是否怀孕的育龄妇女禁忌使用 CT 检查。如确属急需，检查时请将相关情况告知检查医生，并在申请单上签字。

6. CT 增强扫描如用离子型造影剂，需做静脉注射造影剂碘过敏试验，20 分钟后无过敏反应者，方可进行检查。无论使用何种造影剂，在检查完毕后均要观察半小时后才可离开。

7. 危重患者要严密观察生命体征变化。

（二）检查中配合及护理

1. 护士在术中要注意患者病情变化，询问患者有无不适感，若出现非碘过敏反应，症状可随造影结束而消失，不需药物治疗；若出现碘过敏反应，要对症治疗。

2. 做 CT 增强扫描者或儿童、神志不清者做 CT 检查，需有医务人员或家属陪同。陪同者应穿防护服。

3. 检查时嘱患者听从技术人员的指导，保持检查要求体位，配合检查平静呼吸、屏气、不吞咽、不眨眼睛等。

4. 告知患者 CT 机上配有对讲机，在检查中如有不适或请求帮助，应立即告知医生。

（三）检查后护理

1. 检查完毕护送患者回病房，妥善安置患者。

2. 嘱患者多饮水，以利于造影剂迅速排出体外。

3. 做好患者的心理护理，消除其恐惧感。

二、核磁共振成像检查

核磁共振成像（MRI）是一种影像学诊断技术，对人体没有电离辐射损伤，是一种安全、快速、准确的临床诊断方法。能进行多平面成像，对软组织有极好的分辨力，在人体疾病的诊断方面优于 CT、X 射线。

（一）检查前的准备及护理

1. 医护人员应详细询问患者的病史及既往史，装有心脏起搏器、心脏支架、神经刺激器、下腔静脉滤器，体内有子弹、碎弹片、铁砂粒，骨折手术后固定钢板、钢钉、螺丝等禁止做 MRI 检查。

2. 检查前须取下一切含金属的物品，如金属手表、眼镜、项链、义齿、义眼、纽扣、皮带、助听器等；手术后留有金属银夹的患者，是否能做 MRI 检查要医生慎重决定。穿纯棉的衣裤进行检查为宜。

3. 心电监护仪、人工呼吸机、除颤仪等抢救设备不能进入扫描室，故危重患者应密切观察患者病情变化。

4. 腹部检查者，检查前 3 天内禁服含金属离子类药物，检查前 12 小时空腹，禁食、水摄入；做盆腔部位检查时，需要膀胱充盈，检查前不得解小便；有金属节育环者须取出才能进行检查。

5. MRI 检查对饮食没有特别要求。

6. 对于小儿、烦躁不安不能配合检查的患者应酌情给予镇静剂，如检查前 30 分钟肌内注射地西泮 10mg 或苯巴比妥 0.1g；胸腹部检查时，要保持呼吸平稳，切忌检查期间咳嗽或进行吞咽动作。

7. MRI 检查时机器噪声较大，此为正常现象，请患者和家属做好心理准备，不要慌乱，保持绝对静止不动。

（二）检查中配合及护理

1. 检查前告诉患者检查方法及所需时间，嘱患者取平卧位，平稳呼吸。

2. 检查过程中要在医生指导下保持体位不动，耐心配合。不可随意变动体位，以免降低影像的清晰度，影响诊断。

3. 检查过程中经常与患者通话，以稳定患者情绪。

4. 妊娠需做 MRI 者，应尽量减少射频发射时间和次数。

5. 噪声大时可告知患者应用耳塞，以降低噪声的干扰。

（三）检查后护理

1. 扫描完毕，由专人护送患者回病房，病情严重及体质虚弱者用推车运送，做好防跌倒 / 坠床措施的落实。

2. 服用镇静剂者，尤其是儿童，须等待完全清醒后才可进食。

三、远红外热成像检查

远红外热成像仪是通过非接触探测红外辐射（热量），并将其转换为电信号，进而在显示器上生成热图像和温度值，并利用专用分析软件，经专业医生对热图像分析，判断出人体异常的部位、疾病的性质和病变的程度，为临床诊断提供可靠依据，属于功能影像学。远红外热成像仪是一种接受感受装置，具有无辐射、可重复及绿色成像等优点，主要应用于痹证、强直性脊柱炎、腱鞘炎、腰肌劳损、骨关节退行性疾病、膝关节软组织炎、颈椎病、膝关节骨性关节炎等疾病的早期诊断。

热图像的特征性改变与患者主诉、临床症状、体征及与 MRI、CT 等检查诊断的符合率均很高，可客观地提示疼痛的具体部位、范围大小和疼痛的程度。医生经过分析热图像上特有的异常热源的形态、走势及温差值，可判断患者的疼痛部位、原因和健康状况，并制订全面的诊疗方案。根据热图像可有针对性地询问和检查患者，判断神经性炎症的位置与性质。

远红外热成像检查的准备和护理：

1. 入室静息 30 分钟后方可检查，如有汗液及时擦干。

2. 检查时，应根据检测部位不同，脱帽、脱衣、解开胸罩领带等。

3. 撤去患者身上的纱布、膏药、饰物。

4. 不得按压抓挠、按压、揉搓待检部位，以免影响局部热图像结果。

5. 做好检查前准备，如做肝脏检查时，检查前 3 日内禁酒；行胃部检查时，要求空腹，不得饮水、进食、服药；检查头部时，检查前注意休息等。

6. 检查患者体表是否存在影响诊断的因素，并做好记录。

四、脊髓造影术

脊髓造影术又称椎管内造影，是将 X 射线造影剂经腰椎穿刺或小脑延髓池穿刺注入蛛网膜下腔内，并通过 X 射线来观察其流动情况和分布状态，以诊断脊髓内外的疾病，是骨科常用的辅助诊断方法之一。

（一）造影前准备及护理

1. 询问病史，心肝肾功能不全、碘过敏、高血压、发热、骨质疏松、穿刺部位有感染病灶、年老体弱者禁忌采用此项检查。

2. 造影前 1 天洗澡，更换清洁衣服，取下饰物。

3. 术前遵医嘱做普鲁卡因及碘过敏试验。试验方法以静脉注射法较为可靠。碘皮试阴性者，可做碘造影检查。少数碘过敏试验阴性患者，在造影时仍有可能发生过敏反应，造影时一定要做好急救准备，在造影过程中如发生过敏反应，立即停止造影，严密观察病情变化并给予对症处理。

4. 肠道准备，排尽肠道内容物，以提高图像的清晰度，造影前 1 天晚餐进流质食物，临睡前泡服番泻叶 10g，术晨禁食水，造影开始前嘱患者排空大小便。

5. 术前用药，术前 30 分钟肌内注射地西泮 10mg 或苯巴比妥 0.1g，剧烈咳嗽者口服镇咳药。

6. 心理护理，向患者说明检查的目的、过程、注意事项等，消除患者的恐惧心理，以配合检查。

（二）术中配合及护理

患者侧卧在 X 射线检查台上，穿刺部位常规消毒，铺无菌巾，术者戴无菌手套，严格遵守无菌技术操作，待穿刺成功后开启瓶盖，匀速缓慢注入药液，严格掌握造影剂用量。造影过程中要经常询问患者感受，并注意观察患者的全身情况及反应。根据造影要求协助患者摆好体位，摄取脊椎不同位置 X 射线片。对脊椎损伤者应用滚动法翻身，加强脊椎保护，防止发生或加重脊髓损伤。

（三）术后护理

1. 检查完毕嘱患者抬高头部，以防造影剂流入颅内。

2. 脊髓外伤患者，搬动时要注意保护受伤部位，以免损伤脊髓。

3. 造影剂注射完毕后，观察患者有无过敏反应，嘱患者在候诊室休息 30 分钟，以避免发生迟缓性过敏反应。

4. 注意保持室内安静，安慰患者，消除其紧张情绪。

5. 严密观察生命体征变化 6 小时。

6. 嘱患者取半卧位 24 小时，禁食水 4～6 小时，6 小时后鼓励患者多饮水，促进排尿，以利于造影剂迅速排出。

7. 造影后患者有轻微不适感，一般 3 天后即可缓解，1 周左右症状消失，术前即可以向患者交代，以免产生恐慌。

8. 凡出现过敏反应者，及时抢救和对症治疗。①抗组织胺药物应用。如氯苯那敏、苯海拉明等口服，必要时用糖皮质激素。②对于头痛、头昏者保持头高位，不需特殊处理。③发热多为药物反应，一般几天后可恢复正常，高热者采用物理降温。④如出现呼吸困难、血压下降、出汗、面色苍白者，应立即遵医嘱给予急救，同时观察血压变化，警惕休克发生。

五、关节腔穿刺术

关节腔穿刺术是指在无菌操作下，通过无菌注射器将无菌针头经皮肤刺入关节腔内，抽取关节腔内积液，以协助诊断及治疗的一项诊疗技术。有出血性疾病和穿刺部位皮肤感染者禁忌此项操作。

（一）术前准备及护理

1. 向患者做好解释，说明穿刺的目的、程序及注意事项，稳定患者情绪，消除顾虑，使之配合检查。对过度紧张者，术前半小时给予镇静剂。

2. 嘱患者排空大小便。

3. 摆好体位，患者取平卧位或按穿刺部位选择卧位，使关节放松。

4. 铺好护理垫和治疗巾，避免污染床单。

（二）术中护理

1. 向患者做好解释，取得配合。

2. 穿刺部位及周围皮肤进行常规消毒，铺无菌洞巾。穿刺过程要严格无菌操作，防止继发感染。

3. 在距离关节腔最近的皮肤表面处穿刺，注意避开血管、神经及重要脏器。

4. 按压关节周围皮肤，协助医生抽取积液，如注射药物，需重新更换注射器。

5. 如在穿刺过程中，患者出现心悸、气促、头晕、出冷汗等情况，应立即停止操作。

6. 穿刺完毕，再次消毒穿刺部位，覆盖无菌纱布，用胶布固定。如关节腔积液较多及穿刺减压者，局部用弹力绷带加压包扎并适当固定。

7. 整个穿刺过程动作要轻柔，避免损伤关节软骨。

8. 整理用物，及时送检标本。

（三）术后护理

1. 术后协助患者取舒适卧位，抬高患肢，以利于消肿。

2. 术后观察穿刺部位有无渗血。

3. 指导患者进行关节功能锻炼，以防发生关节强直和关节内粘连。

六、关节镜检查

关节镜是应用于关节腔内部检查的一种内镜，借助它可以直接观察滑膜、软骨、半月板与韧带，在各种关节疾病的诊断、治疗及科研工作中起着其他手段不能代替的作用。它不只为关节病提供直观的信息，同时可在非开放性手术条件下进行关节内病变组织的切除和修复，具有诊断准确率高、损伤小、恢复快、合并症少、术后痛苦轻等优点。随着现代科技的发展，关节镜应用范围不断扩大，不仅应用在膝、髋、肩、肘、踝等大关节，微视窥镜还能完成手、足等较小关节的诊断治疗。

（一）检查前准备及护理

1. 评估患者全身情况及关节周围有无感染病灶，做好术前常规检查。如患者出现发热、咳嗽、女性患者月经来潮，应报告医生，停止手术。

2. 向患者介绍关节镜检查的目的、优点、术中配合技巧及术后注意事项，必要时介绍成功病例，消除患者紧张心理，取得患者配合。

3. 督促患者做好个人卫生，清洁皮肤，更换干净衣服，术区常规备皮。

4. 根据医嘱做好配血、药物过敏试验等。

5. 根据医嘱进行肠道准备，告知患者术前 12 小时禁食，4 小时禁水。

6. 指导患者进行适应性训练，练习床上大小便，术前戒烟。

7. 监测生命体征变化，如有异常，及时报告医生。

8. 观察患者局部情况，如患肢的肿胀程度、温度、颜色、感觉、运动情况，并做好记录，以便术后对照。

9. 嘱患者排空膀胱，去掉义齿及贵重首饰。

（二）检查中护理

1. 根据手术要求，协助患者取舒适卧位，并做好麻醉前准备。

2. 严格无菌操作，消毒、铺无菌巾。

3. 检查调试好关节镜的成像系统，监视记录系统。

4. 上气压止血带部位，做好皮肤护理，防止压力性损伤。

5. 检查中以生理盐水做持续关节腔冲洗。

（三）检查后护理

1. 协助患者取舒适体位，置患肢于功能位，关节部位垫枕头或软枕，抬高患肢，以利于血液回流，减轻肿胀。

2. 严密观察生命体征变化，并做好记录。

3. 根据麻醉方式告知患者进食时间，指导进食清淡、易消化及富含维生素、纤维素、高蛋白之饮食，忌食辛辣、生冷、煎炸之品，鼓励患者少食多餐。

4. 观察患肢末梢血液循环、感觉、运动情况及足背动脉搏动情况。观察切口渗血及关节部位的肿胀、疼痛情况，妥善固定引流管，保持引流通畅。如伤口疼痛加重，关节肿胀明显，警惕关节内血肿的发生，告知医生，及时处理。如发现关节红、肿、热、痛，伤口敷料有脓性渗出或有异味，体温升高，白细胞计数增高，怀疑伤口感染，遵医嘱给予抗生素应用。

5. 伤口疼痛可遵医嘱给予止痛药物应用，注意观察并记录用药后的反应。使用自动镇痛装置的患者，观察患者有无恶心、呕吐、嗜睡等不适。

6. 患肢以弹力绷带包扎，不可自行去除，但必须注意是否过紧而影响末梢血液循环，若有松动通知医护人员。关节肿胀者，可采用冰袋间断冷敷法。

7. 指导患者进行患肢功能锻炼，以恢复肢体关节的功能，避免关节粘连。

8. 做好健康指导，防止并发症发生。

七、病理活检

用手术方法切取小块病变组织，进行病理组织学检查，以配合临床对疾病做出正确诊断，称病理检查。因为检查的组织采自有生命的活体组织，故称活体组织检查，简称活检。它可以对病变的组织器官进行直观分析，判断疾病的性质，做出正确的诊断。

（一）活检前准备及护理

1. 向患者及家属说明活检的必要性、安全性及可能出现的并发症，解除患者的恐惧心理，以取得患者的配合。

2. 术前常规清洁皮肤、备皮、做局麻药过敏试验等。

3. 查血常规、血小板、血型、出凝血时间、凝血酶原时间和活动度。

4. 术前给予镇静剂，测血压、脉搏。

5. 术前排空膀胱。

（二）活检后护理

1. 活检后，局部伤口按压数分钟，加压包扎，平车推入病房。

2. 密切观察患者生命体征的变化，倾听患者主诉，发现异常及时处理。

3. 卧床休息，减少活动，观察患者伤口渗血情况，协助其生活所需。

4. 必要时给予止痛药物应用以减轻伤口疼痛。

（三）送检注意事项

1. 为了防止组织发生自溶与腐败，标本取材后应及时固定。标本固定用 10％ 的甲醛（福尔马林）液或 95% 酒精，固定液的量应为送检标本体积的 5 倍以上。

2. 盛装标本的容器，口宜大，利于标本装入和取出。容器外贴标签注明：患者姓名、性别、标本名称、科室、ID 号等。如果同一患者同时取多部位组织，应分盛容器，并注明，送病检室检查。

3. 按要求逐项认真填写病理送检申请单。

第十一节　骨伤患者常见护理问题及护理措施

护理问题是对个体现有的或潜在的健康状况的描述，反映个体健康状况变化。护理问题包括：现有的护理问题和潜在的护理问题。护理措施分为三类：依赖性护理措施、协作性护理措施、独立性护理措施。提出护理问题后，要围绕护理问题制定严谨、可操作的护理措施，护理措施的制定、实施必须以护理问题为依据。骨伤患者发病急，病情严重、复杂，病程长，及时、准确地提出护理问题，落实有效的护理措施，可大大加快骨伤患者的康复。

一、现有的护理问题及护理措施

1. 疼痛

与创伤、骨折、关节脱位、软组织损伤、肌肉痉挛及强迫体位有关。

护理措施：

（1）倾听患者对疼痛的诉说，评估并记录疼痛的性质、部位、程度、持续时间。

（2）减轻或消除疼痛刺激：骨折、脱位处给予适当的固定，需移动患者时应固定好伤肢；外固定过紧时，及时给予调整；检查、治疗时动作应轻柔。抬高患肢，保持功能位，减轻肿胀引起的疼痛。帮助患者取舒适体位。

（3）减轻疼痛：适时采用冷敷、热敷、按摩等物理疗法减轻疼痛，热疗、按摩可以缓解肌肉痉挛引起的疼痛；还可以采用心理疗法，分散注意力，减轻疼痛；必要时遵医嘱应用镇痛药物，并观察疗效和不良反应。

2. 肿胀

与创伤后软组织受损、血管损伤，外固定过紧引起血液循环障碍有关。

护理措施：

（1）根据病情适当抬高患肢。

（2）依据病情，及早进行患肢肌肉、关节的功能锻炼。

（3）损伤后 24 ~ 48 小时内，可采取局部冷敷，降低毛细血管通透性，减少渗出。

（4）遵医嘱及时给予活血化瘀的药物应用，并观察药物疗效和不良反应。

（5）严重肿胀者，应加强巡视，发现患肢被动牵拉痛、苍白等异常情况及时报告医生，采取措施，防止骨筋膜室综合征的发生。

3. 患肢血液循环障碍

与血管损伤、局部严重肿胀、局部严重受压（石膏、夹板固定过紧）有关。

护理措施：

（1）四肢损伤、手术后患者，评估伤肢的感觉、温度、颜色、脉搏搏动、疼痛情况，以及有无被动牵拉痛。

（2）密切观察患肢末梢血液循环情况并记录，发现异常及时报告医生进行处理。

（3）伤后早期抬高患肢15°~30°，适当制动。

（4）倾听患者的诉说，检查、调整外固定螺帽及包扎敷料的松紧度。

（5）发生血液循环障碍时，局部禁止按摩、热敷，以免增加局部代谢，加重组织缺血；解除外固定；做好紧急探查准备。

4. 尿潴留

与卧床排尿习惯改变、伤口疼痛不敢用力排尿、尿道损伤、麻醉等有关。

护理措施：

（1）加强情志护理，消除紧张情绪。

（2）热敷、按摩下腹部或用温水冲洗会阴部。

（3）用温水冲洗会阴部或热水熏蒸外阴部以解除尿道括约肌痉挛，诱导排尿反射，让患者听流水声以诱导排尿。

（4）酌情协助患者坐起排尿。

（5）膀胱中度以下充盈时穴位按摩排尿。

（6）必要时遵医嘱给予导尿，或留置导尿管。

5. 便秘

与卧床后活动减少致肠蠕动减慢、饮食结构改变进食少、排便习惯改变（不习惯床上排便）、饮水量不足、日常生活规律改变等有关。

护理措施：

（1）指导患者多食新鲜水果、蔬菜等粗纤维食物。

（2）鼓励患者多饮水，每日饮水量在2500mL左右。

（3）顺时针按摩腹部，促进胃肠蠕动。

（4）指导患者术前练习床上大小便，避免手术后由于体位改变而引起排便困难。

（5）指导患者养成定时排便的习惯。

（6）用屏风遮挡，排除患者心理障碍，病情允许时协助患者下床或上卫生间排便。

（7）加强床上全身锻炼。

（8）必要时遵医嘱使用缓泻药，并观察疗效。

6. 腹胀

与长时间卧床、缺少活动或疾病因素如骨盆骨折、脊柱骨折、神经损伤等有关。

护理措施：

（1）热敷、按摩腹部，促进胃肠蠕动。

（2）做好饮食调护，防止水电解质紊乱。

（3）多食粗纤维食物，保持大便通畅。

（4）少食产气的食物，如高糖食物、豆类或牛奶等。

（5）遵医嘱肛管排气或用药治疗。

7. 躯体移动障碍

与手术、骨折、牵引、外固定、神经肌肉受损有关。

护理措施：

（1）做好基础护理，满足患者日常合理要求。

（2）移动患者前，患肢要妥善固定。

（3）移动患者时，动作应稳、准、轻，避免加重损伤。

（4）康复期协助训练患肢功能，培养患者自理能力。

（5）指导并鼓励患者独立完成力所能及的日常活动。

（6）指导并协助患者进行功能锻炼，制动的肢体做肌肉的等长运动，防止肌肉萎缩或组织粘连；未制动的肢体，每天做2～3次关节全方位的锻炼，防止关节僵硬的发生。

8. 睡眠紊乱

与疼痛、治疗干扰、环境改变、心理负担大有关。

护理措施：

（1）评估引起睡眠紊乱的原因，针对原因采取处理措施。

（2）指导患者应用促进睡眠的方法：睡前温水泡脚、适量饮热牛奶、减少活动，避免看刺激性的书籍、电视等。帮助患者取舒适卧位。

（3）治疗时间集中，并告知患者具体治疗时间。

（4）消除引起患者焦虑、恐惧的因素，创造有利于休息睡眠的环境。

（5）保持病房安静，室温合适，棉被厚薄适中，及时关灯等。

（6）病情允许时，睡前少喝水。

（7）给予耳穴压豆或穴位按摩。

9. 生活自理能力缺陷

与疾病、体位受限（如骨折、卧床治疗、瘫痪）有关。

护理措施：

（1）评估患者的一般生活活动能力，针对缺陷给予帮助，如进食、排便、如厕、翻身。

（2）患者能够自理的生活活动，鼓励患者主动完成。

（3）做好病室、病床等环境的清洁，使患者感到舒适。

（4）积极鼓励患者康复锻炼及生活能力训练，早日能够生活自理。

（5）提供满足患者自理能力的相关设施，如手杖、助行推车等。

10. 焦虑

与患者意外受伤、肢体功能障碍及担心手术风险、治疗、预后、住院费用等有关。

护理措施：

（1）建立良好的护患关系，提高患者的信任度和治疗护理的依从性。

（2）多与患者沟通，了解患者需求，提供帮助，给予心理干预。

（3）有针对性地向患者提供手术、麻醉、用药、功能锻炼及各项治疗护理的目的、方法、注意事项等知识宣教，提高患者的认识，减轻紧张焦虑感。

（4）与家属做好沟通，给予患者亲人间的心理支持。

11. 恐惧

与对疾病预后的担忧，环境刺激如陌生的病房、手术室等，不了解的检查、治疗有关。

护理措施：

（1）对患者的恐惧表示理解，鼓励患者表达自己的感受，并倾听患者的主诉。

（2）消除或减轻引起恐惧的医源性因素：入院时做好宣教，让患者尽快适应环境，消除陌生感；做好住院宣教，如介绍检查、治疗的意义和配合要点；尽量避免其接触到抢救或病情危重的患者；对于疾病的预后给予有效、积极的信息。

（3）心理支持：正确引导，使患者面对现实。

（4）对患者的进步和配合予以肯定和鼓励。

二、潜在的护理问题及护理措施

1. 发生低血容量性休克的可能

创伤后造成失血过多，致血容量减少；组织灌注量减少。

护理措施：

（1）迅速采取止血措施；做好手术准备。

（2）建立有效的静脉通路。

（3）遵医嘱及时、合理补液。

（4）观察并记录生命体征变化，包括体温、脉搏、血压、意识、尿量等。

2. 发生失用综合征的危险

神经损伤；关节活动受限；长期卧床；缺乏锻炼，锻炼不到位或缺乏正确的训练；疼痛。

护理措施：

（1）正确评估患者伤肢的神经系统及骨骼、肌肉运动系统功能退化的程度。

（2）向患者及家属讲解失用综合征的严重后果，使其能积极配合治疗护理。

（3）与医生共同制订患者功能锻炼的计划，并根据病情正确实施。

（4）有神经损伤时，配合针灸、按摩等治疗。

（5）根据病情进行肌肉力量、关节活动度的主动、被动锻炼。

（6）帮助患者控制疼痛，减轻痛苦，提高锻炼的积极性。

3. 发生骨筋膜室综合征的可能

包扎、外固定过紧，或受伤肢体长时间受重物挤压致骨筋膜室容积骤减；骨折严重错位、软组织严重挫伤，致骨筋膜室内容物体积剧增；止血带使用时间过长等。

护理措施：

（1）密切观察病情变化，若出现患肢疼痛持续加重、牵拉痛、皮肤苍白、感觉麻木、皮温降低、远端动脉搏动减弱等情况，立即通知医生采取相应措施。

（2）当发生高热，血压下降，脉搏加快等症状时，及时做好抢救准备，并观察每小时尿量，防止肾衰竭的发生。

（3）避免患肢抬高，以免动脉供血不足而加重血液循环障碍。

（4）切开减压术后，应保持引流通畅，伤口敷料干燥，严格无菌操作。

（5）解除诱发骨筋膜室内压力增加的因素：需搬动骨折患者时，避免粗暴动作对受伤局部组织反复的刺激；观察外固定的松紧度，及时调整。

（6）温度增高会增加组织代谢和渗出，因此避免热敷。

4. 发生脂肪栓塞的可能

创伤、手术。

护理措施：

（1）对于长管状骨骨折合并多发骨折的患者，应加强巡视，密切观察患者神志、呼吸情况。

（2）一旦确诊，有条件者及时转入 ICU 治疗。

（3）给予呼吸机辅助呼吸。

（4）在纠正休克的基础上，遵医嘱控制液体摄入量、应用大剂量肾上腺激素，以减轻肺间质水肿。

（5）抬高患肢，正确固定、牵引，搬动时动作轻柔，及时处理过紧的外固定及各种增加局部压力的因素，减轻局部肿胀。

（6）对创伤后排除颅脑损伤继发昏迷的患者，应严密观察，警惕脂肪栓塞的发生。

5. 有下肢深静脉血栓形成的可能

长时间卧床，下肢血流减慢；血液高凝状态；血管内壁受损。

护理措施：

（1）根据病情、手术、年龄、受伤部位等评估患者发生深静脉血栓形成的危险。

（2）针对危险因素采取预防措施：抬高患肢，早期功能锻炼，及早下床活动，戒烟、酒，应用弹力袜、气压泵，遵医嘱应用药物。

（3）观察肢端皮肤颜色、温度、肿胀程度，患者有无下肢疼痛、足趾被动牵拉痛、浅静脉曲张、皮温增高等迹象。

（4）确诊下肢深静脉血栓形成时，禁止局部热敷和按摩。

（5）观察患者生命体征、意识状态的改变，警惕肺栓塞的发生。

（6）肺栓塞的急救：绝对卧床，平卧位，高流量氧气吸入。

（7）备齐急救器材：气管切开包、吸引器、氧气、急救车。

6. 发生手术部位感染的可能

开放性损伤，创面被污染或严重挫伤；骨折端外露。

护理措施：

（1）观察伤口渗血、引流管通畅情况。

（2）做好伤口护理，及时更换敷料，保持清洁干燥。

（3）严格无菌操作，避免医源性感染的发生。

（4）伤口周围有红、肿、热、痛等现象时，及时报告医生并处理。

（5）开放性伤口，及时用无菌敷料包扎，减少暴露的时间，清创应彻底。

（6）保证充足营养，提高抵抗力。

（7）做好手术前、中、后的伤口护理。包括控制血糖、术区皮肤准备；手术中严格遵守操作规程；手术后严格伤口管理、用药护理。

7. 发生泌尿系统感染的可能

医源性因素，如各种导尿、尿道检查；机体抗病能力减弱，如贫血、糖尿病等。

护理措施：

（1）鼓励患者多饮水，每日饮水量 1500～2000mL。

（2）保持会阴部清洁。

（3）留置导尿管时，严格无菌操作。

（4）给予自我保护知识宣教，告知患者泌尿系统感染的常见症状及预防措施。

（5）尿标本采集规范，及时送检。

（6）生活指导，勤排尿，每 2～3 小时排尿 1 次。

（7）若病情允许，协助患者变换体位。

8. 发生压力性损伤的危险

局部持续受压；皮肤感觉障碍；摩擦及剪切力；合并糖尿病；烫伤或冻伤等。

护理措施：

（1）躯体移动障碍、被迫体位的患者，使用气垫床，保持床单位清洁、干燥、平整；根据病情每 2～3 小时协助翻身 1 次；翻身后在身体着力空隙处垫软枕，以增大身体着力面积。

（2）保持皮肤清洁，每天温水清洁 1 次。

（3）及时检查骨突处、石膏及夹板外固定处，发现受压迹象，及时解除。

（4）协助患者取合适的卧位，减少摩擦及剪切力。

（5）积极治疗合并症。

（6）严格遵守护理技术操作规程，防止冻伤或烫伤的发生。

（7）加强营养，增强机体抵抗力。

第十二节　平乐正骨练功法

练功法，古称导引，是通过一定的手法治疗和功能锻炼，达到治愈疾病，使患者恢复其正常生理功能的治疗方法。骨伤科各部位练功法，既可加强局部关节肢体的活动功能，又可促进全身气血运行，增强体力。目前练功法在骨伤科临床中作为创伤治疗的重要组成部分，被广泛应用，并对骨伤科患者的康复起到了积极的作用。

骨折必伤筋，经脉受损，气血不循常道，溢于脉外、筋肉之间，以致气滞血瘀，留滞关节，瘀久不化则积而成块，导致关节肿胀不利。平乐正骨在临床实践中，以中医理论为基础，自形成了一套练功法，通过一定的手法治疗和功能锻炼，达到治愈疾病，使患肢恢复正常生理功能的目的。

一、练功法的作用

1. 活血化瘀，消肿止痛

"痛则不通，通则不痛"。通过相应练功法，能促进气血流通，起到活血散结、消肿止痛、祛瘀生新的作用。

2. 防止关节粘连和强直

通过肌肉主动的收缩运动，促进静脉血液和淋巴回流，促使瘀血吸收，肿胀消退，关节渗出减少，防止关节粘连，甚至关节强直的发生。

3. 舒筋利节，促进关节功能活动的恢复

关节长期固定不动，气血停滞不通，导致关节僵硬，功能受限。活动可促进气血生化旺盛，肝血足，筋得以濡养、柔顺，筋舒利节，关节强劲有力。

4. 促进骨折愈合

气血畅通时，气、血、精、津、液得以濡养五脏六腑、四肢百骸。肾主骨、生髓，髓充骨自长。

5. 防止肌肉萎缩

长期不活动，肌肉可形成失用性萎缩。活动锻炼可促使患肢血液循环加速，肌肉和骨骼的营养状况得以改善，防止肌肉萎缩。

6. 防止骨质脱钙和骨质疏松

由于创伤后活动减少，可造成气血循环受阻，代谢紊乱，使钙丢失和骨小梁破坏。通过手法的按摩活筋和功能锻炼的治疗，促进气血流通，五脏六腑功能旺盛，使肾强、髓充、骨坚。

二、练功的原则

1. 以保持骨折对位、促进骨折愈合、功能恢复为原则。根据疾病的具体情况，对有利于骨折愈合的活动（如使骨折断端紧密相接，相互嵌插）应加以鼓励；对不利于骨折愈合的活动（如使骨折断端旋转、成角、分离）须严加控制。

2. 以恢复和增加机体的固有生理功能为中心。例如下肢骨折的练功以早期恢复肢体负重能力为目的；上肢练功时紧握拳头，目的就是以筋束骨维持骨折断端稳定，恢复其握拳拿物的生理功能。

3. 练功应贯穿骨折愈合的全过程。要循序渐进，由简到繁，逐步发展，顺势增强，直至功能恢复。

4. 练功要在医护人员的指导下进行，同时要发挥患者的主观能动性。医患密切配合，使患者掌握正确的练功法，可收到骨折愈合与功能恢复并进的效果。

三、练功法的分类

1. 按运动形式分

（1）主动练功法：主动练功法是主要的练功形式。指患者具有支配患肢活动的能力，在保持骨折断端不移位的前提下，进行某一部位肌肉收缩放松运动乃至全身的活动。

（2）被动练功法：由于患者肌肉无力、医疗限制等原因，伤肢尚不能自主活动，需在医护人员或关节功能练习器的辅助下进行锻炼的一种形式。如多节段骨折、同侧肢体多发性骨折、关节面受累的关节内骨折及并发症严重，不能自主活动的患者，均应在医护人员协助指导下做一些辅助性的被动活动。

2. 按内容分

平乐正骨练功法包括按摩理筋法及功能锻炼法两大类。按摩理筋法是根据不同疾病特点，选用相应手法，使受损偏离位置的经筋各归原位，气血得以通畅，损伤的组织得以修复，以达到治疗目的。功能锻炼法是根据疾病的不同阶段和需要，进行针对性的肌肉力量、关节活动度、平衡协调功能及体能锻炼，以促进肢体功能恢复、增进健康、防治疾病的一种疗法。功能锻炼应在掌握各关节功能位、中立位、关节活动范围的前提下进行。

四、练功方法

（一）肩关节

1. 肩关节正常体位

（1）肩关节功能位：外展 45°，前屈 30°，外旋 15°。

（2）肩关节中立位：上臂下垂，肘关节屈曲 90°，手向前方。

2. 肩关节活动形式及活动范围

肩关节的活动形式为外展、上举、内收、前屈、后伸、内外旋转。活动范围：外展 90°，上举 180°，内收 20°～40°，前屈 90°；后伸 40°；内旋 45°～70°，外旋 45°～60°。

3. 肩关节锻炼方法

（1）屈肘耸肩法：站立或坐位，上臂自然下垂，肘关节屈 90°，手握拳，健侧手掌扶托患侧前臂，患肩垂直向上耸动肩关节，复原。

（2）屈肘旋臂法：站立，两臂自然下垂，两肘关节屈曲 90°，微握拳，前臂旋后位，肌肉放松，肩关节尽量做内旋和外旋活动。

（3）内收探肩法：站立或坐位，患肢屈肘，用健侧手托持患肘，使患臂尽量内收，患侧手尽量探摸健侧肩部，并逐渐向后探摸健侧肩胛部。

（4）后伸探背法：站立或坐位，双手向后背，做患肢背伸，内旋屈肘摸背，同时用健手于背后扶托患肢，使尽量向健侧肩胛部探摸。

（5）外展指路法：站立，双上肢自然下垂，做肩关节外展 90°，然后还原。

（6）旋臂画圈法：站立，患肢自然下垂，以患肢为半径，手为指针，旋转成圆形。先顺时针方向旋转肩关节，再逆时针方向旋转肩关节。

（7）弯腰画圈：两足分开与肩同宽站立，弯腰，患肢伸直自然下垂，做顺时针方向的画圈运动，幅度由小到大。

（8）抱颈撑合法：站立，两手交叉，用健手带动患肢，将双手置于颈后，呈抱颈状，做肩关节内收、外展活动，两臂撑合活动，两臂尽量撑开，然后两臂再尽量内收，迫使两肘合拢。

（9）面壁爬墙法：患者面对墙壁站立，用患侧手指沿墙缓缓向上爬动，使上肢尽量高举到最大限度，在墙上做一记号，然后再慢慢向下回到原处，反复进行，逐渐增加高度。

（二）肘关节

1. 肘关节正常体位

（1）肘关节功能位：屈曲 90°，前臂中位。如果固定双侧，一侧为 110°，一侧为 70°。

（2）肘关节中立位：肘关节完全伸直，掌心向前。

2. 肘关节活动形式及范围

肘关节活动形式为屈曲、后伸、旋前、旋后。活动范围：屈曲 130°～ 150°，后伸10°。

3. 肘关节锻炼方法

（1）握拳伸屈活动法：患手握拳，肘及上臂紧靠胸壁，肘关节做尽量的伸屈活动。或以健手握患腕，协助做肘关节的屈伸活动。

（2）屈肘旋臂法：患肘屈曲，上臂下垂，靠贴胸壁，肘屈 90°。护士握患肢前臂远端，使前臂做旋前与旋后的活动。

（3）前臂旋前 / 旋后过伸法：患肘伸展，护士一手牵腕，一手托住肘关节，使前臂旋前或使前臂旋后，两手同时用力，使肘关节过伸。

（4）拔伸屈肘法：护士一手牵腕，一手托住肘关节，缓缓用力，伸展和屈曲肘关节。

（三）腕关节

1. 腕关节正常体位

（1）腕关节功能位：背曲 20°～ 30°，尺倾 5°～ 10°。

（2）腕关节中立位：手伸直与前臂成直线，手掌向下。

2. 腕关节活动形式及范围

腕关节活动形式为掌屈、背伸、内收、外展。活动范围：掌屈 50°～ 60°，背伸35°～ 60°，内收 30°～ 40°，外展 25°～ 30°。

3. 腕关节锻炼方法

（1）掌屈背伸法：伸腕，手中立位，护士一手持腕上，一手握患手，使腕关节做掌屈和背伸活动；或患者自己以健手相助，做腕关节尽量的掌屈与背伸活动。

（2）对掌对背法：两侧上臂平屈、外展，双手在胸前对掌，相互用力对推，迫使腕关节做尽量的背伸活动。再使两手背相对，迫使腕关节做尽量的掌屈活动。

（3）按压伸腕法：患腕掌心向下，按于台面上，护士一手持患肢前臂，用另一手虎口部按于腕背及手背部，使腕关节尽量背伸；或患者将手置于自己膝上或大腿上（台面上也可），以健手虎口部按压患腕，做腕关节伸屈活动。

（4）左右侧屈法：患腕中立位，使腕关节做尽量的内收与外展活动，或以自己健手相助。

（5）旋腕活动法：护士一手持腕上，一手握患手，先向尺侧顺时针方向回旋腕关节，再向桡侧逆时针方向回旋腕关节。或患手握拳，腕关节中立位，使腕关节做顺时针方向回旋动作及逆时针方向回旋动作。

（四）髋关节

1. 髋关节正常体位

（1）髋关节功能位：前屈 15°～ 20°，外展 10°～ 20°，外旋 5°～ 10°。

（2）髋关节中立位：两侧髂前上棘在同一水平线上，腰保持正常生理前凸，髋关节自然伸直，髌骨向上。

2. 髋关节活动形式及范围

髋关节活动形式为屈曲、后伸、内收、外展、外旋、内旋。活动范围：在膝关节伸直位，髋关节前屈 90°；屈膝位，髋关节可屈曲 140°，即可屈近腹部。后伸 10°～ 15°。内收 20°～ 30°。外展 30°～ 45°。屈膝 90°时髋关节外旋 40°～ 50°，内旋 30°～ 40°。

3. 髋关节锻炼方法

（1）仰卧屈伸法：仰卧，下肢中立位。护士一手持小腿，一手推膝，使髋关节尽量屈曲。或患者先屈膝，用自己两手抱住膝关节，使髋关节尽量屈曲，再伸直，反复数次。或在膝下垫枕，使髋弯曲 10°～ 20°，然后以膝部为轴心做挺髋动作，即抬臀动作。

（2）仰卧外展、内收法：仰卧，下肢中立位，使髋关节尽量外展及内收。

（3）屈髋外展、内收法：仰卧，下肢中立位，使髋、膝关节屈曲，做尽量的外展及内收活动。

（4）站立摆动法：站立，两手叉腰，使患肢股部肌肉在收缩的情况下，尽量向前屈髋，还原。再尽量后伸，还原。反复操作数次。

（5）站立下蹲法：站立，两手叉腰，两足分开，与肩同宽，做下蹲及起立活动，反复操作数次。

（6）仰卧拔伸收展法：仰卧，护士两手持踝关节，在拔伸的情况下，使髋关节尽量内收、外展。

（7）仰卧屈曲旋转法：仰卧，髋、膝关节屈曲 90°，护士一手持小腿，一手持膝关节，使髋关节做顺时针方向旋转活动，再做逆时针方向旋转活动。

（8）侧卧过伸法：健侧卧位，护士站于背后，一手推患者骶尾部，一手持患肢向后扳动，使髋关节过伸。

（五）膝关节

1. 膝关节正常体位

（1）膝关节功能位：维持轻度屈膝位 5°～ 10°，或伸直位。

（2）膝关节中立位：下肢伸直，髌骨和足趾向上，踝关节 0°位。

2. 膝关节活动形式及范围

膝关节活动形式为屈曲、伸直、过伸、内旋、外旋。活动范围：屈曲 140°，伸直

0°，过伸 5°～10°。膝关节屈曲 90°时，可内旋 20°～30°，外旋 6°～8°。

3. 膝关节锻炼方法

（1）直腿抬高法：①仰卧，膝伸直。下肢各部肌肉收缩，足背伸，在用力伸膝关节的情况下，做抬腿动作，足跟离床 15cm，保持 5 秒，回复到原位，再重复。②患者坐于床边，屈膝，小腿下垂。自己用两手扶持按压膝关节上部以固定，然后绷紧肌肉伸膝抬腿。随着肌力的增强，可于踝部压一适量重物做对抗的抬腿伸膝活动。

（2）主动屈膝法：①仰卧，慢慢屈曲患侧膝部，使脚跟滑向臀部，要始终保持脚平贴床面，再慢慢恢复原位；当脚跟上下滑动过程中，始终保持膝部垂直于床面，不要左右摆动。②患者坐于床边，两手把持按压膝关节上部，做膝关节屈曲，然后放松，或将健侧小腿远端交叉放在患侧小腿远端上，协助患侧做膝关节的屈曲锻炼，反复操作数次。

（3）指推活髌法：膝关节伸直，置于床上，肌肉放松，自己用拇、食指捏持髌骨，并推动髌骨上下、左右活动。

（4）终点膝伸展法：平卧，足踝部放在一个凳子上，膝部悬空，膝伸直，膝部向下压，保持 5 秒，缓慢回位，反复练习。

（5）蹬空增力法：仰卧，腿伸直，两手自然放置体侧，屈膝髋的同时踝关节背屈，向斜上方进行蹬足，并使足趾尽量前屈。

（6）侧卧外展法：健侧卧位，患侧下肢伸直，尽力做外展动作，还原。

（7）原地蹬瓶法：坐位，屈膝，小腿下垂，患肢蹬踏圆棒/空瓶，蹬动使瓶做前后滚动，早期可用健侧辅助，双足同时蹬动，使瓶子前后滚动，以锻炼膝关节的伸屈功能和肌力。

（8）扶膝屈伸法：站立，患肢在前，用自己双手环抱大腿远端，身体做下蹲前倾动作，迫使膝关节做屈曲动作。

（9）下蹲起立法：患者先取站立位，手扶床栏慢慢下蹲，直至膝关节可忍受的最大角度，然后再缓慢起立，休息片刻后再反复练习下蹲和起立活动。

（10）上下楼梯法：先健侧上一个台阶，再患侧跨上台阶，站稳，休息 10 秒后反复练习，以无明显的膝关节疼痛为宜。

（11）推按屈膝法：仰卧，髋关节屈曲 90°，护士一手扶膝，一手持小腿，推按膝关节使其屈曲。

（12）手推屈膝法：俯卧，护士一手按腘窝，另一手持小腿，推或扳膝关节使其屈曲。

（六）踝关节

1. 踝关节正常体位

（1）踝关节功能位：足与小腿呈 90°，也称 0°位。

（2）踝关节中立位：踝关节功能位即踝关节中立位。

2. 踝关节活动形式及范围

踝关节活动形式为跖屈、背伸。活动范围：跖屈 40°～ 50°，背伸 20°～ 30°。

3. 踝关节锻炼方法

（1）摇足旋踝法：又称踝泵锻炼法。坐位或仰卧位，足中立位。先跖屈、背伸，使踝关节先上下摇动数次，后顺时针方向做踝关节回旋动作，再逆时针方向做踝关节回旋动作。

（2）踝关节活筋法：护士先一手持踝上，另一手按压足背部，使踝关节跖屈。一手扶住患肢足踝部，另一手握住患足助力使踝关节进行最大限度的背伸锻炼。一手持踝上，另一手持足部，使踝关节做顺、逆时针方向旋转活动。

（3）按膝背伸法：坐于高凳上，膝踝关节屈曲。患者自己以两手按压膝关节，将患足逐渐后移，加大踝关节的背伸度。

（4）站立背伸法：站立，患足在后，健膝屈曲，利用健腿的屈曲和身体的前倾力，使踝关节背伸。

（5）下蹲背伸法：站立，两手叉腰，练习下蹲活动，尽量使全足用力着地，使足、踝关节加大活动度。

（6）斜坡练步法：站立，在斜坡路面上练习上下行走，坡度应由小到大，以增加踝关节的背伸活动。

（7）牵趾伸屈法：护士一手持患足，另一手拇、食两指持足趾，在牵拉情况下，使足趾逐个做屈伸活动。

（七）颈椎

1. 颈椎活动形式

前屈、后伸、左右侧屈、左右旋转。

2. 颈椎活动范围

前屈 35°～ 45°；后伸 35°～ 45°；左右侧屈 45°；左右旋转各 60°～ 80°。

3. 颈部锻炼方法

（1）仰首观天：取站立位或坐位，两手叉腰，站位时两足分开，与肩同宽，挺胸位，两眼平视，吸气同时颈部尽量向上、后伸，呼气时还原。

（2）俯首探路：取站立位或坐位，两手叉腰，站位时两足分开，与肩同宽，挺胸位，吸气时颈椎向上、前屈曲，使下颌尽量接近胸骨柄，呼气时还原。

（3）左右侧屈法：取站立位或坐位，两手叉腰，站位时两足分开，与肩同宽，挺胸位，吸气时头尽量向左侧屈，呼气时还原；同法向右侧屈，还原。

（4）双掌擦颈法：十指交叉于后颈部，左右来回摩擦 100 次。

（5）翘首望月法：深吸气头尽量向左旋转，呼气时还原，深吸气头再尽量向右旋转，呼气时再还原。

（6）项臂争力法：①取坐位或站位，两手于枕部相握，两前臂紧夹两侧颞部，头部用力左转，同时左前臂用力阻之，项臂持续片刻后还原。同法做右侧。②取坐位或站位，双手交叉紧抵枕部，头颈用力后伸，双手用力向前拉，持续相抗片刻后放松还原。

（7）定点拔项法：取坐位或站位，头顶部向上用力拔伸使项背部肌肉有牵拉感为度，保持 5 ～ 10 秒。

（8）俯仰活筋法：端坐位，护士一手扶枕部，一手托下颌，略带提拔牵力，使头尽量前屈后伸。

（八）腰椎

1. 腰椎活动形式

前屈、后伸、左右侧屈、左右旋转。

2. 腰椎活动范围

以直立姿势为 0°，前屈 90°，手指尖可触及地面；后伸 20°～ 30°；左右侧屈 20°～ 30°，旋转 30°。

3. 腰背部锻炼方法

（1）后仰前俯法：取站立位，两足分开，与肩等宽，吸气时两臂先前屈上举，做腰部后伸运动，呼气时还原；然后腰部尽量屈曲，双手探地，还原。

（2）左右侧屈法：取站立位，两足分开，与肩等宽，膝部伸直，两手叉腰，吸气时做腰部左侧屈曲运动，呼气时还原；同法向右侧屈曲。

（3）左右旋转法：取站立位，两足分开，与肩等宽，膝部伸直，两手叉腰，躯干及腰部先向左旋转，还原，再向右旋转，还原。

（4）仰卧起坐法：取仰卧位，双下肢伸直并拢，双上肢自然放于身体两侧，肘关节屈曲，然后依靠腹肌收缩，用力坐起，再缓缓躺下。

（5）仰卧支撑法：又称拱桥式。取仰卧位，不用枕，两肘屈曲置于身体两侧，以头、两肘、两足五点用力作为支点，腰部向上拱起，离开床面，尽量支持，然后还原。随着肌力的恢复和增强，逐渐改为头及两足三点用力的支撑锻炼。

（6）俯卧背伸法：又称飞燕式。取俯卧位，双上肢微外展，置于身体两侧或背部，膝部伸直，并拢。以胸腹为支点，头和四肢上抬，离开床面，使腰部尽量背伸，还原。

（7）抱膝触胸法：取仰卧位，双膝屈曲，双手抱膝使其尽量靠近胸部，但注意不要将背部弓起离开床。

（九）康复操

适用于脊柱关节病患者的康复治疗。患者站立，两腿分开，与肩同宽，双上肢自然下垂，平静呼吸。具体做法如下：

第一节：颈部运动。前俯后仰；左右侧屈；左顾右盼；双手抱颈，颈部后伸。

第二节：扩胸运动。双上肢屈曲于胸部，向两侧扩展两次；双上肢外展，掌心向后，双臂用力向后扩展两次。同时腿呈弓状，左右交替。

第三节：旋体运动。双上肢平举，胸部向一侧连转三下（一次比一次幅度大），同时腿向侧方跨半步。另一侧相同。

第四节：侧体运动。左手叉腰，右手上举过头，左腿向左跨半步，向左侧弯两次。同法对侧侧弯两次。

第五节：转体运动。双上肢向两侧平举外展，同时左腿向左跨半步，先向左转身，绷腿弯腰，右手尽力触及左脚尖，起身。同法，向对侧转体。

第六节：伸展运动。双上肢向上高举，左腿向左跨半步，同时腰向左转。同法向对侧伸展。第二遍时，下肢向后跷起。

第七节：屈曲运动。上肢向外展，再向下屈曲，握拳平头，然后双手叉腰，双腿下蹲。

第八节：抬腿运动。双上肢轻松外展。同时交替抬高双腿。

注：每一节共做两个八拍。每日做2次。

五、练功的注意事项

1. 练功前须先辨明伤情，根据伤情确定练功方式。

2. 评估患者的全身情况和耐力。练功的过程中要观察患者的面色变化，防止意外的发生。

3. 以主动锻炼为主，被动锻炼为辅。

4. 及时评定疗效，随时调整练功计划。

5. 练功时，患者须全神贯注，思想集中，呼吸调整均匀，不要憋气。每个动作都由慢到快，活动次数由少到多，幅度由小到大，循序渐进。

6. 练功是为了加速骨折愈合，各种练功动作和方式均不能影响骨折固定的稳定性。

7. 下肢损伤后下床早期，应防止跌倒的发生。

第八章　常见骨折患者的护理

第一节　脊柱骨折患者的护理

一、颈椎骨折患者的护理

颈椎骨折是指颈椎骨小梁连续性中断，椎体、椎弓、突起断裂，多伴有脊髓损伤。枢椎上方的齿突具有枢纽的作用，根部较细，外伤时易发生骨折而危及生命。颈髓 1～4 节段平面完全性损伤，表现为损伤平面以下瘫痪，呼吸肌如肋间肌、膈肌、腹肌等麻痹，自主呼吸功能完全丧失，死亡率较高；损伤平面在颈髓 5 节段以下，虽然膈肌受累，肋间肌、腹肌瘫痪，胸廓不能扩张，但呼吸辅助肌如斜方肌、斜角肌、胸锁乳突肌等尚能协助膈肌，使气体在肺内得到最大限度的交换，呼吸困难仍为突出症状，患者常表现为胸闷、气短、呼吸困难、语音低、痰液多而难以排出，容易继发肺部感染，导致窒息死亡。

（一）解剖生理

颈椎分为上颈椎、下颈椎，共由 7 块椎体组成。第 1 颈椎又称寰椎，没有椎体和棘突，由前后弓和侧块组成，前弓较短，后弓较长；第 2 颈椎又称枢椎，与一般的颈椎相似，椎体上方有齿状的隆突称为齿突；第 7 颈椎由于其棘突很长，末端不分叉而呈结节状，隆突于皮下，而被称为隆椎，是临床上作为辨认椎骨序数的标志。临床上常把第 2 颈椎以上的颈椎部分称为上颈椎，把第 3～7 颈椎称为下颈椎。在整个脊柱中，颈椎的灵活性最大、活动频率最高，可进行前屈后伸、左右侧屈、左右旋转及上述运动综合形成的环转运动，颈椎 5、6 椎体损伤最常见，正常颈椎侧位 X 射线表现呈轻度前凸，颈椎生理曲度的存在能增加颈椎的弹性，减轻和缓冲重力的震荡，防止脊髓和大脑损伤。

（二）病因病机

1. 主要原因是暴力所致。如从高空坠落，重物打击头、颈、肩或背部，高台跳水受伤，塌方事故等。

2. 颈椎损伤发病部位多在活动频率较高的第 1、2 颈椎及第 5、6 颈椎。椎体损伤可为单纯压缩骨折或单纯脱位，也可伴脊髓损伤。其中以屈曲性损伤最为多见，伸展性损伤较少见。

（三）临床表现

颈椎骨折后，常表现为颈部疼痛，活动受限，颈肌痉挛。

颈椎骨折合并颈髓损伤，可出现一系列临床症状：呼吸困难、咳痰无力、体温调节异常、心率减慢、二便失常、腹胀、损伤平面以下肢体感觉及运动障碍、反射异常，呈被迫体位。根据颈髓损伤部位、程度不同，感觉、运动的异常表现 也各有差异。如颈 1～4 脊髓完全损伤，出现颈肌麻痹，头部自主运动受限，四肢麻痹，呼吸麻痹；颈 5～7 脊髓完全损伤，出现肋间肌麻痹，吸气方式借膈肌、斜角肌、胸锁乳突肌及斜方肌的运动来完成。颈 5～6 脊髓损伤，出现四肢痉挛性瘫痪；颈 6～7 脊髓损伤，出现上肢感觉、运动部分保留，下肢痉挛性麻痹。

（四）辅助检查

1. 影像学检查

（1）X 射线检查：有助于明确脊椎骨折类型和移位情况。

（2）CT 检查：用于检查椎体的骨折情况，椎管内有无出血及碎骨片。

（3）MRI 检查：有助于观察和确定脊髓损伤的程度及范围。

2. 肌电图

测量肌电传导情况。

3. 实验室检查

除常规检查外，血气分析检查有助于判断通气障碍患者的呼吸状况。

（五）治疗方法

1. 特色治疗

（1）适应证：骨折不合并脊髓神经症状者。

（2）局部制动、固定：颈椎骨折或脱位较轻者，用枕颌带卧位牵引 4～8 周；明显压缩移位者，做持续颅骨牵引 3～4 周，复位后用支具固定 3 个月。

2. 手术治疗

（1）适应证：①脊髓损伤后经非手术治疗后无明显效果，并已准确确定损伤节段者。②影像学检查显示有明显骨损伤，并对脊髓造成明显压迫者。③临床症状持续存在，保守治疗过程中有加重趋势者。

（2）手术方法：常采用前路减压植骨融合内固定术、后路减压复位植骨融合内固定术。

（六）护理风险点及观察要点

1. 护理风险点

（1）猝死。

（2）窒息。

（3）呼吸困难。

（4）颈髓损伤加重。

（5）高热。

（6）低钠血症。

（7）压力性损伤。

（8）肺部感染。

（9）泌尿系统感染。

2. 观察要点

（1）密切观察患者的意识、瞳孔、生命体征变化。

（2）观察有无喉头水肿、有无颈部血肿压迫迹象，观察痰液是否黏稠、是否堵塞呼吸道。

（3）观察呼吸频率、深度、节律及血氧饱和度变化。

（4）观察患者更换体位后的反应，如有无出现呼吸困难、口唇颜面青紫、肢体感觉运动障碍症状加重，麻痹平面上升等脊髓损伤加重表现。

（5）观察体温变化，高热时有无意识障碍、抽搐等。

（6）观察患者有无少气、懒言、嗜睡、厌食、反应迟钝、尿多等。

（7）观察受压部位皮肤情况。

（8）观察患者有无体温升高、呼吸困难、咳嗽、咳痰及痰液的颜色、性质及量，听诊肺部有无湿啰音、呼吸音有无增粗。

（9）观察尿液的颜色、性质、量及膀胱排空情况。

（七）常见护理问题及相关因素

1. 恐惧

与突发创伤、疾病知识缺乏有关。

2. 呼吸困难

与喉头水肿、痰液阻塞呼吸道、血肿压迫气管、呼吸肌麻痹有关。

3. 有坠床的可能

与活动能力受限有关。

4. 有牵引失效的可能

与牵引的轴线、重量、位置不正确有关。

5. 有压力性损伤的可能

与活动受限、局部皮肤长期受压、缺乏神经濡养有关。

6. 有坠积性肺炎的可能

与肺的清肃功能下降有关。

7. 有肌肉萎缩、关节强直的可能

与肢体活动减弱或丧失有关。

8. 有下肢深静脉血栓形成的可能

与长期卧床，肢体活动受限、血流缓慢有关。

9. 腹胀

与卧床、疼痛、术后镇痛泵及麻醉药物应用导致胃肠蠕动减慢有关。

10. 有烫伤的可能

与肢体感觉障碍有关。

（八）护理方法

1. 一般护理

（1）热情接待患者，协助患者取舒适体位，严密监测生命体征变化，必要时给予心电监护。

（2）保持呼吸道通畅，给予吸氧，必要时吸痰，保持室内空气清新，备好急救药品及器材，如吸痰器、气管切开包、急救包等。

①痰液阻塞呼吸道多发生于术后 24 小时内，给予雾化吸入，以稀释痰液，减轻水肿，有利于痰液咳出；给予翻身叩背，协助排痰；咳嗽无力痰多者进行吸痰，气管切开患者吸痰顺序：气管 - 鼻腔 - 口腔，气管内吸痰严格无菌操作；戒烟，减少呼吸道分泌物的产生。

②颈部制动，保持引流管通畅，血肿压迫气管多发生于术后 24 小时内，患者自感颈部疼痛、呼吸困难、胸闷、憋气等症状，应及时报告医生并紧急处理，必要时拆除伤口部分缝线或行手术探查。

③呼吸肌麻痹者行呼吸机辅助呼吸。

④喉头水肿多发生于术后 36 ～ 48 小时，给予雾化吸入减轻水肿，必要时行气管切开。

⑤夜间注意患者呼吸及睡眠情况，有打鼾史的患者，给予及时唤醒，有呼吸暂停综合征病史患者，备简易呼吸机，防止发生呼吸暂停综合征。

（3）评估患者麻痹平面及四肢感觉、运动变化，整复或手术后与术前相比较，如出现肢体感觉、运动障碍症状加重，麻痹平面上升及时报告医生处理。

（4）保持牵引的角度、重量持续有效，禁止自行取下。屈曲损伤采用过伸位牵引，过伸损伤采用微屈位牵引，机制不明或早期牵引可采用中立位牵引，在牵引过程中可通过抬高或降低滑车位置调整牵引轴线，维持牵引力线与头部、身体正中线一致。颈髓受刺激常引起呼吸、心跳、四肢感觉运动的变化，如患者出现呼吸困难、胸闷、心慌、恶心、呕吐、四肢麻木、疼痛、活动受限较前加重，可遵医嘱调节牵引重量和角度，必要时给予吸氧、心电监测，按压内关、合谷等穴位，药物应用等措施。注意枕部皮肤护理，预防压力性损伤。注意倾听患者的主诉，及时调整牵引，以提高舒适度。

①颅骨牵引：牵引重量 5 ～ 15kg，根据需要调节床头高度，改变床面倾斜度，利用自身重量以调节反牵引力。牵引针眼处保持清洁。定时检查牵引弓上的螺钮有无松动，牵引弓是否倾斜，发现异常及时给予调整。牵引一旦滑脱，应双手固定头部，维持牵引，通知医生给予处理。

②枕颌带牵引：牵引重量 2 ～ 3kg，下颌牵引带内垫以软毛巾，牵引时张口功能受限，去除牵引重量后进食，进食时仍需保持颈部制动，可用颈托或沙袋固定头颈部。

（5）颈椎前路手术，术前协助患者进行气管推移训练，每日 2 次，每次 10 ～ 20 分钟，逐渐增加至 30 ～ 40 分钟。训练以患者感到舒适为宜。

（6）术后伤口渗血较多时，及时更换无菌敷料，伤口渗血及引流量较少时，尤应注意有无皮下血肿的发生。注意观察引流液的颜色、性质及量，若引流液色淡、血清样，伴有头痛、恶心，或 24 小时内引流量超过 300mL，应报告医生及时处理，必要时关闭或拔除引流管。关闭引流管后，患者如有四肢感觉、运动变化，遵医嘱给予开放与关闭引流管交替进行。疑有脑脊液漏者，抬高床尾，仰卧位与侧卧位交替，伤口可用 0.25 ～ 0.75kg 的细盐袋轻微加压，排除所有可能引起颅内压增高的因素，如咳嗽、尿潴留或便秘等。发生脑脊液漏时，遵医嘱给予抗生素应用，防止发生颅内感染。

（7）预防并发症：

①压力性损伤：应用气垫床，保持床铺平整、干燥、无杂屑，定时翻身，骨突处定时减压。头颈胸石膏固定前先清洁固定部位皮肤，固定石膏后，石膏边缘修理整齐光滑，可在边缘里面垫软物，并观察石膏边缘皮肤情况。头颈胸支具固定者，保持支具清洁，支具内侧垫一条毛巾，防止骨突部位受压。

②坠积性肺炎：鼓励患者行呼吸功能训练，主动咳嗽排痰。定时给予翻身叩背。

③尿路感染及结石：鼓励患者多饮水，每日进水量 2500mL 以上。留置导尿管者，注意保持会阴部清洁，清洁尿道口，每日 2 次，定时翻身，指导患者进行膀胱功能训练。

④腹胀、便秘：颈椎骨折伴颈髓损伤者，由于肠蠕动减慢或肠麻痹常发生腹胀、便秘，顺时针按摩腹部，按摩中脘、足三里，叩击劳宫、四缝等，每日 2 次，每次 20 分钟；中药穴位贴敷；必要时给予肛管排气、灌肠、通便药物应用。鼓励患者进食润肠通便及富含纤维素的食物，如新鲜水果、蔬菜、蜂蜜等。

⑤肌肉萎缩、关节强直：早期加强四肢各关节主被动功能锻炼，保持四肢各关节处于功能位。

⑥下肢深静脉血栓：应用气压治疗仪；从远心端向近心端环形挤压式按摩双下肢。注意观察或测量双下肢周径，若下肢出现弥漫性水肿，膝上或踝上 10cm 一侧周径大于对侧 1cm 时，高度怀疑下肢深静脉血栓。一旦发生深静脉血栓，应患肢制动，禁止热

敷、按摩、理疗。如患者有不明原因的咳嗽、胸闷、血氧饱和度持续下降，警惕肺栓塞的发生，立即给予高流量氧气吸入，报告医生给予处理。

2. 体位护理

（1）平卧位时头颈部制动，两侧放沙袋，颈肩下放置软枕，其高度符合病情需要，膝、踝关节处垫软枕，保持患肢功能位。

（2）侧卧位时枕头要与肩部同高，保持头部与脊柱在同一条直线上，膝关节、双足跟部垫软枕。

（3）颈椎骨折（不稳定性）、颈椎脱位后牵引、整复及手术骨块植入患者，早期头颈部制动，限制颈部的前屈、后伸及旋转活动，肩以下受压部位，定时减压。中晚期可行平卧、侧卧交替体位。更换体位时，轴线正确合理，根据颈椎损伤机制和类型决定。

（4）颈椎后路手术，术前指导患者进行俯卧位练习，练习过程中注意观察呼吸情况，如发生呼吸困难应立即协助患者平卧，必要时给予氧气吸入、心电监护。

3. 饮食护理

（1）颈椎骨折早期，局部有水肿，给予流食或半流质饮食。少食多餐，不宜过饱，以免影响呼吸。

（2）颈椎前路手术患者宜进温热细软饮食，少食辛辣刺激之品，避免加重局部水肿。吞咽无力时，应细嚼慢咽，勿进食过快，防止呛入气管。

（3）少食产气食物，如豆浆、山芋、糯米及各类甜食等，建议进食理气消食的饮食，如饮萝卜水，陈皮泡茶饮，进食新鲜蔬菜、水果等，腹胀较甚者暂禁食水。

（4）低钾、低钠患者易导致腹胀、厌食，给予富含钾的饮食，如香蕉、橘子，多食咸食，如咸菜、咸汤等。

（5）咳嗽痰多者，给予清热化痰、宣肺理气的饮食，如梨、蜂蜜、陈皮、龟苓膏、川贝甘草饮等。

（6）腹泻的患者忌食生冷，进食收敛固涩之品，如石榴皮煎水饮、马齿苋煎饼，可进食红枣、怀山药、扁豆、莲子肉等健脾厚肠止泻之品。

（7）多食富含水分及维生素C的食物，有利于炎症控制，促进尿道上皮细胞的修复，忌食韭菜、葱、姜、蒜等辛辣刺激食物，忌温热性食物，如羊肉、狗肉、兔肉等，以免炎症加剧。

4. 情志护理

（1）受伤初期，患者恐惧、无助感较为强烈，需给患者提供舒适的治疗环境，热情接待患者，给予安慰，关心患者，讲解康复病例，树立患者战胜疾病的信心。建议家属、朋友陪伴，建立家庭心理支持系统。

（2）与家属沟通，做好家属的心理支持。

（3）气管切开不能言语的患者，不能很好地表达自己的要求，采取手势、眨眼睛、图片、文字、写字板等方式和患者交流，及时了解患者需求。

（4）牵引患者卧床时间长，长期被动体位，易产生急躁情绪，尽可能多陪伴患者，放舒缓、患者喜欢的音乐、情景剧等，以转移患者注意力。保持病房安静。

（5）截瘫患者易产生愤怒情绪，不能激惹患者，倾听患者主诉，做好家属心理工作，不说负面语言，使其能够主动配合治疗。做好对症护理，提高患者的舒适度，从而提高治疗的依从性。

（6）及时巡视病房，关注性格内向、承担家庭重担、有抑郁或精神病史、遭遗弃的患者，发现患者有抑郁或自杀倾向时，床旁及身旁不能放利器等危险物品，如修眉刀、指甲刀、剪刀、刀片、水果刀、绳子、绷带等，防止意外发生。床旁加护栏，窗户加限位器。

5. 功能锻炼

（1）术前锻炼：①呼吸功能训练，每日 2 次，每次 5 ～ 10 分钟。②主、被动活动四肢各关节，行屈伸锻炼，每日 3 次，每次 5 ～ 10 分钟。

（2）术后锻炼：①呼吸功能训练：深呼吸、缩唇呼吸及有效咳嗽训练，每日 2 次，每次 5 ～ 10 分钟。②功能训练：手术当日鼓励患者主动进行踝关节的背伸、跖屈、旋转，上肢的伸曲外展，抓举等锻炼。术后第 1 天主动加被动进行四肢各关节的功能锻炼，行肌肉的收缩训练，循序渐进，逐渐增加活动次数和强度，以不疲劳、不疼痛为度。颈后路手术者，术后 1 ～ 3 周可佩戴颈围下床活动，佩戴者应坚持 3 个月。颈前路手术者，术后 5 ～ 10 天佩戴颈围下床活动，下地时应先在床上坐起 10 分钟，床旁站立 5 分钟后，无头晕不适症状方可行走，同时应有人陪伴，防止摔倒。

6. 用药护理

（1）20% 甘露醇具有脱水利尿作用，在颈椎骨折患者中应用较为广泛，静脉输入时防止药液渗出，预防皮肤坏死的发生；液体宜在 30 分钟内滴注完毕，以达到较好的脱水作用；按照医嘱时间定时输入，用药后 30 分钟注意观察患者尿量，尿量少时常提示肾功能异常。

（2）皮质类固醇激素使用逐渐减量，3 ～ 5 天停药，以免长期大剂量使用激素出现并发症。

（3）抗生素严格按药物半衰期按时用药。

（4）应用活血化瘀类药品，滴速宜慢，注意用药后的不良反应。如患者发生心慌、胸闷、呼吸困难、发绀等，立即停药，报告医生，及时处理。

（5）神经营养药物多为生物制剂，注意有无过敏反应。

（6）中药汤剂宜饭后 1 小时温服，服药后观察效果和反应。

7. 健康教育

（1）多陪伴患者，与家属做好沟通，多给予心理支持，多说鼓励的、积极的、愉快的话语，让患者有一个良好的心情，减缓患者的不良情绪及自卑心理。

（2）重视口腔清洁，鼓励患者自行刷牙或餐后漱口，提高患者舒适度，促进食欲。

（3）向患者讲解深呼吸、有效咳嗽及多饮水的重要性，以利于患者配合，预防肺部感染的发生。

（4）向患者及家属讲解牵引的重要性及依从性，保持头颈部与身体长轴成一直线；床头高度应保持在 25～30cm，不可以任意调整；非经医生同意不能随意加减牵引锤的重量；牵引锤保持悬空，不要随便触碰；牵引绳上不要覆盖衣服或者床单。

（5）气管切开患者，家属、探视者禁止在病房吸烟，保持病房温 / 湿度适宜，教会家属和患者适宜的沟通方式。禁止用棉签清洁气管套管内分泌物，防止棉签头脱落，禁止用带针头的注射器向气管套管内注入生理盐水，防止针头脱落掉入套管内。套管处覆盖的纱布污染时及时更换。

（6）饮食应易于消化和吸收，要少含渣滓。烹调时须切碎煮软，不宜油煎、油炸。慎用辛辣刺激品（辣椒、生葱、芥末、胡椒等）。多吃水果、蔬菜，每日行腹部环行按摩 30～60 次，以促进肠蠕动；亦可每日晨起饮 250mL 淡盐水、蜂蜜水或白开水，养成每日晨起排便的习惯，预防便秘。

（7）进行排尿训练，留置导尿管期间，尿管夹闭，有尿意时放尿。注意患者的个人卫生，鼓励多饮水。

（8）每隔 2 小时给患者翻身并按摩受压皮肤，保持床铺的整洁和干燥，保持轴线翻身，以免引起再度损伤。

（9）讲解功能锻炼的重要性，使患者及家属主动配合功能锻炼，持之以恒，有利于患者康复，预防并发症。对于截瘫的患者进行被动锻炼，主要为肌肉按摩与关节的屈伸活动。被动活动以不产生疲劳感为度，逐渐增加活动次数与时间，活动范围由小到大，逐步适应，达到恢复生理功能的目的。

8. 出院指导

（1）指导患者出院后做一些力所能及的事情，多看励志方面的书籍、名人传记，以减轻患者失落感，指导家属关注患者情绪变化。

（2）佩戴颈围 3 个月，避免颈部突然屈伸旋转。

（3）颈部功能锻炼时要循序渐进，若出现不适要立即停止。

（4）慎起居，避风寒，加强营养，增加机体抵抗能力。根据体质、恢复情况进行饮食调养，如肾阳虚者多食温补之品，如羊肉、牛肉、龙眼等；肝肾阴虚者，多食清补之品，如山药、鸭肉、猪肉、百合、枸杞等，一般患者可食胡桃、瘦肉、骨头汤、牛奶、黑芝麻等补肝肾、强筋骨的食物。

（5）家居设施设计以适合患者居住使用、康复为宜，坐起或下床时，做好看护，防止跌倒或坠床的发生。

（6）定期复查，如出院后 1 个月、3 个月、6 个月到医院拍片复查。若颈部出现剧烈疼痛或者吞咽困难、有梗塞感，应及时回院复查。

二、胸腰椎骨折患者的护理

胸腰椎骨折是最常见的脊柱损伤，是指由于外力造成胸腰椎骨质连续性的破坏。在青壮年患者中，车祸和高处坠落伤是主要致伤因素。老年患者由于本身存在骨质疏松，致伤因素多为低暴力损伤，如滑倒、跌倒等。胸腰椎骨折患者常合并神经功能损伤及其他脏器损伤，这为治疗带来了极大的困难和挑战。

（一）解剖生理

脊柱的胸腰段是由 12 个胸椎、5 个腰椎组成，每个椎骨分为椎体、椎弓、椎弓根；自胸椎到腰椎椎体逐渐增大。胸椎的关节与腰椎不同，胸椎椎间关节面成冠状位，而腰椎椎间关节面成矢状位，故腰椎极易引起外伤性脱位。腰椎椎体的上、下关节突之间称峡部，此处是脊柱崩裂的好发部位；各个椎骨的椎孔相连形成椎管，容纳有脊髓、神经和血管。椎管内的脊髓在第 1 腰椎下缘终止末端变细为脊髓圆锥，向下形成马尾。相邻两椎骨椎弓根上、下切迹形成椎间孔，内有脊神经和血管通过。胸 12 ～腰 1 或胸 11 ～腰 1 是胸腰椎损伤中发病率最高的部位；胸腰段脊髓间隙小，骨折时宜造成脊髓前方受压。

（二）病因病机

1. 间接暴力所致占绝大多数，以高处坠落、足臀部着地而产生传导型损伤多见，亦可因弯腰工作重物打击背、肩部，使脊柱突然屈曲而致伤。

2. 直接暴力所致的胸腰椎损伤较少见，多为工伤或交通事故直接撞击胸腰部或因弹击伤。

3. 肌肉拉伤，系因肌肉突然收缩而致的横突骨折或棘突撕脱性骨折。

4. 病理性骨折，如骨肿瘤、骨质疏松等。

（三）临床表现

1. 局部疼痛，程度多剧烈，且不能站立、翻身困难；搬动时患者常感剧痛。

2. 骨折部位均有明显压痛。

3. 腰背部活动受限、肌肉痉挛。

4. 腹胀、腹痛，多系腹膜血肿刺激自主神经所致。

5. 胸腰椎损伤时可能同时损伤脊髓和马尾，主要症状是损伤平面以下的感觉、运动和膀胱、直肠功能均出现不同程度障碍。严重者双下肢感觉、运动完全消失。

（四）辅助检查

1. X 射线检查显示骨折脱位。

2. CT 检查显示脊髓受压、骨折移位方向和骨折块压迫脊髓情况。

3. MRI 检查显示脊髓损伤程度。

（五）治疗方法

1. 保守治疗

（1）治疗指征：①无神经损伤者；②脊柱三柱中至少两柱未受损；③后凸角度小于 20°；④椎管侵占小于 30%；⑤椎体压缩不超过 50%。

（2）治疗方法：主要采用卧床休息、镇痛、体位复位的方法。患者仰卧在硬板床上，骨折部位垫枕逐渐增加高度使其呈过伸位，并指导患者进行腰背肌锻炼。支具固定 10～12 周。

2. 手术治疗

（1）手术指征：①合并神经损伤；②所有 C 型骨折；③ A3 型及 B 型中成角超过 30°、椎体压缩超过 50%、椎管侵占超过 30%；④ MRI 检查证实有椎间盘损伤。

（2）手术方法：

①前路减压植骨融合内固定术：适用于不完全脊髓损伤、有明显的脊髓前方压迫症状者、前柱损伤严重或爆裂性骨折，而后部结构未完全破坏的不全瘫者。

②后路减压复位植骨融合内固定术：适用于骨折脱位、椎板骨折下陷或脱位前移压迫神经、椎管损伤小于 50% 的爆裂性骨折、屈曲 – 分离损伤、侧屈损伤者，或与前路手术联合应用。

③前后路联合手术：适用于不稳定的三柱损伤合并不全瘫和单一椎体以上的减压性切除。

（六）护理风险点及观察要点

1. 护理风险点

（1）低血容量性休克。

（2）下肢深静脉血栓。

（3）伤口感染。

（4）压力性损伤。

2. 观察要点

（1）密切观察患者的精神、意识、面色、引流量及生命体征的变化，如出现面色苍白、肢体冰冷、脉搏细数、血压偏低、尿量减少时，应尽快输血、输液并吸氧。

（2）观察下肢肿胀、疼痛、皮色、皮温、皮肤弹性及肢端动脉搏动情况。若下肢突然肿胀，疼痛持续不减或疼痛加重，小腿肌肉饱满，压痛明显者疑为下肢深静脉血栓，患肢制动，报告医生，给予处理。

（3）严密监测体温变化，观察有无持续性低热、脉搏增快，伤口有无红肿、波动感等。

（4）观察骨突受压部位皮肤情况。

（七）常见的护理问题及相关因素

1. 悲观 / 焦虑

与缺乏对疾病正确的认识、担心伤残影响生活和工作有关。

2. 有发生低血容量性休克的可能

与术中出血、术后引流过多有关。

3. 有压力性损伤的可能

与患者体位改变能力受限、营养缺失、潮湿有关。

4. 有泌尿系统感染的可能

与脊髓损伤患者膀胱功能失调；长期卧床患者抵抗力下降；膀胱内残存尿量多，尿沉渣易沉积有关。

5. 有腹胀、便秘的可能

与腰椎骨折后刺激腹膜、内脏神经失调、卧床后肠蠕动减慢有关。

6. 有坠积性肺炎的可能

与卧床后不能自主改变体位、胸廓活动度减小及肺的清肃功能下降有关。

7. 有关节僵硬、肌肉萎缩的可能

与长期卧床、神经损伤、关节和肌肉不能自主活动有关。

8. 有下肢深静脉血栓形成的可能

与血流瘀滞、血管壁损伤、血液的高凝状态有关。

（八）护理方法

1. 一般护理

（1）保持病房安静、整洁、空气流通、温 / 湿度适宜。搬动患者时应平抬平放（三人或四人搬运法），保持脊柱呈一条直线，避免扭曲。

（2）详细询问病史，密切观察病情变化。胸腰椎骨折患者往往合并其他脏器的损伤，密切观察生命体征、神志变化及双下肢感觉、运动情况，如有异常，及时报告医生进行处理。

（3）评估疼痛的部位、性质、持续时间，及时给予止痛药物应用，并观察用药后的反应。使用镇痛泵的患者，观察患者有无恶心、呕吐、嗜睡等不良反应。

（4）对于肢体感觉功能障碍者，给患者擦浴或保暖时，注意水温不宜过高，防止烫伤。

（5）术后严密观察患者的生命体征及血氧饱和度的变化，肢体感觉、运动情况，麻痹平面，二便情况，并与术前相比较。

（6）观察刀口渗血、引流量及其色、质，如 24 小时内引流量超过 300mL，色淡、血清样，怀疑为脑脊液漏，应及时报告医生，关闭或拔出引流管。根据病情抬高床尾，俯卧位与侧卧位交替，伤口局部给予加压。保持引流管通畅，翻身时，防止引流管滑出。

（7）预防压力性损伤：定时翻身减压，翻身时注意保持脊柱轴向运动；保持床单位平整、清洁、干燥；受压部位给予中药涂擦；加强营养，增强机体抵抗力。

（8）预防尿路感染：鼓励患者多饮水，每日饮水 2500mL 以上；保持会阴部清洁，留置导尿管者，碘伏消毒尿道口，每日 2 次；妥善固定集尿袋，防止发生逆行感染。

（9）预防肺部感染：鼓励患者深呼吸、有效咳嗽及扩胸运动，翻身时给予叩背，以助痰液排出。伤口疼痛者，护士双手扶托患者胸廓帮助患者咳嗽。痰液较多时，给予雾化吸入。

（10）预防腹胀、便秘：每日以脐部为中心顺时针环形按摩腹部 3～4 次，每次15～30 分钟，以促使胃肠蠕动帮助消化；晨起可以饮用淡盐水或蜂蜜水，以润肠通便；指导患者进行穴位叩击（四缝、劳宫），必要时遵医嘱给予中药贴脐或缓泻剂应用。

（11）严格执行消毒隔离制度，预防院内交叉感染。

2. 体位护理

（1）胸腰椎骨折患者搬运时应平抬平放，保持脊柱平直，避免扭曲。卧床应卧硬板床，以保持脊柱平直，防止发生畸形或进一步损伤。

（2）截瘫患者卧气垫床，骨突处垫软枕，协助患者保持舒适卧位。每 2 小时轴向翻身 1 次。

3. 饮食护理

（1）根据机体阴阳虚实辨证调配饮食。实热者，忌食膏粱厚味及辛香之品；阳虚者宜温补，多食牛奶、牛肉、羊肉等；阴虚者宜清补，如元鱼、大枣、绿豆等。此外，还要做到饮食有节，并注意饮食卫生，防止饮食不洁影响疾病恢复。

（2）脊髓损伤患者内脏功能紊乱，长期卧床，易出现食欲不振、腹胀、便秘等脏腑功能失调。饮食需合理搭配，损伤早期以清淡、易消化、富含维生素的饮食为主，如蔬菜、水果、米粥、面条等，鼓励少量多餐，少进甜食，避免产气食物及难以消化食物的摄入。中后期以增进营养为主，多食富含蛋白质的食物，如瘦肉、蛋类、鱼、虾等。

4. 情志护理

（1）胸腰椎骨折患者多系青壮年，在家庭中担任重要角色，意外事故使其劳动力及生活自理能力突然下降。患者大多数担心预后、顾虑重重。医护人员及家属要耐心细致协助其各种生活所需，同时加强自护知识指导，讲解成功病例，鼓励其树立战胜疾病的信心，使其尽快恢复一定的自理能力。

（2）以尊重的态度、亲切的语言、恰当的方式做好有关疾病的解释工作。以娴熟的服务技巧减轻其不适，预防各种并发症。

（3）针对患者不同时期的心理变化及时给予心理疏导，消除不良情绪；做好家属的工作，建立家庭和社会支持系统，使患者感受到社会和家庭的关爱，树立战胜疾病的信心和勇气，更好地配合治疗和康复。

5. 功能锻炼

（1）手术当天麻醉消失后即可协助患者进行髋关节、膝关节的伸屈及踝关节背伸、跖屈的主动活动。

（2）术后第1天，在以上锻炼的基础上指导患者进行双下肢肌肉收缩锻炼，每日2～4次，每次5～20下，以不疲劳为宜。有神经损伤的患者可行被动锻炼，并按摩双下肢肌肉。

（3）根据患者的治疗方法及病情适时进行腰背肌的锻炼，可做五点式、三点式、飞燕式腰背肌功能锻炼，开始时每日2次，每次10～15分钟，逐渐增加活动时间，以不疼痛、不疲劳为度。

（4）术后遵医嘱下床活动。起初坐起时可能会出现体位性低血压而感觉头晕、恶心，甚至虚脱。下床顺序：卧位、靠坐、自坐、床边坐、床边站、室内保护下行走。

6. 用药护理

（1）合理应用抗生素，术前抗生素在切皮前30分钟内应用，术后按药物半衰期定时给药。

（2）应用甘露醇时，快速输入，防止药液外渗。若药液外渗，应立即停止用药，及时处理。

（3）应用镇痛药物、降糖药、降压药期间，加床栏加强看护，做好防止跌倒/坠床及药物不良反应的健康宣教。

（4）服用中药的患者，注意药物与饮食的互相关系，并观察用药后的反应。

7. 健康宣教

（1）保持室内安静、整洁、空气清新，定时通风，每日2次。

（2）防跌倒、坠床：嘱患者做力所能及的事，日用品放在触手可及的地方，使用床栏保护。下床活动时应穿稳定性好、防滑的鞋，注意保持地面清洁、干燥，夜间保证照明。告知患者不要做体位突然变动的动作。

（3）坚持每天均衡营养，合理调配饮食，多进食高维生素、高纤维素的食物，多饮水，定时环形按摩腹部，养成定时排便的习惯，防止腹胀、便秘的发生。

（4）鼓励患者进行四肢主被动锻炼，加强双上肢外展扩胸运动及足踝、足趾的运动，按摩下肢肌肉；经常更换体位，鼓励有效咳嗽、深呼吸，做力所能及的事，增加饮水量，保持尿液通畅，预防并发症。

（5）保持正确的坐姿、站姿和走姿，避免剧烈的体育运动。

8. 出院指导

（1）慎起居，避风寒，加强营养，合理调配膳食，保持大便通畅。

（2）坚持功能锻炼，3个月内坚持进行功能锻炼，6个月内禁弯腰、禁腰部旋转及重体力劳动。

（3）做好安全防护，防止跌倒、坠床和烫伤。

（4）定期复查，如有不适及时就诊。

三、骶尾部骨折患者的护理

骶尾骨是骶骨和尾骨的合称。骶尾骨骨折并不少见，多为患者从高处坠下臀部着地或患者因外力猛然坐到地上，造成骶尾骨骨折。

（一）解剖生理

骶骨外观略呈扁平的三角形，是骨盆的一部分，椎体构成骶骨中柱，骶骨中柱两侧各有4个纵形排列的骶骨孔，是骶骨薄弱部位，骶骨上端与第5腰椎以椎间盘和关节突关节连接，下端与尾骨相连。尾骨为三角形骨块，位于脊柱尾端，仅是肛提肌附着点，无其他重要功能。骶骨骨折和脱位常被认为是骨盆损伤的一部分。

（二）病因病机

直接暴力是骶尾部骨折最常见的原因。骨盆受到前后或左右方向的暴力挤压或车祸致伤；骶骨背面直接受到强大机械打击而造成双侧骶髂关节脱位；下腰段受到严重撞击造成腰骶关节脱位；直接暴力造成骶骨横形骨折；尾骨骨折常见于跌坐臀部着地或局部被踢伤而致骶尾关节脱位或尾部骨折。90%以上骶骨骨折伴有骨盆骨折。

（三）临床表现

1. 典型外伤史，表现为骶尾部疼痛剧烈，严重时局部有不同程度肿胀、压痛、后凸畸形。坐位时疼痛症状加重。当起立或坐下时疼痛加剧，站立不动或卧位不动时疼痛较轻。

2. 局部压痛，肛诊时疼痛剧烈，排便时症状加重，患者常表现为便秘。

（四）辅助检查

1. X射线检查是确定诊断的可靠方法。

2. CT检查可以比较清晰地显示骨折部位和形态，以判断骨盆骨折的程度。

（五）治疗方法

1. 保守治疗

无移位骶骨横行骨折，仅需卧床2～3周，3周后可佩戴腰骶部支撑带下地活动。

纵行骨折卧床时间应延长 4 ~ 5 周，初下地以少负重为宜。尾骨无移位骨折无需特殊处理，卧床休息 2 ~ 3 周即可。

2. 手术治疗

如尾骨骨折长期不愈合应考虑行尾骨切除术。

（六）护理风险点及观察要点

1. 护理风险点

（1）盆腔脏器损伤。

（2）疼痛。

（3）腹胀、便秘。

2. 观察要点

（1）注意观察患者生命体征，尤其是血压变化，判断有无盆腔脏器损伤；同时注意观察有无下肢神经损伤症状。

（2）观察疼痛部位、性质、范围、程度及其与体位变化的关系，肛诊时注意观察局部疼痛情况。

（3）观察患者进食情况，注意观察腹部叩诊音、肠鸣音及大便次数。

（七）常见护理问题及相关因素

1. 受伤局部疼痛

与局部护理不当有关。

2. 术后有刀口感染的可能

与刀口距肛门近，污染机会多有关。

3. 腹胀、便秘

与卧床、饮食、疼痛有关。

（八）护理方法

1. 一般护理

（1）观察受伤局部疼痛情况，坐位时局部注意减压，防止压力性损伤。

（2）保持敷料清洁、干燥，如有污染及时更换。每次排便完毕，肛周给予清洁。

（3）合理调配饮食，指导患者进食富含粗纤维及润肠通便的饮食，每日晨饮蜂蜜水，顺结肠走向进行腹部按摩，大便困难者给予开塞露纳肛以助其排便。

2. 体位护理

早期卧硬板床，翻身时注意保持脊柱上下一致，防止扭曲加重病情，禁止坐位及平卧位，避免压迫骶尾部引起疼痛，加重局部损伤。要求卧床休息 3 ~ 6 周至疼痛减轻。

3. 饮食护理

早期（伤后 1 ~ 2 周），受伤部位瘀血肿胀，经络不通。此期治疗以活血化瘀，行气消散为主。饮食上以清淡为主，如蔬菜、蛋类、豆制品、水果等，忌食辛辣、刺激、肥腻之品，尤不可过早进食滋补之品，如骨头汤、肥鸡、炖水鱼等。

中期（伤后 2 ～ 4 周），瘀肿大部分吸收，此期治疗以和营止痛，祛瘀生新，接骨续筋为主。可在初期的食谱上加骨头汤、动物肝脏，补充足量的维生素 A、维生素 D、钙及蛋白质，以满足骨痂生长的需要。

后期（伤后 4 周以上），骨折部位瘀血基本吸收，已有骨痂开始生长。饮食宜补，通过补益肝肾、气血，以促进牢固的骨痂生成。饮食上可解除禁忌，可食用冬虫夏草炖瘦肉、枸杞墨鱼乌鸡汤、羊肉红枣汤等。

4. 情志护理

骶尾部骨折的治疗常常需要长时间卧床休息为主，患者容易产生急躁情绪，在护理实施过程中应向其讲解有关疾病及卧床的必要性，帮助患者放松心情，积极配合治疗和护理。

5. 用药护理

（1）用药期间忌生冷及寒凉食物，同时外避风寒，以免加重病情。

（2）中药温服，饭后半小时及一小时服用为宜。注意药物与饮食的相互关系并观察用药后的反应。

（3）中药熏洗时药液温度适宜，观察用药后局部情况，并做好记录。

（4）局部贴敷药物，如出现皮肤过敏、红肿或糜烂应及时停用。

6. 功能锻炼

（1）早期（伤后 2 周内）：五点式腰背肌功能锻炼，患者用头部、双手及双足为支撑，用力使腰背部呈拱形挺起，使得腰背部远离床面 8 ～ 15cm。每次停留 3 ～ 5 秒，每次 20 ～ 50 下，并逐渐增加次数。

（2）中期（伤后 2 ～ 4 周）：①三点式腰背肌功能锻炼，患者上臂置于胸前，用头部、双足支撑用力，使腰背部弓形挺起，远离床面 8 ～ 15cm，每次停留 3 ～ 5 秒，一般在伤后 2 ～ 3 周，每日 2 ～ 3 次，每次 50 下左右，并逐渐增加次数。②飞燕式腰背肌功能锻炼，患者俯卧，上肢后伸，小腿及踝部垫一枕头，使头部和肩部尽量后仰，同时下肢尽量绷直后伸，全身翘起，尽量让腹部着床，呈一弧形，此法要求较高，多在前两种方法锻炼一段时间后再采用。

（3）后期（伤后 4 周以上）：继续进行以上腰背肌功能锻炼，可在帮助下逐步下地行走。

7. 健康教育

（1）术后 4 周左右可佩戴支具下床进行行走训练，练习站立和行走时挺胸，时间不宜过长，以休息为主。忌做大幅度、高强度活动。保守治疗者一般 2 ～ 3 个月后可下床活动，若伤情复杂或受伤处疼痛明显，应延长卧床时间或遵医嘱下地活动。

（2）在伤后 2 ～ 3 个月内坐位时应用垫气圈保护。不负重，不搬提重物，慎弯腰或侧腰，注意少坐和不坐自行车。

（3）合理调配饮食，保持大便通畅。

8. 出院指导

（1）建立良好的生活方式，合理饮食，加强营养，生活规律。

（2）加强腰背肌功能锻炼，循序渐进，持之以恒。

（3）定期复查，若出现骨折部位疼痛或疼痛加剧，应立即回院复诊。

四、脊柱骨折合并脊髓损伤患者的护理

脊髓损伤是脊柱骨折或脱位的最严重的并发症，发生率很高，多发生于颈椎下部和胸腰段。由于椎体的移位或碎骨片突出椎管内，使脊髓或马尾神经产生不同程度的损害。主要表现为脊髓损伤平面以下的感觉、运动障碍，反射异常及大小便失禁。脊髓损伤是一种严重的致残性疾病，常造成截瘫或四肢瘫，使患者丧失站立及行走功能，对日常生活自理能力及生存质量造成严重的影响，还极易继发其他并发症，如呼吸道感染、泌尿系统感染、压力性损伤、消化功能紊乱等。如治疗和护理不及时，可危及患者生命。

（一）病因病机

直接暴力和间接暴力作用于正常脊柱和脊髓组织，均可造成脊髓损伤。多由于房屋倒塌、矿井塌方、从高处坠落、交通事故及跳水意外等原因，外力作用于脊柱，引起椎体骨折、脱位。当移位的椎体、碎骨片、椎间盘等组织突入椎管，可直接压迫脊髓和马尾神经，引起局部水肿和缺血变性等改变。不同程度的损伤可造成不完全性截瘫和完全性截瘫。脊柱骨折并发脊髓损伤，按损伤程度可分为：脊髓休克、脊髓受压、脊髓水肿、脊髓和神经根损伤、马尾神经损伤。

（二）临床表现

1. 脊髓损伤

主要表现为受伤平面以下单侧和双侧感觉、运动、反射的全部或部分丧失；可出现随意运动功能丧失。C7 以上水平损伤可表现为四肢瘫，C7 以下水平损伤可出现截瘫。

2. 脊髓圆锥损伤

第 1 腰椎骨折可造成圆锥损伤，表现为会阴部鞍区皮肤感觉缺失，括约肌功能丧失，大小便不能控制，性功能障碍。但双下肢的感觉、运动正常。

3. 尾神经损伤

第 2 腰椎以下骨折脱位可引起马尾神经损伤，表现为受伤平面以下弛缓性瘫痪、感觉和运动障碍、括约肌功能丧失、腱反射消失。

（三）辅助检查

1. X 射线检查可明确脊椎骨折的部位、类型和移位情况。

2. CT 检查显示椎体的骨折情况、椎管内有无出血及碎骨片。

3. MRI 检查可进一步观察、确定脊髓损伤程度和范围。脊髓造影显示椎管形态变化及与脊髓的相互关系。

4. 肌电图测量肌电传导情况，鉴别脊髓完整性的水平。

（四）治疗方法

1. 非手术治疗

（1）紧急救治：保持有效通气、有效循环血量。

（2）低温疗法、高压氧疗法。

（3）药物治疗：脱水疗法、肾上腺皮质激素冲击疗法、抗儿茶酚胺药物、抗纤维蛋白溶解药物、低分子右旋糖酐。

（4）卧床休息、牵引、固定、局部制动。

2. 手术治疗

目的是解除脊髓及神经根的压迫，预防脊柱畸形和不稳定，最大限度地恢复和改善患者肢体的功能。

（五）护理风险点及观察要点

1. 护理风险点

（1）颈髓损伤患者发生窒息。

（2）脊髓二次损伤。

（3）颅骨牵引失效。

（4）伤口感染。

（5）下肢深静脉血栓形成。

（6）压力性损伤。

2. 观察要点

（1）严密观察患者的意识、面色及生命体征变化。保持呼吸道通畅，上位颈椎损伤者尤应观察呼吸情况，床旁备好气管切开包、吸痰器等抢救设备和急救药品。

（2）观察神经功能、四肢的感觉及运动情况，并与术前做比较。如果患者主诉困倦、肢体沉重麻木、刺痛或肢体活动受限，应引起注意，并进行神经功能检查。

（3）牵引的患者参照牵引护理，保持有效牵引。

（4）观察伤口渗血情况，伤口有无红肿、疼痛，局部有无肿胀等。密切观察伤口敷料渗液情况，是否出现脑脊液漏。

（5）观察患者排尿、排便情况，膀胱是否过度充盈，有无腹胀、肠鸣音降低或丧失等表现。

（6）观察下肢肿胀、疼痛、皮色、皮温、皮肤弹性及肢端动脉搏动情况。若下肢突然肿胀，疼痛持续不减或疼痛加重，小腿肌肉饱满，压痛明显者疑为下肢深静脉血栓，保持患肢制动，报告医生，给予处理。

（7）观察患者受压部位的皮肤情况，注意观察骨突受压部位皮肤是否持续受压、潮湿。

（六）常见护理问题及相关因素

1. 气体交换受损

与脊髓损伤、呼吸肌麻痹、清理呼吸道无效致分泌物留存有关。

2. 体温过高或过低

与脊髓损伤、自主神经系统功能紊乱有关。

3. 尿潴留

与脊髓损伤有关。

4. 腹胀、便秘

与脊髓神经损伤、液体摄入不足、饮食及活动减少有关。

5. 有压力性损伤的可能

与患者活动能力下降、局部持续受压和营养不良有关。

6. 有下肢深静脉血栓形成的可能

与血流缓慢、血管壁损伤、血液黏稠有关。

7. 有坠积性肺炎的可能

与卧床后肺的清肃功能下降有关。

8. 有肌肉萎缩、关节僵直的可能

与肢体活动受限有关。

（七）护理方法

1. 一般护理

（1）保持病室清洁、舒适、温/湿度适宜，保持床铺平整、干燥、清洁、无渣屑。

（2）给予心电监护及氧气吸入，严密观察生命体征变化，特别是呼吸情况。颈髓损伤者注意观察血氧饱和度的变化。

（3）观察伤口渗血及引流液的颜色、性质、量，保持引流管通畅，勿折叠、扭曲、受压。

（4）每2～4小时协助患者翻身，翻身时保持三点一线轴线翻身，避免脊柱扭转、前屈，并按摩骨突受压部位皮肤。翻身或取放便器时，避免拖、拉动作；皮肤感觉异常者，严禁使用热水袋、冰袋，防止烫伤和冻伤。

（5）鼓励患者多饮水，每日2500～3000mL，保持会阴部清洁，大小便污染后应及时擦洗，防止泌尿系统感染。

（6）鼓励患者多食粗纤维食物，顺结肠走向按摩腹部，必要时针刺支沟、照海、足三里、太白、冲门等穴，预防便秘的发生。

2. 心理护理

患者受伤突然，伤后部分或全部感觉和肢体运动丧失，产生悲观厌世情绪，理解并同情患者的遭遇，耐心倾听患者的心理感受并给予积极的心理支持；创造安静、舒适的环境，减少不良刺激；介绍医院的技术力量和设备，减轻患者的顾虑；介绍成功病例，增强患者战胜疾病的信心；当患者情绪波动时，鼓励其多交流发泄，如允许其哭泣等，除过激行为外，不应该加以限制；适当限制其与有悲哀情绪的患者及家属接触；帮助并指导患者应用松弛疗法，如按摩、听音乐、看电视等；对患者的合作与进步及时给予肯定和帮助。协助患者取舒适卧位；经常与患者交流，鼓励其说出痛苦感受，给予相应的心理支持。最大限度地满足患者基本需求，协助生活护理；操作时给予耐心解释，取得患者的信任；关心体贴患者，帮助其树立战胜疾病的信心。

3. 饮食护理

受伤早期，由于后腹膜血肿可产生腹胀、腹痛等胃肠功能紊乱情况，应限制饮食，以半流食为主，避免进食易致腹胀的甜食。术后 6 小时可逐渐根据患者的情况，进食流食、半流食、普食。指导患者进食高热量、高蛋白、高维生素、低脂肪、富含粗纤维的食物，如瘦肉、蛋黄、胡萝卜、新鲜的水果和蔬菜等。

4. 体位护理

脊柱、脊髓损伤后，体位护理不可忽视，若体位或姿势不当可加重脊髓及神经的损伤，尤其翻身不当会加重损伤，翻身时应保持身体纵轴的一致，避免扭曲、旋转和拖拉。保持肢体功能位，避免造成关节挛缩、变形或肢体失用，必要时可给予支具固定。上肢尚有部分功能的患者，指导患者利用上肢残存的功能，主动变换体位。可在床尾栏杆处系宽布带，嘱患者用手与布带的牵引力将身体拉起；从床上转移到轮椅时，指导患者利用双手支撑力进行转移，轮椅车轮保持制动。

5. 用药护理

（1）静脉应用脱水剂及神经营养药物时，注意观察滴速和不良反应，严防液体渗漏至皮下。

（2）抗生素严格按药物半衰期按时用药。

（3）中药汤剂宜饭后 1 小时温服，服药后观察效果和反应。

（4）口服接骨续筋中成药，服用期间忌生冷，多饮水。

6. 功能锻炼

（1）主动运动：鼓励患者对能动的肌肉、关节尽最大限度地活动，通过抗阻力运动等锻炼上肢功能；加强深呼吸、有效咳嗽及咳痰训练以锻炼肺功能；利用床上拉手及健身带等康复器材锻炼上肢的肌力。

（2）被动运动：帮助截瘫的肢体行关节的被动活动及肌肉按摩，被动活动下肢，如踝关节的背伸跖屈、髋膝关节的屈伸等训练。

（3）膀胱功能训练：评估膀胱自主排尿功能，制订膀胱功能训练计划，膀胱储尿在 300～400mL 为宜，早期保留尿管，训练膀胱逼尿肌的功能，掌握关闭、开放导尿管的时机。每日饮水量 2500～3000mL，以利于稀释尿液，避免尿路感染。对不能自行排尿者可行间歇性导尿。

（4）转移训练：包括独立转移和帮助转移。帮助转移指患者在他人的帮助下转移体位。可有两人帮助和一人帮助。独立转移指患者独立完成转移动作，包括从卧位到坐位转移、床上或垫上横向和纵向转移、床至轮椅和轮椅至床的转移、轮椅到凳或凳到轮椅的转移。

（5）直立适应性训练：逐步从卧位转向半卧位或坐位，倾斜的高度每日逐渐增加，循序渐进，防止体位性低血压的发生。下肢使用弹性绷带，同时可使用腹带，以减少静脉血液瘀滞。从平卧位到直立需 1 周的适应时间。

（6）行走训练：选择适合的支具固定各关节，利用双杠或双拐及助行器练习站立和行走。臀大肌肌力较差的患者，因站立时髋部不稳，为保持平衡，应使腰部前倾。

（7）使用轮椅训练：对于截瘫的患者，轮椅是很重要的代步工具，选择合适的轮椅，教会患者轮椅正确的使用方法，让患者掌握轮椅的各种功能。

7. 健康教育

（1）早期卧硬板床，采取仰卧位或侧卧位，定时翻身，翻身时保持脊柱平直，搬动患者时，应平抬平放，保持脊柱呈一条直线，避免脊柱扭曲，严防脊髓的进一步损伤。

（2）鼓励患者进行深呼吸、有效咳嗽、排痰等预防肺部感染。

（3）多饮水，保持会阴部清洁干燥，有尿管者注意尿道口清洁。

（4）洗澡或热水泡脚时注意水温，防止烫伤。

（5）制订全身锻炼计划，防止肌肉萎缩和关节强直。

8. 出院指导

（1）继续加强功能锻炼，预防失用性综合征的发生。

（2）评估患者日常生活能力，如清洁、大小便、进食、运动等能力，指导家属给予帮助和协助。

（3）加强营养，增强机体抵抗力。

（4）保持情绪稳定，做好自身调节，使患者早日回归社会。

（5）发现并发症，及时到医院诊治。

（6）定时复查，不适时就诊。

第二节　骨盆骨折及骨盆骨折合并症患者的护理

一、骨盆骨折患者的护理

骨盆骨折多由高能量损伤引起，主要有压砸、碾轧、撞挤或高处坠落等损伤所致，多伴有盆腔内血管、神经、脏器损伤，出血较多常可引起休克。

（一）解剖生理

骨盆由骶骨、尾骨和两侧髋骨（髂骨、坐骨、耻骨）连接而成。后侧骶骨与两侧宽大的髂骨形成骶髂关节，其骨面接触大，韧带连接坚固，是保持骨盆稳定的主要结构；前面两侧耻骨组成耻骨联合，是个薄弱环节。整个骨盆形如漏斗，称为骨盆环。骨盆的周围附有众多肌肉，骨盆壁有丰富的血管和静脉丛，骨盆腔内有重要的脏器和组织（如膀胱、输尿管、神经、血管、生殖器等），因此严重的骨盆骨折脱位多合并脏器损伤，而且出血量大，休克的发生率也很高。骨盆位居脊柱和双下肢之间，是承上接下的桥梁，躯干的力量必须通过骨盆才能传导到下肢，而下肢的运动也必须通过骨盆才能改变躯干的位置和形态。骨盆的后方有两个负重弓，一是骶股弓，由两侧髋臼斜行向上通过髂骨增厚部到达骶髂关节与对侧相交而成，在站立位时支持体重；二是骶坐弓，由两侧坐骨结节向上经髋骨后部至骶髂关节与对侧相交而成，在坐位时支持体重。前方上下各有一个束弓，上束弓约束骶股弓，下束弓约束骶坐弓，这两个束弓也叫副弓，其作用是防止骨盆向两侧分开，但主弓有骨折时，副弓大多同时骨折。严重的骨盆骨折脱位，如复位不良，畸形愈合，常影响行走步态和负重功能，育龄妇女还会影响分娩。

（二）病因病机

骨盆骨折多由强大的外力所致，也可通过骨盆环传达暴力而发生他处骨折，如车轮碾轧碰撞、房屋倒塌、矿井塌方、机械挤压等外伤所造成。由于暴力的性质、大小和方向的不同常可引起各种形式的骨折或骨折脱位。前后方向的暴力常造成耻骨下支双侧骨折、耻骨联合分离，并发骶髂关节脱位、骶骨骨折和髂骨骨折等，引起膀胱和尿道损伤。侧方暴力挤压骨盆，可造成耻骨单侧上下支骨折或坐骨上下支骨折、耻骨联合分离、骶髂关节分离、骶骨纵形骨折、髂骨翼骨折。如急剧的跑跳、肌肉强力收缩则会引起肌肉附着点撕脱性骨折，常发生在髂前上棘和坐骨结节处。直接暴力，如有高处坠落、滑倒臀部着地可引起尾骨骨折或脱位、骶骨横断骨折。

（三）临床表现

有明显的外伤史，伤后局部肿胀、疼痛、瘀斑。骨盆骨折多由强大暴力造成，可合并膀胱、尿道、直肠及血管神经损伤而造成大出血。因此，常有不同程度的休克表现。单处骨折骨盆环保持完整者，除局部压痛外多无明显症状；如骨盆环的完整性被破坏者，患者多不能翻身、坐起或站立，下肢移动时疼痛加重，局部肿胀、皮下瘀斑及压痛明显；骶髂关节脱位时，患侧髂后上棘较健侧明显凸起，并较健侧为高；尾骨骨折或脱位可有异常活动，纵向挤压痛，肛门指诊能摸到向前移位尾骨。骨盆挤压试验和分离试验时在骨折处出现疼痛。

（四）辅助检查

1. X 射线检查

X 射线检查是诊断骨盆骨折的主要手段，可显示骨折类型及移位情况。

2. CT 检查

CT 检查能发现 X 射线检查不能显示的骨折，对髋臼骨折特别适用，能清楚地立体显示半侧骨盆移位情况，对需行内固定的骨盆骨折，CT 检查能准确显示复位情况、内固定位置是否恰当及骨折愈合进展情况。

3. B 超检查

B 超检查以了解腹腔及盆腔内脏器及大血管的情况。

4. MRI 检查

MRI 检查可发现骨盆部位的肌肉、肌腱、韧带、神经等软组织损伤和隐匿的骨折。

5. 血浆 D– 二聚体检测

血浆 D– 二聚体检测对深静脉血栓和肺栓塞具有排除诊断价值。

6. 其他

心电图或心脏彩超检查可以了解患者心肺功能；彩色多普勒检查可筛查有无下肢深静脉血栓。

（五）治疗方法

治疗重点是纠正休克，整复畸形，以恢复骨盆环的完整。

1. 非手术治疗

（1）适应证：

①骨盆环稳定的骨折，如撕脱骨折和无明显移位的骨盆环一处骨折。

②骨盆环两处损伤而失稳，但影像学上无或轻微移位者。

③因早期救治需要，经卧床、牵引治疗后，影像学证明复位满意者。

④有手术禁忌或不宜手术治疗的多发伤。

（2）治疗方法：

①对症治疗，卧硬板床休息 3 ～ 4 周。肌肉撕脱骨折者取放松肌肉的体位，髂前上棘骨折者置于屈髋位，坐骨结节骨折者置于伸膝位。

②骨盆兜悬吊牵引固定。悬吊重量以将臀部抬离床面为宜。5 ～ 6 周后换用石膏短裤固定或采用多头带固定骨盆部位。

2. 手术治疗

（1）外固定器固定适用于：

①有明显移位的不稳定骨折，特别是并发循环不稳定者，以求收到固定骨盆和控制出血的效果，并有减轻疼痛和便于搬动伤员的作用。

②旋转不稳定型骨折。

③开放性不稳定型骨折。

（2）开放复位内固定适用于：经非手术治疗后，骨折移位＞1cm，耻骨联合分离＞3cm，累及髋臼的移位骨折及多发伤者。

（六）护理风险点及观察要点

1. 护理风险点

（1）低血容量性休克。

（2）腹膜后血肿。

（3）急性腹膜炎。

（4）尿道损伤或膀胱损伤。

（5）神经损伤。

（6）疼痛。

（7）伤口出血及感染。

（8）腹胀、便秘。

（9）下肢深静脉血栓。

（10）压力性损伤。

（11）下肢肌肉萎缩。

（12）卧床期间发生坠床，扶拐行走过程中发生跌倒。

2. 观察要点

（1）严密观察患者的神志、意识、生命体征变化，注意面色及血压，评估出血量。

（2）观察患者有无腹膜后血肿，凡有腹痛、腹胀和腰背痛、出血性休克、腹肌紧张和反跳痛、肠鸣音减弱或消失等腹膜刺激征，均应考虑腹膜后血肿的可能。不伴大血管或重要脏器伤的单纯腹膜后血肿，腹膜刺激征出现较晚且轻微。腹膜后血肿缺乏特征性临床表现，且随出血程度、血肿范围有较大差异，腹痛为最常见症状，部分患者有腹胀和腰背痛，合并出血性休克者占1/3，血肿巨大或伴有渗入腹膜腔者可有腹肌紧张和反跳痛，肠鸣音减弱或消失。

（3）胃肠道的空腔脏器损伤或肝脾脏器损伤可表现为急性弥漫性腹膜炎症状，观察患者有无腹痛、腹胀、板状腹，关注腹部穿刺的结果。

（4）观察患者有无血尿或无尿，留置尿管是否顺利。观察腹部是否膨隆，会阴部有无肿胀、瘀斑，肠道有无通气，伤后有无大便。

（5）观察有无腰骶神经丛与坐骨神经损伤，注意观察是否有括约肌功能障碍、下肢某些部位感觉减退或消失、肌萎缩无力或瘫痪等表现。

（6）观察骨折处有无剧痛及疼痛的部位、性质、频率、程度、时间。

（7）观察骨盆局部情况，伤口有无渗出、红肿、疼痛，渗血量的多少及引流量的多少。观察双下肢感觉、运动的变化。观察体温变化，有无持续性低热、脉搏增快，患肢有无肿胀，如有肿胀，观察肿胀的部位、程度、诱因等。

（8）观察饮食及肠道通气、排便情况，是否有腹胀、便秘。

（9）观察双下肢有无肿胀及肿胀程度，关注下肢血管的彩超。

（10）注意观察受压部位皮肤的颜色及完整度。

（11）观察双下肢的肌力、粗细。

（12）观察患者的活动能力，评估有无跌倒史，应用镇静、镇痛药物期间，评估坠床风险。扶拐行走时，观察扶拐方法是否正确，患肢是否负重。

（七）常见护理问题及相关因素

1. 休克

与合并大血管及脏器损伤失血有关。

2. 腹膜后血肿

与出血较多有关。

3. 急性腹膜炎

与脏器损伤有关。

4. 血尿或无尿

与尿道损伤、膀胱损伤有关。

5. 肢体感觉异常

与神经损伤有关。

6. 疼痛

与骨折和手术导致的骨断筋伤、气滞血瘀有关。

7. 伤口感染

与受伤时污染伤口、手术时伤口暴露时间长有关。

8. 腹胀、便秘

与骨折后血肿的刺激及长期卧床有关。

9. 下肢深静脉血栓

与骨折或手术后血管壁的损伤和长期卧床血流缓慢有关。

10. 压力性损伤

与患者活动能力受限、局部持续受压和营养状况有关。

11. 有肌肉萎缩、关节强直的可能

与长期卧床、关节肌肉活动受限有关。

12. 有坠床 / 跌倒的可能

与术后应用镇痛镇静药物和扶拐活动能力受限有关。

（八）护理方法

1. 一般护理

（1）给予心电监护，尤其在入院后及术后 48 小时内。骨盆各骨主要为松质骨，邻近又有许多动脉和静脉丛，血液循环丰富。骨折后巨大血肿可沿腹膜后疏松结缔组织间隙蔓延至肾区或膈肌下，患者可有腹痛、腹胀等腹膜刺激征。大出血可造成出血性休克，甚至造成患者迅速死亡。重点注意生命体征和意识变化，立即建立静脉输液通道，遵医嘱输血、输液，纠正血容量不足。若经抗休克治疗仍不能维持血压，有动脉或实质脏器破裂的可能，应配合医生及时做好手术准备。

（2）腹腔内脏器损伤：肝、肾、脾等实质脏器损伤可有腹痛与失血性休克；胃肠道的空腔脏器损伤可表现为急性弥漫性腹膜炎。15 ～ 30 分钟监测患者的意识和生命体征，注意有无腹痛、腹胀等腹膜刺激征表现，腹部是否膨隆，有脏器损伤者，腹部穿刺可抽出不凝血，及时发现和处理内脏损伤。

（3）膀胱或尿道损伤：尿道的损伤远比膀胱损伤多见。导尿时注意有无血尿、无尿等表现，尿道损伤者，尿液前段见有血尿，或导尿有阻力、导尿不成功；膀胱破裂时，常见腹部膨隆、腹腔穿刺见有血性尿、导尿时导不出尿或有急性腹膜炎表现。及时行尿道会师或膀胱修补术，留置导尿管 2 ～ 4 周。注意保持引流管妥善固定、通畅并记录引流液的情况，每日用生理盐水棉球擦洗尿道口，避免逆行感染，必要时行膀胱冲洗。

（4）直肠有损伤时，常见肛周有血迹或外伤。直肠破裂如发生在腹膜反折以上可引起弥漫性腹膜炎；如在反折以下，则可发生直肠周围感染。要求患者严格禁食，遵医嘱静脉补液，合理应用抗生素。

（5）正确评估疼痛的分值，评估疼痛的部位、性质、持续时间。腹部疼痛、有腹膜刺激征时，禁止使用止痛药物，防止有脏器损伤时掩盖病情。术后使用镇痛泵的患者，观察患者有无恶心、呕吐、嗜睡等不良反应。按压内关穴，预防术后恶心等消化道不适。

（6）注意骨折局部及伤口处有无渗血、有无红肿、有无跳痛，双下肢末梢血液循环、感觉、运动情况。术后行负压引流者，保持引流管通畅，无扭曲、折叠、受压、脱落。每小时评估记录引流量和伤口渗出情况，引流量每小时 > 100mL，24 小时 > 500mL 时，告知医生给予处理。测量记录体温变化，多饮水，以利于毒素排泄。

（7）血肿、肠道挫伤、肠麻痹、肠穿孔等因素，常导致患者腹胀、便秘，指导患者叩击四缝穴、劳宫穴，刺激胃肠蠕动，顺时针按摩腹部，防止便秘。

（8）鼓励患者多饮水，一日饮水量 2000 ～ 2500mL。早期进行功能锻炼，应用气压治疗仪，预防下肢深静脉血栓。做治疗前进行患者评估，治疗中观察患者反应，评估治疗后效果。高血压患者慎用预防血栓的气压治疗仪，防止血压升高引发脑血管意外。血管彩超显示有下肢静脉血栓者，禁止使用气压治疗仪，禁止按摩、理疗，给予患肢制动，以防止栓子脱落发生意外。出现不明原因的咳嗽、胸闷、血氧饱和度下降等，疑有肺栓塞发生，立即给予高流量氧气吸入，报告医生，遵医嘱给予激素应用。

（9）使用气垫床，床垫充气要足，以不影响骨折稳定为原则。定时骨突部位减压，配合活血化瘀药物涂擦。保持床铺干燥、整洁、无渣屑，预防压力性损伤的发生。

（10）加强锻炼：双下肢肌肉舒缩，指推髌骨，跖屈背伸，屈伸踝、膝、髋关节，做直腿抬高锻炼等，预防肌肉萎缩。

（11）预防坠床或跌倒：卧床期间，给予床栏等保护措施，加强对患者及家属的安全宣教。应用镇痛泵期间，注意看护。扶拐下地时教会患者正确的使用方法，并要注意看护。

（12）严格执行消毒隔离制度，预防院内交叉感染。保持病房整洁、舒适、安静、空气流通和适宜的温/湿度。

（13）各种辅助治疗时，做好治疗前告知评估、治疗中观察、治疗后护理。

2. 体位护理

（1）患者取平卧位，卧硬板床，尽量减少搬动。如搬动时，骨盆部与下肢同时平抬平放。髂前上、下棘撕脱骨折，取屈膝屈髋位。

（2）坐骨结节骨折患肢置于伸膝位。

（3）牵引患者保持患肢外展中立位15°～30°，膝下垫软枕。

3. 饮食护理

（1）根据患者体质和舌苔、舌质变化，判断寒热虚实，针对性指导患者饮食。

（2）骨折早期气血瘀阻，多食清淡、易消化、行气活血、润肠通便之品，如各种粥、面、米、新鲜蔬菜、水果等；术前加强饮食营养，宜进食高蛋白、高维生素、高钙、高铁、粗纤维及果胶成分丰富的食物，以补充失血过多导致的营养失调。

（3）合并有直肠损伤或有腹胀、腹痛，则应酌情禁食，必要时静脉高营养治疗。

（4）腹部手术未通气或有胃肠减压时，予以禁食。通气后先饮温开水，无不适方可进全流食、半流食，逐渐过渡至普食。

（5）便秘时，可用生大黄粉或番泻叶适量代茶饮，泻下时停用药物。

（6）骨折中后期肝肾亏虚，多食调和脾胃、滋补肝肾、强筋壮骨之品，如鸡汤、排骨汤、牛羊肉、大枣、龙眼、核桃、木耳等。

（7）合并高血压、糖尿病、心脏病患者，做好针对性饮食护理。

4. 情志护理

（1）评估患者的心理状况，了解患者心理所需，对情绪和心理异常的患者，做好情志护理，可采用移情易性法、以情胜情法、暗示疗法、顺情从欲法缓解患者不良情绪。

（2）患者常担心残疾或不能行走而忧虑，根据病情向患者讲解本病的治疗方案、疗程及注意事项，介绍成功病例，解除其思想顾虑，积极配合治疗和护理。

（3）协助生活所需，指导协助患者提高生活自理能力。

5. 功能锻炼

（1）保守治疗：

1）适用于骨折无移位，单纯耻骨支或无明显移位的骨盆环一处骨折，仅需卧床休息者。

①伤后1周内在床上做股四头肌舒缩和提肛训练及患侧踝关节背伸和跖屈活动，每日2次，每次15～30分钟。

②伤后2周在原来锻炼基础上，指导患者练习半坐位，做屈膝、屈髋活动，每日2次，每次15～30分钟。

③3周后根据患者情况下床站立、行走，逐渐加大活动量。

④8周后经X射线检查证明骨折愈合者，练习正常行走及下蹲。

2）适用于骨折合并脱位者，耻骨上、下支骨折合并骶髂关节脱位，髂骨翼骨折或骶髂关节脱位合并耻骨联合分离者。

①仰卧硬板床，骨折向两侧分离者忌盘腿，向内重叠者忌侧卧，防止骨盆变形。进行股四头肌等长舒缩，踝关节的背伸、跖屈活动，并指推髌骨，每日2次，每次15～30分钟。

②4周后做膝、髋关节的被动伸屈活动，动作要缓慢，幅度由小到大，逐渐过渡到主动活动，每日2次，每次15～30分钟。

③6～12周去除固定后，试行扶拐不负重活动，经X射线检查显示骨折愈合后，可逐渐练习弃拐行走。

（2）手术治疗：

1）术前锻炼：

①股四头肌等长舒缩锻炼，要求股四头肌每次收缩保持10～15秒，每日2次，每次15～30分钟。患侧踝关节背伸和跖屈活动，每日2次，每次15～30分钟，绝对卧床休息。

②深呼吸及咳嗽训练，每日2次，每次5分钟，锻炼肺功能以提高肺活量。

③根据患者情况，健侧下肢屈膝蹬床，双上肢肘部支撑于床上或双手拉床头，每次三点用力，抬起臀部，坚持5～15秒，每次2～4下，每2小时1次。

④无血栓情况下，可穿弹力袜，或用预防血栓气压治疗仪，每日2次，每次30～60分钟，必要时持续应用。高血压患者慎用气压治疗仪。鼓励患者多喝温开水。

⑤髋部及双下肢疼痛不适时，用活血化瘀中药涂擦液进行涂擦。

⑥受伤初 24 小时内，局部用冰敷，24 小时后，用磁疗灯照射，以促进血液循环，活血止痛。

⑦练习床上使用大小便器。

2）术后锻炼：

①手术当天，麻醉作用消失后，进行股四头肌、腓肠肌的等长收缩，以及踝关节和趾关节的背伸、跖屈锻炼，绷紧腿部肌肉 10 秒后放松，如此反复，每日 2 次，每次 5 ～ 10 分钟。彩超显示无血栓的情况下，从足踝到大腿做环形或挤压式肌肉按摩 2 次，每次 5 ～ 10 分钟，或用预防血栓气压治疗仪，每日 2 次，每次 15 ～ 30 分钟，降低深静脉血栓发生率。进行髌骨推移训练，每日 2 次，每次 5 ～ 10 分钟。用烤灯照射局部，改善局部血液循环，渗血者或引流液多者禁用。

②第 1 ～ 3 天锻炼方法同手术当日。根据患者体质及耐受程度，在原有基础上增加活动时间及锻炼强度，每日 2 次，每次 5 ～ 10 分钟。增加上肢的肌力训练。增加磁疗灯照射，每日 2 次，每次 15 ～ 30 分钟。或用骨创伤治疗仪，刺激肌肉收缩，促进神经恢复，缓解疼痛。

③第 3 ～ 5 天增加用下肢康复仪器（CPM），活动 30°～ 90°。做膝、髋关节的被动伸屈活动，动作缓慢，幅度由 30°开始，每天增加 5°～ 10°，止于 90°。

④患肢直腿抬高训练，要求足跟离床 20cm，在空中停顿 5 ～ 10 秒再放下，如此反复，每日 2 次，每次 5 ～ 10 分钟。

⑤1 周左右锻炼方式同上，加大活动度及锻炼量。

⑥拆线后，单侧骨盆骨折或耻骨联合分离手术后，可按医嘱协助患者扶双拐下床锻炼，每日 2 次，每次 5 ～ 10 分钟。

6. 用药护理

（1）合理应用抗生素，术前抗生素在切皮前 30 分钟内应用，术后按药物半衰期定时给药。

（2）输血、输液者，观察血压变化及有无输血反应。

（3）应用活血化瘀中成药注射液时，注意观察滴速和不良反应。

（4）应用镇静镇痛药、降糖药、降压药期间，加床栏加强看护，指导患者行动尽量缓慢，体位改变时进行适应性训练，防止发生坠床或跌倒。止痛药应用后及时进行效果评价，同时观察不良反应。

（5）骨盆骨折深静脉血栓：盆腔静脉的损伤及制动是导致血栓发生的主要危险因素，发生率为 35% ～ 50%，可发生在骨盆或下肢，严重可导致肺栓塞，症状性肺栓塞的发生率为 2% ～ 10%，其死亡率为 0.5% ～ 2%。入院后即给予抗凝药物应用，要合理安排注射部位，以肚脐为中心，"米"字形注射，注射后压迫针眼 3 ～ 5 分钟，以针眼处无出血为宜。注意患者有无鼻腔、牙龈出血，皮肤黏膜有无瘀点、瘀斑，有无血尿、黑便，伤口渗血及引流量是否增多，定期监测凝血功能。

（6）骨盆骨折经血管彩超监测有下肢静脉血栓的患者，采用下肢静脉滤网治疗。应用抗凝药物治疗时，肝素液封管每 6 小时 1 次，给药时严格无菌操作，推药速度宜慢，用药过程中注意观察用药后反应及有无出血倾向，监测凝血功能，如有异常及时通知医生，及时处理。如行骨盆手术者，术日前后 3 天内禁用抗凝药物，避免术中及术后出血量增加。

（7）口服中药的患者，宜饭后 1 小时温服，注意药物与饮食的相互关系，服药后观察效果和不良反应；接骨续筋中成药以强筋壮骨、补益肝肾为主，服药期间忌食生冷。

7. 健康教育

（1）根据骨折类型不同保持正确卧位。

（2）做好皮肤护理，用气垫床，定时按摩，预防压力性损伤。

（3）牵引重量不可随意加减，牵引力线要与牵引肢体轴线保持一致。

（4）保持会阴部清洁，正确使用大小便器，进行床上排便、三点支撑抬臀训练。接尿袋低于床沿 15cm，防止尿液倒流，预防泌尿系统感染。

（5）讲解早期功能锻炼的重要性，取得患者的理解与配合。在征得医生同意的前提下，整个锻炼过程应循序渐进。

（6）进行疼痛知识宣教。

（7）扶拐锻炼：上楼时，健肢先上，患肢后上；下楼时，患肢先下，健肢后下。

8. 出院指导

（1）轻症无移位骨折，要告知患者卧床休息的重要性，禁止早期下床活动，防止发生骨折移位。

（2）对耻骨联合分离者，要正确使用骨盆兜，或掌握沙袋对挤的方法。教会患者皮肤护理及会阴部清洁的方法，禁止侧卧。

（3）告知患者坚持功能锻炼对康复的重要性，提高患者和家属的认知，定期随访，督促评价落实情况。

（4）合理饮食，加强营养，增加机体抵抗力。

（5）保持积极心态，养成良好的生活习惯，戒烟，戒酒，慎起居，防感冒。

（6）出院后 1 个月、3 个月复查，检查内固定有无移位及骨折愈合等情况。

（7）告知患者复查时间，术后 1 个月、3 个月、6 个月、1 年复查。如有不适，及时就诊。

二、髋臼骨折患者的护理

髋臼骨折是高能量严重暴力造成的创伤，系受到直接暴力与间接暴力引起的髋臼多种形式的骨折和多种严重并发症。直接暴力多见于直接撞伤髋骨、大转子部，间接暴力则系膝部撞击、髋后部撞击，引起髋臼、髋骨和髂骨骨折。髋臼骨折为常见的严重创伤，髋臼部位深在，骨折类型复杂，手术复位及内固定难度大，影响治疗效果的因素繁多，需要充分认识，加强观察。

（一）解剖生理

髋臼为髋骨外侧面中部的倒杯形深窝，面向前、外、下方，为一不完全的半球形深窝。由髂骨体、坐骨部和耻骨部组成，臼顶偏前，口向外下，与股骨头构成髋关节。髋臼分为前柱、后柱和臼顶，前柱（髂耻柱）包括髂嵴前部、髋臼前下 1/3（髋臼前壁）及耻骨；后柱（髂坐柱）包括坐骨大切迹前下与髋臼后下 1/3 和坐骨。髋臼内侧壁称为四边形区。坐骨神经和臀上神经位于髂骨后下部和坐骨大切迹处。髋关节是人体最主要的负重关节，髋关节的稳定构架主要由深邃的髋臼和深陷于内的股骨头构成极其稳固的杵臼关节，关节骨架非常粗壮，其外包裹着坚强、后韧的髋关节囊，周围又有许多韧带和强大的肌群覆盖。

（二）病因病机

髋臼骨折大多是高能量暴力通过股骨颈传导所致，常有明确的外伤史。髋臼骨折是骨盆创伤的重要组成部分。其损伤类型通常取决于股骨头与髋臼接触的位置。大腿屈曲内旋位致伤易产生后柱损伤，外旋伸展位致伤易产生前柱损伤。

（三）临床表现

临床上髋臼骨折早期可表现为患侧髋部肿胀疼痛，活动障碍，下肢强迫体位，不能站立和行走。高能量暴力所导致的髋臼骨折多见于青壮年，老年患者由于骨质疏松，相对低能量损伤也可导致髋臼骨折。

（四）辅助检查

1. X 射线检查

X 射线检查应包括骨盆前后骨盆平片、髂骨斜位和闭孔斜位像，以便于显示髋臼的骨折特征，还有助于对骨盆环的完整性做出判断。

2. CT 检查

CT 检查能够显示更多的骨折细节，避免遗漏某些细微骨折。

3. CT 三维重建

CT 三维重建能提供一个立体、直观的三维骨盆图像，有助于髋臼骨折的分类及手术方案的确定，可清晰显示一些特殊部位的骨折，如臼顶、髋臼内壁等骨折。

4. 血浆 D- 二聚体检测

对深静脉血栓和肺栓塞具有排除诊断价值。

5. 其他

心电图或心脏彩超检查了解患者心肺功能；彩色多普勒检查筛查有无下肢深静脉

血栓。

（五）治疗方法

1. 非手术治疗

绝对卧床，患侧股骨髁上牵引,6～8周后去除牵引，扶双拐下地活动并逐渐负重，直至完全承重去拐行走。适应证：①无移位或轻微移位（移位≤3mm的骨折）。②骨折移位明显，但移位在负重顶区以外，如低位横行骨折或低位前柱骨折。③移位双柱骨折继发性匹配，通常粉碎的双柱骨折块围绕股骨头形成一个移位的继发匹配的滚臼。④单纯后壁骨折<髋臼40%，应力试验稳定。

2. 手术治疗

全身麻醉下行髋臼骨折切开复位内固定术。适应证：①髋臼负重顶骨折，骨折移位>3mm。②髋臼内有小碎骨块，头臼不匹配。③股骨头后脱位伴后壁骨折，髋关节不稳定。④横断骨折伴髋关节后脱位。⑤后壁骨折伴坐骨神经损伤。⑥伴同侧股骨颈骨折或股骨干骨折。

（六）护理风险点及观察要点

1. 护理风险点

（1）合并脑损伤、胸部损伤或泌尿系统损伤等。

（2）低血容量性休克。

（3）疼痛。

（4）牵引失效。

（5）术后伤口感染。

（6）术后腹胀、便秘。

（7）神经损伤。

（8）下肢深静脉血栓。

（9）压力性损伤。

（10）术后下肢肌肉萎缩。

（11）术后卧床期间发生坠床，扶拐行走过程中发生跌倒。

2. 观察要点

（1）观察是否合并颅脑损伤、胸部损伤、泌尿系统损伤等。

（2）观察有无面色苍白、脉搏细数、血压下降等低血容量性休克的症状。

（3）观察疼痛的分值、部位、性质、频率、程度、时间，做好疼痛的处理。

（4）观察牵引的力线是否和肢体的长轴在一条水平线上。

（5）观察伤口有无渗出，渗血量及引流量的大小。伤口有无红、肿、热、痛。观察体温变化，有无持续性低热、脉搏增快等。

（6）观察腹部肠鸣音及二便情况。

（7）观察双下肢感觉、运动情况。

（8）观察双下肢的肿胀度，及时测量周径评估。

（9）观察受压部位皮肤的颜色、温度和肿胀情况。

（10）观察双下肢的肌力及活动度。

（11）观察患者的活动能力，评估坠床/跌倒风险。

（七）常见护理问题及相关因素

1. 合并症的发生

与髋臼骨折常合并脑损伤、胸部损伤或泌尿系统损伤等有关。

2. 低血容量性休克

与骨折后常有合并症、骨折出血量大有关。

3. 疼痛

与局部疾病和手术有关。

4. 有牵引失效的可能

与髋臼骨折后牵引有关。

5. 有伤口感染的可能

与创伤大、手术时间长有关。

6. 腹胀或便秘

与骨折后血肿的刺激、术中牵拉刺激及长期卧床有关。

7. 有下肢深静脉血栓形成的可能

与血流缓慢、血管壁损伤、血液黏稠度高、长期卧床有关。

8. 有压力性损伤的可能

与患者的体位、活动能力受限、局部持续受压和营养状况有关。

9. 有肌肉萎缩、关节强直的可能

与长期卧床、关节肌肉活动受限有关。

10. 有坠床或跌倒的可能

与术后应用镇痛镇静药物和扶拐活动能力受限有关。

11. 焦虑

与病程长、生活自理能力下降有关。

12. 有坠积性肺炎的可能

与卧床后肺的清肃功能下降有关。

（八）护理方法

1. 一般护理

（1）给予心电监护，监测意识、生命体征，有无面色苍白、口渴、血压下降、中心静脉压低、尿少等低血容量性休克的症状。

（2）并发症护理：髋臼骨折多数由高能量损伤引起，常合并脑部损伤、胸部损伤、腹部损伤、尿道损伤等。监测生命体征、神志、意识、瞳孔变化及有无头痛、呕吐症状，注意鼻腔、耳道有无流血、流液等脑部损伤的症状。记录呼吸的频率及血氧饱和度，有无反常呼吸及创伤性窒息，有无张力性气胸、血气胸、连枷胸等胸部损伤的症状。记录有无腹痛、腹胀、腹膜刺激征，腹腔穿刺有无血性液，尿道口有无血迹，有无排尿困难及会阴部肿胀等尿道损伤的表现。

（3）疼痛护理：正确评估疼痛分值，做好记录，观察疼痛的部位、性质及持续时间，疼痛分值超过 6 分，及时和医生沟通，采取镇痛措施。合并腹部疼痛且不确定病因的情况下，禁用止痛剂。受伤 24 小时内，受伤部位冷敷，24 小时后用磁疗灯照射，以促进血液循环，活血止痛。

（4）牵引护理：为了减轻疼痛和股骨头对髋臼挤压，患者常行股骨髁上牵引，重量 6 ～ 8kg，牵引时保持患肢外展 15°～ 30°中立位，床尾垫高，不随意增减牵引的重量，牵引的力线和肢体长轴在一条水平线上，维持有效牵引。皮牵引时防止牵引带下滑卡压膝部、踝部，影响患肢血液循环，检查牵引带的松紧、位置，受压皮肤有无红肿、水泡，骨突处垫一棉垫，按摩受压部位，观察肢端皮温、皮肤颜色和足部背伸活动。

（5）腹胀护理：由于术中腹膜牵拉、腹股沟皮神经损伤、骨折后长时间卧床等原因，几乎所有患者术后均有一定程度腹胀。除了术前 12 小时禁食禁饮外，术前晚给予0.1% ～ 0.2% 肥皂水 500mL 不保留灌肠，能起到清洁肠道，促进肠蠕动，有效预防术后腹胀、便秘、肠梗阻的发生。术后 6 小时给予半流质饮食，少量多餐，避免胀气和不消化食物，如豆类、鲜牛奶等，注意肠道有无排气、腹胀情况，协助健侧 15°～ 45°卧位，每 2 小时更换 1 次，并给予腹部顺时针按摩，每次 10 分钟，2 次 / 日。指导患者叩击四缝、劳宫穴位，沿结肠方向自行推揉按摩，刺激胃肠蠕动。如 3 天无大便，给予缓泻剂口服，观察用药后反应，如有大便及时停用缓泻剂。肠鸣音减弱、腹胀重者，遵照医嘱给予留置胃管、胃肠减压、肛管排气、灌肠等措施。

（6）切口感染的预防及护理：术后切口加压包扎，1 周内密切监测体温、血象变化，观察切口敷料有无渗血、渗液，局部有无肿胀、压痛及皮下波动感，保持切开敷料清洁干燥，负压引流管通畅，若引流量每小时＞ 100mL，24 小时＞ 500mL 时，及时通知医生给予处理，每 2 小时挤压 1 次，特别是后路髂窝处引流管，更要防止折叠、受压，避免引流不畅造成皮下积液，最终导致切口感染。协助患者定时更换卧位，防止局部切口受压过久影响血供。注意观察患肢肿胀、疼痛、末梢血液循环、感觉、运动情况。

（7）神经损伤的护理：术前损伤的原因多为脱位的骨折块挫伤，术后主要指医源性损伤，主要表现为不同程度足下垂、伸趾肌力下降、足背伸力减弱等。注意记录患肢有无麻木及足背伸屈活动情况，并和术前相比较有无症状加重，给予穿"丁"字鞋固定，患肢摆放中立位，防止外旋造成腓总神经受压迫。膝部垫软枕，使膝关节屈曲大于60°，避免对损伤神经的过度牵拉。

（8）深静脉血栓形成的预防及护理：髋臼骨折后长时间卧床导致下肢静脉血流瘀滞，创伤损伤血管壁，术中失血使血液呈高凝状态，易发生下肢深静脉血栓，首发症状多为患肢肿胀、疼痛。术后给予抬高患肢30°，以利于静脉血液回流，每日测量双腿周径，观察患肢肿胀、疼痛、皮肤颜色、皮肤温度、感觉及肢端动脉搏动情况。定时按摩小腿肌肉及足部，指导患者每日饮水2000～2500mL，应用预防血栓治疗仪，必要时用血管彩超检查，发现有血栓者，患肢制动，禁按摩、理疗，应用抗血栓药物。

（9）压力性损伤的预防及护理：尽量使用气垫床，既可减少翻身次数，又能预防压力性损伤，但床垫充气要足，以不影响骨折稳定为原则。患者取平卧位，卧硬板床，尽量减少搬动，如搬动时，骨盆部与下肢同时平抬平放。指导正确的抬臀方法，如三点支撑抬臀法、双人平托抬臀法，注意受压部位要按摩、保持干燥，必要时受压处涂擦活血化瘀中药。

（10）坠床或跌倒的预防：评估有无跌倒史，应用镇静、镇痛药物期间，给予宣教预防措施、加用床栏、床尾挂"防坠床或跌倒"的警示牌、各班做好交接。扶拐行走时，观察扶拐方法是否正确，患肢是否负重，评估负重量。指导正确的扶拐方法及上下楼梯的方法，有人陪伴。

（11）关节强直及肌肉萎缩的预防，早期指导功能锻炼。

①伤后即做股四头肌等长舒缩锻炼，要求股四头肌每次收缩保持10～15秒，做提肛训练、指推髌骨及患侧踝关节背伸和跖屈活动，每日2次，每次15～30分钟。

②肺功能训练，每日2次，每次5分钟，锻炼肺功能以提高肺活量。入院牵引后和术后6小时指导患者做踝关节背伸、跖屈运动及股四头肌的静止性收缩锻炼，2次/日，每次10分钟，

③根据患者情况，健侧下肢屈膝蹬床，双上肢肘部支床或双手拉床头，每次三点用力，抬起臀部，坚持5～15秒，每次2～4下，每2小时1次。

④无血栓情况下，可穿弹力袜，或用预防血栓气压治疗仪，每日2次，每次30～60分钟，高血压者慎用，必要时预防血栓气压治疗仪持续应用，并鼓励患者多喝温开水。

⑤髋部及双下肢疼痛不适时，用活血化瘀中药涂擦液进行涂擦。

⑥手术当天，麻醉作用消失后，进行股四头肌、腓肠肌的等长收缩及踝关节和趾关节的背伸、跖屈锻炼，绷紧腿部肌肉10秒后放松，如此反复，每日2次，每次5～10分钟。彩超显示无血栓的情况下，从足踝到大腿做环形或挤压式肌肉按摩2次，降低深静脉血栓发生率，每次5～10分钟。或用预防血栓气压治疗仪，每日2次，每次15～30分钟。进行髌骨推移训练，每日2次，每次5～10分钟。用烤灯照射局部，

改善局部血液循环，渗血者或引流量多者禁用。

⑦术后 1～2 天锻炼同手术当日。根据患者体质及耐受程度，在原有基础上增加活动时间及锻炼强度，每日 2 次，每次 5～10 分钟。增加上肢的肌力训练。增加磁疗灯照射，每日 2 次，每次 15～30 分钟。或用骨创伤治疗仪，刺激肌肉收缩，促进神经恢复，缓解疼痛。

⑧术后 3～5 天增加下肢康复仪器（CPM），活动 30°～90°。做膝、髋关节的被动伸屈活动，动作要缓慢，幅度由 30°开始，每天增加 5°～10°，止于 90°。患肢直腿抬高训练，要求足跟离床 20cm，在空中停顿 5～10 秒再放下，如此反复，每日 2 次，每次 5～10 分钟。

⑨术后 1 周遵照医嘱取半坐位，或坐至床边做双腿下垂锻炼，小心患者头晕、防止坠床，加强看护。伤口拆线后，可按医嘱协助患者扶双拐下床锻炼，每日 2 次，每次 5～10 分钟。

2. 体位护理

（1）平卧硬板床。

（2）牵引时保持患肢外展 15°～30°中立位。

（3）术后根据骨折固定情况给予健侧卧位，倾斜 15°～45°。

（4）术后 1 周，遵照医嘱取半坐位。

3. 饮食护理

饮食应给予易消化、清淡饮食。术前 6 小时给予流质饮食，避免产气食物，如豆类、鲜牛奶。卧床期间，评估患者二便情况，及时给予饮食指导，保持大便通畅。术后 3 天指导患者进食高蛋白、高能量、富含维生素的饮食，增强机体的抵抗力，促进切口愈合。

4. 用药护理

（1）合理应用抗生素，术前抗生素在切皮前 30 分钟内应用，术后按药物半衰期定时给药。输血、输液者，观察血压变化及有无输血反应。应用活血化瘀中成药注射液时，注意观察滴速和不良反应。

（2）应用镇静镇痛药、降糖药、降压药期间，加床栏加强看护，指导患者行动尽量缓慢，体位改变时进行适应性训练，防止发生坠床 / 跌倒。止痛药应用后及时进行效果评价，同时观察不良反应。

（3）应用抗凝药物时，注意观察患者有无出血倾向，如鼻腔、牙龈的异常出血，皮肤黏膜有无瘀点、瘀斑，有无血尿、黑便等，定期监测凝血功能。观察用药后的结果。下肢深静脉血栓患者，如在股静脉放置滤网，除患肢制动外，股静脉处盐袋加压 24 小时，足背静脉推注尿激酶等抗栓药物时，严格按照医嘱应用。肝素液封管，每 6 小时 1 次，经导管给药时严格遵守操作规程，用药过程中要注意观察患者血压变化。

（4）口服中药的患者，饭后 1 小时温服，注意药物与饮食的相互关系，服后观察效果和不良反应。接骨续筋中成药以强筋壮骨、补益肝肾为主，服药期间忌食生冷。

5. 健康教育

（1）做好皮肤护理，用气垫床，定时按摩，预防压力性损伤。

（2）牵引重量不可随意加减，要与牵引肢体保持一致。

（3）保持会阴部清洁，正确使用大小便器，女患者防止尿液倒流，防止泌尿系统感染。进行床上排便、健肢抬臀及双上肢撑床抬臀训练。

（4）讲解早期功能锻炼的重要性，取得患者的理解与配合。在征得医生同意的前提下整个锻炼过程应循序渐进。

（5）戒烟，进行深呼吸、有效咳嗽训练。

（6）进行疼痛知识宣教。

（7）扶拐上楼时健肢先上，患肢后上；下楼时，患肢先下，健肢后下。

6. 出院指导

（1）告知患者坚持功能锻炼对功能康复的重要性，提高患者和家属的认知，定期随访，督促评价落实情况。

（2）合理饮食，加强营养，增加机体抵抗力。

（3）保持积极心态，养成良好的生活习惯，戒烟，戒酒。

（4）出院后 1 个月、3 个月复查，检查内固定有无移位及骨折愈合等情况。

（5）告知患者复查时间，术后 1 个月、2 个月、3 个月、6 个月、1 年复查。如有不适，及时就诊。

三、骨盆骨折合并症患者的护理

骨盆骨折常引起严重的并发症，而且其后果常较骨折本身更为严重。骨盆的周围附有众多肌肉，骨盆壁有丰富的血管和静脉丛，骨盆腔内有重要的脏器和组织（如膀胱、输尿管、神经、血管、生殖器等），因此严重的骨盆骨折脱位，多合并脏器损伤，而且出血量大，常见的有休克，膀胱尿道损伤，直肠、肛肠及生殖道损伤，神经损伤等。准确的诊断与及时的治疗是挽救患者生命的关键，而严密的病情观察和精心的护理是促进创伤愈合，减少伤亡的可靠保证。

（一）盆腔出血与休克患者的护理

1. 病因病机

盆腔的血供主要来自髂内动脉分支。髂内动脉可分为前干和后干，后干分支有髂外侧动脉、髂腰动脉、臀上动脉、臀下动脉及阴部内动脉等；前干分支有脐动脉、膀胱下动脉、直肠下动脉、输精管动脉（或卵巢子宫动脉）、闭孔动脉等。盆腔动脉可有广泛侧支循环，组成吻合环。此外，骨盆大部由松质骨构成，不仅有许多血管紧贴骨表面，还有丰富的静脉（为动脉面积的 10 ～ 15 倍），静脉之间也相互吻合成丛。骨盆骨折伤及这些血管时，便可发生致命性大出血。大出血主要源自：①骨折端松质骨；②骨折周围软组织中微小动静脉；③骨盆中小动静脉（髂内分支）；④大的动静脉（髂总、髂内、髂外动静脉）；⑤骨盆静脉丛。尽管骨盆骨折患者出血 85% 源于静脉源性出血，但休克患者动脉源性出血也较常见。因此，骨盆骨折后，出血量常达 2000mL 以上。

2. 临床表现

盆腔内出血是骨盆骨折最严重的并发症，也是致死的主要原因。骨盆骨折后，积血可沿腹后疏松结缔组织间隙蔓延扩大到肾区、膈下和肠系膜，形成巨大血肿。患者表现为腹痛、腹胀、腰背痛、有便意和下坠感、髂窝和腹股沟饱满、瘀斑、腹肌紧张等腹膜刺激征。还表现为休克症状：收缩压小于 90mmHg，意识障碍，面色苍白，尿少或无尿，四肢湿冷，脉细数，皮肤花纹和结膜苍白等。

为了与腹腔内出血相鉴别，可行腹腔诊断性穿刺。注意与腹腔内反应性渗出相区别。穿刺不宜过深，以免进入腹膜后间隙造成误诊。

3. 辅助检查

（1）腹部超声检查判断是否存在腹腔出血。

（2）骨盆 X 射线和 CT 检查是最重要的检查。可根据骨盆 X 射线和 CT 检查判断骨折部位和骨折移位程度，预测出血部位，有效评估损伤的动脉。并可在 CT 引导下行血管造影栓塞术。

（3）MRI 检查可发现骨盆部位的肌肉、肌腱、韧带、神经等软组织损伤和隐匿的骨折。

（4）实验室检查：血红蛋白含量降低、血红细胞计数减少和红细胞比容降低，有助于判断有无大出血。血浆 D- 二聚体水平检测对深静脉血栓和肺栓塞具有排除诊断价值。

（5）其他：心电图或心脏彩超检查了解患者心肺功能。

4. 治疗方法

（1）扩容治疗：建立两路以上上腔静脉通道，快速输入平衡液的同时，做暂时性压迫止血，骨盆部制动。给予输血，若血源一时不济，可先用血浆代替品，继而补充全血，直至血压回升。输血量常需 2000 ～ 3000mL。

（2）手术探查止血：对较大的血管损伤，估计出血量已接近或超过全身血量的 1/2，在有效抗休克治疗下，血压不稳且逐渐下降，血红蛋白和红细胞继续降低，同时腹膜后血肿迅速扩大或内脏破裂，则应考虑手术探查止血，及时结扎髂内动、静脉，修复破裂的脏器，或骨盆外固定和血管造影栓塞止血。

5. 护理风险点及观察要点

（1）护理风险点：

①低血容量性休克。

②术后大出血。

③肺水肿。

④疼痛。

⑤术后感染。

⑥坠床或跌倒。

（2）观察要点：

①严密观察意识、面色、瞳孔变化，观察体温、脉搏、呼吸、血压、血氧饱和度，尤其是血压情况。观察尿液的颜色、性质、量。

②观察骨盆局部压迫止血情况，伤口有无渗出，渗血量的大小。观察引流量及双下肢感觉、运动的变化。观察实验室检查结果。

③观察呼吸频率、节律、次数，观察痰液颜色及肺部呼吸音，观察输液及输血量，有肺水肿时，患者咳粉红色泡沫痰。

④评估疼痛的分值，使用镇痛泵的患者，观察患者有无恶心、呕吐、嗜睡等不良反应。应用止痛药物时注意观察用药后的反应。

⑤观察伤口有无红、肿、热、痛。观察体温情况，有无持续性高热。

⑥注意落实安全措施，专人监护，加用床栏。

6. 常见护理问题及相关因素

（1）心功能异常：与出血量大、时间长有关。

（2）呼吸功能异常：与休克难以纠正有关。

（3）低血容量性休克：与骨盆骨折出血导致血容量减少有关。

（4）疼痛：与局部疾病和手术有关。

（5）术后大出血：与骨盆部松质骨、骨面出血量大有关，与骨盆部血管复杂、难以止血有关，与小血管破裂有关。

（6）术后肺水肿：与抢救休克时大量输液、输血有关。

（7）有坠床/跌倒的可能：与休克烦躁、手术时应用麻醉药物有关。

7. 护理方法

（1）一般护理：

①保持病房安静、温/湿度适宜。

②有效的静脉通道，快速输液、输血，监测中心静脉压。

③持续心电监护：监测生命体征，注意观察体温、脉搏、呼吸、血压、血氧饱和度，尤其是血压变化。

④监测尿量：每小时维持在30mL以上。观察尿液的颜色、性质、量。

⑤开放性伤口：加压包扎止血，观察渗出量。骨盆部畸形严重者，配合医疗给予外固定。

⑥评估疼痛的部位、性质、持续时间，腹部疼痛、有腹膜刺激征时，要在医生的医嘱下，方可给予止痛药物应用，注意观察用药后的反应。使用镇痛泵的患者，观察患者有无恶心、呕吐、嗜睡等不良反应。

⑦做好术前准备。做好各项记录，尤其是出入液量的记录。

⑧术后注意观察患肢肿胀、疼痛、末梢血液循环、感觉、运动情况，术后行负压引流患者，保持引流管通畅，观察引流管有无扭曲、折叠、受压、脱落。

⑨术后注意有无肺水肿的先兆表现。

⑩预防压力性损伤、坠床/跌倒、坠积性肺炎等并发症发生。

（2）体位护理：取平卧位，卧硬板床，尽量减少搬动，头胸部和双下肢抬高15°～30°。

（3）饮食护理：休克未纠正期间禁食；术前术后按照骨盆骨折饮食护理。

（4）情志护理：鼓励家属陪伴，给予患者情感支持。协助生活所需，指导协助患者提高生活自理能力。

（5）功能锻炼：详见骨盆骨折患者的护理。

（6）用药护理：

①应用扩容药物时，注意根据中心静脉压的测量值及时调整液体的滴速。应用升压药物时，注意血压的变化，严格控制滴速，并注意局部有无外渗。收缩压在90mmHg以上时，适当控制液体的滴速，观察呼吸的频率、节律、深浅，有无粉红色泡沫痰，警惕肺水肿的发生。

②输血、输液者，观察血压变化及有无输血反应，注意观察滴速和不良反应。

（7）健康教育：

①休克患者常有口渴，禁止患者喝水，并要向其讲解禁止喝水的重要性，使其配合抢救及治疗。

②专人陪伴，床旁加护栏，防止患者因休克引起烦躁时坠床。

③给予心电监护、中心静脉操作、导尿、抽血等操作，要向清醒的患者告知，并做好解释。

④安置患者于暖和的房间，可多加棉被，禁止应用热水袋保暖。

（8）出院指导：

①加强营养，多食滋补肝肾之食品，如动物内脏、龙眼、大枣、黑米。

②多到室外接触阳光，呼吸新鲜空气，做扩胸运动，锻炼肺功能。

③多食蔬菜、香蕉，每日晨起空腹喝淡盐水1杯，以利于排便。

④多饮水，防止泌尿系统感染。

⑤慎起居，防感冒。

（二）膀胱、尿道损伤患者的护理

1. 解剖生理

骨盆边缘有许多肌肉和韧带附着，对盆腔内脏器官、血管和神经起保护作用。当骨盆损伤时，这些器官也易受损。特别是位于前方的膀胱、尿道和位于后方的直肠最易受损。

2. 病因病机

膀胱、尿道损伤是骨盆前环骨折常见的并发症。膀胱损伤多发生于膀胱充满尿液时被撞击、挤压和耻骨联合附近骨折、脱位由骨膜片刺破，或由于耻骨膀胱韧带撕裂而引起。

膀胱损伤 80% 为闭合伤，分为 4 类：①膀胱挫伤，是指膀胱壁受到有限损害，未被穿破，黏膜上有瘀斑；②腹膜内型膀胱破裂，由于裂口与腹腔相通，大量尿液流入腹腔而引起严重腹膜炎；③腹膜外型膀胱破裂，多由骨盆骨折引起，故发生广泛的腹膜外出血或巨大血肿；④腹膜内外联合型膀胱破裂，裂口恰好在腹膜反折部位，则可出现两型同时存在的病理变化，20% 为开放性损伤，伤处贯穿附近脏器，形成膀胱直肠瘘或膀胱尿道瘘，表现为血尿自伤口或阴道及直肠漏出。

尿道损伤占骨盆骨折的 10% ~ 20%。常见于男性。多因耻骨支骨折或耻骨联合分离，尤其在骑跨伤时造成。其损伤部位多见于球部、膜部。

3. 临床表现

（1）休克，常因骨盆骨折内出血引起。

（2）尿道口滴血，耻骨上不适。腹膜内型膀胱破裂，裂口与腹腔相通，尿液流入腹腔引起腹膜炎，出现腹痛、恶心、呕吐、腹肌紧张等腹膜刺激征。患者有尿急或排尿感但无尿液排出或仅有少量血尿。如血尿自伤口溢出或从肛门或阴道流出，提示膀胱贯通伤。

（3）感染中毒症状。腹膜外型膀胱破裂，尿液可渗到膀胱周围组织及耻骨后间隙，并延伸到前腹壁下引起腹膜外盆腔蜂窝织炎。临床可见少腹饱满，压痛明显，无腹膜刺激征，患者常伴有休克、血尿和排尿障碍及感染中毒症状。

（4）尿道损伤时，则有尿道口滴血、排尿困难及尿潴留，临床表现为少腹膨隆，会阴部瘀血、肿胀、疼痛，不能自动排尿，尿道口有血迹。尿道完全断裂常致导尿失败。

4. 辅助检查

（1）尿道损伤辅助检查：

①试插导尿管：若导尿管尚能插入，稍有阻塞感，说明尿道仅有挫伤或较少破裂。若尿道完全断裂或大部分断裂，则常使插导尿管失败。

②直肠指诊：后尿道损伤时，可触到浮动上移的前列腺尖部，壁周有柔软的血肿及压痛。

③静脉尿路造影：膀胱明显抬高呈水滴状，说明后尿道损伤。

④尿道逆行造影：可确诊损伤的部位及程度。但可使造影剂外渗，故应慎用。

⑤磁共振诊断最为清楚。

（2）膀胱损伤辅助检查：

①肛门指诊：膀胱破裂肛门指诊可发现直肠前壁有压痛。

②实验室检查：尿常规可见肉眼血尿，镜下红细胞满视野。

③影像学检查：膀胱造影可见造影剂外渗至膀胱外。CT检查可发现膀胱周围血肿。

④导尿术及注水试验：当症状不典型，诊断有困难时，应尽早插入导尿管，如无尿或仅有少量血尿，则可能为膀胱破裂尿外渗。从导尿管注入200mL生理盐水，然后抽出，若抽出液体量明显少于注入量或多于注入量，表示有膀胱损伤。

5. 治疗方法

（1）尿道损伤的治疗方法：

1）首先应纠正休克，然后再处理尿道损伤。

2）留置导尿管或膀胱造口术：如能顺利插入导尿管，说明尿道的连续性尚完整，则保留导尿管10～14天以引流尿液并支撑尿道，等待损伤愈合。如导尿失败应立即手术探查。如病情严重不允许较大手术，可单纯做耻骨上膀胱造口术。膀胱造口术可防止尿液外渗，减少局部刺激、感染，促进炎症、血肿和纤维组织吸收，从而减轻可能发生的尿道狭窄和周围疤痕的程度，为二期修复提供了方便。膀胱造口术也可用穿刺方法完成，适用于后尿道损伤病例。

3）尿道修补术：

①经会阴尿道修补术：适用于骑跨伤等所致的球部尿道损伤，术后保留导尿管3～4周。拔管后，如排尿通畅可再拔除耻骨上膀胱造瘘管。为预防术后尿道狭窄，术后可做定期尿道扩张。

②经膀胱尿道会师术：后尿道损伤时，常由于合并其他脏器严重外伤，病情危重，患者不能耐受大手术。此时可经耻骨上切口经膀胱做尿道会师术。

（2）膀胱损伤的治疗方法：

①抗休克加全身支持疗法。

②轻度膀胱挫伤，可留置导尿管引流尿液，2周后拔出，同时给予抗生素预防感染。

③腹膜外型膀胱破裂，若裂口较小，不必手术，可留置导尿管，抽出凝血，引流尿液12～14天。保持引流通畅，同时应用抗生素预防感染。在此期间要严密观察患者全身变化及尿道情况，若无尿液流出，或尿渗明显，则应立即手术修补治疗。手术除引流膀胱外，还应引流耻骨后间隙，做膀胱造瘘。瘘管一般保留12～14天。

④腹膜内型膀胱破裂，应行手术探查、破口缝合，耻骨上膀胱造瘘引流 12 ～ 14 天，并安放腹膜腔低位引流管。

6. 护理风险点

（1）低血容量性休克。

（2）腹膜刺激征。

（3）感染中毒症状。

（4）排尿障碍。

（5）疼痛。

（6）术后引流管不通畅。

（7）坠床或跌倒。

7. 观察要点

（1）严密观察患者意识、瞳孔及生命体征变化，尤其是血压情况。

（2）观察有无出现腹痛、恶心、呕吐、腹肌紧张等腹膜刺激征。

（3）观察有无少腹饱满，压痛明显，是否伴有腹膜刺激征、休克、血尿和排尿障碍及感染中毒症状。观察伤口渗出情况，有无红、肿、热、痛。观察体温情况，有无持续性高热。

（4）观察下腹部及腹股沟、会阴部皮下瘀血肿胀程度，以判断膀胱、尿道损伤情况。试插入尿管是否顺利，不成功者要手术探查，成功者观察尿液的量、颜色、性质。

（5）评估疼痛的分值，在医生医嘱下正确应用止痛药物。

（6）术后引流管注意标记，勤挤捏，防扭曲、折叠、压迫，术后有冲洗时速度宜快，术后 3 ～ 5 天，无凝血块时，冲洗宜慢，每班注意观察引流液的量、颜色、性质。

（7）注意落实安全措施，加用床栏。

8. 常见护理问题及相关因素

（1）低血容量性休克：与骨折后出血量大，膀胱、尿道损伤有关。

（2）腹膜刺激征：与膀胱破裂有关。

（3）感染中毒症状：与骨折、膀胱破裂有关。

（4）排尿障碍：与膀胱损伤、尿道损伤有关。

（5）疼痛：与创伤有关。

（6）术后引流管不通畅：与伤口凝血块堵塞引流管有关。

（7）术后感染：与切口在会阴部位被大小便污染、创伤严重有关。

（8）坠床或跌倒：与休克烦躁、手术时麻醉药物应用有关。

9. 护理方法

（1）一般护理：

1）监测生命体征：注意患者意识、瞳孔、面色、体温、脉搏、呼吸、血压、血氧饱和度情况。

2）监测尿量：每小时维持在 30mL 以上，记录尿液的颜色、性质、量。

3）监测腹部情况：骨盆骨折引起的腹部合并伤，有的患者因早期表现不明显或被其他症状所掩盖，往往被漏诊。因此，护理上要进行认真的腹部四诊（视、触、叩、听），注意患者有无腹胀、腹痛等腹膜刺激征，有无呕吐、便血、尿血、排便排尿障碍的情况。定时测量腹围有无变化，叩诊有无移动性浊音，必要时配合医生做腹腔穿刺以明确诊断。抽出血性尿液则为膀胱破裂，如抽出腹内不凝的游离血则为实质脏器损伤，若抽出液为血性并含有大量白细胞或混合的脓性物时，常见于腹部空腔脏器损伤。对于主诉腹胀患者要注意观察肠鸣音的变化，询问患者有无排气排便，以便及早发现严重的腹膜后血肿引起的麻痹性肠梗阻，为临床鉴别诊断提供可靠依据。

4）监测排尿和导尿情况：注意有无排尿困难、血尿或尿道口流血、排尿时疼痛等。观察下腹部及腹股沟、会阴部皮下瘀血肿胀程度，以判断膀胱、尿道损伤情况。若导尿时发现膀胱空虚，仅有极少血性尿液，考虑膀胱破裂并有尿外渗，应及时告知医生。若有尿潴留而导不出尿，则应考虑尿道损伤。不排尿时尿道外口也滴血考虑前尿道损伤，后尿道损伤出血则多见于排尿时、排尿前后有少量血液滴出。

5）对疑有膀胱、尿道损伤患者，禁止自行排尿，以免加重尿外渗。导尿时严格无菌操作，插入时动作要轻柔，如插入过程中患者疼痛难忍，或有阻塞感时，应稍停顿，嘱患者哈气，腹部放松，以缓解疼痛引起的痉挛，然后缓缓插入。若仍不能插入，则可能有尿道断裂，切不可强行再插，以减少损伤和感染机会。尿管要妥善固定，保留 2～4 周，特别要防止过早脱出。

6）对膀胱膨隆、排尿困难的尿潴留者，可先做耻骨上膀胱穿刺术，抽吸尿液，一般不立即插导尿管，更不能反复试插，以免加重损伤或形成假性尿道。可先做耻骨上膀胱穿刺术，抽吸尿液。

7）保持尿道引流通畅，尿管远端应在大腿下面连接集尿袋。尿袋要固定在距骨盆水平面 40cm 以下的床边，以防尿管打折、扭曲，导致尿液倒流。每日 2 次用 0.5% 碘伏棉球擦洗尿道外口及导尿管与集尿袋连接处。集尿袋每周更换 1 次，放尿前、后均应洗净双手。嘱患者多饮水，并注意保持会阴部清洁。

8）行耻骨上膀胱造口术后，要加强管理。

①造口术后连接无菌引流袋，引流管长短要适宜，适当固定，防止扭断、折叠或滑脱。

②术后患者常有血尿，尿块易堵塞引流管，故术后立即用 1∶5000 呋喃西林液维持滴入。冲洗速度应根据尿液颜色而定。一般术后 3 天内低速宜快，冲洗液量可达 3000～4000mL，防止血液凝集。术后 3～5 天，无凝血块时，逐渐减慢滴速，直至尿液澄清，可改为每日 2 次冲洗，每次 200mL 左右，冲洗前应先放尿，如有堵塞，可

加压冲洗，以保持引流通畅。

③保护造口周围皮肤，每天更换敷料。外涂氧化锌软膏。切口周围皮肤如有分泌物浸湿要及时更换。

④造口管路一般留置 1～2 周。拔管前要先夹管，观察能否自行排尿，如排尿困难或切口处漏尿则延期拔管。

⑤认真观察引流尿液的颜色、量，并记录。发现异常及时通知主管医生。

⑥膀胱痉挛痛护理：由于膀胱内手术创面及留置导尿管气囊牵引压迫的刺激，可引起膀胱痉挛，出现尿液急迫感和痉挛性疼痛，给予放松牵引压迫止血的留置导尿管气囊，局部热敷，膀胱冲洗液给予一定的温度，避免低温刺激，必要时东莨菪碱肌内注射，此药可解除平滑肌痉挛，缓解疼痛。有感染因素存在者，加强抗感染治疗，可加用中成药"热淋清"等，减轻炎症和水肿。患者精神紧张、烦躁恐惧也是诱发膀胱痉挛的因素，给予宣教及心理疏导。

（2）出院指导：

①保持会阴清洁，多饮水，防止泌尿系统感染。

②1 个月、3 个月、6 个月、1 年复查，尿道狭窄者定期扩张尿道。不适者，随时到医院复查。

（三）直肠、肛肠及女性生殖道损伤患者的护理

1. 病因病机

骨盆骨折合并直肠、肛肠损伤相对较少见。多发生于意外事故，因跌倒或由高处坠下时，碰撞在直立于地上的木桩、铁杆、树枝、栅栏或工具柄等物体上，异物刺入肛门直肠。臀部创伤、骨盆骨折如坐骨骨折，骨折端损伤肛管和直肠。根据损伤的情况，可分为闭合性损伤和开放性损伤。闭合性损伤，可发生于钝性外伤，如跌伤、挤压伤等。开放性损伤，由于外力所致直肠破裂、穿孔，或直肠与体外贯通伤，以及肛门肛管皮肤破损，直肠损伤如发生在反折线以上，可引起弥漫性腹膜炎；如在腹膜反折线以下，则发生直肠周围厌氧菌感染。

女性生殖道在膀胱与直肠之间，坐骨骨折伴有会阴部开放损伤，可伤及生殖道及其前后组织，形成尿道、阴道瘘。

2. 临床表现

（1）腹痛与呕吐：肛门直肠损伤症状是疼痛，结、直肠穿孔或大块毁损，肠腔内粪便溢入腹腔后即有腹痛、呕吐。疼痛先局限于穿孔部，随之扩散至全腹部而成弥漫性腹膜炎，有全腹部疼痛。如有骨盆骨折、膀胱和尿道破裂时，耻骨部可有疼痛。

（2）闭合性损伤，表现为肛门肛管或直肠组织挫伤，皮下或黏膜下及周围间隙瘀血，直肠无破裂现象。

（3）开放性损伤，直肠破裂、穿孔，或直肠与体外贯通伤，以及肛门肛管皮肤破

损，局部组织亦充血、水肿，有炎细胞浸润。

（4）腹膜刺激征：腹部压痛、肌紧张及反跳痛。穿孔或破裂部位疼痛最明显。

（5）肠鸣音减弱甚至消失。

（6）合并症表现：失血过多，可出现休克症状。

3. 辅助检查

（1）阴部检查：有血迹是合并伤的重要体征。

（2）直肠指检：可发现破裂口及刺破的骨折端，直肠低位损伤可触及损伤部位呈空洞感觉，并且指套上有血迹，结肠损伤仅少数有血迹，常伴合并伤，早期查出合并伤是及时清创、修补裂孔、预防感染的关键。

4. 治疗方法

（1）保守治疗：

①纠正休克：肛门直肠损伤后，因失血过多，可出现休克，及时补充血容量以纠正休克。如有血管损伤，出血不止者，应及早止血，不能等待纠正休克后，才进行止血手术。

②防治感染：由于损伤可继发感染，出现发热，局部红肿疼痛、脉数。对于肛门直肠损伤，不应等待发生感染、出现热毒症状时，才进行治疗，而应及早预防感染的发生。因此，在损伤发生后，应尽早选用抗生素进行治疗。此外，还应重视破伤风和气性坏疽的预防注射。若继发感染，除进行内治外，还应配合外治。

（2）手术治疗：早期手术可防止腹膜炎或腹膜外间隙感染，减少并发症和死亡。

①腹膜内直肠损伤破裂时，应及早进行剖腹手术，仔细检查腹腔内有无其他脏器合并损伤，并注意有无腹膜外直肠损伤。肠壁破裂，可做二层内翻缝合修补；如已有明显的腹膜炎现象，或者认为肠壁的缝合不可靠时，则应在肠壁修补处的旁侧放置引流条，引流盆腔，一般不需要进行结肠造瘘术。但在战时或损伤严重并合并有膀胱、尿道、骨盆等损伤时，或软组织有广泛创伤时，常需进行横结肠或乙状结肠造瘘术。同时，用生理盐水冲洗结肠和直肠，并采用适当的造瘘方法，使粪便完全不流入远端结肠内，以利于控制感染。如果合并膀胱破裂时，除做修补术外，还应留置导尿管，或做耻骨上膀胱造瘘术。

②腹膜外直肠破裂时，创伤局部需行充分的初期扩创术，在会阴部尾骨的一侧做切口，向前切开直肠周围的筋膜，才能显露直肠创伤部，达到直肠周围区域充分引流。可将直肠壁破裂缝合，创口以凡士林纱布填充引流。由于患者多有严重感染，引流极为重要，创口宜开放。如损伤过于广泛，不可能缝合肠壁时，则需做结肠造瘘术。如果伤后就诊较晚，直肠周围已有感染时，应做彻底切开，以利引流；严重感染时，可考虑做结肠造瘘术。

③肛门和肛管损伤，在早期应按软组织创伤处理原则，进行清创缝合或引流。并

应尽可能地保留组织，以免日后发生变形或狭窄；更不可切除括约肌或再增加损伤，要尽可能修复肛门括约肌。如已有感染，则应充分引流。伤口愈合后，必要时应及时做扩肛治疗，防止狭窄。如发生肛门失禁和瘢痕性狭窄，可以行整复手术。

④对直肠损伤易进行剖腹探查，做结肠造口使粪便暂时改道，缝合直肠裂口，直肠内放置肛管排气，盆腔置烟卷引流。低位直肠不能满足缝合破损的肠壁，条件许可时可用有活力的组织覆盖骨折面。并特别强调局部要充分引流，彻底清创，警惕厌氧菌感染。

⑤会阴部软组织损伤及感染的处理，主要是彻底清创和引流，引流越早越彻底越好。同时选用足量敏感的抗生素治疗。

5. 护理风险点及观察要点

（1）护理风险点：

①疼痛。

②压力性损伤

③感染。

（2）观察要点：

①评估疼痛的分值，在医生医嘱下正确应用止痛药物。

②注意保持会阴部干燥，有渗出时及时换药，定时抬臀减压。

③有伤口者要彻底清创，观察体温情况，有无持续性高热。观察伤口渗出情况、有无红肿热及跳痛。

6. 常见护理问题及相关因素

（1）疼痛：与创伤有关。

（2）压力性损伤：与骨盆骨折卧床时间长、会阴及直肠部有伤口包扎有关。

（3）术后感染：与切口在会阴部位被大小便污染、创伤有关。

7. 护理方法

（1）一般护理：

①保持病房整洁、舒适、安静、空气流通和适宜的温/湿度。

②监测患者的意识及生命体征的变化。

③对疑有直肠肛管损伤的患者，要注意肛门有无出血、疼痛，询问伤后有无便血，局部有无压痛，必要时做肛门指诊。女患者还要检查会阴部有无裂伤，阴道有无出血，有无漏尿情况。

④做好术区皮肤清洁及各种药物试验。

⑤术后注意检查腹部肠道造口处血运情况，若发现黏膜发紫变色，应及时报告医生处理。注意造口有无回缩现象，若看到瘘口翻于腹壁皮肤外为正常，若肠段陷入，则可能要再次手术。

⑥瘘口因感染使吻合口狭窄致排便不畅时，要每日做瘘口扩张。但用力不宜过猛，以免增加损伤。

⑦保持造口周围皮肤清洁干燥。排便后要立即用温水洗涤擦干，敷以凡士林或涂上氧化锌油膏，换上干净敷料，以防皮肤糜烂。

⑧注意造口周围皮肤和组织有无感染征象，并注意患者生命体征的变化。

⑨对肛管周围感染的患者，注意保持充分的引流，换药时应用双氧水彻底冲洗伤口腔隙。

（2）体位护理：

①取平卧位，卧硬板床，用气垫床，充气要充足。

②会阴部有撕脱伤者，可用中间有洞的床，减轻骶尾部的压力。

（3）饮食护理：

①需要手术探查者，术前严格禁食。

②给予高营养饮食，以增强机体抵抗力，促进伤口愈合。饮食要少吃辛辣、油腻等刺激性的食物，多吃些清淡、含纤维物质多的食物，促进胃肠蠕动。

③鼓励患者多喝水，养成良好的排便习惯，最好每天都能够定时排便，形成条件反射性排便。

④消除影响患者情绪及食欲的因素，例如肠道造瘘术者，每次排便后及时更换一次性粪袋，夏天可在室内放置阿司匹林消除臭味。

（4）情志护理：

①患者因会阴部损伤，常有怕羞及焦虑的心理，注意多和患者沟通，克服患者不安的心理，使其积极配合治疗护理。

②肠道造口患者多因粪便改道身上有臭味怕别人厌恶而心情忧郁，护士要主动关心体贴患者，鼓励其正确对待伤病，消除自卑心理，同时教育家属及同室病友不要歧视患者，以增强其战胜疾病的信心。

（5）健康教育：

①女患者每日要2～3次用1：5000高锰酸钾溶液清洗会阴部，保持清洁。

②适当地行缩肛、收缩会阴部肌肉锻炼，配合周身运动，促进体内血液流通的同时，还会增强身体抵抗力。

③个人卫生要注重，每天最好能够用温水清洗肛门处，保持肛门周围清洁干净，个人的卫生用品不得交杂使用，避免出现感染的情况。

（6）出院指导：

①保持会阴部清洁，便后随时清洗。

②多食香蕉、蔬菜，防止便秘。

③多饮水，勤换内衣，防止会阴部感染。

④加强会阴部肌肉收缩锻炼，如提肛、单腿站立等，以促进局部血液循环。

（四）神经损伤患者的护理

1. 病因病机及临床表现

骨盆骨折合并神经损伤较少见，一般见于错位严重的骶骨骨折和骶髂关节脱位。组成骶神经丛的骶1、骶2最易累及。坐骨神经和股神经损伤表现为臀肌、腘绳肌、小腿腓肠肌群的肌力减退，小腿后方及足外侧感觉减退。在骶1神经丛损伤严重时，可出现踝反射消失，但很少发生括约肌功能障碍。预后以损伤程度而定。

2. 治疗方法

骨盆骨折引起的神经损伤为挫伤、牵拉伤或挤压伤，很少完全断裂。一般先给予保守治疗，内服神经营养剂，如维生素 B_1、维生素 B_{12}、谷维素等，再配合针灸、理疗，可以完全恢复，如果无效时应及时手术探查解除压迫。

3. 护理风险点

神经损伤有加重的可能。

4. 观察要点

观察患者的感觉、运动情况，并和术前相比较。

5. 护理方法

（1）早期应进行全面、细致的全身检查及耐心倾听患者主诉，及早发现神经损伤症状并做好记录。

（2）如患者有臀部、会阴部麻木，坐骨神经痛，或小腿后侧肌肉无力，应及早指导患者做抵抗阻力肌肉锻炼，同时给予局部按摩，并针刺环跳、委中、承山、三阴交、冲门、风市、伏兔、足三里等穴，促进功能恢复。

（3）如有明显的肌肉萎缩、无力等神经损伤症状，要经常帮助患者做患肢各关节的被动伸屈活动，保持踝关节功能位，防止发生足下垂。

第三节　胸部骨折患者的护理

一、胸骨骨折患者的护理

胸骨骨折较少见，一旦发生，常合并其他并发症，危及生命，因此，胸骨骨折是胸外伤中一个不可忽视的问题。骨折多发生在胸骨上1/3，以柄体分离多见，骨折以横断为多。移位时多重叠移位于上骨折段的前面。胸骨后面的骨膜因有胸内韧带附着加强而不易断裂，骨折后较为稳定并在复位后容易愈合。

（一）解剖生理

胸骨是一块扁骨，位于胸前部正中，全长浅居皮下，在体表可以摸到。胸骨上部较宽，称为胸骨柄，胸骨中部呈长方形，称为胸骨体，其与胸骨柄相连接处形成突向前方的横行隆起，称为胸骨角，约平齐第4胸椎下缘，可在体表触知，它平对第2肋，为查数肋骨的重要标志。胸骨的下端为一形状不定的薄骨片，称为剑突。胸骨两侧缘各有7个肋骨切迹，与第1～7肋相连。胸骨与肋骨构成的完整胸廓骨性支架，对维持正常呼吸运动起重要作用。

（二）病因病机

胸骨骨折大多由强大的暴力直接撞击或作用于胸骨的挤压造成。如车祸时方向盘的撞击，亦可由强大的间接外力压迫所致，如脊柱过度前屈、后伸导致胸骨骨折。

（三）临床表现

胸骨区疼痛剧烈，肿胀、咳嗽、深呼吸和抬头时局部疼痛加剧，不能直立挺胸，头、颈、肩多向前倾。有重叠移位者局部可见畸形或触到骨擦感，严重者可伴发多发肋骨骨折，如损伤纵隔内大血管和气管，则会出现呼吸困难、皮下捻发音、气胸、血胸症状，甚至出现创伤性窒息综合征。

（四）辅助检查

影像学检查：胸部侧斜位X射线检查可显示骨折部位和移位方向。

（五）治疗方法

1.卧床休息

无移位者，可在局部外贴活血止疼膏药，让患者仰卧硬板床，背后垫一薄枕，保持脊柱过伸位4～6周。

2.手法复位

患者仰卧，胸骨过伸，双臂上举超过头部，用普鲁卡因局部麻醉后，在胸骨骨折的下折段用力加压使之复位。此法适用于胸骨横断并有移位之骨折。按压时用力勿过猛，以免加重内脏损伤。复位后患者仰卧硬板床上，背后垫薄枕，骨折处压一沙袋，并用宽胶布固定于胸壁，外加"8"字绷带固定，尽量保持双肩后伸，8周后解除固定。

3.手术治疗

用于骨折移位明显，手法复位困难或胸骨骨折伴有连枷胸者。手术可在局麻或全麻下进行，在骨折处正中切口，用骨膜剥离器或持骨器撬起骨折端，使之上下端对合，然后在骨折上、下折段钻孔，以不锈钢丝固定缝合。

（六）护理风险点及观察要点

1.护理风险点

（1）呼吸困难。

（2）骨折有移位的可能。

2.观察要点

（1）严密观察神志、呼吸、血压、脉搏、尿量的变化，如有烦躁不安、面色苍白、四肢冰冷、呼吸浅快、脉压小等休克征象，应积极配合医生做好抢救工作，迅速建立静脉通道，输液、输血。

（2）观察胸部有无外伤、畸形、皮下气肿及呼吸运动等情况。如有呼吸表浅、急促、发绀现象要及时协助患者头向后仰，通畅气道，并给予氧气吸入，必要时用呼吸器辅助呼吸。有伤口者注意观察伤口渗血情况，应及时消毒包扎。对皮下气肿要详细记录气肿范围，如气肿蔓延迅速，或胸部塌陷，患者呼吸急促，疑有内脏受压或血管、气管损伤时，应及早做好术前准备。

（七）常见护理问题及相关因素

1. 局部肿痛

与骨折和局部血肿有关。

2. 呼吸困难

与因疼痛而不敢深呼吸，致呼吸表浅，换气不足有关。

3. 骨折有移位的可能

与外固定不牢固有关。

4. 知识缺乏

与缺乏功能锻炼相关知识有关。

（八）护理方法

1. 一般护理

（1）整复前做好心理护理，清除患者紧张情绪；备齐用物如棉垫、沙袋、胶布、绷带等；做心电图检查，了解心脏功能。

（2）整复时注意观察脉搏、呼吸、血压情况，按压复位时用力不可过猛，以免引起或加重内脏损伤。

（3）整复后卧硬板床，保持患者脊柱过伸位，制动，背部垫枕，尽量减少搬动以减少因骨折端摩擦而引起的疼痛；观察绷带固定情况，防止松脱导致骨折移位；加强基础护理，保持床铺平整，给予定时减压，防止发生压力性损伤；教会患者卧床吃饭饮水方法，减少起床双手撑床使肩前倾、头向前屈的动作发生。必须下床时应由护士协助。将自体移向床边，先放下双腿，然后在护士的扶持下保持脊柱过伸位缓缓坐起。

（4）呼吸困难时根据病情适当抬高床头，给予氧气吸入；保持呼吸道通畅，及时清理呼吸道分泌物，必要时吸痰或行雾化吸入；咳嗽或咳痰时，帮助患者按压骨折部位，以减轻疼痛或适当服用止咳化痰药。

2. 体位护理

卧硬板床，制动，保持患者脊柱过伸位，背部垫枕。加强基础护理，保持床铺平整，给予定时减压，防止发生压力性损伤。

3. 饮食护理

（1）早期（1～2周）：饮食以清淡为主，如蔬菜、蛋类、豆制品、新鲜水果、鱼汤、瘦肉等，忌食酸辣、燥热、油腻、肥腻滋补之品，如骨头汤、肥鸡、炖水鱼等，不然瘀血积滞，难以消散，必致拖延病程，使骨痂生长迟缓。在此阶段，食疗可用田七 10g，当归 10g，肉鸽 1 只，共炖熟烂，汤肉并进，逐日 1 次，持续 7～10 天。

（2）中期（2～4周）：饮食上由清淡转为适当的高营养增补，以满足骨痂生长的需要，可在初期的食谱上加骨头汤、田七煲鸡、动物肝脏之类，以补足更多的维生素 A、维生素 D、钙及蛋白质。食疗可用当归 10g，骨碎补 15g，续断 10g，排骨 250g，炖煮 1 个小时以上，汤肉并进，连用 2 周。

（3）后期（5周以上）：饮食上可以排除禁忌，食谱可再配以老母鸡汤、猪骨汤、羊骨汤、鹿筋汤、炖水鱼等，能饮酒者可选用杜仲骨碎补酒、鸡血藤酒、虎骨木瓜酒等。食疗可用枸杞子 10g，骨碎补 15g，续断 10g，薏苡仁 50g，将骨碎补与续断先煎去渣，再入余 2 味煮粥进食。逐日 1 次，7 天为 1 个疗程。每个疗程间隔 3～5 天，可用 3～4 个疗程。

4. 情志护理

意外的打击常使患者出现心理障碍，部分患者出现忧虑、恐惧心理。讲解与本病有关的知识和治疗措施，消除患者的紧张、恐惧心理。

5. 功能锻炼

初期整复后方可进行深呼吸运动和四肢各关节的活动，每日 2～3 次，每次 5～10 分钟，同时指导患者肺功能锻炼。以后逐渐增加活动时间，限制双肩向前活动，避免骨折移位。3 周后在固定下起床，做双手叉腰头向后伸活动。6 周后解除外固定。

6. 用药护理

（1）外贴活血止疼膏药者注意观察皮肤情况，膏药贴敷时温度适宜，防止烫伤。

（2）中药汤剂，饭后 1 小时温服，服药后观察效果和反应；接骨续筋中成药以强筋壮骨、补益肝肾为主，服用期间忌生冷，多饮水。应用化痰药物时，观察用药后的反应及效果。

7. 健康教育

（1）介绍本病的治疗护理特点，使之配合治疗和护理。

（2）告诉患者体位对本病治疗的重要性和必要性，应始终注意保持，并限制双肩前倾活动。

（3）告知患者饮食的重要性，早期应以清淡、高营养饮食为主，如鸡蛋、牛奶、豆浆等，忌食辛辣刺激性食物，后期加强营养。

（4）告知患者注意保持病房空气清新流通，禁止吸烟。

（5）向患者讲解功能锻炼的意义和方法，使之理解和掌握。

8. 出院指导

（1）慎起居，防感冒。

（2）加强营养，忌食辛辣刺激性食物及烟、酒，避免咳嗽。

（3）继续加强功能锻炼，走路时挺胸叉腰。

（4）骨折未愈合患者应继续保持脊柱过伸体位，半个月到医院复查1次。

二、肋骨骨折患者的护理

暴力直接作用于肋骨，可使肋骨向内弯曲折断，前后挤压暴力使肋骨向外弯曲折断。

（一）解剖生理

肋骨有12对，第1～7对肋前端直接与胸骨相连，称真肋，第8～12对肋不直接与胸骨相连，称假肋，其中第11～12对肋前端游离于腹壁肌层中，称浮肋。第1～3肋有锁骨、肩胛骨保护而不易发生伤折，一旦骨折说明致伤暴力巨大，常合并锁骨、肩胛骨骨折和颈部、腋部血管神经损伤。第4～7肋骨长而薄，最易折断。第8～10肋前端肋软骨形成肋弓与胸骨相连，第11～12肋前端游离，弹性都较大，均不宜骨折。若发生骨折，应警惕腹内脏器和膈肌损伤。多根多处肋骨骨折将使局部胸壁失去完整肋骨支撑而软化，出现反常呼吸运动，即吸气时软化区胸壁内陷，呼气时外突，又称为连枷胸。老年人肋骨骨质疏松，脆性较大，容易发生骨折。已有恶性肿瘤转移病灶的肋骨，也容易发生病理性骨折。

（二）病因病机

1. 直接暴力

即骨折发生在暴力作用的部位。如棍棒、拳头、硬物等直接作用于肋骨某处，故引起的骨折多是横断或粉碎型，其变化特点往往向胸内陷入，并由此损伤肋间血管、胸膜或肺，从而产生气血胸。

2. 间接暴力

如前后挤压时引起的肋骨侧方弯曲突出骨折，侧方挤压时，引起的肋骨与肋软骨交界处骨折，其变化特点是折断向外突出多刺破皮肤。此外，老年人的剧烈咳嗽、打喷嚏、妇女分娩等原因引起的胸部肌肉急剧而强烈的收缩，亦可引起肋骨骨折，但不常见，且由于有肋间肌的固定，多无明显移位。

（三）临床表现

1. 一般表现

骨折处有明显疼痛，深呼吸、咳嗽、打喷嚏时加剧。胸痛使呼吸变浅，咳嗽无力，呼吸道分泌物增多、潴留，易致肺不张和肺部感染。胸壁可有畸形，局部明显压痛，挤压胸部疼痛加重，甚至产生骨擦音，即可与软组织伤鉴别。骨折断端向内移位可刺破胸膜、肋间血管和肺组织，产生血胸、气胸、皮下气肿或咯血。伤后晚期骨折断端移位发生的损伤可能造成迟发性血胸或血气胸。

2. 连枷胸

连枷胸的反常呼吸运动可使伤侧肺受到塌陷胸壁的压迫，呼吸时两侧胸腔压力的不均衡造成纵隔扑动，影响肺通气，导致体内缺氧和二氧化碳潴留，严重时可发生呼吸和循环衰竭。连枷胸常伴有广泛肺挫伤，挫伤区域的肺间质或肺泡水肿导致氧弥散障碍，出现低氧血症。

（四）辅助检查

1. 胸部 X 射线检查

胸部 X 射线检查可显示肋骨骨折断裂线和断端错位，还可了解胸内脏器有无损伤及并发症，但前胸肋软骨骨折并不显示 X 射线征象。

2. CT 检查

肋骨骨折三维重建 CT 可以更好地显示肋骨骨折情况。

3. 实验室检查

出血量大者，血常规检查示血红蛋白和血细胞比容下降。严重多发肋骨骨折应进行连续血气分析监测，以便明确低氧血症程度。

（五）治疗方法

1. 闭合性单处肋骨骨折治疗

骨折两断端因有上、下完整的肋骨和肋间肌支撑，较少有错位、活动和重叠，多能自行愈合。固定胸廓的目的主要是为减少肋骨断端活动、减轻疼痛，可采用贴敷平乐接骨止痛膏、宽胶布固定或半侧弹力胸带固定胸廓。这种方法也适用于胸背部、胸侧壁多根多处肋骨骨折，胸壁软化范围小而反常呼吸运动不严重的患者。

2. 闭合性多根多处肋骨骨折治疗

胸壁软化范围大、反常呼吸运动明显的连枷胸患者，需要在伤侧胸壁放置牵引支架，在体表用"付氏钳夹"或导入不锈钢丝，抓持住游离段肋骨，并固定在牵引支架上，消除胸壁的反常呼吸运动。近年来也使用电视胸腔镜直视下导入钢丝的方法固定连枷胸。对咳嗽无力、不能有效排痰或呼吸衰竭者，需做气管插管或气管切开，以利抽吸痰液、给氧和施行辅助呼吸。如病情严重需开胸手术时，在肋骨两断端分别钻孔，贯穿不锈钢丝固定肋骨断端。

3. 开放性肋骨骨折治疗

胸壁伤口需彻底清创，用不锈钢丝固定肋骨断端。如胸膜已穿破，尚需做胸膜腔引流术。手术后应用抗生素，预防感染。

（六）护理风险点及观察要点

1. 护理风险点

（1）骨折断端刺伤胸膜引起气、血胸。

（2）多根多段肋骨骨折引起呼吸困难。

（3）体位受限引起压力性损伤。

2. 观察要点

（1）严密观察神志、血压、脉搏情况，尤其对开放性损伤或怀疑合并血胸患者，每隔 15～30 分钟测量 1 次，并认真记录。一旦出现血压下降，脉搏细数，出冷汗甚至意识改变，应立即通知医生，迅速处理。

（2）观察呼吸情况。如呼吸困难症状加重，应加大给氧流量；出现呼吸衰竭时，迅速进行气管插管，建立人工辅助呼吸。症状缓解后，及时停止吸氧。

（3）观察胸部运动，及时发现反常呼吸。注意观察胸部 X 射线检查不配合的患者，以及皮下气肿引起胸壁软组织肿胀的患者。

（4）观察有无皮下气肿及纵隔气肿，记录气肿延伸范围，如气肿蔓延迅速，应立即报告医生，查找气肿来源，采取措施予以控制，对气肿张力极大，患者痛苦难忍者，在胸骨柄切迹上 2cm 做一横行小切口至深筋膜排气减压。

（5）局部进行胶布外固定者，应注意观察胶布是否脱落及有无过敏等情况，并做出相应处理。

（6）进行肋骨牵引的患者，应注意观察"付氏钳夹"是否滑脱，牵引力线是否正确。

（七）常见护理问题及相关因素

1. 疼痛

与骨折有关。

2. 有骨折移位继发内脏损伤的可能

与不恰当翻身或用力使骨折移位，折端刺伤胸膜有关。

3. 呼吸困难

与反常呼吸或疼痛影响呼吸有关。

4. 有发生压力性损伤的可能

与体位受限有关。

5. 知识缺乏

与缺乏自护知识有关。

（八）护理方法

1. 一般护理

（1）患者采取半卧位，以利呼吸，多发肋骨骨折行肋骨牵引的患者可给予平卧位，适当抬高床头。单肋骨折翻身时应健侧在下，必须起床时应有人扶持。

（2）保持呼吸道通畅。呼吸困难患者立即给氧，氧流量 3～5L/min，鼓励患者咳嗽，并协助排痰，对于意识不清、痰多黏稠、咳痰无力、老弱或不合作的儿童，可用鼻导管吸引，必要时行气管吸引或气管插管。对老年重症、严重呼吸机能障碍、肺水肿、肺不张、呼吸困难、高度缺氧者，应行气管切开，以便吸引和使用呼吸机。气管切开后，应经常湿化气道，配合使用超声雾化。

（3）对合并创伤性湿肺的患者，应控制输液速度，以 20 ～ 30 滴 / 分为宜，防止发生肺水肿及心力衰竭。

（4）胶布固定患者防止脱落，轻度过敏者局部涂抹抗过敏软膏，禁止抓挠，防止感染。起水泡或破溃者，涂龙胆紫或以无菌敷料覆盖，并更换弹力胸带固定。

（5）弹力胸带固定应保持松紧适宜，以能保持有效固定又不致影响患者呼吸为原则。

（6）肋骨牵引者，应防止牵引钳滑脱，搬动患者或患者自行活动时，注意保护牵引。牵引针眼处敷料要定时更换防止感染。

（7）保持病室空气清新流通，室内禁止吸烟。气管切开患者，房间内应定期进行空气消毒，减少探视。

（8）加强基础护理，防止压力性损伤发生。

（9）注意保暖，肋骨牵引后，患者上身应加盖棉被，以免受凉。

（10）早期忌食辛辣油腻之品，给予清淡、富营养的饮食，如鸡蛋汤、牛奶、豆腐等，多食新鲜水果及含粗纤维丰富之蔬菜，防止便秘，避免因用力排便引起骨折端刺破胸膜及肺脏出现继发性气、血胸。

（11）多接触患者，与之倾心交谈，了解患者所思所虑，给予心理疏导，解除紧张恐惧情绪。

2. 体位护理

（1）严禁患者下床活动，根据患者病情给予半坐卧位。根据患者需要及时调整靠背角度，在腰背部垫一薄枕，以维持其正常前凸曲线，减轻腰肌疲劳。

（2）及时移动下滑身体，以防患者上体前倾影响呼吸。移动时需有 3 名护士，一人扶患者背部及健侧，另外两人分别站在床两侧，双手同时插入患者腰部及大腿下，一起用力抬患者上移。再将床单两角固定于靠背顶端，防止床褥下滑。另外，在腘窝部垫一软枕，以防膝部过伸，增加支撑面，防止患者身体下滑。

（3）保持患者皮肤清洁干燥，及时更换松软床褥，防止压力性损伤。

3. 饮食护理

（1）早期（1 ～ 2 周）：饮食原则上以清淡为主，如蔬菜、蛋类、豆制品、水果、鱼汤、瘦肉等，忌食酸辣、燥热、油腻之品。

（2）中期（2 ～ 4 周）：饮食上由清淡转为适当的高营养增补，以满足骨痂生长的需要。

（3）后期（5 周以上）：饮食以滋补肝肾为主。

4. 情志护理

患者大多是意外伤害引起，加上受伤后疼痛、呼吸困难。因此，护士应陪伴在患者身边，讲解与本病有关的知识和治疗措施，消除患者的紧张、恐惧心理，使患者有安全感，树立信心，主动配合治疗。

5. 功能锻炼

鼓励患者咳嗽时，手扶患处，做深呼吸，吸气感觉直到肚脐，再把嘴缩成"鱼嘴"状慢慢呼出，吸呼比1：2，让肺及肺泡能尽早扩张，咳嗽时用腹部力量往上顶，不要在喉咙上方干咳，这样起不到将肺底分泌物震荡、清除的目的，一天练习4～5次，一次30分钟。

卧床期间，可让患者做四肢各关节的功能活动，以主动活动为主，防止关节活动不利和肌肉萎缩发生。鼓励患者进行肺功能的功能锻炼，如进行有效咳嗽、吹气球、深呼吸等，以利肺扩张，每日活动4次，每次以患者能耐受为度。

6. 用药护理

止痛药应用后及时进行效果评价，同时观察不良反应，如应用镇痛泵或注射镇痛药时，注意观察生命体征，尤其是血压情况；静脉应用活血化瘀中成药注射液时，注意观察滴速和不良反应；抗生素严格按药物半衰期按时用药；中药汤剂饭后1小时温服，服药后观察效果和反应；局部膏药贴敷、熏洗，过敏时及时停药，并观察处理局部皮肤；接骨续筋中成药以强筋壮骨、补益肝肾为主，服用期间忌生冷，多饮水。应用化痰药物时，观察用药后的反应及效果。

7. 健康教育

（1）告诉患者绝对卧床休息，取半坐卧位，不可随意翻身，严禁下床活动。多根肋骨骨折者应绝对卧床40天以后方可下床活动，以免骨折断端刺伤肺脏，强调一定遵照执行，即使自我感觉良好，也不可随意下床活动。不可私自去除肋骨固定带。

（2）鼓励患者有效咳嗽，深呼吸，锻炼肺部，以利肺扩张。患者怕痛，往往不愿配合，要耐心解释，手捂痛处或他人帮忙固定，鼓励患者。症状缓解后教患者肺功能锻炼，增加肺活量。

（3）告诉患者要戒烟，吸烟是刺激呼吸道引起痰液增多的重要原因，如果痰液黏稠，不易咳出，更会加重呼吸困难。

（4）房间要定时通风，保持空气新鲜，并注意避免寒冷刺激。

8. 出院指导

（1）4～6周后可下床适量活动，如散步、慢跑，有助于疾病的康复。1个月后复查。

（2）适当的休息有利于体质的恢复，要劳逸结合。

（3）适时增添衣被，避风寒，防感冒，以防引起肺部感染。

（4）加强营养，强调综合营养的重要性。

（5）按时服用药物。

三、胸肋骨骨折并发症患者的护理

（一）气胸患者的护理

胸膜腔内积气称为气胸。

1. 解剖生理

胸膜在胸腔内形成左、右两个闭锁的浆膜囊，分为壁层和脏层。其被覆于胸壁内面、膈上面及纵隔的部分，称为壁层；包于肺表面的叫脏层，脏层与肺实质紧密结合，并深入叶间裂及右肺副裂。胸膜的壁层与脏层之间的腔隙称为胸膜腔，内有少量浆液以减少呼吸时两层胸膜间的摩擦。

2. 病因病机

气胸的形成多由于肺组织、气管、支气管、食管破裂，空气逸入胸膜腔，或因胸壁伤口穿破胸膜，胸膜腔与外界沟通，外界空气进入所致。按病理生理不同可分为3类：

（1）闭合性气胸：多并发于肋骨骨折，由于肋骨断端刺破肺，空气进入胸膜腔所致。

（2）开放性气胸：多并发于因刀刃、锐器、弹片、火器等导致的胸部穿透伤。胸膜腔伤口与外界大气相通，外界空气可随呼吸自由进入胸膜腔。

（3）张力性气胸：主要原因是较大的肺泡破裂，较深较大的肺裂伤或支气管破裂。

3. 临床表现

（1）闭合性气胸：空气通过胸壁或肺的通道进入胸膜腔后，伤道立即闭合，气体不再进入，胸腔内负压被抵消，但胸膜腔内压仍低于大气压，使患侧肺部分萎陷、有效气体交换面积较少，影响肺的通气和换气功能。患者出现以下症状：胸闷、胸痛、气促、呼吸困难，其程度随胸膜腔积气量和肺萎陷程度不同而不同。肺萎陷在30%以下者为小量气胸，患者无明显的呼吸和循环功能紊乱的症状；肺萎陷在30%～50%者为中量气胸；肺萎陷在50%以上者为大量气胸。后两者均可出现明显的低氧血症。体检：可见气管向健侧移位，患侧胸部饱满，叩诊呈鼓音，听诊呼吸音减弱甚至消失。

（2）开放性气胸：患侧胸膜腔和大气相通后负压消失，胸膜腔内压几乎等于大气压，伤侧肺被压缩而萎陷致呼吸功能障碍；若双侧胸膜腔内压力不平衡，患侧显著高于健侧时可致纵隔向健侧移位，使健侧肺受压、扩张受限。临床表现为吸气时，健侧负压增大，与患侧的压力差增加，纵隔进一步向健侧移位；呼气时，两侧胸腔内压力差减少，纵隔又移回患侧，导致其位置随呼吸而左右摆动，称为纵隔扑动（图8-1）。此可影响静脉回心血流，造成严重的循环功能障碍。同时，此类患者在吸气时健侧肺扩张，不仅吸入从气管进入的空气，而且吸入由患侧肺排出的含氧低的气体；而呼气时健侧肺气体不仅排出体外，同时亦排至支气管和肺内，使低氧气体在双侧肺内重复交换而致患者严重缺氧。症状：表现为明显气促、明显呼吸困难、鼻翼翕动、口唇发绀，重者伴有休克症状。体征：可见患侧胸壁的伤道，呼吸时可闻及空气进出胸腔伤口的声音；胸部和颈部皮下可触及捻发音，患侧胸部叩诊呈鼓音，听诊呼吸音减弱或消失；心脏向健侧移位。

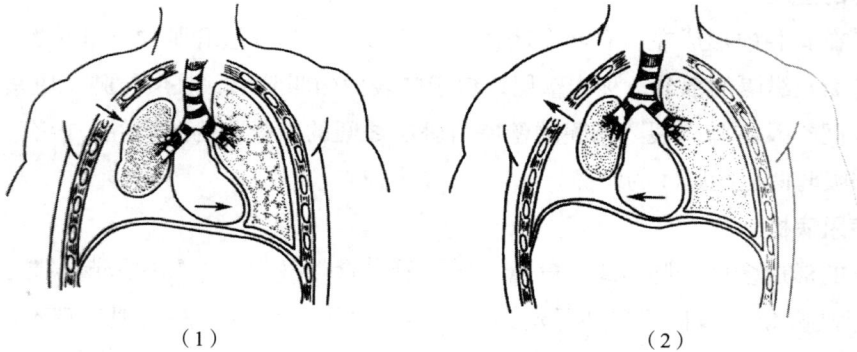

图 8-1　开放性气胸的纵隔扑动
（1）吸气；（2）呼气

（3）张力性气胸：胸壁裂口与胸膜腔相通，且形成活瓣，气体随每次吸气从裂口进入胸腔，而呼气时活瓣关闭，气体只能进不能出，致使胸膜腔内积气不断增多，压力不断升高，导致胸膜腔压力高于大气压，又称高压性气胸。胸膜腔高压使患侧肺严重萎陷，纵隔显著向健侧移位，并挤压健侧肺组织，影响腔静脉回流，导致严重的呼吸循环障碍。有些患者，由于高于大气压的胸膜腔内压，驱使气体经支气管、气管周围疏松结缔组织或壁层胸膜裂伤处进入纵隔或胸壁软组织，并向皮下扩散，导致纵隔气肿或颈、面、胸部等处的皮下气肿（图 8-2）。临床表现为患者出现严重或极度的呼吸困难、发绀、烦躁、意识障碍、大汗淋漓、昏迷、休克，甚至窒息。体征：气管明显向健侧移位，颈静脉怒张，患侧胸部饱满，肋间隙增宽，呼吸幅度减低，皮下气肿明显；叩诊呈鼓音；听诊呼吸音消失。

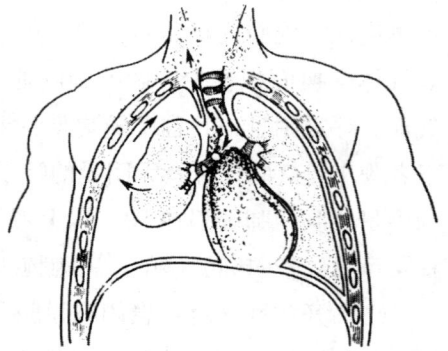

图 8-2　张力性气胸和纵隔、皮下气肿

4. 辅助检查

影像学检查：主要为胸部 X 射线检查。

（1）闭合性气胸：显示不同程度的肺萎陷和胸膜腔积气，有时可伴有少量胸腔积液。

（2）开放性气胸：显示患侧肺萎陷、胸腔大量积气，气管和心脏等纵隔内气管向健侧明显移位。

（3）张力性气胸：显示胸腔严重积气、肺完全萎陷，气管和心脏向健侧偏移。

5. 治疗方法

（1）闭合性气胸：发生气胸时间较长且积气量较少的患者，无需特殊处理，胸腔内积气一般可在 1～2 周内自行吸收。大量气胸需进行胸膜腔穿刺，抽尽积气，或行胸腔闭式引流术（图 8-3），促使肺尽早膨胀，并使用抗生素预防感染。

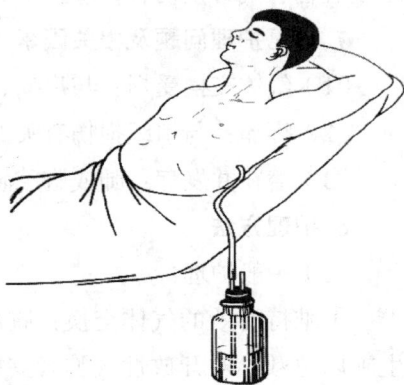

图 8-3　胸腔闭式引流术

（2）开放性气胸：处理要点为将开放性气胸立即变为闭合性气胸，赢得抢救生命的时间。可用无菌敷料如凡士林纱布、棉垫或其他清洁器材封盖伤口，再用胶布或绷带包扎固定，然后迅速送往医院。到医院后进一步处理为：给氧，补充血容量，纠正休克；清创、缝合胸壁伤口，并做胸腔闭式引流；给予抗生素，鼓励患者咳嗽排痰，预防感染；如疑有胸腔内脏器损伤或进行性出血，则需行开胸探查手术。

（3）张力性气胸：张力性气胸是可迅速致死的危急重症。需紧急抢救处理。入院前或院内急救，需迅速使用粗针头在患侧锁骨中线与第 2 肋间连线处穿刺胸膜腔减压，并外接单向活瓣装置；紧急时可在针柄部外连接有小口的柔软塑料袋、气球或避孕套等，使胸腔内高压气体易于排出，而外界空气不能进入胸膜腔。进一步处理应安置胸腔闭式引流（通常于锁骨中线第 2 肋间），使用抗生素预防感染。闭式引流装置与外界相通的排气孔连接，可适当调节恒定负压的吸引装置，以加快气体排出，促进肺膨胀。待漏气停止 24 小时后，X 射线检查证实肺已膨胀，方可拔除插管。持续漏气而肺难以膨胀时需考虑开胸探查手术或电视胸腔镜手术探查。

6. 护理风险点及观察要点

（1）护理风险点：

①呼吸困难。

②休克。

③肺或胸腔感染。

（2）观察要点：

①严密观察患者神志、呼吸、血压、脉搏、尿量的变化，如有烦躁不安、面色苍白、四肢冰冷、呼吸浅快、脉压小等休克征象，应积极配合医生做好抢救工作，吸氧、迅速建立静脉通道，输液、输血。

②观察胸部有无外伤、畸形、皮下气肿及呼吸运动异常等情况。如有呼吸表浅、急促、发绀现象要及时协助患者头向后仰，通畅气道，并给予氧气吸入，必要时给予呼吸器辅助呼吸。有伤口者注意观察伤口渗血情况，应及时消毒包扎。对皮下气肿要详细记录气肿延伸范围，如气肿蔓延迅速，或胸部塌陷，患者呼吸急促，疑有内脏受压或血管、气管损伤者，应及早做好术前准备。

7. 常见护理问题及相关因素

（1）气体交换受损：与疼痛、胸部损伤、胸廓活动受限或肺萎陷有关。

（2）疼痛：与组织损伤有关。

（3）潜在并发症：肺或胸腔感染。

8. 护理方法

（1）一般护理：

①维持有效的气体交换：胸部损伤患者若出现危及生命的征象时，护士应协助医生施以急救。对开放性气胸者立即用敷料（最好是凡士林纱布）封闭胸壁伤口，使之成为闭合性气胸，阻止气体进入胸膜腔；闭合性气胸或张力性气胸积气量多时，应立即行胸膜腔穿刺或胸腔闭式引流；吸氧；必要时人工呼吸器辅助呼吸；密切观察，记录生命体征。观察患者有无气促、呼吸困难、发绀和缺氧等症状；呼吸的频率、节律和幅度等；气管移位或皮下气肿有无改善。

②观察气胸消长情况，如果放置闭式引流后漏气情况十分明显，数小时后仍有大量气体外逸，X 射线检查见肺膨胀不佳，应怀疑有支气管破裂的可能，需做进一步处理。

③减轻疼痛与不适：采取各种措施减轻患者疼痛，如包扎伤口、固定骨折，患者咳嗽时，可用双手按压固定骨折部位，给予有效止痛剂，必要时行局部封闭。

④安慰患者，解除其紧张恐惧心理，必要时给予镇静剂。

⑤预防肺部和胸腔感染：密切监测体温，每 4 小时测量 1 次，如有异常，及时通知医生并配合处理；严格无菌技术操作，24 小时更换引流瓶，避免胸腔引流管受压、扭曲，保持胸腔闭式引流通畅，及时更换胸壁伤口敷料，保持干燥、清洁；帮助患者翻身、拍背、坐起、咳嗽，指导其进行深呼吸运动，以促进肺扩张，减少肺不张或肺部感染。合理运用抗生素，加强对气管插管或切开的护理，预防肺部和胸腔感染。

⑥做好胸腔闭式引流的护理。

（2）体位护理：卧硬板床，当胸部损伤患者合并昏迷或休克时取平卧位，病情稳定，无脊柱骨折者取半坐卧位；合并肋骨骨折者取平卧位、半坐卧位或健侧卧位；加强基础护理，保持床铺平整，定时减压，防止发生压力性损伤。

（3）饮食护理：早期（1～2 周）：饮食原则上以清淡为主；中期（2～4 周）：饮食上适当增加营养素摄入。增加奶、蛋、瘦肉、蔬菜、水果等摄入。

（4）情志护理：给予患者心理安慰、鼓励，讲解与本病有关的知识和治疗措施，消除患者的紧张、恐惧心理。

（5）功能锻炼：指导患者咳嗽、吹气球、深呼吸等，防止肺不张或肺部感染。

（6）用药护理：

①外贴活血止疼膏药者注意观察皮肤情况，膏药贴敷时温度适宜，防止烫伤。

②伤口及时换药，保持清洁、干燥。

③中药汤剂宜饭后 1 小时温服，服药后观察效果和反应。

（7）健康教育：

①有效咳嗽、咳痰：向患者讲解腹式呼吸和有效咳嗽、咳痰的意义并给予指导，出院后仍应坚持腹式呼吸和有效咳嗽。

②功能锻炼：告知患者恢复期胸部仍有轻微不适或疼痛，但不影响患侧肩关节功能锻炼，锻炼应早期进行并循序渐进；但在气胸痊愈的 1 个月内，不宜参加剧烈的体育活动，如打球、跑步、抬举重物等。

（8）出院指导：

①注意安全，防止发生意外事故。

②忌烟、酒及刺激性食物；加强肺功能锻炼。

③胸部损伤严重的患者，出院后须定期来院复诊，发现异常及时治疗。

④肋骨骨折患者在 3 个月后应胸部 X 射线复查，以了解骨折愈合情况。

（二）血胸患者的护理

胸膜腔内积血称为血胸，与气胸同时存在称为血气胸。

1. 解剖生理

胸腔积血主要来源于心脏、胸内大血管及其分支、胸壁、肺组织、膈肌和心包血管出血。

2. 病因病机

肋骨断端或利器损伤胸部时均可能刺破肺组织、心脏、血管而导致胸膜腔积血。血胸发生后不但因血容量丢失影响循环功能，还可压迫肺，减少呼吸面积，血胸推移纵隔，使健侧肺也受压，并影响腔静脉回流。当胸腔内迅速积聚大量血液，超过肺、心包和膈肌运动所起的去纤维蛋白作用时，胸腔内积血发生凝固，形成凝固性血胸。凝血块机化后形成纤维板，限制肺与胸廓活动，损坏呼吸功能，血液是良好的培养基，经伤口或肺破裂口侵入的细菌，会在积血中迅速滋生繁殖，引起感染性血胸，最终导致脓血胸。持续大量出血所致的胸膜腔积血称为进行性血胸。少数伤员因肋骨断端活动，刺破肋间血管或血管破裂处血凝块脱落，发生延迟出现的胸腔内积血，称为迟发性血胸。

3. 临床表现

血胸的临床表现与出血量、速度和个人体质有关。

（1）少量血胸：成人血胸量 ≤ 0.5L 为少量血胸，症状不明显。

（2）中量和大量血胸：0.5～1.0L 为中量血胸，＞1.0L 为大量血胸。特别是急性出血时，可出现：①低血容量性休克表现，表现为面色苍白、脉搏快弱、血压下降、四肢湿冷、末梢血管充盈不良等。②伴有胸腔积液表现，如呼吸急促、肋间隙饱满、气管向健侧移位、患侧胸部叩诊呈浊音、心界向健侧移位、呼吸音减低或消失等。

（3）感染症状：血胸患者多并发感染，表现为高热、寒战、出汗和疲乏。

4. 辅助检查

（1）实验室检查：血常规检查显示血红蛋白和血细胞比容下降。继发感染者，血白细胞计数和中性粒细胞升高。

（2）影像学检查：

①胸部 X 射线检查：少量血胸者，胸部 X 射线检查仅显示肋膈角消失，大量血胸时，显示胸膜腔大量阴影，纵隔移向健侧；合并气胸者可见液平面。

②胸部 B 超检查：可明确胸腔积液位置和量。

（3）胸膜腔穿刺：抽得血性液体时即可确诊。

5. 治疗方法

包括非手术和手术治疗。

（1）非进行性血胸：小量积血可自行吸收；积血量多者，应早期行胸腔穿刺抽除积血，必要时行胸腔闭式引流，以促进肺膨胀，改善呼吸。

（2）进行性血胸：及时补充血容量，防治低血容量性休克；立即开胸探查、止血。

（3）凝固性血胸：为预防感染或血块机化，于出血停止后数日内经手术清除积血和血块；对于已机化血块，于病情稳定后早期行血块和胸膜表面纤维组织剥除术；血胸已感染应按脓胸处理，及时做胸腔引流。近年来，电视胸腔镜已用于处理凝固性血胸和感染性血胸，具有疗效好、创伤小、住院时间短和费用低等优点。

（4）抗感染：合理有效应用抗生素防感染。

6. 护理风险点及观察要点

（1）护理风险点：

①休克。

②呼吸困难。

③肺或胸腔感染。

（2）观察要点：

①严密观察患者神志、呼吸、血压、脉搏、尿量的变化，如有烦躁不安、面色苍白、四肢冰冷、呼吸浅快、脉压小等休克征象，应积极配合医生做好抢救工作，吸氧、

迅速建立静脉通道，输液、输血。

②观察患者的呼吸运动、血氧饱和度等情况。如有呼吸表浅、急促、发绀现象要及时协助患者头向后仰，通畅气道，并给予氧气吸入，必要时给予呼吸器辅助呼吸及气管切开。

③观察胸腔引流液的量、颜色和性状：若每小时引流量超过 200mL 并持续 3 小时及以上，引流出的血液很快凝固，胸部 X 射线检查显示胸腔大片阴影，说明有活动性出血的可能，应积极做好开胸手术的术前准备。

7. 常见护理问题及相关因素

（1）组织灌注量改变：与失血引起的血容量不足有关。

（2）气体交换受损：与组织受压有关。

（3）潜在并发症：感染。

8. 护理方法

（1）一般护理：

1）维持有效的心排出量和组织灌注量：

①建立静脉通路并保持其通畅，积极补充血容量和抗休克；遵照医嘱，合理安排输注晶体和胶体溶液，根据血压和心肺功能状态控制补液速度。

②密切监测生命体征：重点监测生命体征和观察胸腔引流液的量、颜色和性状。怀疑有活动性出血时，应积极做好开胸手术的术前准备。

2）促进气体交换，维持呼吸功能：

①观察：密切观察呼吸形态、频率、呼吸音变化和有无反常呼吸运动。

②吸氧：根据病情给予鼻导管或面罩吸氧。观察血氧饱和度。

③排痰：协助患者拍背、咳痰，有效清除呼吸道分泌物；及时指导患者有效呼吸和深呼吸。

④镇痛：对因胸部伤口疼痛影响呼吸患者，按医嘱给予镇痛。

3）预防并发症：

①指导和协助患者咳嗽、咳痰，排除呼吸道分泌物，保持呼吸道通畅，预防肺部并发症。

②密切观察体温、局部伤口和全身情况变化。

③在进行胸腔闭式引流护理过程中，严格无菌技术操作，保持引流通畅，以防胸部继发感染。

（2）体位护理：若生命体征平稳，可取半坐卧位，以利呼吸。

（3）饮食护理：早期（1～2 周）：饮食以清淡为主；中期（2～4 周）：饮食上适当增加营养素摄入。增加奶、蛋、瘦肉、蔬菜、水果等摄入。

（4）情志护理：给予患者心理安慰、鼓励，讲解与本病有关的知识和治疗措施，消除患者的紧张、恐惧心理。

（5）功能锻炼：指导患者咳嗽、吹气球、深呼吸等，防止肺不张或肺部感染。

（6）用药护理：

①合理足量应用抗生素，并保持药物的有效浓度。

②伤口及时换药，保持清洁、干燥。

③中药汤剂宜饭后1小时温服，服药后观察效果和反应。

（7）健康教育：

①嘱患者深呼吸、咳嗽、有效清除呼吸道分泌物。

②半坐卧位时防止骶尾部压力性损伤。

（8）出院指导：

①注意安全，防止发生意外事故。

②肋骨骨折患者在3个月后应胸部X射线复查，以便了解骨折愈合情况。

③忌烟、酒及刺激性食物。

④加强肺功能锻炼。

附：胸腔闭式引流的护理

排出胸腔内的积气、积血和积液，恢复和保持胸腔内负压，维持纵隔的正常位置，促使患侧肺迅速膨胀，消灭残腔，防止感染。

【适应证】

1.气胸或血胸影响呼吸与心跳，经胸腔穿刺不能改善者。

2.早期脓胸经穿刺排脓不能完全排尽者。

3.心胸手术后。

【置管部位】

以排气为目的，取患侧锁骨中线第2肋间；以排脓、排血为目的，取患侧腋中线与腋后线之间的7、8肋间；以排气、排液为目的，取患侧腋中线4、5肋间处。

【引流装置】

胸腔闭式引流装置有单瓶、双瓶、三瓶装置，目前多使用一次性胸腔闭式引流装置。

【护理】

1.严格无菌操作，防止感染。

（1）心胸手术前准备好胸腔引流装置，严格灭菌，有条件者应使用一次性负压引流装置。

（2）水封瓶每日更换1次，严格无菌操作，接头处每日碘伏消毒2次。如为一次性装置，必须每日更换引流瓶。

（3）引流口处敷料每 1 ～ 2 天更换 1 次，如有脱落、污染或被分泌物渗湿，应及时更换。

2.保持引流管道密闭，使用前仔细检查引流装置的密闭性能，注意引流管有无裂缝，引流瓶有无破损，各衔接处是否密封，一次性装置使用过程中，瓶盖不可随意松动，以免漏气。在搬动患者或更换引流瓶时，要用止血钳夹住引流管的近心端，装置处理稳妥后，方能松钳。

3.保持引流通畅，检查引流管是否通畅，方法是观察引流管是否继续排出气体和液体，以及长柱水管中的水柱是否随呼吸上下波动，必要时请患者深呼吸或咳嗽。

（1）患者取半卧位，水封瓶液面低于胸腔切口 60cm，以利引流。任何情况下，引流瓶不能高于患者胸腔，以免引流液逆流入胸腔造成感染。

（2）引流管粗细适中，长度以 80 ～ 120cm 为宜，上段固定在床沿，下段保持垂直，勿使引流管受压或扭曲。

（3）定时挤压引流管。其方法为：用止血钳夹住排液管下段，两手同时挤压引流管，然后松开止血钳，使引流液流出。每隔 30 ～ 60 分钟挤压 1 次。

（4）鼓励患者进行有效咳嗽、深呼吸、吹气球等，以利胸膜腔内积液排出，促进肺膨胀。

（5）水柱波动的幅度反映残腔的大小和胸腔负压的大小，正常情况下水柱波动 4 ～ 6cm。如水柱无波动，患者出现胸闷气促，气管向健侧偏移等肺受压的症状，说明引流管已被血块堵塞，应设法挤压或使用负压间断抽吸引流管，促使其通畅，并通知医生处理。

4.观察引流液的量、颜色、性状、水柱波动范围，并准确记录。

（1）血胸患者首次排尽积血后，流出量一般逐渐减少，血液不凝固，如流出血液很快凝固，同时量大，每小时在 200mL 以上，保持 3 小时不减，结合全身情况，如脉搏增快、血压下降等；或在手术后 6 小时后，总引流量＞ 1200mL，说明有活动性出血现象，应及时报告医生，必要时开胸止血。

（2）引液中若发现有胆汁、胃肠内容物，证明有胸膜联合伤；引流瓶中气体量大，且持续不减，在排除引流装置漏气和伤口漏气后，可能有气管和大支气管损伤，均应及时报告医生，尽快处理。

（3）引流量的记录初期应酌情或遵医嘱每小时记录 1 次，随着病情的稳定可改为 24 小时记录 1 次。

5.脱管的处理：若引流管从胸腔滑脱，应立即用手捏闭伤口处皮肤，消毒处理后，用凡士林纱布封闭伤口，协助医生做进一步处理。如引流管连接处脱落或引流瓶损坏，应立即双钳夹闭胸壁导管，按无菌操作更换整个引流装置。

6.拔管指征：胸腔引流后肺膨胀良好，水封瓶内 24 ～ 48 小时无气泡或 24 小时引流液小于 50mL，脓液少于 10mL，听诊肺呼吸音已恢复正常，X 射线透视肺部完全扩张，且无明显血气胸时即可拔管，一般术后 3 ～ 7 天拔管。方法：嘱患者深吸气并屏气，迅速拔除引流管，同时将油纱布紧密覆盖于切口，再以胶布密封固定。

7. 拔管后护理：观察有无胸闷、呼吸困难、切口漏气、渗液、出血、皮下气肿等症状。

（三）创伤性窒息患者的护理

创伤性窒息由严重胸部挤压伤所致，其发生率占胸部伤的 2% ～ 8%。在胸部挤压瞬息间，受伤者声门突然紧闭，气道和肺内空气不能外溢，使胸腔内压力骤升，迫使静脉血流挤回上半身，引起头、肩部、上胸组织毛细血管破裂，血液外溢，造成点状出血。

1. 病因病机

常见的致伤原因有坑道塌方、房屋倒塌和车辆挤压等。当胸部和上腹部遭受强力挤压的瞬息间，伤者声门突然紧闭，气管及肺内空气不能外溢，两种因素同时作用引起胸膜腔内压骤然升高，压迫心脏及大静脉。由于上腔静脉缺乏静脉瓣，这一突然高压使右心血液逆流而引起静脉过度充盈和血液瘀滞，并发广泛的毛细血管破裂和点状出血，甚至小静脉破裂出血。

2. 临床表现

临床表现为面、颈、上胸部皮肤出现针尖大小的紫蓝色瘀斑，以面部及眼眶部为明显。口腔、球结膜、鼻腔黏膜瘀斑，甚至出血。视网膜和视神经出血可产生暂时性或永久性视力障碍。鼓膜破裂可致外耳道出血、耳鸣，甚至听力障碍。伤后多数患者有暂时性意识障碍、烦躁不安、头昏、谵妄，甚至四肢痉挛性抽搐，瞳孔可扩大或极度缩小，上述表现可能与脑内轻微点状出血和脑水肿有关。若颅内静脉破裂，患者可发生昏迷或死亡。

3. 辅助检查

（1）X 射线检查是诊断肺挫伤的重要手段。

（2）CT 检查对肺挫伤提出新的病理观点，X 射线检查所显示的挫伤表现在 CT 片上是肺实质裂伤和围绕裂伤周围的一片肺泡积血而无肺间质损伤。

4. 治疗方法

对单纯创伤性窒息者仅需在严密观察下给予对症治疗，半卧位休息、保持呼吸道通畅、吸氧、适当止痛和镇静，以及应用抗生素预防感染等。一般应限制静脉输液量和速度。皮肤黏膜的出血点或瘀血斑无须特殊处理，2 ～ 3 周可自行吸收消退。对于合并损伤应采取相应的急救和治疗措施，少数伤员在压力移除后可发生心跳、呼吸停止，应做好充分抢救准备。创伤性窒息本身并不引起严重后果，其预后取决于胸内、颅脑及其他脏器损伤的严重程度。

5. 护理风险点及观察要点

（1）护理风险点：

①窒息。

②心跳、呼吸停止。

（2）观察要点：

①严密观察患者神志、呼吸、血压、脉搏、血氧饱和度、瞳孔的变化。有无昏迷、头疼、头晕、烦躁不安等，有无胸闷、呼吸困难。有支气管痉挛者可给予解痉药，如氨茶碱、激素等治疗，出现呼吸、心跳停止者应立即心肺复苏。

②观察眼结膜、皮肤黏膜出血情况，观察有无腹痛及伴有其他合并症。

6. 常见护理问题及相关因素

（1）窒息：与声门紧闭有关。

（2）意识障碍：与脑内轻微点状出血和脑水肿有关。

（3）恐惧：与突然受暴力有关。

7. 护理方法

（1）一般护理：

①将患者迅速转移到 ICU，行股静脉穿刺置管建立静脉通道，便于补液及中心静脉压的监测，及时纠正休克。进行呼吸、心电、血氧饱和度监护，同时建立动脉通道，以便随时采取血样做动脉血气分析，并监测有创动态血压。保持呼吸道通畅，维持足够的通气量，及早给氧，氧流量 5 ～ 7L/min。伴有低血容量性休克者，及时补充血容量。休克纠正后，控制液体入量（每日 1600 ～ 1800mL）和输液速度，以减少炎性渗出，避免加重肺水肿和脑水肿。

②神经系统的观察及护理：伤后昏迷、呼吸困难（呼吸浅快）、头痛、头晕，给予吸氧、镇静、及时脱水及保护脑细胞等治疗及护理措施。

③眼部的观察及护理：眼结膜下瘀血斑，呈鲜红色，眼睑水肿。护理中注意保持眼部卫生，滴眼液滴双眼，并应用热敷以促进出血的吸收。一般眼睑水肿 3 天后开始消退，结膜下出血 1 周后开始吸收，较严重的出血也多在 2 周后逐渐吸收恢复。

④皮肤、黏膜的观察及护理：上胸部、颈部、颜面部皮肤暗紫色表现。护理中保持床单的干燥、清洁、平整，及时清除皮肤污渍，及时更换污染衣物，保持皮肤清洁。1 ～ 2 周内消失。

⑤胸肺部的观察及护理：对骨折或伴湿肺改变者，护理中密切观察呼吸形态的变化，给予吸氧直至呼吸平稳。除静脉滴注抗生素外，还给予超声雾化吸入，鼓励、协助患者咳嗽排痰，有效控制湿肺及肺部感染的发生。

⑥腹部的观察及护理：护理中注意观察腹痛的部位、性质及程度，密切观察生命体征变化，尤其是血压的变化，观察有无腹腔内脏器破裂出血的可能。

（2）体位护理：若生命体征平稳，可取半坐卧位，鼓励患者咳嗽排痰，保持呼吸道通畅。

（3）饮食护理：创伤性窒息大咯血时暂禁食，咯血停止后给予温凉的流质饮食为宜，每次适宜量为150～200mL，避免浓茶、咖啡等刺激性饮料，避免引起肺血管扩张的各种因素，如饭菜过热、饮酒。恢复期给予高热量、高维生素、高蛋白、高铁质饮食，以补充机体消耗。

（4）情志护理：因为受伤突然，加上外观上的显著改变，患者往往感到紧张、害怕，护士要热情、耐心地做好安慰、解释工作，告知患者只要及时恰当地处理好合并症，外观皮肤、黏膜的显著改变2周内可恢复正常，以消除患者的恐惧心理，使其主动配合医护工作。

（5）功能锻炼：指导患者咳嗽、吹气球、深呼吸等，防止肺不张或肺部感染。

（6）用药护理：

①单纯创伤性窒息应限制速度及输液量，以免引起肺水肿。

②应用脱水利尿剂者应防止外渗，并观察肾功能。

（7）健康教育：

①嘱患者深呼吸、咳嗽、有效清除呼吸道分泌物。

②定时减压，防止发生压力性损伤。

③忌烟、酒及刺激性食物。

（8）出院指导：

①注意安全，防止发生意外事故。

②加强肺功能锻炼。

第四节　上肢骨折患者的护理

上肢活动范围广、功能复杂、灵活性强，上肢骨折患者常影响肢体功能状态，因此，护理应根据各种损伤与骨折的特点，早期注意观察损伤对上肢血液循环及神经功能的影响，及早发现并发症，给予适宜的护理及指导。中后期加强功能锻炼指导，重视肩、肘、腕关节的活动度训练，制订合理的康复功能锻炼计划并协助或督促患者实施，以最大限度地恢复肢体功能。

一、锁骨骨折患者的护理

锁骨位置表浅，易发生骨折，多发生在儿童及青壮年，骨折部位多位于锁骨中1/3处。锁骨似一支持物，能调节上肢的运动，保证上肢做旋转运动，同时使肱骨远离胸壁，便于手的活动。

（一）解剖生理

锁骨是人体最早骨化的骨之一，为"S"状弯曲的长骨，锁骨的粗细与外形在不同部位均有不同。锁骨又名"锁子骨"，是胚胎时期第一块发生骨化的骨，为"～"形细长骨，左右各一；架于胸廓前上方，横于颈部和胸部交界处，全骨浅居皮下，是重要的骨性标志。锁骨上面光滑，下面粗糙，无骨髓腔，可分为一体两端。内侧端粗大，与胸骨柄相连接，称为胸骨端；中间部分是锁骨体，内侧 2/3 凸向前，外侧 1/3 凸向后。外侧端扁平，与肩胛骨的肩峰相连接。

（二）病因病机

直接暴力和间接暴力均可造成锁骨骨折，但多为间接暴力所致。新生儿常见的骨折原因是产伤，儿童常见原因是摔伤，多为青枝骨折。成人锁骨骨折多为间接暴力引起，如跌倒时手掌、肘部或肩部着地，传导暴力冲击锁骨发生骨折，以斜形或横断骨折为多；直接暴力所致者多因棒打、撞击等外力直接作用于锁骨而造成横断骨折或粉碎性骨折。骨折后因肌肉牵拉和肢体重力，近折段受胸锁乳突肌牵拉向上、向后移位，远折段因上肢重量及胸大肌牵拉向下、向前及向内移位，

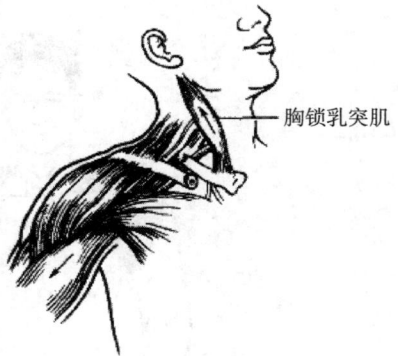

胸锁乳突肌

图 8-4 锁骨中段骨折的移位

并有重叠移位（图 8-4）。粉碎性骨折若严重移位，骨折片向下、向内移位时刺破胸膜或肺尖，可造成气胸、血胸。

（三）临床表现

局部肿胀、皮下瘀血、压痛或有畸形，畸形处可触及骨折断端，骨折处异常隆起，肩峰与胸骨柄之间的距离变短。患肩下沉并向前内倾斜，头部偏向伤侧。患者上臂贴胸不敢活动，常以健手托扶患侧肘部，以减轻上肢重量牵拉引起的疼痛。幼儿多表现为不愿活动上肢，穿衣伸袖时哭闹。

（四）辅助检查

1. X 射线检查

正位 X 射线检查，可以了解骨折的部位、类型和移位情况。由于锁骨特有的生理弯曲，X 射线正位片不易发现骨折前后重叠移位，所以必要时可拍锁骨侧位片。婴幼儿的锁骨无移位骨折或青枝骨折有时在原始 X 射线片上难以明确诊断，可于伤后 5 ～ 10 天再 X 射线复查。

2. CT 检查

CT 检查多用于复杂的锁骨骨折，如波及关节面及肩峰的骨折。

（五）治疗方法

视骨折类型、移位程度酌情选择相应的治疗。锁骨骨折绝大多数采用非手术治疗。

1. 非手术治疗

（1）青枝骨折：多见于儿童，对无移位者以"∞"字绷带（图8-5）固定，对有成角畸形者，复位后仍以"∞"字绷带维持对位。对有再移位倾向的较大儿童，则以"∞"字石膏绷带（图8-6）固定为宜。

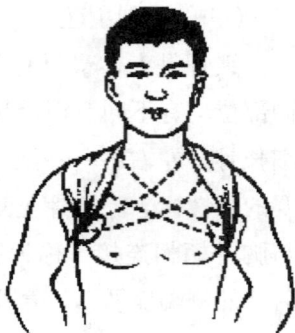

图8-5 "∞"字绷带

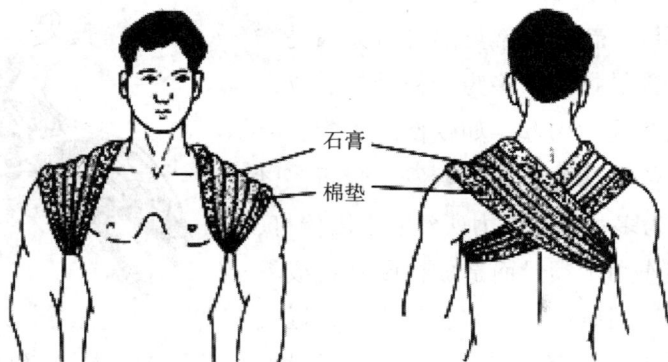

图8-6 "∞"字石膏绷带

（2）成年人无移位的骨折：以"∞"字石膏绷带固定6～8周，并注意对石膏的塑形，以防移位。

（3）有移位的骨折：均应在局部麻醉下先行手法复位，之后再施以"∞"字石膏固定。在一般情况下，锁骨骨折不要求完全达到解剖对位，除严重移位骨折外，骨折愈合后均可获得良好的功能。

2. 手术治疗

手术治疗指征：开放骨折；合并血管、神经损伤的骨折；有喙锁韧带断裂的锁骨外端或外1/3移位骨折；骨折不连接；多发骨折，尤其同一肢体多发骨折时，可选择性手术治疗。对畸形明显的成人或外观要求高的患者，可选择手术治疗。内固定方法可视骨折的类型和部位等不同，选择钢丝、克氏针或钢板螺钉固定。

3. 中药治疗

初期宜活血祛瘀、消肿止痛，可内服活血止痛汤或消肿合剂，外敷消瘀止痛膏、双柏散、三七散；中期宜调和气血，濡养筋骨，内服接骨活血汤等，外敷接骨续筋药膏；后期宜养气血、补肝肾、壮筋骨。儿童患者骨折愈合迅速，一般不需用药。解除固定后，局部可用中药川芎行气洗剂等熏洗或热敷，并加强主动功能锻炼。

（六）护理风险点及观察要点

1. 护理风险点

（1）有血管损伤的可能。

（2）有臂丛神经损伤的可能。

（3）有胸膜及肺损伤的可能。

（4）有发生骨折不愈合的可能。

2. 观察要点

（1）严密观察损伤局部情况及患肢桡动脉搏动、手指活动、远端毛细血管反应、皮肤颜色及感觉等情况。开放性骨折及术后应注意观察伤口渗血、渗液、肿胀等情况。

（2）观察患肢手腕、手指能否背伸，观察皮肤感觉情况。

（3）伤后早期观察患者呼吸情况，如出现胸闷、呼吸困难、呼吸频率加快，应警惕胸膜及肺损伤，及时报告医生。

（4）观察外固定松紧情况，固定是否牢靠，患者遵医行为是否良好。

（七）常见护理问题及相关因素

1. 焦虑／恐惧

与担忧骨折后肢体功能恢复情况有关。

2. 疼痛

与骨折创伤有关。

3. 肢体肿胀

与骨折后静脉回流障碍有关。

4. 有周围血管受压、神经功能障碍的可能

与骨折后"∞"字绷带固定有关。

5. 有感染的可能

与围手术期措施不当有关。

6. 有皮肤完整性受损的可能

与骨折后躯体活动受限及"∞"字绷带固定有关。

7. 自护知识缺乏

与骨折后并发症预防和康复锻炼的相关知识缺乏有关。

8. 自理能力缺陷

与肢体固定后活动方式或功能受限有关。

9. 有发生患者自我形象紊乱的可能

与移位骨折畸形愈合有关。

（八）护理方法

1. 一般护理

（1）保持病房整洁、舒适、安静、空气流通和适宜的温/湿度。及时给予患者生活上必要的照顾，帮助。

（2）疼痛的护理：①分辨疼痛的原因，做好疼痛评估。②针对不同的疼痛原因，对症处理。③对疼痛原因明确者，可应用镇静、止痛药物，或行王不留行籽耳穴贴压（交感、神门、皮质下穴），穴位按摩（合谷、内关穴）等治疗，减轻患者的痛苦。④轻中度疼痛者，可通过听音乐、看电视等方法分散或转移注意力以缓解疼痛。⑤在进行各项护理操作前应先做好解释工作，动作轻柔，在移动过程中重点托扶受伤部位，减少刺激加重疼痛。

（3）肿胀的护理：①伤后2～3天内局部冷敷，以降低毛细血管通透性，减少渗出，3天后可热敷，促进瘀血消散。②伤肢抬高，尽早进行功能锻炼，以利局部消肿。③外敷中药，如三七散等，以散坚利结。

（4）行"∞"字绷带外固定时，保持松紧适宜，注意腋窝肿胀情况及双上肢血液循环。注意评估上肢皮肤颜色是否发白或青紫，温度是否降低，感觉是否麻木，如有上述现象，可能系"∞"字绷带包扎过紧、血管神经受压所致。可双手叉腰，尽量使双肩外展、后伸。如症状仍不缓解，报告医生适当调整绷带，直至症状消失。

（5）术后注意记录体温、脉搏、呼吸、血压、血氧饱和度情况。注意伤口渗血、渗液、肿胀情况，合理应用抗生素。如疼痛加重伴体温升高，及时告知医生。

（6）"∞"字绷带包扎期间，衬垫合适，不宜过紧，注意倾听患者的主诉，如有疼痛、麻木等不适，要及时调整，防止发生压力性溃疡。

2. 体位护理

（1）"∞"字锁骨固定带固定后，睡硬板床，取半坐卧位或平卧位，避免侧卧位，以防外固定松动。

（2）平卧时不用枕头，并在两肩胛间垫一个窄的软枕，使两肩后伸外展。在患侧胸壁侧方垫枕，防止患肢肘部及上臂下坠。

（3）离床活动时，患肢保持功能位，上臂自然下垂、肘关节屈曲90°、腕关节背伸30°、前臂中立位、手半握拳、拇指对掌位，给予三角巾悬吊固定。

3. 饮食护理

（1）根据骨折三期辨证原则，选择有助于消肿止痛、活血化瘀、接骨续筋、益气养血、补益肝肾、促进骨伤愈合的食品。给予高蛋白、高热量及富含胶原、膳食纤维、微量元素、维生素的食物，忌食辛辣刺激性食物。

（2）因人因时制宜，五味调和，合理搭配。根据患者体质和疾病性质，针对性指导患者饮食。新伤、肿痛较剧或有感染发热者，饮食宜清淡，可多食新鲜水果，不宜选用补养品，待病情稳定、大便通畅、舌苔转为正常再进清补之品，忌油腻、生冷、酸辣及发物。

（3）对合并高血压、糖尿病、痛风、肾病及肝病等疾患的患者，饮食应遵医嘱，合理调配食物。

4. 情志护理

（1）评估患者心理状况，对情绪和心理异常的患者，做好情志护理，可采用移情易性法、以情胜情法、暗示疗法等缓解患者不良情绪。

（2）意外的创伤，患者多表现为焦虑、恐惧、烦躁、易怒，护理人员应主动关心，多沟通和交流，及时告知治疗和康复进展，对不良的心态反应及时疏导和帮助，使之始终以良好的心态配合治疗和护理。

（3）鼓励患者亲人多陪伴，协助患者生活所需，使其感受到关爱和关注。

5. 功能锻炼

（1）功能锻炼分三阶段遵医嘱进行，初期可做腕、肘关节屈曲活动，中后期逐渐做肩部练功活动，重点恢复肩外展和旋转运动。

①第一阶段：此期以肌肉练习为主。协助患者进行握拳、伸指、腕关节掌屈背伸、左右摆掌活动等。骨折整复固定及复位固定术，麻醉消失后，即可在健手扶持下做一定范围的肘、腕及手部关节屈伸活动。每天 3～5 组，每组 3～5 分钟。具体是：第 1 周内做患肢远端未被固定的关节所有轴位上的运动，如双手用力握拳和放开的"抓空增力"练习（图 8-7），方法为将手指尽量伸展张开，然后用力屈曲握拳，左

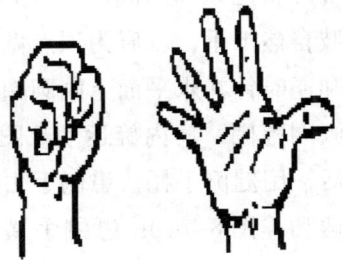

图 8-7　抓空增力

右手交替进行；腕关节屈伸、肘屈伸（图 8-8）及前臂旋前、旋后（图 8-9）等主动练习，逐渐增大力度。第 2 周在第 1 周的基础上逐渐增加肌肉的收缩练习，如捏小球、抗阻腕屈伸运动等。可逐步从事一般性以患手为主的自理活动，如书写、拿取食物、翻书阅读等，注意避免其他负重活动。"∞"字绷带包扎时禁忌做肩关节前屈、内收动作，以免腋部血管神经受压。

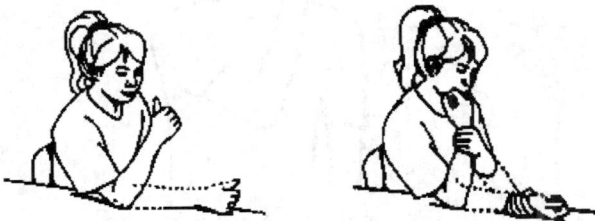

图 8-8　肘屈伸

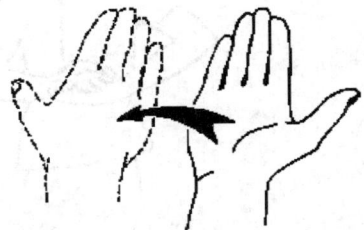

图 8-9　前臂旋前、旋后

②第二阶段：一般 X 射线检查骨折端有骨小梁通过或有骨痂形成时，逐步增加三角肌及肩袖肌力。方法为从等长收缩到抗阻力锻炼，循序渐进。方法有前屈上举（图 8-10）及肩外展、内旋、外旋锻炼（图 8-11）。

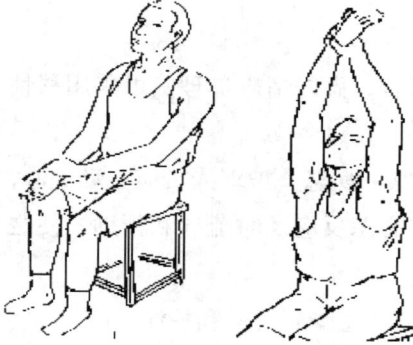

图 8-10　前屈上举

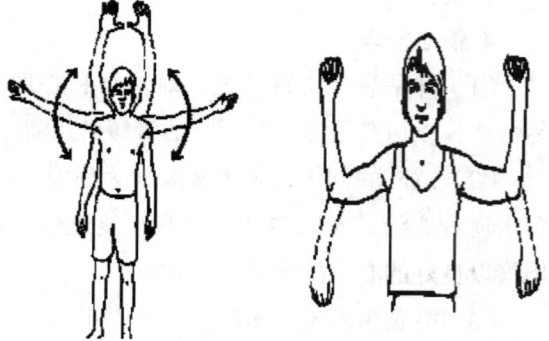

图 8-11　肩外展、内旋、外旋

③第三阶段：解除外固定后，全面练习肩关节的活动，徒手练习以下动作：肩关节环转运动（画圆圈）（图 8-12）：患者弯腰 90°，患肢自然下垂，以肩为顶点做圆锥体旋转运动，顺时针和逆时针在水平面上画圆圈，开始范围小，逐步扩大画圈范围；肩内旋运动（图 8-13）：将患侧手置于背后，用健侧手托扶患侧手去触摸健侧肩胛骨；肩内收运动（图 8-14）：患侧手横过面部去触摸健侧耳朵；手指爬墙动作（图 8-15）：练习肩外展、上举运动，患者面对或侧身对墙而立，患手摸墙交替上爬直到肩关节上举完全正常；用健肢扶托患肩做上举、外展运动。

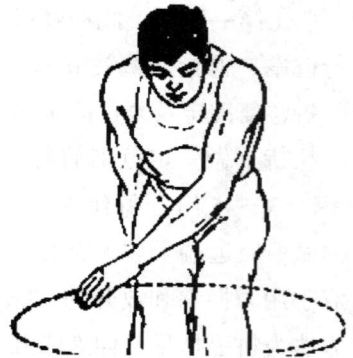

图 8-12　肩关节环转运动

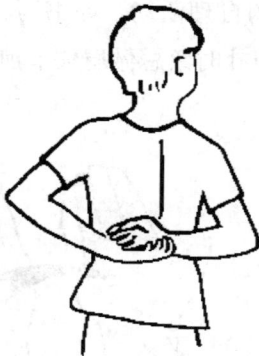

图 8-13　肩内旋运动

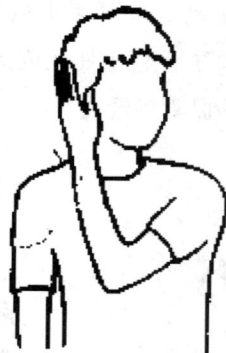

图 8-14　肩内收运动

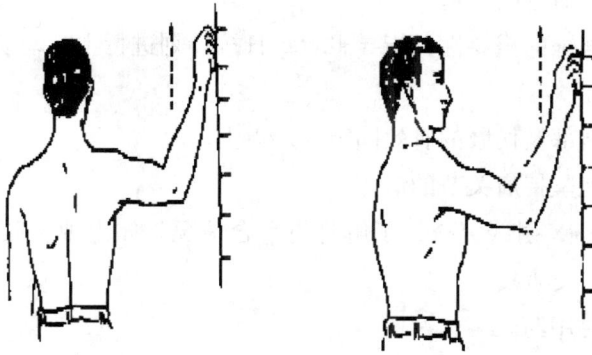

图 8-15　手指爬墙动作

（2）主动锻炼前先热敷肩关节 20 分钟，可促进局部血液循环，减轻锻炼时疼痛。

6. 用药护理

（1）用药前仔细询问过敏史，对过敏体质者，及时告知医生，做好教育。

（2）内服中药一般宜每剂分 2～3 次温服，补益药宜空腹服用，对有特殊治疗需要的情况应遵医嘱。女性经期应暂停服用。

（3）密切观察用药后反应，对婴幼儿、老年人、孕妇等特殊人群尤应注意，发现异常，及时报告医生并协助处理。

（4）服药期间饮食应清淡、易消化，禁食辛辣、肥厚、滋腻之品。

（5）外用中药使用前注意皮肤干燥、清洁。应注意观察用药后的反应，如出现灼热、发红、瘙痒、刺痛等局部症状时，应及时报告医生，协助处理；如出现头晕、恶心、心慌、气促等症状，应立即停止用药，同时采取必要的处理措施，并报告医生。过敏体质者慎用。外用三七散膏药不可去除过晚，一般每次 4～6 小时为宜。

（6）同时给予多种药物时，注意合理安排服药时间及配伍禁忌。

（7）患者骨折后活动减少，胃肠蠕动减弱，脾胃功能下降，可有纳差、纳呆、便秘等症状，可服调理脾胃的中药，或采用中药外用方腹部热敷。

（8）骨折合并高血压、糖尿病、心脏病等内科疾病的患者，服用降压药、降糖药、镇静止痛药期间，注意观察用药后反应，指导患者下床活动前应先床边坐，预防体位性低血压、跌倒、坠床等意外；使用抗凝药期间应注意观察患者有无出血倾向，如鼻腔黏膜有无出血，齿龈有无出血，皮肤黏膜有无瘀斑、瘀点，以及其他药物不良反应等。

7. 健康教育

（1）向患者讲解锁骨骨折不同治疗方法的优缺点，如手法复位有时难以达到解剖复位的要求，骨折愈合后，不会影响上肢的功能，消除患者的疑虑。

（2）向患者讲解体位对骨折复位、固定及愈合的重要性，取得患者和家属的配合。

（3）"∞"字绷带或锁骨带固定后，嘱患者经常保持挺胸提肩姿势，双手叉腰以缓解对双侧腋下神经、血管的压迫。

（4）强调功能锻炼的重要性，指导患者每日按计划进行主被动功能锻炼。

8. 出院指导

（1）保持患侧肩部及伤肢的有效固定3周以上。

（2）循序渐进地坚持肩关节的锻炼。

（3）术后1个月X射线复查，了解骨折愈合情况。如出现患肢麻木、手指颜色改变、温度低时需随时复查。

（4）遵医嘱按时用药。

（5）生活起居要适应四时气候变化，起居有常，劳逸适度，加强饮食调养。注意伤肩保暖，避免受寒。保持愉快平和心态，思虑有度。

二、肩胛骨骨折患者的护理

肩胛骨参与肩部的活动，其本身可沿胸壁活动，有一定的活动范围，从而大大增加了上肢的活动范围。肩胛骨前后均为肌肉包绕，骨折少见，多发生于肩胛体和肩胛颈，骨折后较易愈合。

（一）解剖生理

肩胛骨为三角形扁骨，贴于胸廓后外面，介于第2到第7肋骨之间，可分二面、三缘和三个角。肩胛骨骨折是指肩胛盂、肩胛骨颈部、肩胛骨体部、肩胛冈、肩峰、喙突的骨折。肩胛骨位置浅表，肩胛冈、肩峰内侧缘及肩胛下角部均易于触摸。肩胛体部为三角形，内侧缘和上缘有菲薄的硬质骨，外侧缘较厚且坚固。肩胛颈从肩胛切迹伸至腋窝缘的上部，几乎与关节盂平行。

（二）病因病机

肩胛骨骨折由直接暴力或间接暴力所致。按骨折部位一般分为肩胛体骨折、肩胛颈骨折、肩胛盂骨折、肩峰骨折、肩胛冈骨折和喙突骨折。临床上常见的为混合骨折，如肩胛体骨折伴肩胛盂骨折，或肩胛体骨折伴喙突骨折或肩峰骨折。外力作用强时，还可在肩胛骨骨折的同时，伴有单根或多根肋骨骨折、锁骨骨折。96%的患者合并其他损伤，如同侧胸壁损伤、肺损伤，因此肩胛骨骨折被认为是"哨兵损伤"。

（三）临床表现

1. 疼痛

局限于肩胛部，患肩不能或不愿活动，患肢不能抬高，活动时疼痛加剧。压痛部位多与骨折线相一致。

2. 肿胀

需双侧对比方可发现，其程度视骨折类型而定。粉碎性骨折者因出血多，肿胀明显易见，甚至皮下可有瘀斑出现。而一般的裂缝骨折则多无肿胀。

3. 关节活动受限

患侧肩关节活动范围受限，尤以外展为甚，并伴有剧痛。

4. 肌肉痉挛

包括冈上肌、冈下肌及肩胛下肌等因骨折及血肿刺激而出现持续性收缩样改变症状。

（四）影像学检查

1. X 射线检查的前后位、侧位及切线位片，大多可获得确诊。

2. CT 检查用于累及肩盂的关节内骨折。

3. B 超或 MRI、关节镜检查可进一步明确诊断，尤其是软组织损伤。

（五）治疗方法

1. 非手术治疗

绝大多数肩胛骨骨折采用非手术疗法都能取得满意的临床疗效。无移位、轻度移位及嵌插移位的各种肩胛骨骨折，用三角巾悬吊固定（图 8-16）患肢 2 ～ 3 周，早期可冷敷，后期热敷、理疗等，应尽早开始肩部功能活动。不同部位的有移位骨折，复位后采取不同的固定方法，包括三角巾悬吊、斜 "∞" 绷带、铁丝外展架、卧床牵引等。

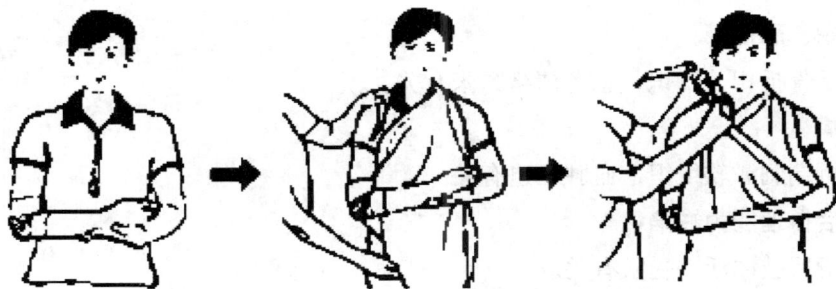

图 8-16　三角巾悬吊固定

2. 手术治疗

适用于肩胛骨骨折端移位较大，骨折波及关节面。肩胛骨骨折多数情况下采用手法复位或外展牵引治疗，极少需内固定治疗，但对于以下 5 种情况需采用切开复位内固定：①关节盂骨折，盂肱关节不稳定，即关节盂骨折损害关节表面 1/4 以上时。②肩峰骨折移位明显，向下倾斜或侵入肩峰下间隙，影响肩外展功能。③喙突骨折晚期可致疼痛，合并肩锁关节脱位或臂丛神经损伤。④肩胛颈骨折移位，肩盂倾斜角度大，易致脱位或半脱位。⑤肩胛冈及其下方肩胛骨骨折，骨突顶压胸壁者。

3. 中药治疗

早期骨折，气滞血瘀较甚，治疗宜活血祛瘀、消肿止痛，内服药可选用活血止痛汤、活血祛瘀汤加川芎、钩藤、泽兰或消肿合剂，外敷消肿止痛膏、双柏散或三七散。

中期宜和营生新、接骨续筋，内服药和外敷膏散剂。后期宜补气血、养肝肾、壮筋骨等。解除固定后宜用舒筋活络中药熏洗或热敷患处。

（六）护理风险点及观察要点

1. 护理风险点

（1）有发生骨折并发症如血气胸的可能。

（2）有血管神经损伤的可能。

（3）有肩关节僵直的可能。

2. 护理观察点

（1）肩胛骨骨折常伴有单根或多根肋骨骨折、锁骨骨折等，或合并其他损伤，如同侧胸壁损伤、肺损伤，早期严密观察患者呼吸情况，观察是否有胸闷、憋气、气促、口唇发绀等情况，发现异常及时报告医生处理。

（2）观察损伤局部情况及患肢桡动脉搏动、手指活动、远端毛细血管反应、皮肤颜色及感觉等情况。行斜"∞"字绷带外固定者，观察腋窝肿胀程度及双上肢血液循环情况。

（3）观察肩关节的活动度。

（七）常见护理问题

1. 焦虑、恐惧

与缺乏骨折相关知识，患者情绪紧张有关。

2. 疼痛

与骨折端刺激软组织，血肿压迫有关。

3. 生活自理能力缺陷

与骨折后肢体活动受限有关。

4. 有肩关节僵直的可能

与长期受固定限制活动，或患者担心疼痛，锻炼不及时有关。

5. 知识缺乏

与疾病治疗、康复等相关知识缺乏有关。

（八）护理方法

1. 一般护理

（1）保持病房整洁、舒适、安静、空气流通和适宜的温 / 湿度，给予患者生活上必要的照顾和帮助。

（2）疼痛的护理：①做好疼痛观察与评估。②针对疼痛性质和程度，对症处理。③对中度以上疼痛，可应用镇静、止痛药物，中药王不留行籽耳穴贴压（交感、神门、皮质下穴），穴位按摩（合谷、内关穴）等。④轻中度疼痛者，可通过听音乐、看电视等方法分散或转移注意力缓解疼痛。⑤在进行各项护理操作前应先做好解释工作，动作轻柔，在移动过程中重点托扶受伤部位，避免刺激。

（3）患肢用三角巾悬吊后，注意调整三角巾的松紧度，保持有效固定，同时避免压力性损伤；行牵引的要注意保持患侧上身抬高，以起到反牵引作用，保持有效牵引，针眼处保持敷料干燥、清洁，必要时消毒处理，防止针眼处感染。

（4）肿胀的护理：①伤后 2 ～ 3 天局部冷敷，以降低毛细血管通透性，减少渗出，3 天后可热敷，促进瘀血消散。②伤肢抬高，鼓励早期进行功能锻炼。③中药外治。

（5）开放性骨折及术后应注意记录伤口渗血、渗液、肿胀等情况。观察体温变化，遵照医嘱合理应用抗生素，预防感染。

2. 体位护理

肩胛骨骨折行手法整复或手术后，体位可采用患肢屈曲位或患肢伸直外展位，患肢屈曲位，患肢抬高，置于胸前，腋窝处放置 2 块大棉垫，防止皮肤磨损破溃，患者卧床时取半卧位，下床活动时，加用三角巾悬吊患肢于胸前，使上臂自然下垂，肘关节屈曲 90°，掌心贴腹放置。患肢伸直外展位，患肢抬高固定于外展固定支架上，注意询问患者有无不适并注意观察肢体肿胀情况。

3. 饮食护理

（1）根据骨折三期辨证，选择有助于消肿止痛、活血化瘀、接骨续筋、益气养血、补益肝肾、促进骨伤愈合的食品。给予高蛋白、高热量及富含胶原、膳食纤维、微量元素及维生素的食物，忌食辛辣刺激性食物，忌食含草酸多的食物。

（2）因人因时制宜，五味调和，合理搭配。根据患者体质和疾病性质，针对性指导患者饮食。新鲜骨折、肿痛较剧或有感染发热者，饮食宜清淡，慎用补养品，待病情稳定，大便通畅，舌苔正常后再进清补之品，忌油腻、生冷、酸辣及发物。

（3）对合并高血压、糖尿病、痛风、肾病及肝病等疾患的患者，饮食应遵医嘱。

4. 情志护理

（1）评估患者心理状况，对情绪和心理异常的患者，做好情志护理，可采用移情易性法、以情胜情法、暗示疗法等缓解患者不良情绪。

（2）焦虑、恐惧、烦躁、易怒的患者，护理人员应主动关心，通过沟通和交流，及时告知病情、治疗和康复进展，及时疏导和帮助，使患者情绪稳定，积极配合治疗和护理。

5. 功能锻炼

功能锻炼分三阶段，以不引起患者劳累和受伤关节部位疼痛为度。应以循序渐进，持之以恒为原则。

（1）第一阶段：初期骨折整复固定及术后复位固定的次日，进行手指、腕、肘等关节的屈伸活动和前臂的旋转（图 8-17），如掌屈背伸、左右侧重、托手屈肘、箭步云手、肘部伸屈等。肩胛颈骨折严重移位者，早期禁止做患侧上肢提物和牵拉动作，避免肩关节功能障碍发生。术后 3 天可做肩外展锻炼：两足站立与肩同宽，患肢悬吊于三角巾内，上臂自然下垂，使肩关节因重力作用保持外展位，保持 3～5 秒还原；在肩部放松状态下做肩前后摆动练习（图 8-18）；肘屈伸和前臂内外旋练习；腕与手指的抗阻力练习；术后 1 周练习肩内外摆：两足站立与肩同宽，上身略向前倾并向患侧稍屈曲，上臂自然下垂，做肩的内外摆练习，每日 3～5 次，每次 3～5 分钟。

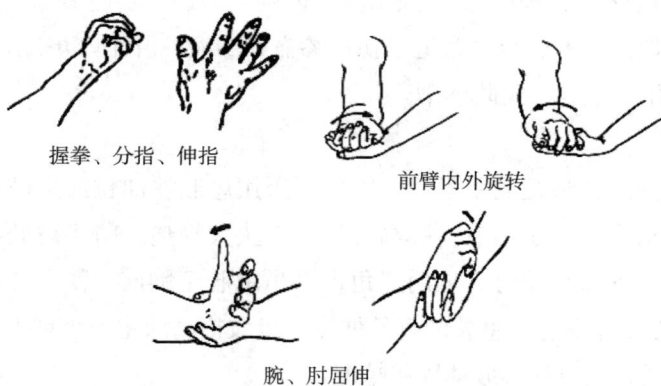

握拳、分指、伸指　　　前臂内外旋转　　　腕、肘屈伸

图 8-17　手指、腕、肘关节屈伸和前臂旋转

（2）第二阶段：一般 X 射线检查骨折断端有骨小梁通过或有外骨痂形成时，逐步增加三角肌及肩袖肌力。可做肩关节各个方向活动，以被动锻炼为主，方法：站立或坐位固定肩肘，健肢托扶患肢前臂做耸肩及小幅度肩内旋、外旋练习。每日 5～10 次，每次 3～5 分钟。

（3）第三阶段：解除外固定后，全面练习肩关节的运动，徒手练习以下动作：

①肩关节的环转运动（画圆圈）：患者弯腰 90°，患肢自然下垂，以肩为顶点做圆锥体旋转运动，顺时针和逆时针在水平面上画圆圈，开始范围小，逐渐扩大画圈范围。

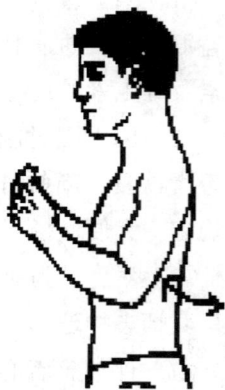

图 8-18　肩前后摆动练习

②肩内旋运动：将患侧手置于背后，用健侧手托扶患侧手去触摸健侧肩胛骨。肩关节的内旋活动锻炼时难度大，应克服困难坚持锻炼。

③肩外展、外旋运动（举臂摸头）：用患侧手触摸头顶后逐渐向对侧移动，去触摸对侧耳朵及枕部（图 8-19）。

④肩内收运动：患侧手横过面部去触摸健侧耳朵。

⑤做手指爬墙动作练习肩外展、上举运动：患者面对或侧身对墙而立，患手摸墙交替上爬直到肩关节上举完全正常。用健肢扶托患肢做上举（图 8-20）。

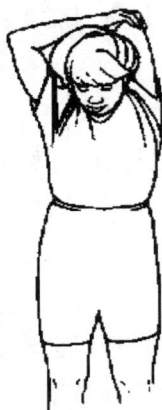

图 8-19　肩外展、外旋运动　　　　　　　图 8-20　上肢上举

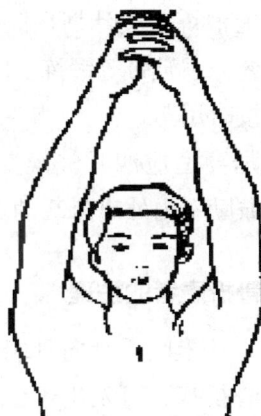

6. 用药护理

（1）用药前仔细询问过敏史，对过敏体质者，及时告知医生并关注。

（2）内服中药一般宜每剂分 2 ～ 3 次温服，补益药宜空腹服用，对有特殊治疗需要的情况应遵医嘱。女性经期应暂停服用。

（3）密切观察用药后反应，对婴幼儿、老年人、孕妇等特殊人群尤应注意，发现异常，及时报告医生并协助处理。

（4）服药期间饮食应清淡、易消化，禁食辛辣、肥厚、滋腻之品。

（5）外用中药使用前注意皮肤干燥、清洁，必要时局部清创。应注意观察用药后的反应，如出现灼热、发红、瘙痒、刺痛等局部症状时，应及时报告医生，协助处理；如出现头晕、恶心、心慌、气促等症状，应立即停止用药，及时处理。过敏体质者慎用。外用三七散膏药不可去除过晚，一般每次 4 ～ 6 小时为宜。

（6）同时给予多种药物时，注意合理安排服药时间及配伍禁忌。

（7）骨折合并高血压、糖尿病、心脏病等内科疾病的患者，在应用降压、降糖、镇静止痛等药期间注意观察用药后反应，指导患者下床活动前先床边坐起，预防体位性低血压、跌倒、坠床等意外；使用抗凝药期间注意观察患者有无出血倾向，如鼻腔黏膜有无出血，齿龈有无出血，皮肤黏膜有无瘀斑、瘀点及其他不良反应等。

7. 健康教育

疾病相关知识教育：对危及生命的合并损伤及时进行救治；病情平稳后，及时告知患者受伤情况和骨折治疗、康复和护理；及时对用药、功能康复等进行适宜适时的针对性教育。

8. 出院指导

（1）外固定患者，注意观察固定情况，患肢手指的血液循环、感觉和运动情况，尤其是睡眠和活动后，有不适及时咨询或就诊。

（2）坚持功能锻炼，按计划在医护人员指导下进行；加强日常生活能力训练，如端碗、夹菜、刷牙、系鞋带等锻炼。

（3）遵医嘱按时用药。

（4）生活起居要适应四时气候变化，起居有常，劳逸适度，受伤部位注意保暖。加强饮食调养，鼓励室内外离床活动。

三、肱骨外科颈骨折患者的护理

肱骨外科颈为骨干坚质骨向骨端松质骨移行的部位，骨折机会较多，肱骨外科颈骨折是一种常见骨折病，可发生于任何年龄，临床上以少年和老年人合并骨质疏松者多见。

（一）解剖生理

肱骨外科颈位于解剖颈下 2 ～ 3cm，胸大肌止点以上，为肱骨大结节、小结节移行为肱骨干的交界部位，此处由松质骨向密质骨过渡且稍细，是力学薄弱区，易发生骨折。肱骨外科颈前面有结节间沟，肱二头肌长头腱位于沟内，骨折后造成沟壁不平整导致肌腱损伤，影响肩关节活动；肱骨外科颈周围有许多肌腱附着（冈上肌、冈下肌、小圆肌、肩胛下肌），骨折后肌腱粘连，影响关节活动。肱骨外科颈内侧有腋动脉和臂丛神经通过，尤其是腋神经，靠近肱骨外科颈绕到后方，支配三角肌。骨折后移位大，易损伤神经、血管。

（二）病因病机

直接暴力和间接暴力均可造成肱骨外科颈骨折。临床上多因跌倒时手掌或肘部先着地，向上传达的间接暴力作用于肱骨外科颈而引起骨折，偶有直接暴力打击肩部而引起骨折。由于所受暴力的不同及患肢在受伤时所处的位置不同，可发生不同类型的骨折。

1. 裂纹型骨折

由直接暴力所致。

2. 外展型骨折

由于跌倒时上肢外展位所致，并使骨折远侧端呈外展，近侧断相应地内收，形成两骨折端向外成角移位，且常有两骨折端互相嵌插。

3. 内收型骨折

跌倒时上肢内收位，使骨折远侧端内收，近侧端相应地外展。形成两骨折端向内成角移位，两骨折端内侧常有互相嵌插。

4. 肱骨外科颈骨折合并肩节前脱位

多为上肢外展、外旋暴力导致肩关节前脱位，暴力继续作用于肱骨头，再引起肱骨外科颈骨折。

（三）临床表现

1. 肿胀

因骨折位于关节外，局部肿胀较为明显，尤以内收型及粉碎型者为甚。

2. 疼痛

除外展型者外，多较明显，尤以活动时明显且伴有环状压痛及叩痛。

3. 活动受限

肩关节活动障碍，患肢不能抬举。

4. 其他

注意有无神经血管受压症状。错位明显者患肢可出现短缩、成角畸形。

（四）影像学检查

正位 X 射线检查显示骨折内外侧方移位和向内或向外成角情况，大多可明确诊断。

（五）治疗方法

肱骨外科颈接近盂肱关节，骨折又多发生在中老年，极易因此引起冻结肩，选择适当的治疗方法对预后有重要意义。

1. 保守治疗

（1）裂纹骨折：用三角巾悬吊患肢 2 ～ 3 周，当疼痛减轻后尽早开始肩关节功能活动。

（2）外展型骨折：骨折有嵌插且畸形角度不大者无需复位，以三角巾悬吊患肢 2 ～ 3 周，并逐步开始肩关节功能活动；无嵌插的骨折应行手法整复，随后以石膏或小夹板固定 3 ～ 4 周。

（3）内收型骨折：有移位者皆应复位，行手法复位外固定，一般需在麻醉下进行，然后根据具体情况应用适当的外固定。常用者有：①超肩关节夹板外固定。②石膏绷带固定。③外展支架（飞机架）固定。无论用哪种方法固定，皆需早期开始功能活动，一般 4 ～ 6 周就可酌情去除固定。

（4）中药治疗：初期治宜活血祛瘀、消肿止痛，可内服和营止痛汤、活血止痛汤、红桃消肿合剂，外敷消瘀止痛药膏、双柏散、三七散；中期治宜和营生新、接骨续筋，可服用生血补髓、益气养血药物，外敷接骨续筋膏、接骨膏。儿童骨折愈合迅速，后期不必内服中药。老年患者则因其气血虚弱，血不荣筋，易致肌肉萎缩，关节不利，后期治宜养气血、补肝肾、壮筋骨，内服可选用补肾壮筋汤、熟地壮骨合剂、熟地强筋合剂。解除固定后可行中药熏洗。

2. 切开复位和内固定

切开复位和内固定适用于以下患者：

（1）肱骨外科颈骨折移位严重，复位后不稳定；手法整复外固定失败者。

（2）50 岁以下患者合并肱骨头粉碎骨折。

（3）合并肱骨大结节撕脱骨折有移位并与肩峰下部抵触。

（4）不能复位的骺板骨折分离（肱二头肌长头嵌入）。

（5）治疗较晚已不能复位的青枝骨折。

（六）护理风险点及观察要点

1. 护理风险点

（1）有血管损伤的可能。

（2）有腋神经损伤的可能。

（3）有胸部损伤的可能。

（4）有伤口感染的可能。

（5）有创伤性关节炎（冻结肩）的可能。

2. 观察要点

（1）观察患肢的血液循环、感觉、运动状况，患肢桡动脉搏动情况，皮肤温度、颜色及毛细血管充盈时间等。

（2）整复固定后，观察外固定固定牢靠情况，患肢体位，外固定固定后患肢末梢血液循环、感觉和运动情况有无变化等。

（3）观察是否有胸闷、憋气、气促、口唇发绀等异常情况。

（4）观察伤口渗血情况，有无红、肿、热、痛，观察体温变化。

（5）观察肩关节有无疼痛及活动受限情况。

（七）常见护理问题及相关因素

1. 焦虑/恐惧

与担忧骨折后肢体功能恢复程度有关。

2. 疼痛

与骨折及手术创伤有关。

3. 有外展架失效的可能

与体位不当或活动不当有关。

4. 有皮肤完整性受损的可能

与骨折后躯体活动受限有关。

5. 有失用性综合征的危险

与卧床、缺乏锻炼有关。

6. 自理能力缺陷

与骨折肢体固定后活动方式或功能受限有关。

7. 自护知识缺乏

与缺乏骨折后并发症预防和康复锻炼的相关知识有关。

（八）护理方法

1. 一般护理

（1）保持病房整洁、舒适、安静、空气流通和适宜的温／湿度。及时给予患者生活上必要的照顾、帮助。

（2）疼痛的护理：①做好疼痛的观察与评估，判断疼痛的性质和程度；②针对不同程度的疼痛，对症处理；③对中重度疼痛，可应用镇静、止痛药物，中药王不留行籽耳穴贴压（交感、神门、皮质下穴），穴位按摩（合谷、内关穴）等方法；④通过听音乐、看电视等方法分散或转移注意力以缓解疼痛；⑤在进行各项护理操作前应先做好解释工作，动作轻柔，在移动过程中重点托扶受伤部位，预防外力刺激肌肉牵拉引起的疼痛。

（3）外展架固定的护理：①维持外展架固定的有效性：肩关节外展 70°、前屈 30°、屈肘 90°，根据情况随时调整。外展型骨折固定于内收位，内收型骨折固定于外展位，防止已复位的骨折再移位。定期 X 射线复查，了解骨折端的位置变化情况，防止畸形愈合。②在医护人员指导下，鼓励患者锻炼。③观察有无疼痛、肿胀、麻木等不适，发现后及时处理。

（4）受伤后或术后 24 小时内，监测生命体征，注意观察体温、脉搏、呼吸、血压、血氧饱和度情况。术后注意患肢的血液循环、感觉、运动情况及伤口有无出血、肿胀和疼痛情况。发现异常及时报告医生处理。

（5）肿胀的护理：①伤后 2～3 天局部冷敷，以降低毛细血管通透性，减少渗出，3 天后可热敷，促进瘀血消散。②伤肢抬高，尽早进行功能锻炼。③中药外治，物理治疗等。④判断是否有肢体肿胀伴有血液循环障碍者，及时调整处理。

（6）外展架固定时，注意局部有无受压及疼痛，夹板固定的布带松紧度以上下能活动 1cm 为宜，注意倾听患者的主诉，防止发生压力性损伤。

2. 体位护理

无论三角巾悬吊或手法复位后外展架固定，只要患者全身情况允许，日间均应下床活动。卧床时床头抬高 30°～45°位较为舒适，平卧位时，应在患侧上肢下垫一软枕使之与躯干平行放置，避免前屈或后伸。内收型骨折及骨折脱位应维持患肩于外展位，外展型骨折应维持患肩于内收位，以免骨折发生再移位。

3. 饮食护理

（1）根据骨折三期辨证，选择有助于消肿止痛、活血化瘀、接骨续筋、益气养血、补益肝肾、促进骨伤愈合的食品，如坚果、山药等。给予高蛋白、高热量及富含胶原、膳食纤维、微量元素、维生素的食物，忌食辛辣刺激性食物，忌食含草酸多的食物。

（2）因人因时制宜，五味调和，合理搭配。根据患者体质和疾病性质，针对性指导患者饮食。新伤、肿痛较剧或有感染发热者，饮食宜清淡，可多食新鲜水果，不要急于选用补养品，待病情稳定，大便通畅，舌苔转为正常再进清补之品，忌油腻、生冷、酸辣及发物。

（3）伴神经损伤者，多食花生、腰果、核桃、五谷杂粮等营养神经之品。

（4）对合并高血压、糖尿病、痛风、肾病及肝病等疾患的患者，应遵医嘱饮食。

4. 情志护理

（1）评估患者心理状况，对情绪和心理异常的患者，做好情志护理，可采用移情易性法、以情胜情法、暗示疗法等缓解患者不良情绪。

（2）患者出现焦虑、恐惧、烦躁、易怒，护理人员应主动关心，及时沟通和交流，鼓励患者积极主动配合治疗和护理。

5. 功能锻炼

早期积极的功能锻炼对肱骨外科颈骨折有重要意义，为避免关节囊粘连、关节挛缩和肩关节周围肌肉萎缩，功能锻炼应在主管医生及康复师指导下尽早进行。功能锻炼主要分三个阶段：

（1）第一阶段：复位固定术后第 1 天至 6 周内。主要包括：①术后 1～3 天可开始相邻关节锻炼，由远端到近端，指导患者做手的"抓空增力"、伸指练习（图 8-21）、肘及腕关节屈伸（图 8-22）活动，加强肱二头肌、肱三头肌等长收缩练习。②伤后 2～3 周疼痛肿胀减轻后，做肩部前屈、后伸动作；还可指导患者用健肢托住患肢做耸肩、肩胛骨外旋与内旋练习，活动的范围以不引起患肩疼痛为限。但初期外展型骨折忌做外展活动，内收型骨折忌做内收活动。③4～6 周后解除外固定，开始全面练习肩关节的活动。徒手进行钟摆练习：于站立位将身体前屈及稍向患侧侧屈，肩部放松，利用重力的作用使肩关节自然地前屈及外展，并在上述姿势体位下做肩部摆动练习（图 8-23）；画圆圈运动（图 8-24）；肩内旋、内收、外旋运动；肩关节被动屈曲上举、外展练习。

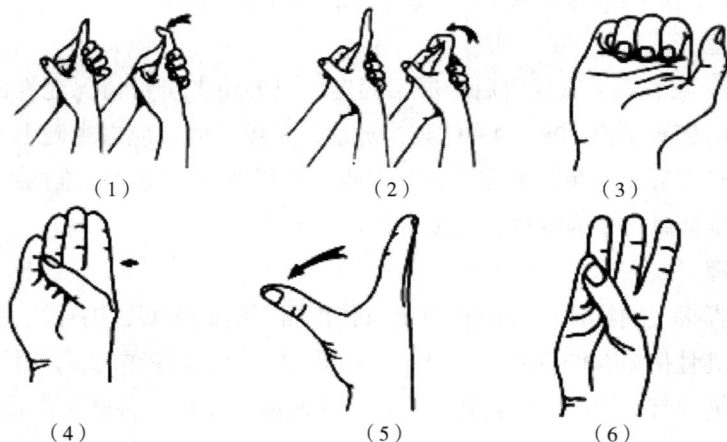

图 8-21　伸指练习

（1）远端指间关节屈 / 伸；（2）近端指间关节屈 / 伸；（3）手指屈曲 / 伸展；（4）拇指屈曲 / 伸展；

（5）拇指外展 / 内收；（6）手指对指

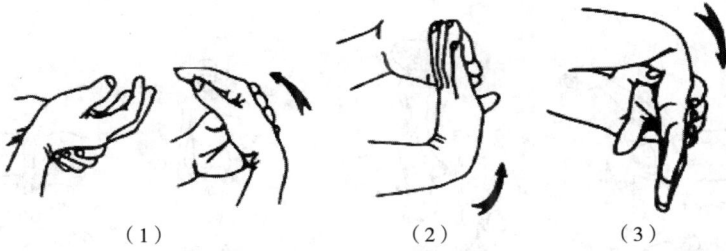

图 8-22　腕关节屈曲和背伸

（1）腕关节屈曲 / 伸展；（2）腕部屈肌牵伸；（3）腕关节伸肌牵伸

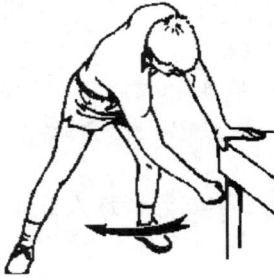

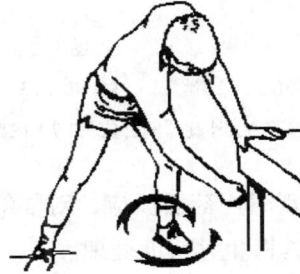

图 8-23　钟摆练习　　　　　　图 8-24　画圆圈运动

（2）第二阶段：复位固定后 7 ～ 12 周。随着肿胀消退、疼痛减轻，此阶段锻炼以肩关节主动活动为主，继续肩关节各方向的训练，进行手指爬墙及肩外展、上举（图 8-25）等锻炼，鼓励患者用患侧手参与日常活动，如刷牙、洗脸、梳头、穿上衣等。

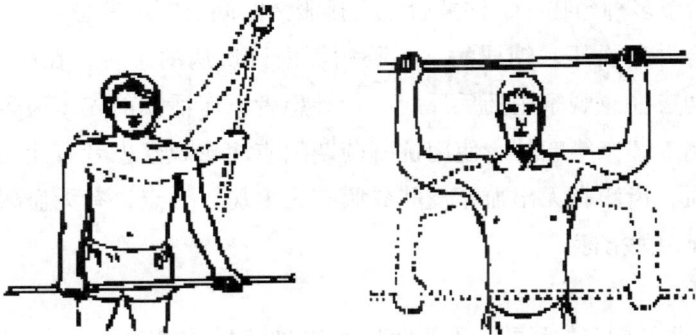

图 8-25　肩外展、上举

（3）第三阶段：复位固定 12 周后，以抗阻训练为主（图 8-26），继续肩关节各方向训练，逐渐增加活动强度及运动量。

6. 用药护理

（1）用药前仔细询问过敏史，对过敏体质者，提醒医生关注。

（2）内服中药一般宜每剂分 2 ～ 3 次温服，补益药宜空腹服用，女性经期应暂停服用中药。

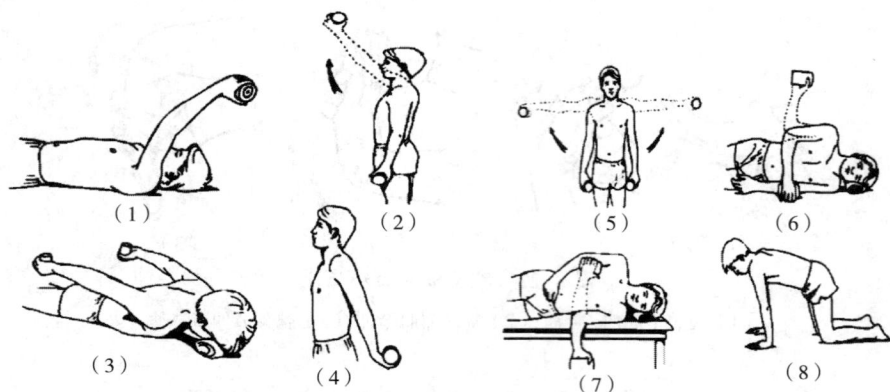

图 8-26　肩渐进性抗阻训练

（1）前屈（仰卧位）；（2）前屈（站立位）；（3）伸展（俯卧位）；（4）伸展（站立位）；（5）伸展（站立位）；
（6）外旋（侧卧位）；（7）内旋（侧卧位）；（8）四点蹲位上肢支撑训练

（3）密切观察用药后反应，对婴幼儿、老年人、孕妇等特殊人群尤应注意，发现异常，及时报告医生并协助处理。

（4）服药期间饮食应清淡、易消化，禁食辛辣、肥厚、滋腻之品。

（5）外用中药使用前注意皮肤干燥、清洁，必要时局部清创。应注意观察用药后的反应，如出现灼热、发红、瘙痒、刺痛等局部症状时，应及时报告医生，协助处理；如出现头晕、恶心、心慌、气促等症状，应立即停止用药，同时采取必要的处理措施，并报告医生。过敏体质者慎用。

（6）同时给予多种药物时，注意合理安排服药时间及配伍禁忌。

（7）骨折合并高血压、糖尿病、心脏病等内科疾病的患者，在应用降压、降糖、镇静止痛药期间应注意观察用药后反应，指导患者下床活动前先床边坐起，预防体位性低血压、跌倒、坠床等意外；使用抗凝药期间应注意观察患者有无出血倾向，如鼻腔黏膜有无出血，齿龈有无出血，皮肤黏膜有无瘀斑、瘀点，有无血尿或黑便等，提醒医生及时复查相关指标。

7. 健康教育

（1）向患者告知固定的目的、重要性及固定的时限，使患者配合维持有效的外固定。

（2）强调早期功能锻炼的重要性、必要性，指导患者每日主动完成功能锻炼目标。

8. 出院指导

（1）出院时患肢带夹板者，指导患者及家属观察患肢血运情况，如出现患肢青紫、肿胀或剧痛等现象，应立即找医生处理。

（2）患肢保持功能位。严禁自行取下三角巾及外固定展架，以免影响骨折愈合及关节功能恢复。

（3）继续坚持功能锻炼，不可急于求成，半途而废。

（4）定期复查，查看外固定及骨折愈合情况。在骨折后 1 个月、3 个月、6 个月 X 射线复查。

（5）遵医嘱按时用药。

（6）生活起居要适应四时气候变化，起居有常，劳逸适度，加强饮食调养。保持愉快平和心态，思虑有度。

四、肱骨干骨折患者的护理

肱骨干骨折多发于骨干的中部，其次为下部，上部最少。中下部骨折易合并桡神经损伤，中段以下骨折易使滋养动脉损伤而影响骨折愈合，易发生骨不连。肱骨干骨折有时也伤及由上臂经过的肱动脉、肱静脉、正中神经和尺神经。

（一）解剖生理

肱骨干骨折指肱骨外科颈以下 1 ～ 2cm 至肱骨髁上 2cm 之间的骨折。肱骨干中下 1/3 交界处后外侧有桡神经沟，肱骨干血供直接由肱动脉分出，通常在肱骨干中、下 1/3 交界处或中点附近的前内侧进入骨内，此段骨折易发生血管损伤。

（二）病因病机

直接暴力、间接暴力、旋转暴力均可致该骨骨折。

1. 直接暴力

如打击伤、挤压伤或火器伤等，多发生于中 1/3 处，多为横行骨折、粉碎骨折或开放性骨折，有时可发生多段骨折。

2. 间接暴力

如跌倒时手或肘着地，地面反向暴力向上传导，与跌倒时体重下压暴力相交于肱骨干部，即发生斜行骨折或螺旋形骨折，多见于肱骨中下 1/3 处，此种骨折尖端易刺插于肌肉，影响手法复位。

3. 旋转暴力

如投掷手榴弹、标枪或翻腕赛扭转前臂时，引起肱骨中下 1/3 交界处骨折，多为典型螺旋形骨折。

（三）临床表现

1. 疼痛

骨折处压痛，有骨擦音和异常活动；局部有明显环形压痛和纵向叩击痛。

2. 肿胀

完全骨折，尤其粉碎型者局部出血可多达 200mL 以上，加之创伤性反应，局部肿胀明显。

3. 畸形

患者多先发现上臂出现成角及短缩畸形，除不完全骨折外，一般多较明显。

4. 异常活动

多于伤后立即出现。

5. 血管神经损伤症状体征

患者神经干紧贴骨面走行，易被挤压或刺伤；周围血管亦有可能被损伤。对伤肢远端的感觉、运动及桡动脉搏动等应注意与对侧对比观察。

（四）影像学检查

X 射线正侧位片可明确骨折的部位、类型和移位情况。对诊断有疑问时，CT 检查可进一步明确骨折类型、程度。

（五）治疗方法

1. 非手术治疗

（1）手法复位，"U"形石膏托固定 6 ～ 8 周。起自腋下，经上臂内侧绕过肘部，反转紧贴上臂的外侧方，终止于肩部，可防止肱骨成角畸形，允许主动屈肘活动。

（2）悬吊石膏固定，特别适用于肌肉发达，重叠较多的患者。"U"形石膏托上端应高出骨折端 2cm 以上，下缘至掌指关节，屈肘 90°，前臂中立位打一石膏管型，在腕背桡侧做一铁丝环，经环将伤肢悬吊于胸前，石膏的重量做持续牵引使骨折复位。在石膏固定的 2 周内，患者尽量取坐位，睡眠时取半卧位。应每周做 X 射线检查，以便及时矫正骨折端分离或成角畸形。2 ～ 3 周后应改用其他外固定治疗。

（3）夹板固定，适用于移位、成角畸形不大、对线较好的肱骨干中部骨折。

（4）功能性支架是一种通过软组织的牵拉使骨折复位的装置，但功能性支架不宜用于有广泛软组织损伤、骨缺损、骨折端对线不良及不合作的患者。功能性支架可应用于骨折早期或伤后 1 ～ 2 周。急性期使用时注意肢体的肿胀程度，神经血管的状况。保持上臂悬垂于胸前，防止骨折端成角畸形。功能性支架在 4 周内每周随诊，支架至少维持 8 周。

（5）尺骨鹰嘴骨牵引，适用于长时间卧床的患者和开放粉碎性肱骨干骨折，或短期内无法进行手术治疗的患者。

2. 手术治疗

切开复位或微创复位内固定。

（1）肱骨开放性骨折，骨折断端间嵌入软组织手法复位失败者，同一肢体多处骨折或合并血管、神经损伤需手术探查者，可行切开复位，用加压钢板固定，或用螺钉加外展架固定，将患肢固定于肩外展 70°、前屈 30°、肘关节屈曲 90°位。

（2）带锁髓内钉固定适用于中段及上段骨折，或多段骨折，是目前常选择的微创固定方法。

3. 中药治疗

按骨折三期辨证用药。骨折迟缓愈合者，应重用接骨续筋药。闭合性骨折合并桡神经损伤，可将骨折复位，夹板固定，内服药加入行气活血、通经活络之品，选用骨科外洗剂熏洗。

（六）护理风险点及观察要点

1. 护理风险点

（1）有桡神经损伤的可能。

（2）有血管损伤的可能。

（3）有伤口感染的可能。

（4）有骨折迟缓愈合或不愈合的可能。

（5）有肩、肘关节功能障碍的可能。

2. 观察要点

（1）整复固定后，应注意观察患肢血液循环和手指活动情况；外展架固定是否稳妥及患者体位是否舒适；如有患肢青紫、肿胀、剧痛等，立即报告医生。

（2）观察患肢感觉、运动情况，如出现垂腕、伸拇伸掌关节功能丧失，前臂后旋障碍，手背桡侧皮肤感觉减退或消失等，立即报告医生。

（3）切开复位固定患者，应密切观察伤口渗血情况、伤肢感觉运动情况等。

（4）观察患者疼痛情况。

（5）观察患者情绪和心理变化。

（七）常见护理问题及相关因素

1. 焦虑 / 恐惧

与突发意外，患者担忧肢体恢复有关。

2. 疼痛

与骨折和创伤有关。

3. 自理能力缺陷

与骨折后肢体活动受限有关。

4. 有血管痉挛的危险

与神经修复和血管重建术后不良刺激有关。

5. 有失用性综合征的危险

与卧床、缺乏锻炼有关。

（八）护理方法

1. 一般护理

（1）术后注意评估体温、脉搏、呼吸、血压、血氧饱和度情况。记录伤口渗血、渗液、肿胀情况。疼痛加重伴体温升高者，告知医生及时处理。

（2）复位后注意保持伤肢功能位，保持有效的外固定，及时调整夹板、石膏托松紧度。注意评估受压部位皮肤情况，伤肢末梢血运、感觉、运动情况，倾听患者主诉。

如石膏或夹板内出现剧烈疼痛或跳痛、针刺样痛，应考虑局部受压过度，及时报告医生早期处理，防止发生压迫性损伤。

（3）预防血管痉挛：行神经修复和血管重建术后，可能出现血管痉挛。应避免一切不良刺激，严格卧床休息，患肢保暖，保持室温 25℃左右，不在患肢测血压，注意镇痛，禁止吸烟。

（4）皮肤护理：合并桡神经损伤后，引起支配区域皮肤营养改变，皮肤萎缩干燥，弹性下降，容易受伤形成溃疡。每日用温水擦洗患肢，保持清洁，促进血液循环。禁用热水袋，防止烫伤。

（5）疼痛的护理：①做好观察与评估；②针对不同的疼痛性质和程度，对症处理；③中重度疼痛者，可应用镇静药物、止痛药物、穴位按摩等治疗，减轻患者的痛苦；④轻中度疼痛者，可用听音乐、看电视等方法分散或转移注意力以缓解疼痛。

（6）肿胀的护理：①伤后 2 ～ 3 天局部冷敷，以降低毛细血管通透性，减少渗出，3 天后可热敷，促进瘀血消散；②伤肢抬高，尽早进行功能锻炼；③外敷消肿化瘀中药等。

（7）保持病房整洁、舒适、安静、空气流通和适宜的温 / 湿度。及时给予患者生活上必要的照顾和帮助。

2. 体位护理

（1）"U"形石膏托或夹板固定后可平卧，患侧肢体用枕垫起与躯干同高，保持患肢屈肘 90°，前臂中立位，掌心贴腹，保持复位后的骨折断端不移位。

（2）悬吊石膏固定时，在石膏固定的 2 周内，患者尽量取坐位，睡眠时取半卧位，以维持其下垂牵引作用。

（3）内固定术后使用外展架固定者，以半卧位为宜；平卧时，可于患肢下垫一软枕，使之与躯体平行，以减轻肿胀。

3. 饮食护理

（1）根据骨折三期辨证，选择有助于消肿止痛、活血化瘀、接骨续筋、益气养血、补益肝肾、促进骨伤愈合的食品。给予高蛋白、高热量及富含胶原、膳食纤维、微量元素、维生素的食物，忌食辛辣刺激性食物，忌食含草酸多的食物。

（2）根据患者体质和疾病性质，针对性指导患者饮食。新伤、肿痛较剧或有感染发热者，饮食宜清淡，忌油腻、生冷、酸辣及发物。

（3）伴神经损伤者，可食花生、腰果、核桃、五谷杂粮等营养神经之品。

4. 情志护理

意外创伤患者常表现为焦虑、恐惧、烦躁、易怒，尤其伴有神经损伤时，患者心理压力大，易产生悲观情绪。护理人员应主动关心安慰患者，通过沟通和交流，将治疗康复的进展及时告知，使患者有充分的思想准备。了解患者思想变化，对不良的心态反应及时疏导和帮助，向患者介绍成功病例，树立战胜疾病的信心。对患者感觉和运动恢复的微小变化予以重视，并及时给予肯定。

5. 功能锻炼

（1）第一阶段（1～2周）：复位固定后，手术麻醉消退即开始练习耸肩活动、握拳、掌腕关节活动，握拳时要用力伸握，并做上臂肌肉的主动舒缩练习，保持正常肌肉紧张，以加强两骨折端在纵轴上的挤压力。如"抓空增力""掌屈背伸""左右侧屈""肘部伸屈"等。每小时练习3～5分钟，练习强度和频率以不感到疼痛和疲劳为度，禁止做上臂旋转活动。

（2）第二阶段（3～4周）：除继续初期的练功活动外，应逐渐进行肩、肘关节活动。做双臂上举锻炼（图8-27）：两手置于胸前，十指相扣，屈肘45°用健肢带动患肢，先使肘屈曲120°，双上臂同时上举，再慢慢放回原处。

（3）第三阶段（5～6周）：①继续中期的功能锻炼。②局部软组织已恢复正常，肌肉坚强有力，骨痂形成，骨折断端已稳定。此期根据骨折愈合情况，因人而异，活动范围由小到大，次数由少到多。③双臂上举（图8-28）：两手置于胸前，十指相扣，掌心向外，先屈肘90°，用健肢带动患肢伸直肘关节，双上臂同时上举，再慢慢放回原处，如此反复，每天3～4次，每次10下。④旋转肩关节：身体向患侧倾斜，屈肘90°，使上臂与地面垂直，以健侧手握患侧腕部做肩关节旋转动作（即画圆圈动作）。

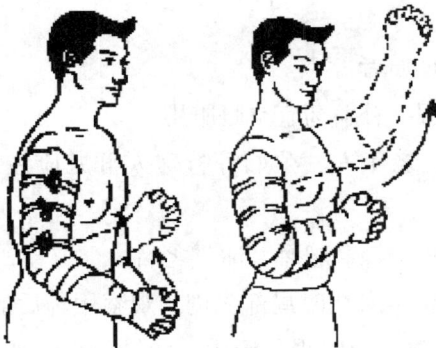

图8-27　双臂上举　　　　　　　　　　　　图8-28　双臂上举

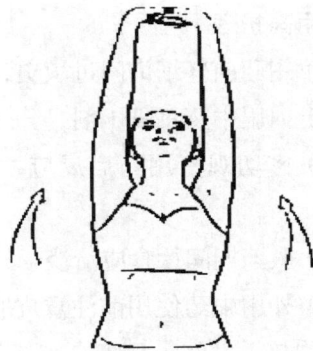

（4）第四阶段（6～8周）：在前期锻炼的基础上进行以下锻炼：①举臂摸头（图8-29）：即肩外展、外旋运动，上臂外展、外旋，用手摸自己的头枕部。②反臂摸腰（图8-30）：患肢上臂外展、内旋、屈肘、后伸，用手指背侧触摸腰部。③大小云手（图8-31）：左上肢屈肘前臂置于胸前，掌心向下；右侧上肢伸直，外展于体侧，掌心向下，双上肢向外上方经外下方再向内画弧圈，还至原处，如此循环往复。此方法可使肩、肘、腰、腿、颈部均得到锻炼，并配合药物熏洗、按摩，使肩、肘关节活动功能早日恢复。每日早晚各1次，每次5～10分钟。

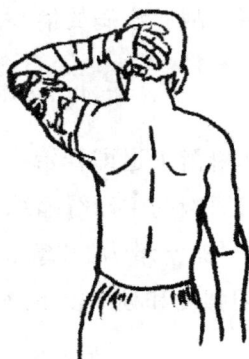

图 8-29　举臂摸头　　　　　　　　　图 8-30　反臂摸腰

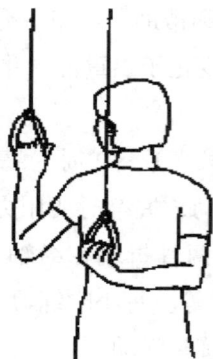

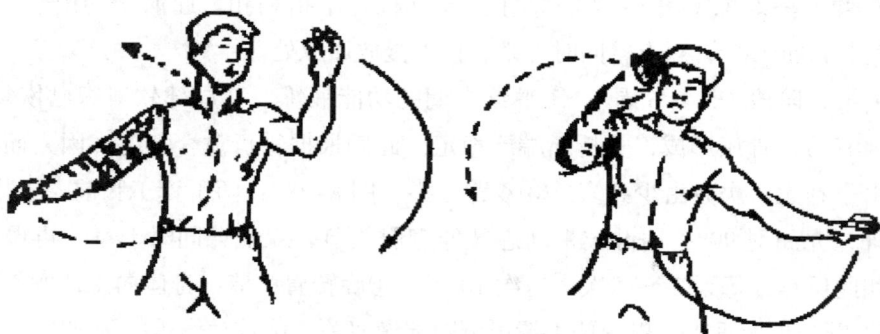

图 8-31　左右云手

6. 用药护理

（1）用药前仔细询问过敏史，关注过敏体质者。

（2）内服中药每日 1 剂，分 2～3 次温服，补益药宜空腹服用。

（3）密切观察用药后反应，对婴幼儿、老年人、孕妇等特殊人群尤应注意不良反应。

（4）服药期间饮食应清淡、易消化，禁食辛辣、肥厚、油腻之品。

（5）外用中药使用前注意皮肤干燥、清洁，必要时局部清创。观察用药后的反应，如出现灼热、发红、瘙痒、刺痛等局部症状时，及时报告医生，协助处理；如出现头晕、恶心、心慌、气促等症状，立即停止用药，同时采取必要的处理措施，并报告医生。过敏体质者慎用。

（6）同时给予多种药物时，注意合理安排服药时间及配伍禁忌。

（7）骨折后活动减少，胃肠蠕动减弱，脾气虚弱，易出现纳差、纳呆、便秘等症状，可采用中药腹部熨烫疗法，防烫伤，治疗后注意保暖，防受寒。

（8）骨折合并高血压、糖尿病、心脏病等内科疾病的患者，在应用降压药、降糖药、镇静止痛药期间观察用药后反应，指导患者下床活动前应先床边坐 3 分钟，预防体位性低血压、跌倒、坠床等意外；使用抗凝药期间观察患者有无出血倾向，如鼻腔黏膜有无出血，齿龈有无出血，皮肤黏膜有无瘀斑、瘀点，有无血尿或黑便等，提醒医生及时复查相关指标。

7. 健康教育

（1）配合医生向患者及家属讲解骨折发生发展、治疗转归、康复相关知识，消除患者的疑虑。

（2）向患者讲解特殊体位的治疗意义，以取得配合。

（3）强调早期功能锻炼的重要性、必要性，指导患者每日主动完成功能锻炼目标。

8. 出院指导

（1）带外固定出院的患者，应告诉其保持正确体位，密切观察患肢远端的血液循环、活动情况，发现异常及时复查；严禁自行取下外固定。

（2）注意加强患肢的功能锻炼，骨折 4 周内严禁做上臂旋转活动。

（3）"U"形石膏固定患者，在肿胀消退后，石膏固定会松动，及时来院复诊；悬吊石膏固定 2 周后来院更换长臂石膏托，维持固定 6 周左右后再拆除石膏。术后 1 个月、3 个月、6 个月及时来院复查。伴桡神经损伤者，定期复查肌电图，了解神经功能恢复情况。

（4）遵医嘱按时用药。伴桡神经损伤者，口服营养神经药物并配合理疗 1 ~ 2 个月。

（5）生活起居要适应四时气候变化，起居有常，劳逸适度，加强饮食调养。注意伤肩保暖，避免受寒。保持愉快平和心态，思虑有度。

五、肱骨髁上骨折患者的护理

肱骨髁上骨折是指肱骨内外髁上下 2cm 范围内的骨折。可分为伸直型和屈曲型 2 种，其中伸直型占 90% 左右。以小儿最多见，多发年龄为 3 ~ 10 岁。当肱骨髁上骨折处理不当时容易引起缺血性肌挛缩（Volkmann 挛缩）或肘内翻畸形。

（一）解剖生理

肱骨髁上位于肱骨下端，肱骨下端较扁薄，髁上部处于松骨质和密骨质交界处，后有鹰嘴窝，前有冠状窝，两窝之间仅有一层极薄的骨板，故髁上部比较薄弱，易发生骨折。因肱动脉、肱静脉及正中神经从肘窝部经过肱二头肌腱膜下进入前臂，所以肱骨髁上骨折时，上述血管和神经易损伤。

（二）病因病机

肱骨髁上骨折多系间接暴力所致。多发生于运动伤、生活伤和交通事故。根据暴力来源及方向可分为伸直型和屈曲型，根据骨折移位情况，伸直型又分为尺偏型和桡偏型。

1. 伸直型骨折

伸直型骨折较多见，跌倒时肘关节在半屈位或伸直位，手掌先着地，地面的反作用力沿前臂传达至肱骨下端，将肱骨髁推向后上方，由上而下的身体重力将肱骨干推向前方。这种剪力使肱骨髁上骨质薄弱处发生骨折。向前移位的骨折近端常穿通肱前肌，甚至损伤正中神经和肱动脉，肱动脉损伤可致骨筋膜室综合征。远折端向后上移位，因不同的侧方暴力，又分为尺偏型和桡偏型。

2. 屈曲型骨折

屈曲型骨折较少见，跌倒时肘关节处于屈曲位，肘尖先着地，尺骨鹰嘴撞击地面致伤。暴力经肱尺关节向上传递至髁部，造成肱骨髁上屈曲型骨折。合并血管损伤较少。

（三）临床表现

无移位骨折肘部疼痛、肿胀，肱骨髁上处有环形压痛，肘关节活动障碍。有移位的骨折肘部疼痛、肿胀较明显，出现张力性水泡，肱骨髁上部有异常活动和骨擦音。肘后三角关系仍保持正常。观察桡动脉的搏动、腕关节及手指的感觉、运动和血液循环等，判断有无合并神经及血管损伤。

（四）辅助检查

1. X 射线检查：肘关节正、侧位片即可确定骨折类型。

2. CR、CT、MRI 检查可确诊。

3. 彩色血流变检查：血管损伤者可了解血流变化。

4. 肌电图检查可明确神经损伤。

（五）治疗方法

1. 特色治疗

（1）手法整复固定：

1）适应证：大部分肱骨髁上骨折均适于手法整复和外固定，在整复前应排除血管、神经损伤。

2）治疗方法：

①无移位骨折，可置患肢于屈肘 90°，用颈腕带悬吊 2～3 周。

②有移位骨折必须进行手法复位、夹板固定，用三角巾将前臂悬吊于胸前，保持屈肘 90°。

③在伸展型骨折中，尺偏型多见，而尺偏型骨折多后遗肘内翻畸形，针对这种情况，河南省洛阳正骨医院研制的撬式架，另附内外 2 块小夹板，能有效预防并发症的发生。

（2）牵引整复固定治疗，适用于骨折时间较久，软组织肿胀严重，或有水泡形成，不能进行手法复位者或不稳定性骨折者，采用尺骨鹰嘴牵引，待肿胀消减或情况改善后，及时改用其他有效的复位及固定方法。

（3）经皮穿针固定治疗，适用于有移位骨折，手法整复复位后经皮穿针固定。

2. 手术治疗

（1）适应证：手法复位失败者、血管神经损伤者。

（2）手术方法：采用切开复位克氏针内固定、截骨内固定。

（六）护理风险点及观察要点

1. 护理风险点

（1）骨筋膜室综合征。

（2）外固定过松或过紧。

（3）牵引失效。

（4）神经损伤。

（5）术后伤口感染。

（6）外固定架脱落或移位。

2. 观察要点

（1）肘关节周围损伤后局部多肿胀严重。手法复位夹板固定后，应卧床休息，抬高患肢，密切观察患肢末梢的皮肤颜色、温度、桡动脉搏动、手指感觉、自主运动有无异常，警惕骨筋膜室综合征。

（2）夹板固定后，观察小夹板的松紧度，以系带上下移动1cm为度，肿胀逐渐消退后随时调整夹板的松紧度。

（3）尺骨鹰嘴牵引者要严密观察患肢末梢血液循环、感觉、运动情况。经常检查钢针有无松动、滑脱，如发现牵引针向一侧偏移，及时给予处理。

（4）观察是否有正中神经、桡神经、尺神经损伤症状。正中神经损伤表现为拇指不能对掌，拇、示、中指不能屈曲呈"猿手"状。尺神经损伤患者出现小指、环指不能伸直，典型的"爪形"畸形。桡神经损伤可出现垂腕，拇指不能背伸外展。

（5）术后抬高患肢，观察体温变化，有无持续性低热，伤口是否红肿、疼痛等。

（6）使用外固定架者，注意检查外固定情况，保持松紧适宜，观察是否松动、滑脱等。

（七）常见护理问题及相关因素

1. 恐惧

与突然受伤，环境陌生，伤肢疼痛有关。

2. 肿胀、疼痛

与骨断筋伤，气滞血瘀不通有关。

3. 有骨筋膜室综合征的可能

与肿胀，局部筋膜内压增高，血液循环受阻，前臂缺血有关。

4. 有肘关节僵直的可能

与血肿机化，关节周围软组织粘连、肌肉活动受限有关。

5. 有伤口感染的可能

与患者的体质、开放性伤口的污染程度、抗生素使用、围手术期预防感染措施有关。

（八）护理方法

1. 一般护理

（1）保持病房整洁、安静、舒适、温/湿度适宜。

（2）术后要维持有效固定，经常检查固定位置，查看有无松动，局部有无压迫症状，保持患肢于功能位置，如果肘关节屈曲角度过大，会影响桡动脉正常搏动。一旦发现应及时通知医生，采取措施。

（3）术后夹板、石膏固定者，若出现患肢剧痛，桡动脉搏动减弱或消失，末梢血液循环差，手部皮肤苍白、发凉，被动伸屈手指引起剧痛等症状，立即放松或解除外固定。石膏固定者床头交接班，随时倾听患者的主诉，当患者主诉某一点固定、压迫性疼痛时，及时报告医生处理。

（4）牵引的患者，牵引锤悬空，不可着地，不可随意加重或减轻牵引的重量。牵引绳与牵引肢体长轴成一直线，2～3周去除牵引后方可下床活动。

（5）正确评估疼痛的部位、性质、持续时间，及时给予止痛药物应用。遵医嘱应用活血化瘀、消肿止痛药物或静脉应用脱水剂，可看书、讲故事或听音乐以分散注意力。

2. 体位护理

（1）肘关节周围损伤后局部多肿胀严重，入院后应卧床休息，抬高患肢，高于心脏水平。

（2）复位或手术后，肘关节保持屈肘90°功能位，卧位时高于心脏水平。尺偏型骨折在骨折近端外侧和骨折远端内侧分别加一纱布垫，将前臂固定于旋后位，肘关节屈曲在90°，以防止肘内翻。

3. 饮食护理

（1）骨折早期饮食宜清淡、富营养、易消化，如新鲜蔬菜、米粥、面条等。忌食生冷、油腻、肥甘、煎炸之品。

（2）骨折中后期宜选择补益气血之品，如牛奶、鸡蛋、排骨汤、瘦肉、水果、蔬菜、大枣等。

（3）长期卧床患者鼓励多饮水，多食富含纤维素的蔬菜和水果，以利大便通畅。

4. 情志护理

（1）做好患者的心理评估，根据患者的心理需求采取有针对性的情志护理。

（2）患者因突发意外加上患肢疼痛，易产生恐惧和紧张的心理，操作时动作轻柔，避免不必要的搬动，语言温和地安慰患者，取得患者的信任和配合。

（3）儿童患者，根据患儿的心理特点及个性，因势利导，减少患儿恐惧心理，取得信任与配合。

（4）对需手术治疗的患者，向患者讲解手术的必要性和成功的案例，术前及术后的注意事项，让患者以良好的心态迎接手术。

5. 功能锻炼

分期指导功能锻炼，功能锻炼时以主动活动为主，被动活动为辅，主被动结合，切忌暴力屈曲肘关节，以免发生骨化性肌炎。

（1）复位或手术后，当日即开始做伸指握拳，腕关节掌屈背伸活动，每日2次，每次5～10分钟。神经损伤者，以被动活动患肢为主，并鼓励患者意念活动患肢。每日2次，每次5～10分钟。

（2）第1周，做手部的功能锻炼，如抓空增力，也可借助橡皮圈、橡皮泥等工具锻炼；腕关节掌屈背伸、左右摆掌、屈肘耸肩等活动，每日2次，每次5～10分钟。

（3）第2～4周，继续上述活动，加大运动量。增加肩关节全方位活动，每日2次，每次5～10分钟。

（4）第5～6周，外固定去除后，继续上述活动，加大运动量。增加前臂旋转活动，屈伸肘关节，每日2次，每次5～10分钟。

（5）第7～8周，进行肩肘关节的全方位活动，加大活动强度，每日2次，每次10～15分钟。遵医嘱应用CPM机锻炼，活血化瘀搽剂、七珠展筋散肘关节局部揉药，每日2次，每次10～15分钟。关节屈伸不利者，中药熏洗患肢，每日2次，每次15～30分钟。

6. 用药护理

（1）遵医嘱给予活血化瘀药物应用，中药涂擦肿胀处，观察有无皮肤过敏现象，如皮肤出现瘙痒、红疹等应立即停药。

（2）疼痛甚者报告医生给予止痛药物，并注意观察用药反应。

（3）接骨续筋中成药以强筋壮骨、补肝肾为主，服用期间忌生冷，多饮水。

（4）中药汤剂要温热服，饭后30分钟服用，注意药物与食物的配伍禁忌，并观察用药后反应。

（5）遵医嘱定时应用抗生素，严格按药物半衰期给药。

（6）应用镇静、镇痛药时，防止发生跌倒/坠床。

（7）解除固定后，肘关节明显屈伸不利者，给予中药外洗，防止烫伤。

7. 健康教育

（1）患肢高于心脏水平，利于肿胀消退，减轻疼痛。

（2）观察夹板的松紧度，以系带能上下活动 1cm 为宜，如发现系带松脱、过紧造成患肢末梢青紫、苍白、发凉等，要及时报告医生处理。

（3）牵引的患者不可随意改变患者的体位、牵引的重量，牵引绳上不可覆盖衣物等，保持牵引持续有效。

（4）告知患者进行患肢功能锻炼的重要性，根据骨折不同的时期进行分期锻炼，应循序渐进，以患者能耐受为度。

（5）合理饮食，加强营养，增强机体抵抗力。

8. 出院指导

（1）加强功能锻炼，防止关节僵直、肌肉萎缩。

（2）保持心情舒畅，合理饮食。

（3）注意休息，劳逸结合。

（4）出院带药按医嘱服用。

（5）出院期间，不可自行松动夹板或拆除石膏等外固定。

（6）术后未拆线出院者，告诉患者注意伤口情况，遵医嘱到医院换药，直至伤口愈合。

（7）遵医嘱定期复查，如有不适，及时随诊。

六、肱骨髁间骨折患者的护理

肱骨髁间骨折是指髁上与内、外髁部同时骨折，是肘部严重的关节内骨折，骨折线波及关节面，好发于青壮年，骨折常呈粉碎性，闭合复位和固定困难，预后较差，易遗留后遗症，出现肘关节功能障碍。但如果处理得当，如良好复位，有效的固定，辨证内服、外用中药及适时进行功能锻炼，则能取得较好的效果。

（一）解剖生理

肱骨髁间部前有冠状窝，后有鹰嘴窝，下端内侧的肱骨滑车内、外两端较粗，中段较细。肱骨小头与肱骨滑车之间有一纵沟，该处为肱骨下端的薄弱环节，遭受暴力时可发生纵形劈裂。肱动脉和正中神经从肱二头肌腱下通过，桡神经和尺神经分别接近肱骨外髁和内髁，骨折移位时可被损伤。肱骨髁间部为松质骨，局部血运丰富，骨折容易愈合，但伤后出血多，肿胀较甚，软组织损伤严重，整复困难，不易固定，易留后遗症。

（二）病因病机

肱骨髁间骨折多见于成人，多由于严重的间接暴力所致。根据发病机制和骨折端移位方向，可分为伸直型和屈曲型，其中伸直型较多见。

1. 伸直型骨折

跌倒时，肘关节微屈或伸直位，手掌着地，地面向上的传导暴力将肱骨髁向上推，由上而下的冲击力将肱骨干向前推，在造成髁上骨折的同时，尺骨鹰嘴半月切迹捶击滑车沟，将肱骨髁劈成两半，向后移位。

2. 屈曲型骨折

跌倒时，肘关节屈曲位，肘尖着地，尺骨鹰嘴推顶滑车沟，在造成髁上骨折同时肱骨髁劈成两块，并向前移位。

（三）临床表现

肘部高度肿胀、瘀血、疼痛、功能障碍，有时有水泡，有移位者，有明显的骨软、骨擦音，畸形显著，肘关节前后径及横径增宽。

（四）辅助检查

1. X 射线检查：肘关节正、侧位片即可确定骨折类型和移位程度。

2. CR、CT 检查可确诊。

3. 彩色多普勒检查：疑有血管损伤者。

4. 肌电图检查：合并神经损伤者。

（五）治疗方法

1. 特色治疗

（1）牵引治疗。

①适应证：肱骨髁间关节面较完整或两髁分离，肱骨髁上重叠难以牵开，复位后骨折不稳定者，肿胀严重，暂时不能手术或手法复位者。

②治疗方法：床边采用尺骨鹰嘴牵引，待骨折近端及髁部重叠牵开后，将内外髁复位，将髁间骨折变为髁上骨折，维持牵引。

（2）手法复位，石膏或超肘夹板固定。

①适应证：肱骨髁间骨折内外髁较为完整及轻度分离而无明显旋转者，骨折较稳定者。

②治疗方法：手法复位后用长臂石膏托或超肘夹板固定。

（3）手法复位后，闭合穿针固定。

①适应证：手法复位后骨折不稳定，易发生再移位者。

②手法复位闭合穿针时注意保护尺神经。

2. 手术治疗

（1）适应证：肱骨髁间粉碎性骨折，两髁分离严重，关节面严重破坏，关节面不平，骨折不稳定或手法复位失败者。

（2）手术方法：切开复位内固定。

（六）护理风险点及观察要点

1. 护理风险点

（1）肢端血液循环障碍。

（2）肘部高度肿胀。

（3）牵引失效。

（4）外固定过紧、过松。

（5）术后伤口感染。

2. 观察要点

（1）严密观察患肢末梢血液循环、感觉、运动、温度、颜色等，发现异常，立即报告医生处理。

（2）抬高患肢，促进静脉回流，观察患肢末梢血液循环、感觉、运动情况，及时调整夹板松紧度，以防外固定过紧使肢体内压增高，加重肘关节的肿胀。

（3）牵引的患者观察钢针有无松动、滑脱，牵引力线是否适宜，牵引重量是否合适，牵引锤有无触地，患肢是否功能位，如发现牵引针向一侧偏移，及时报告医生处理。

（4）观察夹板有无压迫、有无松动等。石膏固定后，要经常检查石膏的边缘是否光滑，有无压力性损伤。

（5）术后严密观察伤口渗血情况及有无红肿、渗液，观察体温变化等。

（七）常见护理问题及相关因素

1. 肿胀

与骨断筋伤、气血瘀滞有关。

2. 忧虑

与担心疾病预后有关。

3. 有肘关节僵直的可能

与患肢长期固定、局部病变、关节肌肉活动受限有关。

4. 术后有伤口感染的可能

与患者体质、抗生素使用、肢体损伤程度有关。

（八）护理方法

1. 一般护理

（1）保持病房整洁、安静、舒适、温/湿度适宜。

（2）牵引者保持有效牵引，保持夹板、石膏固定稳妥，注意倾听患者的主诉，搬动患者肢体时平托平放，防止石膏断裂。

（3）观察患肢肿胀、疼痛是否加重，末梢循环、感觉、活动有无异常等，及时调整夹板松紧度，若发现拇指不能背伸、腕下垂、小指麻木等神经损伤症状立即报告医生及时处理。

（4）抬高患肢，以利静脉血液回流，减轻肿胀。外敷活血化瘀、消肿止痛药物，内服中药每日 1 剂。

（5）术后负压引流患者，保持引流管通畅，防止扭曲、折叠、脱落。观察引流液的量、颜色等。

（6）正确评估疼痛，及时给予止痛药物，并观察用药后反应。使用镇痛泵的患者向其交代注意事项，观察有无恶心、呕吐等，给予对症处理。

2. 体位护理

（1）患者因肘部肿胀严重，固定及手术后多卧床休息，用垫枕抬高患肢，促进静脉回流，减轻肿胀。

（2）下床活动时，患肢用前臂悬吊带悬吊于胸前，屈肘90°，肘关节保持功能位。

3. 饮食护理

（1）骨折早期血瘀气滞，宜食清淡、易消化之品，如蔬菜、水果、蛋类、豆制品、瘦肉等。早期忌食酸辣、燥热、油腻之品。

（2）中期瘀血凝滞，宜食活血化瘀之品，如牛奶、鸡蛋、红枣、木耳、瘦肉。

（3）后期肝肾不足，宜食强筋壮骨之品，如甲鱼、黄鳝、乌鱼、乳鸽炖汤等。

（4）合并有糖尿病、心脏病、高血压的患者，做好针对性饮食护理。

4. 情志护理

（1）评估患者的心理状况，了解患者的心理需求，对情绪和心理异常的患者，做好情志护理。

（2）留陪护一人，协助患者生活所需，给予患者情感支持，提高患者的生活自理能力。

（3）介绍成功的案例，鼓励患者，增强患者战胜疾病的信心，使其配合治疗护理，早日康复。

5. 功能锻炼

复位或手术后，在医护人员指导下进行功能锻炼。做屈伸手指、握拳、腕关节掌屈背伸活动等。

（1）第1周，屈伸手指、握拳，腕关节掌屈背伸，左右摆掌，屈肘耸肩等活动，每日2次，每次5～10分钟。①掌屈背伸：坐位，患肢做腕关节背伸活动、腕关节掌屈活动，动作宜慢有力，反复交替进行。②左右摆掌：坐或站位，五指伸直，腕关节向尺侧、桡侧来回摆动，反复进行。锻炼早期可允许患者健手辅助患手，切忌暴力活动。③屈肘耸肩：站位，患肢屈肘或微屈肘，以健肢手掌托扶患肢前臂，患肩用力上提、下坠活动。

（2）第2～4周，继续上述活动，加大运动量。增加肩关节全方位活动，每日2次，每次5～10分钟。做内收探肩：站立或坐位，患肢屈肘，以健肢托扶患肘，使患臂尽量内收，患侧手尽量探摸健肩并逐渐向后探摸健侧肩胛部。

（3）第5～6周，解除固定后，继续上述活动，加大运动量。增加前臂旋转活动，屈伸肘关节，每日 2 次，每次 5 ～ 10 分钟。

（4）第 7 ～ 8 周，除做主动活动外，进行肩、肘关节全方位活动，加大活动强度，每日 2 次，每次 10 ～ 15 分钟。①托扶屈肘：坐位或站立，健手托扶患肢前臂，逐渐屈曲肘关节。幅度由小到大，次数由少到多。②肘部屈伸：站立或坐位，健手托扶患肢腕部，协助患肢进行伸肘、屈肘，反复进行，力量由小到大。③屈肘旋臂：站立或坐位，患肘屈曲 90°，上臂贴靠胸部并握拳，掌心向上，患肢旋前、旋后反复进行。可配合中药熏洗和手法按摩，或 CPM 机进行锻炼，以促进关节活动和肌肉力量的迅速恢复。忌用暴力被动活动，以免引起骨化性肌炎。

6. 用药护理

（1）遵医嘱给予活血化瘀药物应用，内服中药汤剂时，要温热服，饭后 30 分钟～ 1 小时服用，注意药物与食物的配伍禁忌，并观察用药后反应。外用活血化瘀中药涂擦肿胀处，观察有无皮肤过敏现象，如皮肤出现瘙痒、红疹等应立即停药。皮肤有破溃者忌外用。

（2）疼痛甚者报告医生给予止痛药物，并注意观察用药后反应。

（3）接骨续筋中成药以强筋壮骨、补肝肾为主，服用期间忌生冷，多饮水。

（4）遵医嘱定时应用抗生素，严格按药物半衰期给药。

（5）应用镇静、镇痛药时，防止发生跌倒 / 坠床。

（6）解除固定后，肘关节给予中药熏蒸外洗时，防止烫伤。

7. 健康教育

（1）抬高患肢，保持患肢功能位。

（2）若石膏内某一固定点持续性疼痛，要及时告知医护人员，给予减压处理，如发现因石膏过紧造成患肢末梢青紫、苍白、发凉、肢端麻木等，要及时报告医生处理。

（3）牵引的患者不可随意改变体位、牵引的重量，牵引绳上不可覆盖衣物等，保持牵引持续有效。

（4）告知患者此骨折为关节内骨折，若能及时正确的功能锻炼，能修复移位的骨折端，对损伤的关节面有塑形作用，有利于骨折的愈合和功能恢复。

（5）加强营养，增强机体抵抗力。

8. 出院指导

（1）保持心情愉快，按时用药。

（2）继续加强功能锻炼，防止关节僵直。

（3）注意休息。慎起居，避风寒，防感冒。

（4）出院未拆线者，注意伤口情况，遵医嘱到医院换药，直至伤口愈合。

（5）出院期间，不可自行松动或拆除夹板。

（6）加强营养，根据不同体质进行饮食调护，多食高营养食品，以利骨折愈合。

（7）遵医嘱定期复查，如有不适，及时随诊。

七、肱骨外髁骨折患者的护理

肱骨外髁骨折系因外伤引起的骨骼连续性、完整性中断，属关节内骨折，是儿童常见的一种肘关节损伤，多见于 4 ～ 10 岁的儿童，发生率略低于肱骨髁上骨折。骨折通常包括肱骨外髁、肱骨小头骨骺，乃至滑车外侧部分及干骺端骨质，儿童时期肱骨外髁处于骨骺软骨阶段，易发生骨折。外髁骨折后，由于伸肌群的牵拉，骨折块可发生不同程度的移位。

（一）解剖生理

儿童肘关节有 6 个骨骺，即肱骨下端 4 个骨骺、桡骨头和鹰嘴骨骺，肱骨小头骨骺 1 岁左右出现，内上髁骨骺 5 岁出现，滑车骨骺有两个，8 岁时出现，外上髁骨骺于 11 岁左右出现，往往与肱骨小头骨骺相连。肱骨外髁包含非关节面（包括外上髁）和关节面两部分，前臂伸肌群附着于肱骨外髁。肱骨外髁骨折比内髁骨折多见。属关节内骨折，如果治疗不当，会发生骨不连、肘外翻畸形，影响肘关节的活动功能，并可出现牵拉性尺神经麻痹等。

（二）病因病机

多由间接暴力所引起，跌倒时手部先着地，肘关节处于外展位和内收位，外力通过桡骨传导，桡骨头和肱骨外髁相互撞击及前臂伸直的猛烈收缩和牵拉，可造成肱骨外髁骨折。分离的骨折块包括肱骨外髁、肱骨小头骨骺、部分滑车骨骺、外侧干骺端的一部分骨质及附着其上的桡侧副韧带和总伸肌腱。根据骨折块移位的情况，可分为无移位骨折、轻度移位骨折和翻转移位骨折三种。

（三）临床表现

肘关节肿胀，以外侧最为明显，肘部疼痛，肘关节呈半屈曲状，肘外侧局部压痛。移位型骨折者可能触到骨擦音及活动骨块。可发生肘外翻畸形，肘部增宽，肘后三关系改变，肘关节活动丧失。

（四）辅助检查

1. X 射线检查：肘关节正、侧位片即可确定骨折类型。在 X 射线显示仅为肱骨外髁的骨骺化骨中心与干骺端骨折片，而软骨则不显影，实际骨折块相当大，几乎等于肱骨下端骨骺的一半。

2. 必要时 CT、MRI 检查可确诊。

3. 肌电图检查可明确神经损伤。

（五）治疗方法

此骨折是关节内骨折，又是骨骺骨折，骨折线通过骺板。无论采取何种方法，均要求达到解剖复位，或近似解剖复位，以免发生严重的后遗症。

1. 特色治疗

（1）石膏固定：

①适应证：无移位骨折。

②治疗方法：用石膏托固定肘关节，屈曲 90°位，前臂充分旋后，石膏固定。

（2）手法复位石膏外固定：

①适应证：轻度移位、翻转移位及肱骨外髁骨折伴尺桡骨近端向后、外侧脱位。

②治疗方法：手法复位后肘关节半伸位石膏外固定。

2. 手术治疗

（1）适应证：复杂骨折或手法复位失败者。

（2）手术方法：切开复位克氏针交叉内固定，术后石膏托固定。

（六）护理风险点及观察要点

1. 护理风险点

（1）末梢血液循环障碍。

（2）复位后骨折再次移位。

（3）术后伤口感染。

2. 观察要点

（1）手法复位石膏固定或手术后应卧床休息，抬高患肢，严密观察患肢末梢血液循环、感觉、运动、疼痛情况，观察有无手指青紫、肿胀、发麻、发凉等神经压迫症状。观察石膏固定松紧是否适宜，对儿童患者更要加强观察，严格床头交接班，发现异常，立即报告医生处理。

（2）固定后 3～7 天内 X 射线复查是否有骨折移位，肱骨外髁骨折是不稳定的，在固定后仍可移位。

（3）术后严密观察患者的生命体征变化，观察有无持续性低热、体温的变化，伤口有无红肿、疼痛及渗出。

（七）常见护理问题及相关因素

1. 恐惧

与突然受伤，环境陌生有关。

2. 肿胀

与骨断筋伤，经络受损，血溢脉外有关。

3. 疼痛

与骨断筋伤，气滞血瘀不通有关。

4. 有压力性损伤的可能

与石膏固定时间长、局部长期受压有关。

5. 有关节僵直的可能

与患肢长期固定、局部病变关节肌肉活动受限有关。

6. 术后有伤口感染的可能

与患者体质、抗生素使用、损伤有关。

（八）护理方法

1. 一般护理

（1）保持病房整洁、安静、舒适、温/湿度适宜。

（2）如发现体温升高、持续性低热、脉搏增快、白细胞升高等异常情况，应立即报告医生处理。

（3）患肢保持有效的外固定，减少不必要的搬动，卧床休息。待骨折愈合后适当功能锻炼。早期腕关节固定，禁止做前臂旋转活动，以预防骨折移位。

（4）石膏固定者，床头交接班，如发现肢端皮肤颜色青紫发绀、苍白、发凉等，立即处理，观察肢端有无麻木、感觉异常等神经损伤的症状。

（5）石膏未干前，用手掌平托患肢，不要用手捏，以免形成凹陷，引起肢体压力性损伤。倾听患者主诉，若患肢主诉局部固定、压迫性疼痛或其他异常，立即报告医生及时处理。

（6）经常检查石膏边缘有无突起，是否光滑，石膏干固后易断裂，搬动石膏时应平托平放，防止折断，保持床铺及石膏清洁、干燥。

（7）正确评估疼痛，根据疼痛性质和程度，应用活血化瘀药物消肿止痛，必要时应用止痛剂，并观察用药后反应。使用镇痛泵者，交代患者注意事项，出现不良反应，及时对症处理。

（8）术后应用镇静、镇痛药者，防止跌倒/坠床的发生。

（9）做骨创治疗仪、磁热波治疗时，做好治疗前评估、治疗中观察、治疗后护理等。

（10）严格执行消毒隔离，防止交叉感染。

2. 体位护理

复位或手术后卧床休息，抬高患肢，高于心脏水平，促进静脉回流，减轻肿痛。

3. 饮食护理

（1）骨折早期（1～2周）：受伤部位瘀血肿胀，经络不通，气血阻滞，此期治疗以活血化瘀、行气消散为主。饮食原则上以清淡为主，如蔬菜、蛋类、豆制品、水果、鱼汤、瘦肉等。宜多食含纤维素多的蔬菜、香蕉、蜂蜜等促进排便的食物。卧床患者易发生尿路感染和尿路结石，宜适当多饮水利尿。

（2）骨折中期（3～4周）：此期肿胀疼痛减轻，瘀血渐消，治疗以和营止痛、祛瘀生新、接骨续筋为主。饮食上由清淡转为适当的高营养补充，以满足骨痂生长的需要，可在初期的食谱上加骨头汤、田七煲鸡、动物肝脏之类，以补给更多的维生素 A、维生素 D、钙及蛋白质。

（3）骨折后期（5 周以后）：恢复期间加强营养，多食富含钙、铁的食物，以满足骨痂生长的需要。

4. 情志护理

（1）七情的变化既可以改变人的行为活动方式，又可以改变人的脏腑机能状态，从而导致人体生理病理变化。因此要评估患者的心理状况，了解患者的心理所需，对情绪和心理异常的患者，做好情志护理，以达到调畅情志的目的。

（2）协助患者生活所需，给予患者情感支持，提高患者的生活质量。儿童患者安抚患儿家长，消除其焦虑不安情绪，协助患者做好各项检查。

（3）根据病情，向患者或家人讲解治疗方案，介绍成功案例，鼓励其增强战胜疾病的信心，以配合治疗护理。

5. 功能锻炼

（1）复位或手术后，当日即可开始做耸肩活动，手指的伸指、伸掌活动，每日 2 次，每次 5～10 分钟。

（2）第 1 周，可做手指、肩关节的锻炼，如握拳、伸指、伸掌、耸肩，每日 2 次，每次 5～10 分钟。

（3）第 2～3 周，可逐渐加强手指伸屈活动，并开始做腕关节伸屈活动，每日 2 次，每次 5～10 分钟。忌用力握拳及做前臂旋转动作。

（4）第 4～5 周，根据 X 射线检查显示的骨折愈合情况，去除外固定，除继续有力的伸指握拳、腕关节伸屈及肩关节的活动外，加做肘关节的伸屈和前臂的旋转活动，每日 2 次，每次 10～15 分钟。

（5）肘关节功能锻炼方法，让患者站或坐在桌前，使腋下紧贴桌面，患肢上臂平放桌面，掌心向上，利用健侧手掌压于患侧手掌上，用力向下，也可将前臂平放桌面，利用身体的重力向下压。勿用力过大，以免造成骨折。每日 2 次，每次 30 分钟。

（6）应用 CPM 机锻炼，每日 2 次，每次 30 分钟。肘关节活动以主动活动为主，一般 2～3 周肘关节活动基本正常。肘关节活动明显受限时，可配合中药熏洗、七珠展筋散揉药、搽剂外用等，每日 2 次。

6. 用药护理

（1）口服中药的患者，要在饭后 30 分钟～1 小时服用，应注意中药与食物的配伍禁忌，中药宜温热服用，忌生冷、油腻。

（2）口服接骨续筋药物时，要忌生冷，多饮水。

（3）外用活血化瘀药物时，要注意有无过敏反应，皮肤破溃处禁忌涂擦、按摩。

（4）静脉输注活血类药物时，要注意有无不良反应，控制输液速度。

（5）应用抗生素类药物，严格按照药物半衰期应用。

（6）应用镇静、镇痛药物时，防止跌倒/坠床。

（7）疼痛时遵医嘱给予止痛药，要注意用药后反应。

（8）中药外洗者，谨防烫伤。

7. 健康教育

（1）患肢适当固定并抬高 15°～30°，以利静脉回流，减轻肿痛。

（2）石膏内若有任何某一点持续压迫性疼痛时，要及时告知医护人员，及时松解检查有无压力性损伤，发现患肢末梢青紫、苍白、发凉等，要及时报告医生处理。

（3）患肢固定后，应严密观察患肢的血运情况，夹板或石膏不可过紧、过松，肱骨外髁骨折早期固定腕关节，禁止做前臂旋转活动。

（4）发现针眼红肿、渗出等异常情况，及时告知医护人员。

（5）告知患者功能锻炼应循序渐进，不可操之过急。

（6）加强营养，增强机体抵抗力。

8. 出院指导

（1）早期出院的患者，严密观察患肢远端血液循环及感觉、运动情况，如皮肤颜色有无发青、发紫，手指感觉、活动有无异常，外固定的松紧是否适宜，若有异常应立即来院复查。

（2）出院要按时服药，并告知相关注意事项。

（3）加强营养，多食鸡蛋、牛奶、豆制品、鱼汤等，促进骨折愈合。

（4）在活动时要保护好患肢，防止再次致伤患肢。

（5）遵医嘱定期复查，如有不适，及时随诊。

八、尺骨鹰嘴骨折患者的护理

尺骨鹰嘴骨折是肘部常见骨折，多发生在成年人。大多数尺骨鹰嘴骨折线波及半月状关节面，属关节内骨折。由于肘关节的伸屈活动，骨折很容易发生分离移位，因此解剖复位、牢固固定和早期活动肘关节，是防止关节不稳及预防骨性关节炎及其他合并症发生的有效措施。

（一）解剖生理

尺骨鹰嘴呈弯曲状突起于尺骨上端，形似鹰嘴。鹰嘴突与冠状突相连而构成半月切迹，为有较深凹陷的关节面，是肘关节屈伸的枢纽。尺骨鹰嘴是松质骨而它的附着肌——肱三头肌是强有力的伸肘肌，在其两侧尚有外侧支持带和内侧支持带。尺神经位于肱骨内上髁后面的尺神经沟内，经肘关节后内侧，向前穿过尺侧屈腕肌 2 个头之间至前臂掌侧，位于该肌的浅面。

（二）病因病机

尺骨鹰嘴骨折可因间接暴力和直接暴力造成，间接暴力多见，均可致鹰嘴断裂或粉碎，为关节内骨折。

1. 间接暴力

摔倒时肘关节处于半屈曲位，手掌着地，外力传达至肘，肱三头肌牵拉而造成撕脱骨折。骨折线可能为横断或斜行，两骨折端有分离。

2. 直接暴力

摔倒时肘关节伸直位着地，或直接打击到肘后，造成粉碎骨折，骨折端多无分离。

（三）临床表现

尺骨鹰嘴骨折后，局部肿胀、压痛明显，有时可触及骨折裂隙或骨擦感。肘关节内积血，致尺骨鹰嘴两侧凹陷处隆起，肘关节呈半屈状，伸屈功能障碍，不能主动伸直，损伤尺神经时伴神经损伤症状。

（四）辅助检查

X 射线检查：肘关节正、侧位片即可确定骨折类型和移位程度。在青少年常为骨骺分离。

（五）治疗方法

1. 特色治疗

（1）超肘夹板或石膏固定。

①适应证：无移位骨折或老年粉碎性骨折不显著者。

②治疗方法：无需手法复位，可用上肢后侧超肘夹板或石膏外固定于肘关节屈曲 $30°\sim 60°$ 位。

（2）经皮穿针固定或鹰嘴钳固定。

①适应证：有移位骨折。

②治疗方法：行手法复位后用超肘夹板固定。或采用经皮穿针固定、鹰嘴钳固定。

2. 手术治疗

（1）适应证：对于手法复位不成功者或陈旧性骨折。

（2）手术方法：行切开复位内固定术。

（六）护理风险点及观察要点

1. 护理风险点

（1）末梢血液循环障碍。

（2）石膏、夹板压力性损伤。

（3）术后大出血。

（4）鹰嘴钳脱落。

（5）术后伤口感染。

2. 观察要点

（1）手法复位或手术后应严密观察患肢末梢血液循环、感觉、运动情况，观察有无手指青紫、肿胀、发麻、发凉等神经压迫症状，对儿童更应加强观察。

（2）石膏固定后，抬高患肢，严密观察患肢末梢血液循环、感觉、运动情况，观察石膏内部有无定点压痛；夹板固定患者，随时注意调整夹板的松紧度，保持有效外固定，固定带以上下移动 1cm 为宜，预防压力性损伤和骨筋膜室综合征发生。

（3）观察伤口渗血情况，术后石膏托固定者，观察伤口较低处石膏内的渗血情况。

（4）尺骨鹰嘴钳夹固定者，应经常检查固定是否牢固，有无钳夹滑脱，如发现滑脱及时给予处理。

（5）观察伤口有无红肿、疼痛，观察体温变化等。

（七）常见护理问题及相关因素

1. 肿痛

与骨断筋伤，经络受损，血溢脉外，气血瘀滞不通有关。

2. 焦虑

与自理能力下降、担心预后有关。

3. 有压伤的可能

与石膏固定时间长、局部长期受压有关。

4. 有外固定器松动脱落的可能

与体位和活动有关。

5. 有关节僵直的可能

与患肢长期固定、局部病变、关节肌肉活动受限有关。

6. 术后有伤口感染的可能

与患者体质、抗生素使用、围手术期预防感染措施有关。

（八）护理方法

1. 一般护理

（1）保持病房整洁、安静、舒适、温 / 湿度适宜。

（2）监测生命体征变化及患者的全身情况，及时发现大出血及异常情况。

（3）尺神经受压或损伤时，表现为患肢尺侧感觉迟钝、麻木，及时记录阳性体征，如为新出现症状或有进行性加重，立即报告医生，予以松解固定或手术探查等对症处理。

（4）卧床休息，避免不必要活动以减轻疼痛，预防创伤性炎症加重。不要随意搬动患者增加痛苦，保护伤肢，给予初步固定，预防骨折再移位。搬动患者时妥善固定患肢两端，减少骨折断端的刺激。

（5）石膏护理：①石膏固定后的患者在床头交接班时，发现肢端皮肤颜色青紫、发绀、苍白、发凉等，应立即报告医生予以处理。②石膏未干前，勿随意挤压、搬动，以免造成石膏凹陷，引起肢体压力性损伤。③保持石膏清洁、干燥，搬动石膏时应平托平放，防止折断。检查石膏边缘有无突起，是否光滑，按摩石膏边缘部分的皮肤，以促进局部血液循环；石膏内局限某一点疼痛时，及时调整位置，解除压迫，预防压力性损伤发生。④石膏内有血液渗出并逐渐扩大，为持续性出血征象，立即报告医生及时处理并记录。

（6）正确评估疼痛，依据疼痛性质和程度，应用止痛剂，并观察用药后反应。使用镇痛泵者，告知患者注意事项，及时对症处理不良反应。

（7）严格执行无菌操作原则，防止交叉感染。

2. 体位护理

（1）复位或手术后，多采用平卧位，抬高患肢高于心脏水平，以利静脉回流，减轻肿胀。

（2）下床活动时先坐起，适应后再下床，防止因体位改变而发生晕厥。

3. 饮食护理

（1）骨折早期（1～2周）：因忧思少动，气机郁滞，无力推运，常有大便秘结，卧床患者更多见。此时饮食应清淡、易消化、易吸收，如蛋类、豆制品、水果、鱼汤、瘦肉等，制作以清蒸炖熬为主，避免煎炸炒烩的酸辣、燥热、油腻之食品。宜多食含纤维素多的蔬菜、香蕉、蜂蜜等促进排便的食物。卧床患者易发生尿路感染和尿路结石，宜适当多饮水利尿。

（2）骨折中期（3～4周）：此阶段，骨折所引起的疼痛已缓解，瘀血肿胀大部分吸收，患者食欲及胃肠功能均有所恢复。饮食上应加强营养，以满足骨痂生长的需要，可在初期的食谱上加骨头汤、田七煲鸡、鱼类、蛋类及动物肝脏之类，以补给更多的维生素 A、维生素 D、钙及蛋白质。适当多吃一些辣椒、西红柿、苋菜、青菜、包菜、萝卜等维生素 C 含量丰富的蔬菜，以促进骨痂生长和伤口愈合。

（3）骨折后期：骨痂大量生长，可恢复正常饮食，保证营养和能量。可食用高营养食物及富含钙、磷、铁等矿物质的食物。

4. 情志护理

（1）评估患者的心理状况，对情绪和心理异常的患者，做好情志护理。

（2）协助患者生活所需，给予患者情感支持，提高患者的生活自理能力。

（3）与患者沟通，倾听患者的主诉，介绍成功的案例，增强患者战胜疾病的信心，使之配合治疗护理。

5. 功能锻炼

复位或手术后即可开始做手指、腕关节伸屈活动，如五指起落、左右摆掌、掌屈背伸等。

（1）第1周，做抓空增力、腕关节掌屈背伸、左右摆掌、屈肘耸肩等活动，每日2次，每次5～10分钟。

①抓空增力：患者坐、站、卧位均可，将五指尽量伸开，再用力握拳，反复交替进行。

②掌屈背伸：患者坐位，患肢前臂旋后，肘部屈曲，置于桌面上，或上臂贴于胸前用力握拳，健手托患肢前臂。患肢做腕关节背伸活动，然后做腕关节屈曲活动，动作慢而有力。

③屈肘耸肩：站、坐位均可，患肢屈肘或微屈肘，以健肢手掌托扶患肢前臂，患肩用力上提、下坠活动。

（2）第2～4周，继续上述锻炼，加大活动量。加做肩关节全方位锻炼。每日2次，每次5～10分钟。

（3）第5～6周，外固定解除后，继续上述锻炼，加大活动量。加做前臂旋转活动、屈伸肘关节，主动锻炼腕关节，每日2次，每次5～10分钟。

①肘部伸屈：患者站立或坐位，上臂平放于台面，握拳，用健手握住患侧腕部，协助患肢进行伸肘、屈肘，反复进行，力量由小增大。

②屈肘旋肩：患者站立或坐位，患肘屈曲90°，上臂贴靠胸部并握拳，掌心向上，患肢旋前、旋后反复进行。

（4）第7～8周，做肩、肘关节全方位活动，加大活动量，肘关节CPM机锻炼、中药熏蒸或中药外治等，必要时采用物理治疗方法，每日2次，每次15～30分钟。

6. 用药护理

（1）遵医嘱给予活血化瘀药物应用，内服中药汤剂时，要温热服，饭后30分钟～1小时后服用，注意药物与食物的配伍禁忌，并观察用药后反应。

（2）活血化瘀类中药涂擦肿胀处，观察有无皮肤过敏现象。如皮肤出现瘙痒、红疹等应立即停药。皮肤有破溃者禁忌外用搽剂。

（3）静脉输液时注意配伍禁忌，如有不良反立即停药。

（4）疼痛严重者报告医生给予止痛药物，并注意观察用药后反应。

（5）接骨续筋中成药以强筋壮骨、补肝肾为主，服用期间忌生冷，多饮水。

（6）遵医嘱定时应用抗生素，严格按药物半衰期给药。

（7）应用镇静、镇痛药时，防止发生跌倒／坠床。

（8）解除固定后，肘关节给予中药外洗，防止烫伤。

7. 健康教育

（1）保持患肢功能位，抬高患肢。

（2）石膏内若有任何某一点持续疼痛时，立即告知医护人员，及时松解检查有无压力性损伤，发现患肢末梢青紫、苍白、发凉等，要及时报告医生处理。

（3）不可随意改变体位，搬动肢体时托扶骨折上下端，避免出现剪切力。

（4）发现外固定器滑落、针眼红肿等，及时告知医护人员。

（5）进行患肢功能锻炼应循序渐进，严禁暴力屈伸肘关节，预防骨化性肌炎。

（6）加强营养，增强机体抵抗力。

（7）禁止吸烟，烟中的尼古丁能显著降低人体组织的氧含量，影响新骨痂的形成。

8. 出院指导

（1）保持心情愉快，注意休息，劳逸结合。

（2）按时用药，促进骨折愈合。

（3）加强营养，增强抵抗力。

（4）继续加强功能锻炼，防止关节僵直。

（5）及时增添衣被，避风寒，防感冒。

（6）出院期间，不可自行松动或拔除外固定器。

（7）遵医嘱定期复查，如有不适，及时随诊。

九、尺桡骨骨折患者的护理

尺桡骨骨折包括尺桡骨双骨折、单纯尺骨干骨折或单纯桡骨干骨折，但上、下尺桡关节正常，青少年占多数。骨折端可发生侧方移位、重叠、旋转、成角畸形及上下尺桡关节、骨间膜的损伤，治疗时各种畸形均需得到矫正，方能恢复前臂的旋转功能，因此复位要求高，治疗较为复杂。

（一）解剖生理

前臂由尺骨和桡骨构成。尺骨上端粗而下端细，为构成肘关节的重要部分。桡骨相反，上端细而下端粗，为构成腕关节的主要组成部分。两骨之间由上、下尺桡关节和骨间膜相连。骨间膜是强韧的纤维组织，起自桡骨、斜向内下至尺骨，几乎连接尺、桡骨干的全长，其松紧度随着前臂的旋转而发生改变。前臂肌肉较多，有屈肌群、伸肌群、旋前肌群和旋后肌群等。尺桡骨骨折后前两组肌肉的牵拉力造成骨折端的重叠移位、侧方移位及成角移位；后两组肌肉的牵拉力造成骨折的旋转移位。

（二）病因病机

1. 直接暴力

多见，为暴力、重物打击或机器轧伤。骨折为横型或粉碎型，骨折线在同一平面，局部软组织损伤严重。骨折复位不稳定，愈合慢。

2. 间接暴力

跌倒时手掌触地，暴力向上传达致桡骨中或上 1/3 骨折，残余暴力通过骨间膜转移到尺骨造成尺骨骨折，所以骨折线位置低，桡骨为横型或锯齿状，尺骨为短斜型骨折移位。此类骨折软组织损伤不严重。

3. 扭转暴力

受外力同时，前臂又受扭转外力造成骨折。跌倒时身体同一侧倾斜，前臂过度旋前或旋后，尺桡骨相互扭转而产生骨折，尺骨和桡骨骨折方向不一致，手法复位比较困难。

（三）临床表现

骨折后局部肿胀、疼痛，肢体畸形，前臂旋转功能障碍。肢体骨折部位明显压痛，肢体环形压痛，有纵向叩击痛，局部明显畸形。

（四）辅助检查

X 射线检查应包括肘关节、腕关节的正、侧位片，可确定骨折类型、移位方向及有无上下尺桡关节脱位。

（五）治疗方法

1. 特色治疗

（1）保形固定。

①适应证：适用于无移位尺桡骨骨折，儿童尺桡骨干青枝骨折。

②治疗方法：行前臂夹板或石膏固定。

（2）手法复位，夹板或石膏固定。

①适应证：适用于发生移位的尺桡骨骨折较稳定者。

②治疗方法：行手法复位后，前臂夹板或石膏固定。

（3）手法复位闭合穿针或外固定架固定。

①适应证：适用于有移位的骨折不稳定者、复位后发生再移位的横断或短斜型骨折。

②治疗方法：行手法复位后，闭合穿针或外固定架固定。

2. 手术治疗

（1）适应证：手法复位失败或陈旧性骨折。

（2）手术方法：采用切开复位钢板内固定或髓内针内固定，行石膏外固定。

（六）护理风险点及观察要点

1. 护理风险点

（1）骨筋膜室综合征。

（2）外固定过紧、过松。

（3）术后伤口感染。

2. 观察要点

（1）复位或手术后应严密观察患肢感觉有无异常，如蚁行感、束带感、麻木感等，观察动脉搏动情况及末梢血液循环、感觉、运动、颜色、温度、肿胀、疼痛情况，如发现患肢末梢温度低、发绀、麻木、疼痛逐渐加重等，应警惕骨筋膜室综合征的发生。小儿患者应加强观察，发现哭闹不止时，应寻找原因。

（2）观察夹板或石膏外固定松紧度，过紧压迫血管、神经造成肢体缺血性坏死；过松，起不到固定作用，引起骨折再移位。

（3）术后抬高患肢，保持伤口干燥，观察体温变化，有无持续性低热，伤口是否红肿、疼痛、渗出等。

（七）常见护理问题及相关因素

1. 疼痛

与骨断筋伤、血瘀阻滞不通有关。

2. 焦虑

与担忧骨折预后有关。

3. 有体液不足的危险

与创伤后出血有关。

4. 有骨筋膜室综合征的可能

与肢体肿胀、外固定过紧有关。

5. 知识缺乏

与患者对骨折治疗、康复缺乏了解有关。

6. 有感染的危险

与抵抗力低及损伤后邪毒内侵有关。

7. 有关节僵直的可能

与肢体长时间固定、活动受限有关。

（八）护理方法

1. 一般护理

（1）保持病房整洁、安静、舒适、温/湿度适宜。

（2）卧床休息，以减少全身活动，缓解肌肉痉挛，避免诱发疼痛，卧床休息期间给予必要的生活护理，减轻负担，缓解疼痛。口服、外用、静脉输注活血化瘀药物，以缓解疼痛。正确评估疼痛，必要时给予止痛药物应用，并观察用药后反应。

（3）术后伤口若单位时间内渗血较多，应立即报告医生处理。

（4）骨折复位固定后，抬高患肢，以利于肿胀消退。

①随时调节夹板的松紧度，以固定的小带在夹板上下移动 1cm 为度，以免因肿胀消退，夹板松动而引起骨折再移位。

②手部肿胀严重、皮肤温度低下，手指发绀、感觉麻木、疼痛明显或有牵拉痛者，立即检查及时解除压迫，预防前臂骨筋膜室综合征。肿胀消退后，及时调整夹板松紧度，确保有效的外固定。

（5）当患者主诉石膏内某一点疼痛时，可能是石膏过紧或内部不平整，立即检查行减压处理。

（6）做各种治疗时，要做好评估，注意观察，加强护理。

（7）严格无菌操作，防止交叉感染。

2. 体位护理

（1）患者下床活动时应使上臂自然下垂、肘关节屈曲90°、腕关节背伸30°、前臂中立位、手半握拳、拇指对掌位，前臂悬吊带悬吊。

（2）手术患者卧床用垫枕抬高患肢，高于心脏水平，保持肢体功能位或治疗所需的体位。睡卧时应协助患者把患肢放于舒适位置。

3. 饮食护理

（1）骨折早期，脉络受损，气血凝滞，阻塞经络，饮食宜清淡、易消化、富营养温热饮食，如鸡蛋、牛奶、瘦肉、新鲜蔬菜水果等，忌食生冷、辛辣、刺激、油腻等阻滞气机之品。

（2）骨折中后期，伤肢疼痛减轻，骨折部位已有骨痂形成，给予患者滋补肝肾、调和阴阳食物，如高蛋白、高钙、高维生素之品，仍以清淡为主，如牛奶、豆腐、鱼、紫菜虾米汤、肉类、骨汤、动物肝脏等以促进骨折愈合。长期卧床患者鼓励多饮水和进食富含纤维素的蔬菜和水果，以利大便通畅。

4. 情志护理

（1）做好患者的心理评估，根据患者的心理需求采取有针对性的情志护理。

（2）受伤后患者多恐惧，应主动安慰患者，及时讲解复位及手术的重要性及注意事项，介绍成功案例，取得患者的信任，配合治疗和护理。

（3）有家属陪伴，给予心理及情感支持，协助患者生活自理。

5. 功能锻炼

（1）入院后即指导患者进行手指、肩关节的锻炼，如握拳、伸指，伸掌，屈肘耸肩，每日2次，每次5～10分钟。

（2）复位或手术后，即开始练习手指伸屈、握拳及上肢肌肉舒缩活动、腕关节掌屈背伸活动，握拳时尽量用力，充分伸屈手指，以促进气血运行，使肿胀消退，每日2次，每次5～10分钟。

1）第1周，做手部功能锻炼，如握拳、伸指；腕关节掌屈背伸活动，屈肘耸肩活动，动作宜慢而有力；每日2次，每次5～10分钟。

①抓空增力：患者坐位、站位、卧位均可，将五指尽量伸开，再用力握拳，反复交替进行。

②掌屈背伸：坐位，患肢做腕关节背伸活动、腕关节的掌屈活动，动作宜慢而有力，反复交替进行。

③屈肘耸肩：站位、坐位均可，患肢屈肘或微屈肘，以健肢手掌托扶患肢前臂，行患肩用力上提、下坠活动。

2）第 2～4 周，继续上述内容，加大活动量。增加肩关节全方位锻炼，被动屈伸肘关节，动作轻柔，每日 2 次，每次 5～10 分钟。

3）第 5～6 周，在上述锻炼的基础上加做前臂的轻度旋转活动，每日 2 次，每次 5～10 分钟。

4）第 7 周，外固定去除后，进行肩、肘关节全方位锻炼，加大活动强度，每个关节每日 2 次，每次 5～10 分钟；前臂旋转活动每日 2 次，每次 5～10 分钟；遵医嘱中药外治，每日 2 次，每次 10～15 分钟；关节屈伸不利者，中药熏洗患肢，每日 2 次，每次 15～30 分钟。

6. 用药护理

（1）骨折早期，脉络受损，气血凝滞，阻塞经络，易出现伤肢肿痛，用活血祛瘀的外用药时注意观察皮肤有无过敏反应。

（2）遵医嘱给予活血祛瘀、消肿止痛的中药汤剂，饭后 30 分钟温服，并观察药效及不良反应。

（3）静脉输注活血化瘀药物时，注意观察有无不良反应。

（4）肘关节明显屈伸不利者，给予中药外洗，防止烫伤。

（5）遵医嘱定时应用抗生素，严格按药物半衰期给药。

（6）应用镇静、镇痛药物时，防止发生跌倒 / 坠床。

7. 健康教育

（1）患肢高于心脏水平，利于肿胀消退，减轻疼痛。

（2）不可随意松解夹板的系带，观察夹板的松紧度，如发现患肢末梢青紫、苍白、发凉等，要及时报告医生处理。

（3）石膏内若有任何某一点持续压迫性疼痛时，要及时告知医护人员，松解外固定，检查有无压力性损伤，发现患肢末梢青紫、苍白、发凉等，要及时报告医生处理。

（4）加强功能锻炼，3 周内禁忌做臂旋转活动，以免影响骨折愈合。

（5）告知患者合理饮食，加强营养，增强机体抵抗力。

8. 出院指导

（1）宜进高蛋白、高热量、含钙丰富且易消化的饮食，多食蔬菜及水果。

（2）行长臂石膏托固定后，卧床时患肢垫枕与躯干平行，头肩部抬高；离床活动时，用前臂悬吊带悬吊于胸前。

（3）按计划进行功能锻炼，最大限度地恢复患肢功能。

（4）遵医嘱定期复查，夹板、石膏固定后，如患肢出现"5P 征"（无脉、疼痛、苍白、感觉异常、麻痹），应立即就诊。如有不适，及时随诊。

十、孟氏骨折患者的护理

孟氏骨折指尺骨上段 1/3 骨折合并桡骨小头脱位，此种骨折是指半月切迹以下的尺骨上段骨折，桡骨头同时自肱桡关节和上尺桡关节处脱出，但肱尺关节无脱位。发生于各种年龄阶段，以儿童和少年多见，可并发桡神经损伤，直接暴力和间接暴力均可引起，以间接暴力为多。

（一）解剖生理

前臂由尺骨和桡骨构成。尺骨上端粗而下端细，为构成肘关节的重要部分。桡骨相反，上端细而下端粗，为构成腕关节的主要组成部分。桡骨近端包括桡骨头、桡骨颈和桡骨结节，桡骨头与肱骨小头构成肱桡关节。尺骨近端包括冠状突、鹰嘴及两者之间的半月切迹，与肱骨滑车构成肱尺关节。冠状突外侧有桡骨切迹，与桡骨头形成上尺桡关节，环状韧带包绕桡骨头，以利于桡骨头在桡切迹内旋转运动。

（二）病因病机

直接暴力和间接暴力均能引起尺骨上 1/3 骨折合并桡骨头脱位，而以间接暴力所致者为多。根据暴力方向及骨折、移位情况，临床上可分为伸直（Ⅰ）、屈曲（Ⅱ）、内收（Ⅲ）和特殊型（Ⅳ）四型骨折。

1. 伸直型骨折

伸直型骨折比较常见，多见于儿童。跌倒时，外力由掌心通过尺桡骨传向上前方，先造成尺骨上 1/3 骨折合并桡骨头脱位类型骨折，并使桡骨头向前外方脱出。

2. 屈曲型骨折

屈曲型骨折较少见，多见于成人。跌倒时，肘关节微屈，前臂旋前，外力由掌心传向上后方，先造成尺骨横断或短斜型骨折，向背侧成角，桡骨头向后外方脱位。

3. 内收型骨折

内收型骨折极少见，多见于幼儿。此型骨折特点是尺骨骨折发生在干骺端，突向桡侧成角，桡骨头向外侧脱出，骨折移位较少。

4. 特殊型骨折

特殊型骨折临床少见，多见于成人。其特点是尺、桡骨干双骨折，桡骨头向前方滑脱。

（三）临床表现

患部肿胀疼痛，前臂旋转和肘关节屈伸功能完全障碍。移位明显者，可见尺骨成角畸形，在肘关节前、外或后方常可摸到脱出的桡骨头。X 射线检查仅见尺骨骨折而无脱位，有可能在桡骨头脱位后，又自动还纳，临床上一般也按孟氏骨折治疗，不能忽略对桡骨头的固定，以防可能发生再脱位。约有 1/10 患者因桡骨头向外脱位而合并桡神经挫伤，检查时应注意腕和手指的感觉和运动功能，以便确定是否合并桡神经挫伤，脱位整复后，神经功能一般多能恢复。

（四）辅助检查

X 射线检查包含尺、桡骨干上半段和肘关节，以免漏诊。肱骨小头骨骺一般在1～2 岁时出现，因此对 1 岁以内的患儿，建议同时做健侧 X 射线检查以便对照。正常桡骨干纵轴线应通过肱骨小头的骨化中心，如有偏移，就属脱位表现。

（五）治疗方法

1. 非手术治疗

手法复位、夹板捆绑或石膏固定后，三角巾悬吊、中药熏洗、功能锻炼等。

2. 手术治疗

切开复位克氏针或钢板内固定、弹性髓内钉固定术等。

（六）护理风险点及观察要点

1. 护理风险点

（1）前臂骨筋膜室综合征。

（2）术后感染。

（3）继发神经损伤。

（4）压力性损伤。

（5）跌倒。

（6）皮肤烫伤。

2. 观察要点

（1）按时巡视病房，严密观察末梢血液循环、感觉、运动及桡动脉搏动情况，如有肿胀较甚、异常疼痛、末梢感觉麻木、桡动脉搏动减弱或消失等情况应立即报告医生，及时处理，防止发生骨筋膜室综合征。

（2）观察体温变化，有无持续性低热、脉搏增快，伤口及外固定针眼处有无红肿、疼痛、渗出物，如有肿胀，观察肿胀的部位、程度、诱因等。

（3）患肢保持功能位，维持有效而且松紧适宜的外固定，注意观察末梢感觉及运动情况。

（4）观察石膏及夹板外固定的松紧度，注意观察石膏及夹板周围、骨隆突处，皮肤是否潮湿，局部皮肤的颜色是否正常、有无压痛等情况，观察有无压力性损伤发生。

（5）观察患者活动能力，评估有无跌倒史，应用镇静、镇痛药物期间，评估跌倒/坠床风险。

（6）行中药熏洗或蜡疗的患者，治疗前观察评估身体耐受和局部皮肤情况；治疗结束注意观察局部皮肤有无红肿、起水泡等情况。

（七）常见护理问题及相关因素

1. 焦虑

与生活自理能力下降有关。

2. 疼痛

与骨折和手术创伤有关。

3. 有伤口感染的可能

与患者体质、抗生素使用、围手术期预防感染措施的落实有关。

4. 有神经损伤、骨折或者脱位的可能

与体位或活动不当有关。

5. 有坠床 / 跌倒的可能

与术后应用镇痛镇静药物和儿童自控能力差有关。

6. 有压力性损伤的可能

与患者活动能力受限、局部持续受压有关。

7. 有肌肉萎缩、关节僵直的可能

与局部病变关节肌肉活动受限有关。

8. 有烫伤的可能

与外治过程中温度是否适宜及局部皮肤耐受有关。

9. 有肌肉萎缩、关节僵硬的可能

与局部病变关节肌肉活动受限有关。

（八）护理方法

1. 一般护理

（1）入院时热情接待患者，协助患者充分暴露受伤的肢体，卧床制动，及时正确地做好入院宣教。

（2）保持病房整洁、舒适、安静、空气流通和适宜的温 / 湿度。

（3）观察并记录患肢肿胀、疼痛、末梢血液循环、感觉、运动情况。

（4）整复或者术后评估患肢肿胀、疼痛的性质、持续时间，防止骨筋膜室综合征的发生。使用镇痛泵的患者，观察患者有无恶心、呕吐、嗜睡等不良反应。

（5）预防石膏边缘压力性损伤，儿童预防跌倒 / 坠床等并发症发生。

（6）各种辅助治疗时，如蜡疗、中药熏洗、骨创伤治疗仪、磁疗等，做好治疗前告知评估、治疗中观察、治疗后护理。

（7）严格执行消毒隔离制度，预防交叉感染。

2. 体位护理

（1）复位或者术后将前臂旋后，肘关节屈曲 90°。

（2）4 周后，去除管型石膏改用颈腕吊带固定，仍维持肘关节屈曲，开始轻柔的旋前、旋后练习，不允许做 90°以下的伸肘练习。

（3）术后 6 周，逐渐进行伸肘活动练习。

3. 饮食护理

受伤后 1 周内，宜进食高营养、多维生素、易消化的半流质食物，如米粥、豆制品、牛奶、萝卜、新鲜蔬菜等；禁油腻、生冷、酸辣食物。同时可进食适量水果，如香蕉、梨等以防便秘。骨折中后期，多食高蛋白、高维生素和富含钙磷的食物，如牛奶、鸡蛋、瘦肉及新鲜的蔬菜和水果等促进骨折愈合。

4. 情志护理

（1）患者受伤或手术后疼痛，易出现焦虑、恐惧、紧张等心理，护理中要掌握患者的心理特点，重视他们的情绪变化，及早发现患者的异常反应。

（2）尽可能增加非治疗性接触的时间，与患者进行沟通，以取得患者的信任。

（3）及时了解患者需求，给予必要的帮助；使患者精神愉快，心情舒畅，从而达到气血调和，利于疾病恢复。

5. 功能锻炼

（1）复位或手术固定后即可做手指的抓空增力、腕关节的伸屈活动，具体方法是将五指尽量伸开，再用力握拳反复交替进行，患肢做手腕的掌屈背伸活动，动作宜慢而有力，伸、屈动作反复交替进行。每日 2～3 次，每次 5～10 分钟。

（2）4～5 周后根据 X 射线检查显示的愈合情况，可逐步做肘关节伸屈活动，但前臂始终保持中立位，禁止旋转活动。解除外固定后，加强肘关节的伸屈活动，开始进行前臂旋转活动。

（3）肘关节的功能锻炼方法：让患儿站或坐于桌前，使腋下紧贴桌面，患肢上臂平放桌面掌心向上，患儿健侧手掌压于患侧手掌上用力下压，然后握住手掌向上屈，勿使肩关节抬起，反复练习，每日 2～3 次，每次 15～30 分钟，注意用力下压时勿用力过大，以免造成二次骨折。可辅助应用肘关节活动仪进行锻炼。每日 2 次，每次30 分钟。对较小的患者，护士或家长可用一拇指力量同患儿进行屈伸的抗阻力比赛，使患儿在游戏中锻炼。

（4）骨折后期肘部活动明显受限的患者配合中药熏洗肘关节，或丹散搽剂局部外用后再行肘关节锻炼。也可前臂贴墙，利用身体重力做肘关节被动屈曲动作。进行日常生活能力训练，如拧毛巾、系鞋带、握筷、梳头、握球拍等动作强化练习。

（5）功能锻炼时以自主活动为主，切忌被动、粗暴活动肘关节，以免关节周围发生骨化性肌炎。

6. 用药护理

（1）合理应用抗生素，术前抗生素在切皮前 30 分钟内应用，术后按药物半衰期定时给药。

（2）应用镇静镇痛药、降糖药、降压药期间，加强床边保护性措施，指导患者行动尽量缓慢，体位改变时进行适应性训练，防止发生坠床／跌倒。

（3）使用活血化瘀消肿类药物时观察用药后的反应，静脉用药应用过程中，防外渗。

（4）中药汤剂饭后 1 小时温服，注意药物与饮食的相互关系，并观察用药后效果和反应。

（5）局部给予贴敷、中药涂擦、中药熏洗的患者，观察局部皮肤情况，如过敏者立即停止该项治疗。

（6）服用活血化瘀、接骨续筋类药物时，服用期间忌辛辣生冷的食物，并嘱其多饮水。

7. 健康教育

（1）术前：①成人戒烟、戒酒；②进行疼痛知识宣教；③儿童告知不要在床上蹦跳、玩耍，以防发生跌倒和坠床。

（2）术后：①告知患者及家属保持正确体位的重要性；②保持患肢功能位，维持有效外固定；③观察伤肢肿胀、疼痛、感觉及活动情况，如有异常情况及时告知医护人员；④肘关节勿过早活动，禁止做前臂旋转活动。3 周内伸直型和特殊型禁止做伸肘活动。3 周后骨折初步稳定，可做肘关节伸屈但前臂始终保持中立位。解除固定后，做前臂旋转锻炼。

8. 出院指导

（1）早期出院患者，嘱患者注意观察肢体远端血液循环和运动情况，如皮肤颜色是否发紫、发青，手指的感觉、活动有无异常，夹板或石膏的松紧是否适宜，若有异常应立即复查，一般 1～2 周内复查 1～2 次。

（2）根据出院时骨折愈合情况继续服用小儿接骨冲剂或小儿活血止痛冲剂。

（3）加强营养，促进骨折愈合，多食牛奶、豆制品及鸡蛋、瘦肉等。

（4）外固定解除后加强肘关节的屈曲、旋转活动，以主动锻炼为主，不可强行被动活动。

（5）患儿玩耍时注意保护患肢，防止发生二次骨折。

（6）告知患儿家长功能锻炼的重要性，坚持循序渐进、持之以恒。

十一、盖氏骨折患者的护理

盖氏骨折是桡骨中下 1/3 骨折合并下尺桡关节脱位，早在 1929 年法国人即称之为反孟氏骨折。1934 年 Galeazzi 详细描述了此种损伤，并建议强力牵引拇指整复之，此后即称此种损伤为盖氏骨折。

（一）解剖生理

桡骨位于前臂的外侧，参与前臂的旋转活动。桡骨干上 1/3 段骨质较为坚硬，且有丰富的肌肉包裹，一般不易发生骨折，而桡骨干中、下 1/3 段周围的肌肉较少，易发生骨折，特别是桡骨中、下 1/3 交界处，为桡骨生理弯曲度最大之处，是应力的薄弱点，易发生骨折。下尺桡关节由尺骨头侧方的环状关节面及桡骨的尺骨切迹组成，切迹的远侧缘由三角纤维软骨盘维持。下尺桡关节稳定桡骨远端的旋转功能，主要稳定因素：尺侧副韧带、三角软骨盘、旋前方肌、桡骨远端的部分表面和尺骨及骨间膜，如果上述因素损伤可导致关节脱位。

（二）病因病机

盖氏骨折可因直接打击桡骨远 1/3 段的桡背侧而造成，亦可因跌倒，手撑地的传达应力而造成，还可因机器绞轧而造成。受伤机制不同，其骨折也有不同特点。

1. 稳定型骨折

桡骨远端青枝骨折合并尺骨小头骨骺分离，均为儿童，损伤轻，易于整复。

2. 不稳定型骨折

桡骨远 1/3 骨折，骨折可为横型、短斜型、斜型。短缩移位明显，下尺桡关节脱位明显，多为跌倒手撑地致伤。前臂旋前位致伤时桡骨远折段向背侧移位，前臂旋后位致伤时桡骨远折段向掌侧移位，临床上以掌侧移位者多见。此型损伤较重，下尺桡关节掌背侧韧带、三角纤维软骨盘多已断裂（三角纤维软骨盘无断裂时多有尺骨茎突骨折），骨间膜亦有一定的损伤。

3. 特殊型骨折

桡骨远 1/3 骨折，下尺桡关节脱位，合并尺骨干骨折或尺骨干之外伤性弯曲。多为机器绞轧伤所致，损伤重，可能造成开放伤口。此时除下尺桡关节掌、背侧韧带，三角纤维软骨盘破裂外，骨间膜多有严重损伤。

（三）临床表现

症状和体征与创伤严重程度有关。移位不显著的骨折仅有疼痛，肿胀和压痛，旋臂及腕关节功能障碍。如闭合性骨折，移位明显桡骨将出现短缩和成角，下尺桡关节压痛，尺骨头膨出。开放性骨折多为桡骨近折端穿破皮肤所致，伤口小，神经血管损伤罕见。

（四）辅助检查

通常骨折部位在桡骨中下 1/3 交界处，为横型或短斜型，多无严重粉碎。如桡骨骨折移位显著，下尺桡关节将完全脱位。前后位 X 射线检查显示桡骨表现为短缩，远侧尺桡骨间距减少，桡骨向尺骨靠拢。侧位 X 射线检查显示桡骨通常向掌侧成角，尺骨头向背侧突出。

（五）治疗方法

1. 非手术治疗

手法闭合复位夹板或石膏固定、手法闭合复位穿针固定、中药熏洗、功能锻炼等，适合于稳定型骨折。

2. 手术治疗

手术切开钢板固定术、微创切开髓内钉手术等。

（六）护理风险点及观察要点

1. 护理风险点

（1）骨筋膜室综合征。

（2）伤口感染。

（3）压力性损伤。

（4）跌倒/坠床。

（5）烫伤。

2. 观察要点

（1）术后观察肢体远端的血液循环、温度、颜色、感觉、肿胀程度、动脉搏动及疼痛的性质。患肢有无肿胀和异常疼痛，观察肿胀的部位、程度、诱因等，鉴别疼痛的性质，是原发伤还是肌肉缺血引起的疼痛，观察有无骨筋膜室综合征的临床表现。

（2）观察生命体征变化，有无持续性低热、脉搏增快，发热患者按要求测量体温。注意伤口处及针眼处有无渗出，观察渗出液的颜色、性质及量。

（3）石膏及夹板固定患者，观察石膏及夹板固定的松紧，加强石膏及夹板周围的皮肤护理，预防压力性损伤的发生。

（4）评估患者有无跌倒的可能，术后应用镇静药物，加强患者跌倒/坠床风险的评估和措施落实，防跌倒/坠床。

（5）中药熏洗或其他物理治疗者，治疗前观察评估身体耐受和局部皮肤情况；治疗结束注意观察局部皮肤有无红肿、起水泡等情况。

（七）常见护理问题及相关因素

1. 疼痛

与局部外伤及整复手术引起的创伤有关。

2. 焦虑/抑郁

与环境陌生及自理能力下降有关。

3. 有压力性损伤的可能

与石膏及夹板固定有关。

4. 有跌倒/坠床的可能

与术后应用镇痛泵及肢体活动受限有关。

5. 有伤口感染的可能

与患者体质、抗生素使用、围手术期预防感染措施的落实有关。

6. 有烫伤的可能

与熏洗温度是否适宜及局部皮肤耐受有关。

7. 有肌肉萎缩、关节僵硬的可能

与局部病变关节肌肉活动受限有关。

（八）护理方法

1. 一般护理

（1）入院时热情接待患者，详细了解受伤原因及部位，及时正确地做好入院评估。

（2）定时通风，保持病房整洁、舒适、安静、空气流通和适宜的温 / 湿度。

（3）骨折复位或手术固定后，垫高患肢，高于心脏水平，观察患肢远端血液循环、肿胀程度及手的颜色、温度和感觉，并向患者及家属讲解注意事项。随时观察外固定的松紧，以免因肿胀消退，夹板和石膏松动而引起骨折再移位或因肿胀加重而固定过紧，发生前臂骨筋膜室综合征。

（4）整复或手术后及时评估疼痛部位、性质、持续时间。做好疼痛评估，应用止痛药物，使用镇痛泵的患者如有恶心、呕吐、嗜睡等不良反应，及时对症处理。

（5）石膏固定者加强石膏边缘皮肤及周围骨突部位的皮肤护理，避免石膏固定部位出现压力性损伤。夹板固定患者，观察小夹板的松紧度，如发现肢端皮肤青紫或苍白、温度较健侧下降甚至冰凉，主诉麻木、剧痛等现象，立即报告医生对症处理。

（6）各种辅助治疗时，如熏洗、骨创伤治疗仪、磁疗等，做好治疗前告知评估、治疗中观察、治疗后护理。

（7）严格执行消毒隔离制度，预防院内交叉感染。

2. 体位护理

（1）术前：保持患肢功能位放置，患肢略高于心脏，有利于肿胀减退。

（2）术后：前臂旋后位，肘关节屈曲 90°，夹板或石膏托固定。

3. 饮食护理

（1）整复或手术前，尊重患者的生活习惯，进食高蛋白、高维生素、高纤维、易消化吸收的食物。

（2）术后第 2 日根据患者的饮食习惯，宜进食高维生素、清淡可口、易消化的食物，如米粥、蔬菜粥、瘦肉粥及面条等，忌食生冷辛辣、油腻、煎炸类食物。

（3）后期根据患者的饮食习惯增加高蛋白类的食物，如牛奶、鸡蛋、瘦肉、豆制品及新鲜蔬菜和水果等。

4. 情志护理

（1）做好情志疏导和生活护理，因人施护，选择不同的情志护理方法，如说理开导法、释疑解惑法、顺情从欲法和暗示疗法，使患者保持情绪乐观，心境平和，避免七情过极而致病。

（2）向患者讲解本病的治疗方案、疗程及注意事项，介绍成功病例，解除其思想顾虑，积极配合治疗和护理。

（3）鼓励家属陪伴，给予患者情感支持。

5. 功能锻炼

（1）复位或手术后即开始练习掌指关节活动及前臂和上臂肌肉的收缩活动，但应严格限制前臂旋转活动，避免手的尺偏活动。

（2）2 周后练习肘腕关节屈伸活动，逐渐练习前臂旋转活动。

（3）4～6 周解除外固定，充分练习肩、肘、腕、手指关节的活动及前臂旋转活动。

6. 用药护理

（1）合理应用抗生素。

（2）及时评价止痛药效果，同时观察其不良反应。

（3）使用活血化瘀消肿类药物时观察用药后全身的反应，防止药液外渗。

（4）口服中药的患者，注意药物与饮食的相互关系，并观察用药后的反应。

（5）中药熏洗，中药涂擦，贴敷治疗时，如发现过敏，立即停药，并观察用药后局部皮肤变化。

（6）服用活血化瘀、接骨续筋类药物，如三七接骨丸、养血止痛丸等，在服用期间忌辛辣生冷的食物，并嘱其多饮水。

7. 健康教育

（1）术前：①戒烟、戒酒；②进行疼痛知识宣教；③儿童告知不要在床上蹦跳、玩耍，以防坠床。

（2）术后：①保持患肢功能位放置，维持有效外固定；②观察伤肢肿胀、疼痛、感觉及活动情况，观察夹板及石膏的松紧是否适宜；③外固定解除后加强肘、腕关节的伸屈、旋转活动，以主动锻炼为主，不可暴力被动活动。

8. 出院指导

（1）保持心情愉快，按时作息，合理饮食。

（2）早期出院患者嘱患者严密观察肢体远端血液循环活动和感觉、运动情况，保持夹板或石膏固定松紧适宜。

（3）按时用药，加强营养，促进骨折愈合。

（4）按要求、按计划进行功能锻炼，循序渐进，持之以恒。

（5）患儿在玩耍时注意保护患肢，防止再次致伤。

（6）告知患者复查时间。如有不适，及时随诊。

十二、桡骨远端骨折患者的护理

桡骨远端骨折是指桡骨下端 2 ～ 3cm 范围内的松质骨骨折，是人体最常见的骨折之一，多发生于中年和老年人，女性多于男性。

（一）解剖生理

桡骨远端与腕骨组成腕关节。正常情况下，桡骨远端关节面向尺侧倾斜 20°～ 25°，称尺倾角，向掌侧倾斜 10°～ 15°，称掌倾角。桡骨远端干骺端截面为四边形，富含松质骨，皮质较薄，桡骨干截面为三角形，皮质较厚，移行区较薄弱，是骨折好发区。骨折发生后桡骨短缩较为常见，可合并掌倾角及尺倾角改变。桡骨短缩后可造成下尺桡关节解剖关系及关节面接触应力改变，同时三角纤维软骨复合体张力增加，这些因素均会造成下尺桡关节不稳定。尺骨小头与桡骨远端尺骨切迹形成下尺桡关节，此关节使桡骨围绕尺骨做 150°的旋转活动，为前臂下端活动枢纽。

（二）病因病机

桡骨下端骨折多为间接暴力所致，老人、青壮年、儿童均可发生，但以老年人多见，直接暴力多造成粉碎骨折。在 20 岁以前，桡骨下端骨骺尚未融合，可发生骨骺分离。由于患者受伤体位、骨折后移位的不同，可将桡骨下端骨折分为伸直型、屈曲型、背侧缘劈裂型和掌侧缘劈裂型，其中伸直型桡骨下端骨折最为常见。

1. 伸直型骨折

伸直型桡骨下端骨折又称克科雷氏（Colles）骨折。患者跌倒时，腕关节呈背伸位，手掌先着地，躯干向下的重力与地面向上的反作用力交集于桡骨下端可造成伸直型骨折。伸直型骨折远段向背侧和桡侧移位，骨折向掌侧成角，即桡骨远段掌倾角变小、完全消失，甚则关节面改向背侧倾斜，另外向尺侧倾斜可减少或完全消失，腕及手部形成"餐叉样畸形"。如合并尺骨茎突骨折，下桡尺关节的三角纤维软骨盘随骨折片移向桡侧背侧；如尺骨茎突完整，骨折远端移位明显时，三角纤维软骨盘附着点必然破裂，掌侧屈肌腱及背侧伸肌腱亦发生相应的扭转和移位。

2. 屈曲型骨折

屈曲型桡骨下端骨折又称史密斯（Smith）、反科雷氏骨折。患者跌倒时，前臂旋前，腕关节呈掌屈位，手背先着地，躯干向下的重力与地面向上的反作用力交集于桡骨下端可造成屈曲型骨折。骨折远段向掌侧和桡侧移位，骨折向背侧成角，即桡骨远段掌倾角增大，另外向尺侧倾斜可有相应改变。

3. 背侧缘劈裂型骨折

背侧缘劈裂型桡骨下端骨折又称巴儿通（Barton）骨折，实际上是变异型科雷斯骨折。患者跌倒时，腕关节呈背伸位，手掌先着地，间接暴力通过腕骨撞击桡骨下端关节面背侧缘造成背侧缘劈裂骨折。骨折块呈楔形向近、背侧移位，腕骨随之移位，形成骨折并脱位。

4. 掌侧缘劈裂型骨折

掌侧缘劈裂型桡骨下端骨折又称反巴儿通骨折。患者跌倒时，腕关节呈掌屈位，手背先着地，间接暴力通过腕骨撞击桡骨下端关节面掌侧缘造成掌侧缘骨折。骨折块向近、掌侧移位，腕骨随之向近、掌侧移位，形成骨折并脱位。

（三）临床表现

有受伤史，腕部肿胀疼痛、压痛明显，腕关节功能丧失。骨折远端向背侧移位时，可呈典型的"餐叉样"畸形，根据外伤病史和临床表现并结合 X 射线检查即可诊断。

（四）辅助检查

X 射线正、侧位片，一般即可确诊；如诊断不清，可做 CT 检查，若有软组织损伤，可给予 MRI 检查。

（五）治疗方法

1. 非手术治疗

夹板或石膏外固定、手指皮牵引或掌骨牵引、手法复位经皮穿针夹板外固定等。适用于桡骨远端不稳定及粉碎不十分严重的骨折。

2. 手术治疗

切开复位克氏针内固定、切开复位钢板内固定、切开复位加压螺钉内固定、T 型钢板内固定、腕关节镜微创手术等。适用于桡骨远端关节内骨折、粉碎性骨折、陈旧性骨折、手法复位失败者。

（六）护理风险点及观察要点

1. 护理风险点

（1）发生骨筋膜室综合征。

（2）术后刀口、针眼感染。

（3）夹板、石膏固定引起压力性损伤。

（4）有再次跌倒的风险。

（5）热疗时，皮肤烫伤。

2. 观察要点

（1）按时巡视病房，严密观察末梢血液循环、感觉、运动及桡动脉搏动情况，观察有无指端青紫、肿胀、疼痛难忍、发凉、麻木、桡动脉搏动减弱或消失等情况。

（2）评估疼痛部位、性质、持续时间，选择适宜止痛药物，观察用药后的反应。使用镇痛泵的患者，观察患者有无恶心、呕吐、嗜睡等不良反应。

（3）严密观察患肢末梢血液循环、感觉、运动及桡动脉搏动情况，检查夹板或石膏的松紧情况，若过紧易引起骨筋膜室综合征，过松则起不到固定作用。患肢夹板、石膏固定的松紧度以绷带上下移动 1cm 为宜，预防手术或创伤后肢体过度肿胀，致外固定过紧，引起桡神经或尺神经压伤，观察手指、腕关节的活动度。

（4）观察体温变化，有无持续性低热、脉搏增快，伤口与外固定针眼处有无红肿、疼痛、渗血、渗液等，观察肿胀的部位、程度、诱因等。

（5）观察夹板及石膏的边缘、骨隆突处，皮肤是否潮湿，观察局部皮肤的颜色、肿胀情况。

（6）观察患者活动能力，评估有无跌倒史，应用镇静、镇痛药物期间，评估跌倒/坠床风险。

（7）磁疗、中药熏洗等物理治疗的患者，治疗前观察评估身体耐受和局部皮肤情况，保持有效的灯距，适宜的温度，注意观察局部皮肤有无红肿、起水泡等异常情况。

（七）常见护理问题及相关因素

1. 焦虑/恐惧

与担心骨折愈合，生活自理能力下降有关。

2. 相关知识缺乏

与患者对治疗、康复等缺乏了解有关。

3. 疼痛

与局部病患和手术有关。

4. 有发生前臂骨筋膜室综合征的可能

与肿胀、外固定过紧有关。

5. 有坠床/跌倒的可能

与术后应用镇痛镇静药物有关。

6. 有压力性损伤的可能

与患者活动能力受限、局部持续受压和营养状况有关。

7. 有肌肉萎缩、关节僵直的可能

与局部病变关节肌肉活动受限有关。

8. 有烫伤的可能

与热疗温度是否适宜及局部皮肤耐受有关。

（八）护理方法

1. 一般护理

（1）保持病房整洁、舒适、安静、空气流通和适宜的温/湿度。

（2）调整检查夹板或石膏的松紧情况，若过紧易引起骨筋膜室综合征，过松则起不到固定作用。评估并记录患肢末梢血液循环、感觉、运动及桡动脉搏动情况，如有异常及时报告医生处理。

（3）做好疼痛护理，妥善固定、抬高患肢。治疗和操作时动作轻柔、准确、熟练。术后根据疼痛评分遵医嘱正确使用止痛药，及时评价镇痛效果，减少疼痛对全身其他脏器功能的影响。

（4）预防皮肤压力性损伤、桡神经或尺神经损伤、坠床／跌倒等并发症的发生。

（5）各种辅助物理治疗时，做好治疗前告知评估、治疗中观察、治疗后护理。

（6）严格执行消毒隔离制度，预防院内交叉感染。

2. 体位护理

复位或手术后患者卧位时抬高患肢，高于心脏水平，站立时，屈肘 90°，用前臂吊带将患肢悬挂胸前。

3. 饮食护理

（1）根据患者体质和舌苔、舌质变化，判断寒热虚实，针对性指导患者饮食。

（2）骨折早期给患者通络理气、清淡通便、易消化、富营养食物，如稀米粥、面条、蛋类、瘦肉及新鲜蔬菜和水果等，可添加牛奶、香蕉、蜂蜜水等，忌食燥热、煎炸食物。中晚期给患者滋补肝肾、强筋壮骨食物，如牛奶、瘦肉、黑木耳、菠菜、动物肝脏、排骨汤等。

（3）合并高血压、糖尿病、心脏病患者，做好针对性饮食护理。

4. 情志护理

（1）评估患者心理状况，了解患者心理所需，对情绪和心理异常的患者，做好情志护理，可采用移情易性法、以情胜情法、暗示疗法、顺情从欲法缓解患者不良情绪。

（2）根据病情，向患者讲解本病的治疗方案、疗程及注意事项，介绍成功病例，解除其思想顾虑，积极配合治疗和护理。

（3）鼓励家属陪伴，情感支持。帮助患者生活所需，指导协助患者提高生活自理能力。

5. 功能锻炼

（1）手术当天麻醉消失后，指导患者行手部未固定关节的屈伸活动，每日 2 次，每次 5～10 分钟。

（2）第 1 周，主动进行手指的屈伸、肘关节屈伸、各方向肩关节活动锻炼，每日 2 次，每个动作每次 3～5 分钟。

（3）第 2～3 周，继续上述锻炼内容，逐渐加大活动量。每日 2～3 次，每个动作每次 5～7 分钟。

（4）第 4～6 周，拆除固定后，在早期锻炼的基础上，进行腕关节掌屈、背伸、左右侧屈及前臂旋转活动等，每日 3～5 次，每次每个动作 5～10 分钟。可辅助给予理疗、热疗等。

（5）第 7～8 周，继续以上练习，进行各关节最大限度的主动活动，适当增加被动活动，同时要训练一些具体的日常活动，如更衣、梳洗、上厕所、系腰带、系鞋带等，通过综合练习，可以得到满意结果。

6. 用药护理

（1）止痛药应用后及时进行效果评价，同时观察不良反应。

（2）静脉应用活血化瘀中成药注射液时，注意观察滴速和不良反应。

（3）抗生素严格按药物半衰期按时用药，注意观察不良反应。

（4）中药汤剂宜饭后 1 小时温服，服药后观察效果和反应。

（5）遵医嘱局部给予贴敷、中药涂擦、熏洗，过敏者及时停药，并注意观察用药反应。

（6）接骨续筋中成药以强筋壮骨、补益肝肾为主，服用期间忌生冷，多饮水。

7. 健康教育

（1）术前：①戒烟、戒酒，抬高患肢应高于心脏水平，利于肿胀消退，减轻疼痛。②进行疼痛知识宣教，做好疼痛护理。③向患者及家属讲解疾病的相关知识，做好患者的心理支持，尽量消除患者的恐惧情绪、协助患者做好各项检查。

（2）术后：①做好患者的口腔护理、床铺清洁等工作，增强其舒适感。②指导患者和家属正确掌握有关夹板、石膏、外固定架的注意事项及护理方法。③指导患者根据骨折类型、治疗方法和不同时期进行适当的功能锻炼。

8. 出院指导

（1）按医嘱服用接骨续筋药物，以促进骨折愈合。

（2）合理饮食，加强营养，多食滋补肝肾之品，以利骨痂生成。

（3）功能锻炼活动范围由小到大，次数由少到多，循序渐进，不可急于求成，力量不可过大过猛，以免造成骨折再移位。

（4）注意外固定的松紧度，如出现手指温度发凉、颜色发紫等情况及时就诊。

（5）嘱患者定期复查，手法复位后 1 周来院复查，伤口拆线后 2～4 周来院复查，未拆线者 1 周来院复查，不适随诊。

（6）注意休息，劳逸结合，保持积极心态，养成良好的生活习惯，戒烟、戒酒。

（7）告知患者 3 个月后可恢复正常活动，并逐渐恢复工作。

十三、桡骨头骨折患者的护理

桡骨头骨折是指桡骨近端桡骨头，或桡骨头包括桡骨颈的一种肘部常见的关节内骨折。少年儿童和青壮年均可发生，在儿童则桡骨头骨骺分离多见。此种骨折多发生于成年人。

（一）解剖生理

桡骨头呈圆盘状，上面桡骨头关节面呈浅凹形，与肱骨小头构成肱桡关节。桡骨头周围为桡骨头环状关节面，桡骨头尺侧边缘与尺骨的桡切迹相接触，构成尺桡上关节。桡骨头位于关节囊内，环状韧带围绕桡骨头。桡骨头的血供在骨骺愈合前完全靠附着于桡骨颈周围的滑膜内的血液供给。有稳定肘关节和保持前臂旋转功能。桡骨头骨折临床上易被忽略，若未能及时准确治疗，将造成前臂旋转功能障碍或引起创伤性关节炎。

（二）病因病机

桡骨头骨折多由间接暴力造成。跌倒时肘关节处于伸直和前臂旋前位，手掌着地，暴力沿桡骨向上传达，引起肘部过度外翻，使桡骨头和肱骨小头相互撞击而造成桡骨头骨折。成年人的骨折分为裂缝骨折、颈部骨折、边缘骨折和粉碎骨折，儿童骨折多为桡骨头骨骺移位。

（三）临床表现

肘关节部位肿胀，局部疼痛、压痛，肘关节功能障碍，特别表现为前臂的旋转活动受限，旋臂时疼痛剧烈。

（四）辅助检查

X 射线正、侧位片可明确骨折类型和移位程度。裂缝骨折和无移位的边缘骨折，仅需按照一般骨折处理，粉碎性骨折和移位的颈部骨折、边缘骨折及手法复位失败者均需做桡骨头切除术。

（五）治疗方法

1. 非手术治疗

闭合手法复位夹板或石膏固定，闭合钢针撬拨复位，配合中药熏洗、功能锻炼等。

2. 手术治疗

骨折复位克氏针固定术、骨折复位钢板内固定术、桡骨头切除术（14 岁以下不宜做）、桡骨头假体置换术等。

（六）护理风险点及观察要点

1. 护理风险点

（1）刀口感染。

（2）压力性损伤。

（3）跌倒。

（4）烫伤。

2. 观察要点

（1）严密观察末梢血液循环、感觉、运动及桡动脉搏动情况，如有手指青紫、肿胀较甚、疼痛难忍、麻木等情况及时报告医生处理。做好疼痛评估，并及时处理，避免因重度疼痛引起血压增高、脉搏加快或影响睡眠等。

（2）观察体温变化，有无持续性低热、脉搏增快，伤口或外固定针眼处有无红肿、疼痛、渗血、渗液等，局部肿胀者观察肿胀部位、程度等。

（3）观察夹板及石膏的边缘、骨隆突处皮肤的颜色，局部有无压痛，皮肤是否潮湿等。

（4）观察患者活动能力，对应用镇静、镇痛药物患者，评估跌倒／坠床风险，做好防跌倒知识宣教，及时采取防跌倒／坠床护理措施。

（5）磁热疗法、中药熏洗治疗的患者，治疗前观察评估皮肤耐受和局部皮肤情况，治疗过程中及时巡视，注意观察局部皮肤有无红肿、疼痛、水泡等情况。

（七）常见护理问题及相关因素

1. 焦虑

与担心骨折愈合，生活自理能力下降有关。

2. 相关知识缺乏

与患者缺乏疾病、康复锻炼等相关知识有关。

3. 疼痛

与创伤有关。

4. 有坠床／跌倒的可能

与活动受限及应用镇痛镇静药物有关。

5. 有压力性损伤的可能

与外固定有关。

6. 有肌肉萎缩、关节僵直的可能

与局部固定肌肉关节活动受限有关。

7. 有烫伤的可能

与温热疗法及局部皮肤耐受有关。

（八）护理方法

1. 一般护理

（1）保持病房整洁、舒适、安静、空气流通和适宜的温／湿度。主动关心、体贴患者，帮助、指导其练习健侧肢体，协助患者洗脸、刷牙、吃饭等日常生活，并依据病情针对性训练，提高患者生活自理能力。

（2）评估患肢肿胀、疼痛、末梢血液循环、感觉、运动等情况，发现异常及时报告医生处理。

（3）评估疼痛部位、性质、程度及持续时间，必要时正确使用镇痛药。使用镇痛泵的患者，注意观察恶心、呕吐、嗜睡等不良反应，评估跌倒／坠床风险。

（4）骨折有效固定后，指导患者进行抓空增力、腕关节的掌屈背伸等活动，动作宜慢而有力，禁止前臂旋转活动。外固定解除后，进行肘关节伸屈、前臂旋转活动，活动度和活动量要循序渐进，锻炼后及时评估局部情况，必要时辅以理疗。

（5）各种物理治疗时，如磁热疗法、中药涂擦、中药熏洗、蜡疗、骨创伤治疗仪治疗等，做好治疗前告知评估、治疗中观察、治疗后护理。

（6）严格执行消毒隔离制度，预防院内交叉感染。

2. 体位护理

复位或手术后患肢抬高，高于心脏水平，促进静脉及淋巴回流，减轻肿胀。站立时，屈肘 90°，用前臂吊带将患肢悬挂固定于胸前。

3. 饮食护理

（1）根据患者体质和舌苔、舌质变化，判断寒热虚实，辨证施膳。

（2）骨折早期宜选择通气活络、润肠通便之物，注意清淡、易消化、富营养，如米粥、面条、蛋类、瘦肉及新鲜蔬菜和水果等，根据病情增补牛奶、香蕉、蜂蜜水等，忌食燥热、煎炸、辛辣食物。中晚期宜滋补肝肾、强筋壮骨食物，可选择牛奶、瘦肉、黑木耳、菠菜、动物肝脏、排骨汤等。

（3）合并高血压、糖尿病、心脏病患者，遵医嘱做好饮食调护。

4. 情志护理

（1）评估患者心理情绪变化，对情绪和心理异常的患者，做好情志护理。

（2）根据病情向患者讲解疾病治疗、康复及预后等，介绍成功病例，解除其思想顾虑，积极配合治疗和护理。

（3）鼓励家人陪伴，给予患者情感支持。协助患者生活所需，指导协助患者提高生活自理能力。

5. 功能锻炼

（1）整复或固定术后（1～2周），指导鼓励患者进行手指的抓空增力、腕关节的掌屈、背伸、左右侧屈活动，具体方法是将五指尽量伸开，再用力握拳，反复交替进行，患肢做腕关节的背伸、屈曲、左偏、右偏活动，动作宜慢而有力，每日 3～4 次，每次 5～10 分钟，禁止做前臂的旋转活动。

（2）3～4 周解除外固定后，在上述锻炼基础上，加做肘关节的伸屈活动，前臂旋转活动，每日 3～4 次，每次 10～15 分钟，活动度逐渐增大，必要时辅以理疗、中药外洗。

6. 用药护理

（1）止痛药应用后及时进行效果评价，同时观察不良反应。

（2）静脉用药，观察滴速和不良反应。

（3）遵医嘱合理使用抗生素。

（4）中药汤剂宜饭后 1 小时温服，服药后观察效果和反应。

（5）局部给予贴敷、中药涂擦、熏洗时，观察局部皮肤情况，有过敏者立即停止应用。

（6）服用接骨续筋、活血化瘀药物，如三七接骨丸、养血止痛丸等，服用期间忌生冷，多饮水。

7. 健康教育

（1）术前：①戒烟。②患肢高于心脏水平，以利肿胀消退，减轻疼痛，进行疼痛知识宣教。③讲解疾病的相关知识，做好患者的心理支持，尽量消除其恐惧情绪，协助做好各项检查。

（2）术后：①指导患者和家属正确掌握有关夹板、石膏、支具固定的注意事项及护理方法。②根据骨折类型、治疗方法和不同时期进行功能锻炼重要性和方法宣教。

8. 出院指导

（1）早期出院患者遵医嘱，教会患者和家属观察肢体远端血液循环、感觉、运动情况及夹板或石膏的松紧度的方法。

（2）按医嘱服用接骨续筋药物，以促进骨折愈合。

（3）合理饮食，加强营养，多食滋补肝肾之品，以利骨痂生成。

（4）功能锻炼活动范围由小到大，次数由少到多，循序渐进，以主动锻炼为主，不可强行被动活动，切忌暴力。

（5）嘱患者定期复查，手法复位后 1 周来院复查，术后 2～4 周来院复查，不适随诊。

第五节　手外科及显微外科患者的护理

一、常见的手部损伤及护理

（一）手部开放性损伤

随着工业机械化的发展，手部开放性损伤发生率在逐年增多。单纯性手部开放性损伤很少危及生命，但由于其解剖特征、生理功能的特殊性，一旦处理不当，容易导致感染、手指的缺血性坏死、关节僵硬和大范围瘢痕等，从而影响生活能力和工作能力。

1. 解剖生理

手部骨骼可分为腕骨、掌骨和指骨三部分。腕骨包括舟骨、月骨、三角骨和豌豆骨、大多角骨、小多角骨、头状骨和钩状骨共 8 块。掌骨有第 1～5 掌骨共 5 块。指骨共 14 块，除拇指有 2 块外，其余 4 指均为 3 块。

手部肌肉分为外在肌和内在肌，外在肌功能使 5 个手指产生伸展运动和屈曲运动；内在肌由大鱼际肌、骨间肌、蚓状肌、小鱼际肌组成。

供应手部的动脉有：桡动脉、尺动脉、掌侧骨间动脉、掌侧骨间动脉的背支及正中神经的动脉。这些血管在手部形成掌侧血管网和背侧血管网及掌浅弓和掌深弓。手部的静脉分深层和浅层两部分，浅层是主要的。

手部的神经支配，主要是正中神经和尺神经，桡神经分布的区域很少。桡神经浅支在前臂中、下 1/3 交界处转向背侧，至手背区，分成 4～5 支指背神经，分布于手背桡侧半和桡侧两个半手指近节背面的皮肤及关节。桡神经深支为肌支，在前臂浅、深层伸肌之间下行，继之沿前臂骨间膜后面下行至腕关节背面。尺神经在桡腕关节上方发出手背支分布于手背尺侧半和尺侧两个半手指背侧皮肤。尺神经浅支分布于小鱼际、小指和环指尺侧半掌面皮肤。深支分布于小鱼际肌、拇收肌、骨间掌侧肌、骨间背侧肌及 3、4 蚓状肌。正中神经主要支配掌心、桡侧三个半手指掌面及中节和末节指背面的皮肤。

手的主要功能是手指精细运动和感觉敏感性，手部的皮肤和筋膜组织结构均具有独特性。

2. 病因分类

主要由外伤引起，常见的原因有：

（1）烧伤，可有软组织的广泛破坏。

（2）挤压伤，机械、滚轮、铁锤、门窗等均可对手及手指造成挤压伤，可毁坏真皮层血管，造成皮肤循环障碍，皮肤失活，还可产生皮肤撕裂和撕脱性损伤。

（3）撕脱伤，多由印刷机、脱粒机及交通事故造成。有的大面积皮肤撕脱，甚至造成肢（指）皮肤套状撕脱，常合并深部组织损伤。

（4）绞轧伤，多为高速旋转的机器将肢体卷入致伤，如车床、钻床、离心机、搅拌机等，多造成广泛的软组织破坏和骨折，甚至肢体离断。

（5）切割伤，如刀伤、玻璃伤等，常伴有深部组织损伤，如肌腱、神经损伤等，暴力大时易造成肢体大部分或完全离断。

（6）咬伤，咬伤多带有多种毒力较强的细菌，新鲜咬伤及可疑感染者，伤口均不应缝合。

（7）炸伤，由爆竹、雷管等爆炸物等所致，多有严重的软组织损伤和粉碎性骨折。

3. 临床表现

本病主要表现为受伤局部皮破血出、肿胀疼痛、功能障碍。骨折后手指有明显短缩、畸形、反常活动。合并神经损伤时有感觉异常。

4. 辅助检查

本病无需采用其他辅助检查的方法，如骨折合并神经损伤时才需进行其他检查，常用检查方法有 X 射线检查。

5. 治疗原则

（1）判断损伤程度和范围。制订以恢复手部功能为主的治疗计划。

（2）彻底清创，预防感染。彻底清创是防止手部开放性损伤术后感染，减少瘢痕产生，减少组织粘连的最有效措施。

（3）尽可能修复手部解剖结构的连续性。

（4）在彻底清创的基础上，尽可能一期闭合伤口；不能直接缝合的伤口，要根据创面的条件和深部组织修复的要求，采用游离皮片移植或皮瓣移植修复。

（5）合理的包扎和制动。术后手部包扎要适当，避免过紧或过松。对于肌肉、肌腱、神经、血管修复和骨折复位固定者，术后需配合外固定合理制动。

（6）早期功能锻炼。在外固定期间，指导进行未固定关节的功能锻炼，外固定去除后，加强制动关节的功能锻炼。

6. 治疗方法

手术治疗：清创缝合术、肌腱修复术、骨折切开复位内固定术、游离植皮及皮瓣移植术等。

7. 护理风险点及观察要点

（1）护理风险点：

①局部皮肤坏死。

②手指或皮瓣血液循环障碍。

③疼痛。

④皮肤烫伤。

⑤术后伤口感染。

（2）观察要点：

①严密观察生命体征变化及伤口出血情况，及时给予加压包扎或止血带止血，观察皮肤的颜色、温度、弹性等。

②观察手部末梢血液循环、感觉、活动情况，观察手指末端皮肤或皮瓣颜色、温度、弹性、肿胀度、毛细血管充盈度等情况。

③观察患者疼痛部位、性质和程度。

④观察烤灯照射的距离，避免烫伤。

⑤观察体温变化，有无持续性低热、脉搏增快，伤口周围敷料有无渗出或异味，患手肿胀程度、患者有无主诉伤口疼痛加剧等。

8. 常见护理问题及相关因素

（1）焦虑/恐惧：与意外受伤，手部功能障碍有关。

（2）疼痛：与受伤和手术有关。

（3）有血液循环障碍的可能：与损伤程度、修复时间、伤口包扎、皮瓣蒂部受压、牵拉、局部血肿形成、伤口感染有关。

（4）有伤口感染的可能：与伤处污染程度、伤口处理、抗生素使用、围手术期预防感染措施有关。

（5）有肌腱粘连的可能：与局部制动、伤口愈合的生理变化及局部感染有关。

（6）有肌肉萎缩、关节僵直的可能：与局部固定、关节肌肉活动受限有关。

9. 护理方法

（1）一般护理：

①急诊患者做好心理护理，稳定其紧张、恐惧情绪。评估手部受伤情况，记录生命体征的变化，及时建立静脉通道，尽快完善术前准备，协助做好辅助检查，做好抗生素、破伤风、麻醉药等药物过敏试验。保持病室清洁、安静、空气新鲜，室温保持在 22 ～ 25℃，病房控烟，预防血管痉挛发生。

②评估疼痛部位、性质、持续时间，及时给予止痛药物应用，使用镇痛泵的患者，注意患者有无恶心、呕吐、嗜睡等不良反应。

③评估患肢末梢的感觉、运动和血液循环，敷料包扎松紧适宜，记录伤口渗血情况，如发现皮肤苍白或发绀，皮温降低，显著肿胀或指腹萎陷等，说明血液循环障碍，立即报告医生及时处理。

④注意伤口及外固定处皮肤颜色和渗出情况，有无红、肿、热、痛，保持外固定钢针无松动和滑脱。行 VSD 负压吸引的患者，防止引流管折叠、受压、脱落，保持有效负压。记录体温的变化，保持敷料干燥，合理应用抗生素，严格执行消毒隔离制度，预防感染，避免肌腱粘连。

⑤指导未制动关节的功能活动，适时指导患指的功能锻炼，保持关节的灵活度，预防肌肉萎缩。

⑥局部保温，烤灯照射，灯距 30 ～ 50cm，防烫伤。

（2）体位护理：

①取平卧位，用枕头或支架将患手部垫高，高于心脏水平，促进静脉血液和淋巴液的回流，减轻肢体肿胀。

②患手保持功能位：腕关节背伸 30°，掌指关节屈曲 45°，指关节轻度屈曲或拇指对掌位。有肌腱或神经损伤时，根据修复肌腱或神经的位置固定于合适位置。

③侧卧时，避免患肢长时间在下侧卧位，以免影响患肢血液循环，加重水肿。

④坐位或立位时，将患肢悬吊于胸前，避免下垂或摆动。

（3）饮食护理：

①根据患者体质和舌苔、舌质变化，判断寒热虚实，针对性指导患者饮食。

②早期气血瘀滞，以行气活血、润肠通便、清淡易消化之品为宜，如各种粥、面、米、新鲜蔬菜、水果等；中后期多肝肾亏虚，以调和脾胃、滋肝补肾、强筋壮骨之品为宜，如大枣、龙眼、核桃、木耳等；鸡爪、猪蹄、猪尾、甲鱼等可促进伤口愈合。

③有高血压的患者，宜高维生素、高纤维素、高钙、低脂肪、低胆固醇、低盐饮食，多食芹菜、萝卜、猕猴桃、冬瓜、富硒米等。

④合并糖尿病的患者，合理安排三餐，宜低脂、低糖、优质蛋白、适量的碳水化合物、充足的维生素和无机盐饮食。在主食定量范围内，食物要多样丰富。

⑤合并心脏病的患者，宜低盐、低脂、低糖饮食，多食高纤维、高维生素、富含维生素 E 的食物，少食多餐，不可过饱。忌浓茶、咖啡、高脂肪食物。

（4）情志护理：

①建立良好的护患关系，根据病情向患者讲解本病的治疗、康复、愈合及相关注意事项，调动患者的主观能动性，积极配合治疗和护理。

②评估患者心理情绪变化，了解患者心理所需，及时疏导。

③鼓励家属陪伴，给予情感支持，指导患者在适当的范围内自主活动，提高生活自理能力。

（5）功能锻炼：

①皮肤损伤清创缝合术者，在术后首先进行制动范围外关节的主被动伸屈锻炼。疼痛、肿胀减轻后即主动练习握拳、屈伸手指，开始练习时动作缓慢，以不引起明显疼痛为度，同时做腕部的屈伸和旋转锻炼，防止关节僵硬。伤口拆线后，练习用力握拳和手指的伸屈、内收、外展等活动。

②皮肤缺损带蒂皮瓣移植术者，在皮瓣移植术断蒂前以健指活动为主。术后第 2 天起即可协助患手做健指被动活动，1 周后进行健指最大限度的主动屈伸活动，注意不能引起皮瓣牵拉。手术部位炎性水肿消退，开始做患指的屈伸活动，动作幅度缓慢增加，以不引起局部疼痛为度。皮瓣断蒂后，健指做最大幅度的屈伸锻炼，进行患指被动和主动活动。皮瓣缝线拆除后，进行握拳、伸指，用手握橡皮圈等活动。揉转石球或核桃，锻炼手指的各种协调动作，恢复手的灵活性。

③手部骨折和关节脱位者，复位后采用石膏、铝板功能位固定 3～4 周。固定期间指导患手健指屈伸活动，患手患指未制动的关节开始以被动活动为主，用健手辅助进行各关节的屈伸，活动量以不引起再损伤为度。待疼痛消失后手指功能锻炼由被动到主动。去除外固定后，指导患者进行腕关节和指关节主动屈伸活动，出现关节屈伸障碍，可用健手协助患指做被动活动，屈伸的幅度要大于主动活动的幅度。

④手部肌腱损伤肌腱修复术后，需用石膏托或铝板外固定 3～4 周。术后前 3 周内不能活动患指，避免因过早的肌腱活动破坏腱鞘与肌腱之间新建立血液循环，导致移植肌腱变性坏死，早期活动可遵医嘱适度牵拉。3 周后外固定解除后方可进行患指的主、被动伸屈活动。

⑤手部开放性损伤患者，早期以适度医护人员协助下，关节被动屈伸活动为主，顺序从腕关节、掌指关节、近指间关节、远指间关节依次进行，忌暴力，每天 2～3 次，每次 10～20 分钟。中期逐步进行主动关节屈伸活动，关节活动顺序：依次从远指间关节、近指间关节、掌指关节、腕掌关节到腕关节，一部位活动完成后进行下一

部位关节活动度训练，屈伸活动达最大限度，继至进行对掌、拇指外展和内收运动，依次完成以上循环动作，每天 3～4 次，每次 10～20 分钟，以关节轻微酸痛，休息后减轻或消失为度。后期功能锻炼常配合中药熏洗、理疗及按摩，以促进循环，促进消肿，软化疤痕。

⑥注意事项：各期锻炼应在医护人员指导下进行，动作轻柔、循序渐进、劳逸结合，以轻度疲劳为度，忌暴力。

（6）用药护理：

①手部开放性损伤由于创伤的特点和污染程度易发生感染，早期合理应用抗生素，预防感染。如出现感染，根据细菌培养、药敏试验，选择敏感抗生素。

②脱水消肿药物运用时，注意观察有无外渗，预防静脉炎。

③中成药注射剂静脉用药时，滴速宜慢，注意观察不良反应，患者出现胸闷、心慌、发绀时，及时报告医生处理。

④口服中药时要注意药物与饮食的关系，中药汤剂宜在饭后 1 小时温服，注意用药后反应和效果。

⑤应用抗凝药物时，观察患者有无出血倾向，观察皮肤黏膜有无出血情况，定期监测凝血功能。

⑥应用镇静镇痛药、降糖药、降压药期间，进行相关药物的用药指导，加床栏，并加强看护，指导患者行动尽量缓慢，穿合适的衣服和鞋，体位改变时遵从由坐位到站位再行走的原则，避免坠床或跌倒及其他意外发生，做好防护和预案。

（7）健康教育：

①急诊入院患者，护士要热情接待，详细向患者及家属介绍病情、手术的目的及可能的预后，让患者及家属思想上有所准备。

②与家属做好沟通，多陪伴患者，多鼓励。

③注意保持患手功能位。

④疼痛是手部骨与关节损伤后的常见症状，向患者讲解放松训练、转移注意力等方法对减轻疼痛的重要性，并教会其放松和转移注意力的方法。

⑤讲解功能锻炼的重要性：促进血液循环，促进消肿；防止关节粘连和僵硬，防止肌肉萎缩。

⑥功能锻炼，主被动活动以不产生疲劳感为度，锻炼的力度、手法、活动范围及活动次数都要循序渐进，逐步适应和恢复。

（8）出院指导：

①及时修剪指甲，保持伤口周围皮肤清洁、干净。

②合理饮食，加强营养。

③保持积极心态，养成良好的生活习惯。

④告知患者坚持功能锻炼对功能康复的重要性，提高患者和家属的认知，定期随访。

⑤告知患者正确服药方法及药物可能出现的不良反应和注意事项。

⑥告知患者复查时间，术后 1 个月来院复查。如有不适，及时随诊。

（二）手部骨与关节损伤的护理

手部的骨与关节是完成手部精细动作的重要结构。常见的手部骨与关节损伤包括开放性或闭合性的单发或多发骨折、脱位。骨折常见的有舟骨骨折、三角骨骨折、豌豆骨骨折、掌骨骨折和指骨骨折。脱位常见的有月骨脱位、月骨周围脱位、经舟骨月骨周围脱位、腕掌关节脱位、掌指关节脱位等。手部骨与关节开放性损伤易合并肌腱、血管、神经损伤及皮肤缺损等，若得不到及时、规范的治疗，可继发畸形愈合、骨不愈合、关节粘连等，导致手部不同程度的功能障碍。

1. 解剖生理

手部骨骼由腕骨、掌骨和指骨组成。其中 8 块腕骨，分远、近两横列，近侧列从桡侧起有舟骨、月骨、三角骨和豌豆骨，远侧列有大多角骨、小多角骨、头状骨和钩骨。掌骨共 5 块，指骨共 14 块，拇指由 2 块指骨构成，分为近节指骨、远节指骨；其余 4 指指骨由 3 块指骨构成，分为近节、中节、远节指骨。

手部的关节包括桡腕关节、下桡尺关节、腕骨间关节、腕掌关节、掌指关节和指间关节。其中腕骨间关节又包括近侧列腕骨间关节和远侧列腕骨间关节及腕中关节。

2. 病因病机

（1）主要原因是暴力所致。如刀或玻璃切割、挤压、过伸、侧方打击、旋转暴力等。

（2）腕部的骨、关节损伤多见于关节过度背伸的轴向暴力所致。其损伤机制是在暴力作用下，关节掌侧结构承受张力而背侧部被压缩、承受剪力，尤其是在关节过度背伸时。

3. 临床表现

局部肿胀、瘀斑、畸形、疼痛、活动受限，受伤部位局部压痛明显。骨折时还能触及骨擦音或异常活动；关节脱位时出现弹性固定；并发严重软组织损伤时可能出现手指血液循环障碍，合并神经损伤时可出现手指皮肤感觉异常。

4. 辅助检查

（1）X 射线检查：手部的骨折和脱位可显示阳性改变。

（2）CT 及三维成像检查：检查是否有桡尺远侧关节脱位或半脱位、复杂和隐秘性的腕骨骨折、钩骨骨折、腕舟骨骨折，检查骨折愈合情况。

（3）MRI 检查：用于复杂的多发的腕关节骨折合并脱位的检查。

5. 治疗方法

（1）非手术治疗：

①适应证：主要用于无移位或复位后稳定的骨折、无法进行内固定的粉碎性骨折、关节脱位、韧带撕裂等。

②常用的方法有：手法复位石膏托外固定、手法复位夹板固定、指骨牵引。

（2）手术治疗：

①适应证：手法复位效果欠佳；合并开放性损伤；合并有韧带断裂或有撕脱骨折。

②常用的手术方法有：切开复位克氏针内固定、切开复位可吸收棒内固定、经舟骨月骨周围脱位切开复位植骨内固定、切开复位钢板螺钉内固定、闭合复位经皮穿针内固定等。

6. 护理风险点及观察要点

（1）护理风险点：

①患指血液循环障碍。

②手法复位后外固定石膏或夹板过紧或过松压迫神经血管。

③石膏或夹板固定部位出现压力性损伤。

④术后伤口感染。

（2）观察要点：

①观察患指（肢）外固定松紧程度，固定是否稳妥有效，观察末梢血液循环、感觉、运动及局部肿胀情况，发现异常及时报告医生处理。

②石膏固定患者，注意观察石膏边缘的皮肤，判断有无红肿、摩擦伤等早期压力性损伤症状；石膏内有无异常气味；手术加石膏外固定者，注意观察石膏内有无渗血。

③经皮穿针固定者，注意观察针眼有无渗血、渗液及外固定是否稳妥，同时观察外固定针有无发生碰撞、牵拉等。

④注意观察手指末梢皮肤颜色、温度、弹性等，如发现皮肤苍白或发绀，皮温降低，肿胀或指腹萎陷等，提示血液循环障碍，需及时处理。

⑤观察体温变化，判断有无持续性低热、脉搏增快，患肢肿胀加重，伤口有无红肿、疼痛。

7. 常见护理问题及相关因素

（1）焦虑/恐惧：与患者担心骨折预后有关。

（2）疼痛：与局部损伤和手术有关。

（3）有压力性损伤的可能：与石膏固定的松紧度和局部肿胀程度有关。

（4）有血液循环障碍的可能：与损伤程度、肢体肿胀、包扎松紧有关。

（5）有肌腱粘连、关节僵直的可能：与局部制动、伤口感染有关。

（6）有肌肉萎缩的可能：与局部固定、关节肌肉活动受限有关。

（7）有伤口感染的可能：与损伤程度、手术、患者体质、围手术期预防感染措施落实有关。

8. 护理方法

（1）一般护理：

①做好入院宣教和心理护理，消除患者的焦虑或恐惧心理。

②保持病房整洁、舒适、安静、空气流通和适宜的温 / 湿度。

③观察患肢肿胀情况，抬高患肢，促进肿胀消退；石膏或夹板外固定者，避免外固定过紧引起肿胀，及时调整，并注意观察患肢末梢血液循环、感觉、运动情况。

④术后观察刀口渗血、渗液情况，术后行负压引流，保持引流管通畅，观察有无扭曲、折叠、受压、脱落现象，记录每小时引流量，警惕活动性出血。

⑤外固定架固定的患者观察针眼处的皮肤颜色和渗出情况，避免外固定的钢针松动和滑脱。

⑥评估疼痛部位、性质、持续时间，及时给予止痛药物应用，并观察用药后反应。

⑦严格执行消毒隔离制度，预防院内交叉感染。

（2）体位护理：

①术后取平卧位，用枕头或支架将患手垫起抬高，略高于心脏水平，以促进静脉血液和淋巴液的回流，减轻肢体肿胀。

②保持患肢功能位：腕关节背伸 30°，掌指关节屈曲 45°，指关节轻度屈曲或拇指对掌位。

③有肌腱或神经损伤时，患手置于肌腱和神经适度放松位置，利于肌腱和神经修复。侧卧时避免患肢长时间在下侧卧位，患者坐位或立位时将患肢悬吊于胸前。

（3）饮食护理：

①损伤早期气血瘀滞，宜食行气活血、润肠通便之品，如各种粥、面、米、新鲜蔬菜、水果等。中期宜调和营血、和胃健脾、消肿利尿、接骨续筋，宜多食牛奶、鸡蛋、排骨汤、瘦肉及海产品等。后期以滋肝补肾、强筋壮骨为主，多食大枣、龙眼、核桃、木耳、骨头汤、鸡汤、豆制品等。

②根据患者的体质、临床表现、舌苔、脉象等，进行饮食调护。

③高血压的患者宜高维生素、高纤维素、高钙、低脂肪、低胆固醇、低盐饮食，多食芹菜、萝卜、猕猴桃、冬瓜、富硒米等。

④合并糖尿病的患者，宜低脂、低糖、优质蛋白、适量的碳水化合物、充足的维生素和无机盐饮食。在主食定量范围内，尽量多食粗杂粮及豆类、蔬菜，以绿叶蔬菜为佳，如油菜、小白菜、韭菜、芹菜等。

⑤合并心脏病的患者宜低盐、低脂、低糖饮食，多食高纤维、高维生素、富含维

生素 E 的食物，宜少食多餐，不可过饱。忌浓茶、咖啡、高油脂食物。

（4）情志护理：

①受伤初期，患者常感焦虑、无助，热情接待患者，给予安慰、关心，与患者建立良好的护患关系，评估患者心理状况，了解患者心理所需，动态观察患者的情绪变化，及时疏导调节患者不良情绪。

②与家属沟通，鼓励家属陪伴，给予患者情感支持。协助患者解决生活所需，指导患者在合理的范围内提高生活自理能力。

③根据病情，向患者讲解本病的治疗、康复与预后，介绍成功病例，取得患者信任和配合。

（5）功能锻炼：

1）术前功能锻炼：新鲜骨折术前，进行骨折部位上下关节的主被动活动，陈旧性骨折术前进行局部皮肤和肌肉训练。

2）术后锻炼：

①外固定功能位固定 3～4 周，固定期间指导患者进行非制动关节被动和主动屈伸活动，用健手辅助进行患指非制动关节屈伸活动，活动度以不影响骨折端固定为原则。

②外固定去除后，指导患指主动缓慢最大范围的屈伸活动，每日 2～3 次，以不疲劳为度。也可配合中药熏蒸及其他物理治疗下关节活动度训练。

③手部作业疗法：治疗泥辅助手部锻炼，治疗泥是采用黏土或着色的橡胶黏土，根据不同时期调节黏土的量及软硬度，以增强手指肌力、耐力及改善手指灵巧性和协调动作的效果；弹力治疗带辅助锻炼，根据弹力强度和治疗用途不同，治疗带可分为轻度、中度、强度等，主要用于肌力、耐力、协调性和关节活动度训练；娱乐性锻炼，如捡黄豆、玻璃球，或利用镊子、衣夹进行对指、夹、捏和手的灵巧及协调性的练习，也可用圆柱上串珠子增强手的灵巧性和眼手协调能力。

（6）用药护理：

①合理应用抗生素，术前抗生素在切皮前 30 分钟内应用，术后按药物半衰期定时给药。

②静脉输注中成药制剂时，滴速宜慢，观察患者有无胸闷、心慌等不良反应。

③口服中药时要注意药物配伍和用法，中药汤剂宜在饭后 1 小时温服，注意用药后反应和效果。

④应用抗凝药物时，注意观察患者皮肤黏膜有无出血倾向，定期监测凝血功能。

⑤应用镇静镇痛药、降糖药、降压药期间，进行药物不良反应教育，同时做好预防跌倒／坠床教育和指导，加强看护，动作缓慢，衣服舒适，注意体位改变。

（7）健康教育：

①与家属做好沟通多陪伴患者，多说鼓励的、积极的、愉快的话语，让患者有一个良好的心情，减少患者的不良情绪。

②术后重视口腔清洁，根据患者口味、饮食习惯和病情需要进行饮食调护，促进胃肠功能恢复，促进食欲。

③保持患手功能位，不可随意改变手部固定位置。

④疼痛是手部骨与关节损伤后的常见症状，向患者讲解放松训练、转移注意力等方法对减轻疼痛的重要性，并教会其放松和转移注意力的方法。

⑤讲解功能锻炼的重要性：促进血液循环，促进消肿；防止关节粘连和僵硬，防止肌肉萎缩；促进骨折愈合。

⑥功能锻炼时力量要由小逐渐加大，手法轻柔，主被动活动以不产生疲劳感为度，循序渐进，逐渐增加活动次数与时间，活动范围由小到大，逐步适应。

⑦应用降压药、降糖药的患者要进行高血压、糖尿病相关知识宣传，使患者了解低血糖、低血压反应的临床表现和紧急自救措施。

（8）出院指导：

①及时修剪指甲，保持伤口周围皮肤清洁、干净。

②合理饮食，加强营养及体育锻炼，提高机体抵抗能力，避风寒，防感冒。

③保持积极心态，养成良好的生活习惯。

④告知患者坚持功能锻炼对功能康复的重要性，日常生活中加强患指灵活度和协调性训练，如写字、绘画、编织毛衣、吃饭等。

⑤告知患者正确服药的方法及药物可能出现的不良反应和注意事项。

⑥遵医嘱及时来院复查。如有不适，及时就诊。

（三）手部肌腱损伤的护理

肌腱是肌肉的延续部分，由大量平行排列的胶原纤维组成，其间有少量的肌腱细胞。手部肌腱连接于前臂肌与指骨之间，本身不具有收缩能力，其传导肌肉收缩产生的力牵拉指骨，使之产生运动。手部肌腱可分为屈指深肌腱、屈指浅肌腱、伸腕肌腱、伸指肌腱。由于肌腱是关节活动的传动装置，是手部功能正常发挥的重要环节，即使手部各关节的功能均正常，肌腱损伤后，手部的功能也会完全丧失。手部肌腱上皮肤肌肉层覆盖较薄，肌腱损伤后修复过程中很容易形成疤痕，造成肌腱粘连，影响手部的正常功能，从而影响患者的工作和生活。

1. 解剖生理

手部肌腱分为屈指肌腱和伸指肌腱两部分。

（1）屈肌：屈肌腱位于手的掌侧，是5个手指产生屈曲动作的肌肉。屈指肌腱穿过腕管至手掌，指浅屈肌腱位于浅层；指深屈肌腱位于深层，深浅两肌腱在掌骨头水平进入同一纤维骨性鞘管，指浅屈肌到近节指骨时分为2个束。指深屈肌腱则由两束之间通过，指浅屈肌从两侧绕到指深屈肌腱背侧，相互交叉，在深肌腱背侧止于中节指骨基底部掌侧。指深屈肌腱继续前行，止于末节指骨基底部掌侧，指深屈肌腱主要屈远侧指间关节，指浅屈肌腱主要屈近侧指间关节。由于屈指肌腱在不同部位的解剖结构有其特殊性，根据分类，可分为 5 区。Ⅰ区：手指中节指浅屈肌止点到末节指深屈肌的止点间，拇指为近节中部到拇长屈肌腱止点。Ⅱ区：中节指骨中部至掌骨颈部，常被称为"无人区"。Ⅲ区："手掌区"，即从掌骨颈部到腕横韧带的远侧缘。Ⅳ区：腕管区。Ⅴ区：前臂区。拇指屈肌腱亦分 5 区。Ⅰ区：拇长屈肌腱附着点。Ⅱ区：近节指骨颈到掌骨颈，即腱鞘区。Ⅲ区：大鱼际肌肉区。Ⅳ区：腕管区。Ⅴ区：前臂区。

（2）伸肌：伸指肌腱位于手的背侧，是 5 个手指产生伸展动作的肌肉，各肌腱通过腕背侧韧带进入手背，在手部呈扇形分布，在掌指关节近端，各肌腱均有纤维相连，经过掌指关节背侧时，与掌指关节的关节囊和侧副韧带融合，在此处分为中央束及两侧束，有斜形纤维相连，形成指背腱膜，两侧束接受骨间肌在桡侧还有蚓状肌加入。中央束继续前行，止于中节指骨基底背侧及近侧指间关节囊。两侧束继续向远侧伸延，至中节指骨背侧时两腱束融合，止于末节指骨背侧基底部。

2. 病因病机

引起肌腱损伤的原因诸多，包括直接原因、间接原因等。直接原因有：

（1）烧伤，可有软组织的广泛破坏。

（2）挤压伤，机械、滚轮、铁锤、门窗等均可对手及手指造成挤压伤，处理不当，可造成肌腱撕裂伤。

（3）切割伤，如刀伤、玻璃划伤等，常可伤及肌腱、神经，暴力大时易造成肢体部分或完全离断。

（4）咬伤，咬伤多带有多种毒力较强的细菌，新鲜咬伤及已有感染者，伤口不宜缝合。

（5）爆炸伤，由爆竹、雷管等爆炸所致，多有严重的软组织损伤和粉碎性骨折。

（6）自发性肌腱断裂，常由于骨折畸形愈合所致骨突起对肌腱的磨损、类风湿关节炎、滑膜炎及肌腱滑膜结核等对肌腱的侵蚀等，屈指肌腱断裂偶可见于多次局部封闭注射的患者。

（7）闭合性损伤，由局部暴力扭捏引起，常见于屈指肌腱损伤。

肌腱外伤断裂后，由于肌肉的收缩，近侧断端回缩，甚至可以回缩得很远，如在近侧指关节处断裂，断端可缩回到掌部。肌腱受伤时，手指常呈屈曲抓握或伸直状，伤后关节活动时远侧断端又向前移，手术中寻找、修复两端较为困难，缝合后因有张力，可使缝合处分开出现裂隙，影响愈合。

3. 临床表现

肌腱断裂后，相应的关节失去活动功能。如指浅屈肌腱断裂，相应指近侧指间关节不能主动屈曲；指深屈肌腱断裂，表现为远侧指间关节不能屈曲；指深浅屈肌腱均断裂，则远近侧指间关节均不能屈曲。

伸肌腱不同部位断裂，其相应关节不能伸展，并可出现畸形。有时肌腱不完全断裂，关节虽仍能活动，但做抗阻力试验时无力、疼痛。

除自发性肌腱断裂外，其他肌腱损伤常见于手部的开放性损伤，常伴有局部的皮肤破裂或大面积的软组织损伤、出血、骨折、神经损伤等。

4. 治疗方法

（1）非手术治疗：

①适应证：桡骨茎突狭窄性腱鞘炎早期、指屈肌腱狭窄性腱鞘炎早期、创伤性肌腱炎等。

②常用的治疗方法有：应用抗菌消炎及活血化瘀药物。中药熏洗，每日 1 ～ 2 次，每次 30 分钟。

（2）手术治疗：

①适应证：屈指深肌腱断裂、屈指浅肌腱断裂、伸指肌腱断裂、肌腱粘连等。

②常见的手术方法有：肌腱缝合术、肌腱修复术、滑车重建术、游离肌腱移植术、肌腱松解术。

5. 影响肌腱愈合的因素

（1）制动的影响：肌腱缝合后早期活动，毛细血管和成纤维细胞增生活跃，很快在断端处合成新胶原。肌腱缝接后制动，粘连覆盖创面，细胞增殖活动迟缓。

（2）创伤的影响：肌腱缝合处粘连，与肌腱表面结构破坏有关，造成局部组织缺血，自身修复能力下降。

6. 辅助检查

（1）CT 检查：常规 CT 对于肌腱显示欠佳，多层螺旋 CT 可将图像进行三维重建，从多平面、多角度对肌腱进行观察，为肌腱显示提供了全新的平台。

（2）MRI 检查：具有较高的组织分辨率，特别适于对肌腱等软组织的观察，是软组织成像的最佳选择。

7. 护理风险点及观察要点

（1）护理风险点：

①肌腱再次断裂。

②术后外固定部位发生压力性损伤或局部组织坏死。

③术后伤口感染。

④手部肌肉失用性萎缩。

（2）观察要点：

①观察患指外固定是否牢固、松紧是否适宜，观察患指在外固定状态下的活动度

及末梢皮肤颜色、温度、弹性等情况。

②观察患指外固定处局部皮肤情况。如发现皮肤苍白或发绀，皮温降低，显著肿胀或指腹萎陷等，说明血液循环有障碍需及时处理。

③观察患指伤口渗血情况，以及伤口有无红肿、疼痛、肿胀情况。观察体温变化，有无持续性低热、脉搏增快。

④观察患指活动情况，正确指导功能锻炼，防止发生手部肌肉的失用性萎缩和手指功能障碍。

8. 常见护理问题及相关因素

（1）焦虑：与担心手术及预后有关。

（2）疼痛：与局部病患和手术有关。

（3）固定部位有压力性损伤的可能：与固定的松紧度和局部肿胀度有关。

（4）有伤口感染的可能：与损伤程度、患者体质、抗生素使用、围手术期预防感染措施的落实有关。

（5）有血液循环障碍的可能：与损伤程度、肢体肿胀、包扎松紧有关。

（6）有肌腱粘连的可能：与局部制动、伤口感染有关。

（7）有肌腱再断裂的可能：与固定失当、活动力度过大有关。

（8）有肌肉萎缩、关节僵直的可能：与局部固定、关节肌肉活动受限有关。

（9）有烫伤的可能：与使用红外线、烤灯、中药熏洗有关。

（10）有坠床 / 跌倒的可能：与术后应用镇痛镇静药物有关。

9. 护理方法

（1）一般护理：

①做好入院宣教，协助做好手术前的各项准备工作。注意倾听患者的主诉，做好心理疏导。保持病房整洁、舒适、安静、空气流通和适宜的温 / 湿度。

②评估疼痛部位、性质、持续时间，及时给予止痛药物应用，并记录用药后的反应。使用镇痛泵的患者，注意患者有无恶心、呕吐、嗜睡等不良反应。注意记录刀口渗血、渗液情况，观察患肢（指）肿胀、疼痛、末梢血液循环、感觉、运动情况，如有异常，及时报告医生，给予处理。

③保持患指外固定或支具松紧适宜，注意局部皮肤情况。如皮肤颜色紫红或发白，要及时调整外固定或支具。

④注意伤口及外固定针眼处皮肤颜色和渗出情况，有无红、肿、热、痛，保持外固定钢针无松动和滑脱。记录体温的变化，保持敷料干燥，合理应用抗生素。严格执行消毒隔离制度，预防感染。

⑤注意患指末梢血液循环情况，如发现皮肤苍白或发绀，皮温降低，显著肿胀或指腹萎陷等，说明血液循环有障碍，需及时报告医生给予处理。

⑥防止肌腱粘连：在患指制动状态下，合理锻炼。注意保持伤口敷料干燥整洁，合理应用抗生素，预防感染。

⑦防止肌腱再次断裂：术后 3 周内患指制动。3 周后遵照医嘱给予功能锻炼，用力轻柔、均匀，切忌用力过猛，要在外固定或支具固定下适当活动。保持手部的功能位放置，加强夜间巡视，防止肌腱修复后手部的反方向活动。

⑧及时指导正确的功能锻炼，防止局部肌肉萎缩和关节功能受限。

⑨红外线烤灯照射时，注意灯距，防止烫伤。中药熏洗时注意药液的温度。

⑩评估患者活动能力，床旁加用护栏，应用镇静、镇痛药物期间，尤其注意落实防止跌倒 / 坠床的护理措施。

（2）体位护理：

①抬高患肢。

②屈指肌腱修复后，前臂和手背侧支托固定，控制腕关节 60°屈曲，掌指关节 45°屈曲，近侧指间关节 10°～ 20°屈曲，远侧指间关节 0°～ 10°屈曲。

③伸指肌腱修复后，石膏托或支具制动腕关节于轻度背伸，掌指关节和指间关节于伸直位。

（3）饮食护理：

①根据患者的体质、临床表现、舌苔、脉象等，辨证饮食调护。

②指导患者伤口愈合期多食含胶原蛋白丰富的食物，如鸡脚、猪蹄、猪尾、甲鱼等。

③有高血压的患者宜进食高维生素、高纤维素、高钙、低脂肪、低胆固醇、低盐饮食，可多食芹菜、萝卜、猕猴桃、冬瓜、富硒米等。

④合并糖尿病的患者应合理安排三餐，注意摄入低脂、低糖、优质蛋白、适量的碳水化合物、充足的维生素和无机盐饮食。在主食定量范围内，尽量多食粗杂粮及豆类、蔬菜，以绿叶蔬菜为佳，如油菜、小白菜、韭菜、芹菜等。

⑤合并心脏病的患者宜低盐、低脂、低糖饮食，多食高纤维、高维生素、富含维生素 E 的食物，宜少食多餐，不可过饱。忌浓茶、咖啡、高油脂食物。

（4）情志护理：

①受伤初期，患者焦虑、无助，热情接待患者，给予安慰、关心，与患者建立良好的护患关系，评估患者心理状况，了解患者心理所需，动态观察患者的情绪变化，及时疏导调节患者不良情绪。

②根据病情，向患者讲解本病的治疗、康复和预后及注意事项，使患者积极配合治疗和护理。

③鼓励家属陪伴，给予患者情感支持，指导患者在适当的范围内主动活动，提高生活自理能力。

④因人施护：根据患者年龄、性格、性别差异进行情志护理。

（5）功能锻炼：

1）屈指肌腱修复：

①术后第 24 ~ 48 小时，在严格指导下进行功能锻炼。锻炼时让患者主动伸指，当伸直到背侧支托阻挡时放松，靠弹性牵引手指被动屈曲。开始每天 6 ~ 8 次，每次做 2 ~ 3 次屈伸指活动，后逐渐增加。

② 4 周后去除支具，开始主动屈伸手指练习。

③ 6 周后增加主动活动力量及被动活动。

2）伸指肌腱修复：

①术后制动，4 周去除外固定开始主动活动，6 周加大活动度。

②闭合性损伤石膏制动腕关节于轻度背伸，掌指关节于伸直位 4 周，6 周后增加活动强度。

（6）用药护理：

①合理应用抗生素，术前抗生素在切皮前 30 分钟内应用，术后按药物半衰期定时给药，注意用药后的不良反应。

②静脉应用活血化瘀药物时，滴速宜慢，注意用药不良反应，患者出现胸闷、心慌等症状时，及时停药，报告医生处理。

③口服中药时要注意药物与饮食的关系，中药汤剂宜在饭后 1 小时温服，注意用药后反应和效果。

④应用抗凝药物时，注意观察患者有无出血倾向，如鼻腔、牙龈的异常出血，皮肤黏膜有无瘀点、瘀斑，有无血尿、黑便等，定期监测凝血功能。

⑤应用镇静镇痛药、降糖药、降压药期间，要进行相关药物的用药指导，使患者了解低血糖、低血压反应的临床表现和紧急自救措施。指导患者行动尽量缓慢，穿合适的衣服和鞋，体位改变时遵从坐 – 站 – 行的原则，防止坠床或跌倒发生。

（7）健康教育：

①与家属做好沟通多陪伴患者，多说鼓励的、积极的、愉快的话语，让患者有一个良好的心情，减少患者的不良情绪。

②不可随意改变手部固定位置。肌腱修复或重建术后，4 周内不做与缝合肌腱方向相反的被动活动。

③疼痛是手部骨与关节损伤后的常见症状，向患者讲解放松训练、转移注意力等方法对减轻疼痛的重要性，并教会其放松和转移注意力的方法。

④告知患者腱鞘屈指肌腱修复后，早期有控制的活动能促进肌腱愈合，减少粘连作用。伸指肌腱滑动范围少于屈指肌腱，损伤修复后即使有些粘连，对手指的屈伸活动影响也较少。让其了解早期应活动非制动关节和健指，使其保持灵活，防止粘连和

僵硬。

⑤功能锻炼时力量循序渐进，手法轻柔勿用猛力，逐步适应。

（8）出院指导：

①及时修剪指甲，保持伤口周围皮肤清洁、干净。

②合理饮食，加强营养及体育锻炼，提高机体抵抗能力，避风寒，防感冒。

③保持积极心态，养成良好的生活习惯。

④告知坚持功能锻炼对功能康复的重要性，去除外固定后在日常生活中，加强手指灵活性和协调性训练，如写字、绘画、编织毛衣、吃饭等，定期随访。

⑤告知患者正确服药方法及药物可能出现的不良反应和注意事项。

⑥告知患者来院复查时间，如有不适，及时随诊。

二、显微外科

（一）断肢再植患者的护理

断肢（指）再植是指利用显微外科技术将离断或不完全离断的肢（指）体进行血管、神经、肌腱、骨骼修复，以保持肢体的完整性，恢复血液循环并恢复一定功能的手术。肢体离断的部位可发生在四肢的不同平面上，尤以上肢远端多见。断肢（指）再植的成功，取决于医生手术技术，术后规范护理和适时康复锻炼，减少或避免动脉或静脉危象发生。

1. 肢体离断的类型

（1）按肢体离断的程度分类：

①完全离断：完全离断是指肢体的远端和近端从受伤部位完全分离，无组织相连；或只有极少量的组织相连，但在清创时，必须将这部分相连组织清除而后再植者。

②不完全离断：伤肢的软组织大部分离断，断面有骨折或脱位，残留相连的软组织少于该断面软组织的1/4，重要的血管断裂或栓塞，肢体的远端无血液循环或严重缺血。

（2）按离断肢体损伤的性质分类：

①整齐离断伤：常由于铡刀、切纸刀、电锯、剪板机和铣床等造成。特点是创缘比较整齐，污染小，多在同一平面上，创面没有严重的组织捻挫和缺损，再植成活率高。

②不整齐离断伤：常由于搅拌机、和面机、冲压机、压砖机、交通事故等造成。多为绞断、撕脱、辗轧性损伤。组织损伤广泛，断肢再植成功率低，再植肢体的功能恢复差。

2. 病机

肌肉组织是最不能耐受缺血的，肢体离断后，远端的组织完全缺血，当缺血持续到一定时间，即使重建血液循环肢体也难成活，主要是由于肢体缺血后，细胞毒性代谢物氧自由基积聚，当接通血管、血液再灌注后，随着组织代谢的恢复，氧自由基将破坏细胞膜的结构，导致细胞功能丧失。肢体缺血时间越长，再灌注后释放的氧自由基增加越多，血流恢复后不仅不能改善肢体骨骼肌细胞的功能，反而会出现更严重的损伤，即所谓的缺血与再灌注损伤。

3. 断肢（指）的保护和转运

离断肢体缺血 6 小时（气温高时为 4 小时，气温低时可延长至 10～12 小时）不宜再植，为减缓离体组织的代谢，延长再植时限，离断肢体应用以下方法保存。

（1）现场急救时离断肢体的保存：将离体肢（指）体用无菌或清洁敷料包扎好，先放入不漏水的塑料袋内，扎紧袋口，再放入盛有冰块的容器中。如果断肢污染严重，先用肥皂水或生理盐水冲洗，再按上述方法保存，注意冰块与断肢不能直接接触，也不能用任何液体浸泡。

（2）医院内断肢的保存：患者到达医院后，有休克症状或同时存在危及生命的并发症，不能立即进行再植手术时，应将离断的肢体先送到手术室，经过刷洗和皮肤消毒，以 12.5U/mL 肝素盐水灌注冲洗血管后，用无菌巾将断肢（指）包好，置入 2～4℃的冰箱内，待全身情况许可时，施行再植手术。

4. 护理风险点及观察要点

（1）护理风险点：

①发生低血容量性休克或中毒性休克。

②挤压综合征或肾衰竭。

③再植部位继发大出血。

④再植血管痉挛与栓塞。

⑤局部烫伤。

⑥压力性损伤。

⑦术后伤口感染。

（2）观察要点：

①观察患者生命体征、疼痛、神志、尿量等情况，尤其注意患者有无烦躁不安或表情淡漠，有无皮肤湿冷、苍白、脉搏快而弱、脉压减小、尿量减少等失血性休克表现。

②严密观察每小时尿液的量、颜色及比重。当尿量变少、颜色加深甚至肉眼可见尿颜色变红、尿比重降低时，提示为肾功能下降，立即报告医生处理。准确记录 24 小时出入液量，遵医嘱定时抽血监测电解质和尿素氮等生化指标。

③观察再植部位伤口有无大量渗血，如果包扎敷料短时间内有大量渗血，要及时给予加压包扎止血，监测血压及血常规，警惕再植部位继发性大出血。

④观察再植患肢局部或末梢甲床、指腹色泽及饱满程度、毛细血管充盈时间，测皮温，每小时 1 次，如指甲及指腹苍白、萎陷，毛细血管充盈时间延长或无明显改变，再植肢体远端皮温下降，表示动脉痉挛或栓塞。如指甲及指腹颜色发绀、指腹肿胀，皮温下降，毛细血管充盈时间缩短表示静脉痉挛或栓塞。

⑤注意观察烤灯照射情况，保持灯距在 30 ～ 50cm，防烫伤。

⑥观察骨突部皮肤是否持续受压，皮肤是否潮湿，观察局部皮肤的颜色、温度和肿胀情况。

⑦观察伤口有无红、肿、热、痛和体温的变化。

5. 常见护理问题及相关因素

（1）焦虑 / 恐惧：与病情重，创伤大有关。

（2）疼痛：与创伤、手术有关。

（3）自理能力下降：与卧床、手术创伤有关。

（4）休克（失血性、中毒性）：与创伤大、出血多、术后创面毒素吸收、抗凝药物应用有关。

（5）肾衰竭：与休克、肾缺血、肾中毒有关。

（6）再植肢（指）体血液循环障碍：与血管痉挛、血管栓塞、感染、血容量不足有关。

（7）便秘：与卧床、饮食习惯的改变有关。

（8）压力性损伤：与营养状况、卧床、骨突部位长时间受压有关。

（9）伤口感染：与创伤面积、污染程度、抗生素使用、患者体质有关。

6. 护理方法

（1）一般护理：

1）断肢（指）再植的术前护理：

①记录生命体征的变化，注意有无休克发生。监测患者全身及局部情况，注意其他部位有无严重损伤。

②立即建立静脉通道，必要时建立两路静脉通道，以补充血容量及纠正休克。

③做好心理疏导，安慰患者，消除患者恐惧、紧张心理。

④将伤肢和离断的肢体一起做 X 射线检查。

⑤留置导尿，观察尿液颜色和尿量情况。

⑥做好各项术前检验、备血，给予抗生素和破伤风抗毒素的过敏试验，并给予破伤风抗毒素的应用，常规进行手术前准备。

⑦做好术前准备，迅速将患者送往手术室，争取使断肢在 8 小时内恢复血运。

2）记录生命体征的变化，注意意识、瞳孔的变化，及时建立静脉通道，维持有效血容量。

3）尽快完善术前准备，协助做好实验室检查，做好青霉素、破伤风、麻醉药等药物过敏试验。

4）保持病室温度在 22～25℃，防止因室温过低或室温突然下降引起血管痉挛，湿度保持在 50%～60%，保持病室整洁、舒适、安静，必要时使用气垫床。

5）病房控烟，术后禁止患者主动和被动吸烟，预防血管痉挛发生。

6）注意监测再植患肢（指）伤口渗血情况，防止血管破裂引起大出血。

7）注意记录再植肢（指）体的血液循环情况：断肢再植术后，末梢颜色红润，指腹饱满，肢体轻度肿胀，毛细血管充盈时间在 1～2 秒，温度较正常肢体稍低，多普勒显示明显的血流声，表明血液循环良好；如果再植肢体远端颜色苍白，温度低，毛细血管充盈时间延长，指腹干瘪，说明出现动脉危象，如果再植肢体远端颜色紫暗，肿胀甚，毛细血管充盈时间减短，说明出现静脉危象，要及时告知医生进行处理。对于断指再植后，血液循环不好判断时，可采用针刺放血观察：如针刺后溢出鲜红色血液，为血液循环正常；如溢出暗红色血液后逐渐变成鲜红色血液，为静脉出现危象；如无血液溢出或仅有少量暗红色血液或渗液，为动静脉均已发生栓塞，要及时报告医生进行手术处理。

8）患肢制动，局部保暖，烤灯照射，灯距 30～50cm，注意照射距离，防止过近引发烫伤。

9）观察胃肠道反应和大便色量，预防应急性消化道溃疡，同时保持大便通畅，创伤后患者因应激反应、卧床及饮食习惯改变，术后多大便干结。断指（肢）再植术后患者如大便时用力过度，可诱发血管痉挛，血压升高，导致血管危象及大出血发生。

10）术后卧床期间，评估患者营养状况，注意观察骶尾部皮肤是否持续受压，皮肤是否潮湿，注意局部皮肤的颜色、温度和肿胀情况。

11）评估疼痛部位、性质、持续时间，及时给予止痛药物应用。使用镇痛泵的患者，注意记录患者有无恶心、呕吐、嗜睡等不良反应。

12）评估患者活动能力，评估有无跌倒史，应用镇静、镇痛药物期间，评估坠床风险。

13）记录有无体温变化，有无持续性低热、脉搏增快，伤口周围敷料有无渗出或异味，患指（肢）肿胀程度、患者有无主诉伤口剧痛等。

14）严格执行消毒隔离制度，预防院内交叉感染。

（2）体位护理：

①取平卧位，抬高患肢 10～20cm，使患肢略高于心脏水平位，以利于静脉回流、减轻肿胀又不影响动脉供血，骨突部位放置棉垫或敷料，防止皮肤压力性损伤及神经损伤。禁止患肢受压造成静脉回流不通畅。

②术后绝对卧床及患肢制动 1～2 周，避免因肢体活动过多引起血管痉挛甚至吻

合口栓塞导致再植失败。

③夜间加强巡视，避免患者入睡后不自觉活动肢体、移动体位。

（3）饮食护理：

①在休克期或行急诊手术前，遵照医嘱给予禁食。

②术后早期宜少食多餐，给予清淡、易消化饮食，排除消化道溃疡患者，可食富含粗纤维、润肠通便食物，如青菜、韭菜、海带、木耳、芹菜、蜂蜜、南瓜、菌类、粗粮等。

③中后期宜食补肝肾、壮筋骨食物，如牛奶、鸡蛋、大枣、龙眼及坚果类食物。

④指导患者伤口愈合期多食含胶原蛋白丰富的食物，如鸡脚、猪蹄、猪尾、甲鱼等。

⑤有高血压的患者宜高维生素、高纤维素、高钙、低脂肪、低胆固醇、低盐饮食，可多食芹菜、萝卜、猕猴桃、冬瓜、富硒米。

⑥合并糖尿病的患者应合理安排三餐，宜低脂、低糖、优质蛋白、适量的碳水化合物、充足的维生素和无机盐饮食。在主食定量范围内，尽量多食粗杂粮及豆类、蔬菜，以绿叶蔬菜为佳，如油菜、小白菜、韭菜、芹菜等。

⑦合并心脏病的患者宜低盐、低脂、低糖饮食，多食高纤维、高维生素、富含维生素 E 的食物，宜少食多餐，不可过饱。忌浓茶、咖啡、高油脂食物。

（4）情志护理：

①做好心理安慰，患者由意外伤害所致，受伤后精神紧张，多处于恐惧、焦虑状态中。焦虑和恐惧可影响术后血运的重建，影响再植肢体的成活。针对患者的心理状态，给予患者精神鼓励，使其对治疗产生信心。

②与患者建立良好的护患关系，根据病情，向患者讲解本病的治疗方案、疗程及注意事项，介绍患者配合的重要性，以及主被动的功能锻炼对本病的积极影响，使其放下心理负担，积极配合治疗和护理。

③评估患者心理状况，了解患者心理所需，动态观察患者的情绪变化，个性化地疏导调节患者不良情绪。

④鼓励家属陪伴，给予患者情感支持，指导患者在适当的范围内主动活动，提高生活自理能力。

（5）功能锻炼：

1）分期分部位结合患者个体差异进行规范的功能锻炼指导。

①术后 1～2 周：此期患肢（指）制动。

②术后 3～4 周：此期可对未制动关节做轻微的屈伸活动，每日 2～3 次，每次 5～10 分钟。要采取被动运动配以主动运动，动作应平稳缓和，达到最大幅度时再适度用力，使关节区域感到紧张或轻度酸痛感，切忌使用暴力或引起明显疼痛，以免引

起新的创伤。

③术后 5～8 周：解除患肢（指）的制动后开始中期康复，以主动活动为主，配合被动活动。练习患肢屈伸、握拳等动作。每日 2～3 次，每次 5～10 分钟。

④术后 9～12 周：此时骨折已愈合，肌肉、神经和血管愈合已牢固，可增加活动次数及时间，增加关节活动度及力量，每日 3～4 次，每次 20～30 分钟，可配合理疗。

⑤3 个月后可配合理疗进行锻炼，如超声波治疗、中药熏洗、射频电疗、激光治疗及蜡疗，软化僵硬的瘢痕和关节，利于伤肢（指）的功能锻炼。

2）康复锻炼：

①肌力和耐力练习：可采用从轻至重的分级抗阻训练，如橡皮筋弹指等。

②作业治疗：在关节活动度和肌力有一定恢复后，及时开始各种日常生活和工作能力练习，锻炼自主活动能力、协调性和灵活性。包括执笔书写、执筷夹物、分拣玻璃球、练习扣纽扣等。

③感觉再训练：通过伤指触碰或敲击柔韧的物体或桌面，也可通过抓握不同粗糙度和不同温度的物体来促进异样感觉的消失和正常感觉功能的恢复。

3）各期活动应在医护人员指导下进行，动作应轻柔缓和，忌暴力，注意循序渐进、劳逸结合，以轻度疲劳为度，以免引起新的损伤。

（6）用药护理：

①断肢（指）再植由于创伤特点和污染程度决定发生感染的概率，合理应用抗生素，入院后立即给予抗生素的皮试，早期应用广谱高效的抗生素并严格按照药物的半衰期按时给药，以预防感染。如出现感染，要根据细菌培养、药敏试验结果，有针对性地应用敏感抗生素。

②应用抗凝药物时，注意观察患者有无出血倾向，如鼻腔、牙龈的异常出血，皮肤黏膜有无瘀点、瘀斑，有无血尿、黑便等，定期监测凝血功能。

③使用抗痉挛药物时，注意观察用药后的效果和不良反应。

④静脉应用活血化瘀药物时，注意滴速和不良反应。

⑤应用镇静镇痛药、降糖药、降压药期间，注意观察生命体征，尤其是血压；加床栏、加强看护，指导患者行动尽量缓慢，体位改变时进行适应性训练，防止发生坠床。

⑥指导中药汤剂在饭后 1 小时温服，注意用药后反应和效果。

（7）健康教育：

①与家属做好沟通多陪伴患者，多说鼓励的、积极的、愉快的话语，让患者有一个良好的心情，减少患者的不良情绪。

②重视口腔清洁，根据患者口味、饮食习惯和病情需要进行饮食调护，促进胃肠功能恢复，促进食欲。

③注意保持患手功能位，不可随意改变手部固定位置。

④注意保持室温在 22～25℃，局部保暖，以免受凉引起血管痉挛。

⑤不能食用含有咖啡因液体，以免血管收缩。

⑥不能被动吸烟，更禁止主动吸烟，因为烟中的尼古丁会降低血液中的含氧量，危及再植肢体的血液供应。

⑦康复治疗须在医护人员指导下进行；同时注意劳逸结合，避免过度活动引起的并发症。

（8）出院指导：

①合理饮食，加强营养。

②保持积极心态，养成良好的生活习惯。

③3 个月内禁止主动和被动吸烟，避免肢体受冷热刺激，防止引起再循环障碍。

④坚持功能锻炼，提高患者和家属的认知，定期随访，督促评价落实情况。

⑤再植肢体神经恢复较慢，对冷热反应迟钝，防止冻伤和烫伤。

⑥告知患者正确服药方法及药物可能出现的不良反应和注意事项。

⑦告知患者复查时间，术后 1 个月来院复查。如果出现再植肢体的颜色改变，出血或疼痛剧烈，及时随诊。

（二）游离组织移植术的护理

游离组织移植术是利用光学放大设备，使用精细的显微外科器械和显微缝线，进行细致的组织切割、分离、缝合或吻合的外科技术，采用健康组织修复缺损组织的手术。临床上创伤、感染、肿瘤切除及先天性疾病等所致骨缺损可以采用小血管吻合技术，进行游离骨皮移植手术，一次被移植到受皮区，具有手术次数少、疗程短、疗效好的优点，减轻了患者的痛苦和经济负担，大大提高了治疗效果。

1. 皮瓣的结构

（1）皮瓣的层次：包括表皮层、真皮层和皮下组织 3 个层次。

（2）皮瓣的血管：包括皮下血管、皮下血管网、真皮下血管网、乳头下血管网和乳头血管网。

（3）皮瓣的神经：皮瓣中有丰富的神经纤维和神经末梢。

2. 吻合血管的游离皮瓣移植的适应证

（1）外伤所致软组织缺损伴有骨或肌腱外露，而无法用其他传统方法修复者。

（2）大面积软组织伤同时伴有拇或示、中指缺损者，可行足背皮瓣连同第 2 足趾移植修复创面同时行拇指再造术。

（3）关节瘢痕挛缩畸形、切除瘢痕、矫正畸形后有深部组织裸露者。

（4）慢性骨髓炎经彻底病灶清除，拟一次消灭无效腔、闭合创面等。

（5）肢体低度恶性肿瘤广泛切除后有大面积软组织缺损者。

（6）伴有皮肤、骨和关节、肌肉、肌腱及重要的血管神经缺损者，可以切取复合组织的皮瓣移植一次同时修复。

（7）器官组织缺损，如鼻、耳、阴道等再造。

（8）受皮区及附近有供缝接的正常血管。

3. 常用的供皮部位

（1）头颈部：颞浅动静脉的筋膜瓣、耳后皮瓣、斜方肌皮瓣。

（2）胸部：胸大肌皮瓣、胸前外侧皮瓣、胸肩三角皮瓣、肋骨皮瓣。

（3）背部：背阔肌皮瓣、肩甲皮瓣。

（4）腹部：腹直肌皮瓣、脐旁皮瓣、腹股沟皮瓣、下腹部皮瓣。

（5）上肢：臂外侧皮瓣、前臂皮瓣、掌骨背动脉皮瓣、桡动脉皮岛、指神经血管蒂皮瓣、小鱼际皮瓣、邻指皮瓣。

（6）臀部：臀大肌皮瓣、髂骨皮瓣。

（7）下肢：股直肌皮瓣、股外侧皮瓣、小腿内侧皮瓣、小腿外侧皮瓣、腓肠肌皮瓣、足背皮瓣、趾蹼皮瓣、足底内侧皮瓣。

4. 常见的皮瓣种类

（1）扁平皮瓣：一般为单蒂，形状扁平。其长与宽最好相等，长比宽一般不超过1.5∶1.0。设计皮瓣最好要顺血管的走行方向，皮瓣血液供应良好。

（2）管状皮瓣：把一个双蒂或单蒂扁平皮瓣卷起来缝合，即成管状皮瓣。

（3）袋状皮瓣：多用于修复手部皮肤套状撕脱伤，常选择腹部为供皮区，在腹部皮肤脂肪层下做潜行剥离，然后将皮瓣掀起，形成口袋样，称袋状皮瓣。将受伤的手插入皮瓣中，皮瓣边缘与伤手的创缘缝合。

（4）游离皮瓣：将一个带有知名的动、静脉为蒂的皮瓣，游离移植到受皮区，再将血管蒂与受皮区附近的动、静脉吻合，重新建立血液循环，一次完成皮瓣转移手术。

（5）岛状皮瓣：扁平皮瓣带有一知名血管，以血管为蒂，将皮瓣转移到附近的受皮区，称为岛状皮瓣。

5. 护理风险点及观察要点

（1）护理风险点：

①血管痉挛。

②血管栓塞。

③皮瓣水肿。

④出血倾向。

⑤伤口疼痛。

⑥熏洗治疗时，皮肤烫伤。

⑦烤灯照射时，皮肤灼伤。

⑧术后感染。

⑨术后发生压力性损伤。

（2）观察要点：

1）全身情况观察：

①生命体征的观察：应每小时测量生命体征 1 次，直至平稳为止。

②血容量的观察：血容量不足可使心搏出量减少，周围血管收缩，影响移植组织的血供，威胁再植组织的存活，所以在手术前后均应观察患者的脉搏和血压情况。如有血压下降应及时补充血容量，注意切忌使用升压药物。

③末梢循环的观察：注意肢体颜色、温度、切口渗血情况、感觉运动情况，及时发现，及时处理。

④出入液量的观察：保持电解质平衡，也是保证移植组织成活的基本条件。

2）局部观察：严密观察皮瓣的颜色、温度、弹性、肿胀度、毛细血管充盈度等情况，如发现皮肤苍白或发绀，皮温降低，显著肿胀或指腹萎陷等，说明血液循环障碍，立即报告医生并及时处理。

3）术后严密观察伤口渗血，评估术中出血量、引流管引流量及局部有无肿胀瘀血等情况。

4）观察有无体温变化，有无持续性低热、脉搏增快，患肢有无肿胀，如有肿胀，观察肿胀的部位、程度、诱因等。伤口有无红肿、疼痛。

5）术后卧床期间，评估患者营养状况，注意观察骶尾部皮肤是否持续受压，皮肤是否潮湿，观察局部皮肤的颜色、温度和肿胀情况。

6）中药熏洗患者，熏洗前观察评估身体耐受和局部皮肤情况；熏洗中和熏洗后，注意观察局部皮肤有无红肿、起水泡等情况。

6. 常见护理问题及相关因素

（1）焦虑 / 抑郁：与病程长，病情反复，生活自理能力下降有关。

（2）疼痛：与局部病患和手术有关。

（3）中药熏洗有烫伤的可能：与熏洗温度是否适宜及局部皮肤耐受有关。

（4）有血管痉挛的可能：与血容量不足、患者情绪、环境温度低、体位不适、疼痛刺激、香烟刺激有关。

（5）有血管栓塞的可能：与手术、血流缓慢、血管壁损伤、血管痉挛、吻合口栓塞、血液黏稠度高有关。

（6）有皮瓣水肿的可能：与患者体位、栓塞等因素有关。

（7）有大出血的可能：与手术、药物作用、局部感染、吻合口破裂有关。

（8）有伤口感染的可能：与患者体质、局部感染、抗生素使用、围手术期预防感染措施的落实有关。

（9）有压力性损伤的可能：与患者活动能力受限、局部持续受压和营养状况有关。

7. 护理方法

（1）皮肤准备：

①术前3日开始用40℃温水浸泡20～30分钟，然后用肥皂水清洗，供皮区、受皮区术前剃毛，注意不可剃破。

②对长期不愈合的创面，中药熏洗7～10天，待肉芽生长新鲜时行游离皮瓣移植术。根据患者伤口分泌物细菌培养结果，选择细菌敏感的中药方剂。绿脓杆菌感染用白头翁、夏枯草各50g；大肠杆菌感染用大黄、黄柏、黄芪各30g；变形杆菌感染用大黄、川芎各50g；金黄色葡萄球菌感染用金银花、连翘、蒲公英各50g。每日2次，每次30分钟。

（2）一般护理：

1）病室准备：更换床单位。患者回房后立即采取保暖措施，局部加烤灯照射，距离30～50cm。温度过低，会引起血管痉挛，温度过高，使患者感到不适且局部易充血，在静脉侧支循环尚未建立前，加重移植组织或者再植指肿胀，可导致血液循环障碍。烤灯过近，易引起灼伤，冬季易烧着被子，烤灯使用7天左右。

2）严密观察全身情况，及时监测生命体征，注意观察体温、血压的变化。

3）严密观察皮瓣的颜色、温度、弹性、肿胀度、毛细血管充盈度等情况，如发现皮肤苍白或发绀，皮温降低，显著肿胀或指腹萎陷等，说明血液循环障碍，立即报告医生并及时处理，严防动静脉危象的发生。

①色泽（颜色）：术后移植组织正常色泽较健侧稍红。如色泽青紫，常表示静脉回流受阻，苍白则表示动脉供血不足。

②毛细血管充盈试验：了解真皮下毛细血管网是否充盈，血液循环是否存在的方法。用棉签压迫移植皮肤呈苍白色，压迫物移去后皮色在1～2秒内转红润为正常，如超过3秒或反应不明显考虑存在循环障碍。如回流不明显，说明动脉栓塞，若回流增快，说明静脉栓塞。

③弹性（皮肤张力）：血液循环正常时，观察和指压皮肤，其皮肤张力适中，有血液循环障碍，皮肤无弹性或弹性差。

④定时定位测量皮肤温度：测量皮温应注意和健侧相对应地方做对照，并固定位置。正常皮温33～35℃，移植组织一般术后2～3小时后，皮温同邻近部位，温差2℃内均为正常。若皮瓣温度低于健侧3℃并伴有色泽改变，提示有血液循环障碍，需立即处理。

⑤局部出血和血肿：一般移植组织有轻微肿胀。若发现局部性出血，首先查明原因。出血量较多，移植组织发生血液循环障碍，立即行手术探查；出血量不多，有自然出血趋势，不影响移植组织血液循环变化者，可继续观察和保持通畅的引流。但不

可采取局部加压止血及应用止血药。

⑥水肿：引起水肿的原因很多，术后初期，是外伤和手术创伤所致的正常组织反应，一般术后 3 天逐渐改善。若肿胀明显，皮肤出现水泡，说明静脉回流受阻，应抬高患肢，利于静脉回流。

⑦皮瓣缘或指（趾）端切口渗血观察：这是最可靠、最直接的血液循环观察指标。同时根据渗血颜色可鉴别出动脉危象或静脉危象。若有鲜红色而量多的血液溢出，证明血液循环良好。

4）疼痛护理：评估疼痛部位、性质、持续时间，及时给予止痛药物应用，并观察用药后的反应。使用镇痛泵的患者，观察患者有无恶心、呕吐、嗜睡等不良反应。

5）夜间护理：值班护士经常巡视病房及时发现夜间潜在的护理问题，如潜在的血管危象、潜在心理障碍、潜在的不安全因素、患肢不自主躁动等。凌晨 4 点到 6 点血管危象比较多，护士需严密观察。

（3）体位护理：术后采取平卧位，抬高患肢 10 ～ 20cm，使患肢高于心脏水平或与心脏保持在同一水平面，以利于静脉回流，减轻肿胀。变换体位时，幅度不可过大，随时注意观察皮瓣的循环情况。一般卧床 1 ～ 2 周，防止过早坐起和下床，导致血管危象的发生，要经常巡视病房，防止患者睡后不自觉肢体变位或被褥压迫，影响血液循环。

（4）饮食护理：术后让患者多饮水，多食一些营养丰富，含粗纤维多，易消化的食物，忌食过酸过辣之品，保持二便通畅，防止便秘，以免排便时腹压过大，导致静脉回流受限，易出现静脉危象，必要时给予缓泻剂。

（5）情志护理：评估患者心理状况，了解患者心理所需，对情绪和心理异常的患者，做好情志护理，可采用移情易性法、以情胜情法、暗示疗法、顺情从欲法缓解患者不良情绪。

根据病情，向患者讲解本病的治疗方案、疗程及注意事项，介绍成功病例，解除其思想顾虑，积极配合治疗和护理。

鼓励家属陪伴，给予患者情感支持。协助患者生活所需，指导协助患者提高生活自理能力。

（6）用药护理：

①定时应用三抗药物，注意观察用药后的反应。使用肝素时注意观察是否有出血现象，如齿龈出血、鼻衄、血肿、黑粪、血尿、呕血等，如使用过量，可给予等量鱼精蛋白中和肝素。使用低分子右旋糖酐时，随时询问患者有无不适和过敏现象，如打嗝、眼睑水肿、荨麻疹等。夜间进食、饮水、输液量减少，血液浓缩则更易形成血栓，及时输液、输血、补充血容量，夜间给予低分子右旋糖酐 500mL 缓慢维持静脉滴注。

②口服中药的患者，注意药物与饮食的相互关系，并观察用药后的反应。

（7）功能锻炼：

①术后 1～2 周，肢体制动，用太阳灯照射，以改善血液循环，减轻肿胀，促进伤口愈合。

②术后 3～4 周，未制动的关节可做轻微的伸曲活动。由护理人员用手指自皮瓣远端按摩，每次 20 遍，每日 2 次，以保持皮瓣的弹性和关节的灵活度。

③术后 4～6 周，为无负荷功能恢复期，重点是预防关节僵直和肌肉、肌腱粘连及失用性肌肉萎缩，功能锻炼应练习患肢屈曲、直腿抬高等动作，每日 3 次，每个动作 10～20 遍，酌情逐渐增加。

④术后 6～8 周，重点是促进神经功能恢复，软化瘢痕减少粘连，加强感觉和运动训练。可用理疗、中药熏洗、按摩等，同时配合主、被动活动，每次每个关节活动 50～100 遍。

（8）健康教育：

①做好患者的卫生宣教工作，保持供区与受区皮肤清洁，术前 1 周每日用温水或中药清洗至少 2 次。

②术后 1 周内嘱患者勿坐起，患肢垫高 10～20cm 制动。

③骨皮瓣移植术后，3 个月内勿下床活动，3 个月后开始扶拐下床，患肢勿负重活动。

④皮瓣神经恢复比较慢，对冷热刺激不敏感，应告诉患者注意保护皮瓣免受烫伤、冻伤、破损等伤害。

三、手部练功法

人们在日常生活和社会活动中，手部随时会受到各种有害因素的伤害。这些伤害虽然达不到致命的程度，但却给伤者带来很大痛苦，甚至造成终身残疾。同时人们对手部创伤的处理要求也越来越高，不但要求最大限度地恢复功能，还要求恢复其美观。手外伤后的功能障碍常因瘢痕挛缩、肌腱粘连、肿胀、关节僵直、肌肉萎缩、组织缺损、伤口长期不愈等造成运动和感觉障碍，所以康复治疗应早期介入，使手外伤患者的手术效果和功能恢复有明显的提高。

（一）解剖生理

手有五指，即拇指、食指、中指、环指和小指。拇指无论是解剖结构还是运动轨迹，与其他四指都有明显不同，是一个独立的功能单位。示、中、环、小指通称为手指。手指是由掌骨和近、中、远三节指骨所组成。掌指关节是一个多轴关节，可行屈伸、内收外展和回旋运动。其关节囊松弛，两侧由侧副韧带和副侧副韧带加强。远、近指间关节的软组织结构与掌指关节相似，也有关节囊、掌板、侧副韧带和副侧副韧带，但它们都是单轴关节，只具有单一的屈伸运动。

（二）手部关节的正常体位及活动范围

1. 手部关节的正常体位

（1）手部关节的功能位：手指自然屈曲65°。

（2）手部关节的中立位：手指完全伸直。

2. 手部关节的活动范围

（1）拇指掌腕关节活动范围：拇指掌侧外展60°，内收0°。拇指桡侧外展60°，内收0°。

（2）拇指掌指关节活动范围：拇指掌指关节屈曲30°～40°。拇指掌指关节伸展0°。

（3）拇指指间关节活动范围：拇指指间关节屈曲80°～90°。拇指指间关节伸展0°（可过伸10°～20°）。

（4）手指的活动范围：掌指关节屈曲90°，伸展0°。

（5）远侧指间关节屈曲110°，伸展0°。

（6）近侧指间关节屈曲80°～90°，伸展0°。

（三）手部主要功能障碍

1. 感觉功能下降

手部关节僵硬、瘫痪、缺血痉挛、感觉障碍和协调障碍。

2. 运动功能下降

关节活动受限、关节不稳、畸形。

3. 生活自理能力和社会参与能力下降

主要表现为与手部活动相关的生活活动均受到不同程度的影响。

（四）手部功能评定

通过视诊、触诊、测量和运动，了解形态、皮肤软组织情况。运动功能评价通过徒手肌力检查、握力、夹力测定了解肌力情况，通过关节活动度测量了解关节主动及被动运动范围。通过触觉、痛觉、震动感、冷热感、二点感、物体辨别检查，判断感觉障碍程度和范围。手综合功能评价通过拾物实验、Carroll上肢功能定量测试了解患者日常活动能力。电生理学检查包括肌电图、神经传导速度、体感诱发电位等检查。

（五）手部锻炼方法

1. 手部关节的锻炼方法

①腕关节的背伸、掌屈。②桡偏、尺偏。③前臂旋前、旋后。④掌指和指间关节的屈伸。⑤掌指和指间关节同时伸直、同时屈曲。⑥手指内收和外展。⑦拇指外展和内收。⑧拇指与其他指的对指。⑨拇指屈伸。

2. 手部肌力及灵活度的锻炼

（1）手内部肌力练习：采用皮球及橡皮筋练习，可对指屈、伸肌进行训练，也可对所有手内部肌进行训练，练习时，尽量用力捏皮球或挑动橡皮筋网，维持 10 秒。

（2）保持关节活动度的练习：治疗泥手锻炼、弹力治疗带锻炼杯中取物、杯中夹物、插孔板游戏、串珠子游戏等作业疗法。

3. 感觉恢复训练

有神经损伤者行感觉恢复训练。先闭目感觉物体，然后睁开眼在直视下体会、感觉刺激和反复体会物体特征，最后达到闭目可识别的程度。

4. 其他疗法

推拿按摩、中药熏洗、离子透入、沙疗、泥疗、热疗、磁疗、蜡疗等辅助治疗，促进手部功能恢复。

5. 应达到的功能

①拇指腕掌关节为鞍状关节，有一定的屈、伸、内收、外展及旋转活动度。②示、中、环、小指掌指关节可屈曲 90°，并有内收及外展运动。③近侧及远侧指间关节分别可屈曲 120°及 60°。

（六）手部常见病的康复护理

1. 皮肤损伤清创缝合术后的功能锻炼

首先进行未制动关节的被动锻炼，即用外力伸屈手各关节。疼痛、肿胀减轻后即可主动练习握拳、屈伸手指，开始练习时动作应缓慢，以不引起明显疼痛为度，同时做腕部的屈伸和旋转锻炼，防止关节僵硬。伤口拆线后，练习用力握拳和手指的伸屈、内收、外展等活动，保持手的正常肌力，使手部各关节的功能尽快恢复正常。

2. 皮肤缺损带蒂皮瓣移植术后的功能锻炼

（1）断蒂前：以活动健指为主。注意不能引起皮瓣牵拉。待水肿消退，做患指的屈伸活动。

（2）断蒂后：健指做最大幅度的屈伸锻炼，患指做被动和主动活动；加大活动幅度，锻炼手指的各种功能及协调动作，尽快恢复手的灵活性。

3. 手部骨折和关节脱位的功能锻炼

（1）固定期间：患指开始以被动活动为主，用健手辅助进行各关节的屈伸，活动量以不引起再损伤为限。待疼痛消失后变被动活动为主动活动，同时做不影响固定的腕部活动。

（2）去除外固定：指导患者做缓慢的主动屈伸活动，每次争取达到最大范围，如有关节屈伸障碍可用健手协助患指做被动活动，屈伸的幅度要大于主动活动的幅度。

4. 手部肌腱损伤的功能锻炼

（1）肌腱松解术：24 小时去除敷料，在指导下主动屈伸活动，同时做健指的主动活动。

（2）肌腱修复术：

①屈指肌腱修复：术后第 24 ～ 48 小时，在严格指导下进行功能锻炼。锻炼时让患者主动伸指，当伸直到背侧支托阻挡时放松，靠弹性牵引手指被动屈曲。开始每天 6 ～ 8 次，每次做 2 ～ 3 次屈伸指活动，后逐渐增加。4 周后去除支具，开始主动屈伸手指练习。6 周后增加主动活动力量及被动活动。

②伸指肌腱修复：术后制动，4 周去除外固定开始主动活动，6 周加大活动度。闭合性损伤，石膏制动腕关节于轻度背伸，掌指关节于伸直位 4 周,6 周后增加活动强度。

5. 注意事项

（1）手部被动活动顺序：腕关节、掌指关节、近指间关节、远指间关节依次进行，循序渐进式活动关节，忌暴力活动关节。每天 2 ～ 3 次，每次 10 ～ 20 分钟。主动活动的方法是：主动活动关节顺序与被动相反，从远指间关节、近指间关节、掌指关节、腕掌关节到腕关节循序活动。

（2）活动上个关节时，须制动下个关节，并给上个关节在一定阻力下屈伸活动，使关节产生有效的活动。每次屈伸，使其达到最大限度，并做对掌运动，做拇指外展和内收运动。按以上程序循环练习，每天 3 ～ 4 次，每次 10 ～ 20 分钟，直到感到关节部有轻微的酸痛为止。后期功能锻炼常配合中药熏洗、理疗及按摩，以促进局部的血液循环，促进消肿，软化疤痕组织，提高康复效果。

（3）各期活动，动作应轻柔缓和，忌暴力，注意循序渐进、劳逸结合，以轻度疲劳为度，以免引起新的损伤。

（七）健康教育

1. 在日常生活中，多使用患手，使其尽快恢复理想功能。

2. 继续加强患指功能锻炼。

3. 加强主被动活动幅度，借助火柴棒、棋类、小球等器械进行锻炼。

4. 日常生活中有意识地应用患手，如穿衣、吃饭、洗脸等。

第六节 下肢骨折患者的护理

一、股骨颈骨折患者的护理

股骨颈骨折是指股骨头下至股骨颈基底部之间的骨折。约占全身骨折的 3.6%。随着人们平均寿命的延长，其发生率有增高的趋势。股骨颈骨折是老年人常见的骨折，多数患者合并有高血压、心脏病、糖尿病或偏瘫等疾病，因而死亡率比一般患者高。由于解剖部位的特点及股骨头血供的特殊性，股骨颈骨折发生不愈合及股骨头坏死比较常见，文献报道其不愈合率为 7% ～ 15%；股骨头坏死率为 20% ～ 40%。

（一）解剖生理

股骨颈系指股骨头下至股骨转子间的一段较细部。股骨颈的轴心与股骨干的纵轴线之间形成的夹角称颈干角，又名内倾角。正常成人颈干角 125°～ 135°，平均 127°，幼儿可达 150°，小于 125°为髋内翻，大于 135°为髋外翻。内、外翻均可引起肢体功能障碍，影响正常步态。

股骨头中心沿股骨颈画一条轴线，与股骨两髁之间的连线并在一平面上，形成一个夹角，称前倾角或扭转角。新生儿为 20°～ 40°，随着年龄的增长而逐渐减小，成人为 12°～ 15°之间。前倾角异常时会影响正常步态。

股骨颈内侧骨皮质最为坚厚，称股骨距。因此当股骨颈骨折行内固定时，最佳位置是靠近内侧皮质深达股骨头表层的致密区，固定最为牢固。

股骨头、颈主要供血来源于股圆韧带内的小凹动脉（儿童生长期的重要血供来源）、股骨干的滋养动脉升支、旋股内外侧动脉的分支。旋股内、外侧动脉的分支在股骨颈基底组成一动脉环。而旋股内侧动脉的损伤是导致股骨头坏死的主要因素。

（二）病因病机

股骨颈骨折多见于老年人，因为老年人肝肾不足，筋骨痿弱，骨质疏松，骨强度下降，加之老年人反应迟缓，不能有效地抵消髋部有害应力，故不需要多大的暴力，如平地滑倒、由床上跌下或下肢突然扭转，甚至在无明显外伤的情况下都可以发生骨折。股骨颈骨折青壮年、儿童少见，其骨折常因遭受强大暴力如车祸或高处跌落致伤。另外，因过度过久负重劳动或行走，可发生疲劳性骨折。

股骨颈骨折，从不同方面有多种分型方法，而正确的分型对指导治疗和预后都有很重要的意义。

1. 按外力作用方向和损伤机制

按外力作用方向和损伤机制可分为内收型和外展型。

（1）内收型骨折：骨折移位大时将严重损伤关节囊血管，使骨折愈合迟缓，股骨头缺血坏死率增高。

（2）外展型骨折：骨折比较稳定，血液循环破坏少，愈合率高，预后较好。

2. 按骨折移位程度

按骨折移位程度分为移位型骨折和无移位型骨折。

3. 按骨折部位

按骨折部位可分为头下型、头颈型、基底型。以头颈型最多，头下型次之，基底型多见于儿童。前两型骨折部位均在关节囊内，故称囊内骨折。后一型的骨折部位在关节囊外，故称囊外骨折。

4. 按骨折线倾斜度

按骨折线倾斜度可分为稳定型和不稳定型。

5. 按骨折时间

按骨折时间可分为新鲜型和陈旧型。一般以骨折在 3 周以内者为新鲜型骨折，若骨折后由于某种原因失治或误治，超过 3 周为陈旧型骨折。

（三）临床表现

1. 髋部疼痛，移动患肢时加重。

2. 肢体功能障碍：骨折后多不能站立和行走，活动受限。但无移位的线型或嵌插型骨折，伤后尚可站立或勉强行走或骑自行车。特别是疲劳性骨折尚能坚持较长时间的劳动。因此对老年人髋部有外伤而自诉髋部疼痛时，应特别注意，以免误诊而使无移位的稳定型骨折变为移位的不稳定型骨折，从而增加治疗的难度和影响预后效果。

3. 畸形：内收型骨折和股骨颈基底部骨折，有明显短缩畸形。无移位骨折，外展嵌插型骨折和疲劳性骨折的早期，均无明显畸形。

4. 肿胀：关节囊内骨折、外展嵌插型骨折无明显肿胀；股骨颈基底部骨折，多有明显肿胀，甚至可沿内收肌向下出现大片瘀血斑。

5. 大转子上移并有叩击痛，股三角区压痛，叩跟试验阳性。

（四）辅助检查

X 射线检查可明确骨折部位、类型和移位情况。应注意的是有些线状无移位的骨折在伤后立即做 X 射线检查有可能骨折线不明显而易被漏诊。因而对老年人髋部有外伤史 X 射线检查后未见明显骨折线，而自诉髋部疼痛的患者，应进一步申请 CT 或磁共振检查，以明确诊断。或者嘱患者卧床休息 2 ～ 3 周后，X 射线复查，明确诊断。因为 2 周后骨折处部分骨质发生吸收现象，骨折线可清楚显示出来。

（五）治疗方法

应按骨折的时间、类型、患者的年龄和全身情况决定治疗方案。

1. 非手术治疗

骨骼牵引术、皮肤牵引术。

2. 手术治疗

空心加压螺钉内固定术、滑移式钉板内固定术、内固定并植骨术、截骨术、人工髋关节置换术。

（六）护理风险点及观察要点

1. 护理风险点

（1）老年人多种疾病同时存在，病情复杂。

（2）老年患者用药易发生毒性反应。

（3）坠床／跌倒。

（4）潜在并发症：压力性损伤、肺部感染、下肢深静脉血栓形成。

（5）关节置换术后伤口感染。

（6）关节置换术后假体脱位。

2. 观察要点

（1）严密观察患者神志、体温、脉搏、呼吸、血压、尿量、贫血征象，以及情绪、睡眠、饮食、营养状况、大小便等变化。尤其是合并有高血压、心脏病、糖尿病等其他疾病的老年患者，由于其组织器官储备能力和代偿能力差，容易出现器官或系统的功能衰竭，导致病情加重。因此，更应细心观察患者的神态、面色及四肢活动、生命体征的变化。

（2）严密观察老年人用药后反应。由于老年人肝、肾功能减退，药物在体内代谢、排泄速度迟缓，容易在体内蓄积而中毒或发生药物不良反应。糖尿病患者，严密观察有无低血糖危象发生。

（3）使用镇静、降压、催眠等精神类药物或神志不清、躁动不安的患者，均有坠床的风险，应加强观察。对下床锻炼的患者，应观察其使用双拐的方法是否正确，衣着是否合适得当，如拖鞋或鞋子不合适，裤腿过长影响步行时，均有导致跌倒的可能。

（4）观察卧床患者全身骨突部位皮肤颜色、血运情况，防止压力性损伤。观察患肢肿胀、疼痛、皮色、皮温变化，如果下肢突然肿胀，持续疼痛或加重，压痛明显，往往提示下肢静脉血栓形成。

（5）观察手术伤口渗血情况，行负压引流患者，应观察引流管是否通畅、扭曲、折叠、受压、脱落及引流液的颜色和量。

（6）观察患肢体位摆放是否正确。

（七）常见护理问题及相关因素

1. 应激的心理反应

与创伤及预后有关。

2. 疼痛

与创伤骨折和手术有关。

3. 睡眠形态紊乱

与疼痛、恐惧、环境不适应有关。

4. 有发生心血管意外的可能

与创伤刺激有关。

5. 纳呆

与创伤导致脾胃虚弱，运化失常有关。

6. 营养失调

与创伤失血、摄入不足、消化吸收减弱有关。

7. 生活自理能力下降

与活动障碍有关。

8. 有坠床／跌倒的可能

与年龄、使用某些药物、功能受限有关。

9. 潜在并发症

与长期卧床、饮水量不够、活动减少有关。

10. 不能保持正确体位

与舒适度、老年人驼背等有关。

11. 功能锻炼主动性差

与老年人体质虚弱、记忆力障碍有关。

12. 有伤口感染的可能

与手术时间、伤口污染、引流管管理、营养不良等有关。

13. 有假体脱出的可能

与体位及活动不当有关。

（八）护理方法

1. 一般护理

（1）保持病室通风整洁、舒适、安静、温／湿度适宜、光线好。

（2）评估患者全身状况，制订护理计划并实施。尤其对合并有高血压、心脏病、糖尿病的患者，不但要做好专科护理，而且还要做好基础病的健康教育和护理，防止创伤刺激诱发或加重基础病导致意外情况发生。

（3）行骨牵引或皮牵引的患者应保持有效牵引。①牵引的重锤要悬空，不可着地或靠在床栏上，牵引重量不可随意增减。②牵引绳应与被牵引肢体的长轴成一直线，棉被、衣物不可压在牵引绳上。③患足不可蹬住床栏。

（4）监测体温、脉搏、呼吸、血压变化。整复或手术后，应严格遵照医嘱监测生命体征，对有合并症的患者尤应注意观察。

（5）抬高患肢，有利于末梢血液循环，预防或减轻患肢肿胀。术后行负压引流患者，每小时评估记录引流量和伤口渗血、渗液情况，引流量每小时＞100mL或24小时＞500mL时，应告知医生，给予处理。

（6）按时评估患者疼痛部位、性质、持续时间，多安慰、鼓励患者，做好疼痛护理。对使用镇痛泵的患者，注意保持管道通畅，预防扭曲、折叠、受压。如镇痛效果不理想或出现恶心、呕吐、嗜睡等不良反应时，应及时报告医生，给予处理。使用止痛药物的患者，应认真观察用药后反应并记录。

（7）积极预防并发症。

①保持床铺平整、清洁、干燥、无皱褶、无渣屑。每日定时按摩骶尾部、肩胛骨、

足跟等受压部位，鼓励患者双肘、健足着床，同时用力，抬起臀部，以减轻局部长期受压，预防压力性损伤的发生。

②督促患者多饮水，每日 2500mL，并保持会阴部清洁，预防尿路感染。

③鼓励患者做扩胸运动、深呼吸、吹气球等，以增大肺活量，改善肺功能，预防坠积性肺炎的发生。

④指导患者多吃新鲜水果、蔬菜，每日定时给予顺时针按摩腹部，叩击"四缝穴""劳宫穴"，行气通络，预防便秘的发生。

⑤鼓励患者尽早功能锻炼，预防关节僵硬、肌肉萎缩、深静脉血栓形成。

2. 体位护理

（1）抬高患肢，保持患肢外展中立位 15°～ 30°，两腿之间可置软枕，以防患肢内收，忌侧卧、盘腿、内收、外旋，以防内固定物移位或假体脱出。

（2）关节置换手术患者搬运时，应将髋部水平托起，不可牵拉，动作应轻、稳、准、快；遵医嘱协助患者坐起，患者坐位时，髋关节屈曲应＜ 90°，以防假体脱出。

3. 饮食护理

（1）骨折早期：由于骨断筋伤，致使气乱血瘀阻滞不通，形成瘀血；瘀血归肝，肝克脾土，使脾胃虚弱，运化失常。故此期宜进清淡薄素、富有营养的温性食物，如新鲜水果、蔬菜、牛奶、米粥、面食、瘦肉等；忌食生冷、油腻、煎炸之品，以健脾和胃，促进脾胃功能尽快恢复正常。不宜辛辣肥甘之品，以免助湿生热，不利于消瘀退肿。

（2）骨折中期：局部瘀肿开始消退，脾胃功能逐渐恢复正常，但由于骨断筋伤，血瘀脉外，气血消耗过多，气血不足。故此期宜进调和营血，接骨续筋之类食物，如黄豆、猪蹄、河鳗、黄鳝、甲鱼、鸽子等，一般以清蒸、煲汤为主，辅之一些黄芪、党参、枸杞等中药，加工成药膳，具有补气养血的功效，能加快骨折部位的愈合，此期应忌酸、辣食物。

（3）骨折后期：局部瘀肿消退，骨折部位已有骨痂生成，此期不需忌口，饮食可以恢复正常，并适当增加各类食品的摄入量，以补充功能锻炼的消耗。

4. 情志护理

（1）向患者介绍病区环境及相关医护人员，消除患者陌生和紧张感。

（2）深入病房，与患者谈心，了解其不同时期的心理特点，针对性地给予疏导、安慰和鼓励。

（3）讲解疾病相关知识及成功病例。

（4）鼓励患者听音乐，保持乐观情绪。

（5）向患者讲解情志、气血与疾病康复的关系，如思虑伤脾致脾失运化，水谷精微不能化生气血，血不足，髓不充，则不利于骨折愈合等，使患者心情舒畅，气血调和，经脉通利，起到药物所不能及的作用。

5. 功能锻炼

（1）术前：

①指导患者适度进行股四头肌、腓肠肌的自主舒缩运动及踝关节、趾关节的背伸、跖屈锻炼。

②推拿、按摩髌骨，预防肌肉萎缩、髌骨粘连。

③上述锻炼每 2 小时 1 次，每次 3 ～ 5 分钟。

（2）术后：

①第 1 ～ 2 天指导患者进行趾关节及踝关节背伸、跖屈活动，正确训练股四头肌、腓肠肌等长收缩训练。具体方法是：患者仰卧，伸直双下肢，双足跟用力向下蹬，足尖用力往上勾，欲用力抬腿，但腿不离开床面，坚持 5 ～ 10 秒，接着放松 5 ～ 10 秒；然后双足尖用力往下踩，保持 5 ～ 10 秒，如此反复交替进行，每 2 小时 1 次，每次 3 ～ 5 分钟。

②第 3 ～ 6 天协助患者慢慢弯曲患侧膝部，使脚跟滑向臀部，要始终保持脚平贴床面，再慢慢恢复原位；当脚跟上下滑动过程中，始终保持膝部垂直于床面，不要左右摆动。如此反复，每 2 小时 1 次，每次 3 ～ 5 分钟。

③第 7 ～ 10 天指导患者床上起坐，并酌情协助患者扶双拐下床，患肢不负重床边站立，每天 2 次，每次 5 ～ 10 分钟。

④第 11 ～ 14 天指导患者扶双拐下床不负重行走，姿势要正确。患者先站立好姿势，使双足与双拐头呈等腰三角形，先迈出患肢，注意足尖不超越双拐，待站稳后，双手用力撑拐，同时健肢向前迈移 20 ～ 30cm，站稳后再抬患肢，同时提拐向前移动同等距离，足与拐头同时落地，但足尖仍然落于双拐以内，如此反复逐步前移。

6. 用药护理

（1）内服中药汤剂，宜饭后 1 小时温服，注意观察服药后效果及反应；服用期间忌食生冷食品。

（2）术后遵医嘱合理应用抗生素，向患者讲解药物用途及注意事项等。

（3）应用止痛药物后及时进行效果评价。如应用镇痛泵或注射镇痛药物时，还应注意观察生命体征的变化，床加护栏，防止发生坠床／跌倒。

（4）患者使用任何药物，均应观察用药后反应，如有不适，应立即报告医生，给予处理。

7. 健康教育

（1）教育患者起居有常，慎避外邪，戒烟、禁酒，以利恢复和保养正气，促进康复。

（2）患肢应高于心脏水平，利于肿胀消退，减轻疼痛。

（3）嘱患者保持正确体位，以防内固定物或假体脱出。

（4）告知患者早期功能锻炼是患肢功能恢复的保证，并且可预防多种并发症，以取得患者的理解和配合。床上锻炼时，要注意以主动练习为主，被动练习为辅，活动量由小到大，由轻到重，活动范围逐渐加大，时间逐渐延长，循序渐进，不能急于求成。下床锻炼时，应穿合适的鞋子，有人在旁保护，以防发生跌倒。

（5）遵医嘱负重行走。

8. 出院指导

（1）遵医嘱指导患者继续服用接骨续筋之中成药，如三七接骨丸、筋骨痛消丸。以促进骨折早日愈合。

（2）嘱患者多食高蛋白、富营养之食品，如肉、蛋、动物内脏、豆制品等。

（3）下床功能锻炼时最好有家人在旁保护，以免摔倒造成二次骨折。

（4）半年内禁止侧卧、盘腿坐、患肢内收外旋。

（5）扶双拐不负重行走，遵医嘱按时复查，待做 X 射线检查后决定是否负重行走。

（6）待骨折完全骨性愈合后方能去除内固定，内固定去除宜晚不宜早。

（7）骨折愈合后恢复正常生活和工作，仍建议每 6 个月做 X 射线检查 1 次，如发现股骨头密度增高，说明有股骨头缺血性坏死的可能。应在医生指导下，减少负重，及时治疗。

（8）骨折愈合后恢复正常生活和工作一段时间，如感觉髋部疼痛，应及时就医检查，如果发现是股骨头缺血性坏死，应尽早治疗。

（9）本病一般需连续观察 5 年，5 年后股骨头再发生缺血性坏死者极少。

二、股骨转子间骨折患者的护理

股骨转子间骨折也叫股骨粗隆间骨折，是老年人常见的损伤。随着社会的老龄化，人均寿命的延长，股骨粗隆间骨折的概率有上升趋势。股骨转子部周围有丰富的肌肉层，血运丰富，骨折的接触面大，骨折后容易愈合，极少发生骨折不愈合或股骨头缺血性坏死。但复位不良或负重过早会造成畸形愈合，较常见的为髋内翻，并由于承重线的改变，可能在后期引起患侧创伤性关节炎。

（一）解剖生理

股骨大转子呈长方形，罩于股骨颈后上部，在它的后上面无任何结构附着。因其位置表浅直接暴露引起骨折的机会大。股骨粗隆部的结构主要是松质骨，随着年龄的增长骨质变得脆而疏松，易发生骨折。

（二）病因病机

股骨转子间骨折，多为间接外力损伤，好发于 65 岁以上老人。老年人骨质疏松，关节活动不灵活，应变能力差，如突遭外力，身体易失去平衡，仰卧或侧身跌倒，患肢过度外旋、内旋或内翻而引起骨折。上身突然扭转，跌倒时大粗隆与地面碰撞等扭旋、内翻和过伸综合伤力引起骨折。

股骨转子间骨折，根据骨折线的行走方向和骨折的局部情况，可分为顺粗隆间型、反粗隆间型和粉碎型 3 种。其中以顺粗隆间型最为多见。

根据骨折后移位情况，可分为移位型和无移位型 2 种，而移位型骨折常见。

根据受伤时间的长短，可分为新鲜性骨折和陈旧性骨折 2 种。

（三）临床表现

股骨转子间骨折后的表现，髋部疼痛、肿胀、瘀斑明显，患肢活动受限，不能站立或行走。骨折移位明显者，局部剧痛，下肢缩短、内收、外旋，可见患侧大转子上升。无移位骨折或轻微移位的稳定骨折，症状均较轻。叩击足跟部常在髋部引起剧烈疼痛，患部压痛明显。

（四）辅助检查

1. 影像学检查

髋部 X 射线检查可明确诊断及了解移位的方向。

2. 其他

心电图和心脏彩超检查了解患者的心功能；彩色多普勒检查是筛查有无下肢深静脉血栓。

（五）治疗方法

1. 特色治疗

手法复位经皮穿针内固定、闭合复位经皮起重机架固定治疗，适合各种稳定和不稳定顺转子间、反转子间骨折。

2. 非手术疗法

闭合复位持续牵引维持固定，适合于合并特殊基础疾病、不能承受任何麻醉和手术治疗的患者。

3. 手术治疗

闭合复位经皮髓内钉固定、切开复位钢板螺钉内固定、人工关节置换术，适合于各型能够承受手术的转子间骨折患者，因骨折复位优良和功能恢复较快目前逐渐为患者接受。

（六）护理风险点及观察要点

1. 护理风险点

（1）诱发或加重基础疾病如心脏病、高血压、糖尿病等。有发生猝死风险。

（2）坠床、跌倒。

（3）下肢深静脉血栓形成。

（4）肺部感染。

（5）泌尿系统感染。

（6）压力性损伤。

2. 观察要点

（1）严密观察患者意识、瞳孔、生命体征的变化。

①合并有心脏病的患者，特别注意其情绪变化，观察是否有呼吸困难，双下肢有无水肿，是否有胸闷、心悸、心率失常、表情淡漠及腹胀、食欲减退等低钠、低钾症状。疼痛时观察患者意识状态、心率、呼吸。

②合并高血压者，观察患者的神志、心率、呼吸、血压，是否有头痛、头晕、视物模糊、眼花、耳鸣、失眠等。

③对合并糖尿病的患者，注意观察是否具有多饮、多尿、多食、乏力、困倦、消瘦等特征。术后观察伤口是否有感染迹象。

（2）观察伤口渗血、引流液的颜色及量，保持引流管通畅；观察患肢末梢血液循环及感觉运动变化。

（3）下肢深静脉血栓从以下几方面观察：

①下肢肿胀，每日测量患肢下肢周径，并与健肢对比。

②下肢压痛：小腿肌肉、腘窝、腹股沟下方股静脉区。

③肢体皮温。

④腘、足背动脉波动情况。

⑤霍曼氏征（Homans）即直腿伸踝试验，检查时嘱患者下肢伸直，将踝关节背屈时，由于腓肠肌和比目鱼肌被动拉长而刺激小腿肌肉内病变的静脉，引起小腿肌肉深部疼痛，阳性者，提示小腿深静脉血栓形成。

（4）观察体温的变化，有无持续性低热、咳嗽、咳痰、脉搏增快。

（5）观察患者是否有尿急、尿频、尿痛，观察排尿的颜色、量。

（6）观察骨突受压部位皮肤颜色的改变。

（七）常见护理问题及相关因素

1. 焦虑

与缺乏疾病相关知识、担心骨折愈后有关。

2. 疼痛

与手术、创伤有关。

3. 肿胀

与组织损伤后反应性水肿、静脉回流受阻有关。

4. 纳差

与老年人胃肠功能差有关。

5. 生活自理能力下降

与骨折手术后强迫体位，不能下床有关。

6. 有发生并发症的可能

与长期卧床、创伤骨折等有关。

7. 有皮肤完整性受损的可能

与被动体位、活动受限有关。

（八）护理方法

1. 一般护理

（1）保持病房内环境整洁、舒适、安静、空气流通和适宜的温／湿度。

（2）肿胀较甚者，骨折 24 小时内可给予冰袋冷敷，次日可行热疗，禁忌局部按摩。

（3）牵引时，保持患肢外展中立位，观察牵引针眼是否干燥，有无渗出，牵引绳和被牵引肢体在一条直线上，牵引锤要悬空，不能落地或靠在床架上，床尾抬高 20°～ 30°。

（4）合并高血压患者，要及时给予心理疏导，保持乐观、平和心理状态。患者突然出现头痛、呕吐、血压升高，立即报告医生，应用快速降压药、脱水剂，配合医生进行抢救，预防高血压危象的发生。

（5）合并心脏病的患者，要保持稳定的情绪，注意饮食调理，保持大便通畅。严密观察病情，注意生命体征的变化。出现水肿时，注意尿量的变化；输液时注意控制滴速。

（6）合并糖尿病的患者，进食含糖量低又可充饥解渴的水果、蔬菜，并控制盐的摄入。定时检测血糖、尿糖变化。患者身边备糖块，防止低血糖发生时急救应用。

（7）并发症的预防：

①压力性损伤：保持床铺清洁、干燥，无渣屑，给予气垫床应用，教会患者正确的抬臀方法，红花酒按摩受压部位，以促进局部血液循环。增加营养，增强机体抵抗力。

②肺部感染：保持室内温／湿度适宜，密切监测患者的体温、呼吸、咳嗽、咳痰情况；指导患者正确的深呼吸及有效咳嗽；鼓励自行咳痰，对低效咳痰者，2 ～ 3 小时给予叩背 1 次，利于痰液咳出，痰液黏稠者雾化吸入，以稀释痰液。

③泌尿系统感染的预防：鼓励患者多饮水，保持阴部清洁。必要时，遵照医嘱给予膀胱冲洗。

④深静脉血栓的预防：鼓励患者早期进行功能锻炼；避免在下肢进行静脉穿刺；术后抬高患肢时，不要单独在腘窝或小腿下垫起，以免影响深部静脉回流；穿弹力袜等，以促进下肢静脉回流，降低深静脉血栓的形成，上述方法可与防血栓药物联合应用，提高疗效。

2. 体位护理

采取平卧位，抬高患肢，置外展中立位 15°～ 30°，膝关节屈曲 20°，足穿"丁"

字防旋鞋，不盘腿、不侧卧，尽量不搬动髋部，如需搬动，需平托髋部及肢体。术后次日根据病情可抬高床头或协助患者坐起。

3. 饮食护理

（1）老年人脾胃虚弱，加之卧床时间长，骨折早期饮食宜清淡易消化、富营养为原则，以低脂、高蛋白、高维生素、清淡可口的半流质饮食或普食为主，如稀米粥、面条、蔬菜、蛋类、豆制品、水果、瘦肉等，忌食辛辣、肥腻、生冷之食。

（2）骨折中期（3～5周），此期肿胀已基本消失，骨折端已较稳定，饮食上由清淡转为高营养，以满足骨痂生长的需要，应以健脾和胃、增加营养、接骨续筋为原则，可在初期的食谱上加骨头汤、田七煲鸡汤、鱼类及动物肝脏，多食青椒、西红柿、青菜等新鲜的蔬菜及水果。

（3）骨折后期（5周以上），骨痂已生成，饮食应以补气养血、调养肝肾为原则。以提供优质蛋白和丰富的矿物质食物为主，如人参豆腐汤、牛奶、鱼、虾、动物内脏等。

（4）合并糖尿病患者，注意膳食营养，进食含糖少的粗粮，如小米、玉米，也可用土豆、山药代替部分主食，忌食芋头、甜薯、藕、马铃薯等含淀粉量多的食物。餐后血糖低于 10mmol/L 的患者，每天可以食 100g 的水果，如黄瓜、西红柿、苹果、梨等，吃水果最好在两餐之间、睡前为宜。在控制主食的前提下，可以增加牛奶、鸡蛋、牛肉、鸡肉、鱼类、瘦肉等。避免过多摄入动物内脏等富含胆固醇的食物。

（5）合并高血压的患者应注意低盐饮食，轻度高血压者，每日盐的摄入量控制在 5g 以下，中度高血压者控制在 3g 以下。饮食宜富含维生素、高钙、低脂、低胆固醇，如芹菜、茼蒿、韭菜、黄花菜、芦笋、胡萝卜、冬瓜、西红柿、山楂、海带、豆制品、香菇、木耳等。提倡多食杂粮、粗粮、新鲜的水果、蔬菜、豆制品、瘦肉等，戒烟、戒酒、少饮咖啡。

（6）合并心脏病患者遵照少油、少盐、少糖的饮食原则。多吃高纤维的蔬菜水果、多选择全谷类食物或未加工的豆类，如芥蓝菜、空心菜、地瓜、芋头、竹笋、芦笋、魔芋、糙米、燕麦、全麦面包、黄豆、红豆、绿豆等。

4. 情志护理

患者突然受伤，易出现焦虑、恐惧等情绪，同时由于患处疼痛、不愿意变换体位，对治疗、护理不配合，影响患者康复。因此，护士应耐心讲解、及时疏导，多关心、多安慰、多体贴患者，尽量满足生活需要，消除其焦虑、悲观、忧郁情绪，保持乐观心态。

5. 功能锻炼

（1）术前：

①指导患者行足趾活动，踝关节的跖屈背伸锻炼，指推髌骨，每日 4 次，每次 5～10 分钟。

②肺功能锻炼，指导患者深呼吸、咳嗽、扩胸锻炼，每日4次，每次5分钟。

（2）术后：

①术后第1～2天，指导患者行足趾及踝关节活动，并进行股四头肌等长收缩锻炼。下肢膝部伸直，足用力背伸，用力抬腿，腿不离开床面，坚持5～10秒后放松，如此反复，每天锻炼4次，每次20下，预防肌肉萎缩及静脉血栓的形成。

②第3～7天协助患者慢慢弯曲患侧膝部，脚跟滑向臀部，保持脚平贴床面，再慢慢恢复原位；当脚跟上下滑动过程中，保持膝部垂直于床面，不要左右摆动，如此反复，每天2次，每次3～5分钟。

③第7～10天指导患者床上坐起，并酌情协助患者扶双拐下床，患肢不负重，床边站立，每天2次，每次10～15分钟。

④第10～14天指导患者扶双拐，不负重行走，姿势要正确。站好姿势，双足与双拐头呈等腰三角形，先迈患肢，注意足尖不能超过双拐；待站稳后，双手用力撑拐，同时健肢向前迈移20～30cm，站稳后再抬患肢，同时提拐向前移动同等距离，足与拐头同时落地，但足尖仍然落于双拐之内，如此反复逐步前移。行走时患肢始终保持外展位，不得负重。锻炼时步幅不宜过大，速度不宜过快，活动量由小到大，循序渐进，不能急于求成，注意保护患者防止摔倒。

6. 用药护理

（1）根据医嘱合理应用抗生素，密切观察用药后的反应。

（2）应用镇静、镇痛药期间，加床栏，防止坠床，下床锻炼时，由家属陪伴，防止跌倒。镇静、镇痛药的一些不良反应，根据情况对症处理。

（3）服用降压药期间，定时监测血压变化，按时规范服药，不宜骤然停药，以免引起血压升高。

（4）应用降糖药物的患者要定时定量按医嘱服用，须做服药记录，记录内容包括：药名、剂量、增减情况、服法、服药后的反应、血糖尿糖的监测结果、饮食情况。患者在用药期间出现强烈的空腹感、出冷汗、全身无力、心悸、手足发抖、眼睛发花和发呆，应立即口服葡萄糖或含葡萄糖饮料。如有胃肠道不适、白细胞减少、皮肤过敏、肝功能受损等情况，立即报告医生。

（5）应用抗凝药物期间，注意观察患者有无出血倾向，如鼻腔、牙龈的异常出血，皮肤黏膜有无瘀点，有无血尿、黑便等，定期监测凝血功能。

7. 健康教育

（1）术前：

①注意保暖，预防感冒。注意个人卫生，保持皮肤清洁，防止术后伤口感染。

②加强营养，合理饮食。

③讲解牵引的目的及注意事项。

④指导患者双手支撑床面，健足蹬床，抬高臀部，防止压力性损伤；练习深呼吸、有效咳嗽，预防肺部感染；多饮水，每日清洗会阴部，防止泌尿系统感染；指导下肢肌肉等长收缩及关节屈伸锻炼，预防肌肉萎缩和关节强直。

⑤告知各项检查结果及相关疾病教育。

⑥做好心理护理，消除焦虑、恐惧心理。

⑦介绍手术方式、麻醉方式及注意事项。

（2）手术当天：

①讲解术后保持正确体位的重要性。

②讲解麻醉及手术后的注意事项，用药及疼痛的护理。

③告知家属使用床栏的意义，不要随意去掉床栏。

（3）术后：

①告知患者体位与骨折的关系，患肢抬高 15°～ 30°外展中立位，避免以下动作如盘腿、侧卧、跷二郎腿。

②留置尿管期间，嘱其多饮水。

③保持敷料清洁、干净，如有污染，及时报告医生，给予更换。

④早期进行锻炼，防止肌肉萎缩、关节僵直、深静脉血栓形成。

8. 出院指导

（1）下床活动时，有家人陪同，以防跌倒造成再次损伤。

（2）加强双下肢的功能锻炼，如股四头肌、腓肠肌、踝关节等的锻炼。

（3）遵医嘱扶拐下地，患肢不负重行走，骨折愈合不牢固时，应始终保持患肢外展位，忌内收；患足无论有无负重，均应全掌着地，顺序是足跟→跖外侧→第一跖骨头，不宜足尖先着地，预防骨折成角畸形。

（4）遵医嘱定期复查，待骨折愈合牢固后，可弃拐负重行走。

三、股骨干骨折患者的护理

股骨是人体中最长的管状骨，股骨干骨折指小转子下 2 ～ 5cm 起，至股骨髁以上 2 ～ 4cm 止之间的骨折，约占全身骨折的 6%，股骨干骨折多见于儿童及青壮年，骨折后多有错位及重叠。发病比例男多于女。股骨干血液供应充足，骨折易愈合，处理不当可畸形愈合，留下残疾。股骨干血液供应丰富，骨折易造成血管损伤及断端的髓腔出血，出血量可达 500 ～ 1000mL，在骨折数小时后可能出现休克现象。

（一）解剖生理

股骨是人体最长、最大、最坚强的长管骨。股骨干周围有强大的肌群包绕。前方的股四头肌是伸膝肌，后面的腘绳肌包括半膜肌、半腱肌和股二头肌是屈膝肌，内侧是内收肌群。此外髂腰肌、臀大肌、臀中肌、腓肠肌分别有屈髋、伸髋和外展大腿、屈膝的功能。受伤时肌肉的张力常导致骨折后两断端发生严重移位。

股骨干后外侧有 4 支股深动脉分支，动脉又发出分支由股骨嵴进入股骨，形成股骨的滋养动脉，骨折时容易造成这些动脉损伤。

（二）病因病机

股骨干骨折多由高处摔下，交通事故或受重物打击，夹挤等直接或间接暴力引起。可分为横断、斜行、螺旋、粉碎及青枝五型。儿童股骨干骨折大多为青枝骨折。造成股骨干骨折需要强大的暴力，一般折端移位明显，软组织损伤亦较严重，若骨折是因为挤压伤引起，又有发生挤压综合征的可能。下 1/3 骨折时，更可能直接刺伤腘动静脉引起出血。

（三）临床表现

股骨干骨折后局部疼痛、肿胀，有程度不等的短缩、成角、旋转、畸形、功能丧失等。移动患肢和手法检查时可感到或听到骨擦音、骨异常活动、有叩击痛和扭转痛等。股骨干骨折即使无移位骨折，其患肢主要功能也将完全丧失。股骨干下 1/3 骨折时，远折端向后成角突起移位，可损伤腘窝血管和神经，足背和胫后动脉的搏动情况和足踝的运动及感觉出现异常。出血量多时，可表现为休克症状。出现挤压综合征时，表现为受压部位肿胀、发硬、有压痕、皮下瘀血，皮肤出现水泡，脉率快，尿呈茶褐色，少尿或无尿等急性肾衰竭症状，严重者可因尿毒症而死亡。

（四）辅助检查

包括髋、膝关节的股骨全长正、侧位 X 射线检查，可明确诊断并排除股骨颈骨折。

（五）治疗方法

1. 保守治疗

经手法复位后行夹板固定、石膏固定，或者悬吊牵引等各种牵引维持复位。

（1）小夹板固定、悬吊皮牵引法，适合于 3 岁以下儿童股骨骨折。

（2）水平皮牵引法、骨牵引法，适合于各型经手法复位后力线位置良好，能够满足功能需要的骨折。

2. 手术治疗

（1）闭合复位髓内针内固定术、闭合复位外固定架固定术：适合于各型股骨骨折，经透视闭合复位或者撬拨复位后行髓内钉固定，由于保留骨膜，骨折愈合速度和质量较好，为骨折治疗首选方法。

（2）切开复位加压钢板内固定术、切开复位髓内钉固定术：适合于各型经闭合复位不能奏效，或者患者对骨折复位有特殊要求的患者，经切开复位后骨折复位良好，对骨折愈合相对有利，但是广泛剥离骨膜后相对影响骨折愈合，切开复位的另一缺点为切口感染。

（六）护理风险点及观察要点

1. 护理风险点

（1）失血性休克。

（2）腘动脉、静脉损伤。

（3）腓总神经损伤。

（4）挤压综合征。

（5）脂肪栓塞。

（6）深静脉血栓。

（7）肌肉萎缩、关节僵直。

（8）有皮肤受损的危险。

（9）感染。

2. 观察要点

（1）严密观察体温、脉搏、呼吸、血压、精神、神志、瞳孔、口唇颜色、面色、皮肤是否湿冷、尿量的变化。

（2）严密观察：①足背动脉及胫后动脉搏动是否减弱或消失；②足和小腿皮温自近端到足趾是否呈阶段性降低（和对侧对比）；③足趾毛细血管是否充盈，血液回流是否变慢，足趾弹性是否差。上述出现任何一种情况，都有可能是腘动脉损伤。

（3）观察是否有足下垂，足趾背伸是否有力及足背感觉等神经损伤症状。

（4）观察伤肢皮肤是否有压迹、变硬，疼痛、活动后加重。观察大腿局部皮肤是否有水泡、红斑、暗褐色区，甚或皮肤脱落。受伤肢体是否感觉减退或麻木。全身是否出现乏力、神志不清、皮肤湿冷、末梢血液循环差、唇趾（指）发绀、血压降低。是否出现肌红蛋白尿、高钾、低钙、氮质血症等。可考虑有挤压综合征的可能。

（5）观察患者是否呼吸急促，呼吸困难，发绀，伴有 PaO_2 下降和 $PaCO_2$ 升高。有无头部外伤以外的症状如意识模糊、嗜睡、抽搐、昏迷。动脉血氧分压低于 8.0kPa，血红蛋白低于 100g/L 等，以判断是否有脂肪栓塞的可能。

（6）观察患肢肿胀程度及疼痛，观察皮肤颜色、温度及足背胫后动脉搏动情况。

（7）观察双下肢的肌力及关节的活动度。

（8）观察骨突受压部位的皮肤颜色是否发红、发暗，肿胀。

（9）观察伤口渗血、渗液情况。术后早期应仔细观察引流管的通畅情况。观察患者咳嗽、咳痰、痰液的量及颜色。有无尿急、尿频、尿痛等。

（七）常见护理问题及相关因素

1. 有体液不足的危险

与创伤后出血有关。

2. 有肢体血液循环障碍的可能

与骨折、局部受压有关。

3. 自理能力缺陷

与躯体与肢体功能障碍有关。

4. 有皮肤受损的危险

与长期卧床皮肤受压、活动障碍有关。

5. 疼痛

与骨折创伤、手术切口有关。

6. 舒适的改变

与疼痛、被动体位、骨折固定或牵引不当、感染等有关。

7. 躯体移动障碍

与骨折、制动，体力、耐力下降有关。

8. 焦虑 / 恐惧

与担心术后效果，不适应住院环境有关。

9. 失用综合征

与局部大范围创伤，长期卧床，活动受限、减少，缺乏功能锻炼有关。

10. 潜在并发症

与卧床时间长、机体功能退化有关。

（八）护理方法

1. 一般护理

（1）因股骨干骨折多由强大的暴力所致，如高处坠落、枪击、重物打击等，骨折的同时常伴有严重的软组织损伤、大量出血、内脏损伤等，常可危及生命。应详细了解病史，进行必要的检查，全面了解病情。创伤早期应注意有无颅脑、内脏损伤及休克的发生并详细记录；监测患者的神志、瞳孔、脉搏、呼吸、血压、腹部症状和体征及失血征象，发现异常情况及时报告医生，做出相应处理。

（2）牵引的护理：凡行骨牵引的患者列为交班项目。行骨牵引的患者应注意保护针眼部位不受触碰和污染，牵引针不能随便左右移动，骨针血痂不应去除，每日两次70% 酒精滴针眼处，直至骨针拔出为止，发现牵引针向一边偏移，切不可将牵引针推回位，应在碘酒、酒精严密消毒后纠正偏移。牵引锤的重量不可随便加减，注意牵引力和反牵引力是否平衡，牵引方向是否正确，勤巡视病房，保持治疗所需肢体位置。牵引肢体冬天要保暖，外用支架将棉被支起，但不可在牵引绳上压任何物品，以免破坏牵引力线。

（3）小儿悬吊牵引的护理：双下肢皮牵引的重量要相等，应以患儿臀部保持离牵引板面 10cm 为宜，才能保持有效牵引。此种牵引使下肢远端高出心脏水平，易发生血液供应不足，加上胶布与绷带缠绕压迫，又在一定程度上影响了血液循环，易造成血液循环障碍，应常巡视，注意观察皮肤的颜色、温度、足背动脉的搏动及足趾活动情况。皮牵引的胶布沿着肢体纵轴粘贴，胶布应粘贴均匀，不可有皱褶，禁止环形或交叉粘贴，绷带缠绕松紧适宜，不可过紧。注意观察胶布有无过敏，局部皮肤有无水泡、发痒，发现上述症状，可局部涂药，水泡较大者，需在无菌条件下用注射器抽吸，再换药包扎；若皮肤广泛过敏或起泡，立即停止牵引，以免造成皮肤剥脱等严重后果。在牵引过程中，要定时测量肢体长度和进行床边 X 射线检查，了解牵引重量是否合适。

（4）肢体的护理：受伤肢体轻中度肿胀，应将患肢抬高略高于心脏部位，可减轻肿胀，如果严重肿胀，皮肤紧张发亮，出现张力性水泡，应注意观察患肢远端皮肤温度、颜色、足背动脉搏动等情况。如发现远端皮肤温度降低，颜色变深，足背动脉搏动减弱或消失，应立即解除外固定或敷料，必要时切开减压，预防发生骨筋膜室综合征和肢体远端缺血性坏死。

（5）伤口及引流管的护理：密切观察患肢伤口渗血及末梢感觉、运动情况，观察伤口引流管是否通畅，引流液的量、颜色和性质。如引流量持续增多，色泽鲜艳，要立即报告医生，暂时关闭引流器或取消负压，防止发生失血性休克。加强伤口护理，严格按无菌技术清洁伤口和更换敷料，保持敷料干燥；遵医嘱及时合理应用抗生素。

（6）疼痛的护理：术后 24 小时加强观察，辨别疼痛的不同性质及临床表现，确定疼痛的原因，对症处理。在进行护理操作时动作轻柔准确，避免粗暴剧烈，以防加重患者疼痛。做好患者心理护理，转移注意力，提高疼痛阈值。抬高患肢，利于静脉回流，避免患肢肿胀而致的胀痛。必要时按医嘱给予镇静剂，对使用镇痛泵者，密切注意患者用药后的反应。

（7）并发症的护理：

1）休克的护理：失血性休克是股骨干骨折常见的并发症，所以抢救休克是入院的重点，给予摆放休克卧位，即头部和脚部各抬高约30°，以增加回心血量。立即开放两条以上静脉通道，迅速补充血容量。凡有活动性出血的患者，除积极快速输液、输血补充血容量外，应尽快止血。一般对表浅伤口出血，可先采用局部加压包扎止血或上止血带方法暂时止血，待休克初步纠正后，再进行根本的止血措施。保持气道通畅，给予鼻导管吸氧或面罩给氧 4 ～ 6L/min，注意观察全身情况，严密监控中心静脉压，观察尿量以正确指导输液，动态监测并详细记录生命体征、血氧饱和度和意识状态。

2）脂肪栓塞的护理：①股骨干骨折后预防脂肪栓塞，首先要正确处理骨折，在搬运和复位的过程中，动作应轻柔。早期制动，减少骨折端活动和组织再损伤。骨折肿胀期要抬高患肢，持续牵引。严重创伤后及时补充血容量，防止和治疗休克。②脂肪栓塞已经形成，尽快加大氧流量确保有效供氧，并及时通知医生，严密观察 PaO_2 和 $PaCO_2$，准确及时采集各种化验标本。如上述症状无明显改善应尽早行气管插管或气管切开，增加肺通气量，纠正低氧血症。监测体温、脉搏、呼吸、血压、意识、瞳孔的变化，若体温达38℃以上，脉搏达120次/分应据病情适时给予药物或物理降温，头部应用冰袋冰敷，必要时使用冬眠疗法等以降低脑细胞的代谢和减少耗氧量，增强脑细胞对缺氧的耐受性，防止和减轻脑水肿。

3）预防下肢深静脉血栓：早期功能锻炼有助于预防血栓形成，因此骨折内固定术后，应尽早鼓励患者行踝关节背伸、跖屈和足趾活动，术后即行股四头肌等长收缩，定时按摩小腿肌肉及足部，常规皮下注射低分子肝素钙，用药期间注意牙龈、皮下有无出血迹象。鼓励患者多饮水，降低血黏稠度，同时应用下肢空气压力波理疗，预防下肢静脉血栓形成。

4）血管损伤的护理：血管损伤是四肢骨折的严重并发症，表现为小腿以下发凉、疼痛、麻木等缺血症状及足背、胫后动脉搏动减弱或消失，腘静脉损伤时表现为小腿肿胀。股骨骨折24小时内，一旦发现此种症状，及时报告医生，必要时行多普勒超声检查。诊断明确者，积极行术前准备工作，立即进行动静脉损伤修复或重建术。

①术后严密监测患者面色、神志，监测各项生命体征。伤肢肢端呈苍白色，不肿或萎瘪，皮温骤降3～5℃，毛细血管充盈时间延长（超过3秒），足背动脉搏动减弱或消失，表示动脉供血障碍，及时输血输液，及时调整药物用量。

②如果出现肢体严重肿胀，趾甲颜色发紫，趾腹丰满膨胀，但足背动脉搏动存在，则表示静脉回流障碍。应根据医嘱合理应用抗凝解痉药物，适当抬高患肢，利于静脉回流，定时、定位测肢体周径，并做好记录，观察肿胀是否加重，以便及时发现问题，通知医生紧急处理。

③腘动脉损伤后，由于肢体远端存在大量坏死组织，当手术使血管再通后，大量有毒代谢产物随血管重新进入血液循环，易造成肾功能损害。所以术后应严密监测尿量、尿常规及尿比重，尿量应维持在1～2mL/kg/h，若尿量减少，尿比重长时间低于1.010，并出现血色素、管型尿、尿钠增加、水电解质紊乱，提示肾功能损害，应及早通知医生。根据病情适当应用利尿药，同时根据化验结果注意补钾，定期测尿常规及尿比重。记录24小时出入液量用于调整输液量。不使用对肾功能有损害的药物。

④感染是腘动脉损伤造成截肢的主要原因。密切观察患者体温的变化，伤口渗血、渗液情况，及时更换敷料，保持刀口敷料清洁干燥，在严格无菌操作下更换引流管，保持引流管通畅。

⑤腘动脉损伤合并下肢骨折，制动时间较长，易造成关节僵硬、功能障碍和足部畸形，术后及早行康复锻炼，促进局部血液循环，减轻水肿，以利于关节早期恢复，减少足部畸形。

⑥告知患者禁烟，烟中的尼古丁对血管有强烈的收缩作用，动脉痉挛同样会引起肢体坏死。

5）预防腓总神经损伤：膝关节外侧腓骨小头下有腓总神经通过，位置表浅，容易受压，导致患足出现背伸肌无力而呈垂足畸形。如发现患者足背伸无力时，应立即报告医生，及时处理。

6）挤压综合征的护理：挤压综合征是骨科急重症，应及时抢救，做到早期诊断、早期伤肢切开减张。伤肢水平放置、制动固定，局部冷敷，禁止按摩与热敷，以免加重组织缺氧。注意监测体温、脉搏、呼吸、血压，测尿比重，记录尿液的量、颜色、性质及 24 小时出入液量。注意观察肢体远端血液循环、感觉、运动变化，注意伤口渗血情况，保持伤口清洁，防止感染。

7）预防压力性损伤：股骨干骨折的患者需较长时间卧床，尤其是牵引固定后骶尾部更易引起压力性损伤，患者住院后即可给予电动气垫床应用，注意观察皮肤受压情况，定时抬臀、按摩受压部位，保持床铺清洁、干燥，有污染时及时更换。

2. 体位护理

股骨骨折部位不同，要求下肢体位亦不同，护理人员应经常巡视病房，掌握患者的治疗情况，防止患肢畸形愈合。

（1）股骨下段骨折屈膝 70°～ 80°，屈髋 30°～ 40°。

（2）股骨中段骨折屈膝 60°～ 70°，屈髋 40°左右，并将患肢置于 60°外展位。

（3）股骨上段骨折屈膝屈髋 70°左右，并保持外展位 65°左右。

3. 饮食护理

（1）早期增加粗纤维食物的摄入量，保持大便通畅，保证优质蛋白的摄入量，如小米粥、面条、蔬菜、蛋类、瘦肉、酸奶。

（2）术后 3 周，胃肠活动恢复正常，骨折处瘀血基本消散，为满足骨痂生成，除增加优质蛋白的摄入外，应做到食物、蔬菜、水果品种多样化，营养全面，忌油腻、辛辣之物，如当归骨头汤、田七乌鸡汤。

（3）骨折后期（5 周以上），以补肝肾、养气血为主。饮食上可以解除禁忌，肉、蛋、奶类的选择以含优质蛋白和丰富的矿物质的食物为主，如禽蛋类、人参汤、豆腐汤、大枣、龙眼、牛奶、鱼虾及新鲜的水果及蔬菜。

（4）挤压综合征的饮食，受伤初期饮用碱性饮料（每 8g 碳酸氢钠溶于 1000 ～ 2000mL 水中，再加适量糖及食盐），既可利尿，又可碱化尿液，避免肌红蛋白在肾小管中沉积。如不能进食者，可用 5% 碳酸氢钠 150mL 静脉滴注。

4. 情志护理

由于股骨干骨折多由强大的暴力所致，骨折时常伴有严重的复合损伤，大量出血、内脏损伤、颅脑损伤等可危及生命安全，患者多出现恐惧、焦虑心理，护士应多关心患者，倾听患者的主诉，理解、同情患者的感受，对患者提出的问题给予积极、明确、有效的信息，建立良好的护患关系，使其配合治疗。向患者说明恐惧和焦虑是对骨折不利的因素，对身心健康有不利影响。鼓励家庭成员一起参与，消除患者不良情绪。

5. 功能锻炼

股骨干骨折后因局部广泛出血，骨折时骨膜撕脱及长时间固定，股四头肌易失去活力而影响膝关节功能，因此应早期加强功能锻炼，避免发生肌纤维变性、挛缩、粘连，保持其活力，以利膝关节功能恢复。

（1）自牵引之日起，指导患者行踝关节的跖屈、背伸锻炼，练习股四头肌收缩运动，并配合指推活髌法活动膝关节，每日 2 次，每次 10 分钟。练习抬臀方法：以健足蹬床，两手扶床沿练习抬臀，尽量使身体抬高离开床面，以达到活动髋关节的目的，每小时 1 次。

（2）第 3～4 周，练习抬大腿。方法是：患足背伸，股四头肌绷紧，臀部离开床面，使大腿、小腿成一平线，以加大髋、膝关节的活动范围。继续踝关节的跖屈、背伸锻炼，加大次数及量。

（3）第 6 周去除骨牵引（或根据 X 射线检查情况），然后视情况指导患者扶双拐下地患肢不负重练习行走，下地前先在床边坐，以免突然坐起引起体位性低血压。

（4）下地行走锻炼时，一定要注意正确活动姿势，即双目平视、挺胸收腹、患肢外展、用力均匀、两脚迈步要相等距离。负重要循序渐进，由轻到重，初下床患者要有专人护理，行走要慢、要稳，不要过于劳累，以免晕倒或摔倒引起二次骨折发生。

6. 用药护理

（1）观察用药后的反应，是否有心慌、胸闷、恶心，发现不适，及时处理。

（2）观察输液针眼是否红肿、渗出，及时处理，观察输液的速度，每 30～40 分钟巡视 1 次。

（3）由于低分子肝素钙刺激性较强，肌内注射时推注速度不可过快，以免引起硬结和疼痛。每次注射注意左右交替，避免在同一点重复注射。注射后注意患者牙龈有无出血、胸前及四肢皮肤有无出血点，定期监测凝血功能，如有异常及时通知医生。

（4）应用镇痛药物的护理，患者回病房后首先检查镇痛泵与留置针连接是否通畅牢固。应用镇痛泵期间或应用曲马朵等止痛药物时，严密监测生命体征及镇痛效果，如出现异常或患者疼痛难忍，及时报告麻醉医生给予处理。

7. 健康教育

（1）术前：

①戒烟，减少尼古丁的刺激，预防手术并发症。

②全身准备：注意保暖，预防感冒。如有腹泻、感冒、发热、咳嗽等不适，女子月经期、血压或血糖异常，要及时报告医生，及时处理。

③皮肤准备：不洁净的皮肤会引起手术感染，要做好个人卫生，保持皮肤清洁，若皮肤上有油脂、膏药或胶布残迹，可以使用松节油擦拭；必要时配合局部剃毛。

④练习胸、腹式呼吸，鼓励患者有效咳嗽，注意翻身，指导床上大、小便。

⑤做好肠道准备，进食清淡、易消化食物。忌食生冷、油腻、辛辣、煎炸食物。手术前 4 小时禁水，6 ～ 8 小时禁食。禁止服用任何口服药物。

⑥保持情绪稳定及睡眠良好。有活动性义齿及贵重物品，交给家属保管。

（2）术后：

①抬高患肢，有利于肢体肿胀消退，减轻疼痛；进行扩胸、抬臀、深呼吸等全身锻炼。

②手术后足跟部和骶尾部容易受压，骶尾部应每 1 ～ 2 小时，用健肢支床抬臀 1 次，按摩受压部位，预防压力性损伤。

③根据麻醉方式讲解进食时间，进食清淡、易消化食物，保证水分和营养的摄入。

④出现伤口疼痛剧烈、远端皮肤颜色改变、肿胀加重、感觉麻木、肢体远端活动差等异常情况，立即给予对症处理。

⑤留置尿管者，鼓励多饮水，清洁消毒会阴部每日 2 次，预防泌尿系统感染。

8. 出院指导

（1）室内应经常保持通风、换气，保持空气清新，经常到户外活动，多晒太阳，讲究个人卫生，防止感冒。

（2）继续加强功能锻炼，指导患者正确使用拐杖。股骨干骨折患者需较长时间扶拐锻炼，因此扶拐是下床锻炼的必要条件，且扶拐方法的正确与否，与发生继发性畸形、再损伤或引起臂丛神经损伤等有密切关系。

（3）股骨中段以上骨折，下床活动时始终应保持患肢的外展位，以免因负重和内收肌的作用而发生继发性向外成角突起畸形。

（4）功能锻炼用力应适度，活动范围应由小到大，循序渐进，且不可操之过急，每次应以不感到疲劳为度，以免给骨折愈合带来不良影响。

（5）2 ～ 3 个月后 X 射线复查。若骨折已骨性愈合，可酌情使用单拐而后弃拐行走。

四、股骨髁上骨折患者的护理

股骨髁上骨折，是指发生于股骨髁至股骨干干骺端的联结部，即密质骨和松质骨的移行部位的骨折。多发于青壮年，多数病例为高能损伤及由高处坠落所致。

（一）解剖生理

股骨下端变大，并呈旋转，向两端延长成为股骨髁，朝下并向前，在额状面及矢状面凸出隆起。从后面，在股骨粗线内、外唇及髁间线之间，围成一个三角形平面，即腘平面，位于股骨体下端后面，通过腘平面的重要血管、神经有胫神经和腘动、静脉。当股骨下段骨折时，易被伤及。

（二）病因病机

直接暴力与间接暴力均可导致股骨髁上骨折，但是以间接暴力多见。股骨干前面骨皮质较厚，后面有股骨粗线加强。股骨髁部松质骨较多，皮质骨与松质骨交界处受到应力刺激后容易发生骨折。直接暴力打击和扭旋外力亦可引起该部位骨折，直接暴力打击者多为粉碎性骨折。

（三）临床表现

局部严重肿胀，膝关节疼痛，活动障碍，可出现膝部膨大畸形，前后或内外增粗，膝关节上部有明显压痛和骨软活动，浮髌试验呈阳性，局部大腿周径明显增大。若腘窝血管、神经受压或损伤，可有足部发凉，胫前、后动脉搏动减弱或消失，足踝部感觉和运动减弱或丧失。

（四）辅助检查

X 射线检查可明确诊断及显示骨折的特点及移位情况，通常行正位和侧位 X 射线检查。部分复杂骨折的病例则应根据情况给予 CT、MRI 检查及其他相关检查，以便在三维上分析骨折形态。

（五）治疗方法

1. 非手术治疗

皮牵引、胫骨结节骨牵引、手法整复石膏或夹板外固定、手法整复经皮外固定。

2. 手术治疗

切开复位骨圆针交叉内固定、切开复位 L 型钢板、95°角钢板、动力髁螺钉或股骨髁支撑钢板内固定、切开复位逆行交锁髓内钉固定。

（六）护理风险点及观察要点

1. 护理风险点

（1）外固定导致局部皮肤压力性损伤。

（2）血管神经损伤。

2. 观察要点

（1）观察外固定的松紧度，局部皮肤的颜色和血液循环。

（2）观察肢体肿胀情况，肢端皮肤颜色、温度及感觉运动有无异常，表浅静脉是否充盈，足背动脉搏动是否良好。

（3）术后卧床期间，评估患者营养状况，注意观察骶尾部皮肤是否持续受压，是否潮湿，尤其牵引者，注意观察足跟处的压力性损伤。

（七）常见护理问题及相关因素

1. 恐惧 / 焦虑

与不了解疾病愈后、生活自理能力下降有关。

2. 肿痛

与骨折、整复、手术有关。

3. 有血管、神经损伤的可能

与骨折端挤压神经、体位不正确、外固定压迫有关。

4. 有血液循环障碍的可能

与创伤、骨折有关。

5. 膝关节强直

与长期外固定、功能锻炼不及时或锻炼强度不够有关。

（八）护理方法

1. 一般护理

（1）保持病房整洁、舒适、安静、空气流通和适宜的温/湿度。

（2）查对引起肿胀的原因，评估疼痛部位、性质、持续时间。给予抬高患肢，如患肢外固定及包扎太紧，应立即松开，重新调整、包扎；及时给予止痛药物应用，并观察用药后的反应，使用镇痛泵的患者，观察患者有无恶心、呕吐、嗜睡等不良反应。

（3）做好牵引的护理，保持牵引针眼处干燥无渗出、牵引有效。

（4）行外固定的患者，防外固定过紧或松脱旋转压迫腓总神经。入院前已行石膏或夹板外固定的患者，要注意观察末梢血液循环及感觉、运动情况。经皮外固定的患者，注意观察针眼有无渗血、渗液，肢体上方应用支架保护，防碰撞、牵拉、拽挂。

（5）术后严密观察患肢的血液循环、感觉、运动情况，对患者进行健康教育，若有患肢感觉麻木、运动异常应及时告知医护人员。

（6）行负压引流患者，保持引流管通畅，观察有无扭曲、折叠、受压、脱落，并记录引流量和伤口渗血渗液情况。

2. 体位护理

患肢抬高，中立位放置，严禁外旋。搬动、检查或进行复位时，注意勿使膝过伸以免刺伤腘动脉或胫神经，骨折或整复固定及手术后，膝关节屈曲30°～60°。移动患者时需用微牵引力托扶伤肢，动作宜轻柔，避免突然或剧烈地移动患者，使骨折块损伤血管和神经。

3. 饮食护理

（1）根据骨伤患者饮食原则，正确指导患者分期饮食。

（2）合并高血压、糖尿病、心脏病的患者，做好针对性饮食护理。

4. 情志护理

评估患者心理状况，了解患者心理所需。患者常因伤势突发、疼痛和功能障碍，易出现焦虑、烦躁、恐惧等心理问题。护士应热情接待，妥善安置患者，根据病情，向患者讲解本病的治疗方案、疗程及注意事项，介绍成功病例，解除患者的思想顾虑，增强其战胜疾病的信心。鼓励家属，亲友多关心患者，给予患者情感支持。

5. 用药护理

（1）抗生素严格按药物半衰期按时用药。

（2）止痛药应用后及时进行效果评价，同时观察不良反应，防止患者发生坠床 / 跌倒。

（3）静脉应用活血化瘀中成药注射液时，注意观察滴速和不良反应。

（4）中药汤剂宜饭后 1 小时温服，服药后观察效果和反应。

（5）局部贴敷、中药熏洗治疗时，观察局部皮肤，过敏时及时停药。

（6）接骨续筋中成药以强筋壮骨、补益肝肾为主，服用期间忌食生冷，多饮水。

6. 功能锻炼

（1）牵引、手法整复或手术后，即开始指导患者进行主动踝关节跖屈、背伸和股四头肌收缩锻炼。

（2）拆线后，可行髌骨推移，防髌骨粘连；并可根据病情采取中药熏洗，减轻肢体肿胀，恢复下肢肌肉弹性，改善血液循环，促进骨折愈合。

（3）患肢早期应用 CPM 机进行功能锻炼，被动膝关节伸屈运动，根据患者的耐受程度逐渐增加屈膝度数。

（4）骨折 3 ～ 4 周后，指导患者膝关节伸屈活动及直腿抬高训练，逐渐增加关节活动度，锻炼应循序渐进。

（5）骨折 6 ～ 8 周后，骨折达临床愈合后，在他人保护下进行床边屈膝和扶拐下床活动。指导患者正确使用双拐行走。

7. 健康教育

（1）告知患者骨折和处置后局部会出现肿痛，伤肢应抬高并高于心脏水平，不可随意改变体位，嘱患者膝关节屈曲位放置，防止腘动脉和胫神经受压。

（2）注意患肢小腿及足部感觉变化，如果出现感觉麻木或迟钝，踝趾关节活动力量差或不能活动时，立即告诉医护人员。

（3）告知患者早期功能锻炼对患肢功能恢复的重要性，取得患者的理解和配合。

（4）带外固定出院的患者，告知外固定护理方法和注意事项。有伤口和经皮固定的患者，告知如果局部出现红肿、疼痛，或伤肢末梢感觉、运动有异常时，应及时复查。

（5）定期复查，如骨折处置后 2 周、1 个月、2 个月、3 个月、6 个月应到医院复查。根据复查情况调整锻炼方法，正确进行分期功能锻炼，利于关节功能恢复。

（6）教会患者正确下床步骤和扶拐步行方法，扶拐行走时注意步态平稳，重心均衡，预防骨盆倾斜和摔倒。

五、髌骨骨折患者的护理

髌骨骨折占膝部损伤之首位，多发于青壮年，男性多于女性，常遗留膝关节创伤性关节炎、股四头肌力量减退、膝关节屈伸受限等并发症。

（一）解剖生理

髌骨古称连骸骨，俗称膝盖骨、镜面骨。《素问·骨空论》云："膝解为骸关，侠膝之骨连骸。"髌骨为人体最大的籽骨，位于股四头肌腱内，外形呈现一个倒置的三角形：上极宽厚为髌底，有股四头肌腱附着；下极为髌尖，为髌韧带的附着点。髌骨连接股四头肌肌腱与髌韧带，它们共同完成股四头肌伸直力的 60%，髌骨两侧为股四头肌肌腱扩张部，完成股四头肌伸直力 40%。髌骨的后方 3/4 有关节软骨覆盖。髌骨后面的软骨面与股骨髁前的关节面构成髌股关节，在膝关节屈伸时，髌股关节可以减少股四头肌与股骨间的摩擦，从而保护了膝关节。髌骨的生理功能：①传导并增强股四头肌的力量。②维护膝关节的稳定。③保护股骨髁使其免于直接遭受外伤性打击，但其保护作用是相对的。

（二）病因病机

髌骨骨折可由直接暴力或间接暴力所致，以间接暴力所致者多见，约占髌骨骨折的 2/3。直接暴力多因外力直接打击在髌骨上，如撞伤、踢伤等，骨折多为粉碎型，其髌前腱膜、股四头肌及髌骨两则腱膜和关节囊多保持完好，骨折移位较小，亦可为横断型骨折。间接暴力多为由于股四头肌猛力收缩所形成的牵拉性损伤，如突然滑倒时，膝关节半屈位，股四头肌骤然收缩，牵髌骨向上，髌韧带固定髌骨下部，而股骨髁部向前顶压髌骨形成支点，3 种力量同时作用造成髌骨骨折。故所谓失足跪倒而发生髌骨骨折者，并非因髌骨与地面撞击所致，实系在患膝着地前髌骨已经折断，骨折发生后，膝关节失去了伸膝的作用，于是跌倒、膝部着地，下部骨折块撞击于地面，形成下部髌骨的粉碎骨折。间接暴力多造成髌骨横断骨折，移位大，髌前筋膜及两侧扩张部撕裂严重。

（三）临床表现

髌骨骨折可表现为患膝肿胀、疼痛，主动伸膝功能障碍（无移位或纵形骨折表现可能不明显）。常同时出现膝前皮肤擦伤，可见皮肤瘀斑。对于髌骨骨折日久的患者，瘀血由于重力作用，可显现于腘窝部位。有移位骨折者局部出现凹陷，有时因肿胀严重，凹陷不明显，需触诊时可明确。浮髌试验阳性。

（四）辅助检查

常规做正位、侧位及轴位 X 射线检查，可明确诊断及骨折类型。必要时给予双侧倾斜 45°位 X 射线检查，明确髌骨内外侧缘骨折。正位片有助于诊断星状骨折、横断骨折和下极骨折。侧位 X 射线检查能够提供髌骨的全貌，以及骨折块移位的关节面出现"台阶"的程度。行轴位 X 射线检查有利于排除边缘纵形骨折。关节造影、CT 或 MRI 检查有助于诊断边缘骨折或游离的骨软骨骨折。

（五）治疗方法

1. 非手术治疗

（1）单纯石膏或支具外固定法：适合无移位型骨折。

（2）手法复位，抱膝圈合并石膏固定法：适合有严重糖尿病、心脏病等不适合手术及经皮固定而骨折块又有明显的移位的骨折患者。

（3）手法整复经皮固定。

①髌骨钳固定：适用于有移位型骨折中横行非粉碎性骨折及部分上、下极骨折。

②聚髌器固定：适用于有移位、非粉碎性骨折。

③经皮钢针固定：适用于有移位的横行非粉碎性骨折。

④手法复位，经皮空心加压钉固定。

2. 手术治疗

（1）钢丝环扎固定：适用于有移位型骨折中放射状非粉碎性骨折。

（2）Magnuson 钢丝固定法：适用于有移位型骨折中横行非粉碎性骨折。

（3）张力带钢丝固定：适用于有移位型骨折中非粉碎性骨折。

（4）改良张力带：适用于有移位型骨折中非粉碎性骨折及横行粉碎性骨折。

（5）空心拉力螺钉加张力带固定：适用于有移位型骨折中横行非粉碎性骨折。

（6）镍钛 – 聚髌器（NT–PC）固定：适用于有移位型骨折。

（7）可吸收材料内固定：适用于髌骨纵形骨折。

（8）髌骨切除：适用于有移位型骨折中高度粉碎性骨折。

（六）护理风险点及观察要点

1. 护理风险点

（1）外固定器具压伤皮肤。

（2）外固定器具松动滑脱，复位失败。

（3）血管神经损伤。

2. 观察要点

（1）观察局部皮肤颜色和血液循环的变化。

（2）观察外固定器具有无松动滑脱。

（3）观察伤口渗血渗液、伤肢的肿胀疼痛情况，如肢体远端出现剧烈疼痛并逐渐加重，同时伴有皮肤苍白、麻木、皮温下降等情况，应立即报告医生进行处理。

（4）观察外固定的松紧度，避免手术创伤后肢体肿胀致绷带过紧引起腓总神经压伤。

（七）常见护理问题及相关因素

1. 恐惧 / 焦虑

与不了解骨折愈后、生活自理能力下降有关。

2. 疼痛

与创伤骨折、整复、手术有关。

3. 有患肢感觉运动异常的可能

与外固定过紧或肢体位置摆放失当，损伤腓总神经有关。

4. 有患肢血液循环障碍的可能

与外固定过紧有关。

5. 膝关节强直

与长期外固定、功能锻炼不及时或锻炼强度不够有关。

6. 膝关节创伤性关节炎

与不能保证良好复位，肢体摆放不合理，功能锻炼不及时、方法不正确有关。

（八）护理方法

1. 一般护理

（1）抬高患肢，患肢膝下垫软枕，以促进血液回流，早期局部进行冷敷，以减轻局部充血。

（2）严密观察患肢的血液循环和肿胀情况。患肢用弹力绷带包扎，以减轻关节内积液。避免包扎过紧。

（3）严密观察患肢的感觉、运动情况。如发现肢体远端苍白、厥冷、发绀、疼痛、感觉减退及麻木等异常情况，应及时通知医生并妥善处理。如足趾血运障碍，应立即将石膏剪开减压，如足趾血运尚好，但皮肤感觉减退，足趾不能主动活动，考虑是神经受压，应在受压部位开窗减压或更换石膏。

（4）评估疼痛部位、性质、持续时间，早期进行局部冷敷、加压包扎，必要时给予止痛药物应用，并观察用药后的反应。使用镇痛泵者，观察患者有无恶心、呕吐、嗜睡等不良反应。严密观察患肢伤口渗血及引流情况。

（5）预防压力性损伤、坠床 / 跌倒、坠积性肺炎等并发症发生。

2. 体位护理

根据骨折类型摆放患肢体位，将患肢平放或膝下垫软枕，使膝关节保持屈曲5°～15°功能位。卧床保持患肢中立，严禁外旋，预防腓总神经压伤；术前禁止膝关节屈曲运动，忌翻身、侧卧及下床行走；护理人员应掌握患者的病情和治疗情况，注意观察患者体位的变化。骨折或术后早期取平卧位，肿胀消退后可根据患者的需要取半坐卧位或坐位。告知患者应遵从医嘱，不能因卧床时间过长而自行改变体位。

3. 饮食护理

（1）根据骨伤患者饮食原则，正确指导患者分期饮食。

（2）骨伤早期（活血化瘀期）：伤后 1～2 周，饮食宜以活血化瘀、消肿止痛、清淡通便为主，宜食低脂、高维生素、高钠、高铁、含水分多、清淡可口、易消化、富含胶原纤维、促进肠蠕动、有利于排便的食物。

（3）骨伤中期（和血生新期）：伤后 3～4 周，伤肢肿痛减轻，但气血还不十分调和通顺，脏腑还不够协调，瘀血未尽，骨痂始生。此期宜选用有调和营血、健脾和胃、消肿利尿、接骨续筋作用的饮食。宜食富含蛋白质、维生素和含磷、钙的食物。

（4）骨伤后期（固本培元期）：伤后 5 周以上，骨折端已有骨痂生长，但不坚固，伤处肿痛已基本消失，肢体功能尚未完全恢复，患者卧床日久、体质虚弱。此期应以补气养血、调养肝肾为原则。宜食高蛋白、高维生素、高钙的食物。

（5）合并高血压、糖尿病、心脏病及肝炎的患者，做好针对性饮食护理。

4. 情志护理

由于患者多因突然遭受意外而受伤，突如其来的疼痛及肢体活动受限，易使患者出现焦虑、烦躁、恐惧等心理问题，护士应热情接待并妥善安置患者，根据病情向患者讲解本病的治疗方案、疗程及注意事项，让患者消除思想顾虑。了解患者所需，及时给予帮助。寻求社会支持系统，鼓励家属多陪伴，给予患者情感支持。

5. 用药护理

（1）止痛药应用后及时进行效果评价，同时观察不良反应，防止患者发生坠床 / 跌倒。

（2）静脉应用活血化瘀中成药注射液时，注意观察滴速和不良反应。

（3）抗生素严格按药物半衰期按时用药。

（4）中药汤剂宜饭后 1 小时温服，服药后观察效果和反应。

（5）局部贴敷、熏洗，过敏时及时停药，并观察处理局部皮肤。

（6）接骨续筋中成药以强筋壮骨、补益肝肾为主，服用期间忌生冷，多饮水。

6. 功能锻炼

（1）入院后开始鼓励患者进行患肢踝关节跖屈、背伸锻炼，随着肿痛减轻，根据个人耐受情况，逐渐增加锻炼量。

（2）单纯石膏、支具外固定或抱膝圈固定的患者，早期暂不进行股四头肌收缩锻炼，防止骨折移位或外固定松动滑脱，固定 2 周后方可进行。

（3）石膏外固定、经皮外固定应 4～6 周及时解除，指导患者膝关节伸屈活动。

（4）切开复位固定术后，在骨折固定牢靠的情况下，早期可在 CPM 机上进行膝关节的被动活动，根据医嘱逐渐增加锻炼度数；1 周练习床上直腿抬高，根据个人耐受情况渐增；2 周伤口愈合后可进行髌骨推移训练；3 周后在卧床及保护下练习膝关节伸屈运动；骨折 6 ～ 8 周达到临床愈合后，加大膝关节伸屈运动，行床缘屈膝练习和下蹲锻炼等。

（5）对于髌骨全切除的患者，术后破坏了伸膝装置，可能出现股四头肌肌力下降、短缩，膝部疼痛，关节活动受限，应尽早进行股四头肌等长收缩锻炼。

7. 健康教育

（1）患肢抬高，高于心脏水平，利于肿胀消退，减轻疼痛。

（2）患肢位置正确摆放，不可随意改变，不能私自下床。

（3）石膏或绷带固定可能会对腓总神经造成压迫，告知患者出现踝、趾关节感觉活动异常时，应及时告知医护人员；带石膏出院者如发现石膏松动或断裂，肢体远端感觉麻木、发凉等应及时复诊。

（4）经皮外固定架固定的患者，穿衣应宽松，活动搬移过程中防碰撞或牵拉拽挂；出院后告知注意外固定器具的针眼和伤口情况，如外固定松动滑脱或针眼有渗血、渗液时及时复查。

（5）告知患者早期功能锻炼对患肢功能恢复的重要性，取得患者的理解和配合。并告知同一部位骨折因骨折类型、程度、固定方法不同，锻炼内容有差异；锻炼应循序渐进，在医生指导下进行。

（6）定期复查，如骨折处置后 2 周、1 个月、2 个月、3 个月、6 个月应到医院复查。指导患者掌握正确的下床和扶拐步行方法，防跌倒。

六、胫骨上端或平台骨折患者的护理

胫骨平台骨折又称胫骨髁骨折，是临床比较常见的复杂关节内骨折，多发于青壮年，骨折后期最易出现的后遗症是膝关节不稳定、伸屈活动受限及创伤性关节炎。

（一）解剖生理

胫骨平台是构成膝关节的重要骨性结构，它是胫骨上端膨大部分，有两个凹面，分为内外两髁，又称内、外侧平台，与股骨内、外髁相对应。胫骨平台关节面为内、外侧半月板覆盖，可增加膝关节稳定性。胫骨平台内外侧分别有内外侧副韧带，平台中央有胫骨粗隆，其上有交叉韧带附着。当胫骨平台骨折时，常合并韧带损伤、血管神经损伤、骨筋膜室综合征等并发症。

（二）病因病机

胫骨平台骨折多由直接暴力和间接暴力引起。临床以间接暴力多见。多是强大的内翻或外翻应力合并轴向载荷（垂直压缩力）的结果。受伤过程中，股骨髁对下面的胫骨平台施加了剪切和压缩应力，可导致劈裂骨折、塌陷骨折，或两者并存。

（三）临床表现

胫骨平台骨折的症状和体征随骨折的严重程度有很大差异。骨折无移位和单髁轻微压缩骨折者症状较轻，轻度肿胀、疼痛及活动受限；一般无明显畸形；移位的胫骨平台骨折常伴有膝关节和小腿上端严重肿胀，膝关节功能严重受限，常伴有局部畸形。肿胀严重时可伴有广泛瘀斑，甚至出现张力性水泡，皮肤坏死。

（四）辅助检查

X 射线检查可以明确诊断并了解骨折类型和严重程度，通常行正位和侧位 X 射线检查，有时还需行内外斜位 X 射线检查，以充分了解骨折劈裂和塌陷部位。CT 和 CT 三维重建能直观显示骨与关节的损伤情况，判断关节面损伤程度和位置。

（五）治疗方法

1. 非手术治疗

皮肤牵引，踝上骨牵引，手法整复外固定，手法整复经皮外固定包括鱼嘴钳夹钢针经皮外固定法、钩拉复位固定器法及其他骨外固定器疗法。

2. 手术治疗

切开复位螺钉、螺栓内固定，切开复位支持钢板、锁定钢板或松质骨螺钉内固定和切开复位植骨。

（六）护理风险点及观察要点

1. 护理风险点

（1）外固定器导致局部皮肤压力性损伤。

（2）外固定器具松动滑脱导致复位失败。

（3）血管神经损伤。

（4）骨筋膜室综合征。

2. 观察要点

（1）观察外固定的松紧度，局部皮肤的颜色和血液循环。

（2）观察外固定的牢靠度，防松动滑脱，防碰撞、拉挂，发现异常及时报告医生调整处理。

（3）观察肢体肿胀情况，肢端皮肤颜色、温度及感觉运动有无异常，有无被动牵拉足趾痛，表浅静脉是否充盈，足背动脉搏动是否良好。

（4）术后卧床期间，评估患者营养状况，注意观察骶尾部皮肤是否持续受压，是否潮湿，尤其牵引者，注意观察足跟处的压力性损伤。

（七）常见护理问题及相关因素

1. 恐惧 / 焦虑

与不了解疾病愈后、生活自理能力下降有关。

2. 疼痛

与骨折、整复、手术有关。

3. 有患肢感觉运动异常的可能

与外固定过紧或肢体位置摆放失当，损伤腓总神经有关。

4. 有患肢血液循环障碍的可能

与石膏外固定或术后绷带过紧有关。

5. 膝关节强直

与长期外固定、功能锻炼不及时或锻炼强度不够有关。

6. 膝关节创伤性关节炎

与不能保证良好复位，肢体摆放不合理，功能锻炼不及时、方法不正确有关。

（八）护理方法

1. 一般护理

（1）保持病房整洁、舒适、安静、空气流通和适宜的温/湿度。

（2）评估疼痛部位、性质、持续时间。如患肢外固定及包扎太紧，应立即松开，重新调整、包扎；及时给予止痛药物应用，并观察用药后的反应，使用镇痛泵的患者，观察患者有无恶心、呕吐、嗜睡等不良反应。

（3）做好牵引的护理，保持牵引针眼处干燥无渗出、牵引有效。踝上牵引下功能锻炼的患者，注意膝关节伸屈活动时，牵引针两侧螺帽应松开，防止牵引针在骨质内转动，引起牵引针松动滑脱。

（4）行支具外固定的患者，防止支具过紧或松脱旋转压迫腓总神经。入院前已行石膏或夹板外固定的患者，要注意观察，防止外固定解除后充血性骨筋膜室综合征。经皮外固定的患者，注意观察针眼有无渗血、渗液，肢体上方应用支架保护，防碰撞、拉挂。

（5）术后行负压引流患者，保持引流管通畅，观察有无扭曲、折叠、受压、脱落，并记录引流量和伤口渗血、渗液情况。

（6）并发症的护理：

①如患肢周围肿胀持续加重，应做好出血的抢救准备，立即给患肢下垫枕，屈膝90°，屈髋，患肢制动，以减小腘动脉的张力。

②对有神经损伤的患者，保持患肢中立位，禁止外旋，防再损伤；踝关节功能位放置，鼓励被动活动，预防关节挛缩或僵硬引起足下垂，防止足跟压力性损伤；每日用温水泡脚，轻轻按摩改善血液循环，注意水温避免烫伤。

③对于并发骨筋膜室综合征的患者注意观察生命体征，尤其是体温变化；观察尿液色、量情况；及时监测生化指标；将患肢放平，尽量减少患肢活动，禁按摩、热敷、烤灯照射，必要时冷敷；鼓励患者多饮水，利于毒素排出；少吃含钾高的食物，如香蕉、柑橘等。

2. 体位护理

患肢抬高，中立位制动，保持膝关节屈曲 5°～ 15°功能位，严禁外旋，预防腓总神经压伤。如为内侧平台骨折，尽量使膝关节轻度外翻；外侧平台骨折，尽量使膝关节轻度内翻。移动患者时需用微牵引力托扶伤肢，动作宜轻柔，避免突然或剧烈地移动患者，使骨折块损伤血管和神经。禁翻身、侧卧、下床活动。合并骨筋膜室综合征患者，应将患肢放平制动，避免抬高，以免加重组织缺血；合并腘动脉损伤、血管吻合术后患者，应给予屈膝位，以防血管再破裂。

3. 饮食护理

（1）根据骨伤患者饮食原则，正确指导患者分期饮食。

（2）合并高血压、糖尿病、心脏病的患者，做好针对性饮食护理。

4. 情志护理

评估患者心理状况，了解患者心理所需。患者常因伤势突发、疼痛和功能障碍，易出现焦虑、烦躁、恐惧等心理问题。护士应热情接待，妥善安置患者，根据病情，向患者讲解本病的治疗方案、疗程及注意事项，介绍成功病例，解除患者的思想顾虑，增强其战胜疾病的信心。鼓励家属、亲友多关心患者，给予患者情感支持。

5. 用药护理

（1）抗生素严格按药物半衰期按时用药。

（2）止痛药应用后及时进行效果评价，同时观察不良反应，防止患者发生坠床 / 跌倒。

（3）静脉应用活血化瘀中成药注射液时，注意观察滴速和不良反应。

（4）中药汤剂宜饭后 1 小时温服，服药后观察效果和反应。

（5）局部贴敷、中药熏洗治疗时，观察局部皮肤，过敏时及时停药。

（6）接骨续筋中成药以强筋壮骨、补益肝肾为主，服用期间忌生冷，多饮水。

6. 功能锻炼

正确指导患者进行功能锻炼是功能恢复的关键。胫骨平台骨折患者的康复锻炼，必须坚持"早活动，晚负重"的锻炼原则。就是争取在骨折复位、固定后尽早进行非负重性锻炼，强调一定要避免过早负重，过早负重锻炼会造成关节面的再度塌陷，而影响膝关节功能。

（1）入院后无骨筋膜室综合征的患者，早期就行踝上牵引，牵引后即开始指导患者进行主动踝关节跖屈、背伸和股四头肌收缩锻炼；合并腓总神经损伤者，协助患者进行踝关节被动跖屈、背伸锻炼，保证背伸超过 90°功能位，预防足下垂。

（2）胫骨平台骨折手法整复或手术后，即开始股四头肌等长收缩和踝关节跖屈、背伸锻炼；刀口拆线后，可行髌骨推移防髌骨粘连；并可根据病情采取中药熏洗，减轻肢体肿胀，恢复下肢肌肉弹性，改善血液循环，促进骨折愈合。

（3）根据医嘱，患肢早期进行主动或 CPM 机上被动膝关节伸屈运动，牵引下锻炼时必须保持好下肢牵引力线，预防膝关节内外翻。

（4）骨折 4 ～ 6 周在床上主动行闭链式膝关节屈伸锻炼，逐渐增加关节活动度，锻炼应循序渐进。

（5）骨折 6 ～ 8 周后，有持续踝上牵引者，在膝关节主动活动度达 0°～ 90°，方可去除牵引，下床扶双拐伤肢不负重行走。扶双拐行走 2 ～ 4 周后可逐渐单拐部分负重行走，切忌完全负重，6 个月后方可负重行走。

（6）膝关节伸直锻炼直接影响到下肢长度和走路步态，骨折端稳定后，在患肢踝关节下方垫一垫枕，使膝关节悬空，主动行足跟蹬空股四头肌和腓肠肌收缩锻炼，或在股骨下端压 4 ～ 6kg 重的沙袋。

7. 健康教育

（1）告知患者骨折和处置后局部会出现肿痛，伤肢应抬高并高于心脏水平，不可随意改变体位，避免侧身及过多搬动伤肢，预防损伤加重。

（2）经皮外固定架固定的患者，穿衣应宽松，活动搬移过程中防碰撞或拉挂。

（3）告知患者早期功能锻炼对患肢功能恢复的重要性，并坚持"晚 1 个月负重比早一天好"的早活动、晚负重锻炼原则，取得患者的理解和配合。

（4）带外固定出院的患者，告知外固定护理方法和注意事项。有伤口和经皮固定的患者，告知如果局部出现红肿、疼痛或伤肢末梢感觉、运动有异常时，应及时复查。

（5）定期复查，如骨折处置后 2 周、1 个月、2 个月、3 个月、6 个月应到医院复查。根据复查情况调整锻炼方法，正确进行分期功能锻炼，利于关节功能恢复，减低创伤性关节炎发生。

（6）教会患者正确下床步骤和扶拐步行方法，扶拐行走时注意步态平稳、重心均衡，预防骨盆倾斜和摔倒。

七、胫腓骨骨折患者的护理

胫腓骨是长管状骨中最常发生骨折的部位，约占全身骨折的 13.7%。10 岁以下儿童尤为多见，其中以胫腓骨双骨折最多，胫骨骨折次之，单纯腓骨骨折最少。胫腓骨由于部位的关系，遭受直接暴力打击、压轧的机会较多。又因胫骨前内侧紧贴皮肤，所以开放性骨折较多见外伤。外伤严重、创口面积大、粉碎性骨折、污染及组织遭受挫伤严重为本症的特点。

（一）解剖生理

胫骨是人体的主要负重骨，其上端稍后倾，左右膨大形成内、外两髁。以其两髁关节面，与股骨下端构成膝关节，其下端与腓骨下端和距骨上关节面构成踝关节。其上 2/3 横断面呈三角形，中下 1/3 部移行为近圆柱形且较细，至下端移行为膨大的四方形。胫骨体的前面为胫骨嵴，与胫骨的内侧面直接位于皮下，是触摸检查骨折移位和复位情况的重要标志。胫骨并非笔直，其中 1/3 部有轻度向前外突起，形成胫骨的生理弧度。

腓骨细长，本身不直接负重，有加强和支持胫骨的作用。其上端与胫骨构成上胫腓关节，其下端为外踝，对维持踝关节的稳定有重要作用。腓骨位于胫骨外侧偏后方，上端稍膨大，为腓骨头，为膝关节外侧的一个骨性标志。其头下部较细，为腓骨颈，腓总神经由后外侧经此骨绕向前面进入肌肉下行。故临床固定不当、体位压迫、皮肤牵引胶布压迫、胫骨结节牵引进针位置不当，均可引起腓总神经损伤。

（二）病因病机

本病多由于直接暴力引起，直接暴力多为压砸、冲撞、打击致伤，骨折线为横断或粉碎型；有时两小腿在同一平面折断，软组织损伤常较严重，易造成开放性骨折。间接暴力多为高处跌下、跑跳的扭伤或滑倒所致的骨折，骨折线常为斜型或螺旋型，胫骨与腓骨多不在同一平面骨折，腓骨多在细弱的上段骨折，胫骨多在较细弱的中下段骨折。

（三）临床表现

局部肿胀、疼痛、功能障碍，患肢短缩或成角畸形，有异常活动、骨擦音、纵轴叩击痛，易触及骨折端，如伴有血管神经损伤则可出现患肢远端供血不足、感觉运动障碍、足趾不能背屈、足下垂等。如合并小腿骨筋膜室综合征，则出现患肢缺血性疼痛，呈进行性加重，皮肤肿胀明显，常起水泡，肌腹处明显压痛，肌肉被动牵拉痛，足背动脉、胫后动脉搏动减弱或触摸不清，肢体末端感觉减退甚至丧失，肌力减弱，如治疗不及时，则出现肢体挛缩畸形及神经干损伤之体征。

（四）辅助检查

1. 影像学检查

常规给予前后位、侧位 X 射线检查，可明确诊断骨折类型。

2. 血管彩超和血管造影检查

疑有动脉损伤的患者要行血管彩超检查，仍不能明确诊断的患者可行血管造影检查。

（五）治疗

1. 特色治疗

（1）单纯石膏固定或支具外固定法适用于无移位或轻度移位的骨折。

（2）手法复位后小夹板、石膏固定法，适用于稳定性横断和短斜型骨折，尤其适合合并糖尿病和心脏病的患者。

（3）闭合复位单边固定器固定，经皮钳夹、经皮钢针固定，组合式外固定架固定适用于斜型、螺旋型骨折。

（4）双钢针配合夹板固定适用于横断型骨折。

（5）牵引疗法，适用于斜型、螺旋型、粉碎性等不稳定型骨折，骨牵引后小夹板或石膏固定。

2. 手术治疗

（1）切开复位接骨板内固定，适用于胫骨的上、中、下段骨折。

（2）交锁髓内钉固定，适用于胫骨中段骨折。

（3）外固定架适用于有皮肤损伤较严重的胫腓骨骨折。

（六）护理风险点及观察要点

1. 护理风险点

（1）骨筋膜室综合征。

（2）腘动脉损伤。

（3）腓总神经损伤。

（4）下肢深静脉血栓。

（5）感染。

2. 观察要点

（1）密切观察患肢远端血液循环、感觉、运动、足背动脉及胫后动脉搏动情况，观察患肢皮肤颜色、温度、肿胀情况、有无张力性水泡、有无被动牵拉痛等，警惕发生骨筋膜室综合征。

（2）观察生命体征的变化，观察伤口出血情况，观察肢体远端动脉搏动情况，如触及不清、肢端发凉、感觉迟钝、肿胀严重、皮肤颜色改变，警惕骨折合并腘动脉损伤。

（3）观察患肢末梢感觉、运动及患足背伸、跖屈情况，警惕腓总神经损伤。

（4）观察伤口渗血、渗液情况，观察引流管的通畅情况，观察患者的体温变化。

（七）常见护理问题及相关因素

1. 焦虑 / 恐惧

与担心骨折预后有关。

2. 舒适度的改变

与疼痛、被动体位、骨折固定或牵引不当、感染有关。

3. 躯体移动障碍

与骨折脱位、制动、固定有关。

4. 有体液不足的危险

与外伤后出血有关。

5. 有周围组织灌注异常的危险

与神经、血管损伤有关。

6. 潜在并发症

与长期卧床、血液循环障碍处理不及时、功能锻炼方法不当有关。

（八）护理方法

1. 一般护理

（1）入院时热情接待患者，移开或剪开影响骨折部位血液循环的衣裤，抬高患肢，使之高于心脏水平，促进静脉回流，减轻肿胀。了解患者所需，尽量使患者消除恐惧，协助患者做好各项检查。对于有其他外伤史的患者如撞到头部的患者应严密观察患者的神志、瞳孔、言语表达能力。

（2）小夹板固定的护理：随时查看小夹板固定的松紧度及肢体有无麻木、疼痛等，严防局部压力性损伤、骨筋膜室综合征等并发症发生。

（3）石膏固定的护理：注意患肢的疼痛程度，注意倾听患者的主诉，有无麻木感；石膏固定24小时内要经常检查足趾的背伸和跖屈情况，以判断腓总神经是否受压。如疑神经受压，应剖开石膏减压。

（4）牵引的护理：①始终保持有效牵引；②做好患肢皮肤的护理，每日2次按摩受压部位，防止压力性损伤；③有皮肤和软组织损伤者，保持创面的无菌和敷料的清洁干燥，对肿胀严重者，用25%的硫酸镁湿敷。

（5）经皮钳夹、单边固定器、经皮钢针、钢针套夹板的护理。

①术后将小腿抬高并置于中立位，患肢下面垫棉垫，必要时用护架保护。

②固定针可能造成神经、血管损伤，应注意有无神经受压症状，患肢有无麻木、疼痛。注意末梢血液循环及足趾端的活动和色泽变化。

③足部穴位按摩以促进血液循环。

④预防针眼感染，用75%酒精或0.5%碘伏消毒针眼，每日2次，如针眼红肿、疼痛，分泌物有异味者，应及时拔除外固定器，更换石膏固定。

（6）并发症的护理：

①小腿骨筋膜室综合征：重点观察"5P征"。一旦确诊或怀疑有骨筋膜室综合征的发生，立即松开所有的外固定物，将肢体放平；禁止抬高患肢，严禁按摩和热敷，以免加重组织缺血；做好手术前准备，行手术减压术后，保持创面的无菌，防止继发感染。观察创面渗液情况，保证足够的输液量，注意电解质的变化，加强营养。

②神经损伤：胫骨上段骨折患者若出现垂足畸形、踝不能背伸、不能伸趾、足背感觉消失的情况，则提示有腓总神经损伤。检查局部皮肤有无受压、有无足下垂的症状，可在足部穿防外旋的丁字鞋，以保持踝关节的功能位，防止足下垂，给予神经营养药物以促进神经恢复。及早鼓励并指导患者做肌肉锻炼，定时按摩、理疗，促进局

部血液循环，防止失用性肌挛缩。

③关节僵硬：功能锻炼是恢复患肢功能的重要措施。能加速患肢水肿消退，促进骨折愈合，减少和避免肌肉萎缩、关节僵直等多种并发症，使患肢恢复正常功能。指导患者做患肢足趾、足背伸活动及股四头肌的等长收缩训练，并根据肢体肿胀情况做髋、膝、踝关节的主动功能活动。护士对每位患者均制订活动量计划，遵循由小到大、由轻到重、循序渐进的原则，给予正确指导及督促，活动次数、力度、时间以患者能耐受为度。

2. 体位护理

抬高患肢 20°～ 30°，保持中立位，高于心脏水平，促进肿胀消退，减轻疼痛。肿胀消退后方可坐起。

3. 饮食护理

（1）骨折早期，建议进食含充足蛋白质、富含膳食纤维及维生素饮食，每日饮鲜牛奶 250 ～ 500mL。

（2）手术当天根据麻醉方式选择进食时间，手术第 2 日即可根据患者的饮食习惯，选择清淡可口、易消化食物。

（3）骨折中、后期肾阳虚者多食温补之品，如羊肉、猪肉、龙眼等；肝肾阳虚者多食清补之品，如山药、鸭肉、牛肉、百合、枸杞等。

4. 情志护理

由于患者对疾病预后的不确定，担心残疾而成为社会和家庭的负担。针对患者的心态采取相应的措施，同情理解患者，讲解有关疾病的知识、治疗的大致过程及可能出现的情况，介绍相同成功病例经验，稳定患者情绪；做好家属思想工作，允许亲人陪伴，给患者以亲情支持，使患者增强信心，处于最佳心理状态，愉快接受手术。

5. 功能锻炼

（1）整复或手术前：

①对有神经损伤的患者，患肢置中立位，足跟垫起，踝关节被动跖屈、背伸；按摩足趾各关节；指推活髌，以上锻炼每日 2 次，每次 5 ～ 10 分钟。

②健肢、双手支床抬臀锻炼，每小时 1 次，教会患者使用大、小便器。

（2）整复或手术后：

①整复或手术当天，麻醉消失后行足趾关节活动，踝关节背伸、跖屈，股四头肌的等长收缩锻炼，绷紧腿部肌肉 10 秒后放松，如此反复，每日 2 次，每次 10 ～ 15 分钟。

②第 1 周协助患者主动加被动直腿抬高锻炼和膝关节的伸屈，双手托起患肢抬高 30cm，停顿 10 秒，再进行膝关节的伸屈；踝关节主动背伸，达到极限时，一手托住患肢足跟部，用另一手握住患足助力使踝关节被动背伸，然后跖屈。每天 2 次，每次

5 ～ 10 分钟。

③第 2 ～ 3 周逐渐减少被动活动，加大主动活动力量、幅度及时间，配合器械及支架等做辅助锻炼。

④第 3 ～ 4 周后，骨折部趋于稳定，加强患肢的主动及负重锻炼。

⑤第 5 ～ 7 周继续患肢各关节锻炼外，指导患者扶双拐下床，患肢不负重站立，每日 2 ～ 3 次，每次 10 ～ 15 分钟。下床锻炼时应有人保护，防止摔倒造成二次骨折。

⑥第 8 ～ 12 周，若骨折愈合牢固，即可以进行蹬空增力、起蹲运动、上下楼梯练习、健身车练习，每日 2 次，每次 10 ～ 15 分钟。对活动功能存在不同程度障碍的关节和肌肉，必要时配合理疗、按摩等方法。

6. 用药护理

（1）外用中药：初期应用活血化瘀、舒筋止痛中药，如红花酒、平乐展筋酊，注意皮肤是否有发红、皮疹、发痒等不适。

（2）内服中药：初期服用活血消肿止痛汤药，后期服用接骨续筋之中药，观察是否有恶心等胃肠道反应。

（3）合理应用抗生素，如为开放性或污染创口，则根据细菌培养及药敏结果，选择敏感抗生素应用。

7. 健康教育

（1）术前：①做好心理护理；②饮食得当，保持大便通畅；③保持皮肤清洁，术前 3 天清洁皮肤；④告知患者患肢抬高的目的，获得患者的配合。

（2）术后：①观察伤口渗血、渗液情况，发现异常及时报告医生；②加强引流管护理，防止扭曲，保持通畅；③加强功能锻炼，防止关节僵直；④观察伤口疼痛的性质，合理应用止痛药。

8. 出院指导

（1）定期复查。如发现患肢血液循环、感觉、运动异常，及时就医。

（2）继续按时服用接骨续筋药物，直至骨折愈合牢固。

（3）扶拐下床活动患侧肢体全脚着地，防止摔倒，加强患肢膝、踝关节伸屈锻炼，如有踝关节功能障碍可做踝部旋转、斜坡练步等功能锻炼，踝关节僵硬者，可做踝关节的下蹲背伸和站立屈膝背伸锻炼。

（4）保持心情愉快，劳逸适度。

（5）加强营养，保证每日优质蛋白的补充，如鸡蛋、牛奶、瘦肉及豆制品等。食物做到多样化，保证营养素摄入充足，促进骨折愈合。

八、踝关节骨折患者的护理

踝关节也称胫距关节，是足后半部中最重要的关节，是站立时人体负重最大的关节，易发生损伤。踝部骨折多见于青少年，占全身骨折的 3.83%。

（一）解剖生理

踝关节由胫腓骨的下端和距骨上面的鞍状关节面构成。胫骨下端前后方的凹形关节面，与距骨上面的鞍状关节面对应。其内侧向下突出部为内踝，其前后缘呈唇状突起，称后踝。其外侧有一腓骨切迹，与腓骨下部构成下胫腓关节，由下胫腓韧带相连接。腓骨下端为外踝，外踝较内踝为长，稍偏后，且内踝的三角韧带也较外踝的距腓、跟腓韧带坚强，故阻止内翻的力量较阻止外翻的力量要大，易造成内翻性损伤。内、外、后三踝构成踝穴，距骨与内外踝形成的踝穴紧密吻合，两踝如同钳子的两翼，从两侧抓住距骨，即所谓的"踝钳"。正常情况下，踝钳有稳定踝关节的作用。踝关节周围肌肉较薄弱，一旦损伤，肿胀较甚，肿胀消退较慢。

（二）病因病机

踝部骨折可因外力作用的方向、大小和肢体受伤时所处位置的不同，造成各种不同类型的骨折、各种不同程度的韧带损伤和不同方向的关节脱位。尤以从高处坠下、下楼梯、下斜坡及走崎岖不平的道路，更易引起踝关节的损伤。直接暴力如挤压等亦可引起踝部损伤、脱位。踝部损伤原因复杂、类型很多。韧带损伤、骨折、脱位可单独或同时发生。根据受伤姿势可有内翻、外翻、外旋、纵向挤压、侧方挤压、跖屈背伸等多种暴力。以内翻暴力多见，外翻暴力次之，外旋暴力又次之。

（三）临床表现

踝关节损伤多肿痛较甚，功能丧失，可有广泛瘀斑，甚至起水泡，有明显压痛，可触及或感到骨擦音。若足呈内翻状，且可触到外踝部凹陷和内踝凸起者，为内翻型骨折；外翻型骨折，足呈外翻状，可触到内踝部凹陷和外踝部之骨折高凸；外旋型骨折，则足呈外展外旋状，内踝部可触到骨折缝隙及骨折边缘突起。

（四）辅助检查

X 射线及 CT 检查可明确诊断骨折类型，MRI 检查可明确韧带损伤的程度及部位。

（五）治疗方法

大部分踝关节骨折是轻度的，闭合复位石膏固定即可达到满意的治疗结果。严重的骨折移位，需要手术切开复位治疗，一般Ⅰ度、Ⅱ度损伤，保守治疗和手术内固定的治疗结果是相同的。而Ⅲ度和Ⅳ度骨折脱位，切开复位治疗的结果优于闭合复位。对于开放性踝关节骨折，要严格遵照清创的原则，伤口彻底清创后按照踝关节骨折的类型决定其复位固定方法，尽可能选用简单有效的内固定，应行经皮克氏针内固定或解剖钢板螺丝钉固定。

1. 特色治疗（闭合复位）

Ⅰ度、Ⅱ度骨折，采用闭合复位石膏固定。

2. 手术治疗

（1）手术复位：Ⅲ度、Ⅳ度骨折，经闭合复位后距骨仍移位者，应手术切开复位内固定。

（2）踝关节骨折，超过3周以上，属于陈旧性损伤。因此时已失去了闭合复位的最佳时间，手术切开复位是唯一可行的途径。包括陈旧性踝关节骨折或骨折脱位手术复位固定术、踝关节融合术、踝关节成形术和人工踝关节置换术。

（六）护理风险点及观察要点

1. 护理风险点

（1）血管、神经损伤。

（2）牵引失效。

（3）石膏固定过紧。

（4）外固定器具松脱。

（5）感染。

2. 观察要点

（1）观察伤口有无渗血、渗液，引流管是否通畅及有无感染征象等。观察患肢末梢血液循环、感觉、运动情况。

（2）石膏固定者观察局部皮肤受压情况。

（3）跟骨牵引者观察牵引的角度、重量及患者的感觉。

（4）观察外固定是否稳妥，针是否脱出，针锁、钳夹固定栓有无松动。

（5）观察踝关节固定后的摆放位置是否适宜。

（七）常见护理问题及相关因素

1. 焦虑 / 恐惧

与突发受伤有关。

2. 疼痛

与骨折、神经损伤、软组织损伤有关。

3. 自护知识缺乏

与健康教育落实不到位有关。

4. 肿胀

与骨折后气滞血瘀有关。

5. 有感染的危险

与皮肤受损、受伤程度及外固定有关。

6. 有踝关节僵直的可能

与术后体位固定有关。

（八）护理方法

1. 一般护理

（1）热情接待患者，取舒适卧位，将患肢抬高，略高于心脏水平。

（2）预防发生骨筋膜室综合征和肢体远端缺血坏死。若患肢严重肿胀，皮肤紧张发亮，出现张力性水泡，发现皮肤温度降低，颜色变深，足背动脉搏动减弱或消失，立即解除外固定或敷料，必要时切开减压。

（3）行跟骨牵引的患者，保持有效骨牵引，患肢和牵引绳在一条直线上，患足不能蹬床栏，牵引锤不能着地或靠在床架上。

（4）应用夹板或石膏固定后，石膏边缘给予衬垫，预防皮肤压力性损伤。内外踝出现红肿、水泡应及时调整衬垫。有水泡者穿刺抽液，破溃者及时换药，并保持干燥，避免感染。

（5）发现钢针松动脱出，针锁、钳夹松动者，给予及时调整，必要时 X 射线检查，以防骨折移位。

（6）并发症护理：

①关节僵直：踝关节僵硬，特别是背伸功能障碍，可通过早期关节活动及功能锻炼而减少此类情况发生。后期应用中药熏洗加局部锻炼纠正踝关节僵直。

②感染：持续的或严重的疼痛或肿胀应怀疑有感染的可能，有分泌物者，可做细菌培养，合理应用抗生素，及时给予换药，保持床铺清洁干燥。

2. 体位护理

骨折或术后 1 周内取平卧位，卧硬垫床，抬高患肢，患肢抬高 15°～30°，高于心脏水平，并保持中立位，健肢及其他重物不可压迫患肢，注意观察患者体位的变化，如发现异常应及时纠正，防止患肢畸形愈合。

3. 饮食护理

（1）骨折早期，建议进食高蛋白、高维生素、高纤维素、易消化饮食，每日饮鲜牛奶 250～400mL。

（2）手术当天根据麻醉方式选择进食时间，手术第 2 日即可根据患者的饮食习惯进食高纤维素、清淡可口、易消化食物，如新鲜蔬菜、水果、米粥、面条、酸奶、鸡蛋羹等，忌生冷、辛辣、油腻、煎炸食物。

（3）骨折中、后期根据患者食欲、体质进行饮食调护，如肾阳虚者多食温补之品，如羊肉、猪肉、龙眼等；肝肾阳虚者多食清补之品，如山药、鸭肉、牛肉、百合、枸杞等；普通患者可食胡桃、瘦肉、骨头汤、山萸肉、黑芝麻等补肝肾、强筋骨之品。

4. 情志护理

做好心理护理，伤后患者易产生恐惧、焦虑和烦躁心理，深入病房，多和患者谈心，解除其思想顾虑，让其了解病情，配合治疗护理和功能锻炼，促进骨折愈合。

5. 功能锻炼

（1）术前：指导患者进行足趾活动，每日 3 次，每次 10 ～ 15 分钟；抬臀锻炼，每小时 1 次，每次坚持 10 秒；教患者学会使用大、小便器。

（2）术后：

①一般骨折整复固定麻醉消退后，被动锻炼背伸、跖屈各趾关节，每日 2 次，每次 5 ～ 10 分钟。主动做小腿肌群和股四头肌的等长收缩锻炼。

②第 1 ～ 3 天继续上述锻炼内容。被动直腿抬高、膝关节伸屈等活动；踝关节主动小幅度背伸、跖屈活动，每日 2 次，每次 5 ～ 10 分钟。

③第 4 ～ 7 天继续上述锻炼内容。踝关节主动加被动锻炼，每日 2 次，每次 5 ～ 10 分钟。

④从第 2 周起，可以加大踝关节自主活动范围，减少被动活动。被动活动时，只能做背伸及跖屈活动，不能旋转及翻转，2 周后患者可扶拐下地轻负重步行，三踝骨折对上述活动步骤晚 1 周进行，使残余的轻微错位随距骨的活动摩擦而恢复，可通过收缩肌肉尽早消除肿胀，从而减少并发症。

⑤第 3 ～ 4 周继续上述锻炼内容，加大膝、踝、趾各关节的主动活动和小腿肌肉的舒缩锻炼，每日 2 次，每次 15 ～ 20 分钟。

⑥第 5 ～ 6 周加大上述锻炼内容，适应性站立练习，每日 2 次，每次 10 ～ 15 分钟。上床后可抬高患肢，以减轻下床后患肢的肿胀。

⑦第 6 ～ 8 周加大踝关节的伸屈、内外翻活动度，进行蹬空增力、揉搓舒筋、床缘屈膝等活动，每日 2 次，每次 10 ～ 15 分钟。扶拐不负重练习 2 ～ 4 周，逐渐平地负重行走，直至弃拐行走。

⑧第 8 ～ 12 周练习站立屈膝背伸、扶拐下蹲、斜坡练步、上下楼梯、健身车练习等，每日 2 次，每次 10 ～ 15 分钟。

6. 用药护理

（1）止痛药应用后及时进行效果评价，同时观察不良反应。

（2）静脉应用活血化瘀中成药注射液时，注意观察滴速和不良反应。

（3）抗生素严格按药物半衰期按时用药。

（4）中药汤剂宜饭后 1 小时温服，服药后观察效果和反应。

（5）中药塌渍及熏洗者，注意水温，以免烫伤，并观察局部皮肤有无红、肿、瘙痒等过敏现象。

7. 健康教育

（1）术前：①给予患者心理疏导，解除思想顾虑，使其配合治疗；②合理饮食，增强体质，保持大便通畅；③保持患肢抬高 20°～ 30°，利于消肿止痛；④踝部软组织少，防止压力性损伤。

（2）术后：

1）体位：保持患肢中立位、高于心脏20°～30°，手术后3天内尽量少坐起。

2）手术后足跟部和骶尾部容易发生压力性损伤，每1～2小时用健肢屈膝支床抬臀1次，按摩局部受压处，预防压力性损伤。

3）及时给予疼痛评估，若疼痛评分＞4分，可报告医生，根据情况应用镇痛药物。如出现：①伤口疼痛剧烈；②远端皮肤颜色改变；③肿胀加重；④感觉麻木；⑤足趾或踝关节活动差等异常情况时，报告医生给予处理。石膏固定内部有定点疼痛时，有局部压伤的风险，及时处理，预防皮肤坏死。

4）使用静脉镇痛泵时，不能频繁按，如感觉疼痛及时与麻醉医生联系处理。

5）术后刀口少量渗血、伤口轻微疼痛、低热属正常现象。若伤口剧烈疼痛、渗血多、体温＞38℃，应及时告知医生。

6）输液过程中，告知患者和家属不能随意调节滴数。

7）手术当天麻醉消失后即可在医生、护士指导下进行伤肢功能锻炼，注意循序渐进，防止关节僵直，促进伤肢功能恢复。

8. 出院指导

（1）继续加强功能锻炼，循序渐进，以不疲劳为度。

（2）经皮穿针固定者，告知外固定一般固定6周左右，注意保持针眼处干燥清洁，若有渗出物、红肿、疼痛，及时复查。

（3）关节如有僵硬及疼痛，在锻炼的基础上继续配中药外洗、展筋酊按摩，继续服用接骨药物。定期到医院复查，根据骨折愈合情况，确定解除内外固定的时间。

（4）出院后2周、6周、10周复查。若骨折已骨性愈合，可酌情使用单拐而后弃拐行走。

九、距骨骨折患者的护理

距骨骨折较少见，多由直接暴力压伤或由高处坠落间接挤压所伤，后者常合并跟骨骨折。距骨主要靠发自足背动脉的关节支、进入距骨颈的滋养动脉供血，血供较差，距骨颈骨折后，其血供中断，故骨折愈合缓慢，甚至发生距骨体缺血坏死，应及早诊治。

（一）解剖生理

距骨为足的主要负重骨之一，与跟骨一起，站立时负人体重量的一半。距骨前部的圆形突起为距骨头，其后稍细部为距骨颈，再后宽大部为距骨体。距骨深居踝穴跟、胫之间的骨性匣内，只有头颈部伸出匣外，其周围由韧带相连。距骨表面大部为软骨关节面包绕，有七个关节面，其体部上面的拱起为鞍状关节面或称为滑车关节面，与胫骨下端关节面相接，滑动于踝穴中；内侧的半月状关节面与内踝相接；外侧的三角状关节面与外踝相接；体部下面的前、中、后三个关节面与跟骨的相应关节相接；头部的凸状关节面与舟骨的凹状关节面相接。

（二）病因病机

距骨骨折较少见，好发于青壮年男性，多为间接外力引起。由高处坠下，足先着地，身体重力沿胫骨纵轴向下传递，地面反作用力沿跟骨向上冲击，相互交汇作用于距骨所致。若高处坠下，踝关节内翻位着地，或负重站立位，小腿内下受暴力打击，使踝关节强力内翻时，则引起踝关节内翻型骨折伴距骨纵行劈裂骨折。若高处坠下，足踝跖屈着地，或足背受外力打击，使足强力跖屈时则可引起距骨后突骨折。若下蹲位劳动时，背后突然被重力推压，使身躯前倾，致足踝强力背伸，则距骨颈受胫骨下端前缘的挤压，亦可造成距骨颈骨折。足强力跖屈踢物，如足球运动员踢足球，则可引起距骨颈部撕脱性骨折。

（三）临床表现

踝关节伤后局部肿胀、疼痛、不能站立和负重行走、功能障碍。距骨颈Ⅱ度骨折，踝关节前下部有压痛和足的纵轴冲击痛。距骨体脱出踝穴者，踝关节内后部肿胀严重，局部有明显突起，趾多有屈曲挛缩，足外翻、外展，可在内踝后部触到骨性突起，局部皮色可出现苍白缺血或发绀。若为距骨后突骨折，除踝关节后部压痛外，足呈跖屈状，踝关节背伸、跖屈均可使疼痛加重；若为纵形劈裂骨折，踝关节肿胀严重或有大片瘀血斑，呈内翻状畸形，可在踝关节内侧或外下侧触到移位的骨块突起。

（四）辅助检查

X射线检查能明确诊断。

（五）治疗方法

1. 特色治疗

（1）距骨颈无移位骨折，可行短腿石膏跖屈位固定，2个月后去石膏复查，必要时再将患足踝关节中立位固定1～2个月，不可过早将足放在背伸位。

（2）距骨颈骨折伴距跟关节半脱位或全脱位的患者，可试行手法复位，手法整复应在坐骨神经、股神经阻滞麻醉或硬脊膜外麻醉下进行。

2. 手术治疗

（1）伤后已延误超过1周以上的患者。

（2）距骨体的后内侧脱位而未合并内踝骨折或外侧脱位、未合并外踝骨折者；虽伴有内踝或者外踝骨折，但经闭合复位失败者。

（3）合并有肌腱嵌夹或出现血管、神经有受压现象者。

（4）对于开放性距骨颈骨折、脱位的治疗：①清创后置于原位，如果术后发生距骨感染、骨不连或坏死，二期切除行胫跟融合或Blair融合。②直接切除该骨折块，待伤口愈合后做关节融合。

（六）护理风险点及观察要点

1. 护理风险点

（1）血液循环障碍。

（2）踝关节僵直。

2. 观察要点

（1）观察趾端有无剧烈疼痛、肿胀、麻木感，皮肤有无温度降低、苍白或青紫等。肢端甲床充血时间延长或胫前、胫后动脉搏动情况改变，是患肢动脉受伤或受压受阻后的临床表现。肢端肿胀、颜色青紫则是静脉回流不畅的症状。

（2）整复后石膏托外固定者，注意观察石膏托松紧度。

（3）观察踝关节活动度。

（七）常见护理问题及相关因素

1. 焦虑

与病程长、恢复慢有关。

2. 肿痛

与距骨骨折血液循环差、功能锻炼不主动有关。

3. 有患肢血液循环障碍的可能

与患肢包扎固定过紧有关。

4. 距骨有缺血坏死的可能

与局部血供有关。

（八）护理方法

1. 一般护理

（1）保持病房清洁、整齐，房间温/湿度适宜，保持床铺清洁、干燥。

（2）肿胀的护理：①早期立即休息制动，局部冰敷，加压包扎，抬高患肢、高于心脏 20cm。②进行主动肌肉收缩训练促进消肿，如股四头肌等长收缩练习、直腿抬高练习。③活血化瘀搽剂外用，起到消肿止血的疗效。可配合理疗，促进肿胀的消退。

（3）皮肤护理：术前 3 天用温水泡脚，每天 1 次，每次 30 分钟。避免抓挠导致感染，影响手术的顺利进行。

（4）切口及患肢护理：距骨切开手术容易发生切口不愈合和软组织坏死，合并糖尿病时，切口更不易愈合。

①观察足趾感觉、运动情况，避免包扎过紧导致血液循环障碍。术后观察切口敷料渗血情况，用笔标记渗血范围，比较渗血范围的变化并记录。

②患肢持续抬高，减轻切口周围皮肤张力，促进切口愈合。

③保持引流管通畅，充分引流，减轻局部张力，利于切口愈合。

（5）局部外贴膏药的患者，观察皮肤有无过敏、起水泡等情况，出现过敏症状立即停止贴敷。

（6）整复后石膏托外固定的患者，石膏边缘应整齐光滑，避免卡压和摩擦肢体；如果肢体出现肿胀，有神经、血管压迫症状，立即切开石膏；如肿胀消退后石膏松动，应及时更换石膏。

2. 体位护理

（1）术后抬高患足 20 ～ 30cm，注意肢体保暖，以促进静脉血液和淋巴液的回流，改善末梢循环，减轻局部肿胀。

（2）坐位时避免伤足下垂，在病情允许时，尽早开始患肢活动。

3. 饮食护理

（1）加强营养支持，增加机体抵抗力，以促进伤口的愈合，以达到促进骨折愈合的目的。

（2）早期应进食清淡、易消化、富含优质蛋白的食物，多食新鲜的蔬菜、水果等，忌食辛辣刺激性食物。

（3）骨折中后期，指导其食高蛋白、高维生素、含粗纤维及含钙量高的食物，如瘦肉、鸡蛋、豆制品、牛奶、虾米、新鲜的水果及蔬菜等。

4. 情志护理

患者对伤肢功能的恢复存在担忧，针对患者的心理压力，使用鼓励、安慰、解释、支持等语言，经常巡视病房，通过关心、交流、理解与患者建立良好的护患关系，消除患者的担忧，缓解其焦虑、抑郁等情绪，增强其信心。

5. 功能锻炼

（1）术后 24 小时即鼓励并指导患者做患肢足趾和踝关节的伸屈活动，每日 3 次，每次 20 分钟。注意不要进行踝关节和膝关节的动态锻炼，以免影响骨折稳定性。

（2）第 2 天开始主动活动踝关节，加强踝关节背伸、跖屈主动练习。方法：患者平卧，肌肉放松，保持膝关节伸直，踝关节以匀速做 1 个跖屈和 1 个背伸为 1 组，每日 3 次，每次 3 ～ 5 分钟，每分钟 8 ～ 10 组，使关节面得以塑形、磨合，恢复关节面的完整性和正常的活动度，提高治愈率。

（3）术后第 1 ～ 3 天开始按摩足趾、踝部至膝关节，对损伤部位肢体能有效缓解疼痛和肌肉痉挛，促进静脉回流而减轻肿胀；同时配合进行下肢的被动活动，从 30°开始，每天增加 5°～ 10°，直至伸屈范围达到生理活动度；并辅以外力来增加踝关节活动范围，每日早、中、晚各锻炼 100 次左右。

（4）术后第 3 ～ 7 天，指导患者主动进行足趾、踝关节、膝关节的锻炼，每日 2 次，每次 15 ～ 20 分钟。

（5）术后第 2 周，继续上述锻炼，加大踝、膝、趾各关节活动和小腿肌肉的舒缩锻炼。每日 2 次，每次 15 分钟，被动锻炼改为主动锻炼。

（6）术后第 3～6 周，指导患者适应性下床站立练习，扶拐下床，患肢不负重站立，每日 2 次，每次 10 分钟，下床锻炼须有人保护，以防摔倒。

（7）术后第 6～8 周，外固定去除后，加大踝关节伸屈、内外翻活动度，进行蹬空增力、搓揉舒筋，每日 2 次，每次 10 分钟。

（8）术后第 8～12 周，练习起蹲运动、斜坡练步、上下楼梯练习，每日 2 次，每次 10 分钟。

6. 用药护理

（1）镇痛药应用后及时进行效果评价，同时观察不良反应。

（2）静脉应用活血化瘀中成药注射液时，注意观察滴速和不良反应。

（3）抗生素严格按药物半衰期按时用药。

（4）中药汤剂宜饭后 1 小时温服，服药后观察效果和反应。

（5）中药塌渍及熏洗者，注意水温，以免烫伤，并观察局部皮肤有无红、肿、瘙痒等过敏现象。

7. 健康教育

（1）术前：①清洁皮肤，预防伤口感染；②给予疼痛知识宣教；③伤肢局部肿胀，早期可进行冷敷；④如有神经受压症状，及时告知医生处理。

（2）术后：

①石膏固定或器具外固定后，固定过紧或局部压迫可能会对腓总神经造成损伤，告知患者如出现踝、趾关节感觉、活动异常时，及时告知医护人员给予处理。

②术后绷带固定松紧度适宜，过紧告知医生及时调整，避免手术创伤后肢体肿胀致绷带过紧引起足骨筋膜室综合征的发生。

③给予扶拐方法指导。

④给予防跌倒知识教育。

8. 出院指导

（1）继续进行踝、膝关节功能锻炼。

（2）告知患者正确下床步骤和扶拐步行方法，下床功能锻炼时最好有家人在旁保护，以免摔倒造成二次骨折。

（3）如出现外固定松动滑脱，针眼有渗血、渗液，伤口局部出现红肿、疼痛，伤肢末梢感觉、运动异常时，及时随诊。

（4）结合患者个体差异，做好饮食指导，注意营养均衡，荤素合理搭配，宜进食高蛋白、高钙及高维生素饮食，多食新鲜蔬菜、水果，以促进骨折愈合。

（5）根据医嘱告知患者正确服药方法及药物可能出现的不良反应和注意事项。

（6）遵医嘱定期 X 射线复查，如有不适及时复诊。

十、跟骨骨折患者的护理

跟骨骨折为足部常见骨折，多为间接暴力引起，由高处坠下足跟着地，为跟骨骨折的最常见原因。伤后足跟部疼痛，不能站立和负重；足跟横径增宽，可有内翻或外翻畸形。并有程度不等的肿胀和瘀血斑。踝关节背伸、屈曲、内翻、外翻活动，均有明显受限。

（一）解剖生理

跟骨是足部最大一块跗骨，由一薄层骨皮质包绕丰富的松质骨，组成的不规则长方形结构。跟骨后端为足跟的着力点之一。

跟骨与距骨形成距跟关节。跟骨后部隆突为跟骨结节，其向内侧突出的部分叫载距突，它与距骨颈接触，支撑距骨头并承担体重。跟骨结节与第 1 跖骨头和第 5 跖骨头形成足的 3 点负重，并形成足弓。

跟骨结节与跟骨后关节突连线与跟骨前后关节突连线所成夹角叫跟骨结节角。跟骨骨折时，此角变小，甚至呈负角，如不矫正，将降低腓肠肌的收缩力，而影响足的功能。

（二）病因病机

跟骨骨折多由传导暴力所致。从高处坠下或跳下时，足跟先着地，身体重力从距骨下传至跟骨，跟骨被压缩或劈裂；亦有少数因跟腱牵拉而致撕脱骨折，即跟骨结节横型骨折（又名"鸟嘴"型骨折）；跟骨骨折后常有足纵弓塌陷、结节关节角减小，甚至变负角，从而减弱足跖屈的力量和足纵弓的弹簧作用。

根据骨折线在侧、轴位 X 射线照片上的表现，可分为不波及跟距关节面和波及跟距关节面骨折两类。前者预后较好，后者预后较差。除引起跟骨骨折外，常合并腰椎压缩骨折，甚至颅底骨折和颅脑损伤，故高空坠落患者，应注意全面检查，以免漏诊。

（三）临床表现

伤后足跟部剧烈疼痛、肿胀，不能负重，随后瘀血，可有水泡形成，明显的移位会产生足的外观畸形，足内外翻活动受限。严重者表现为足弓塌陷，足跟横径增宽，高度减低。跟骨主要由松质骨组成，骨折后出血量大，跟骨周围软组织严重肿胀，24 ~ 48 小时内，部分患者足及踝部出现水泡，严重者会出现骨筋膜室综合征。

（四）辅助检查

1. X 射线检查可明确骨折部位及类型。

2. CT 检查可以清楚地显示骨折块的多少、移位的大小、翻转的方向及跟骨外侧壁增宽、外踝撞击的程度。

（五）治疗方法

1. 非手术治疗

单纯石膏固定法，适用于无移位或轻度移位的骨折。经皮钢针复位撬拨复位石膏外固定和跟距反弹固定器固定，跟距反弹固定器固定适用于跟骨舌形骨折及占后关节面 1/2 以上的关节内塌陷性骨折。

2. 手术治疗

新鲜骨折移位严重难以复位者切开内固定；陈旧性骨折行切开复位跟骨钛板内固定、石膏外固定；粉碎性骨折视后期情况做距骨下关节融合术。

（六）护理风险点及观察要点

1. 护理风险点

（1）术后发生低血容量性休克。

（2）术后伤口感染。

（3）术后切口裂开。

（4）术后卧床期间发生坠床，扶拐行走过程中发生跌倒。

2. 观察要点

（1）术后严密观察生命体征变化，评估术中出血量，观察伤口渗血、引流管引流量及局部有无肿胀、瘀血、渗液等情况。

（2）观察患肢末梢血液循环、感觉、运动、颜色、温度和肿胀情况。

（3）观察患者的体温情况，局部有无红肿热、红肿有无加重等感染情况。

（4）观察患肢体位是否符合治疗和康复需要。

（5）观察患者活动能力，评估有无跌倒史，应用镇静、镇痛药物期间，评估坠床风险；扶拐行走时，观察扶拐方法是否正确。

（七）常见护理问题及相关因素

1. 焦虑 / 恐惧

与疼痛及担心手术效果有关。

2. 患足肿痛

与骨折和手术有关。

3. 术后有发生低血容量性休克的可能

与术中出血量、术后引流量及应用抗凝药物有关。

4. 有坠床 / 跌倒的可能

与术后应用镇痛镇静药物和扶拐活动能力受限有关。

5. 自理能力下降

与术后肢体固定及功能受限有关。

6. 潜在并发症

（1）有发生足骨筋膜室综合征的可能：与足部的特殊结构及患足肿胀程度有关。

（2）有切口感染、切口裂开的可能：与术前皮肤等软组织肿胀明显，跟骨周围软组织较少、血供较差、术后引流不畅等因素有关。

7. 有肌肉萎缩、关节强直的可能

与局部病变关节肌肉活动受限有关。

（八）护理方法

1. 一般护理

（1）保持病房整洁、舒适、安静、空气流通和适宜的温 / 湿度。

（2）患足护理：伤后 24 小时内给予冰袋局部冷敷，降低毛细血管通透性，减少渗血，使破裂的小血管及时凝固止血，减轻肿胀。伤后 24 小时后局部给予骨创伤治疗仪理疗，红花酒涂擦，活血化瘀，促进肿胀消退。指导并协助患者适当活动膝关节、趾间关节，促进血液循环，以减轻肿胀和消除疼痛。出现张力性水泡患者，如水泡过大，可局部消毒后用注射器穿刺抽吸渗出液，然后局部覆盖无菌敷料；可行简单的石膏托或支具固定，保护患肢，以免加重损伤。

（3）合并症的观察与护理：

①颅底骨折的观察护理：注意患者神志、瞳孔有无异常，有无疼痛及其严重程度，有无喷射性呕吐，有无耳、鼻流液，有无"熊猫眼"迹象。出现脑脊液耳漏和鼻漏时处理：避免用力咳嗽；不可局部冲洗、阻塞外耳道和鼻腔；随时以无菌棉球吸干流出的脑脊液，保持口、鼻、耳清洁；抬高头部。

②脊柱骨折的观察护理：详细询问受伤原因，观察患者生命体征的变化，观察有无双下肢感觉、活动异常，大小便有无障碍。如有脊柱骨折症状，搬动患者时平抬平放，保持脊柱呈一条直线，避免脊柱弯曲，加重损伤。住院期间按脊柱骨折护理常规护理。

（4）术区皮肤准备：重点是充分清洁手术野皮肤和毛发，协助患者修剪指甲。如有足癣，要进行特殊处理。

（5）密切观察患者生命体征及伤口渗血、渗液情况，若有大量出血或渗液要及时更换敷料，若有异常及时报告医生并对症处理。

（6）观察患肢末梢颜色、皮肤温度、肿胀、血运及敷料有无包扎过紧。若患肢麻木、明显肿胀或颜色发白、发紫时，应立即通知医生给予处理。

（7）跟骨骨折术后常置引流管，术后接负压吸引器持续引流，应保持引流管的通畅并妥善固定，防止扭曲、折叠和堵塞。记录引流量，如术后 3 ～ 5 小时持续出血超过 300mL，或 24 小时引流量超过 500mL 应及时通知医生处理。

（8）使用镇痛泵者，应告知患者注意事项及可能出现的不良反应，如头晕、恶心、尿潴留等。指导患者做深呼吸运动、听音乐、看电视分散注意力。疼痛剧烈时遵医嘱给予镇痛药物应用。

（9）协助患者翻身，更换体位，注意石膏边缘及骨突部位皮肤是否受压。严密观察肢体位置、夹板松紧度，评估患肢感觉、血液循环、活动、肢体疼痛情况，预防固定内部压力性损伤的发生。

（10）各种辅助仪器如 TDP 理疗仪、骨创伤治疗仪等治疗时，治疗前告知目的及注意事项，使用中加强巡视，防止出现皮肤损伤。

2. 体位及支具（石膏）固定的护理

术后患者取侧卧或平卧、小腿内旋位，防止切口受压，保持患足功能位。患肢需用软枕抬高 20 ~ 30mL，以利于促进血液回流，减轻肢体肿胀及疼痛，促进伤口愈合。患肢行小腿支具或石膏外固定，固定期间注意石膏表面的渗血情况，发现问题及时报告医生处理，严密观察患肢末梢血运及感觉、运动情况，警惕骨筋膜室综合征。如患者主诉小腿、足趾、足跟疼痛且局限于一点，及时松解支具或石膏，观察是否有压力性损伤发生。

3. 饮食护理

（1）新鲜骨折及术后早期，由于骨断筋伤，致使气滞血瘀。饮食应活血化瘀、利水消肿、清淡、易消化为宜，可进食新鲜蔬菜、水果、瘦肉、鸡蛋、赤小豆等。便秘者应进食香蕉、菠菜、韭菜、芹菜、蜂蜜水等。忌生冷、辛辣、油腻、煎炸食物。

（2）骨折中期，局部瘀肿开始消退，瘀血肿块尚未完全散尽，疼痛减轻，食欲有所增加。可吃一些新鲜河鱼和海产品，如河鳗、黄鳝、甲鱼、鸽子肉、鹌鹑肉等，适时按食欲需求配之以新鲜蔬菜，因各种鱼类富含维生素 D，对骨折愈合极为有利。

（3）骨折后期，骨折部瘀肿基本吸收，已经开始有骨痂生长。此时不需忌口，饮食可恢复正常。可选用有补肾填髓功效食物，如猪骨、羊骨、牛骨、鹿骨、鹿筋、鹿肉、猪肾、胡桃肉、黑芝麻、枸杞子等。

4. 情志护理

护理人员热情接待患者，主动介绍病区环境、周围设施、同室病友等，消除患者的陌生感，介绍疾病的相关知识及同类患者恢复情况，逐渐消除患者的焦虑、恐惧心理。久病骨折不愈合或愈合不佳者，患者多忧虑，护理人员应该耐心地向患者介绍治疗的方法，以及手术治疗和非手术治疗对预后的影响，向患者讲述治疗效果良好的典型病例，消除患者的顾虑，取得患者的积极配合，使手术在最有利的时机进行，从而减少手术并发症的发生，有利于患者术后功能的恢复。

5. 功能锻炼

（1）术前：指导患者进行自行抬臀、下肢肌肉等长收缩及患肢直腿抬高活动。

（2）术后：

①手术后当天，麻醉消失后指导患者主动伸屈膝关节和跖屈、背伸趾关节，指推

髌骨，股四头肌的等长收缩。

②第 1 ～ 2 周继续锻炼上述内容，并进行踝关节伸曲活动，以主动锻炼为主，被动锻炼为辅。

6. 用药护理

（1）合理应用抗生素，抗生素严格按药物半衰期按时用药，术前抗生素在切皮前30 分钟内应用。

（2）应用镇静镇痛药、降糖药、降压药期间，加强看护，防止发生坠床/跌倒。

（3）中药汤剂宜饭后 1 小时温服，注意药物与饮食的相互关系，并观察用药后的反应。接骨续筋中成药以强筋壮骨、补益肝肾为主，服用期间忌生冷，多饮水。

（4）止痛药应用后及时进行效果评价，同时观察不良反应。

7. 并发症的预防及护理

（1）足骨筋膜室综合征：足部软组织弹性差，跟骨骨折出血量大，引起骨筋膜室压力增高，压迫软组织，造成软组织渗出水肿，压迫血管，造成血供障碍，引起组织坏死，形成骨筋膜室综合征。骨筋膜室综合征早期表现是剧烈疼痛、足趾被动活动障碍，被动牵拉时可引起剧烈疼痛。骨筋膜室综合征多发生在术前，所以术前要严密观察患足足趾颜色、感觉、温度、活动度及肿痛情况。如果足部出现高度肿胀，剧烈疼痛，被动牵拉足趾疼痛剧烈，有麻木感，皮肤温度降低、苍白，要立即报告医生，立即手术或切开引流，降低骨筋膜室压力。

（2）切口裂开：由于跟骨骨折后其高度塌陷，皮肤相应塌陷，手术复位后造成皮肤相对缺损，加上钢板内固定后，缝合切口皮肤张力高，且该处软组织少，此种情况下切口易裂开，甚者钢板外露。如出现此并发症，常需皮瓣转移闭合创面，方可治愈。

（3）伤口感染：术前仔细备皮是预防感染的关键一步。术后观察刀口渗血、渗液情况，伤口敷料清洁干燥，如污染及时更换。保持引流管通畅，如果引流量过少，可能是引流管堵塞或漏气所致，应及时处理，防止伤口内积血，引起感染和皮肤坏死等并发症。观察患者体温变化，观察切口有无红、肿、热、痛，及早发现感染征象。严格无菌操作，避免交叉感染。如有感染，要合理治疗，使感染得到早期控制。

8. 健康教育

（1）术前：①劝其戒烟，避免主动或被动吸烟；②告知患者术前禁食、禁饮时间；③进行疼痛知识宣教；④指导患者正确使用助行器、拐杖。

（2）术后：

①告知患者术后伤肢应高于心脏水平，保持中立位，利于肿胀消退，减轻疼痛。

②石膏或支具固定，局部受压会造成腓总神经卡压，告知患者出现踝、趾关节感觉活动异常时，应及时告知医护人员。

③功能锻炼时，要注意活动量由小到大，由轻到重，活动范围逐渐加大，时间逐

渐延长，循序渐进，不能急于求成。

④预防骨质疏松，跟骨是松质骨，长期卧床很容易发生骨质疏松症，护理人员应耐心讲解功能锻炼的重要性，让患者充分认识功能锻炼在骨折愈合中的重要性，按照功能锻炼计划坚持患肢功能锻炼。指导患者术后早期患足不负重踩踏，10～12 周部分负重踩踏，2～3 个月后完全负重踩踏，循序渐进的患肢踩踏锻炼是预防患足骨质疏松的有效方法。

9. 出院指导

（1）指导患者保持愉快心情，合理调节饮食，增加营养，多进富营养、高蛋白、高热量、富含维生素、含钙高的食品，多晒太阳，增加机体抵抗力，促进骨折愈合。

（2）带外固定出院的患者，如外固定松动滑脱或针眼有渗血、渗液时及时复查。术后患者，伤口局部出现红肿、疼痛或伤肢末梢感觉、运动与出院时有变化者，应及时复查处理。

（3）继续功能锻炼，术后 3～5 周加大上述锻炼的活动度，扶双拐下床患肢不负重行走；术后第 6～8 周，根据 X 射线检查情况进行下床逐渐负重行走。

（4）嘱患者定期复查，如有下列情况，如患肢出现胀痛，局部切口出现红、肿、热、痛或其他不适应及时复诊。

第九章　常见关节脱位患者的护理

第一节　颞颌关节脱位患者的护理

下颌骨髁状突滑出关节窝以外，超越了关节运动的正常限度，以致不能自行复回原位，即为颞下颌关节脱位，亦称下颌关节脱位。多发生于老年体弱者，由于解剖因素，多发生前脱位。

一、解剖生理

颞颌关节是由下颌骨两髁状突和颞骨的颞颌关节窝所构成，是人体头面唯一的可动关节，周围有关节囊包绕，囊壁由韧带加强，但前壁薄弱松弛。

二、病因病机

1. 过度张口，在大笑、打哈欠、张口治牙时，下颌骨的髁状突及关节盘都可过度向前滑动，移位于关节结节的前方，即可发生颞颌关节前脱位。

2. 外力打击于下颌角或颊部或在单侧臼齿咬食硬物时，关节囊的侧壁韧带不能抵御外来暴力，则可形成单侧或双侧颞颌关节前脱位。

3. 老年人、久病体质虚弱者，均有程度不同的气血不足，肝肾虚损。因筋肉失养，致韧带松弛、筋肉无力，因此容易发生习惯性颞颌关节脱位。

三、临床表现

1. 颞颌关节脱位后，出现口呈半开状畸形、不能自动开合，语言不清，咬食不便，吞咽困难，口涎外溢等症状。双侧前脱位者，表现为下颌骨下垂前突，咬肌痉挛、隆起，面颊扁平，双侧耳屏前方凹陷，双侧颧弓下可触及下颌髁状突。

2. 单侧前脱位者，表现为口歪向健侧，不能闭合，呈半张口状弹性固定，患侧耳屏前凹陷及颧弓下可触及下颌髁状突。

四、辅助检查

X 射线检查可见髁突脱位于关节结节前上方。

五、治疗方法

（一）手法治疗

口腔内和口腔外手法复位治疗。

（二）手术治疗

1. 适应证

适用于难复的颞颌关节脱位患者。

2. 手术方法

颞下颌关节镜治疗或颞下颌关节脱位切开复位术。

六、护理风险点及观察要点

（一）护理风险点

1. 有再次脱位的可能。

2. 术后感染。

（二）观察要点

1. 观察绷带固定的情况，保持有效的固定，避免张口过度。

2. 观察体温的变化，观察伤口有无红、肿、热、痛。

七、常见护理问题及相关因素

1. 焦虑

与疾病有关。

2. 疼痛

与脱位有关。

3. 饮食不便，吞咽困难，流涎

与口半开、不能自然闭合有关。

4. 自我形象紊乱

与口半开、流涎、咬肌痉挛有关。

八、护理方法

（一）一般护理

1. 入院时热情接待患者，详细询问病史，介绍本病的有关知识和住院环境，消除患者的陌生和恐惧感。协助患者做好各项检查及手法复位前的准备。

2. 评估下颌周围疼痛、肿胀程度，做好相应的护理。

3. 手法复位前的护理：护理人员可向患者讲解有关颞下颌关节脱位的知识，讲述口内和口外手法复位治疗的原理，教会患者如何主动配合，以避免术中不必要的对抗力加重肌肉损伤。

4. 手法复位后的护理：复位成功以后，头颌用绷带固定，托住颏部，维持闭口位，用绷带兜住下颌部，然后十字线环绕，在头顶打结，固定时间 1～2 周。习惯性脱位固定时间 1～2 个月。在绷带固定期间，密切关注患者下颌周围组织情况，询问患者疼痛有无减轻，如出现不适立即与医生沟通。

5. 复位固定期间，患者开口度不超过 1.5cm，避免过度张口、大笑、打哈欠等动作，禁止咬食过硬、过大食物。对绷带覆盖处的皮肤，尤其是耳郭、口角等容易受压的部位，垫小纱布或减压贴，防止出现压力性损伤。每天检查绷带松紧度，避免过松或过紧。

6. 指导患者进行咬合训练，锻炼面部咀嚼肌的功能。

7. 给予口腔护理，用生理盐水和甲硝唑液交替漱口，保持口腔卫生，预防感染。

（二）饮食护理

1. 手法固定期间，进流质饮食，可用吸管从侧牙缝处吸食，如酸奶、牛奶、粥类、菜汤、肉汤、新鲜果汁等。饭前饭后注意漱口，能刷牙者尽量饭后刷牙，鼓励患者多进食。

2. 半个月后进软食，如面条、松软的米饭、时令蔬菜、水果等。

3. 禁食生冷食物，避免咬食坚硬及过大的食物。

4. 养成良好的咀嚼习惯，避免咀嚼口香糖，避免单侧咀嚼食物。

（三）情志护理

颞下颌关节脱位影响人的面部美观，说话及进食比较困难，严重者常伴有面部疼痛、肿胀等情况。这些症状会使患者产生恐惧、紧张、焦虑、自卑等情绪，要缓解患者心理压力，解释患者的疑问，讲解成功的病例，使其有良好的心态，积极配合治疗，树立战胜疾病的信心。

（四）用药护理

1. 初期宜舒筋活血，促使筋络舒展，气血通畅运行，可内服舒筋活血汤、复原活血汤。

2. 中后期以补肝肾、壮筋骨、养气血为主，常用壮筋养血汤、补肾壮筋汤、八珍汤等。

3. 习惯性脱位应重用补气血、壮筋骨之药。

4. 注意用药后的反应，服药期间，禁食辛辣、油腻、生冷等食物。

（五）功能锻炼

1. 指导患者自行按摩，以双手拇指或中、示指放在翳风穴，或下关穴上，轻柔按摩，以酸痛为度，每日 3～5 次，每次按揉 50～100 次。至痊愈为止，不可间断。

2. 在固定期间，经常主动做咬合动作，以增强嚼肌的牵拉力。

3. 每日测量张口的大小并记录，必要时用开口器配合锻炼，张口度以不超过 3cm 为宜。

4. 避免张口过大。

（六）健康教育

1. 术后短期内患者不宜过多张口。

2. 说话时间不宜过长，说话中控制面部表情，避免大笑、打哈欠、打喷嚏等。

3. 在日常生活中，注意不要过度张口，中老年尤甚，如需做较大幅度动作，可用手托住下颌。

4. 避免用冷水擦洗面部，冬季注意面部保暖防寒。

5. 避免咬食瓜子、核桃等坚果，避免咬撬瓶盖等。

（七）出院指导

1. 坚持咬合训练，防止发生再次脱位。

2. 脱位固定时间 1～2 周，习惯性脱位固定时间 1～2 个月，告诉患者固定的重要性，避免发生再次脱位。

3. 在日常生活中，避免引起下颌关节脱位的诱发因素。

4. 不适随时复查。

第二节　寰枢椎半脱位患者的护理

寰枢椎半脱位是指在某种因素作用下导致寰椎和枢椎的解剖关系异常。临床分为创伤性寰枢椎脱位和自发性寰枢椎脱位两种，前者多因某种暴力造成，后者则系儿童咽部炎性浸润所致。

一、解剖生理

在颈椎的 7 个椎体中，寰椎和枢椎的形态与其他颈椎不同。第 1 颈椎又叫寰椎，无椎体和棘突，由前、后弓和两侧侧块组成。寰椎横韧带附着于两侧侧块内面之结节上，防止枢椎齿状突后移压迫脊髓。第 2 颈椎又称枢椎。寰枢关节是第 1 颈椎和第 2 颈椎之间连接的总称，一共包括 3 个独立的关节，即 2 个寰枢外侧关节和 1 个寰枢正中关节。寰枢椎间无椎间盘组织，关节囊大而松弛，关节面平坦，活动范围较大，即局部的解剖结构不够坚固，稳定性较差。寰椎容易发生脱位，与其解剖结构有着密切的关系。

二、病因病机

当颈部遭受急性外伤后，可发生枢椎齿状突骨折与寰椎横韧带断裂，同时多伴有寰枢脱位；任何颈部及鼻咽喉部的感染，包括化脓性或特异性感染，炎症均可累及寰枢椎关节或横韧带，可引起局部骨骼、关节囊韧带及横韧带充血肿胀，韧带松弛，颈椎在屈曲体位时，寰椎前弓容易向前移位而使关节脱位；当寰枢椎先天性畸形如齿状突发育不良、齿状突缺如、齿状突骨化、枕寰先天性融合畸形等缺陷，或有类风湿关节炎、枢椎骨肿瘤、寰枢椎结核等疾病时，虽无明显外伤史，也可出现自发性寰枢椎脱位。

三、临床表现

主要临床表现为头痛，头晕，颈部倾斜畸形、疼痛僵硬、活动受限；有时伴有恶心、呕吐、心慌、胸闷，少数患者出现视力减退、复视、记忆力减退或颈髓受压情况。脊髓受压和损伤时，根据其受压或损伤的不同程度可表现出相应的神经症状。

四、辅助检查

影像学检查：开口位 X 射线检查可以协助诊断，必要时做 CT 检查和 MRI 检查，了解脊髓受压情况。

五、治疗方法

（一）非手术治疗

1. 枕颌带牵引

对单纯寰椎关节前脱位、急性期寰枢椎旋转脱位、寰椎横韧带损伤患者，取中立位枕颌带牵引，牵引重量根据病情、年龄而定，手法复位后，用颈托或头颈胸支架固定。

2. 颅骨牵引

对伴有齿状突骨折的寰枢椎前脱位患者，行头环伸直位牵引，牵引重量同枕颌带牵引，复位后维持牵引 4 ～ 6 周，并用头颈胸石膏外固定或头颈胸支架固定。

（二）手术治疗

1. 适应证

寰枢椎半脱位移位明显者；复位后仍不稳定者；顽固性或陈旧性脱位者；寰椎横韧带完全损伤者。

2. 手术方法

先行颅骨牵引，复位后行前路经口咽寰椎前弓及齿状突切除枕枢椎融合术或寰枕融合术；也可行后路寰枢椎后弓间植骨融合内固定术或枕颈融合术。

六、护理风险点及观察要点

（一）护理风险点

1. 术后发生窒息或呼吸困难。

2. 术后伤口感染。

3. 有肢体感觉、运动及括约肌功能障碍。

（二）观察要点

1. 严密观察生命体征变化及呼吸频率、深度、节律，判断有无呼吸困难，必要时给予心电监护、吸氧。

2. 观察体温的变化，有无发热，伤口有无红肿、疼痛等不适。

3. 观察伤口渗血及颈部肿胀情况、气管是否居中，切口周围张力有无增高，有无胸闷、气短、呼吸困难、发绀等。

4. 观察四肢感觉、运动及括约肌功能的变化，与术前相比较，若肢体出现麻木或麻木加重、肌力减弱、括约肌功能障碍，应立即报告医生给予及时处理；观察有无喉返神经及喉上神经损伤，当喉返神经损伤时，患者可有声音嘶哑、憋气、伤侧声带麻痹等症状，喉上神经损伤时，患者可出现饮水呛咳。注意观察患者病情变化，发现异常及时处理。

七、常见护理问题及相关因素

1. 焦虑/恐惧

与疾病和生活自理能力下降有关。

2. 有切口感染的可能

与手术方式有关（前路经口咽部）。

3. 有下肢深静脉血栓形成的可能

与长期卧床有关。

4. 有压力性损伤的可能

与长期卧床躯体移动障碍有关。

5. 有坠积性肺炎的可能

与长期卧床后肺的清肃功能下降有关。

6. 有肌肉萎缩、关节强直的可能

与脊髓受压有关。

八、护理方法

（一）一般护理

1. 将患者安置在离护士站较近房间，备气管切开包、氧气、吸引器材等抢救器材，保持病房整洁、舒适、安静、空气流通和适宜的温／湿度。必要时给予气垫床应用。

2. 严密观察生命体征变化，根据病情测量体温、脉搏、呼吸、血压，保持呼吸道通畅，严密观察呼吸频率，节律，血氧饱和度等，当患者呼吸急促或稍有烦躁时，应注意有无痰液阻塞呼吸道及喉头水肿，可给予吸痰、雾化吸入，必要时行气管切开术。

3. 观察伤口有无渗血、渗液，若有渗血、渗液，应及时更换敷料，观察患者颈部肿胀情况、气管是否居中，切口周围张力有无增高，有无胸闷、气短、呼吸困难、发绀等症状，若有异常，应立即通知医生并及时处理。若有引流管要观察引流液的颜色、性状、量，24 小时内引流量超过 300mL、色淡呈血清样，伴有头痛、恶心，可能有脑脊液漏，应报告医生关闭或拔除引流管，抬高床尾，局部加压。

4. 头颈胸石膏固定者按头颈胸石膏固定护理常规护理。

5. 头颈胸支架的护理。头颈胸支架固定后，观察支具是否合体，固定带是否牢固，对软组织有无压卡，对皮肤有无摩擦，观察肢体有无麻木、感觉异常、疼痛等神经受压症状，观察矫形支具使用后的反应，检查治疗效果以便及时调整或更换新的支具。

6. 颈椎牵引治疗者，按牵引护理常规护理。并注意观察牵引装置是否正确，如牵引架有无倾斜，牵引弓的松紧度，牵引第 1 周，常有牵引弓松动倾向，每隔 1～2 天将螺丝拧紧。牵引过程中观察患者四肢感觉、运动情况，是否有头晕、恶心、呕吐等症状，出现异常及时处理。行颅骨牵引者，观察针眼有无红肿、疼痛、渗出等。

7. 复位前嘱患者在床上练习大小便，复位后嘱患者颈部制动，卧床休息 6～24 小时，持续小重量牵引。按摩受压部位，防止压伤，定时巡视患者有无特殊不适，给予及时处理，24 小时后在医生指导下佩戴颈围下床，教会患者正确使用颈托。

（二）体位护理

颈部制动，保持中立位，沙袋固定在颈两侧以维持颈部的稳定性。搬动或协助患者翻身时，一人固定头部，另两人托肩、腰、臀、腿，平抬平放，避免颈部扭转、过屈、过伸。注意轴线翻身，应保持头、颈、躯干在一条直线上。

（三）饮食护理

术后患者饮食应由流质逐步过渡至半流质饮食，温度不宜过高，饮食时吞咽速度不宜过快。建议高蛋白、高维生素、高纤维素、易消化食物，如各种粥、面、米、酸奶、牛奶、鸡蛋、新鲜蔬菜、水果等。忌生冷、辛辣、油腻、煎炸及坚硬食物。

（四）情志护理

意外暴力受伤，患者多恐惧，多安慰关心患者给其安全感，评估患者心理状况，了解患者心理所需，根据病情向患者讲解本病的治疗方案、疗程及注意事项，介绍目前的医疗护理情况和技术水平，介绍成功病例，解除其思想顾虑，积极配合治疗和护理。鼓励家属陪伴，给予患者情感支持。

（五）功能锻炼

1. 手法整复患者的功能锻炼

整复 1 周后佩戴颈围，根据病情进行仰首观天、翘首望月、左顾右盼、项臂争力等锻炼，每天 2～3 次，每次 2～3 组动作，每个动作 10～15 次。各种锻炼动作要缓慢，循序渐进，以不疲劳为度。

2. 手术前患者的功能锻炼

（1）主、被动四肢各关节屈伸锻炼，每日 3 次，每次 5～10 分钟。

（2）吹气球，每日 2 次，每次 5～10 分钟。深呼吸或咳嗽训练 2 次，每次 5～10 分钟。

3. 手术后患者的功能锻炼

（1）术后 1～2 周：①上肢的主被动外展、内收、肩关节旋转、屈伸肘、屈伸腕、屈伸指等 2 次，每次共 20 分钟。②踝关节的主被动跖屈、背伸，膝关节的屈伸活动，髋关节的屈伸、内收、外展，每日 2 次，每次共 20 分钟。③双下肢主、被动直腿抬高锻炼，每日 2 次，每次 5～10 分钟。

（2）2 周后可佩戴颈围下床练习行走，扶行或借助步行练习器，下地时患者先在床上坐起 10 分钟，床旁站立 5 分钟方可行走，避免发生体位性低血压，同时有人陪伴，防止发生摔倒。

（六）用药护理

止痛药应用后及时进行效果评价，同时观察不良反应；静脉应用活血化瘀中成药注射液时，注意观察滴速和不良反应；抗生素严格按药物半衰期按时用药；中药汤剂宜饭后 1 小时温服，服药后观察效果和反应；局部贴敷、熏洗，过敏时及时停药，并观察处理局部皮肤；接骨续筋中成药以强筋壮骨、补益肝肾为主，服药期间忌生冷，多饮水。

（七）健康教育

1. 术前

（1）术前 1 周禁烟，指导患者练习深呼吸、行吹气球训练，以增加肺的通气功能。

（2）指导患者做有效咳嗽、排痰训练。

（3）气管、食管推移训练，适用于颈椎前路手术患者，术前 3～5 日开始，指导患者用自己的 2～4 指插入切口侧的内脏鞘与血管神经鞘间隙处，持续将气管、食管向非手术侧推移，使气管推移超过中线，开始为每次 10～20 分钟，每日 3 次，以后逐渐增至每次 30～60 分钟。

（4）俯卧位训练，适用于颈椎后路手术患者，以适应术中长时间俯卧位并预防呼吸受阻。开始每次为 30～40 分钟，每日 3 次，以后逐渐增至每次 3～4 小时，每日 1 次。

2. 术后

（1）注意轴线翻身，应保持头、颈、躯干在一条直线上。

（2）指导患者正确佩戴颈托，向患者介绍正确佩戴颈托的使用方法，说明佩戴颈托的目的、意义。佩戴颈围 1～3 个月，避免颈部扭曲旋转。

（3）加强颈部及四肢肌肉与关节的功能锻炼。

（4）患者术后第一次下床，医护人员要做好安全防护，防止跌倒的发生。

（八）出院指导

1. 慎起居，避风寒，加强营养，增加机体抵抗能力，积极治疗咽喉疾病。

2. 继续佩戴颈托 1～3 个月。

3. 保持良好睡眠体位：枕头不宜过高，枕头一般规格长 40～50cm，宽 10～16cm，高 20cm，或者简单的标准就是长超过肩，高度与自己握拳高度相同（枕上枕头后），以荞麦皮枕、绿豆皮枕为佳。

4. 在日常生活、工作、休息时注意纠正不良姿势，保持颈部平直。长期伏案工作者，每隔 1～2 小时，做颈部功能锻炼。

5. 体育锻炼、乘车、外出时要注意安全，避免外伤。

6. 定期复查，如出院后 1 个月、3 个月、6 个月应到医院 X 射线复查。检查固定情况，骨折愈合情况。

第三节　腰椎滑脱患者的护理

腰椎滑脱指椎体间连接异常，上位椎体和下位椎体表面部分或全部滑移。简单地说，腰椎滑脱是指一个椎体相对于另一个椎体向前或向后移位。腰椎滑脱多发于腰 4、5 椎体，其中腰 5 椎体发生率为 82%～90%。

一、解剖生理

腰椎有正常生理后凸，两个弧形在腰 5 骶 1 处连接，该处成为一转折点，称骶骨角。躯干的重力加在骶骨角上，有一向前的分力，形成腰骶间的剪力，使腰 5 和腰 4 椎体有向前滑脱的趋势。双侧椎弓峡部不连，腰椎失去了正常的稳定，轻度的外伤，或积累性劳损，可使腰椎连同以上的脊柱向前滑脱移位。椎弓上、下关节突之间的部分称为峡部，椎弓峡部骨质连续性中断者称为峡部不连或峡部裂。若双侧峡部不连，则将整个脊椎分成两个部分：一部分包括椎体、椎弓根、横突和上关节突；另一部分包括椎板、棘突和下关节突。椎体间骨性关节异常，发生上位椎体在下位椎体上面滑移，称为脊椎滑脱症。

二、病因病机

病因有先天发育不良、疲劳性骨折或慢性劳损、退变性、创伤性和病理性五类。椎体滑脱是指椎体向前滑脱，个别也有向后滑脱，椎体滑脱是峡部不连而致，最常见的部位是腰骶部。因腰椎有正常生理后凸，两个弧形在腰 5 骶 1 处连接，该处成为一转折点，称骶骨角。躯干的重力加在骶骨角上，有一向前的分力，形成腰骶间的剪力，使腰 5 和腰 4 椎体有向前滑脱的趋势。如双侧椎弓峡部不连，腰椎失去了正常的稳定，即使轻度的外伤，或积累性劳损，也可使腰椎连同以上的脊柱向前滑脱移位。

三、临床表现

1. 下腰痛

疼痛部位大多在腰骶部，另外部分患者还可出现尾骨疼痛的症状。在久站、久坐、劳累的时候疼痛会加重，平卧位休息的时候疼痛才能减轻。

2. 下肢放射痛和麻木

疼痛可沿着臀部、大腿外侧、小腿后侧、足背部、足底部放射。下肢的疼痛和麻木，导致患者出现间歇性跛行。严重的腰椎滑脱还可累及马尾神经，会出现下肢无力、大小便功能障碍等严重后果。

四、辅助检查

1. X 射线检查

腰骶段正侧位、双斜位、后伸前屈动力位 X 射线检查：正侧位片能清晰显示腰椎峡部缺陷、小关节情况、椎间盘退变及滑移程度；双斜位片有时可清晰显示"狗头项圈征"；后伸前屈动力位片可了解腰椎稳定情况。

2. CT 检查

CT 检查可了解腰椎滑脱处神经根受压及椎间盘突出情况。

3. MRI 检查

矢状位可清晰显示硬脊膜及马尾受压部位、程度，也可显示滑脱程度，且对排除椎管内其他病变也有重要意义。

五、治疗方法

（一）非手术治疗

1. 适应证

I°以内的滑脱者，症状、体征不明显者，年龄大、体质差、不能耐受手术者。

2. 治疗方法

卧床休息、骨盆牵引、理疗、佩戴支具或腰围、药物、中药熏蒸。手法复位、腰部肌肉锻炼等达到调整小关节位置、缓解肌肉紧张、促进局部循环、消炎止痛作用。

（二）手术治疗

1. 适应证

（1）Iº以内滑脱，无或有症状；滑脱大于50%；处于生长发育期的青少年。

（2）进行性滑脱者。

（3）非手术治疗无法矫正脊柱畸形和步态明显异常者。

（4）非手术治疗不能缓解疼痛者。

（5）下肢出现神经症状或马尾压迫综合征者。

2. 手术方法

腰椎滑脱融合手术方式有经前路椎间融合（ALIF）、后路椎间融合（PLIF）、经椎间孔入路（TLIF）、侧后方植骨融合术。

六、护理风险点及观察要点

（一）护理风险点

1. 马尾或神经根损伤。

2. 椎间隙感染。

3. 脑脊液漏。

4. 下肢深静脉血栓。

5. 跌倒。

6. 烫伤。

（二）观察要点

1. 严密观察患者双下肢感觉、运动情况，注意大小便情况，并与术前相比较。

2. 观察切口渗血情况及有无红、肿、痛等现象；观察患者体温的变化，是否有持续低热现象，若出现剧烈腰痛，伴臀部或下腹部抽痛，肌肉痉挛，须高度警惕有椎间隙感染。

3. 监测体温、脉搏、呼吸、血压、血氧饱和度，观察引流液的量、颜色，若色淡呈血清样，伴有头痛、恶心、呕吐，可疑脑脊液漏发生。

4. 观察双下肢肿胀程度及疼痛，观察皮肤颜色、温度及足背胫后动脉搏动情况。

5. 观察患者的行走步态。

6. 观察中药熏蒸的温度及患者的耐受度。

七、常见护理问题及相关因素

1. 焦虑 / 恐惧

与担心手术效果有关。

2. 有牵引失效的可能

与牵引有关。

3. 有烫伤的可能

与熏蒸温度过高有关。

4. 疼痛

与疾病本身有关。

5. 生活自理能力下降

与手术卧床有关。

6. 舒适的改变

与手术疼痛有关。

7. 潜在并发症

下肢静脉血栓、压力性损伤与手术卧床有关。

八、护理方法

（一）一般护理

1. 入院时热情接待患者，详细询问病史，了解患者的生活习惯，认真观察患者疼痛的性质、部位及肢体感觉、运动等情况，介绍病区的环境，为患者提供整洁、舒适、安静的治疗环境。

2. 牵引护理：嘱患者仰卧于硬板床上行胸腰对抗牵引，牵引带松紧适宜，以不影响患者呼吸为度，髋部的牵引带应在髂前上棘稍上的位置，以患者能忍受为度，牵引过程中要加强巡视，保持有效牵引，询问患者有无疼痛加重，有无心慌、胸闷等不适，给予及时处理。牵引结束后嘱患者卧床休息 10 ～ 20 分钟。

3. 腰部中药熏蒸护理：熏蒸时应巡视患者情况，调节适宜的温度，监测水温，防止烫伤。如年老患者合并心脏病、高血压病，熏蒸时有头晕、心慌、乏力等不适，应及时处理。熏蒸完毕，用干毛巾擦干，局部保暖，防止受凉感冒，忌用凉水或凉性药物外洗及外敷。

4. 疼痛护理：疼痛时做好疼痛评估，根据评分采取处理措施。可让患者听轻松的音乐或与患者交谈，分散其注意力，同时可配合按摩、理疗镇痛，必要时遵医嘱给予镇痛药物应用，并及时进行效果评价。翻身时保持脊柱平直，降低对神经的刺激。

5. 手法复位前后患者护理：

（1）复位前嘱患者在床上练习大小便。

（2）腰椎复位后，嘱其绝对卧床制动 72 小时，协助其直线翻身，平卧时腰部加 2cm 厚垫。用空气压力仪治疗按摩双下肢，每日 1 ～ 2 次，增加患者舒适度。

（3）观察大小便及双下肢感觉、运动情况。

（4）做好皮肤护理，防止压力性损伤。

6. 下肢深静脉血栓护理：指导患者进行双下肢主动和被动活动，嘱患者多饮水，戒烟、戒酒，控制好血糖、血脂。采用空气压力仪治疗，每日 2 次，每次 30 分钟。注意双下肢有无肿胀及皮温的变化，有无疼痛加剧症状。

7. 术后平卧 6 小时，以利压迫止血。注意双下肢感觉、运动及会阴部感觉的变化，注意二便情况，并和术前相对比。症状加重者，及时通知医生，并给予处理。

8. 注意伤口渗血情况，保持敷料干燥，保持伤口引流管通畅，记录引流液的量、颜色和性质。如引流量持续增多，引流液色泽鲜艳，要立即报告医生，暂时关闭引流器或取消负压，防止出血过多。如引流液颜色变淡、变清亮，注意脑脊液漏的发生，及时通知医生，给予床尾抬高、关闭引流管等。加强伤口护理，严格按无菌技术清洁伤口和更换敷料，保持敷料干燥；遵医嘱及时合理应用抗生素。

9. 术后 24 小时辨别疼痛的不同性质及临床表现，确定疼痛的原因，对症处理。如出现疼痛剧烈，疑有椎间隙感染时，进行护理操作时动作轻柔准确，避免粗暴剧烈，以防加重患者疼痛。

（二）体位护理

术后 6 小时平卧，以减轻麻醉反应及达到压迫止血的目的。6 小时后协助患者翻身，每 2 ～ 3 小时翻身 1 次，以预防压力性损伤等并发症的发生。搬运应由 2 ～ 3 人进行，保持躯干与肢体于平直位。翻身时用力要均匀，成轴状式翻身，保持脊柱成一直线。

（三）饮食护理

1. 术后饮食原则是宜进高蛋白、高维生素、高纤维素、易消化的食物，增加机体的抵抗能力。

2. 术后早期由于胃肠受纳运化功能较弱，气血不够调和、通畅，饮食应以通络理气、清淡通便、调和营血、和脾健胃为主，宜食高维生素、清淡可口、易消化、富含胶原纤维、促进肠道蠕动、有利于排便的食物，如新鲜蔬菜、水果、萝卜、蜂蜜、鸡蛋、瘦肉、海产品等，应忌食生冷、辛辣、油腻、肥厚、煎炸等物，以防热毒壅盛，不利伤口愈合，加重便秘。

3. 中后期由于卧床日久，体质虚弱，饮食应以补气养血、调养肝肾、强筋壮骨为主。宜食鸡汤、动物肝脏、大枣、龙眼、骨头汤等。

（四）情志护理

深入病房了解患者的所思所虑，向患者介绍疾病的相关知识，介绍治疗方案、手术的必要性、手术目的及目前的医疗护理情况和技术水平，介绍成功病例，并给予正确疏导以解除患者的各种疑虑，使患者积极配合治疗。

（五）功能锻炼

1. 保守治疗患者的功能锻炼

（1）复位后卧床期间指导患者行双下肢肌肉等长收缩锻炼，每日 2 次，每次 10 ～ 20 分钟。

（2）72 小时后由医务人员指导患者佩戴腰围下床，观察是否有头晕等不适，并及时处理。

（3）下床后指导患者：①抱膝法：患者取仰卧位，双腿并拢，屈膝，使双膝尽量靠近胸部，同时双手抱膝，维持 10 ～ 15 秒后放松，反复做 10 ～ 12 次，每日 2 ～ 3 次。②仰卧起坐法：患者仰卧，双臂伸直，与床面垂直，患者慢慢由仰卧位转变为坐位，同时双手摸足部，停留片刻后恢复仰卧位，每次 5 ～ 10 个，每日 1 ～ 2 次。锻炼时宜循序渐进，持之以恒，以患者不感到疲劳为原则。

2. 手术治疗患者的功能锻炼

（1）术后当日麻醉清醒后可指导患者进行双下肢股四头肌收缩，踝关节背伸、跖屈，膝关节屈伸锻炼，每日 2 次，每次 5 ～ 10 分钟。

（2）术后 2 ～ 3 天开始指导协助患者练习直腿抬高锻炼，直腿抬高活动初次由 30° 开始，每日 2 次，每次 5 ～ 10 分钟；逐渐达到 60°～ 90°。

（3）术后第 6 ～ 8 周，根据患者病情和手术方式及植入内固定情况，进行系统的腰背肌锻炼，循序渐进做"五点式""三点式""飞燕式"等腰背肌锻炼，每日 2 次，每次 5 ～ 10 分钟。活动量根据患者耐受能力而定，以患者不感到疲劳为原则。

（六）用药护理

1. 使用镇痛泵时，应注意止痛效果及用药后的不良反应。

2. 静脉应用利尿消肿药物时要合理调节滴速，以免影响用药效果。

3. 应用抗生素时要现配现用，并严格按照药物的半衰期用药。

4. 应用活血化瘀，促进骨折愈合等中成药时要注意滴速和不良反应。用药期间应忌烟、酒、茶、咖啡等。

5. 应用抗凝药物时，观察有无皮肤、黏膜出血。定期检测凝血功能。

（七）健康教育

1. 术前

（1）戒烟，进行深呼吸、有效咳嗽训练。

（2）做好患者相关疾病如高血压、糖尿病、心脏病有关知识的健康教育。

（3）术前 3 天开始训练患者床上大小便，使其养成在床上排便的习惯，防止术后出现便秘和尿潴留。

（4）手术卧姿的训练：需取俯卧位，且时间较长，3～4小时，因此从患者入院就要进行手术卧姿的训练，以提高手术的适应力，1～2次/日，训练时间从30分钟开始，逐渐延长至3～4小时。

2. 术后

（1）术后卧床期间，翻身时注意保持躯体一致，防止扭曲。

（2）告知患者早期功能锻炼对功能恢复的重要性，取得患者的理解和配合，并告知锻炼整个过程应循序渐进，适量增加活动度。

（3）下床活动时应按靠 - 坐 - 站 - 走的顺序，避免出现直立性低血压，防止跌倒。并注意有人陪伴。

（八）出院指导

1. 视病情及手术方式卧床休息1～3个月，下床活动时，应注意保持腰部挺直，避免弯腰动作。下床活动时应佩戴腰围，卧床时避免使用，以防形成腰背肌无力。3个月可去除腰围活动，活动幅度应循序渐进。

2. 加强四肢肌肉及各关节锻炼，视病情做腰背肌功能锻炼。

3. 半年内避免弯腰、挑担、扛物等重体力活动。

4. 慎起居，避风寒，腰部注意保暖。保持日常生活的正确站姿、坐姿及行走姿势，避免久坐久站、弯腰扭腰。注意自我防护，避免腰部外伤、扭伤等。

5. 平时注意适当腰部锻炼，保持正确的腰部动作，从地上拾物时应屈膝下蹲，避免弯腰。搬运物体前可适当活动腰部，防止肌肉突然用力拉伤，应使重物贴近躯干，伸展背部。

6. 加强营养，增加机体抵抗力，根据不同体质进行饮食调护，一般患者可食胡桃、瘦肉、骨头汤、黑芝麻等补肝肾、强筋骨的食物；如肾阳虚者多食温补之品，如羊肉、龙眼等；肝肾阴虚者，多食清补之品，如山药、鸭肉、牛肉、百合、枸杞等。

7. 3个月、6个月来院复查，如有不适及时就诊。

第四节　肩关节脱位患者的护理

肩关节脱位是指由于直接暴力或者间接暴力所致，肩胛骨的关节盂和肱骨头的接合关系失常，常伴有周围软组织不同程度的损伤。本病约占全身关节脱位的50%，好发于20～50岁男性。

一、解剖生理

肩关节由肱骨头与肩胛骨的关节盂构成，是典型的球窝关节。关节盂小而浅，边缘附有盂唇；关节囊薄而松弛，囊内有肱二头肌长头腱通过；关节囊外有喙肱韧带、喙肩韧带及肌腱加强其稳固性，唯有囊前下部缺少韧带和肌肉加强，最为薄弱，故肩关节脱位时，肱骨头常从下部脱出，脱向前下方。分布在肩关节周围的肌肉主要有三角肌、冈上肌、冈下肌、小圆肌、大圆肌、肩胛下肌、背阔肌和胸大肌，三角肌为肩关节外层坚强有力的肌肉。肩关节的解剖特点是肱骨头大，关节盂小而浅，关节囊韧带薄弱松弛，关节囊前下方缺少韧带和肌肉附着，因而肩关节成为全身最灵活的球窝关节，可做屈、伸、收、展、旋转及环转运动。

二、病因病机

根据脱位的时间与复发次数可分为新鲜、陈旧和习惯性脱位三种。根据肱骨头脱出的位置又可分为前脱位和后脱位两种。前脱位可分为喙突下、盂下、锁骨下脱位三种，前脱位较常见，其中以喙突下脱位最多，后脱位较少见。

肩关节前脱位者，常因间接暴力所致，如跌倒时上肢外展外旋，手掌或肘部着地，外力沿肱骨纵轴向上冲击，肱骨头自肩胛下肌和大圆肌之间薄弱部撕脱关节囊，向前下脱出，形成前脱位。肱骨头被推至肩胛骨喙突下，形成喙突下脱位，如暴力较大，肱骨头再向前移至锁骨下，形成锁骨下脱位。

肩关节后脱位很少见，多由于其受到由前向后的暴力作用或在肩关节内收内旋位跌倒时手部着地引起。后脱位可分为肩胛冈下和肩峰下脱位，肩关节脱位如在初期治疗不当，可发生习惯性脱位。

三、临床表现

伤肩肿胀、疼痛，方形肩，主动和被动活动受限。患肢弹性固定于轻度外展位，常以健手托患臂，头和躯干向患侧倾斜。肩三角肌塌陷，呈方肩畸形，在腋窝、喙突下或锁骨下可触及移位的肱骨头，关节盂空虚。搭肩试验阳性。

四、辅助检查

影像学检查：X射线检查可见肩关节的肩胛骨、肩盂和肱骨头的两关节面失去正常平行的关系。

五、治疗方法

1.手法复位：新鲜肩关节脱位，一般采用手法复位，肩部8字绷带贴胸固定，常用的复位方法有：①外展牵拉推挤复位法；②旋转撬入复位法；③牵拉足蹬复位法；④牵拉指推返回法；⑤指扣倒行逆施法；⑥牵拉端提复位法；⑦牵拉推挤复位法；⑧牵拉扳推复位法。

2.陈旧性肩关节脱位或手法复位不成功者，考虑手术切开复位内固定。

3. 习惯性脱位，可做关节囊缩紧术。

六、护理风险点及观察要点

（一）护理风险点

1. 手法复位或手术过程中损伤神经。

2. 手法复位后固定或活动不当造成再次脱位。

3. 术后或手法复位后使用石膏固定或外展支架固定，行走过程中发生跌倒。

4. 术后伤口感染。

（二）观察要点

1. 肩关节脱位复位或术后，注意观察患肢体位是否符合治疗和康复需要；肩关节有无过度屈曲，局部有无剧痛，肢体是否感觉麻木酸痛，是否有神经损伤症状，如发现有垂腕、掌指关节不能伸直、拇指不能外展或指端感觉麻木等应告知医生及时处理。

2. 观察手法复位后患肩及伤肢活动是否异常，肢体远端感觉、运动及血液循环情况是否正常。

3. 观察患者下床活动时平衡协调能力，评估视线范围，是否有跌倒风险。

4. 观察体温变化，有无持续性低热、脉搏增快。患肢有无肿胀，如有肿胀，观察肿胀的部位、程度、诱因等。伤口有无红肿、疼痛。

七、常见护理问题及相关因素

1. 焦虑 / 抑郁

与活动受限、生活自理能力下降有关。

2. 疼痛 / 肿胀

与局部病患和手术有关。

3. 有跌倒的可能

与石膏固定或外展支架固定协调平衡能力降低有关。

4. 有伤口感染的可能

与患者体质、抗生素使用、围手术期预防感染措施的落实有关。

5. 有肌肉萎缩、关节强直的可能

与局部病变关节肌肉活动受限有关。

八、护理方法

（一）一般护理

1. 保持病房整洁、舒适、安静、空气流通和适宜的温 / 湿度。

2. 监测生命体征，尤其在复位后或术后 48 小时内。注意观察体温、脉搏、呼吸、血压、血氧饱和度及尿量情况。

3. 石膏或外固定松紧适宜，患者感觉舒适，无神经卡压或损伤症状。

4. 注意观察患肢肿胀、疼痛、末梢血液循环、感觉、运动情况；观察手术患者的伤口渗血情况，如有异常及时报告医生给予处理。

5. 评估疼痛部位、性质、持续时间，及时给予止痛药物应用，并观察用药后的反应。

6. 卧床时使用床栏，下床时注意搀扶，保持良好的平衡能力，预防跌倒的发生。

7. 观察腋窝及其他固定部位皮肤受压情况。

（二）体位护理

复位或术后，一般采用胸壁绷带固定，将肩关节固定于内收、内旋位，肘关节屈曲 90°～120°，前臂用颈腕带或三角巾悬吊于胸前。肩关节前脱位者颈腕带悬吊患肢，制动 3～4 周，屈肘 120°，放置胸前。肩关节后脱位者需用外展石膏管型或外展支架将患肢固定于肩关节外展 80°，背伸 30°～40°的肘关节屈曲位 3～4 周。固定期间注意观察松紧带及石膏固定是否适宜，及时给予调整和修理；平卧位时可将肩部或上臂适当抬高，禁止患侧卧位；观察固定带局部皮肤情况，是否有压伤；站立位、行走时不可随意松开固定的颈腕带或三角巾；坐位时可用健手扶持患肢前臂或肘关节，避免患肢下垂。

（三）饮食护理

复位或手术前，尊重患者饮食习惯，据患者体质和舌苔、舌质变化，判断寒热虚实，针对性指导患者进食易消化、清淡、薄素之品。手术当日根据麻醉方式选择进食时间，颈丛神经阻滞麻醉禁食 4～6 小时后进普食。术后第 1～3 日根据患者饮食习惯进食高维生素、清淡可口、易消化食物，如新鲜水果、蔬菜、米粥、面条等；术后第 4～10 日患者病情稳定，可逐渐过渡到普食；忌食辛辣、油腻、煎炸、腥发之品。中后期进食调和气血、补肝益肾之品，如骨头汤、豆制品、动物肝肾、山萸肉、肉桂炖甲鱼等。合并高血压、糖尿病、心脏病患者，做好针对性饮食护理。

（四）情志护理

1. 评估患者心理状况，了解患者心理所需，对情绪和心理异常的患者，做好情志护理，缓解患者不良情绪，实施正向心理干预。

2. 根据病情，向患者讲解本病的治疗方案、疗程及注意事项，介绍成功病例，解除其思想顾虑，提高患者对疾病及治疗的认识。

3. 鼓励家属陪伴，给予患者情感支持。协助患者生活所需，指导患者提高生活自理能力。

（五）功能锻炼

1. 早期（1～2周）

做手部及腕部关节的各种活动，如抓空增力、左右侧屈、掌屈背伸等，每日练习2～3次，每次因人而异，以不感到疼痛为度。

2. 中期（3～4周）

在早期活动的基础上做肩关节的轻度活动，如屈肘耸肩。

3. 后期（5～6周）

在解除外固定后加做肘关节、肩关节的活动，如屈肘耸肩、内收探肩、后伸探背、上肢回旋、弯腰画圈、外展指路、手指爬墙等，每日2～3次，每次5～10分钟。

（六）用药护理

1. 服用中药或西药的患者，注意药物与饮食的相互关系，合理指导患者适时服药，并观察用药后的反应。

2. 外用药物时，注意观察局部皮肤的反应，有无过敏现象。

3. 术后合理使用抗生素。

（七）健康教育

1. 术前

（1）协助完善各项检查，告知复位或手术的目的、意义及注意事项。

（2）评估患者的营养状况，注意加强营养、增强体质，防止发生上呼吸道感染。

（3）关心体贴患者，消除其紧张恐惧心理，使患者积极配合治疗。评估患者睡眠质量，入睡困难者，可适量给予穴位按摩，如神门；或耳穴压豆；必要时给予镇静安神药物应用，以保证充足的睡眠。

（4）陈旧性脱位术前做肘部过屈贴胸位固定训练，每天2次，每次1小时。

（5）指导并教会患者肩关节脱位的功能锻炼方法，如屈肘耸肩、后伸探背等。

2. 术后

（1）平卧位时可将肩部或上臂适当抬高，禁止患侧卧位；观察固定带局部皮肤情况，是否有压伤。

（2）术后肢体出现麻木、疼痛不适时及时告知医护人员给予处理。

（3）复位或术后，采用胸壁绷带固定，将肩关节固定于内收、内旋位，肘关节屈曲90°～120°，前臂用颈腕带或三角巾悬吊于胸前。

（4）保持正确固定位置，避免固定时上臂的外旋、外展活动，防止肩关节脱位。

（5）固定去除后，禁止强力的被动牵拉互动。

（6）在医护人员指导下及时进行功能锻炼，增强肩部及上肢的力量。

（八）出院指导

1. 合理饮食，加强营养。

2. 保持积极心态，养成良好的生活习惯。

3. 出院带药患者进行用药指导。

4. 指导患者保持正确的悬吊患肢姿势。

5. 指导患者继续进行功能锻炼。

6. 术后 1 个月复查。如有不适，及时随诊。

第五节　肘关节脱位患者的护理

肘关节脱位是一种常见病与多发病，多发于青壮年，多因外力导致构成肱尺、肱桡、尺桡关节的正常结构发生改变的一种疾病。根据尺桡上关节与肱骨近端所处的位置可分为后脱位、前脱位、侧方脱位、分裂型脱位和骨折脱位，其中以后脱位最为常见。

一、解剖生理

肘关节属于复合关节，由肱骨滑车和尺骨半月切迹、肱骨小头和桡骨小头近端关节面构成。肘关节的稳定主要依靠肱骨下端与尺骨上端的解剖关系，尺桡副韧带、环状副韧带为辅。由于尺骨半月切迹前端冠状突小，关节囊前后无韧带加强，易发生后脱位。肘关节沿额状轴做屈伸运动，是以肱尺关节为主，肱桡关节和上尺桡关节的协调配合完成的。尺骨冠状突较鹰嘴突小，因此对抗尺骨向后移动的能力要比对抗向前移动的能力差。

二、病因病机

肘关节脱位主要由间接暴力所致。肘部系前臂和上臂的联结结构，暴力的传导和杠杆作用是引起肘关节脱位的基本外力。患者跌倒时，上肢处于外展、后伸，肘关节伸直及前臂旋后位手掌触地，尺骨鹰嘴抵在肱骨鹰嘴窝处成为支点，使半月切迹移向后方，外力继续作用，附着于前侧的关节囊部分撕裂，肱骨向前移位，形成后脱位。

三、临床表现

多有典型的外伤史，肘部肿胀、疼痛、畸形、弹性固定，关节置于半屈曲状，伸屈活动受限。如肘后脱位，则肘后方空虚，鹰嘴部向后明显突出；侧方脱位，肘部呈现肘内翻或外翻畸形。肘窝部充盈饱满。肱骨内、外髁及鹰嘴构成的倒等腰三角形关系改变。

四、辅助检查

X 射线检查：肘关节正侧位片可显示脱位类型、合并骨折情况，并与髁上骨折相区别。

五、治疗方法

1. 新鲜脱位多采用手法复位。

2. 开放性脱位者、闭合复位不成功者、合并血管神经受损需探查者、习惯性肘关节脱位者，可考虑行手术治疗。

六、护理风险点及观察要点

（一）护理风险点

1. 术后伤口感染。

2. 术后肿胀、疼痛。

3. 整复或手术过程中损伤血管神经。

4. 年龄大或合并有高血压、心脏病的患者注意跌倒或坠床的风险。

（二）观察要点

1. 术后或整复固定后注意观察体温变化，是否有持续性低热或伤口渗出等情况发生。

2. 观察患肢有无肿胀、疼痛，如有症状了解肿胀的部位、程度、诱因等，及时给予处理。

3. 观察伤口渗血情况。

4. 观察肢体的感觉、运动及末梢血液循环情况。

5. 观察患者活动能力，评估有无跌倒史、坠床风险。

七、常见护理问题及相关因素

1. 焦虑／抑郁

与生活自理能力下降有关。

2. 疼痛／肿胀

与局部病患和手术有关。

3. 有肌肉萎缩、关节强直的可能

与局部病变关节肌肉活动受限有关。

4. 有坠床／跌倒的可能

与活动能力受限有关。

5. 有骨化性肌炎的可能

与受伤后血肿形成有关。

八、护理方法

（一）一般护理

1. 保持病房整洁、舒适、安静、空气流通和适宜的温 / 湿度。

2. 观察生命体征变化，尤其是年龄较大或有合并症的患者。

3. 抬高患肢，促进静脉回流，减轻肿胀。

4. 关节积血较多时，可在无菌操作条件下穿刺，抽出积血后，加压包扎。

5. 观察患肢肿胀、疼痛、末梢血液循环、感觉、运动情况，如肢体出现麻木、剧痛、颜色发青发紫应警惕血管神经的损伤或骨筋膜室综合征的发生。

6. 评估疼痛部位、性质、持续时间，及时给予止痛药物应用。

7. 评估患者情况，预防坠床 / 跌倒风险。

（二）体位护理

新鲜脱位复位后或术后，用超肘关节夹板或石膏将肘关节固定于屈曲 90°，前臂中立位 2 ～ 3 周。在处理肘关节脱位合并骨折时，骨折的处理原则应服从于脱位，固定时间不宜过长，在不影响骨折愈合的前提下，应尽早解除固定，开始肘部锻炼。固定期间注意观察肢体的感觉、运动及末梢血液循环情况。及时调整夹板的松紧度，观察石膏固定情况，及时给予修整。

（三）饮食护理

1. 根据患者体质和舌苔、舌质变化，判断寒热虚实，针对性指导患者饮食。

2. 肘关节脱位多为新病，术后 1 周内不宜过度进补，饮食宜清淡，忌辛辣刺激。

3. 合并高血压、糖尿病、心脏病患者，做好针对性饮食护理。

（四）情志护理

1. 评估患者心理状况，了解患者心理所需，对情绪和心理异常的患者，做好情志护理，可采用移情易性法、以情胜情法、暗示疗法、顺情从欲法缓解患者不良情绪。

2. 根据病情，向患者讲解本病的治疗方案、疗程及注意事项，解除其思想顾虑，积极配合治疗和护理。

3. 鼓励家属陪伴，给予患者情感支持。协助患者生活所需，指导患者提高生活自理能力。

（五）功能锻炼

肘关节脱位后，血肿极易形成纤维化或骨化，故整复或术后尽早进行主动锻炼。固定期间，以肩、腕及掌指活动为主，固定去除后以屈肘活动为主。可适当配合按摩、理疗等，禁止粗暴被动活动，以免增加新的损伤，加大血肿产生骨化性肌炎。

（六）用药护理

1. 初期以活血化瘀、消肿止痛药物为主，中期以和营生新、舒筋活络药物为主，后期以补肝益肾药物为主。用药期间注意观察药物的不良反应。

2. 合理应用抗生素。

3. 口服中药的患者，注意药物与饮食的相互关系，并观察用药后的反应。

（七）健康教育

1. 术前或复位前

（1）做好心理疏导，积极配合治疗，必要时给予药物应用。

（2）指导正确的功能锻炼方法。

（3）告知整复或术后可能出现的并发症及预防措施。

（4）进行疼痛知识宣教。

（5）进行防跌倒知识宣教。

2. 术后或复位后

（1）告知患者及家属保持正确体位的重要性，避免肘部粗暴被动活动。

（2）抬高患肢，及早开始功能锻炼。

（八）出院指导

1. 合理饮食，加强营养。

2. 保持积极心态，养成良好的生活习惯。

3. 出院带药患者进行用药指导。

4. 告知坚持功能锻炼对功能康复的重要性，提高患者和家属的认知，定期随访，督促评价落实情况。

5. 告知患者复查时间。如有不适，及时随诊。

第六节　腕关节脱位患者的护理

腕关节又称桡关节，是典型的椭圆关节。由手的舟骨、月骨和三角骨的近侧关节面作为关节头，桡骨的腕关节面和尺骨头下方的关节盘作为关节窝而构成。关节囊松弛，关节的前后和两侧均有韧带加强，其中掌侧韧带最为坚韧，所以腕的后伸运动受限。桡腕关节可做屈、伸、展、收及环转运动。

一、解剖生理

腕关节，指由旋前方肌远侧缘平面开始至腕掌关节平面处。它由尺、桡骨下端及8块腕骨和掌骨基底部、三角纤维软骨复合体、韧带和关节囊组成，包括桡腕关节、腕骨间关节、腕掌关节，是人体较为复杂的关节，周围韧带众多，活动复杂，具有屈伸、桡尺偏斜、旋前旋后及回旋多种运动形式。

二、病因病机

腕部在背伸时受重压、高处跌落或摔倒时手掌支撑着地，手腕在过屈并伴不同程度尺偏和腕中关节旋后时，暴力集中于头月关节，致使头月骨周围的掌背侧韧带发生断裂，使之产生月骨周围脱位、月骨脱位、腕间关节脱位等明显脱位。头骨脱位以向背侧脱位为最常见，腕关节前脱位较少见。

三、临床表现

腕关节短缩畸形，正中神经和尺神经分布区有麻木感，活动受限。肿胀不明显时畸形明显，若患者伤后迟延就诊，腕部肿胀明显畸形则不明显，很难看出腕骨脱位。这种情况下皮肤擦伤或瘀斑有助于脱位诊断。腕间关节脱位多伴有严重的软组织撕裂伤。

四、辅助检查

X 射线检查对确定脱位的方向、程度、有无合并骨折等有重要的作用。若 X 射线检查不能确定骨折而临床又不能排除骨折时，可行 CT 检查以帮助确认。

五、治疗方法

1. 非手术治疗

闭合复位并石膏、夹板等外固定，中药熏洗，制动等。

2. 手术治疗

闭合复位或切开复位后克氏针固定、腕关节融合术等。

六、护理风险点及观察要点

（一）护理风险点

1. 再次脱位。

2. 神经损伤。

3. 术后伤口感染。

（二）观察要点

1. 观察患侧末梢血液循环、颜色、温度、肿胀情况，是否有张力性水泡，抬高患肢，避免外固定过松、过紧。

2. 观察腕关节的摆放体位是否正确，以防继发性脱位。

3. 观察患肢末端感觉、运动情况，有无麻木、针刺感、反应迟钝等，若有异常及时处理。

4.观察伤口渗血情况，保持局部清洁干燥，若有污染及时更换敷料。

七、常见护理问题及相关因素

1. 焦虑 / 抑郁

与患者舒适程度改变、生活自理能力下降及手术有关。

2. 疼痛

与创伤及手术有关。

3. 有再脱位的可能

与体位或活动不当有关。

4. 有关节僵直的可能

与石膏固定、活动受限有关。

5. 有伤口感染的可能

与术后抗生素使用不当、围手术期预防感染措施及患者的体质有关。

八、护理方法

（一）一般护理

1.保持病房整洁、舒适、安静、空气清新、温 / 湿度适宜。

2.观察患肢末梢血液循环、感觉、运动、肿胀及伤口渗血情况，如发现异常及时报告医生处理。

3.注意观察体温、脉搏、呼吸、血压变化，如有异常及时处理。

（二）体位护理

抬高患肢，置于功能位（腕关节背伸30°、掌指关节屈曲45°、指关节屈曲和拇指对掌位），以利于静脉回流减轻肿胀。避免下垂。坐位时可将患肢屈肘90°，用前臂吊带悬吊于胸前，卧位时患肢伸直放于身体外侧，抬高患肢10～12cm。

（三）饮食护理

受伤初期可给予高维生素、清淡可口、易消化、富含纤维素食物，如新鲜蔬菜、水果、豆奶制品，忌食辛辣、油腻食物；中期可食调和营血、和胃健脾、接骨续筋食物，如骨头汤、红枣龙眼粥等；后期可食补气养血、调养肝肾食物，如动物肝肾等。

（四）情志护理

1.仔细观察了解患者对治疗疾病的情绪反应，采取积极有效的措施使患者积极配合治疗。

2.对患者表示理解和同情，给予安慰和鼓励，耐心做好解释工作，以减轻其紧张心理，同时耐心引导患者了解关节脱位的相关知识，增加对疾病的认识，缓解患者焦虑情绪。介绍成功病例，增加患者的信心。

（五）用药护理

1. 向患者讲解所用药物的功效及可能出现的不良反应，观察用药后的反应。

2. 口服活血化瘀、消肿止痛药物时忌食辛辣刺激性食物，如辣椒、胡椒等。

3. 正确评估疼痛，正确使用镇痛泵，效果不佳时遵医嘱给予止痛剂。

（六）功能锻炼

1. 指导患者进行手指主动锻炼，在能耐受疼痛的情况下做屈伸、对掌活动。

2. 术后第 1 天指导患者做拇指对掌、外展活动，以主动锻炼为主，每日 4 次，每次 50 下，以不感觉疼痛为原则。

3. 术后第 2 天除上述活动外，指导患者行握拳活动。

4. 术后第 3 天除上述活动外，行肘关节、肩关节活动。

5. 石膏固定 4 ～ 6 周后拆除，指导患者进行腕关节功能锻炼，应由轻到重、由小到大、循序渐进、逐步适应。

（七）健康教育

1. 术前

（1）向患者及家属宣教有关疾病的治疗和康复的知识，做好心理护理。

（2）多食粗纤维食物，慎起居，防感冒。

（3）进行疼痛知识宣教。

2. 术后

（1）早期活动时患者往往感到疼痛，告知患者为正常现象，鼓励患者忍受一定的疼痛，坚持锻炼才能收到良好的治疗效果，如果等手术后反应渐消，疼痛减轻时才锻炼，则关节可能发生粘连，而不能很好恢复功能。

（2）让患者及家属了解可能发生的并发症及预防措施。

（3）向患者及家属讲解功能锻炼的重要意义，功能锻炼时力量要由小逐渐加大，手法轻柔勿用猛力，循序渐进。

（4）告知患者注意石膏松紧度，石膏有无摩擦或压迫等情况，有异常及时报告。

（八）出院指导

1. 告知患者复查时间，定期门诊做 X 射线复查。

2. 继续做腕关节功能锻炼，此时可增加被动活动的幅度。

3. 加强营养及体育锻炼，提高机体抵抗能力。

4. 在医生的指导下正确服用药物。

5. 指导患者平时要注意安全，以减少或避免事故发生。

第七节　髋关节脱位患者的护理

髋关节是一典型的杵臼关节，构成髋关节的髋臼与股骨头两者形态上紧密配合，周围又有坚强的韧带与强壮的肌群，因此只有强大的暴力才会引起髋关节脱位。本病好发在车祸中，暴力往往是高速和高能量的，因此多发性创伤最常见。按股骨头脱位后的方向可分为前、后和中心脱位，以后脱位最为常见。

一、解剖生理

髋关节由股骨头与髋臼组成，连接骨盆与下肢，髋关节周围有肌肉、韧带和关节囊维持其稳定。肌肉主要分布于髋关节的前面、外侧及后侧，前面有缝匠肌、股直肌、髂腰肌；外侧有阔筋膜张肌、臀中肌及臀小肌；后侧有臀大肌、梨状肌、闭孔内肌及股方肌等。关节周围的髋臼有横韧带、轮匝带、髂股韧带、坐骨韧带和耻骨韧带等来维持关节连接及稳定作用。关节囊广阔而坚韧，包绕绝大部分的股骨颈，除后外 1/3，其下壁相对薄弱，易发生股骨头向下方脱位。

二、病因病机

髋关节脱位多为间接暴力所致，且多为杠杆暴力、传导暴力、旋扭暴力。髋关节结构稳定，一旦发生脱位，则说明外力相当强大，因而在脱位的同时，软组织损伤亦较严重，且往往合并其他部位多发损伤。根据脱位后股骨头处在髂前上棘与坐骨结节连线的前、后位置，可分为前脱位、后脱位及中心脱位，根据脱位后至整复时间的长短，可分为新鲜及陈旧性脱位。临床上以后脱位多见。

1. 后脱位

后脱位多因间接暴力所致。当屈髋 90°时，过度内旋内收股骨干，使股骨颈前缘紧抵髋臼前缘支点。此时，股骨头位于较薄弱的关节囊后下方，当受到前方来自腿部、膝部向后及后方作用于腰背部向前的暴力作用时，可使股骨头冲破关节囊而脱出髋臼，发生后脱位。或当屈髋 90°，来自膝前方的暴力由前向后冲击，暴力可通过股骨干传递到股骨头，在造成髋臼或股骨头骨折后发生脱位。

2. 前脱位

当髋关节在外展、外旋的屈曲位或过伸位，暴力作用于大腿下端的内侧或膝部着地，暴力作用于大腿上端的外侧或髋关节或臀部，均可使股骨头冲破关节囊的前壁，而造成髋关节前脱位。

3. 中心脱位

当髋关节外展，沿下肢向上的冲击暴力，使股骨头撞击髋臼底部，形成髋臼底部骨折，致使股骨头通过骨折部分向盆腔插入，形成髋关节中心脱位。

4. 陈旧性脱位

当脱位超过 3 周，则为陈旧性脱位。

三、临床表现

1. 髋部肿胀、疼痛、活动障碍；大腿上段外侧方有大血肿；患肢缩短，呈外展、外旋和屈曲畸形，或呈屈曲、内收、内旋畸形。腹股沟处肿胀，可以在臀部摸到脱出的股骨头，大转子上移明显。髋关节后脱位后腹部间隙内出血甚多，可能出现出血性休克。

2. 部分患者有坐骨神经损伤表现，大都为挫伤，为脱出的股骨头或移位的髋臼后缘骨折块压迫坐骨神经，2～3 个月后会自行恢复。

四、辅助检查

1. 影像学检查

X 射线检查可确定脱位的方向、程度、有无合并骨折。CT 检查可显示脱位部位。

2. 其他

心电图或心脏彩超检查可了解患者心肺功能。

五、治疗方法

（一）非手术治疗

1. 髋关节后脱位

采用提牵复位法。复位后用皮牵引维持固定 3～6 周。

2. 髋关节前脱位

采用牵拉推按复位法。复位后固定方法同后脱位。

3. 髋关节中心脱位

常采用以下 2 种复位法：①牵伸扳拉复位法；②牵引复位法。

4. 陈旧性髋关节脱位

整复前先做髋关节的各方向的充分活筋，以剥离粘连。

（二）手术治疗

手法整复难以复位的患者，需手术切开松解软组织复位；合并髋臼、股骨头骨折的患者，则辅助内固定治疗；合并神经、血管损伤的患者，做相应处理；髋臼骨折严重的可能会继发骨性关节炎，可行髋关节融合或置换术。

六、护理风险点及观察要点

（一）护理风险点

1. 压力性损伤。

2. 卧床期间发生坠床，下地行走过程中发生跌倒。

3. 伤口感染。

4. 有再次脱位的可能。

（二）观察要点

1. 使用气垫床，为患者修剪指甲，防止抓伤。用红花酒按摩骨突受压部位，每小时抬臀 1 次，每 2 小时检查 1 次皮肤完好情况。

2. 床尾悬挂"防坠床"标识，使用床栏，防止发生坠床。下地行走过程中应有陪护在旁陪伴，并观察锻炼方式是否正确，防止跌倒。

3. 保持室内空气流通，被褥及衣物整洁干燥，伤口有渗血、渗液及时换药。定时测量体温，如有异常及时查找原因。

4. 观察患肢的摆放体位是否处于功能位，患肢髋部畸形是否消失，双下肢是否等长，预防发生再脱位。

七、常见护理问题及相关因素

1. 焦虑 / 抑郁

与患者担心治疗效果有关。

2. 疼痛

与局部创伤有关。

3. 发生低血容量性休克

与髋关节后脱位后腹部间隙内出血较多有关。

4. 有肌肉萎缩、关节僵直的可能

与局部病变、活动受限、锻炼不当有关。

5. 有再次脱位的可能

与不能保持有效固定、功能锻炼方法不正确有关。

八、护理方法

（一）一般护理

1. 保持病房整洁、舒适、安静、空气新鲜及适宜的温 / 湿度。

2. 定时巡视病房，做好脉搏、呼吸、血压、血氧饱和度及尿量的监测，尤其是术后 48 小时内，观察其变化。

3. 观察患肢伤口渗血、末梢血液循环、感觉、运动情况，如发现异常及时报告医生处理。

4. 受伤 24 小时内用冰袋或冷毛巾敷局部，使毛细血管收缩，以减少出血或渗出，从而减轻肿胀和疼痛。切忌推拿按摩受伤部位，切忌立即热敷，热敷需在受伤 24 小时后开始进行。

5. 保持正确体位及有效的牵引固定，防止再脱位。

（二）体位护理

1. 后脱位者，患肢外展 30°～ 40°位，足尖向上或稍外旋，以皮牵引维持固定，重量 4 ～ 5kg，牵引 3 ～ 6 周。应避免髋关节屈曲、内收、内旋，以防股骨头移向髋臼后沿，而造成再脱位。因患者坐起时，髋关节常处于屈曲、内收、内旋位，所以在牵引期间，禁止患者坐起活动。

2. 前脱位者，固定方法同后脱位，但患肢不外展，需固定在内旋伸直位 3 ～ 6 周。应避免髋关节外旋、外展，以免重复股骨头向前方脱出的机制，造成再脱位，前脱位的患者在牵引初期即可以坐起，要向患者讲清其中的原因，以取得合作。

3. 髋关节中心脱位，因合并骨折，故须牵引固定 8 ～ 10 周。患肢应保持外展中立位。

（三）饮食护理

合理膳食可多摄入一些高纤维素及新鲜的蔬菜和水果，营养均衡，包括蛋白质、糖、脂肪、维生素、微量元素和膳食纤维等必需的营养素，荤素搭配，食物品种多元化，充分发挥食物间营养物质的互补作用。

（四）情志护理

1. 耐心做好解释工作，给予患者安慰和鼓励，以减轻紧张心理，同时引导患者了解髋关节脱位的相关知识，增加对疾病的认识，以便积极配合治疗。

2. 保持病房干净整洁，物品摆放有序，将日常用物放置于患者自行可取之处，以减少由于活动受限带来的心理问题。鼓励家属陪伴，给予患者感情支持。介绍成功病例，增加患者的信心。

（五）用药护理

1. 正确评估疼痛，观察疼痛的部位、性质及镇痛泵的效果、用药后的反应，观察有无恶心、嗜睡、呕吐等不适。正确使用镇痛泵，必要时遵医嘱给予止痛剂。

2. 合理应用药物，术后按药物的半衰期定时给药，注意观察用药后的反应。

3. 患者口服活血化瘀、消肿止痛的中药时，忌食生冷油腻之品，忌饮浓茶。

（六）功能锻炼

1. 复位后即可在牵引制动下行股四头肌及踝关节功能锻炼。停止牵引后可先在床上做屈髋、屈膝及半坐位练习。

2.2～3周相对稳定后，可行小范围抬臀，屈伸膝、髋关节锻炼。

3.4周后逐步扶双拐不负重锻炼。

4.3～5个月后再视病情逐步负重行走。

5.合并髋臼及股骨头骨折的患者，床上练习活动应提早，但负重锻炼要推迟2～3周。

（七）健康教育

1. 术前

（1）多食富含营养食物以增强抵抗力。

（2）指导患者床上大小便及正确的抬臀训练。

（3）进行疼痛知识宣教。

2. 术后

（1）向患者及家属宣教有关疾病的治疗和康复的知识。

（2）让患者及家属了解可能发生的并发症及预防措施。

（3）向患者及家属讲解功能锻炼的重要性、方法及注意事项。

（八）出院指导

1.告知患者复查时间，定期 X 射线复查。

2.穿平底鞋，不穿拖鞋及过于宽松的衣裤，防止跌倒引起二次髋关节损伤。保持正确体位，防止髋关节再脱位。

3.继续做患肢功能锻炼，讲解功能锻炼的重要性，定期随访，督促落实评价结果。

4.合理饮食，加强营养，控制体重。

5.出院带药应遵医嘱正确服用。

6.教育患者平时要注意安全，以减少或避免事故发生。

第八节　膝关节脱位患者的护理

膝关节是人体最大、最为复杂的关节，膝关节的稳定主要靠其周围肌肉和韧带的维持。因此中医学有"膝为筋之府"之说。膝关节因其构造复杂，联结坚固，故脱位很少见，一旦发生脱位，极易造成韧带、神经、血管等损伤，若不及时诊断、治疗，可导致严重后果。

一、解剖生理

膝关节由股骨下端、胫骨上端和髌骨构成，关节内有半月软骨衬垫，向外有15°的翻角，关节周围有坚韧的肌肉、韧带和关节囊，包括3个关节，6个关节面，即股骨外髁关节面与胫骨外髁关节面形成一个关节，股骨内髁关节面与胫骨内髁关节面形成一个关节，股骨滑车的前面与髌骨后面的关节面形成一个关节。它是全身最复杂的多轴关节，主要功能是负重和伸屈活动，在屈曲位时有轻度的内外旋和内收外展活动。

二、病因病机

膝关节脱位多因过伸暴力所致。按照胫股关节的位置关系，膝关节脱位可分为前脱位、后脱位、内侧脱位、外侧脱位和旋转脱位。

1.膝关节前脱位

膝关节前方受暴力→膝关节过伸→股骨滑车沿胫骨平台向后旋转移位，突破后侧关节囊→膝关节前脱位。

2.膝关节后脱位

胫骨上端受外力作用→膝关节过伸→胫骨平台向后脱位→形成膝关节后脱位（易损伤血管）。

3.膝关节侧方脱位（内侧、外侧）

暴力作用于膝关节侧方或间接暴力传导至膝关节→膝关节过度外翻或内翻→膝关节侧方脱位（多合并脱位侧的胫骨平台骨折；膝关节外侧脱位多合并腓总神经损伤）。

4.膝关节旋转脱位

肢体在非负重的情况下→膝关节轻度屈曲→小腿受外翻及内旋应力作用→形成膝关节旋转脱位（易产生严重神经牵拉撕裂伤）。

三、临床表现

有明显的外伤史，膝关节肿胀、疼痛、关节活动障碍，并伴有明显畸形。合并血管神经损伤时，可有患肢远端皮肤颜色改变、皮温降低、足背动脉不能触及搏动、腘窝部进行性肿胀、足部感觉运动异常等。血管损伤可以发生于受伤当时，也可以发生在伤后数天，因此，对于血管损伤的观察应当持续到伤后数天。

四、辅助检查

1.X射线检查可以发现脱位的类型及有无合并骨折。CT及MRI检查可以明确半月板、交叉韧带或软骨面有无损伤或损伤程度。

2.多普勒仪测定和动脉造影对怀疑有血管损伤者可以选择应用，能够明确血管损伤的类型及严重程度，指导诊断及治疗。

五、治疗方法

（一）非手术治疗

手法复位整复用石膏托或支具外固定，将患肢固定于膝关节屈曲位 15º ～ 20º 中立位。根据脱位的类型可在股骨远端后侧、胫骨上端后侧加垫或固定塑形，以保持对位；膝关节外侧脱位，将其固定于膝外翻位；膝关节内侧脱位，将其固定在膝内翻位。固定时间 4～6 周。

（二）手术治疗

适用于手法复位未成功或合并血管、神经损伤者。

六、护理风险点及观察要点

（一）护理风险点

1. 血管损伤。

2. 神经损伤。

3. 外固定造成的局部皮肤压力性损伤。

（二）观察要点

1. 观察患肢足背动脉搏动和足趾活动情况。患肢远端皮肤颜色有无改变、皮温有无降低，腘窝部有无进行性肿胀等。

2. 观察患肢末梢感觉、运动情况，患肢足背部感觉有无异常，足趾及踝关节有无背伸障碍。

3. 术后注意观察外固定的松紧度，局部皮肤有无压伤，如有衬垫注意观察衬垫部位防止皮肤压力性损伤。

七、常见护理问题及相关因素

1. 恐惧 / 焦虑

与不了解疾病愈后、生活自理能力下降有关。

2. 疼痛

①暴力致膝关节脱位；②合并韧带、血管损伤；③肢体固定过紧。

3. 有患肢感觉运动异常的可能

膝关节脱位合并腓总神经损伤。

4. 有患肢血液循环障碍的可能

膝关节脱位并发血管损伤。

5. 有再脱位的可能

①患者及家属对脱位后损害认识不足；②患肢在固定期间，常有不自觉的抬腿活动。

6. 有膝关节强直的可能

①患者不重视功能锻炼；②患者不了解功能锻炼方法。

八、护理方法

（一）一般护理

1.保持病房整洁、舒适、安静、空气流通和适宜的温／湿度。

2.严密观察患肢远端的温度、颜色、动脉搏动、感觉、运动情况。如伤肢远端肿胀、发凉、苍白、青紫、脉搏触摸不清，感觉异常，足趾运动无力或减弱，及时报告医生处理。尤其急性受伤后膝关节进行性肿胀，注意观察有无血管神经再损伤的症状和体征；复位及术后注意观察患肢外固定及包扎的松紧度，防止血管、神经受压及局部压力性损伤形成。

3.对于开放性损伤，注意观察伤口有无活动性出血，严密监测生命体征及神志变化，及时建立静脉通道，并给予吸氧。

4.评估疼痛部位、性质、持续时间。如患肢外固定及包扎太紧，应立即松开，重新调整、包扎；及时给予止痛药物应用，并观察用药后反应，使用镇痛泵的患者，观察患者有无恶心、呕吐、嗜睡等不良反应。

（二）体位护理

膝关节脱位后可使血管、神经、关节内外结构受到不同程度的损伤，所以入院后在搬动过程中，不可将肢体随意挪动，应按患肢原有畸形进行临时性外固定，或纠正畸形后再进行搬动，以免造成进一步损害。复位及术后将患肢抬高，膝关节屈曲15°～20°中立位放置，防止出现继发性腓总神经损伤。

（三）饮食护理

1.根据骨伤患者饮食原则，正确指导患者分期饮食。

2.合并高血压、糖尿病、心脏病及肝炎的患者，做好针对性饮食护理。

（四）情志护理

由于患者多因突然遭受意外而受伤，突如其来的疼痛、肢体活动受限，以及对疾病知识的缺乏，易使患者出现焦虑、烦躁、恐惧等心理问题，护士要有针对性地给予患者精神安慰，妥善安置患者。讲解有关疾病知识、治疗方法及术后康复；了解患者所需，及时给予帮助；并做好疼痛评估，适当应用镇痛药，缓解疼痛，从而消除患者的顾虑，树立治疗疾病的信心。

（五）用药护理

1.止痛药应用后及时进行效果评价，同时观察不良反应。

2.静脉应用活血化瘀中成药注射液时，注意观察滴速和不良反应。

3.抗生素严格按药物半衰期按时用药。

4.中药汤剂宜饭后1小时温服，服药后观察效果和反应。

（六）功能锻炼

1. 膝关节脱位早期制动可导致股四头肌粘连，加之关节内积血机化后关节内粘连等，对膝关节预后功能恢复影响较大，因此应及时指导患者加强踝关节跖屈、背伸和股四头肌收缩训练。

2. 术后及手法复位整复固定后，即可进行股四头肌收缩及足趾、踝关节屈伸锻炼。

3. 术后 3～4 周或外固定拆除后，指导患者进行膝关节主被动屈伸锻炼，如主动床上屈膝、床缘屈膝、指推髌骨等锻炼，可配合 CPM 机被动膝关节锻炼；同时加强膝关节伸直锻炼，如患肢远端垫起，将膝关节悬空，在其上方压 4～6kg 沙袋，每日 2 次，每次 20～30 分钟。

4. 4～6 周后可练习扶双拐不负重下地步行锻炼。

5. 8 周后可解除外固定或在外固定器具固定下，待股四头肌肌力恢复及膝关节屈伸活动等稳定以后，可逐步负重行走。如有膝关节明显不稳，应继续延长固定时间，并加强股四头肌收缩锻炼。

（七）健康教育

1. 支具或石膏外固定期间，向患者讲解保持有效外固定的必要性。并注意防止神经和周围皮肤压伤，如发现石膏松动或断裂，肢体远端感觉麻木、发凉等应及时复诊。

2. 向患者讲解关节脱位后功能锻炼的重要性，消除患者认为关节复位后就是治疗结束的错误，使患者配合，协助患者做好功能锻炼。

3. 告知患者复位后不能随意抬腿、更改体位，要进行正确功能锻炼，防止因锻炼不当或下床过早导致再脱位的发生。

4. 告知患者因关节内损伤可能造成膝关节僵硬，外固定去除后要及时进行功能锻炼，以尽快恢复膝关节功能。

5. 告知患者下床锻炼后，患肢出现肿胀，可给予患肢抬高，并进行温水擦浴。

6. 术后 1 个月、3 个月、6 个月、1 年及时复查，了解膝关节活动度、股四头肌肌力、膝关节的稳定性，指导下一步功能锻炼计划，继续加强功能锻炼，防止肌肉萎缩和关节僵硬。

第九节 踝关节脱位患者的护理

踝关节是屈伸关节，站立时，全身重量都落在踝关节上，负重最大。因距骨体处于踝穴中，周围有坚强的韧带包绕，牢固稳定，故单纯踝关节脱位极为罕见，多合并有骨折。本节讨论的是以脱位为主，合并有较轻微骨折的踝部损伤，简称为踝关节脱位，此种损伤以后脱位最多见，前脱位次之，向上脱位少见。

一、解剖生理

踝关节包括胫骨下端、腓骨下端和距骨三部分。胫腓远端末端形成一关节面，叫胫骨远端关节面，是踝关节的主要负重关节面，胫骨下端向下形成外踝，外踝略成三角形，靠近凹陷是下胫腓联合韧带及距腓后韧带的起点；外踝尖比内踝尖低 1cm，外踝在胫距关节表面与腓骨纵轴形成一约 15°的外翻角，外踝是构成踝关节的重要组成部分，同时也是维持踝关节稳定性的重要结构。距骨位于胫、腓骨下端与跟骨之间的踝穴内。由于其生理解剖特点，踝关节脱位常伴内踝、外踝、胫骨前唇和后唇骨折。

二、病因病机

踝关节脱位主要由直接或间接暴力所引起。绝大多数由扭转暴力所引起且多为联合暴力所致。常见由高处跌下，足部内侧或外侧着地，或行走不平道路，或平地滑跌，使足旋转，内翻或外翻过度，往往形成脱位，且常合并骨折。按脱位的方向可分为：外脱位，内脱位，前脱位，后脱位。一般内侧脱位较多见，其次是外侧脱位和开放性脱位，后脱位少见，前脱位则极少见。

三、临床表现

受伤后踝部即出现疼痛、肿胀、畸形和触痛，甚至起水泡，踝关节功能丧失。内脱位者足成外翻外旋畸形，内踝高突，局部皮肤紧张，外踝凹陷，畸形明显，常合并有内踝及外踝骨折，或下胫腓韧带撕裂；外脱位者足呈内翻内旋，外踝下高突，皮肤紧张，内踝下空虚；前脱位者距骨体位于前踝皮下，踝关节背屈受限，其两侧可触及胫腓骨下端向后突，跟骨向前移，前足变长；后脱位者胫腓骨下端在皮下突出明显，并可触及，胫骨前缘至足跟的距离增大，前足变短，开放性脱位多见于踝关节外脱位。

四、辅助检查

X 射线检查可确定脱位的方向、程度、有无合并骨折。若 X 射线检查不能确定骨折而临床又不能排除骨折时，可行 CT 检查以帮助确认。

五、治疗方法

1. 闭合复位

（1）踝关节内、外脱位均采用牵拉推挤复位后，用踝关节塑形夹板，将踝关节固定内翻位或外翻位 3 周，合并骨折者，固定 5 周。

（2）踝关节前、后脱位均采用牵拉提按复位法复位后，用石膏托将踝关节固定于背屈或跖屈，中立位 3～5 周，注意塑形。

2. 手术复位

开放性脱位者、合并骨折、经闭合复位后效果不满意者、习惯性踝关节脱位者，应手术切开复位内固定。

六、护理风险点及观察要点

（一）护理风险点

1. 血管神经损伤。

2. 伤口感染。

3. 再次脱位。

（二）观察要点

1. 抬高患肢，观察患肢末梢血液循环、感觉、运动情况；观察患足皮肤颜色、温度、弹性、张力、肿胀度及足背动脉搏动、足趾感觉情况，警惕血管神经损伤。

2. 观察伤口敷料是否干燥无渗液；观察生命体征变化，如有异常及时查找原因。

3. 观察患足的摆放体位是否在功能位；观察固定针是否脱出，有无松动，以防继发性再脱位。

七、常见护理问题及相关因素

1. 疼痛

与局部损伤及手术切口有关。

2. 焦虑 / 抑郁

与患者的生活自理能力下降有关。

3. 有再脱位的可能

（1）踝关节前脱位后，由于后侧关节囊撕裂，胫骨前唇又往往合并骨折，复位后，患者仰卧，足跟部着力，小腿下段因重力下垂，而逐渐再脱位。

（2）踝关节后脱位者固定期间，由于小腿不自主抬动，足跟易向后下垂，重复受伤机制，也易造成再脱位。

4. 有肌肉萎缩、踝关节僵直的可能

与局部病变、活动受限有关。

5. 皮肤完整性受损

与使用石膏、夹板、支具有关。

八、护理方法

（一）一般护理

1.保持病房整洁、舒适、安静、空气新鲜及适宜的温/湿度。

2.24小时内局部冷敷，使毛细血管收缩，以减少出血或渗出，减轻肌痉挛引起的肿胀和疼痛。冷敷的同时或冷敷后可用绷带、三角巾等布料加压包扎踝关节周围，减少活动度。忌立即热敷，热敷需在受伤24小时后开始进行。

3.密切观察生命体征、血氧饱和度及尿量的情况。

4.观察患足血液循环、感觉、运动、伤口的渗血情况，如出现足趾颜色暗红、有张力性水泡、足趾麻木等异常及时报告医生处理。

5.观察疼痛的部位、性质及镇痛泵的效果、用药后的反应，观察患者有无恶心、嗜睡、呕吐等不适。

6.观察外固定处骨突部位的皮肤。夹板、石膏是否过紧或过松，有无压迫内外踝部引起皮肤损伤。如有红肿者，及时调整衬垫。有水泡者及时穿刺抽液，消毒包扎。

（二）体位护理

1.受伤后立即停止活动，取坐位或卧位，同时把足部垫高，以利静脉回流，从而减轻肿胀和疼痛。

2.在有效固定的前提下，保持正确体位。

（1）踝关节前脱位，石膏后托要向前顶住小腿下段。如是踝关节后脱位，保证石膏托很好塑形，避免足向后垂，同时要经常向前方牵提足部，以保证复位良好。

（2）使用支具或护踝保护受伤踝关节的关节囊、韧带等不再损伤，使之在休息、制动的状态下，得以充分修复，避免因修复不佳，形成习惯性脱位。

（三）饮食护理

注意合理膳食，保持营养均衡。可适量吃一些高纤维素及新鲜的蔬菜和水果，如瘦肉、牛奶、豆制品、虾皮、骨头汤、龙眼、黑木耳、紫菜、花生、大枣等，荤素搭配，食物品种多元化，充分发挥食物间营养物质的互补作用。

（四）情志护理

热情对待患者，对患者表示理解和同情，给予安慰和鼓励，耐心做好解释工作，以减轻患者紧张心理，同时耐心向患者介绍关节脱位的相关知识，增加其对疾病的认识，介绍成功病例，使患者积极配合治疗。

（五）用药护理

1.合理应用抗生素，术后按药物的半衰期定时给药，观察用药后的反应。

2.正确评估疼痛，正确使用镇痛泵，镇痛泵无效时，遵医嘱给予止痛剂。操作时动作轻柔。

3. 口服活血化瘀的中药，注意配伍禁忌，忌食生冷、油腻之品，忌饮浓茶。

（六）功能锻炼

1. 手法复位患者功能锻炼：

（1）复位后第 1～2 天指导患者进行股四头肌收缩及足趾的跖屈、背伸锻炼。

（2）第 3～7 天指导患者床上坐起，进行髌骨推移、屈膝、屈髋锻炼。

（3）1 周后除上述活动外，增加床上直腿抬高锻炼及床边屈膝锻炼，在医生的指导下下地活动。同时可行下肢等长收缩锻炼，促使下肢静脉回流及消肿。等肿胀基本消退后可逐渐延长下地活动时间。

（4）若单纯踝关节脱位，4 周后去除外固定，逐渐负重，并进行踝关节屈伸、旋转锻炼。若合并骨折，X 射线检查证实骨折愈合后（多需 6 周）去除外固定，逐渐负重，并进行踝关节屈伸、旋转锻炼。

2. 手术后患者功能锻炼按踝关节骨折术后护理方法进行。

（七）健康教育

1. 术前

（1）多食粗纤维食物，慎起居，做好心理护理。

（2）进行疼痛知识宣教。

（3）指导患者床上大小便。

2. 术后

（1）向患者及家属宣教有关疾病知识及如何预防关节脱位发生。

（2）让患者及家属了解可能发生的并发症及预防措施。

（3）向患者及家属宣教有关疾病的治疗和康复的知识。

（八）出院指导

1. 穿平底鞋，勿穿尖嘴鞋，不能过早活动，预防二次踝关节损伤。

2. 讲解功能锻炼的重要性。继续做踝关节功能锻炼。

3. 合理饮食，加强营养，控制体重。

4. 戴护踝护具，勿过早下地活动，保持正确体位。

5. 根据医嘱告知患者正确用药方法。

6. 告知患者复查时间，定期门诊 X 射线复查，如有异常情况及时复诊。

第十章　儿童常见骨折及骨病的护理

第一节　先天性肌性斜颈患儿的护理

斜颈是小儿常见的姿势畸形，可由多种疾病引起。先天性斜颈分为由颈椎发育障碍导致的骨性斜颈和由一侧胸锁乳突肌挛缩引起的肌性斜颈。骨性斜颈较少见，肌性斜颈是小儿斜颈最常见的原因。由于胸锁乳突肌的牵拉致使颈部歪斜，形成特殊的姿势畸形，如婴幼儿期未合理治疗，随年龄增长畸形加重，其疗效也随之降低，给患儿身心健康带来不良影响。本节仅就先天性肌性斜颈加以讨论。

一、解剖生理

胸锁乳突肌，起于胸骨柄前面和锁骨的胸骨端，止于颞骨的乳突。胸锁乳突肌最主要的作用是维持头正常的位置，端正姿势及使头在水平方向上从一侧向另一侧地观察物体的运动。胸锁乳突肌由副神经支配，一侧收缩，使头向同侧倾斜，脸转向对侧。两侧收缩，肌肉合力作用线在寰枕关节额状轴的后面使头伸（抬头动作），肌肉合力作用线在寰枕关节额状轴的前面使头向前屈（低头动作）。一侧胸锁乳突肌病变肌痉挛时，可引起斜颈。

二、病因病机

先天性斜颈的病因目前仍不明，多数认为：

1. 胎儿胎位不正或受到不正常的子宫壁压力，使头颈部姿势异常，阻碍一侧胸锁乳突肌血液循环，致该肌缺血、萎缩、发育不良挛缩引起斜颈。

2. 分娩时一侧胸锁乳突肌受产道或产钳挤压或牵引而受伤出血，血肿机化挛缩所致。

3. 胸锁乳突肌营养动脉栓塞，或静脉回流受阻，导致肌纤维发生退行性变，形成斜颈。

三、临床表现

新生儿生后 7～14 天，患侧胸锁乳突肌中下部，有一质硬椭圆形肿块，可增大。2 个月后肿块缩小直至消失，胸锁乳突肌纤维化，头被牵拉向患侧，下颌偏向健侧。

症状随着患儿的生长发育日益加重。2 岁后即会出现颜面部畸形。此外，患儿整个面部，包括鼻、耳等也可出现不对称性改变。

四、辅助检查

1. 超声检查

超声检查可观察双侧胸锁乳突肌的连续性，肿块的部位、大小、内部回声情况，胸锁乳突肌与周围组织的关系。

2. X 射线检查

X 射线检查有利于鉴别不同原因造成的斜颈，如枕颈部畸形所致的骨性斜颈和自发性寰椎旋转性半脱位引起的斜颈，一般不会产生胸锁乳突肌的挛缩和肿块。

3. 其他

常规生化检查、心电图、胸部 X 射线检查了解患者心肺及全身情况。

五、治疗方法

（一）保守疗法

1. 适应证

适用于 6 个月内患儿。

2. 方法

局部热敷、按摩、外固定及手法扳正疗法。出生后 2 周可开始，用力宜缓慢轻柔，每日 3～4 次，每次手法前后，应按摩患侧胸锁乳突肌，或用热敷等方法以降低肌肉张力。手法扳正疗法疗程 3～6 个月，患儿睡眠时采用仰卧位，用棉垫或沙袋将头部固定于下颏向患侧、枕部向健侧位置。

（二）手术治疗

1. 适应证

适用于 6 个月～12 岁采用非手术疗法失败或斜颈明显的患儿。

2. 方法

胸锁乳突肌胸骨头和锁骨头切断松解术、胸锁乳突肌 Z 字延长术。

六、护理风险点及观察要点

（一）护理风险点

1. 术后血肿压迫气管或食道。

2. 皮肤压力性损伤。

3. 术后发生伤口感染。

（二）观察要点

1. 注意观察患者呼吸及进食情况，如有饮食呛咳、呼吸急促、脖子肿胀等情况，应考虑血肿压迫，及时与医生联系，采取适宜措施。

2. 患儿生长迅速，及时更换石膏或调整支具，防止发生压力性损伤。如果采用石膏固定的方法需观察石膏松紧情况，注意石膏边缘及石膏内部有无压迫症状。如果采用支具固定，保持支具边缘完整、松紧适宜。患儿无原因哭闹不休时，可能是石膏内部有压迫性疼痛，应警惕有压力性损伤的发生。无论石膏固定或支具固定，均保持头偏向健侧，以起到矫正作用。

3. 患儿皮肤娇嫩，热敷或按摩时注意观察皮肤的颜色，热敷温度以低于45°为宜，可根据患儿皮肤耐受力情况适当调节温度，以防损伤皮肤。

4. 术后注意观察患儿的体温变化，保持切口清洁、干燥，观察局部有无红、肿、热、痛等现象。

七、常见护理问题及相关因素

1. 恐惧

与患儿年幼、环境陌生有关。

2. 有气体交换受损的可能

与术后血肿压迫气管有关。

3. 有进食困难的可能

与术后血肿压迫食道有关。

4. 疼痛

与手术创伤有关。

5. 术后复发

与松解不充分及患儿对抗牵引不配合，依从性差有关。

6. 有对治疗缺乏耐心的可能

与保守治疗时间长有关。

7. 有皮肤完整性受损的可能

与热敷温度、按摩力度及石膏或支具对皮肤的持续性压迫有关。

八、护理方法

（一）一般护理

1. 入院时向患儿家属介绍病房环境，保持病房整洁、舒适、安静、空气流通和适宜的温 / 湿度，预防患儿感冒、腹泻。

2. 向家属做好相关的知识宣教，如发病原理、治疗方法及疗效，让家属解除不必要的思想顾虑，积极配合治疗。

3. 热敷温度以低于 45℃为宜，可根据患者皮肤耐受情况适当调节温度。按摩方法正确，避免损伤表皮。石膏固定时应做好衬垫并保持石膏边缘的平整。

4. 术后密切观察生命体征、神志，保持头部自然中立位，忌扭转、过屈、过伸，保持呼吸道通畅。

5. 观察患者术后有无进行性呼吸困难和进食呛咳现象。

6. 术后疼痛的患儿应针对不同年龄采取不同方法，如讲故事、听音乐、玩玩具等分散患儿对伤痛的注意力。对哭闹不止的患儿应酌情应用镇静或止痛药物。

7. 观察刀口渗血情况。

（二）体位护理

术后去枕平卧 6 小时，用沙袋将头固定，头偏向健侧，下颏转向患侧的位置。1 周左右佩戴支具，头继续固定在偏向健侧，下颏转向患侧的位置。一般支具佩戴 6 ～ 8 周，肌性斜颈术后，患侧胸锁乳突肌及皮肤切口易发生粘连或疤痕愈合而导致再次挛缩，术后需要将头部固定于过度矫正位，防止胸锁乳突肌再度挛缩而复发。固定解除后，需每日做过度矫正方向的活动。

（三）饮食护理

1. 全麻清醒后 6 ～ 8 小时无胃肠道反应者进低温流质饮食。

2. 饮食宜温热细软多样化，荤素搭配，适量补钙。尽量不食用油炸、膨化食品，少喝饮料，病情许可时，尽量满足患儿口味。

3. 饮食以清淡为主，少食多餐，逐渐增加，以高蛋白、低脂肪、高纤维素饮食为主，以促进机体修复，增强体力，早日恢复健康。

4. 保持餐具清洁，适当按摩腹部，保持大便通畅。

（四）情志护理

1. 关注家属情绪变化，做好思想疏导，减轻患者心理压力，使其配合治疗和护理工作。

2. 向患者及家属介绍成功病例，帮助其树立战胜疾病的信心。

3. 让治疗效果满意的患者向其他患者介绍成功的经验，以取得配合。

（五）用药护理

1. 术前 30 分钟应用抗生素，术后按药物半衰期定时给药。

2. 热敷按摩时，热敷温度以 45℃ 为宜，可根据患儿皮肤耐受情况适当调节温度，按摩时方法正确，避免强烈刺激。

3. 患儿年龄较小，机体器官功能尚未完全发育成熟，用药尽量选择对身体发育无危害或危害较小的药。

4. 中药汤剂宜少量多次温服，服药后观察效果和反应。

5. 静脉用药严格控制滴速。

（六）功能锻炼

术后第 7 天开始，患儿取坐位或平卧位，固定患儿双肩，帮助患儿头向健侧侧屈，使健侧耳垂靠近肩部；转动头部，使下颌贴近患侧肩部，动作轻柔，牵拉动作持续稳定，每次 15 ～ 20 分钟，每日 2 ～ 3 次。

（七）健康教育

1. 保持心情舒畅，慎起居，防风寒。

2. 告知家长防跌倒 / 坠床的措施，留陪一人。

3. 石膏 / 支具固定后不能随意松解。

4. 加强个人卫生，训练患者床上进食及排便。

5. 注意饮食调配，促进康复。

（八）出院指导

1. 告知患者家属有关本病的知识。

2. 保持外固定，为了保证手术效果，防止胸锁乳突肌萎缩，坚持佩戴支具或石膏外固定，不得随意去除，必须配合外固定以达到手术效果。

3. 术后患者注意保持头颈位置及自主活动。

4. 按时复查病情。

第二节　脊柱侧凸患儿的护理

脊柱侧凸是指脊柱的一个或数个节段在冠状面上（从身体正背面查看）偏离身体中线向侧方弯曲，形成一个带有弧度的脊柱畸形，通常还伴有脊柱的旋转和矢状面上后突或前突的增加或减少，侧弯、旋转、前后突的形成同时会伴有胸廓、肋骨、骨盆甚至下肢长度的变化，它是一种症状或 X 射线体征，可由多种疾病引起。脊柱侧凸通常发生于颈椎、胸椎或胸部与腰部之间的脊椎，也可以单独发生于腰背部。侧弯出现在脊柱一侧，呈 "C" 形；或在双侧出现，呈 "S" 形。严重的病例，影响到呼吸功能、心脏变位，甚至脊髓畸形。弯度特大者会有截瘫产生。如果在学龄时期及时发现，早期治疗是克服其危害的关键。

一、解剖生理

脊柱是身体的支柱，位于背部正中，由 24 块椎骨（颈椎 7 块，胸椎 12 块，腰椎 5 块）、1 块骶骨和 1 块尾骨借韧带、关节及椎间盘连接而成。脊柱上端接颅骨，下端达尾骨尖，中附肋骨，并作为胸廓、腹腔和盆腔的后壁，脊柱内部有纵形的椎管容纳脊髓。正常情况下，脊柱从正面（前面或后面）看是笔直的，并且躯干两侧对称。从侧面看脊柱呈 S 形有四个生理弯曲，即颈椎前凸、腰椎前凸、胸椎后凸和骶椎后凸。脊柱具有支持躯干、保护内脏、缓解震荡、保护脊髓和运动的功能。脊柱侧凸是一种病理性姿态，一般侧凸超过 20°有临床意义。

二、病因病机

（一）先天性脊柱侧凸

常伴有脊柱裂、脊膜膨出、肋骨融合等。

1. 脊柱分布不全

单纯（一侧）分布不全而引起的侧凸，多见于胸椎，除侧凸外，尚有前凸，这种畸形常影响肺功能，甚至引起死亡。发生在腰椎会引起骨盆严重倾斜。

2. 脊柱侧方形成不全（半椎体）

不对称生长。

3. 脊柱前外侧或前侧形成不全

预后差，常伴有截瘫。

（二）特发性脊柱侧凸

最常见，发病原因不明，无任何先天性脊柱异常或并有神经肌肉或骨骼疾病。

1. 继发性脊柱侧凸

学龄期儿童坐、卧或背书包姿势不正确，下肢不等长等而引起的代偿性脊柱侧凸，一般无发展趋势。

2. 原发性脊柱侧凸

脊柱椎体及其支持结构发生改变，有明显加重趋势。

三、临床表现

1. 剃刀背

脊柱侧凸后会对同侧的肋骨造成挤压，加上侧弯的椎体伴有旋转畸形，便可导致后背隆起，而出现"剃刀背"畸形。

2. 不对称姿势

骨盆出现旋转倾斜，患者下肢不等长，肩部倾斜使双肩高低不对称，导致患者两臂不等长；侧弯的椎体伴有不同程度旋转，使肋骨和胸廓出现变形，表现为两侧胸部不对称。以上这些因素会使患者在站立或行走时出现不对称姿势，常向一侧倾斜。

3. 内脏压迫症状

心脏受压，会出现移位及心功能受限，患者可出现心悸、心跳加快等症状；肺脏受压会使肺活量降低，表现为呼吸加快；消化系统受压，患者会出现食欲减退、消化不良的症状。

4. 外观异常

侧弯出现在脊柱一侧，外观呈"C"形；若出现在两侧，则为"S"形。

四、辅助检查

1. X 射线检查

X 射线检查最为重要，可确定侧弯的范围、程度及侧弯的类型，可查出并发畸形。

2. CT 检查

CT 检查可很好地显示骨性畸形，尤其是脊柱三维重建 CT 检查可很好地显示先天椎体畸形，有无脊髓畸形。

3. 核磁共振检查（MRI）

软组织分辨率高，可显示脊髓病变。

4. 神经系统检查

诱发电位、肌电图检查可了解脊髓神经功能。

5. 其他

心电图和心脏彩超检查可了解患者的心脏功能。

五、治疗方法

（一）特色治疗

1. 支具疗法

（1）适应证：适用于处在生长发育期中的儿童。

（2）方法：患儿配用适当的支具后应全天穿着，随身体的生长更换合适的支具，直到椎体环形骨骺融合。以后，去除支架 2 小时后做 X 射线检查，若畸形无明显变化，侧弯不超过 3°，每天可卸掉支架 2 小时，共 3 个月。同法，去除支架 4、8、12 小时，其间隔为 3 个月。如若畸形无大变化，只在夜间穿着，为时 1 年。

2. 电刺激疗法

利用电刺激脊旁肌肉的方法以达到防止畸形进展、矫正畸形的目的。适用于特发性脊柱侧弯 40°以下 , 9～12 岁患儿。电刺激的方法有经皮电刺激和体内埋入刺激 2 种。

（二）手术治疗

1. 适应证

胸椎侧凸 45°以上、腰椎侧凸 60°以上或呈 60°以上"S"形畸形；保守治疗无效；脊柱畸形继续加重者。

2. 方法

后路钉棒三维矫正融合固定术、前路松解钉棒固定融合术、半椎体切除固定融合术。

六、护理风险点及观察要点

（一）护理风险点

1. 窒息。

2. 低血容量性休克。

3. 神经症状加重。

4. 引流管脱出或堵塞。

5. 感染。

6. 压力性损伤。

7. 坠床／跌倒。

（二）观察要点

1. 术前行反悬吊牵引或头盆环牵引时，观察下颌带有无滑向后方压迫气管。

2. 密切观察患者意识、生命体征的变化。

3. 麻醉清醒后，观察患者主动活动足趾，触摸肢体是否感觉异常。术后 72 小时观察患者双下肢感觉、运动功能。

4. 观察引流管固定是否牢固、有无脱出；有无引流管受压、折叠，引流量突然减少等堵塞现象。

5. 监测体温变化，观察有无体温升高、脉搏增快、伤口红肿、疼痛等。

6. 评估患者营养状况，观察骨突部皮肤的色泽有无改变，局部有无肿胀、水泡、皮肤破损等。

7. 评估患者跌倒／坠床风险，做好防护。

七、常见护理问题及相关因素

1. 恐惧、焦虑

与患者对手术不了解、担心预后有关。

2. 营养不足：低于机体需要量

与患者缺乏营养有关。

3. 清理呼吸道低效

与患者咳嗽无力或疼痛惧怕咳嗽有关。

4. 舒适度改变——疼痛

与手术创伤、术后腹胀有关。

5. 活动无耐力

与体质较差、贫血有关。

6. 有坠床的可能

与术后使用镇痛、镇静药有关。

7. 有发生压力性损伤的可能

与患者营养状况、床单位潮湿有皱褶、局部持续受压有关。

8. 有伤口感染的可能

与患者体质、抗生素使用、患者抵抗力低、切口暴露时间长等有关。

八、护理方法

（一）一般护理

1. 保持病房整洁、舒适、安静、空气流通和适宜的温/湿度。

2. 根据患者具体情况进行个性化宣教，讲解手术治疗的必要性、效果及预后，使其树立战胜疾病的信心，取得患者配合。

3. 加强心肺功能锻炼，术前鼓励患者上下楼梯，指导患者进行扩胸运动，每天 2 次，每次 15 ～ 30 个，间歇性吹气球或向装有水的玻璃瓶内吹气，促使肺膨胀。肺功能不全者，指导患者吸气、呼气锻炼及咳嗽、咳痰练习。

4. 入院时即训练患者床上大、小便，指导深呼吸、有效咳嗽，俯卧位训练每日 1 ～ 3 次，循序渐进至每次 2 小时以上，达到手术时能俯卧的时间。

5. 术前行反悬吊牵引者，每天卧床牵引 2 次，每次不少于 20 分钟，牵引 2 ～ 3 周。

6. 术后 48 小时内监测生命体征的变化，尤其是血压的变化，防止发生低血容量性休克。

7. 全麻未清醒时患者去枕平卧，保持呼吸道通畅，头偏于一侧，以免分泌物或呕吐物的误吸。

8. 术后行负压引流者，保持引流管通畅，观察有无扭曲、折叠、受压、脱落。每小时评估、记录引流液的颜色、性状、量的变化和伤口渗血、渗液情况，发现异常及时告知医生处理。

9. 正确进行疼痛评估，根据需要给予止痛药物。

10. 长期卧床时加强皮肤护理，定时翻身、按摩受压部位，及时更换被褥，加强营养，预防压力性损伤。

11. 术后使用镇痛、镇静药物者，做好宣教。落实防跌倒措施，预防坠床发生。

12. 并发症的护理：

（1）脑脊液漏：引流液量大、色淡，患者主诉头痛、头晕等应考虑脑脊液漏。给予抬高床尾 30°，俯卧位伤口沙袋加压，及时更换渗湿的敷料，病情许可时尽早拔除引流管。保持大便通畅，避免用力屏气。

（2）肠系膜上动脉综合征：患者出现腹胀、恶心、上腹疼痛、间歇性呕吐等肠系膜上动脉综合征时，暂禁食 1～2 天，静脉维持营养，待肛门排气后给予流食，少食多餐。

（3）腹胀：观察患者腹部体征，注意腹围及肠蠕动、肠鸣音情况，腹胀明显而肛门未排气者，暂禁食，给予静脉补液。顺时针沿结肠方向腹部按摩以促进肠蠕动，术后 1 周内禁饮牛奶及进食含糖量高的食物，以免导致或加重腹胀。

（4）肺部感染：及时清理呼吸道分泌物，协助患者进行有效咳嗽，必要时雾化吸入。

（二）体位护理

1. 术后回病房向床上搬动时，平托于床上，注意保护手术部位，保持脊柱呈水平位置，避免脊柱屈曲、扭转。搬动患者时，要互相配合、动作一致，以免发生脱钩、关节突骨折或其他意外。

2. 术后平卧 6 小时以压迫止血，6 小时后轴翻身，翻身时保持脊柱在一条直线上，滚动翻身，不要扭转，翻身后用软垫支持体位。

（三）饮食护理

1. 术后 6 小时禁食水，麻醉作用消失胃肠道功能恢复后，如出现肛门排气，肠鸣音恢复，进易消化的流质饮食，少量多餐，以后逐渐恢复正常饮食。

2. 饮食宜滋养肝肾、易消化的流质或半流质为宜，如鱼汤、鸡汤、肉汤面线等，3 天内少吃或不吃较甜的点心、奶类制品或辛辣的食物。

3. 患者术后常出现不同程度的胃肠道反应，如恶心、呕吐、腹胀等，待胃肠功能逐渐稳定后，食富含蛋白质、维生素食物，如鸡蛋、瘦肉、鱼虾、新鲜蔬菜、水果等，同时进食粗纤维类蔬菜，防止便秘。

（四）情志护理

1. 脊柱侧凸多发于青少年，畸形使多数患者存在一定心理障碍，向患者及家属介绍本病的发生、发展及转归，进行有效沟通，及时消除不良情绪，取得配合。

2. 鼓励患者表达自身感受和需求。

3. 满足患者的合理要求。

4. 介绍成功病例，增强患者治疗的信心。

5. 取得亲人的支持。

（五）用药护理

1. 合理应用抗生素，术前 30 分钟应用抗生素，术后定时足量使用，以达到用药效果。

2. 中药制剂饭后温服，服药期间忌生冷、油腻之品。注意药物与饮食的相互关系，观察用药后疗效。

3. 激素类药物短期应用，并观察患者的反应。

4. 每日多饮水，加速药物代谢。

（六）功能锻炼

1. 术后当日

做踝关节背伸、跖屈、旋转。

2. 第 1 日

做伸屈膝、髋关节及股四头肌等长收缩，双上肢自主活动。

3. 第 2 日

做扩胸运动、腹式呼吸、提肛运动，行腰背肌锻炼。

4. 第 3 日

行双下肢直腿抬高，预防脊柱术后神经根粘连。

5. 第 10 日

做床上空蹬车训练。患者严禁坐起，防脊柱扭转。

以上各运动每日 1 ～ 3 次，每次 5 ～ 10 分钟，循序渐进至每次 20 ～ 25 分钟。视内固定牢固度及手术方法，遵医嘱下床。

（七）健康教育

1. 入院时做好宣教，使患者尽快适应医院环境。

2. 告知患者心肺功能训练、床上大小便、俯卧位的重要性，训练时积极配合。

3. 术前持续脊柱对抗牵引，保持牵引的有效性，除吃饭和排便外不要随意放松牵引。

4. 告知患者保持正确体位的重要性，为患者翻身时要轴向翻身，不可扭转。

5. 佩戴支具后初次行走要慢起身、稳步走，有家属搀扶，防止跌倒。

（八）出院指导

1. 保守治疗时保持支具背心固定 3 ～ 6 个月，夜间睡觉支垫妥当。定期来院复查。

2. 加强营养，合理调配饮食。避风寒，防感冒。

3. 术后尽量减少脊柱活动，不做身前屈、后仰、左右侧弯动作，禁止提取重物，防止内固定物折断。

4. 学生术后 4 ～ 6 个月根据病情而定是否可以参加体育活动。

5. 日常生活中，不做快速奔跑等动作防止跌倒致损伤。

第三节　臀肌挛缩症患儿的护理

臀肌挛缩症是由多种原因引起臀肌及其筋膜纤维化，导致髋关节外展外旋畸形和屈曲障碍的一种疾病。

一、解剖生理

臀大肌为臀部浅层肌肉，臀大肌起点固定时，使髋关节后伸并稍外旋。止点固定时，使躯干和骨盆向后倾斜，维持直立姿势。臀大肌起点相对较固定，故臀大肌挛缩后纤维挛缩带牵拉下肢后伸及外旋，临床上表现为髋屈曲及内收障碍，一般不致骨盆位置改变。臀中、小肌位于髋关节外侧面，是使髋外展的主要肌群。其前部纤维基本上位于矢状面上，后部肌纤维则渐向额状面倾斜。故臀中肌收缩时，前、后部纤维所起作用是不同的，起点固定时，前部纤维在矢状面上使髋关节外展，后部纤维则主要使下肢后伸并稍外旋，较少参与外展动作。止点固定时，前部纤维牵拉骨盆侧屈，后部纤维则使骨盆和躯干后仰。故致骨盆倾斜的臀肌挛缩部位在臀中肌前部肌纤维。

二、病因病机

臀肌挛缩症可能由以下原因导致发生：

1. 很多研究表明臀肌挛缩症的发生与患儿臀部反复、多次肌内注射有关，通过对动物实验和流行病学调查表明，苯甲醇作为青霉素溶媒是国内臀肌挛缩症发生的主要原因。

2. 先天性与遗传性因素及免疫功能异常，研究表明臀肌挛缩症的发病与 C3 降低有关。

三、临床表现

发生臀肌挛缩时，随着病变发生的部位、范围及挛缩程度的不同，其临床表现也各不相同。单侧臀肌挛缩患者行走时有跛行并伴有骨盆倾斜。双侧臀肌挛缩患者行走时呈外八字，坐时不能跷二郎腿，在站立时双下肢均有轻度外旋，双髋屈伸时扪及硬性条索滑过，弹响征、画圈征及 Ober 征均为阳性，部分患者双膝并拢时不能蹲，重者下蹲呈蛙式位，也有发生胸腰段生理曲度变直或后凸而致驼背者，臀部后方均可触及异常组织。

四、辅助检查

1. 骨盆 X 射线检查示骨盆倾斜，股骨上端外展外旋。

2. CT 检查示除骨盆倾斜外骨结构无异常，患侧臀肌变薄、萎缩，健侧正常。

3. MRI 检查能直接观察纤维条索的部位、范围和深度。臀大肌、臀中肌、臀小肌不同程度的萎缩变薄，重的甚至臀中、臀小肌消失，肌间隔明显增宽，形态不规则。

4. B 超检查显示臀肌有不同程度萎缩，肌纤维排列紊乱，散在大小不等回声较强的斑块，筋膜增厚，回声增强。血液检查和肌电图一般均为正常。

五、治疗方法

1. 非手术治疗

适用于轻度臀肌挛缩症患者。

2. 手术治疗

传统臀肌挛缩松解术包括臀肌肌腱 "Z" 形延长术、挛缩带切断术、挛缩组织切除或部分切除术、臀肌起点剥离术、臀大肌止点上移松解术、关节镜下应用射频治疗臀肌挛缩症等。

六、护理风险点及观察要点

（一）护理风险点

1. 术后发生低血容量性休克。

2. 术后伤口感染。

3. 术后卧床期间发生坠床，下床行走过程中发生跌倒。

4. 术后复发。

5. 活动过度引起伤口渗血、切口裂开。

（二）观察要点

1. 术后密切观察生命体征。发现异常，及时报告医生处理。

2. 麻醉消失后密切观察足趾活动情况，观察有无坐骨神经损伤。

3. 术后需密切观察伤口敷料外的渗血情况，观察负压引流液的量、色、性状变化，保持引流管通畅，忌折叠、脱出。

4. 观察体温变化，有无持续性低热、脉搏增快，伤口有无红肿、疼痛。

5. 术后卧床期间，评估患者营养状况，注意观察双侧内踝部、膝部内侧及骶尾部皮肤是否持续受压、潮湿，观察局部皮肤的颜色、温度和肿胀情况。

6. 患者应用镇静、镇痛药物期间，评估有无坠床、跌倒风险。卧床时，拉起床栏保护；下床活动时，保持地面干燥、不能有杂物，不能和其他小朋友打闹。

7. 臀部切口保持干燥清洁，如有粪、尿污染随时更换敷料，同时注意无菌操作。

8. 术后患者采取平卧位，护士应每 2～3 小时协助患者抬臀，按摩骶尾部，促进血液循环。

9. 由于患者术后保持并腿，应做好会阴部、两侧腹股沟的清洁，避免发生湿疹。

七、常见护理问题及相关因素

1. 焦虑 / 抑郁

与患者自卑心理、害怕手术疼痛、担心术后恢复、生活自理能力下降有关。

2. 疼痛

与手术有关。

3. 术后有发生低血容量性休克的可能

与术中出血量、术后引流量及应用抗凝药物有关。

4. 有伤口感染的可能

与患者体质、锻炼后伤口渗血、手术创伤等有关。

5. 有坠床 / 跌倒的可能

与患者年龄小、术后应用镇痛药物和下床活动能力受限有关。

6. 有压力性损伤的可能

与患者活动能力受限、局部持续受压潮湿和营养状况有关。

7. 术后有复发的可能

与松解不充分、未早期进行适宜的功能锻炼有关。

8. 术后有发生尿潴留的可能

与麻醉、术后不习惯卧床排尿有关。

八、护理方法

（一）一般护理

1. 保持病房整洁、舒适、安静、空气流通和适宜的温 / 湿度。

2. 监测生命体征，尤其在术后 48 小时内。注意观察体温、脉搏、呼吸、血压、血氧饱和度及尿量情况，尤其是血压的变化。

3. 观察伤口肿胀、疼痛、末梢血液循环、感觉、运动情况，术后行负压引流患者，保持引流管通畅，观察有无扭曲、折叠、受压、脱落。每小时评估记录引流量和伤口渗血、渗液情况，引流量大于 100mL 时，告知医生给予处理。

4. 评估疼痛部位、性质、持续时间，及时给予止痛药物应用，并观察用药后的反应。使用镇痛泵的患者，观察患者有无恶心、呕吐、嗜睡等不良反应。

5. 预防压力性损伤、坠床 / 跌倒、坠积性肺炎等并发症发生。

6.各种辅助治疗，如骨创伤治疗仪、激光治疗仪等，做好治疗前告知评估、治疗中观察、治疗后护理。

7.严格执行消毒隔离制度，预防院内交叉感染。

（二）体位护理

术后去枕平卧 6 小时，用宽绷带将患者双膝并拢适当约束，膝下垫软枕，膝关节屈曲约 30°。

（三）饮食护理

1.根据患者体质和舌苔、舌质变化，判断寒热虚实，针对性指导患者饮食。

2.术后 6 小时禁食水，然后根据患者情况可进食高热量、高蛋白、富含维生素、易消化的软食，如多食新鲜蔬菜、瘦肉粥、黑木耳、银耳瘦肉汤、鱼片粥等。忌油腻、生冷、酸辣食物。并适当饮水，增进体液的循环，次日可自由进食，有利于手术切口的早日修复，缩短住院时间。

（四）情志护理

该病患者多为学龄儿童，由于长期的步态异常，常产生自卑心理。护理人员要耐心与之沟通，态度和蔼可亲，关心体贴患者，以通俗易懂的语言讲解手术的目的、过程、术后需要配合的注意事项，介绍成功手术的例子，以增强患者对手术的信心，减少顾虑，同时做好家属的思想工作。

（五）功能锻炼

术后早期功能锻炼可以最大限度地恢复髋关节功能，减少并发症，获得最佳的治疗效果，同时也是避免复发的关键因素。

1. 术后第 1 天

床上跷二郎腿，双膝交替进行跷二郎腿，每天 4 次，每次 10 分钟。

2. 术后第 2 天

下床面向床尾站立，双手握住床栏，双膝并拢，并膝下蹲，腰背部挺直，足跟不能离地进行深蹲，每天 4 次，每次 50 下。

3. 术后第 3 天

双上肢向前平伸，挺胸抬头，双下肢呈"交叉步"直线行走，每天 4 次，每次来回 20 步。

4. 术后第 4 天

强化跷二郎腿，端坐于靠背椅上，背部紧贴椅背，一腿过膝，交叉架于另一腿，左右腿轮换进行，必要时用约束带固定一侧脚踝在椅脚以加强力度，每天 6 次，每次 15 分钟。

5. 术后第 5 天

直线上下楼梯，一手握住栏杆，呈直线上下楼梯，按 12 级台阶上下，每天 4 次，每次 5 个来回。

（六）用药护理

1. 术后合理应用抗生素，预防感染。

2. 应用镇静、镇痛药期间，加床栏加强看护，指导患者行动尽量缓慢，体位改变时有家属协助，防止发生坠床 / 跌倒。

（七）健康教育

1. 入院后即练习屈髋并膝体位以适应术后体位。

2. 进行床上饮食、床上大小便等训练。

3. 指导床栏的用法，进行防坠床、防跌倒宣教。

4. 进行疼痛知识宣教。

5. 指导患者术后功能锻炼的方法，向患者及家属讲解功能锻炼的重要性，以取得他们的配合。

（八）出院指导

1. 患者出院后继续加强功能锻炼，本着循序渐进、持之以恒的原则，切实落实功能康复计划，直至恢复髋关节的功能。

2. 术后功能锻炼一般需要 3 ～ 6 个月的时间，甚至更长，应指导家属督促患者进行锻炼。

3. 注意增加营养的摄入，以促进伤口的愈合。

4. 1 个月后复查。

第四节　儿童骨骺损伤的护理

骨骺损伤是指涉及骨骼纵向生长机制损伤的总称。包括骨骺、骺生长板、骺生长板周围环（区）的损伤，占儿童骨骼创伤的 1/3。骺板损伤可导致骨骺与干骺端之间形成骨桥，骺板提前闭合，造成肢体短缩和（或）成角畸形，影响儿童生长发育。

一、解剖生理

儿童期骨的骺板又称生长板，是连接骨骺与干骺端之间的软骨层，和关节软骨、骨骺和干骺端共同组成骨的关节端。骨骺损伤即生长板或骺板损伤，骨骺软骨板有四层不同的组织结构，近骺板的为胚胎细胞层，依次是增殖细胞层和肥大细胞层，最后是软骨内骨化层（临时钙化层）。在软骨板第一、二层富含软骨基质，故具有很好的保护作用，在肥大细胞层内基质含量减少，软骨较为脆弱，第四层内的基质发生钙化，从而增强形成临时钙化层。因此，软骨板中肥大细胞层最为脆弱，骨骺板的骨折常发生在该层。

二、病因病机

引起儿童骨骺损伤的危险因素较多，包括射线、感染、肿瘤、血运障碍、神经损伤、代谢异常、冻伤、烧伤、电击伤、激光损伤等，以外伤最为常见。其中骺板骨折是非常严重的损伤形式，此种损伤可危及生长和塑形潜力。

三、临床表现

受伤后局部出现畸形、肿胀、疼痛、反常活动，伴有压痛，伤肢功能受限或障碍。

四、辅助检查

1. X 射线检查

X 射线检查仍是目前诊断儿童骨骺损伤的重要依据。大部分骨骺损伤可通过 X 射线检查诊断。

2. CT 检查

CT 检查可避免重叠，能更好地显示骨折线的情况，很好显示骨折细节，薄层 CT 结合二维及三维重建更有助于骨骺损伤的显示及诊断。对创伤后骺板早闭和骨桥形成及其范围的显示尤有重要价值。

3. 超声检查

超声检查可显示未钙化的骨骺，肘关节应用较多，可显示骨折、脱位、骺板分离及骨折片中的软组织等情况。超声检查可起到 X 射线检查不能起到的诊断及鉴别诊断作用。

4. MRI 检查

MRI 检查具有较高的软组织分辨率。MRI 检查能准确显示骺早闭的部位、程度及范围，还能显示关节内出血、水肿及软组织改变，提供重要影像学依据。

5. 其他

常规生化检查、心电图、胸部 X 射线检查可了解患者心肺及全身情况。

五、治疗方法

1. 非手术治疗

一般而言，Ⅰ型和Ⅱ型骨折可以通过闭合复位石膏托或夹板固定进行治疗，固定时间 2 ～ 4 周不等，并在复位后 5 ～ 7 天复查以评估骨折复位的维持情况。

2. 手术治疗

Ⅲ型和Ⅳ型是通过关节面的骨折，手术治疗可以达到解剖复位，恢复关节面的光滑，减少骨桥、创伤性关节炎、畸形愈合的发生。可根据不同病情选择克氏针、钢板、可吸收螺钉等内固定。

六、护理风险点及观察要点

（一）护理风险点

1. 术后伤口感染。

2. 术前、后出现骨筋膜室综合征、缺血性肌挛缩、血管神经损伤、压力性损伤等。

3. 术后卧床期间发生坠床，下床行走过程中发生跌倒。

（二）观察要点

1. 术后严密观察生命体征变化，评估术中出血量，观察伤口渗血、引流管引流量及局部有无肿胀、瘀血等情况。

2. 密切观察伤肢末梢血液循环、手指及足趾活动情况，评估石膏、小夹板外固定的松紧度。密切注意有无骨筋膜室综合征、缺血性肌挛缩、血管神经损伤的发生。

3. 观察体温变化，有无持续性低热、脉搏增快，伤口有无红肿、疼痛；患肢有无肿胀，如有肿胀，观察肿胀的部位、程度、诱因等。

4. 评估患者营养状况，观察卧床患者骶尾部及其他骨突部位皮肤受压情况，预防压力性损伤。患肢石膏外固定的患者，石膏边缘做好衬垫，观察皮肤是否潮湿及局部颜色、温度变化等。

5. 评估患者有无坠床风险及应用镇静、镇痛药物期间，落实有效防坠床措施。下床活动时，保持地面干燥、不能有杂物，不要和其他小朋友打闹。

七、常见护理问题及相关因素

1. 焦虑 / 抑郁

与病程长、生活自理能力下降有关。

2. 疼痛

与局部病患和手术有关。

3. 有伤口感染的可能

与患者体质、伤口渗血、围手术期预防感染措施的落实不到位有关。

4. 有坠床 / 跌倒的可能

与患者年龄小、术后应用镇痛药物和下床活动能力受限有关。

5. 有压力性损伤的可能

与患肢肿胀、石膏或夹板固定过紧有关。

6. 有肌肉萎缩、关节强直的可能

与石膏固定、局部病变关节肌肉活动受限有关。

八、护理方法

（一）一般护理

1. 保持病房整洁、舒适、安静、空气流通和适宜的温 / 湿度。

2. 监测生命体征，尤其在术后 48 小时内。注意观察体温、脉搏、呼吸、血压、血氧饱和度及尿量情况，尤其是血压的变化。

3. 注意观察患肢肿胀、疼痛、末梢血液循环、感觉、运动情况，术后行负压引流患者，保持引流管通畅，观察有无扭曲、折叠、受压、脱落。

4. 评估疼痛部位、性质、持续时间，及时给予止痛药物应用，并观察用药后的反应。使用镇痛泵的患者，观察患者有无恶心、呕吐、嗜睡等不良反应。

5. 预防压力性损伤、坠床 / 跌倒等并发症发生。

6. 各种辅助治疗时，如骨创伤治疗仪、红光治疗仪等，做好治疗前告知评估、治疗中观察、治疗后护理。

7. 严格执行消毒隔离制度，预防院内交叉感染。

（二）体位护理

小夹板、石膏固定及术后抬高患肢，患肢下垫一软枕。术后全麻未清醒者去枕平卧，有恶心、呕吐时将头偏向一侧，防止误吸。术后第 1 天，患者根据情况平卧或坐起，视情况可适当下床活动。

（三）饮食护理

1. 需母乳喂养的患儿坚持母乳喂养。

2. 根据患者体质和舌苔、舌质变化，判断寒热虚实，针对性指导患者饮食。

3. 骨骺损伤初期（2 周内）不宜过度进补，饮食宜清淡、薄素、温热、易消化，忌食肥甘、煎炸之品。

（四）情志护理

1. 对稍大的患者，可评估患者心理状况，了解患者心理所需，对情绪和心理异常的患者，做好情志护理，可采用移情易性法、以情胜情法、暗示疗法、顺情从欲法缓解患者不良情绪。

2. 根据病情，向患儿家属讲解本病的治疗方案、疗程及注意事项，介绍成功病例，解除其思想顾虑，以积极配合治疗和护理。

3. 鼓励家属陪伴，给予患者情感支持。协助患者生活所需，指导协助患者提高生活自理能力。

（五）功能锻炼

1. 术后当天即可做主动的手指活动。

2. 术后 2 天即可以做上臂肌群和前臂肌群（或股四头肌）的等长收缩运动。

3. 待石膏去除后，逐渐做肘关节（或膝关节）的屈伸活动，锻炼应循序渐进。严禁暴力被动活动，以免发生创伤性骨化性肌炎，影响关节功能恢复。

（六）用药护理

1. 合理应用抗生素，术前 30 分钟内应用，术后按药物半衰期定时给药。

2. 应用镇静、镇痛药期间，加床栏加强看护，指导患者行动尽量缓慢，体位改变时有家属协助，防止发生坠床／跌倒。

3. 儿童一般无需应用抗凝药物，确需应用时，观察患者有无出血倾向，如鼻腔、牙龈的异常出血，皮肤黏膜有无瘀点、瘀斑，有无血尿、黑便等，定期监测凝血功能。

4. 口服中药的患者，注意药物与饮食的相互关系，并观察用药后的反应。

（七）健康教育

1. 术前

（1）进行床上进食、排便等训练。

（2）指导床栏的用法，进行防坠床、防跌倒宣教。

（3）疼痛知识宣教。

2. 术后

（1）伤肢稍抬高，以减轻肿胀。

（2）告知石膏固定的注意事项。石膏未干搬动患肢要手掌平托，避免在石膏表面压出凹陷、折断等。

（3）移动患者时避免托、拉、推等动作。

（4）预防压力性损伤。

（八）出院指导

1. 合理饮食，加强营养，促进伤口愈合。

2. 保持愉快心情，养成良好的卫生习惯。

3. 注意保暖，预防上呼吸道感染。

4. 出院带药患者进行用药指导。

5. 告知坚持功能锻炼对功能康复的重要性，提高患者和家属的认知，定期随访，督促评价落实情况。

6. 告知患者复查时间。如有不适，及时随诊。

第五节　儿童肱骨髁上骨折的护理

肱骨髁上骨折是指肱骨远端内外髁上方的骨折。在小儿肘部骨折中最多见，发病率占肘部骨折的 50%～60%，多见于 3～10 岁儿童。肱骨下端较扁薄，髁上部处于松质骨和密质骨交界处，前有冠状窝，后有鹰嘴窝，两窝之间仅有一层极薄的骨板，故髁上部比较薄弱，易发生骨折，肱动脉损伤后可致骨筋膜室综合征。肱骨髁上骨折一般对肘关节伸屈功能影响不大，愈合较好，但常易合并血管神经损伤、缺血性肌挛缩及后遗肘内翻畸形，应加以关注。

一、解剖生理

肱骨下端扁宽，向前卷曲，与肱骨干长轴形成 30°～50°前倾角，其下端两侧形成肱骨内、外上髁。肱骨下端前后极薄，但内外髁则较厚，其内的骨松质较少。肱骨髁上部位，儿童时期在结构上最为薄弱，为松质骨与密质骨交界处。且肘关节囊及韧带相对较坚强，故在儿童肘部损伤时，易发生骨折不易发生脱位。因肱动脉、肱静脉及正中神经从肘窝部经过肱二头肌腱膜下进入前臂，故髁上骨折时，上述血管、神经易损伤。

二、病因病机

肱骨髁上骨折多见于运动伤、生活伤和交通事故，系间接暴力所致，分为伸展型、屈曲型。

1. 伸展型骨折

跌倒时，肘关节呈半屈曲状手掌着地，地面的反作用力经前臂传导至肱骨下段，致肱骨髁上部骨折，骨折近侧端向前移位，远侧端向后移位。向前移位的骨折近端常穿通肱前肌，甚至损伤正中神经和肱动脉。远折端向后上移位，因不同的侧方暴力，又分为尺偏型和桡偏型。尺偏型易发生肘内翻畸形。

2. 屈曲型骨折

多系肘关节屈曲位，肘后着地。外力自下而上，尺骨鹰嘴直接撞击肱骨髁部，使髁上部骨折。骨折远侧端向前移位，近侧端向后移位。

三、临床表现

无移位骨折肘部肿胀、疼痛、肱骨髁上有环形压痛、肘关节功能障碍，有移位骨折肿胀、疼痛明显；严重者出现张力性水泡，肱骨髁上部有异常活动及骨擦音。肘后三角关系仍保持正常。伸展型骨折肘部呈靴状畸形，屈曲型骨折肘部呈圆弧形畸形。

四、辅助检查

1. 影像学检查

（1）X 射线检查：肘关节正、侧位片即可明确骨折类型及移位程度，伸直型骨折整复后拍肘关节侧、轴位片了解对位情况。

（2）裂纹骨折、粉碎骨折、髁间骨折及婴幼儿骨骺损伤，X 射线检查不能确定者，根据情况做 CT、MRI 检查，可明确诊断。

2. 肌电图

对于桡神经、正中神经、尺神经混合损伤不易鉴别时，以及神经损伤的性质是功能性还是解剖性，可通过肌电图观察诱发电位协助诊断。

3. 彩色血流变检查

血管受压、痉挛、断裂等损伤，此检查可了解血流变化，对决定手术探查或继续观察有一定帮助，但不可完全依赖。

4. 心电图

心电图可了解心脏功能。

五、治疗方法

（一）特色治疗

适应证：适用于伸展型和屈曲型骨折。

1. 伸展型骨折

（1）裂纹骨折：桡偏型不必复位，屈曲位石膏固定 2 ～ 3 周；尺偏型骨折复位后屈曲位石膏固定 3 ～ 4 周，或复位后撬式架固定，另附内外 2 块小夹板。

（2）严重移位骨折：行尺骨鹰嘴过头牵引，2 周左右拆除。

（3）合并血管损伤骨折：首先温柔复位，复位成功后大部分血管损伤症状消除，再按无血管损伤的肱骨髁上骨折处理，屈曲位石膏固定 3 ～ 4 周。

2. 屈曲型骨折

复位后伸直位石膏固定 1 周，更换为半屈曲石膏托，固定 1 ～ 2 周。

（二）手术治疗

1. 适应证

适用于手法复位失败者，开放性骨折，有血管、神经损伤者。

2. 手术方法

切开复位内固定术。

六、护理风险点及观察要点

（一）护理风险点

1. 血管损伤。

2. 骨筋膜室综合征。

3. 神经损伤。

4. 石膏或夹板固定后压力性损伤。

5. 骨牵引无效。

6. 术后伤口、牵引针眼感染。

（二）观察要点

1. 观察患肢桡动脉搏动、血液循环、温度、末梢血管充盈情况。

2. 观察患肢疼痛程度、性质，皮肤有无苍白或大理石花纹变色、感觉异常、麻痹，患肢末梢动脉搏动有无减弱或消失，有无手腕、手指向背侧牵拉痛。

3. 观察神经损伤情况：

（1）桡神经损伤症状：腕下垂、拇指不能背伸外展、虎口区感觉异常或麻木等。

（2）正中神经损伤症状：第 1、2 指不能屈曲，对掌动作丧失，第 1、2、3 指末节屈曲功能丧失呈"猿手"状畸形等。

（3）尺神经损伤症状：有无小指、环指伸指活动受限，"爪形"手畸形等。

4. 观察石膏或夹板固定后患肢皮肤受压情况。

5. 观察牵引绳与牵引肢体的长轴是否成一直线，牵引钢针有无松动、滑脱，牵引针有无向一侧偏移等现象。

6. 观察患者体温变化，有无持续性低热、脉搏增快，伤口有无红肿、疼痛、渗出等情况。

七、常见护理问题及相关因素

1. 焦虑／恐惧

与患儿年龄小、环境改变有关。

2. 疼痛

与局部病患和手术有关。

3. 有坠床／跌倒的可能

与患儿年龄小、好动有关。

4. 肿胀

与骨折有关。

5. 有前臂肌肉缺血性坏死的可能

与肿胀较甚、局部内压增高、阻断血液运行、前臂缺血有关。

6. 有皮肤完整性受损的可能

与支具、石膏对皮肤的持续性压迫有关。

7. 有肘关节强直的可能

与血肿机化致关节周围软组织粘连、活动不及时有关。

八、护理方法

（一）一般护理

1. 保持病房整洁、舒适、安静、空气流通和适宜的温 / 湿度。

2. 评估疼痛部位、性质、持续时间，尽量采用非药物疗法缓解患儿的疼痛，如分散患儿的注意力、陪患儿玩耍做游戏等，必要时给予止痛药物应用，并观察用药后的反应。

3. 肘部损伤后多肿胀严重，入院后卧床休息，抬高患肢，高于心脏水平，做腕关节屈曲及手指抓握动作以利气血运行，达到消肿止痛效果。

4. 出现患肢肿胀较甚、被动牵拉痛等骨筋膜室综合征的早期症状时，及时报告医生处理，防止缺血性肌挛缩的发生。

5. 患肢出现骨筋膜室综合征时，立即解除所有外固定，将患肢放平，忌抬高，伤肢制动于中立位，严禁按摩、热敷，以免增加肌肉耗氧量，加重病情，必要时可冷敷。

6. 石膏或小夹板固定时在骨突处垫石膏棉或柔软布类，及时巡视病房，检查受压部位皮肤情况，预防压力性损伤。

7. 行尺骨鹰嘴牵引者，向患儿或家长说明目的及注意事项，保持牵引的有效性。

8. 禁食水期间，患儿口唇干燥时可用勺子蘸少许水湿润。

9. 做好宣教及防护措施，预防坠床 / 跌倒发生。

10. 减少陪护人员，严格执行消毒隔离制度，预防院内交叉感染。

（二）体位护理

1. 卧床休息，患肢抬高，高于心脏水平。

2. 石膏、小夹板固定患肢屈肘 90° 位。

3. 屈曲型骨折，固定患肢于伸直位。

4. 下地时，用三角巾将前臂悬吊于胸前，保持屈肘 90°。

（三）饮食护理

1. 整复或手术前，尊重患者饮食习惯，进食高蛋白、高维生素、高纤维素、易消化食物，术后第 2 日宜进高维生素、清淡可口、易消化之品，如面条、米粥、新鲜水果、蔬菜等，忌生冷、油炸食物。中、后期增加肉、蛋、牛奶等高蛋白食物。

2. 饮食多样化，荤素搭配，适量补钙。

3. 卧床期间多饮水，少食或不食零食及膨化食品。

4. 保持餐具清洁，适当按摩腹部，保持大便通畅。

（四）情志护理

1. 患儿突然受伤，多恐惧、焦虑，及时安抚患儿，与家长进行有效沟通，消除不良情绪，取得配合。

2. 儿童语言表达能力差，常以哭闹来表达疼痛、不舒服及对环境的恐惧，医护人员多与其交谈，取得患儿的信任。

3. 与患儿交流时使用鼓励赏识的语言做好引导工作，保持其情绪稳定、配合治疗。

4. 抚触外露皮肤，给患儿以安慰。

（五）用药护理

1. 抗生素在术前 30 分钟内应用，术后按药物半衰期定时给药。

2. 患儿器官功能多尚未完全发育成熟，用药尽量选择对身体发育无害或危害较小的药物。

3. 口服活血化瘀中药时，注意药物与饮食的相互关系，观察用药后的反应，鼓励患儿多饮水。

4. 使用镇痛泵的患儿，教会患儿及家长镇痛泵的使用方法，观察止痛药的疗效及副作用，并及时评估疼痛。

5. 静脉使用脱水剂时，观察尿量，注意静脉穿刺部位有无外渗，避免皮肤坏死的发生。

6. 服用汤药制剂时，宜饭后 30 分钟～ 1 小时温服。

（六）功能锻炼

1. 复位或手术当日即开始做伸指握拳活动，每日 2 次，每次 5 ～ 10 分钟。神经损伤者，以被动活动患肢为主，并鼓励患者主动活动患肢。肿胀明显者，向心方向按摩患肢，每日 2 次，每次 5 ～ 10 分钟。

2. 术后 1 ～ 2 周：继续上述功能锻炼，加大活动度，加做握拳耸肩活动（患肩用力上提，复原）。

3. 术后 3 ～ 4 周：继续进行更有力的伸指握拳、腕关节伸屈及肩关节的活动，每日 2 ～ 3 次，每次 15 ～ 30 分钟。

4. 术后 5 ～ 6 周：外固定去除后，做肘关节的主动伸屈活动，每日 2 次，每次 15 ～ 30 分钟，屈曲型骨折禁做肘关节过度屈曲活动，伸直型骨折禁做肘关节过度伸展活动，防止骨折端承受不利的活动力而引起二次骨折。做前臂外旋活动（小云手、大云手），每日 2 次，每次 5 ～ 10 分钟。活动肘关节可根据医嘱采取提取重物、手拉扶杆、健肢辅助患肢等，进行肘关节的锻炼，注意循序渐进，以能够耐受为度，预防骨化性肌炎的发生。

5. 对不能主动配合锻炼的患者，可使用肘关节活动仪进行锻炼。每日 2 次，每次 30 分钟。

（七）健康教育

1. 嘱患儿平卧，患肢抬高，家长不要把患儿抱起以免加重肢体肿胀程度。

2. 家长熟知防跌倒 / 坠床的措施，患儿身边始终陪伴 1 人。

3. 夹板固定后不能随意松解，不适随时找医务人员处理。

4. 患儿年龄小、抵抗力弱，要勤洗手，注意个人卫生。

5. 讲解功能锻炼的重要性，使患者及家属主动配合功能锻炼，持之以恒，利于患者康复，预防并发症。

（八）出院指导

1. 带石膏或小夹板出院的患儿，告知家长怎样观察患肢血液循环、感觉及活动情况，发现异常及时来院就诊。

2. 根据出院时骨折愈合情况继续服用活血止痛冲剂或接骨冲剂。

3. 加强营养，促进骨折愈合，多食骨头汤、鸡蛋、鱼汤等。

4. 外固定解除后加强肘关节的伸屈、旋转活动，以主动锻炼为主，不可强行被动活动。

5. 告诉患儿及家长玩耍时注意保护患肢，防止再次摔倒致伤患肢。

6. 定期复查至痊愈，发现问题及时来诊。

第六节　儿童肱骨外髁骨折的护理

儿童肱骨外髁骨折亦称肱骨外髁骨骺骨折，多属于骨骺损伤，是累及骨骺的关节内骨折。在儿童肘部骨折中较常见，其发生率仅次于肱骨髁上骨折，占儿童肘部骨折的 13%～18%，发病年龄在 3～14 岁，发病高峰在 6～10 岁。儿童肱骨外髁骨折由于在愈合和生长发育方面有潜在的问题，若处理不当常发生各种畸形和并发症，造成肘关节功能障碍。

一、解剖生理

肘关节由肱骨下端、桡骨小头和尺骨近端组成，包括肱尺关节、肱桡关节和近端尺桡关节。肱骨下端前后扁，外侧分有半球形的肱骨小头，与桡骨形成关节；内侧分有肱骨滑车与尺骨形成关节。肱骨的关节端，内侧为滑车，即内髁，外侧为肱骨小头即外髁，肱骨小头的外侧和滑车的内侧各有一突起，分别称为外上髁和内上髁。肘部屈肌有肱肌、肱二头肌、肱桡肌，伸肌有肱三头肌、肘后肌。主要功能是伸屈和旋转。

二、病因病机

1. 本病多由间接暴力所致，跌倒时手部先着地，外力沿桡骨向上传导，冲击肱骨小头，而致肱骨外髁骨折。

2. 根据暴力的大小和作用的方向不同，可致不同类型的骨折。骨折类型分为 4 度。Ⅰ度：骨折后无移位；Ⅱ度：骨折块向后外侧移位，但无旋转；Ⅲ度：骨折块向外侧同时向后下翻转移位，严重者可翻转 90°，甚至 180°；Ⅳ度：骨折伴尺桡骨近端向后、外侧脱位，骨折块保留在桡骨头上面不旋转。

三、临床表现

外伤致肱骨外髁骨折后，肘部外侧肿胀、疼痛。肿胀程度与骨折类型有明显关系，Ⅲ度、Ⅳ度骨折肿胀最重。肘外侧出现紫瘀斑，逐渐扩散可达腕部。患肢下垂，肘关节微屈，功能障碍。有移位骨折可触及骨折块活动和骨摩擦感。

四、辅助检查

1. 影像学检查

（1）X 射线检查可见到肱骨小头的骨化中心及部分干骺端的骨质阴影，由于骨骺软骨不显影，故实质上骨折块较 X 射线检查显示的体积要大，有时几乎相当于肱骨下端的一半。

（2）CT 检查、MRI 检查、关节造影可见线样骨折和年龄特别小的儿童损伤，骨化中心发育较差，X 射线检查不能显示损伤程度，根据病情可行 CT、MRI 或造影检查。

2. 肌电图

肌电图可明确神经损伤情况。

五、治疗方法

（一）特色治疗

1. 适应证

多数病例采用非手术治疗能获得良好效果。

2. 局部制动、固定

无移位骨折采用石膏托固定，伤肢肘关节屈曲 90°，前臂略旋后位，固定 3～4 周；有移位骨折或翻转骨折，麻醉下手法复位石膏托固定，在石膏定型之前，于肱骨外髁部加压塑形，以增强骨折复位的稳定度。

（二）手术治疗

1. 适应证

①严重Ⅲ度骨折移位或旋转移位；②移位骨折局部明显肿胀，影响手法复位或手法复位失败者；③某些陈旧性移位骨折。

2. 手术方法

切开复位内固定。

六、护理风险点及观察要点

（一）护理风险点

1. 血管损伤。

2. 骨筋膜室综合征。

3. 石膏或夹板固定后压力性损伤。

4. 术后伤口感染。

（二）观察要点

1. 观察患肢桡动脉搏动、血液循环、温度、末梢血管充盈情况。

2. 观察患肢疼痛程度、性质，皮肤有无苍白或大理石花纹变色、感觉异常、麻痹，患肢末梢动脉搏动有无减弱或消失，有无手腕、手指向背侧牵拉痛。

3. 观察石膏或夹板固定后患肢皮肤受压情况。

4. 观察患者体温变化，有无持续性低热、脉搏增快，伤口有无红肿、疼痛、渗出等情况。

七、常见护理问题及相关因素

1. 焦虑／恐惧

与患儿年龄小、环境改变有关。

2. 舒适度改变

与疼痛、骨折固定、感染等有关。

3. 疼痛

与局部病患和手术有关。

4. 有坠床／跌倒的可能

与患儿年龄小、好动有关。

5. 肿胀

与骨折有关。

6. 有皮肤完整性受损的可能

与夹板、石膏对皮肤的持续性压迫有关。

7. 肘关节功能障碍

与关节内骨折、骨化性肌炎的发生有关。

8. 有伤口感染的可能

与患者体质、抗生素使用、围手术期预防感染措施的落实不力有关。

八、护理方法

（一）一般护理

1. 保持病房整洁、舒适、安静、空气流通和适宜的温 / 湿度。

2. 评估疼痛部位、性质、持续时间，尽量采用非药物疗法缓解患儿的疼痛，如分散患儿的注意力、陪患儿玩耍做游戏等，必要时给予止痛药物应用，并观察用药后的反应。切忌盲目止痛。

3. 肘部损伤后多肿胀，入院后卧床休息，抬高患肢，高于心脏水平，做腕关节屈曲及手指抓握动作以利气血运行，达到消肿止痛效果。早期禁做前臂旋转活动。

4. 出现患肢肿胀较甚、被动牵涉痛等时，及时报告医生处理，防止缺血性肌挛缩的发生。

5. 患肢出现骨筋膜室综合征时，要解除所有外固定，将患肢放平，忌抬高，伤肢制动于中立位，严禁按摩、热敷，以免增加肌肉耗氧量，加重病情，必要时可冷敷。

6. 石膏或小夹板固定时在骨突处垫石膏棉或柔软布类，及时巡视病房，检查受压部位皮肤情况，预防压力性损伤。儿童哭闹时，需要检查外固定部位的内部有无压力性损伤的发生。

7. 手术后严格交接班，伤口渗血较多时及时报告医生处理。

8. 做好宣教及防护措施，预防坠床 / 跌倒发生。

9. 减少陪护人员，严格执行消毒隔离制度，预防院内交叉感染。

（二）体位护理

1. 平卧床休息，患肢抬高，高于心脏水平。

2. 石膏、小夹板固定患肢屈肘 90°。

3. 下地时，用三角巾将前臂悬于胸前，保持屈肘 90°。

（三）饮食护理

1. 整复或手术前，进食高蛋白、高维生素、高纤维素、易消化食物，术后第 2 日宜进高维生素、清淡可口、易消化之品，如面条、米粥、新鲜水果、蔬菜等，忌生冷、油炸食物。中、后期增加肉、蛋、牛奶等高蛋白食物。

2. 饮食多样化，荤素搭配，适量补钙。

3. 卧床期间多饮水，少食或不食零食及膨化食品。

4. 保持餐具清洁，适当按摩腹部，保持大便通畅。

（四）情志护理

1. 患儿突然受伤，多恐惧、焦虑，及时安抚患儿，与家长进行有效沟通，消除不良情绪，取得配合。

2. 儿童语言表达能力差，常以哭闹来表达疼痛、不舒服及对环境的恐惧，医护人员多与其交谈，取得患儿的信任。

3. 与患儿交流时使用鼓励赏识的语言做好引导工作，保持其情绪稳定、配合治疗。

4. 情况允许时，使用肢体语言安抚患儿，使其有被关注、被重视感，利于康复。

（五）用药护理

1. 抗生素在术前 30 分钟内应用，术后按药物半衰期定时给药。

2. 患儿器官功能多尚未完全发育成熟，用药尽量选择对身体发育无害或危害较小的药物。

3. 口服活血化瘀中药时，注意药物与饮食的相互关系，观察用药后的反应，鼓励患儿多饮水。

4. 使用镇痛泵的患儿，教会患儿及家长镇痛泵的使用方法，观察止痛药的疗效及副作用，并及时评估疼痛。

5. 静脉使用脱水剂时，注意液体滴速，观察尿量、静脉穿刺部位有无外渗，避免皮肤坏死的发生。

6. 服用汤药制剂时，宜饭后 30 分钟～1 小时温服。

（六）功能锻炼

1. 复位或手术当日即开始做肩关节功能锻炼，如耸肩活动，每日 2～3 次，每次 5～10 分钟。

2. 1 周内只可做伸屈手指活动，每日 2～3 次，每次 5～10 分钟。禁忌做肘关节的伸屈活动，防止伤口渗血过多，降低骨化性肌炎的发生率。

3. 2 周后除手指伸屈活动外，开始做腕关节伸屈活动，每日 2～3 次，每次 5～10 分钟，忌用力握拳及前臂旋转动作。

4. 4～5 周后根据 X 射线检查显示的骨折愈合情况，去除外固定，除继续进行有力的伸指握拳、腕关节伸屈及肩关节的活动以外，加做肘关节的主动伸屈和前臂旋转活动，动作宜柔和，禁忌用力过猛，每日 2～3 次，每次 15～30 分钟。

5. 解除外固定后应用 CPM 机锻炼，每日 2～3 次，每次 30 分钟。CPM 机角度从小到大逐步增加，一般应用 2～3 周。无 CPM 机可采取提取重物、手拉扶杆、健肢辅助患肢等进行肘关节的锻炼，原则是循序渐进，以能够耐受为度，预防骨化性肌炎的发生。

6. 骨折后期肘部活动明显受限时，根据医嘱选用外洗药熏洗肘部，每日 2 次，也可用平乐展筋酊外用局部后再行肘关节锻炼。

（七）健康教育

1. 嘱患儿平卧，患肢抬高，家长不要把患儿抱起以免加重肢体肿胀程度。

2. 家长熟知防跌倒/坠床的措施，患儿身边始终陪伴 1 人。

3. 夹板固定后不能随意松解，不适随时找医务人员处理。

4.患儿年龄小、抵抗力弱，要勤洗手，注意个人卫生。

5.抚触、向心性按摩裸露皮肤，减轻肿胀。

6.讲解功能锻炼的重要性，掌握科学的练功方法，使患者及家属主动配合持之以恒，利于患者康复，预防并发症。

（八）出院指导

1.固定后早期出院者，嘱患者或家长严密观察患肢远端血液循环及感觉、运动情况，如皮肤颜色是否青紫、手指的感觉活动有无异常和外固定的松紧，若有异常立即复查，一般 1～2 周内复查 1～2 次。

2.根据出院时骨折愈合情况继续服用小儿活血止痛冲剂或小儿接骨冲剂。

3.加强营养，促进骨折愈合。

4.外固定解除后加强肘关节的伸屈、旋转活动，以主动锻炼为主，不可操之过急或强行被动活动。

5.告诉患儿及家长玩耍时注意保护患肢，防止摔倒后导致二次骨折。

6.定期复查至痊愈，发现问题及时来诊。

第七节　儿童股骨头缺血性坏死的护理

儿童股骨头缺血性坏死，称为 Legg-Calve-Perthes 综合征，简称 Perthes 病。是由于不同原因，导致股骨头血液供应障碍所致的股骨头骨骺部分或全部坏死。该病是发生于儿童的自愈性、自限性畸形的非系统性疾病，是小儿特有的常见病，其自然病程需 2～4 年。当病变自然愈合后，坏死的股骨头往往遗留扁平状畸形。好发于 2～12 岁儿童，4～8 岁多见，男女比例约 4：1，多为单侧发病，双侧病变只占 12% 左右。临床经验表明，本病的预后与发病年龄、性别和病变类型有关，发病年龄越小，最终结果越好。

一、解剖生理

股骨头及约 2/3 的股骨颈位于关节囊内，血液循环仅靠闭孔动脉的股骨头圆韧带支、旋股外侧动脉的关节囊支及股骨滋养动脉的上行末梢支之间的吻合网输布供给来维系。儿童股骨头坏死是由于股骨头血供障碍，导致股骨头骨骺不同程度的坏死。儿童由于骨骺没有停止发育，在股骨头骨质上帽状软骨是骨骺，骨骺与骨质之间是骨骺线，软骨缺乏再生能力，股骨头坏死导致骨骺软骨可能比正常提早闭合，从而妨碍肢体发育生长。

二、病因病机

发病机理不详，但共同病理改变是股骨头、骺的缺血及其所致的不同程度的头、骺坏死。据文献报道可能与创伤、髋关节内压增高、髋臼发育不良、遗传因素、内分泌等因素有关。引起儿童股骨头坏死原因很多，主要为缺血、创伤、感染及内分泌失调等因素所致。但真正的病因尚未阐明。股骨头坏死一般分成 4 个阶段：①初期即滑膜炎期。②缺血坏死期。③破裂或再生期。④愈合期。

三、临床表现

起病隐匿，早期可无症状或仅有轻微症状，有时只有轻微步态异常。跛行和患髋疼痛是本病的主要症状。患儿可有步态不稳、跛行、疼痛，疼痛常向膝部、大腿内侧放射。症状可因活动而加重，休息后缓解。典型体征为患髋有轻度屈曲内收畸形，伸直时外展和内旋受限。膝关节疼痛，用手按压髋关节周围有压痛点，患儿平卧，患肢上抬达不到 45°即感到疼痛。门诊患儿多因不典型下肢疼痛及跛行为主诉就诊。

四、辅助检查

1. X 射线检查

初期关节囊肿胀，滑膜充血水肿和关节液渗出较多；缺血坏死期可见骨骺核较小和关节间隙增宽；破裂或再生期所见的碎裂外观，系舌样的含血管组织侵入的结果；愈合期蛙位 X 射线检查表现为杯状缺损，正位 X 射线检查显示杯状缺损与完整的骨质重叠，显示囊性改变。

2. CT 检查

股骨头骨骺变形、骨质断裂，"新月征"出现。

3. 核素检查

适用于 X 射线检查阴性的患儿，需进一步检查。核素检查对早期诊断，早期确定股骨头坏死范围及鉴别诊断均具有重要意义。

五、治疗方法

（一）保守治疗

1. 适应证

适用于早期的，股骨头尚未塌陷变形的患者。

2. 特色治疗方法

（1）卧床休息和牵引：一般采用牵引或单纯卧床休息 3 ～ 4 周，可明显缓解疼痛和增加髋关节的活动范围，也是进一步手术的基础。

（2）矫形支具：增加股骨头的包容，把下肢固定在外展和轻度内旋位。

（3）石膏固定：适用于短期固定，每次固定时间以 2～3 个月为宜。

（4）中药熏洗以促进血液循环。

（二）手术治疗

1. 适应证

适用于年龄较大、病变范围较广的患者。

2. 手术方法

股骨上端内翻截骨术、滑膜切除术、Salter 髂骨截骨术等。

六、护理风险点及观察要点

（一）护理风险点

1. 术后发生低血容量性休克。

2. 烫伤。

3. 牵引、矫形支具、石膏固定时骨突部位发生压力性损伤。

4. 石膏断裂。

5. 支具或石膏固定的无效性和不舒适。

6. 跌倒。

7. 术后伤口感染。

（二）观察要点

1. 术后严密观察生命体征变化，评估术中出血量，观察伤口渗血、引流管引流量及局部有无肿胀、瘀血等情况。

2. 中药熏洗时，熏洗前评估身体耐受和局部皮肤情况；熏洗中和熏洗后，观察局部皮肤有无红肿、水泡等情况。

3. 观察外固定处骨突部位皮肤受压情况。

4. 观察石膏未干时搬动患儿是否有防止石膏断裂的动作。

5. 观察矫形支具或石膏固定期间的有效性和舒适度。

6. 评估有无跌倒风险。

7. 观察体温变化，有无持续性低热、脉搏增快，伤口有无红肿、疼痛。患肢有无肿胀，如有肿胀，观察肿胀的部位、程度、诱因等。

七、常见护理问题及相关因素

1. 焦虑／恐惧

与患儿年龄小、环境改变有关。

2. 疼痛

与局部病患和手术有关。

3. 有坠床／跌倒的可能

与跛行、年龄小、好动有关。

4. 中药熏洗有烫伤的可能

与熏洗温度是否适宜及皮肤娇嫩、局部耐受有关。

5. 有伤口感染的可能

与患者体质、抗生素使用、围手术期预防感染措施的落实有关。

6. 有肌肉萎缩、关节强直的可能

与局部病变关节肌肉活动受限、制动有关。

7. 有皮肤完整性受损的可能

与支具、石膏对皮肤的持续性压迫有关。

八、护理方法

（一）一般护理

1. 保持病房整洁、舒适、安静、空气流通和适宜的温／湿度。

2. 步态异常有跛行者，尽量卧床休息，减轻负重。

3. 评估疼痛部位、性质、持续时间，尽量采用非药物疗法缓解患儿的疼痛，如分散患儿的注意力、陪患儿玩耍做游戏等，必要时给予止痛药物应用，并观察用药后的反应。

4. 监测生命体征，尤其在术后 48 小时内。注意观察体温、脉搏、呼吸、血压、血氧饱和度及尿量情况，尤其是血压的变化。

5. 术后行负压引流患者，保持引流管通畅，无扭曲、折叠、受压、脱落。每小时评估记录引流量和伤口渗血、渗液情况，出现异常及时告知医生给予处理。

6. 术后石膏开窗要充分，观察切口渗血情况，警惕有无渗血流到石膏内而未被发现。

7. 石膏未干搬动患儿时，从背部双手托住、双大腿抱起，禁止单个肢体搬动，以免石膏断裂。

8. 治疗期间适当控制患儿体重，当石膏或支具与患儿的体重、身高不相符时，及时更换或调整支具松紧度。

9. 有坠床风险的患者，给予床栏保护、留陪护、做好宣教等防坠床措施。

10. 行熏洗、牵引、支具、石膏等治疗时，做好治疗前告知、治疗中观察患者反应、治疗后护理。

11. 减少陪护人员，严格执行消毒隔离制度，预防院内交叉感染。

12. 协助患儿生活护理，儿童生命力旺盛，每天汗出较多，行石膏固定后，注意全身皮肤的清洁卫生，保持皮肤和石膏的清洁、干燥。

（二）**体位护理**

1. 髋人字石膏、支具固定髋关节于外展 30°～45°，内旋 10°～15°体位。

2. 手术患者术后抬高患肢，膝下垫枕，保持患肢外展中立位 15°～30°。搬动时将整个关节和患肢托起，避免拖、拉。

（三）**饮食护理**

1. 根据患者体质和舌苔、舌质变化，判断是气滞血瘀型还是先天不足型，根据辨证针对性指导患者饮食。

2. 加强营养，每日供给患儿生长发育所需的营养素，宜食高维生素、清淡可口、易消化食物，如新鲜蔬菜、水果、米粥、面条等，病情许可根据患者食欲及习惯进食牛奶、鸡蛋、瘦肉等，但不要暴饮暴食，适当控制体重。

3. 卧床期间多饮水，饮食多样化，荤素搭配，适量补钙。

4. 保持餐具清洁，适当按摩腹部，保持大便通畅。

（四）**情志护理**

1. 向患儿及家长介绍本疾病的发生、发展及转归，和家长进行有效沟通，及时消除不良情绪，取得配合。

2. 与患儿交流时使用鼓励赏识的语言做好引导工作，保持其情绪稳定、配合治疗。

3. 该病病程长，家长及年龄大的患儿会有不同程度的焦虑，向其介绍成功病例，帮助患儿及家长树立战胜疾病的信心。

4. 有心理障碍者，必要时请心理咨询医生治疗。

（五）**用药护理**

1. 抗生素在术前 30 分钟内应用，术后按药物半衰期定时给药。

2. 患儿器官功能多尚未完全发育成熟，用药尽量选择对身体发育无害或危害较小的药物。

3. 口服活血化瘀中药时，注意药物与饮食的相互关系，观察用药后的反应，鼓励患儿多饮水。

4. 治疗期间不能使用激素，必须使用激素时，须在专业医生指导下使用，禁止盲目用药。

（六）**功能锻炼**

1. 术前锻炼

指导患儿股四头肌等长收缩，同时绷紧两侧大腿持续 5 秒后再放松，臀肌（平卧，收缩臀肌保持 10 秒后再放松）及腓肠肌收缩活动，踝关节、足趾的背伸和跖屈锻炼。

2. 术后锻炼

（1）在患儿切口疼痛明显缓解后进行股四头肌等长收缩活动及踝关节和趾关节的背伸、跖屈锻炼。

（2）术后第 2 日，加大活动量及活动次数。同时增加上肢的肌力训练。

（3）循序渐进，每日适当增加活动量和次数，以患儿晚上休息时不感到疲劳或不适为度。

3. 石膏、支具固定时功能锻炼

指导患儿行双下肢股四头肌及双侧臀肌等长舒缩活动，3～4组／日，每组舒缩30～60次，每次坚持 10 秒。协助患儿主动活动肢体远端未固定关节，每日进行踝关节背伸、跖屈及足趾关节活动 3～4 次，每次 20～30 分钟。

4. 拆除或更换石膏、支具间歇期锻炼

指导患儿仰卧位行双下肢直腿抬高训练，侧卧位行直腿外展训练，俯卧位行患肢后伸直腿抬高训练等，每日进行上述训练 2～3 组，每组做 20 次。

（七）健康教育

1.入院后和家属做好沟通，给予患儿心理支持，多说鼓励、赏识的话语，让患儿有一个良好的心情，尽快适应医院环境。

2.告知患儿及家长患肢制动的重要性，取得配合。关键治疗在于减少负重行走，降低股骨头负重区的载荷，避免减弱的骨组织发生显微骨折、塌陷。嘱患者少量分次行走，切忌蹦跳，在坏死病变进展期宜靠扶持助行。鼓励患者做减负式运动，如骑自行车、游泳。在急性进展期宜卧床，避免负重。

3.石膏固定时，告知石膏固定后注意事项，做好防护，防止皮肤压力性损伤。

4.宣教预防压力性损伤、跌倒／坠床相关知识，患儿身边始终有一家长陪伴。

5.患儿年龄小，易受外界温度变化的影响，定时开窗通风，适量增减衣物，防六淫外邪及七情内伤。

6.对患儿及家长行安全知识宣教，不让患儿玩耍尖锐锋利之物、一次性筷子、含有小部件的玩具等。

7.讲解功能锻炼的重要性，使患者及家属主动配合功能锻炼，持之以恒，利于患者康复，预防并发症。

8.去除外固定期间指导患者不负重扶拐训练，进行防跌倒宣教。

（八）出院指导

1.必须坚持按疗程治疗，不能半途而废，也不能时断时续。

2.治疗过程中不能使用肾上腺皮质激素或其他影响疗效的药物，慎用抗炎镇痛药。必须使用时需经医生同意，不能擅自用药。

3.合理饮食，加强营养，适当控制体重。

4. 坚持正确的功能锻炼，掌握有效指征及锻炼中的注意事项。

5. 对行石膏外固定患儿，应详细向家属交代石膏护理的重要性和方法，防止并发症的发生。

6. 注意患儿安全，拆除外固定后指导患儿不可做跑、跳等剧烈运动。

7. 带药出院者，家长应按时、按量给患儿服药，不可随便增减药量及停药。

8. 定期复查以动态了解股骨头的修复情况，出现不适及时就诊。

第八节　发育性髋关节脱位患儿的护理

发育性髋关节脱位（DDH）是指出生时或出生后不久股骨头脱出髋臼，并伴有骨和软组织发育不良，是小儿常见的一种下肢畸形，股骨头在关节囊内丧失其与髋臼的正常关系，以致在出生前及出生后不能正常发育。特点是婴儿在出生时，多数为部分或少数全部股骨头脱出髋臼。病变累及髋臼、股骨头、关节囊和髋关节周围的韧带和肌肉，包括脱位和髋臼发育不良，多见于女性，左侧多于右侧，双侧脱位者多以右侧为重。地区与种族的不同，其发病率有很大差异，这与遗传因素、生活习惯和环境密切相关。如若治疗不及时，成年后将导致痛性骨关节炎和不同程度的残疾。本病治疗越早效果越好，年龄越大效果越差。

一、解剖生理

髋关节由股骨头、髋臼及关节内外韧带、关节囊等软组织组成。正常的股骨头呈球形，脱位后股骨头骨骺发育可出现迟缓，发育较小，随着时间的推移股骨头可逐渐变得不规则。出生后髋臼由于缺乏股骨头的正常骨性刺激，可随着生长发育逐渐变浅变宽甚至髋臼底部呈三角形改变。圆韧带经不断牵拉而增厚、肥大，充塞于髋臼中。脱位的股骨头压迫髂骨翼出现凹陷，关节囊在此处粘连形成假臼。

二、病因病机

发育性髋关节脱位的病因迄今不明，但已证实与遗传因素、原发性髋臼发育不良、机械性因素及关节囊、韧带松弛因素有关。

发育性髋关节脱位的病理因素：①出生至1岁半小儿：该组的发育性髋关节脱位主要病理变化是髋关节囊、韧带松弛，股骨头的一部分或全部脱出髋臼。②1岁半至学龄前儿童：该组的发育性髋关节脱位主要病理变化是股骨头完全脱出髋臼并逐渐向上移位。③学龄前儿童：在上述病变基础上，髋关节畸形更加严重，髋臼完全失去正常形态，变得更浅，臼内完全被纤维组织充满，关节间隙粘连，关节软骨发生退行性变，脱位的股骨头与"假臼"之间出现痛性"关节炎"。

发育性髋关节脱位分为单纯型和畸形型髋关节脱位。单纯型是最常见的一类，该型分为髋臼发育不良、髋关节半脱位、髋关节脱位三种；畸形型均为双侧髋关节脱位，该型治疗困难，疗效不佳，均需手术治疗。

三、临床表现

1. 出生至 1 岁患儿

患肢常呈屈曲状，活动较健侧差，蹬踩力量低于另一侧。双侧大腿内侧皮肤皱褶可不对称，患侧皮纹较健侧深陷。为患儿换尿布或洗澡时，在髋关节部位偶可闻及弹响，下肢伸直或屈髋时，髋关节外展受限。

2. 行走后患儿

一侧脱位呈跛行步态；双侧脱位呈摇摆步态即"鸭步"，臀部后耸，腰前突增大；髋关节外展受限，内收肌紧张。

四、辅助检查

1. X 射线检查

6 个月内患儿慎用。可明确是否有脱位，还可确定脱位的高低，以及髋臼和股骨头发育情况。

2. 造影

婴儿期 X 射线不显影时，髋关节造影术有利于观察关节的透亮部分和软组织结构。

3. B 超检查

新生儿期股骨头骨骺尚未骨化，诊断困难，多采用 B 超检查以弥补 X 射线检查的不足。

五、治疗方法

根据不同年龄采用不同的治疗方法。总的原则是早期诊断、早期治疗。

（一）保守治疗

出生至 3 岁：新生儿期手法复位后用外展尿枕、连衣袜套保持双髋关节屈曲外展位置。超过 6 个月的患儿可手法复位后用外固定支具保持固定，如 von Ronsen 外展架。

（二）手术治疗

行双下肢屈髋位皮肤悬吊牵引或骨牵引 2～3 周，手术方式：Salter 截骨术、Pemberton 截骨术、股骨旋转截骨术及股骨短缩截骨术等。

六、护理风险点及观察要点

（一）护理风险点

1. 窒息。

2. 术后低血容量性休克。

3. 牵引失效。

4. 牵引、矫形支具、石膏固定时骨突部位发生压力性损伤。

5. 跌倒 / 坠床风险。

6. 石膏固定时断裂。

7. 术后伤口感染。

（二）观察要点

1. 术后全麻未清醒时，观察患者呼吸频率和节律、呼吸道是否通畅、有无舌后坠、血氧饱和度变化情况。

2. 术后严密观察生命体征变化，评估术中出血量，观察伤口渗血、引流管引流量及局部有无肿胀等情况。

3. 观察患肢血液循环、感觉、运动有无异常，观察患儿家长是否随意去除连衣裤套、支具、其他外固定器具。

4. 观察骨突部位皮肤受压情况。

5. 患儿跛行，加强防护，防止跌伤。

6. 观察石膏未干时搬动患儿是否有防止石膏断裂的动作。

7. 观察体温变化，有无持续性低热、脉搏增快，患肢有无肿胀，如有肿胀，观察肿胀的部位、程度、诱因等。

七、常见护理问题及相关因素

1. 有皮肤破损的可能

与支具、石膏固定压迫皮肤有关。

2. 有坠床 / 跌倒的可能

与跛行、年龄小、好动有关。

3. 舒适的改变

与支具、石膏固定有关。

4. 疼痛

与手术创伤有关。

5. 有肌肉萎缩、关节强直的可能

与局部病变关节肌肉活动受限、制动有关。

6. 有牵引失效的可能

与患儿体重轻、患者或家属对牵引的目的和重要性了解不够、牵引力线和患肢长轴不在一条直线上、牵引锤触碰地面有关。

7. 有神经损伤的可能

与石膏压迫腓总神经有关。

八、护理方法

（一）一般护理

1. 保持病房整洁、舒适、安静、空气流通和适宜的温 / 湿度。

2. 术后 48 小时内监测生命体征的变化，尤其是血压的变化。

3. 全麻未清醒时患者去枕平卧，保持呼吸道通畅，头偏于一侧，以免分泌物或呕吐物的误吸。

4. 评估疼痛部位、性质、持续时间，尽量采用非药物疗法缓解患儿的疼痛，如分散患儿的注意力、陪患儿玩耍做游戏等，必要时给予止痛药物应用，并观察用药后的反应。

5. 术后行负压引流患者，保持引流管通畅，预防扭曲、折叠、受压、脱落。每小时评估记录引流量和伤口渗血、渗液情况，发现异常及时告知医生处理。

6. 术后石膏开窗要充分，注意切口渗血情况，特别警惕渗血、渗液有无流到石膏内而未被发现。

7. 保持牵引的有效性：

（1）骨牵引时牵引重锤有无悬空，牵引绳与牵引肢体的长轴是否成一直线，骨牵引钢针有无松动、滑脱，牵引针有无向一侧偏移等现象。

（2）悬吊牵引时观察粘胶布处皮肤有无红、痒、水泡等过敏现象，一旦发现，报告医生及时处理，随时观察牵引带有无松散或脱落。

（3）穿戴连衣裤套者，注意大小是否合适，有无松动、脱落、过紧、摩擦皮肤或被大小便污染，及时评估支具或石膏固定期间的有效性和舒适度。

（4）术前牵引的患儿要确保牵引重量，告知家长不可随意减轻重量。

8. 支具或石膏固定时骨突部位给予衬垫保护，行髋人字石膏外固定后，用一薄枕（相当于腰部石膏厚度）垫起上半身，腰背部石膏边缘衬以全棉毛巾。髋人字石膏外固定后，膝关节腓骨小头处易受压，观察下肢的感觉、运动，如果足背伸无力，警惕腓总神经受压而致损伤的可能。

9. 用床栏保护、留陪护一人看管患儿，预防患儿坠床。

10. 行内收肌切断者注意勿使大小便污染切口处敷料，有污染时及时更换，做好大小便护理，保持会阴部清洁。

11. 石膏未干搬动患儿时用双手托住背部、双大腿抱起，禁止单个肢体搬动，以免石膏断裂。

12. 减少陪护人员，严格执行消毒隔离制度，预防院内交叉感染。

13. 协助患儿生活护理，儿童生命力旺盛，每天汗出较多，行石膏固定后，注意全身皮肤的清洁卫生，保持皮肤和石膏的清洁、干燥。

（二）**体位护理**

1. 石膏、外固定支具固定时的基本体位是保持患侧髋关节屈曲、外展。

2. 手术患者术后抬高患肢，膝下垫枕。搬动时将整个关节和患肢托起，避免拖、拉、拽等动作。

（三）**饮食护理**

1. 根据患者体质和舌苔、舌质变化，针对性指导患者饮食。

2. 合理膳食，保证营养全面而均衡。术前或保守治疗每日供给患儿生长发育所需的营养素，如米粥、面条、瘦肉、鸡蛋、牛奶、新鲜蔬菜、水果等，但不要暴饮暴食，适当控制体重。

3. 母乳喂养者，乳母饮食应富营养，少辛辣、刺激，如牛奶、鲫鱼汤、排骨汤、优质植物蛋白、新鲜蔬菜、水果等，多饮水；人工喂养者，喂食阶段奶粉、米糊，患儿月龄 4 个月以后，适当添加辅食，多饮水。

4. 卧床期间多饮水，饮食多样化，荤素搭配，适量补钙。病情许可时，尽量满足患儿口味。

5. 保持餐具清洁，适当按摩腹部，保持大便通畅。

（四）**情志护理**

1. 向年长患儿及家长介绍本病的发生、发展及转归，和家长进行有效沟通，及时消除不良情绪，取得配合。

2. 儿童语言表达能力差，常以哭闹来表达疼痛、不舒服及对环境的恐惧，医护人员应允许其哭闹发泄，多与其交谈，关心、爱护患儿。

3. 与患儿交流时使用鼓励赏识的语言做好引导工作，减少患儿的恐惧感和抗拒心理，保持情绪稳定、配合治疗。

4. 用移情疗法，转移或改变患儿的情绪和意志，舒畅气机、怡养心神，有益患儿的身心健康。

5. 该病支具、石膏固定时间长，患儿常难以适应，向家长及患儿介绍外固定治疗的必要性和重要性，取得配合。

（五）**用药护理**

1. 抗生素在术前 30 分钟应用，术后按药物半衰期定时给药。

2. 患儿器官功能多尚未完全发育成熟，用药尽量选择对身体发育无害或危害较小的药物。

3. 口服活血化瘀中药时，注意药物与饮食的相互关系，观察用药后的反应，鼓励患儿多饮水。

4. 使用镇痛泵的患儿，教会患儿及家长镇痛泵的使用方法，观察止痛药的疗效及副作用，并及时评估疼痛。

（六）功能锻炼

1. 整复或牵引后，进行踝关节背伸、趾屈及股四头肌收缩活动。功能锻炼时用患儿能听懂的通俗语言指导股四头肌锻炼，对 1 岁以上患儿告知其"绷腿"或告知其像"抬腿样"感觉练习。每日 3 ～ 4 次，每次 5 ～ 10 分钟。

2. 整复或术后当天麻醉清醒后即开始让患儿进行足趾及踝关节的活动。术后 2 ～ 3 天，指导并协助患儿主被动活动足趾及踝关节的背伸、跖屈交替活动，股四头肌收缩锻炼，每日 3 ～ 4 次，每次 5 ～ 10 分钟。

3. 去除石膏后，指导患儿主动进行髋关节功能锻炼：①早期保持双下肢外展稍内旋位牵引，鼓励患儿坐起→躺下→再坐起，每日 3 ～ 4 次，每次 5 ～ 10 分钟。②用玩具引导屈髋练习，即在患者两足之间放一玩具，让其去拿，并逐渐将玩具挪动，反复练习，如果患儿对某种玩具厌倦时更换玩具。③指导患儿双手撑床缓慢坐起，待患儿双手可触到双足后，鼓励患儿用前额触碰膝关节，逐渐加大髋关节的屈曲活动。

4. 6 个月后如无股骨头缺血性坏死迹象，可尝试下地练习步行。

（七）健康教育

1. 入院后和家属做好沟通，给予患儿心理支持，多说鼓励、赏识的话语，让患儿有一个良好的心情，尽快适应医院环境。

2. 石膏、支具固定时，宣教石膏、支具固定后注意事项，做好防护，防止皮肤压力性损伤。

3. 宣教预防压力性损伤、跌倒 / 坠床相关知识，患儿身边始终有一家长陪伴。

4. 手术患者留置导尿时，常有尿道黏膜刺激症状，患儿常因怕疼拒绝排尿，向患儿及家长做好解释，鼓励患儿多饮水、增加排尿次数，刺激症状会逐渐减轻。

5. 鼓励患儿多饮水，以利毒素排泄。

6. 讲解功能锻炼的重要性，使患者及家属主动配合功能锻炼，持之以恒，利于患者康复，预防并发症。

（八）出院指导

1. 向患儿家长讲解术后康复训练的重要性，按计划循序渐进，持之以恒。

2. 向患儿家长强调保持连衣裤套和石膏清洁的重要性，防止大小便污染、浸湿，防止石膏变形、断裂。

3. 每日为患儿清洗会阴部，保持皮肤清洁。

4.石膏固定者注意石膏边缘是否受压，随时观察足趾血液循环、温度、活动情况，若有异常及时复查。

5.不论是保守治疗还是手术治疗均有发生股骨头缺血性坏死的可能，告知患者复查时间并及时来诊。

6.出院后继续髋关节功能锻炼，预防髋关节运动受限或僵硬。

7.带药出院者告知正确服用方法及药物可能出现的不良反应和注意事项。

8.定期复查，石膏或支具与患儿生长发育不符时，及时更换。

第九节　儿童髋关节滑膜炎的护理

儿童髋关节滑膜炎是儿童常见的髋关节疾病。典型病例起病较急，表现为患肢疼痛、痛性跛行和活动受限，是预后良好的自愈性疾病。发病年龄在4～10岁，男孩多见。

一、解剖生理

滑膜是组成关节的主要结构之一，它由平滑光亮、粉红色、薄而柔润的疏松结缔组织构成，紧贴关节囊纤维层的内面，构成关节囊的内层，附着于关节软骨的周缘，但不覆盖软骨的关节面。滑膜含有丰富的血管和淋巴管，能分泌少量滑液，以润滑关节面和滋养关节软骨，同时滑膜对滑液的分泌有调节作用，多余的滑液可以吸收。滑膜有病变时受炎症的刺激，滑膜充血、水肿、增厚，分泌的大量滑液中因黏蛋白含量减低，失去了对关节的润滑作用，而随着滑液量的增加，关节腔内压力逐渐升高，影响股骨头血液供应，甚至引起股骨头坏死。

二、病因病机

本病病因至今尚不清楚，感染、外伤、对细菌或病毒的抗原抗体反应、变态反应，都可能与本病有关。有无外伤史皆可发病，起病前近期内约半数患儿有上呼吸道感染、中耳炎等感染病史，至于变态反应的学说也因缺乏客观组织学、血清学反应的证据，仍不能肯定过敏原为何物。总之真正的病因、发病机制尚有待进一步探讨。

三、临床表现

急性起病，突发髋、膝部不同程度的疼痛，髋关节活动受限伴姿势畸形，尤以屈曲内旋活动受限最明显，痛性跛行。幼小的患儿仅有的症状为烦躁、夜啼，活动患肢时哭闹更明显。全身情况好，半数左右患儿体温正常或低热，白细胞计数正常或稍高，经卧床休息数日内恢复正常。

四、辅助检查

1. X 射线检查

无骨性病损。少数病程长及个别反复发作病例，必要时行 CT 或 MRI 检查。

2. B 超检查

患髋股骨颈颈前间隙（股骨颈骨膜表面至关节囊外缘即关节囊与髂腰肌的分界线之间的最大距离）较健侧明显增宽，双侧差值 >1mm。滑膜充血、水肿、增厚，髋关节腔内积液。

3. 关节腔内穿刺

关节液多为淡黄色透明液体，少数关节液较混浊，细菌涂片和培养均为阴性。

4. 心电图

心电图可了解患儿心脏功能。

五、治疗方法

（一）特色治疗

避免负重、卧床休息、关节穿刺、皮牵引（1 ～ 2 周）、中药熏洗、中药外敷、TDP 灯局部照射、药物应用等。

（二）手术治疗

1. 适应证

①经保守治疗症状无好转，X 射线检查显示髋关节内侧间隙有加宽趋势，病程 4 周以上。②经各种检查仍无法与其他严重关节疾病鉴别者。③反复发作且症状有逐渐加重者。

2. 手术方法

滑膜切除（手术、关节镜）、髋关节探查术。

六、护理风险点及观察要点

（一）护理风险点

1. 烫伤。

2. 牵引失效。

3. 牵引时肢体血液循环障碍。

4. 压力性损伤。

5. 术后伤口感染。

（二）观察要点

1. 中药熏洗前观察评估患儿身体耐受和局部皮肤情况，熏洗中和熏洗后，观察局部皮肤有无红肿、水泡等情况；TDP 灯照射时灯头与皮肤保持合适的距离，观察局部皮肤反应情况。

2. 观察牵引是否有效。有无随意增减牵引重量，牵引重锤是否悬空，牵引绳与身体长轴是否呈一直线。

3. 观察牵引套是否下滑至脚踝部影响血液循环。

4. 观察皮牵引后皮肤受压情况。

5. 观察体温变化，有无持续性低热、脉搏增快，伤口有无红肿、疼痛。患肢有无肿胀，如有肿胀，观察肿胀的部位、程度、诱因等。

七、常见护理问题及相关因素

1. 焦虑

与患儿年龄小、环境改变有关。

2. 疼痛

与局部病患和手术有关。

3. 有坠床 / 跌倒的可能

与年龄小、好动、跛行有关。

4. 有烫伤的可能

与熏洗温度是否适宜、TDP 灯头与皮肤距离近及患儿皮肤娇嫩、局部耐受有关。

5. 有牵引失效的可能

与患儿好动、牵引套下滑、牵引力线和肢体长轴不在一条水平线上、牵引锤触碰地面有关。

6. 有皮肤完整性受损的可能

与牵引套对皮肤的压迫有关。

7. 知识缺乏

与患儿与家长缺乏本病的相关知识有关。

八、护理方法

（一）一般护理

1. 保持病房整洁、舒适、安静、空气流通和适宜的温 / 湿度。

2. 做好皮肤护理，保持床铺平整干净，牵引时在肢体上缠绕毛巾等柔软物品，增加摩擦力，避免牵引套下滑压迫皮肤。

3. 注意患肢血液循环、感觉、运动情况，牵引套下滑时及时处理。

4. 评估疼痛部位、性质、持续时间，尽量采用非药物疗法缓解患儿的疼痛，如分散患儿的注意力、陪患儿玩耍做游戏等，必要时给予止痛药物应用，并观察用药后的反应。

5. 有坠床/跌倒风险时，床边加床栏、留陪护，做好安全宣教。

6. 各种辅助治疗时，如熏洗、牵引、TDP灯照射等，做好治疗前告知评估、治疗中观察、治疗后护理。

7. 减少陪护人员，严格执行消毒隔离制度，预防院内交叉感染。

8. 髋关节积液较多时穿刺在无菌操作下进行，穿刺后加压包扎，注意穿刺针眼渗出情况。

9. 外敷骨炎膏时局部皮肤有红肿、发痒等过敏现象，报告医生停止用药并及时清洗局部皮肤，必要时应用抗过敏药物。

（二）体位护理

1. 卧床休息，避免患肢负重。

2. 牵引时患肢外展15°～30°、中立位。

（三）饮食护理

1. 根据患者体质和舌苔、舌质变化，针对性指导患者饮食。

2. 治疗期间，进食高蛋白、高维生素、易消化食物，增强机体抵抗力。可进食面条、稀饭、菜汤、牛奶、新鲜蔬菜及水果等，忌生冷、辛辣、油腻、煎炸食物，后期根据患者的饮食习惯增加鸡蛋、瘦肉、排骨汤等，注意饮食节制，勿暴饮暴食。

3. 不食或少食膨化食品，多饮水。

（四）情志护理

1. 告知患儿家长本病治疗及时一般不留后遗症，减轻家长的焦虑，给予患儿更多的情感支持。

2. 评估患儿的心理状况，用沟通交流技巧建立良好的护患关系，增加患儿安全感。

3. 提供适当的感官刺激，情况许可给予患儿身体抚触及图片、音乐等刺激。

（五）功能锻炼

1. 牵引后即开始股四头肌收缩锻炼，绷紧腿部肌肉10秒后放松，同时进行踝关节背伸、跖屈活动，如此反复，每日2次，每次5～10分钟。

2. 配合指推活髌法活动膝关节。

（六）用药护理

1. 有必要使用抗生素时严格按药物半衰期定时给药。

2. 口服活血化瘀中药时，注意药物与饮食的相互关系，观察用药后的反应，鼓励患儿多饮水。

3. 中药汤药饭后30分钟～1小时温服。

4. 关节腔穿刺时停止中药外敷1～2天，并观察局部皮肤有无红、痒、皮疹等过敏现象，并做好皮肤清洁。

（七）健康教育

1. 鼓励患儿多饮水，防六淫外邪及七情所伤。

2. 合理饮食，加强营养。

3. 告知患儿及家长髋关节功能没有恢复以前，避免负重。

4. 教会患儿及家长锻炼的方法，掌握有效指征及锻炼中的注意事项。

5. 病情许可下地行走时，避免剧烈跑、跳等动作。

（八）出院指导

1. 告知患儿及家长要注意避免负重。

2. 预防上呼吸道感染、中耳炎等疾病。

3. 个别病例经 3～6 个月后可发生股骨头骨软骨炎，或股骨头坏死，应建议 3 个月 X 射线复查，连续 3 次。

第十节　儿童股骨干骨折的护理

儿童股骨干骨折是指小转子下至股骨髁上之间的股骨骨折。股骨干不易骨折，骨折多系强大暴力所致，如车祸和高处跌落。由挤压力性损伤所致股骨干骨折，有引起挤压综合征的可能。由于大腿的肌肉发达，股骨干直径相对较小，故除不完全骨折外，骨折后多有错位及重叠。股骨中、上 1/3 骨折时，股动、静脉由于有肌肉相隔不易被损伤。股骨下 1/3 骨折时，腘动、静脉位于骨折的后方，而且骨折断端常向后成角，故易刺伤该处的腘动、静脉。股骨骨折内出血多者，在骨折数小时后可出现休克现象。儿童股骨干骨折治疗后容易残留短缩和成角畸形，但由于生长和塑形，一般可获得比较满意的疗效。

一、解剖生理

股骨是人体最大的管状骨，骨干由骨皮质构成，表面光滑，后方有一股骨粗线，是骨折切开复位对位的标志。股骨干呈向前和向外的弯曲，沿骨干后方中部有一隆起的骨嵴，以增加骨干的强度，并为肌肉所附着。前方的股四头肌是伸膝肌，后面的腘绳肌包括半膜肌、半腱肌和股二头肌是屈膝肌，内侧是内收肌群。此外髂腰肌、臀大肌、臀中肌、腓肠肌分别有屈髋、伸髋和外展大腿、屈膝的功能。股骨干骨折后因局部广泛出血，骨折时骨膜撕脱及长时间固定，股四头肌易失去活力而影响膝关节功能，因此要早期加强功能锻炼，避免发生肌纤维变性、挛缩、粘连，保持其活力，以利膝关节功能恢复。

二、病因病机

1. 多数骨折由强大的直接暴力所致，如撞击、挤压等，多引起横断型或粉碎性骨折。

2. 部分骨折由间接暴力所致，如杠杆作用、扭转作用、由高处跌落等，多引起斜面或螺旋型骨折。股骨干骨折由于部位不同可分为上 1/3 骨折、中 1/3 骨折和下 1/3 骨折，以中下 1/3 交界处骨折最为多见。

3. 分娩时产伤。

三、临床表现

股骨干骨折后肢体剧烈疼痛，不能站立，局部严重肿胀、压痛、功能障碍，大多数可有明显短缩、成角及外旋畸形，以及骨异常活动和骨擦感。无移位股骨干骨折，下肢已不能完全负重，股骨干下 1/3 骨折时，由于远折端向后成角突起移位，可压迫或损伤腘动、静脉和胫、腓总神经，应仔细检查足背和胫后动脉的搏动情况、足踝的运动及感觉情况。

四、辅助检查

X 射线正、侧位片可明确骨折的类型和移位情况。

五、治疗方法

（一）特色治疗

1. 小夹板固定

无移位或移位较少的新生儿产伤骨折，固定 2～3 周。

2. 悬吊皮牵引法

适用于 1 个月～3 岁患儿股骨干骨折，患侧大腿绑夹板固定，牵引 3～4 周。

3. 水平皮牵引法

适用于 2～5 岁患儿，牵引重量 2～3kg，牵引 4～6 周。

4. 骨牵引法

适用于 2 岁或 3 岁以上儿童各种类型股骨干骨折，牵引重量 3～4kg，牵引 5～6 周。

5. 闭合复位石膏裤固定

适用于 2 岁以下婴幼儿，复位后髋人字石膏固定 4～6 周。

（二）手术治疗

1. 适应证

开放性骨折、骨折线间有软组织嵌入、合并有同侧股骨颈骨折或髋脱位、患有其他全身性疾病手术后便于护理者。

2. 手术方法

切开复位内固定术。

六、护理风险点及观察要点

（一）护理风险点

1. 低血容量性休克。

2. 脂肪栓塞。

3. 血管、神经损伤。

4. 牵引无效。

5. 压力性损伤。

6. 术后伤口感染。

（二）观察要点

1. 密切观察患者意识、生命体征的变化。

2. 观察患者体温、脉搏变化，如体温突然升至 38℃以上，脉搏 120 ～ 200 次 / 分，又无其他感染征象；观察有无烦躁不安、呼吸困难、神志障碍、皮下瘀血点、血压下降、进行性低氧血症等征象。

3. 观察胫前、胫后动脉搏动情况，肢端有无剧烈疼痛、肿胀、麻木感，皮温是否较健侧降低，皮肤有无苍白或青紫；观察患肢小腿外侧和足背皮肤有无感觉消失、患足下垂内翻现象。

4. 观察患者是否随意更换患肢体位及减轻牵引重量，牵引装置是否合适有效，牵引重锤是否悬空，牵引绳与身体长轴是否保持一致。并经常测量患儿两腿的长短是否一致。

5. 石膏或小夹板固定后观察患儿有无持续性哭闹、固定性压迫疼痛及受压部位皮肤情况。

七、常见护理问题及相关因素

1. 焦虑 / 恐惧

与患儿年龄小、环境改变有关。

2. 舒适度改变

与骨折后所致的肢体位置及疼痛有关。

3. 疼痛

与局部病患和手术有关。

4. 有坠床的可能

与患儿年龄小、好动有关。

5. 肿胀

与骨折有关。

6. 有体液不足的危险

与骨折后血管损伤、外伤后出血、术中出血量有关。

7. 有伤口感染的可能

与患者体质、抗生素使用、围手术期预防感染措施的落实有关。

8. 有皮肤完整性受损的可能

与小夹板、石膏对皮肤的持续性压迫有关。

9. 有脂肪栓塞的可能

与骨折后脂肪粒进入血液有关。

10. 有压力性损伤的可能

与患者活动能力受限、局部持续受压和营养状况有关。

11. 有肌肉萎缩、关节强直的可能

与局部病变关节肌肉活动受限、制动有关。

12. 有腓总神经损伤的可能

与小夹板放置位置、患肢体位摆放不正确有关。

13. 有牵引失效的可能

与患者或家属对牵引的目的和重要性了解不够、遵医行为差、牵引松动等有关。

八、护理方法

（一）一般护理

1. 保持病房整洁、舒适、安静、空气流通和适宜的温/湿度。

2. 入院和手术后监测生命体征，注意观察意识、体温、脉搏、呼吸、血压、血氧饱和度及尿量情况，血压降低时给予补液，必要时输血。

3. 股骨干骨折后局部多肿胀严重，注意记录患肢肿胀的部位、程度等，抬高患肢，48小时内给予冷敷，48小时后局部热敷，促进静脉回流，减轻肿胀。

4. 评估疼痛部位、性质、持续时间，尽量采用非药物疗法缓解患儿的疼痛，如分散患儿的注意力、陪患儿玩耍做游戏等，必要时给予止痛药物或病人自控镇痛（PCA）应用，并观察用药后的反应。

5. 术后伤口渗血较多时，及时更换无菌敷料；伤口渗血及引流量较少时，尤应注意有无皮下血肿的发生。注意保持引流管通畅，记录引流液的颜色、性状及量，每小时大于10mL时，通知医生处理或暂时关闭引流管。

6.保持牵引的角度、重量及持续性，禁止自行取下。向患儿或家长说明目的及注意事项，保持牵引的有效性。

（1）悬吊牵引：保持患儿臀部离床2～3cm，大小便后清洗会阴部，保持会阴部清洁干燥，观察粘胶布处皮肤有无红、痒、水泡等过敏现象，一旦发现，报告医生及时处理，随时观察牵引带有无松散或脱落。

（2）骨牵引：利用自身重量以调节反牵引力。牵引力线与肢体的长轴保持在一条水平线上，患足不能蹬床，牵引锤不能触碰地面。牵引针眼每日2次用0.5%碘伏消毒，结痂处禁止自行去除，以保护针眼，预防感染。

7.石膏或小夹板固定时骨突部位做好衬垫，石膏未干前不要随意搬动，必须搬动时要双手平托，不要在石膏上抓、捏，以免形成凹陷压迫局部皮肤，随时观察石膏边缘、骨隆突处皮肤，发现红肿等早期压力性损伤症状，及时处理。术后石膏外固定者，观察伤口较低处石膏内的渗血情况，如石膏内有血迹渗出并逐渐扩大，为持续出血征象，立即报告医生处理。

8.早期加强关节主被动功能锻炼，保持关节处于功能位。

9.发现患者有进行性低氧血症、皮肤黏膜出血点等脂肪栓塞综合征的早期症状时及时报告医生，对症处理。行大流量氧气吸入，患肢制动，减少脂肪滴再次进入血液加重病情，观察呼吸频率、节律、深浅度变化，保持呼吸道通畅，记录患者出入液量，尤其是每小时尿量。

10.预防静脉血栓，早期功能锻炼，鼓励患者多饮水，一旦发生深静脉血栓，患肢制动，禁止热敷、按摩、理疗。

11.安床栏、床头挂防坠床提示卡、腕带上做醒目标识，向家长宣教相关安全知识，防止患儿坠床。

12.患儿代谢旺盛、皮肤娇嫩，保持皮肤清洁，可行温水擦浴，注意保暖，防受凉。

13.减少陪护人员，勤洗手，严格执行消毒隔离制度，预防交叉感染。

（二）体位护理

股骨骨折部位不同，要求下肢体位亦不同。一般下段骨折屈膝70°～80°，屈髋30°～40°；中段骨折屈膝60°～70°，屈髋40°左右，并将患肢置于60°外展位；上段骨折屈膝、屈髋70°左右，并保持外展位65°左右。

（三）饮食护理

1.骨折早期进食清淡、易消化之品，如面条、米粥、牛奶、新鲜水果、蔬菜等。中、晚期增加肉、蛋等高蛋白食物。

2.母乳喂养者，乳母饮食应富营养，少辛辣、刺激，如牛奶、鲫鱼汤、排骨汤、优质植物蛋白、新鲜蔬菜、水果等，多饮水；人工喂养者，喂食阶段奶粉、米糊，患儿月龄4个月以后，适当添加辅食，多饮水。

3.饮食宜温热细软多样化，荤素搭配，适量补钙。尽量不食用油炸、膨化食品，少喝饮料，病情许可时，尽量满足患儿口味。

4.保持餐具清洁，适当按摩腹部，保持大便通畅。

（四）情志护理

1.突然暴力致伤患儿多恐惧，家长多焦虑，需给患者提供舒适的治疗环境，护士要多与家长及年龄较大患儿进行有效沟通，安抚患儿，及时消除不良情绪，取得配合。

2.安抚家长，不良情绪不要在患儿面前表露，做好家属心理支持。

3.儿童语言表达能力差，常以哭闹来表达疼痛、不舒服及对环境的恐惧，医护人员应允许其哭闹发泄，了解其所需及不适。

4.与患儿交流时使用鼓励赏识的语言做好引导工作，减少患儿的恐惧感和抗拒心理，保持其情绪稳定、配合治疗。

5.牵引患儿适应环境及肢体疼痛缓解后，逐渐恢复活泼好动的天性，有可能使牵引的有效性不能保持，想办法转移患儿的注意力，如讲故事、看电视、做游戏等，年龄较大患儿让其了解牵引的必要性，取得配合。

6.向年龄大的患儿及家长介绍成功病例，帮助患儿及家长树立战胜疾病的信心。

（五）用药护理

1.抗生素在术前30分钟内应用，术后按药物半衰期定时给药。

2.患儿器官功能多尚未完全发育成熟，用药尽量选择对身体发育无危害或危害较小的药物。

3.口服活血化瘀中药时，注意药物与饮食的相互关系，观察用药后的反应，鼓励患儿多饮水。

4.使用20%甘露醇药物脱水时，严密观察穿刺部位有无渗出，以防局部组织发生坏死。

5.使用镇痛泵的患儿，教会患儿及家长镇痛泵的使用方法，观察止痛药的疗效及副作用，并及时评估疼痛。

6.按医嘱控制液体滴速，以防短时间输入大量液体发生急性肺水肿。

7.中药汤剂宜饭后30分钟～1小时温服，一次无法服完的患儿，可分次服用，服药后观察效果和反应。

（六）功能锻炼

1.自牵引之日起，指导患者行踝关节的跖屈、背伸锻炼，练习股四头肌收缩运动，并配合指推活膑法活动膝关节。

2.第2周开始练习抬臀，进行屈膝、屈髋活动。方法是以健足蹬床，两手扶床沿练习抬臀，尽量使身体抬高离开床面，以达到髋、膝关节活动的目的。

3.第3～4周加练抬大腿。方法是患足背伸，股四头肌绷紧，臀部完全离开床面，使大腿、小腿成一水平线，以加大髋、膝关节活动范围。

4. 第6周去除骨牵引，先在床上锻炼1周，然后视骨痂情况指导患者扶双拐下地患肢不负重练习行走。

5. 下地行走锻炼时，保持姿势正确，并有家人陪伴，以防摔倒。负重要循序渐进，不能操之过急。

（七）健康教育

1. 入院后和家属做好沟通，给予患儿心理支持，多说鼓励、赏识的话语，让患儿有一个良好的心情，尽快适应医院环境。

2. 告知患儿及家长，保持患肢正确体位的重要性，取得配合。

3. 石膏固定者，向患儿及家长宣教石膏固定后的注意事项，做好防护，防止皮肤压力性损伤。

4. 向患儿及家长宣教预防压力性损伤、跌倒/坠床相关知识，身边始终有一家长陪伴。

5. 手术患者留置导尿时，常有尿道黏膜刺激症状，患儿常因怕疼拒绝排尿，向患儿及家长做好解释，鼓励患儿多饮水、增加排尿次数，刺激症状会逐渐减轻。

6. 患儿年龄小，易受外界温度变化的影响，定时开窗通风，适量增减衣物，防六淫外邪及七情内伤。

7. 对患儿及家长进行安全知识宣教，不让患儿玩耍尖锐锋利之物、一次性筷子、含有小部件的玩具等。

8. 讲解功能锻炼的重要性，使患者及家属主动配合功能锻炼，持之以恒，利于患者康复，预防并发症。

（八）出院指导

1. 室内经常通风换气，保持空气清新，经常到户外活动晒太阳，讲究个人卫生，防止感冒。

2. 带药出院者，家长应按时、按量给患儿服药，不可随意增减药量及停药。

3. 继续加强功能锻炼，股骨干骨折患者需较长时间扶拐锻炼，指导患者正确使用双拐，教会患者膝关节功能训练方法。

4. 股骨中段以上骨折，下床活动时始终注意保持患肢外展位，以免因负重和内收肌的作用而发生继发性向外成角突起畸形。

5. 嘱患者不可随意拆除外固定。

6. 功能锻炼要循序渐进，每次以不疲劳为度，以免给骨折愈合带来不良影响。

7. 2～3个月后X射线复查。若骨折已骨性愈合，可酌情使用单拐而后弃拐行走。

第十一节　脑性瘫痪后遗症患者的护理

脑性瘫痪是婴儿出生前、出生时到出生后 1 个月内，由于大脑尚未发育成熟，而受到各种损害或损伤所引起的非进行性、中枢性运动功能障碍和姿势障碍综合征，同时常伴有智力、语言、视听觉等多种障碍，是婴儿和儿童的一种上运动神经元损害的疾病。其特征为非进行性的中枢运动功能障碍，主要影响随意肌的功能。脑性瘫痪不仅影响患儿身体发育，而且也影响患者的能力、个性、认知及与家庭、社会的关系，脑性瘫痪患者的康复，可帮助患者获得或学会新的运动功能及生活的能力。

一、病因病机

病因较复杂，主要有产期、分娩及产后存在或出现的各种因素。

1. 产前因素

出生前在母体内已发病，如近亲结婚、大脑发育缺陷、胎盘疾患、母体感染等。

2. 分娩因素

为最常见的原因，多由分娩中的原因而发生，如早产、难产、窒息、脐带异常等。

3. 产后因素

出生后因感染、颅脑外伤、中毒、颅内出血等。

二、临床表现

1. 痉挛型

以四肢瘫最常见，可有肌张力增强，上下肢挛缩，特别是内收肌群最为明显，呈下肢交叉畸形，剪式步态。

2. 手足徐动型

表现为不自主和无目的的手足徐动，为自发动作。婴儿期不明显，儿童期显示出手足徐动和舞蹈样动作。

3. 共济失调型

平衡失调，肌感觉丧失，体位感丧失，肌张力不全，步态蹒跚，两足分开，智力低下。常伴眼球震颤，语言断续。

4. 强直型

表现为全身肌张力增加，呈强直状，常有角弓反张，严重时全身肌肉松弛，智力较差，预后差。

5. 混合型

临床表现可是上述二型和三型合并存在。

三、辅助检查

肌电图和脑电图可有异常改变；脑部 CT、MRI 检查示脑部异常。

四、治疗方法

（一）康复治疗

康复治疗原则是早发现、早诊断、早治疗。

1. 训练

包括智力、语言和运动功能训练。

2. 理疗

应用针灸强刺激，被动功能训练，温水浴、按摩等对大脑瘫痪病儿有一定帮助。

3. 预防畸形

当发现婴儿有肌肉挛缩现象时应采取轻柔手法进行牵拉。较大患儿用外展支架置上肢于功能位，小腿支架或功能鞋使肢体维持功能位。

4. 药物辅助治疗

可选用解痉剂、肌肉松弛剂和营养脑神经的药物。

（二）手术治疗

手术治疗方法有肌腱切断术、肌腱延长术和肌腱矫形术；神经切断术；骨关节手术。

肌腱和神经手术适用于 6 岁以上非手术疗法有一定疗效，但未完全矫正畸形者，截骨术或关节术须待 12 岁以上才能进行。

五、护理风险点及观察要点

（一）护理风险点

1. 跌倒、坠床。

2. 走失。

（二）观察要点

1. 评估患儿肢体活动能力，加强防护。

2. 对认知能力障碍、智力低下严重者，出门时有家人陪伴，或在身上放家长联系卡，防走失。

六、常见护理问题及相关因素

1. 自理能力下降

与运动障碍、智力障碍、感觉障碍有关。

2. 沟通交流障碍

与认知障碍、言语功能障碍、感觉障碍有关。

3. 功能训练不易坚持

与康复病程长、疗效慢有关。

4. 有跌倒的可能

与患者神经肌肉功能不全、活动能力受限有关。

5. 患者或家长心理障碍

与患者或家长对治疗期望值过高或对治疗无信心有关。

七、护理方法

（一）一般护理

1. 保持病房内空气新鲜，阳光充足，通风良好，温度适宜。定期用紫外线照射消毒，地面经常用消毒液拖擦，保证室内的清洁卫生。

2. 患儿因发育迟缓，各种动作的发育均迟于同期的健康小儿，行动不便，故应有专人守护。注意安全，防止坠床、跌伤等，以免造成意外伤害。

3. 做好患儿皮肤护理，保持清洁，定期洗浴，并及时更换衣服、床单、被褥等。及时清理大小便，保持皮肤清洁，同时按摩受压骨突部位，预防压力性损伤发生或继发其他感染。

4. 做好患儿家长工作，以取得协作。

5. 评定患儿的语言、运动及智力水平，合理制订训练计划，从日常生活训练开始，如吃饭、穿脱衣服、刷牙、洗脸、大小便、行走说话、认字、写字等。婴幼儿可按运动、语言发展规律训练。

6. 有惊厥发作者要密切观察发作时情况及持续时间。

（二）体位护理

病情严重和不能保持坐位的患儿往往长时间卧床，应常帮助患儿翻身，白天尽量减少卧床时间。侧卧位适合各种脑瘫患儿，痉挛型患儿在两大腿内侧加用一定厚度的软垫抑制内收，注意侧卧位时将双上肢伸展向正中位。

（三）饮食护理

1. 在治疗及训练前后半小时内要避免患儿进食过多，以防止患儿不舒服哭闹时发生呕吐。在训练结束后要注意及时为患儿补充水分。

2. 日常饮食要注重营养的均衡，要注意给予患儿牛奶、豆浆、鸡蛋、酸奶、肉类等富含蛋白质、高热量及高维生素且容易消化的食物，遵从少食多餐的用餐原则。

3. 要以碳水化合物如米饭、面食、馒头、粥、粉为主食，过多杂食会影响食欲，造成营养障碍。

4. 饮食要定时，一般早、午、晚各进食一次，有条件者可以在上下午各增加点心一次，按时进食，可以增加食欲。

5. 每日要适当进行户外活动，让阳光照射皮肤，可增进食欲，帮助吸收。

6. 少食或不食油炸、辣、油腻、辛热等刺激性食物和难消化的食物，不过多食糖，因口腔内的细菌会使糖发酵，易患蛀齿而影响食欲。

7. 独立进食困难者应进行饮食训练。在喂食时，切勿在患儿牙齿紧咬情况下将匙硬行抽出，以防损伤牙齿。

（四）情志护理

1. 针对患儿或家长心理障碍，对治疗期望值过高或对治疗无信心者，护士应认真评估患者及家长心理状况，进行健康宣教。介绍有关疾病知识，使患儿和家长了解疾病知识，树立正确观念，积极配合治疗。

2. 脑瘫患儿由于社会活动受限、肢体出现运动障碍等诸多原因经常会出现烦躁、哭闹不止、孤独、恐惧及自卑等心理，要及早根据不同年龄段和特点，对患儿给予针对性的心理诱导，护理人员和患儿亲朋好友等均要多给予患儿关怀和鼓励，使其克服肢体功能及智力上的缺陷。

3. 护士要有耐心和同情心，不可歧视患儿，并要求家长对患儿爱抚和关心，多鼓励、表扬，使患儿心情愉快，肌肉放松，利于治疗。

4. 鼓励家属和朋友给予患者关心和支持。协助患者生活所需，指导协助患者提高生活自理能力。

5. 在治疗效果不很明显时，要告诫患儿家长不可讲泄气话以免影响患儿情绪，对治疗要有耐心，持之以恒，这样才能取得较满意的疗效。

（五）用药护理

保证正确的给药方法、剂量、时间，观察用药后反应，做好记录和评估。

（六）功能锻炼

1. 头部控制训练

受紧张性迷路反射影响，脑瘫患儿有双肩旋前上抬、头向背屈表现，身体过度伸展。对此姿势纠正的第一步为治疗师协助患儿取仰卧位，手抚头部两侧，拉伸颈部，患儿双肩部用双肘顶住，以使肩部保持较好稳定性，与语言声音配合，对患儿头部旋转、侧屈、抬高动作加以诱导。后手抓小儿前臂，抬高并外旋拉坐起，保持头部抬高且为中立位，此动作可反复进行。第二步为协助患儿取俯卧位，双臂向前方伸，取玩具置于前方位置，逗引患儿左右转头看物及上下抬头，促使腰部直起，此方法可反复进行。

2. 坐姿及爬行训练

患儿为共济失调时，需并拢双下肢并屈曲，手抓其肩膀，指导患儿双手撑两旁支撑身体，坐稳后左右前后推动，保持动态平衡。训练爬行时，固定患儿骨盆，向上轻提，左右交替，指导患儿右手左脚及左手右脚交替爬行。

3. 上肢功能训练

脑瘫患儿肘关节屈曲、肩关节内旋、腕关节屈曲、前臂内旋、拇指内收、手掌朝外下垂、有较差对合能力。医生手握患肢肘部外侧，外旋，力度需适当，掌心向上，训练反复进行，以使腕关节放松、伸展，做被动牵拉、旋转、伸出运动，以使肌肉放松，缓解痉挛，对腕、肘、肩关节活动进行纠正，并改善伸肌痉挛、伸屈受限。

4. 下肢功能训练

以髋关节为下肢功能训练的中心，应用搓、揉、按的方式促使经络疏通，缓解痉挛，加快血液循环。后对髋关节进行训练，左手对髋关节按压，右手握髁部做外旋、伸直、屈伸训练，反复进行。功能斜板屈膝训练：保持膝关节为中立位，做屈伸练习，掌握从爬至站立行走的规律。

5. 站立行走训练

行走以站立为基础，头部在站立时为正中位，两腿分开，髋、膝伸展，身体立直，脚放平着地，使患儿靠墙站立或扶物站立，也可利用倾斜板或站立架行站立训练，离开辅助器训练，使跨步站立动作可独立完成，再做行走练习。可将患儿的左臂向前移动，指导患儿握扶杆，右膝顶患儿右侧下肢，向前迈步，后移动右臂向前，左下肢顶向前。无需协助时，可取拐杖应用，患儿＞2岁，可取脚托辅助，对行走加以练习。

6. 智力训练

患儿伴有智力、听力、语言障碍时，应行智力训练，包括语言表达、理解、书写能力，同时加强心理治疗，帮助其增强信心，克服心理障碍，上述康复治疗1个疗程均30天。

（七）健康教育

1. 向患者及家属讲解康复需要经过一个漫长的过程，使其有心理准备，也要求家属重视并积极配合，做好患者思想工作，树立战胜疾病的信心。

2. 带有石膏托、支具外固定时，保持正确体位，避免固定太紧，防止石膏边缘直接压迫骨突部位。

3. 讲解功能锻炼在康复过程中的重要性，要循序渐进，持之以恒。

4. 进行防跌倒宣教。

（八）出院指导

1. 脑瘫康复为一个长期过程，大部分动作需在一对一，或二对一协助下完成，家长需掌握基本的脑瘫患儿肢体康复训练手法，积极配合医护人员的各种训练，使患儿能够得到长期、系统性、科学性的功能康复训练。

2. 防止发生其他外伤感染等。

3. 指导患儿家长继续进行功能锻炼。

4. 合理使用药物，并介绍药物的使用方法及注意事项。

5. 定期复查。

第十二节　先天性胫骨假关节患儿的护理

先天性胫骨假关节是一种少见的先天畸形，也是一种特殊类型的骨不愈合。女性较多，主要发生在胫骨下 1/3，腓骨也常同时受累。假关节处明显向前凸出，踝关节移向胫骨长轴后方，足呈过度背伸位。患者多为单侧性，对称性双侧发病则少见。

一、病因病机

发病原因不明，主要有三种学说：

1. 宫内压迫学说

胚胎时期，由于胫骨受压，使正常发育受到抑制。

2. 血运障碍学说

发病部位骨营养末梢血管血运障碍，骨膜性血液供应不充分而发病。

3. 纤维性囊性骨炎学说

很多学者认为与神经纤维瘤和纤维结构不良症有密切关系。假关节是由骨内性和骨外性的神经纤维瘤物质而引起的发育障碍。

二、临床表现

患侧小腿较健侧短缩、瘦细，中下段呈成角畸形，局部一般无肿胀、疼痛、不适感，全身皮肤常有散在浅棕色斑或神经纤维瘤结节。有的患者出生时外观正常，在活动时偶尔发生骨折，也有的出生时即有骨折。

三、辅助检查

X 射线检查可见胫骨中、下 1/3 向前成角，两断端光滑、变细呈笔尖状骨质，无骨痂形成。骨皮质变薄，骨萎缩，胫骨远端关节面可变形，腓骨可同时有假关节改变或弯曲畸形。

四、治疗方法

（一）保守治疗

未形成假关节者，在骨组织完全修复前必须应用下肢支具保护，也许可避免假关节的形成。部分病例即使日后假关节的发生不可避免，由于保护得当，而推迟发生的时间。3 岁以前一般主张暂不做手术。

（二）手术治疗

手术治疗方法：架桥植骨术、双面植骨术、带血管蒂骨移植术。

五、护理风险点及观察要点

（一）护理风险点

1. 血管危象。

2. 压力性损伤。

3. 跌倒。

4. 外固定松、紧。

5. 感染。

（二）观察要点

1. 观察有无移植组织皮肤颜色苍白、趾端皮肤小切口出血少或不出血、弹性差、皮温较健侧低、毛细血管充盈迟缓等动脉危象；观察有无移植组织皮肤颜色暗红发紫、起水泡、皮肤张力增加、皮温下降、毛细血管充盈较快等静脉危象。

2. 应用支具 / 石膏固定患者，观察支具 / 石膏边缘骨突处有无受压。

3. 观察患肢活动能力，评估有无跌倒史。患儿下床活动时要有人保护，防止跌倒等意外情况发生。

4. 观察患肢颜色、温度、感觉、运动、肿胀情况，患儿有无持续性哭闹。

5. 严格无菌操作，床单位清洁，伤口敷料干燥，防止发生感染。

六、常见护理问题及相关因素

1. 知识缺乏

与对本病不了解有关。

2. 焦虑 / 抑郁

与患者及家属担心疾病预后及高额医疗费用有关。

3. 有跌倒的可能

与患者关节失稳有关。

4. 有肌肉萎缩、关节僵硬的可能

与患者未进行有效功能锻炼有关。

5. 有压力性损伤的可能

与石膏固定、患者活动能力受限、局部持续受压潮湿和营养状况有关。

6. 有感染的可能

与患者体质、围手术期预防感染措施、针道护理等因素有关。

七、护理方法

（一）一般护理

1. 保持病房整洁、舒适、安静、空气流通、温 / 湿度适宜。慎起居，防风寒。

2. 术后监测生命体征，观察刀口渗血，局部肿胀，患肢末梢血液循环、颜色、温度、感觉、运动等情况并记录。

3. 观察患儿表情、情绪变化及哭闹，做好疼痛护理。及时遵医嘱应用止痛药并观察用药效果。

4. 抬高患肢，促进肿胀消退，减轻痛苦。

5. 做好患儿皮肤护理，保持清洁，同时按摩受压骨突部位，预防压力性损伤的发生。

6. 注意患儿安全，防止坠床、跌倒、烫伤等。

7. 术后患者保持敷料干燥，床单位清洁，严格执行消毒隔离制度，预防交叉感染。

（二）体位护理

抬高患肢，石膏或支具固定于功能位，避免外旋，防止腓总神经受压。

（三）饮食护理

1. 患儿术后一般食欲较差，病情许可时尽量满足其口味。

2. 宜食营养丰富、富含蛋白食物和含高维生素的新鲜水果、蔬菜，忌食辛辣、刺激、油腻之品。

3. 嘱患儿饮水，注意饮食卫生，做好饮食调护，加强营养。

（四）情志护理

1. 入院时向患者介绍医院环境，多鼓励、表扬，使患儿心情愉快，肌肉放松，利于治疗。

2. 应认真评估患者心理状况，让患儿及家长对本病有所了解，通过健康教育，使患儿及家长用良好的心理接受疾病现状，接受治疗。

3. 需要手术治疗的患者，向其讲解手术的必要性、手术方式及注意事项，介绍成功病例，解除其思想顾虑，积极配合治疗和护理。

4. 鼓励家属和朋友给予患者关心和支持。协助患者生活所需，指导协助患者提高生活自理能力。

（五）用药护理

1. 合理应用抗生素。

2. 使用抗凝药物时观察有无齿龈出血，皮肤黏膜有无瘀点、瘀斑，有无血尿、黑便等，定期监测凝血功能。

3. 给予止痛药物时保证正确的给药方法、剂量、时间，观察用药后反应，做好记录和评估。

4. 口服中药的患者，注意药物与饮食的相互关系，并观察用药后的反应。

（六）功能锻炼

1. 术后第 1 天，有主动活动能力者行主动锻炼踝及足部关节，以锻炼肌肉、减少畸形。无主动锻炼能力者，由他人协助锻炼。

2. 术后第 2 天开始进行股四头肌的锻炼，每日 2 ～ 3 次，每次 10 ～ 15 分钟。

（七）健康教育

1. 入院后训练患儿床上大、小便。

2. 宣教预防压力性损伤、跌倒/坠床相关知识，患儿身边始终有一家长陪伴。

3. 石膏固定时，宣教石膏固定后注意事项，做好防护，防止皮肤压力性损伤。

4. 向患者及家长宣教用药注意事项，特别是抗凝药注意有无出血倾向。

（八）出院指导

1. 根据医嘱告知患者，复查及解除外固定时间。

2. 加强营养，增强机体抵抗力，根据不同体质进行饮食调护。

3. 根据医嘱告知患者正确服药方法，以及药物可能出现的不良反应和注意事项。

4. 告知患者术肢及全身锻炼方法。

5. 石膏外固定患者要注意保持石膏清洁，防止大小便污染、浸湿，防止石膏变形、断裂。注意石膏边缘是否受压、摩擦皮肤，随时观察足趾血液循环、温度、活动情况，若有异常及时复查。

6. 下床时注意保护，避免跌倒等不良现象。

7. 定期复查至青春期，有异常时及时处理。

第十三节　先天性马蹄内翻足患儿的护理

先天性马蹄内翻足是临床常见的小儿足部畸形，由足下垂、内翻、内收三个主要畸形综合而成，以前足内收、内翻、高弓，后足马蹄、内翻、内旋为主要表现的畸形疾病。一般双侧多于单侧，畸形明显，出生后就能发现，因此疏忽的病例较少见。如能早期适当处理，大多可获满意结果，如不治疗，则终身残疾，影响工作和生活。

一、解剖生理

足的底部有纵弓和后弓，由 7 块跗骨和 5 块跖骨构成其外形。足部诸骨借关节囊和韧带连接。关节囊的松紧和韧带的弹性对维持足的外形起重大作用。胫前肌、胫后肌和腓骨肌在行走过程中影响足的外形。足背伸和跖屈为踝关节的动作，足内翻和外翻主要由距下关节完成。

二、病因病机

先天性马蹄内翻足的确切病因尚不清楚，常见的说法有：

1. 遗传因素

常有家族史，调查结果显示：先天性马蹄内翻足的家族第一代亲属的发病率高出人群 20 倍以上。

2. 发育异常

跗骨内的原始胶质缺陷，腓骨肌止点发育不良，或认为是由于胎儿足部在子宫内体位异常，同时子宫内羊水减少，使子宫体积变小，引发马蹄内翻足。

3. 神经异常

有研究表明在电子显微镜下检查，足内在肌、外在肌有神经异常所引起的肌肉超微结构的变化，这种变化使足部肌肉失去平衡。

三、临床表现

1. 僵硬型

畸形严重，足跟小，下垂和内翻极为明显，呈棒形。足前部也有内翻内收，踝和足跟内侧有明显的皮肤皱褶。当被动背伸外翻时呈僵硬固定，此畸形不易矫正常伴其他先天畸形。

2. 松弛型

畸形较轻。足跟大小基本正常。踝及足背外侧有轻度皮肤皱褶，小腿肌肉萎缩不明显。在被动背伸外翻时可矫正内翻畸形，使患足达到或接近中立位。此畸形容易矫正。

随着年龄稍长，畸形愈加明显，步态跛行。长期负重行走，足背外侧可见增厚的滑囊和胼胝体。

四、辅助检查

1.X 射线检查显示跟骨下垂，其纵轴与距骨纵轴平行，足跗骨序列紊乱。

2.超声检查可直观显示患足内侧骨异常排列，动态观察患足内收与外展的活动受限情况。

　　3. 心电图可了解心脏功能是否异常。

五、治疗方法

（一）特色治疗

手法按摩、石膏固定、支具固定。

（二）手术治疗

1. 适应证

适用于年龄加大尤其是僵硬性患者，手法治疗后仍不能完全矫正畸形者。

2. 手术方法

跖腱膜切断术、跟腱延长术、肌腱移植术、足内后侧软组织松解术、关节融合术、跟骨截骨术等。

六、护理风险点及观察要点

（一）护理风险点

1. 全麻意外：呼吸抑制。

2. 血液循环障碍。

3. 压力性损伤。

4. 术后感染。

（二）观察要点

1. 全麻患者注意生命体征变化，术后 6 小时去枕平卧，头偏向一侧，观察患儿呼吸节律、频率变化，观察患儿有无呕吐，防止误吸。

2. 手术后要注意观察足趾血液循环，包括足趾的感觉，皮温颜色，并耐心倾听患儿主诉，若患儿诉患肢疼痛剧烈、麻木，应考虑是否石膏过紧导致血液循环障碍。

3. 评估患者营养状况，观察石膏固定的松紧度。石膏边缘给予衬垫，观察皮肤是否持续受压、潮湿，防止皮肤发生压力性损伤。

4. 定时测量体温，观察有无体温升高、脉搏增快，手术切口有无红、肿、热、痛。

七、常见护理问题及相关因素

1. 恐惧、焦虑

与患儿年龄小、环境改变有关。

2. 疼痛

与手术创伤有关。

3. 有跌倒／坠床的可能

与患者年龄小、术后应用镇痛药物和下床活动能力受限有关。

4. 舒适的改变

与术后所致的疼痛有关。

5. 肿胀

与术后石膏固定有关。

6. 有血液循环障碍的可能

与术后石膏固定压迫有关。

7. 有伤口感染的可能

与患者体质、围手术期预防感染措施的落实有关。

8. 有压力性损伤的可能

与石膏边缘皮肤受压有关。

9. 有畸形复发的可能

与家长重视程度、复查不及时有关。

八、护理方法

（一）一般护理

1. 病室环境要干净、整洁、温／湿度适宜，病室每天定时开窗通风。

2. 做好宣教，让家长充分了解早期治疗的重要性，多与患儿沟通，为患儿提供舒适护理，使其消除恐惧心理，积极配合治疗。

3. 手法扳正时，观察患儿有无剧烈哭闹及表情变化，以免用力过猛损伤骨骺及软组织，并注意防止皮肤损伤。

4. 每日温水泡脚 3 次，每次 20 分钟，以清洁皮肤皱褶，软化胼胝，防止感染。

5. 手术后密切观察患者意识、面色、呼吸频率和节律变化，保持呼吸道通畅，如发现患者烦躁不安、发绀及呼吸异常，立即报告医生处理。

6. 抬高患肢，促进静脉回流，减轻肿胀。

7. 石膏未干透时，尽量不要搬动患儿，需搬动时用手掌平托石膏，切忌用手指按压，以免造成石膏凹陷压迫皮肤。

8. 经常巡视病房，发现石膏脱落和石膏边缘及骨突部位皮肤红、肿、痛等及时告知医生处理。

9. 评估疼痛部位、性质、持续时间，及时给予止痛药物应用，并观察用药后的反应。使用镇痛泵的患者，观察患者有无恶心、呕吐、嗜睡等不良反应。

10. 早期加强关节主被动功能锻炼，保持关节处于功能位。

11. 安床栏、床头挂防坠床提示牌、腕带上做醒目标识，向家长宣教相关安全知识，防止患儿坠床。

12. 患儿代谢旺盛、皮肤娇嫩，保持皮肤清洁，可行温水擦浴，注意保暖、防受凉。

13. 减少陪护人员，勤洗手，严格执行消毒隔离制度，预防交叉感染。

（二）体位护理

抬高患肢，中立位放置。

（三）饮食护理

1. 进食清淡、易消化之品，如面条、米粥、牛奶、新鲜水果、蔬菜等。

2. 母乳喂养者，乳母饮食应富营养，少辛辣、刺激，如牛奶、鲫鱼汤、排骨汤、优质植物蛋白、新鲜蔬菜、水果等，多饮水；人工喂养者，喂食阶段奶粉、米糊，患儿月龄 4 个月以后，适当添加辅食，多饮水。

3. 饮食宜温热细软多样化，荤素搭配，适量补钙。尽量不食用油炸、膨化食品，少喝饮料，病情许可时，尽量满足患儿口味。

4. 保持餐具清洁，鼓励患儿多饮水，适当按摩腹部，保持大便通畅。

（四）情志护理

1. 向患儿及家长进行疾病相关知识宣教指导，尽快使患者熟悉自己的病情和医院环境，消除恐惧、紧张的心理。

2. 在生活上多关心帮助患儿，用比较易懂的语言讲解同类型患儿治愈的例子，建立良好的病房环境，使患者的心情愉快、情绪稳定、增强治疗的自信心。

3. 与患儿交流时使用鼓励赏识的语言做好引导工作，减少患儿的恐惧感和抗拒心理，保持情绪稳定、配合治疗。

（五）用药护理

1. 合理应用抗生素。

2. 患儿器官功能多尚未完全发育成熟，用药尽量选择对身体发育无危害或危害较小的药物。

3. 口服活血化瘀中药时，注意药物与饮食的相互关系，观察用药后的反应，鼓励患儿多饮水。

4. 使用脱水药物时，严密观察穿刺部位有无渗出，以防发生局部组织坏死。

5. 使用镇痛泵的患儿，教会患儿及家长镇痛泵的使用方法，观察止痛药的疗效及副作用，并及时评估疼痛。

6. 按医嘱控制液体滴速，以防短时间输入大量液体。

7. 中药汤剂宜饭后 30 分钟～ 1 小时温服，量大患儿无法一次服完，可分次服用，服药后观察效果和反应。

（六）功能锻炼

1. 首先向患儿家长讲明功能锻炼的重要性，切勿完全依赖手术治疗而忽视术前按摩、泡洗及术后锻炼。

2.术前热水泡脚后，进行足踝部按摩，手法扳正，每日2～3次，每次5～10分钟。

3.麻醉清醒后即可给患者进行足趾的伸屈活动，按摩患侧大腿肌肉，并按摩牵拉足趾。矫正后石膏固定比较紧，伤肢肿胀明显，患儿大多不能主动活动足趾，可被动活动足趾，等足趾肿胀消失后可加强足趾的主动活动，每日2～3次，每次5～10分钟，以后逐渐增加。

4.外固定解除后应加强足趾及踝关节的跖屈、背伸活动。每日3～4次，每次15～30分钟，以后逐渐增加活动次数和时间。

5.病情许可下床后在家长的保护下开始行走训练，此后逐渐上下楼梯练习肌力和各关节协作功能。

（七）健康教育

1.保守治疗的患儿，矫正的手法应由医生教会患儿的家长。矫正时手法应轻柔，不要使用暴力，以免引起损伤。

2.行床上进食、排便等训练。

3.讲解功能锻炼的重要性，使患者及家属主动配合功能锻炼，持之以恒，利于患者康复，预防并发症。

4.进行防坠床、跌倒宣教，措施落实到位。

5.讲解支具、石膏固定的必要性，家长不能心疼孩子随意拆除外固定。

（八）出院指导

1.告知患者复查的时间，按时复查。

2.手法扳正后维持患足矫形过正位者，固定不可过紧，随时注意观察患足血液循环。

3.手法治疗需坚持1～2年，治疗时间短者易复发，穿矫形靴套者要维持数年，直至无复发迹象后才能脱掉矫形靴套。

4.石膏外固定注意保持石膏的完整性，防止浸湿变形，并注意石膏与骨突部位是否摩擦或有压力性损伤。

5.手术治疗者石膏固定要牢固，一般固定6～8周，但要根据复查情况由医生决定是否拆除石膏，石膏有松脱、断裂等要及时返院复查。

6.告知患者及家属功能锻炼的方法。石膏去除后继续进行足趾或踝关节的功能锻炼。

7.关节融合术后刚开始走路时足跟有疼痛不适感，经过一段时间锻炼后症状会消失，若持续出现上述情况注意复查。

8.加强营养，给予患儿高热量、高蛋白、高维生素、高钙的营养丰富的易消化饮食。

9. 监督患儿勿过早负重行走，以免畸形复发。

第十四节　小儿尺桡骨骨折患者的护理

直接或间接暴力均可造成尺、桡骨双骨折，骨折多发生于前臂中 1/3、下 1/3 部，常见于 10 ～ 12 岁的女孩和 12 ～ 14 岁的男孩。一般由直接暴力、间接暴力、扭转暴力造成。易伴发血管神经损伤。

一、解剖生理

前臂由尺、桡二骨构成。尺骨上端粗下端细，为构成肘关节的重要组成部分。桡骨上端细而下端粗，为构成腕关节的重要组成部分。两骨由上下尺桡关节和骨间膜相连。正中神经、尺神经在前臂远端及腕部较表浅，易受损伤。前臂尺侧有贵要静脉及其属支，桡侧有头静脉及其属支，前臂前区有四个血管神经束：桡血管神经束、尺血管神经束、正中神经血管束、骨间前神经血管束，前臂骨折易损伤血管，常发生骨筋膜室综合征。

二、病因病机

1. 直接暴力

多见打击或机器伤。骨折为横型或粉碎性，骨折线在同一平面。

2. 间接暴力

跌倒手掌触地，暴力向上传达，桡骨中或上 1/3 骨折，残余暴力通过骨间膜转移到尺骨，造成尺骨骨折，所以骨折线位置低。桡骨为横型或锯齿状，尺骨为短斜型，骨折移位。

3. 扭转暴力

受外力同时，前臂又受扭转外力造成骨折。跌倒时身体向一侧倾斜，前臂过度旋前或旋后，发生双骨螺旋型骨折。多数由尺骨内上斜向桡骨外下，骨折线方向一致，尺骨干骨折线在上，桡骨骨折线在下。

三、临床表现

局部肿胀、畸形及压痛，可有骨擦音及异常活动，前臂活动受限、动则疼痛加剧。尺桡骨双骨折可发生重叠、成角、旋转及侧方移位四种畸形。儿童常为青枝骨折，成角畸形而无骨折端移位。有移位的完全骨折，前臂可见短缩、成角或旋转畸形，有骨擦音，前臂旋转功能丧失。开放骨折可见骨折端戳出皮肤，伤口一般较小，外露的骨折端有时可自行回纳到伤口内。

合并正中神经或尺神经、桡神经损伤时见手腕下垂、手指不能背伸、"猿形手"畸形、拇指不能外展、不能对掌及对指、小指感觉消失、手部精细活动受限等。开放性骨折有神经症状和骨筋膜室综合征约占 10%。

四、辅助检查

X 射线检查可明确骨折类型及移位情况。检查应包括肘、腕关节，以了解有无旋转移位及上、下尺桡关节脱位。

疑有血管损伤时，使用上肢血管造影（DSA 检查）或多普勒超声血管检查或血管彩超检查以明确诊断。

五、治疗方法

1. 夹板固定、长臂石膏管型或后托固定

适用于闭合前臂骨折成角在 0°～ 10°或成角畸形在 10°～ 30°整复后成角畸形小于10°的患儿。

2. 闭合复位弹性髓内针固定

适用于闭合复位成功但骨折端不稳定的患儿。

3. 切开复位内固定

适用于复位失败或开放性骨折。

六、护理风险点及观察要点

（一）护理风险点

1. 正中神经或尺神经损伤。

2. 骨筋膜室综合征。

3. 复位后骨折端移位。

4. 夹板固定过紧或过松。

5. 压力性损伤。

6. 坠床 / 跌倒。

（二）观察要点

1. 观察手部感觉、手指关节运动情况，观察拇指的外展、对掌及对指、手部精细活动等有无异常。

2. 严密观察术前、术后患肢肿胀情况，观察手指活动时疼痛有无加重，有无牵涉痛、感觉异常、皮肤色泽改变，桡动脉搏动有无减弱等，警惕骨筋膜室综合征的发生。

3. 观察复位后患肢有无成角、短缩畸形。

4. 夹板固定者，注意观察夹板固定的松紧度，以固定带上下移动 1cm 为宜。观察

夹板两端皮肤有无压力性损伤，夹板之间皮肤有无挤伤。

5. 观察石膏固定松紧度是否适宜，石膏边沿是否有压力性损伤。

6. 下床行走的患儿，观察患肢悬吊固定是否稳妥，步态是否平稳。卧床期间观察防坠床措施落实是否妥当。

七、常见护理问题及相关因素

1. 恐惧

与对环境及医务人员陌生、疼痛、吃药及输液等有关。

2. 疼痛

与骨断筋伤和手术创伤有关。

3. 神经损伤

与直接创伤、继发骨筋膜室压力增高、外固定不当损伤、手术创伤有关。

4. 整复后再移位

与肢体活动不当、固定不稳妥有关。

5. 有伤口感染的可能

与患者体质、软组织挫伤、污染程度、无菌操作不严格有关。

6. 有坠床 / 跌倒的可能

与年幼及术后应用镇痛、镇静药物有关。

7. 有肌肉萎缩、关节强直的可能

与患肢长期外固定及不配合功能锻炼有关。

八、护理方法

（一）一般护理

1. 保持病房整洁、舒适、安静、空气流通和适宜的温 / 湿度。有上呼吸道感染的患儿应隔离安置。

2. 评估疼痛部位、性质、持续时间，及时给予处理，并观察处理后的反应。使用镇痛泵的患儿，有恶心、呕吐、嗜睡等不良反应及时报告医生。给患儿做治疗时，动作轻柔，尽量减少疼痛刺激。

3. 抬高患肢，观察患肢末梢血液循环、感觉、运动、肿胀情况。如发现拇指不能外展，不能对掌及对指，提示正中神经损伤；小指感觉障碍，手部精细动作受影响，提示尺神经损伤。

4. 患肢肿胀较甚者可向心性、被动挤压按摩手部肌肉。若出现手指被动牵涉痛、感觉麻木等，警惕骨筋膜室综合征发生，报告医生及时处理。

5. 夹板固定松紧适宜。固定期间观察患肢末梢血液循环、感觉、运动情况，肿胀消退后，及时调整外固定松紧度。

6. 注意监测体温变化，伤口换药严格执行消毒隔离制度，预防院内交叉感染。

7. 全麻插管导致声音嘶哑、咽喉部疼痛、咳嗽时，嘱患儿多饮水，必要时遵医嘱行雾化吸入。

8. 倾听患儿主诉，有固定压痛或患儿年幼疼痛不会诉说、哭闹不止时，注意查找原因，警惕压力性损伤的发生。

9. 采取有效护理措施预防患儿跌倒/坠床的发生。

10. 各种辅助治疗做好治疗前告知评估、治疗中观察、治疗后护理。

11. 指导并协助患儿做功能锻炼，以利功能恢复，预防肌肉萎缩、关节强直。患儿年幼，不主动配合功能锻炼时，采用鼓励、诱导的方法。

（二）体位护理

1. 卧位时抬高患肢。

2. 肘关节屈曲 90º，用三角巾或前臂悬吊带悬吊固定胸前。

（三）饮食护理

1. 根据患儿体质和舌苔、舌质变化，判断寒热虚实，针对性指导患儿饮食。

2. 受伤后到术后 1 周内不宜过度进补，饮食宜清淡、薄素、易消化之品。母乳喂养的患儿，进奶不宜过饱。

3. 术后注意均衡营养即可，避免过分油腻厚补之品，影响骨折愈合。

4. 患儿饮食时不宜逗、玩耍，防止发生呛咳。

5. 不吃花生米、豆、小型果冻等小颗粒食物，防止食物进入气管发生意外。

（四）情志护理

1. 了解患儿心理所需，评估患者心理状况，鼓励患儿参与到治疗中，用糖果或玩具奖励患儿配合治疗。康复训练时加入游戏元素，转移患儿的注意力。护士言行稳重，语气亲切，减轻患儿恐惧。

2. 根据病情，向患者家属讲解本病的治疗方案、疗程及注意事项，解除其思想顾虑，避免家属的不良情绪影响患儿。

3. 鼓励家属陪伴，给予患者情感支持。协助患儿生活所需，避免患儿的无助感。

（五）用药护理

1. 合理应用抗生素。

2. 应用镇静、镇痛药期间，加强看护；体位改变时看护好患儿，防止发生坠床。

3. 口服中药的患儿，注意药物与饮食的相互关系，并观察用药后的反应。服药后予以糖块等甜品，降低中药的苦感。

4. 服用丹、丸剂者，喂药时嘱其注意力集中，以防引起呛咳。

5. 使用中药制剂液体输入，严格控制滴速，观察用药后反应。

（六）功能锻炼

原则上，骨折部上下关节暂不活动，而身体其他各部位关节均应进行功能锻炼。

1. 整复固定患儿情绪稳定后或术后麻醉恢复后，进行手指、掌指关节和肩关节的活动。每日 2 次，每次 10 ～ 15 下。

2. 术后第 2 日，加大活动量及活动次数，主要是手部抓空增力，以增强肌力。

3. 术后第 5 ～ 14 日，除上述活动外，护士托起前臂，嘱患儿做耸肩、肩外展活动，在原有锻炼的基础上给予患肢纵向应力刺激，指导患儿适度的推物锻炼。

4. 术后 6 ～ 8 周或整复固定 4 ～ 6 周，X 射线检查示骨折愈合后，在医生指导下行肘关节屈伸、前臂的旋转活动。

（七）健康教育

1. 术前

（1）进行深呼吸、有效咳嗽训练。

（2）防跌倒 / 坠床宣教。

（3）疼痛知识宣教。

（4）患肢体位宣教。

（5）饮食知识宣教。

2. 术后

（1）镇痛泵应用宣教。

（2）3 周内肘关节不要活动，禁止做前臂旋转活动。

（3）讲解功能锻炼的重要性。

（八）出院指导

1. 合理饮食，均衡营养。

2. 告知患儿，跑、跳时注意安全，防止跌倒或再次骨折。

3. 出院带药患儿进行用药指导。

4. 教会患者正确锻炼方法，如耸肩、抓空增力。去除外固定后，行肘关节屈伸、腕关节内外旋、前臂旋转活动等。嘱患儿家长不能被动进行患肢的粗暴活动，以免造成新的创伤。

5. 告知坚持功能锻炼对功能康复的重要性，提高患者和家属的认知，定期随访，督促评价落实情况。

6. 定期复查，如有不适，及时就诊。

第十五节　小儿胫腓骨骨折患者的护理

胫腓骨骨折是患者胫腓骨因外力作用，骨的连续性遭到破坏。儿童胫骨干骨折最多，胫腓骨干双骨折次之，腓骨干骨折少见。胫腓骨是长管状骨中常发生骨折的部位，约占全身骨折的 13.7%。胫腓骨骨折多为外伤所致，如撞伤、压力性损伤、扭伤或高处坠落伤等。胫腓骨骨折引起的局部和全身并发症较多，所产生的后果也往往比骨折本身更严重。胫骨的位置表浅，局部症状明显，当胫骨上端骨折时，常伴胫前动脉、胫后动脉及腓总神经的损伤。

一、解剖生理

胫骨是连接股骨下方的支撑体重的主要骨骼，腓骨比胫骨细，上端与胫骨相连接，不参与膝关节的组成，腓骨体细长，附着骨间膜，腓骨下端形成的突起为外踝，腓骨下端、胫骨下端及距骨构成踝关节。胫骨上 1/3 骨折移位，易压迫腘动脉，造成小腿下段严重缺血坏死。胫骨中 1/3 骨折，瘀血可停留在小腿的骨筋膜室，增加室内压力造成缺血性肌挛缩或坏死。胫骨中下 1/3 处形态转变，易于骨折，使滋养动脉断裂，易引起骨折延迟愈合。胫骨前内侧面缺乏软组织，骨折断端易穿破皮肤形成开放性骨折。小儿骨折由于胫骨骨膜较厚，局部可能肿胀不明显，卧位时膝关节也能活动，骨折后常仍能站立。

二、病因病机

暴力直接作用于胫腓骨，致该部骨折，常伴有不同程度软组织破坏。

间接暴力多由高空坠下、滑倒、旋转暴力扭伤，通过纵向传导、杠杆作用或扭转作用使胫腓骨远端发生骨折。

长跑、超量负重、步行较久，易引起胫腓骨疲劳骨折。

三、临床表现

1. 症状

伤肢疼痛、肿胀、畸形、有异常活动、骨擦音、纵轴叩击痛，伴血管神经损伤时，出现患肢远端血液循环不良，感觉运动障碍，足趾不能背伸及跖屈，合并小腿骨筋膜室综合征时，有剧烈疼痛，小腿软组织异常肿胀，足部动脉、胫后动脉搏动减弱，或不能触及足部动脉、胫后动脉搏动等。

2. 体征

足趾内缘、内踝和髌骨内缘不在同一直线上。

四、辅助检查

胫腓骨骨折的检查仍然以物理检查和普通 X 射线检查为主。如发现在胫骨下 1/3 有长斜型或螺旋型骨折，或胫腓骨折有明显移位时，一定要注意腓骨上端有无骨折，加做全长的胫腓骨 X 射线检查，预防漏诊腓骨骨折。

疑有血管损伤时，选择性地使用下肢血管造影（DSA 检查）或多普勒超声血管检查或血管彩超检查以明确诊断。

五、治疗方法

1. 手法复位外固定

适用于稳定性骨折、不稳定性骨折牵引 3 周左右后。

2. 手术治疗

适用于不稳定性骨折、开放性骨折等。

六、护理风险点及观察要点

（一）护理风险点

1. 骨筋膜室综合征。

2. 腓总神经损伤。

3. 下肢深静脉血栓。

4. 伤口感染。

5. 骨折端再移位、二次骨折。

6. 坠床。

（二）观察要点

1. 术前、术后，严密观察患肢肿胀情况，如有肿胀持续加重，要定时测量肢体的周径，并记录。

2. 观察足趾活动时疼痛有无加重，有无牵涉痛、感觉异常、皮肤色泽改变，观察足背、胫后动脉搏动情况，观察有无骨筋膜室综合征的发生。

3. 注意观察踝关节及足趾感觉、运动情况，观察足趾背伸、跖屈情况。石膏固定者，注意松紧度是否适宜。

4. 术后有负压引流者，观察引流液的量、色、性状；引流管是否通畅，有无扭曲、折叠、受压、脱落。

5. 外固定架固定的患者，每日观察螺丝固定是否松动。

6. 观察体温变化，有无持续性低热、脉搏增快现象。观察伤口有无红、肿、热、痛。

7. 观察患肢体位是否正确。

8. 评估患儿有无坠床风险。

七、常见护理问题及相关因素

1. 恐惧

与突然受伤、环境及医务人员陌生、疼痛、吃药及输液等有关。

2. 疼痛

与骨断筋伤和手术致组织损伤有关。

3. 神经损伤

与创伤、继发骨筋膜室压力增高、外固定不当、体位、手术创伤有关。

4. 整复后再移位

与体位、固定不稳妥有关。

5. 有坠床的可能

与年龄及术后应用镇痛、镇静药物有关。

6. 有伤口感染的可能

与患者体质、抗生素使用、软组织挫伤程度有关。

7. 有下肢深静脉血栓形成的可能

与卧床、血流缓慢、血管壁损伤有关。

8. 有肌肉萎缩、关节强直的可能

与外固定及不配合锻炼有关。

八、护理方法

（一）一般护理

1. 保持病房整洁、舒适、安静、空气流通和适宜的温 / 湿度。

2. 评估患儿疼痛，根据疼痛评分及时给予干预措施。减轻因疼痛给患儿带来的恐惧。做治疗护理时，动作轻柔，尽量减少疼痛刺激。

3. 术后全麻未清醒患儿，去枕平卧，头偏向一侧，防止因呕吐误吸。

4. 保持引流管通畅，观察有无扭曲、折叠、受压、脱落。每日定时评估记录引流量和伤口渗血、渗液情况。

5. 保持伤口干燥清洁，如有大小便污染及时更换。严格执行消毒隔离制度，预防院内交叉感染。注意观察体温变化，预防伤口感染。

6. 抬高患肢，保持功能体位。

7. 辅助治疗时，如红光治疗和磁热疗法，做好治疗前告知、治疗中观察、治疗后护理。

8. 采取有效护理措施，预防压力性损伤、坠床 / 跌倒等并发症发生。

（二）体位护理

1. 患肢抬高 15°～ 30°。

2. 搬动时双手水平托起患肢，复位前应稍做牵拉。复位后搬移时不做牵拉，动作轻、稳、准，防止骨折复位后移位。

（三）饮食护理

1. 根据患儿体质和舌苔、舌质变化，判断寒热虚实，针对性指导患儿饮食。

2. 受伤后到术后 1 周内不宜过度进补，饮食宜清淡、薄素、易消化之品。

3. 母乳患儿仍采取母乳喂养，进奶不宜过饱。

4. 术后注意均衡营养即可，避免过分油腻厚补之品。

（四）情志护理

1. 尊重患儿，鼓励患儿参与治疗，康复训练时加入游戏元素，转移患儿注意力，使患儿忘记恐惧。

2. 向患者家属讲解本病的治疗方案、疗程及注意事项，解除其思想顾虑，避免家属的不良情绪影响患儿。

3. 鼓励家属陪伴，给予患者情感支持。

（五）功能锻炼

原则上，骨折部上下关节暂不活动，而身体其他各部位关节均应进行功能锻炼。

1. 术前锻炼

指导患儿做股四头肌、腓肠肌的肌力训练，踝关节、足趾的背伸、跖屈锻炼，以不加重疼痛为度。

2. 术后卧位锻炼

麻醉作用消失后，进行股四头肌、腓肠肌的等长收缩及踝关节和趾关节的背伸、跖屈锻炼，向心性、被动挤压按摩足背肌肉。

3. 术后第 2 日

加大活动量及活动次数，进行上肢的肌力训练及健侧下肢锻炼。

4. 术后第 5 ~ 14 日

除上述活动外，护士托起小腿，嘱患儿做直腿抬高锻炼，增加臀部肌肉的收缩，髋关节的外展、前屈，抬臀等。

5. 术后 2 周

在原有锻炼的基础上给予患肢纵向应力刺激，患儿足底置物，指导患儿适度的蹬物锻炼。

6. 术后 6 周

带外固定下床行走时有护士或家人看护，以防意外。

7. 复位 6 ~ 8 周后

X 射线检查示骨折愈合，可在医生指导下锻炼骨折部上下关节。

（六）用药护理

1. 合理应用抗生素。

2. 应用镇静、镇痛药期间加强看护，体位改变时看护好患儿，防止发生坠床。

3. 口服中药的患儿，宜温服并观察患儿的实际进药量。

4. 服用丸剂者，喂药时嘱其注意力集中，以防引起呛咳。

5. 使用中药制剂液体输入时，严格控制滴速，观察用药时反应。

6. 患儿年幼，输入液体滴速遵照医嘱执行，滴速宜慢。

7. 多饮水，以利毒素排泄。

（七）健康教育

1. 术前健康教育

（1）进行疼痛知识宣教。

（2）胫腓骨骨折并发症相关知识宣教，如神经损伤、骨筋膜室综合征等。

（3）骨牵引的宣教：向患者详细说明牵引的目的、注意事项，使患者能主动配合。

2. 术后健康教育

（1）告知患者及家属保持正确体位的重要性，避免扭转下肢。

（2）功能锻炼的宣教：告知患者及家属功能锻炼的重要性，使其积极配合功能锻炼。

（八）出院指导

1. 合理饮食，均衡营养。

2. 出院带药患者进行用药指导。活血化瘀、促进骨折愈合药物，药性偏温热，注意给患儿多饮水，进食一些柚子、梨等水果。

3. 教会患者家属正确的肢体放置方法及康复锻炼方法。

4. 告知坚持功能锻炼对功能康复的重要性，提高患者和家属的认知，定期随访，督促评价落实情况。

5. 切口局部红肿、疼痛，不明原因发热，针眼、切口有渗出，及时就医。

6. 外固定架固定者，针眼用无菌纱块覆盖保护，每周更换敷料1次。每日检查螺丝是否松动，及时处理。

7. 保持床单清洁、平整、干爽，正确使用便盆，便后及时清洁臀部，防止粪便污染，每天温水擦浴1～2次。

8. 定时复查，如有不适，及时随诊。

第十六节　产伤骨折患儿的护理

产伤骨折是在分娩过程中多种因素导致的新生儿骨折，多因胎儿体重过大、臀位产及其他难产所致。产伤常见的骨折有锁骨骨折、肱骨骨折、股骨骨折、颅骨骨折、肱骨或股骨的骨骺分离等。新生儿骨折后愈合快且塑形能力强，产伤骨折能治愈且预后良好。

一、病因病机

1. 机械因素

骨盆狭窄、母亲软组织僵硬均易引起产伤，股骨骨折是因剖宫助产时用手指钩拉胎儿肢体用力过于集中和速度太快所致。

2. 剖宫产技术不熟练

如子宫、皮肤切口过小或急诊剖宫产急于求成、术者手法不当等导致困难剖宫产，也可致新生儿骨折。

3. 新生儿体重过大

胎儿体重过大是新生儿产伤骨折的原因之一。胎儿体重增加与产伤骨折呈正相关。

二、临床表现

颅骨骨折常呈乒乓球压痕型，即只有颅骨凹陷无实际骨折线；锁骨骨折初期无临床症状，发生完全型骨折时常出现患肢假性瘫痪和牵拉患肢时患儿啼哭；股骨骨折和肱骨骨折，可出现患肢肿胀，或有畸形，患肢不能主被动活动或牵拉患肢因疼痛而啼哭；骨骺分离出现关节肿胀、不能自主活动、假性瘫痪、被动活动因疼痛而啼哭。

三、辅助检查

1. X 射线检查即可确诊，骨骺分离显示脱位影像。
2. 超声检查可诊断新生儿锁骨骨折。

四、治疗方法

产伤骨折一般不需手术切开复位。锁骨骨折用 "8" 字绷带外固定，2 周即可痊愈。股骨骨折采用双下肢悬吊皮牵引，可配合应用小夹板固定 2 ～ 3 周。肱骨骨折手法复位后小夹板固定、石膏固定、患肢贴胸壁固定或皮牵引 2 ～ 3 周。

五、护理风险点及观察要点

（一）护理风险点

1. 窒息。
2. 发热。
3. 血管、神经损伤。

4. 皮肤、脐部、肺部感染。

5. 压力性损伤。

6. 牵引无效。

（二）观察要点

1. 观察患儿喂食后有无吐奶、呛咳，有无面色、口唇青紫。

2. 观察患儿体温有无升高、脉搏是否增快、呼吸有无急促、有无汗出。观察患儿尿量。新生儿体温调节中枢发育不完善，观察盖被、衣物是否适宜。

3. 股骨骨折采用双下肢悬吊牵引时，踝部绷带和胶布若缠绕过紧，足部易发生血液循环障碍。观察患儿是否持续啼哭，牵引肢体肢端有无肿胀、皮温是否较健侧低、有无苍白或青紫；锁骨骨折"8"字绷带包扎过紧易压迫腋窝血管和神经，观察双上肢的活动度。

4. 新生儿皮肤娇嫩、对胶布过敏等易产生皮肤损伤，发生感染。观察皮肤的完整性，有无发红、水泡、破溃、感染；患儿脐带未脱落时观察脐部有无红肿、热等感染征象；骨折采用双下肢悬吊牵引时，此体位易使新生儿发生食物反流，加大误吸风险，发生窒息及坠积性肺炎。观察喂养情况及患儿的呼吸频率、节律、呼吸音。

5. 石膏或小夹板固定后，观察受压部位皮肤颜色及有无水泡、溃烂等。患儿持续性哭闹，排除饥饿或其他诱因后，仍哭闹不止，应考虑是否因石膏或小夹板内部产生固定性压迫导致的疼痛所引起。

6. 观察牵引重锤是否保持悬空、悬吊牵引患儿臀部是否离床。

六、常见护理问题及相关因素

1. 有误吸的危险

与新生儿的胃呈水平位、贲门括约肌松弛，易发生食物反流，以及治疗采取的体位有关。

2. 疼痛

与骨折后气血瘀滞有关。

3. 肿胀

与骨折后血管受损及组织水肿有关。

4. 有感染的危险

与患儿年幼抵抗力差、皮肤娇嫩有关。

5. 有皮肤完整性受损的可能

与患儿皮肤娇嫩、局部持续受压有关。

6. 有肌肉萎缩、关节强直的可能

与局部病变关节肌肉活动受限、制动有关。

七、护理方法

（一）一般护理

1. 保持病房整洁、舒适、安静、空气流通和适宜的温 / 湿度。

2. 保持肢体功能位置，移动患儿时动作轻柔，固定骨折两端，降低骨折断端对组织的刺激，减轻骨折部位疼痛。避免频繁搬动患儿。

3. 指导产妇及家属正确的喂养方法，避免误吸及食物反流。

4. "8" 字绷带固定的患儿：

（1）做好患儿的皮肤清洁，保持腋窝部皮肤干燥，以防发生皮肤糜烂。

（2）绷带松紧适宜。"8" 字绷带包扎过紧可压迫腋窝血管和神经。若患侧手指苍白、肿胀或发紫，及时告知医生处理。

（3）患肢活动无力时，检查是否由固定过紧导致。

5. 皮肤牵引：

（1）保持牵引的角度、重量及持续性，禁止自行取下。保持牵引的有效性。

（2）皮肤牵引时观察粘胶布处皮肤有无红、痒、水泡等过敏现象，一旦发现，报告医生及时处理。

（3）悬吊牵引：保持患儿臀部离床 2～3cm，大小便后清洗会阴部，保持会阴部清洁干燥，保持牵引带无松散或脱落。

（4）水平牵引时牵引装置有无被大小便污染、浸湿及滑脱现象。注意踝部绷带和胶布的缠绕松紧适宜，避免患肢发生血液循环障碍。

6. 减少探视，勤洗手，严格执行消毒隔离制度，预防院内交叉感染。

（二）体位护理

股骨骨折采用双下肢悬吊牵引外，锁骨骨折、肱骨骨折均可取平卧位。

（三）饮食护理

患儿母乳喂养者，乳母饮食应富营养，少辛辣、刺激，如牛奶、鲫鱼汤、排骨汤、优质植物蛋白、新鲜蔬菜、水果等，多饮水；人工喂养者，喂食阶段奶粉，喂食时防止患儿呛咳。

（四）情志护理

产伤骨折对患儿家长是一种较强的负性心理刺激，护士要针对患儿家长的各种不良心理，给予解释。告知产伤骨折愈后良好，安慰产妇保持良好心态，配合并照顾好患儿，解除患儿家长过分紧张、担心等不良心理。

（五）用药护理

产性骨折患儿保守治疗一般无需用药，皮肤损伤有感染时遵医嘱用药。

（六）功能锻炼

根据新生儿"握持反应"及"足跟反射"特征，护士可用手握笔杆等物品在患儿手心手背或足背轻轻刺激，反射性地引起患儿手及足、拇指的活动，每日 2 次，每次 20 ～ 30 下。

（七）健康教育

1. 入院后和家属做好沟通，给予家属心理支持。

2. 向家长说明牵引的目的及注意事项，取得配合。

3. 小夹板、石膏固定后，宣教外固定注意事项，做好防护，防止皮肤压力性损伤。

4. 患儿年龄小，易受外界温度变化的影响，定时开窗通风，适量增减衣物，预防感冒。

5. 向家长讲解保持患儿皮肤清洁的重要性，配合家长做好此项工作。

（八）出院指导

1. 根据出院时患儿情况，嘱患儿家长按时复查。

2. 继续做好患儿生活护理。

3. 对出院较早的患儿告知家长牵引及固定的注意事项，如观察手足的颜色、牵引是否滑脱、臀部是否离床、有无胶布过敏等。注意保暖，预防上呼吸道感染。

4. 指导继续做好患肢功能锻炼。

5. 如有不适，及时随诊。

第十一章　骨病患者的护理

第一节　骨质疏松症患者的护理

骨质疏松症是一种以骨量低下、骨微结构破坏、骨脆性增加、易发生骨折为特征的全身性骨病。可发生于不同性别和年龄，但多见于绝经后妇女和老年男性。

一、解剖生理

骨骼系统构成机体坚硬的骨架结构，构成并保持机体形态，支持体重。骨能储存钙和磷，对钙和磷代谢和调节起重要作用。骨可以分为骨密质和骨松质两种类型。密质骨的主要功能是机械和保护作用，松质骨主要起代谢作用。松质骨的代谢一般比密质骨活跃，改建速率快。

骨组织的成骨细胞和破骨细胞共同完成骨组织的形成和吸收。两者同时存在，保持动态平衡。骨形成时，成骨细胞先形成类骨质并矿化形成新骨。骨吸收时，破骨细胞清除旧骨的矿物质。

骨再建和钙的代谢过程中主要受甲状旁腺激素、维生素 D 活性代谢产物、降钙素三大重要的激素的调节。维生素 D 活性代谢产物是起双向调节作用，甲状旁腺激素主要是促进骨吸收，而降钙素是抑制破骨细胞对骨的吸收。它们之间相互协调，维持血钙的平衡，保证骨代谢的正常进行。当这一平衡受到破坏或分泌发生紊乱时就会引起代谢性骨病。

雌激素能增加降钙素分泌，抑制甲状旁腺激素活动，从而抑制骨钙释出，且雌激素可使成骨细胞活动增强，骨形成大于吸收，骨骼变得强壮、坚硬；雌激素能帮助活性维生素 D 在肾内合成，促进骨的重建和钙在肠内的吸收，所以雌激素对钙的调控作用很重要。

雄激素的作用使青春期的男子男性化，生长迅速，肌肉发达，骨骼坚硬，间接地促进骨形成，由于雄激素随增龄减少不显著，所以男性骨密度、骨量随增龄变化不大，较女性骨质疏松发生率低。

二、病因病机

骨质疏松的发病机制为破骨细胞降解骨骼的速率超过相对的成骨细胞骨形成能力，结果造成负性骨平衡。发病原因与多种因素有关，目前认为主要与以下因素有关：

1. 内分泌因素

雌激素缺乏、甲状旁腺激素的增高、降钙素的缺乏。

2. 营养因素

钙摄入过低或钙吸收不足。

3. 与运动有关

患者绝对卧床时间＞2周就会发生骨量减少。

4. 其他因素

遗传、酗酒、吸烟和咖啡因的大量摄入都会增加该病的发生率。

中医学认为，骨质疏松的发生主要与肾虚、脾虚、血虚三个因素有关，其中肾虚是主要的病因。肾主骨生髓，为先天之本，脾化生水谷精微，主生长发育，为后天之本，两者相互促进和影响。

三、临床表现

原发性骨质疏松症的临床表现以疼痛为主，其主要体征和并发症有身长缩短、驼背、骨折及呼吸系统障碍等。

（一）疼痛

疼痛的部位以腰背部为主，也可以是全身骨骼疼痛或髋、膝、腕关节疼痛，负荷增加时疼痛加重或活动受限，严重时翻身、起坐及行走有困难。

（二）脊柱变形

骨质疏松严重者可有身高缩短和驼背，脊柱畸形和伸展受限。身长缩短、驼背是骨质疏松症发生期间，椎体发生慢性累积性椎体压缩性骨折的结果。胸椎压缩性骨折会导致胸廓畸形，影响心肺功能；腰椎骨折可能会改变腹部解剖结构，导致便秘、腹痛、腹胀、食欲减低和过早饱胀感等。

（三）骨折

骨折是骨质疏松症最重要的并发症，骨质疏松症脆性骨折是指低能量或者非暴力骨折。发生脆性骨折的常见部位为胸、腰椎，髋部，尺、桡骨远端和肱骨近端。其他部位亦可发生骨折。发生过一次脆性骨折后，再次发生骨折的风险明显增加。

四、辅助检查

1.骨密度测定是骨质疏松的诊断标准。

2. 骨骼 X 射线检查关注骨骼任何影像学的改变与疾病的关系。

3. 实验室检查：血、尿常规；肝、肾功能；钙、磷、碱性磷酸酶、血清蛋白电泳等。

4. 原发性骨质疏松症患者通常血钙、磷和碱性磷酸酶值在正常范围，当有骨折时血碱性磷酸酶值水平有轻度升高。如以上检查发现异常，需要进一步检查或转至相关专科做进一步鉴别诊断。

5. 骨转换生化标志物分为骨形成标志物和骨吸收标志物，前者代表成骨细胞活动及骨形成时的代谢产物，后者代表破骨细胞活动及骨吸收时的代谢产物，在正常人不同年龄段，以及各种代谢性骨病时，骨转换标志物在血液循环或尿液中的水平会发生不同程度的变化，代表了全身骨骼的动态状况。

五、治疗方法

药物治疗、骨质疏松治疗仪治疗、针灸、推拿治疗、蜡疗、中药熏洗治疗等，辅以功能锻炼。

六、护理风险点及观察要点

（一）护理风险点

1. 骨折

跌倒导致骨折。

2. 诱发基础疾病

因骨折或疼痛诱发基础疾病。

3. 药物不良反应

应用各种治疗骨质疏松药物引起的不良反应，如过敏、药物热、反流性食管炎等。

4. 压力性损伤

由于患者长期卧床，导致身体骨突部位血液循环障碍或局部组织营养不良，随之发生局部皮肤和软组织的坏死和溃疡。多见于腰骶部、足跟等部位。

5. 呼吸道感染

由于抵抗力下降和排痰不畅等，易造成肺部坠积性肺炎和呼吸道感染。

6. 骨质疏松

卧床易导致骨质疏松，骨质疏松的最大并发症是骨折，这种恶性循环严重时可危及生命。

7. 皮肤烫伤

熏洗治疗时防止皮肤烫伤。

（二）观察要点

1. 观察患者活动能力，详细询问病史，评估跌倒 / 坠床风险，采取防范措施，注意是否有增加跌倒 / 坠床风险的疾病和药物，加强自身和环境的保护措施，必要时使用关节保护器。

2. 观察用药后反应。

3. 监测生命体征，特别关注合并基础疾病患者。

4. 卧床期间，评估患者营养状况，注意观察骶尾部皮肤是否持续受压，皮肤是否潮湿，观察局部皮肤的颜色、温度和肿胀情况。

5. 中药熏洗患者，熏洗前评估身体耐受和局部皮肤情况；熏洗中和熏洗后，注意局部皮肤有无红肿、起水泡等异常。

6. 观察疼痛的部位、性质、频率、程度、时间。

七、常见护理问题及相关因素

1. 焦虑 / 抑郁

与病程长，病情反复，生活自理能力下降有关。

2. 疼痛

与疾病有关。

3. 有中药熏洗烫伤的可能

与熏洗温度是否适宜及局部皮肤耐受有关。

4. 有坠床 / 跌倒的可能

与应用降压降糖药物和活动能力受限有关。

5. 有下肢深静脉血栓形成的可能

与血流缓慢、血管壁损伤、血液高凝状态有关。

6. 有压力性损伤的可能

与患者活动能力、局部持续受压和营养状况有关。

7. 有坠积性肺炎发生的可能

与卧床后肺的清肃功能下降有关。

8. 有肌肉萎缩、关节强直的可能

与卧床后活动减少有关。

八、护理方法

（一）一般护理

1. 保持病房整洁、舒适、安静、空气流通和适宜的温 / 湿度。必要时气垫床应用。

2. 观察疼痛的部位、性质、时间、与体位变化的关系，以及乏力、汗出、体温、脉搏、血压等伴随症状的变化，并做好记录。合并内科疾病者，做好合并症的观察和护理。

3. 预防压力性损伤、坠床／跌倒、坠积性肺炎等并发症发生。

4. 针灸、推拿治疗的护理。针灸、推拿可以通过刺激穴位、按摩肌肉筋骨达到舒筋活血、通经活络的作用，可改善患者疼痛、僵硬、乏力等临床症状，老年患者针灸穴位不宜过多，时间不宜过长，推拿手法不宜过重，治疗时需注意观察患者呼吸、心率等情况。

5. 蜡疗、中药熏洗的护理。主要作用为强筋壮骨、活血化瘀，利用蜡疗的温热效应、中药热蒸汽的理化作用，达到疏通腠理、通畅气血、续骨疗伤的作用，可明显缓解骨质疏松患者的临床症状。

6. 骨质疏松治疗仪、超短波、骨创治疗仪治疗的护理。骨质疏松治疗仪、超短波、骨创治疗仪主要通过电磁场、超短波、微波作用于骨骼、肌肉、血管，影响骨代谢及血液循环，抑制骨吸收、促进骨形成，改善骨痿患者疼痛、乏力等临床症状，体内有植入物、起搏器的患者不宜行上述治疗，高热、肿瘤、有出血症状的患者禁止治疗。

（二）体位护理

患者应睡硬板床，平卧低枕。睡姿保持仰面卧位，侧身卧位时避免弓背，减少脊柱变形同时可以预防腰背疼痛及"驼背"。

（三）饮食护理

每天需坚持饮用牛奶，多食用一些含钙、磷等无机盐及维生素 D 丰富的食品。在服用药物治疗时会出现消化道症状，如恶心、呕吐、胃肠道出血等，故应根据患者的需要和疾病的特点，配置适合于患者的饮食，鼓励患者进食，荤素搭配合理。根据患者不同证型给予辨证指导，注意因人、因时、因地辨证施膳，提供适宜的药膳食谱。

（四）情志护理

本病病程长，常反复发作。要细致地做好患者的思想工作，耐心向患者介绍疾病的性质及治疗方案，告知患者只要早期诊断、积极治疗，就可达到控制病情进展，降低骨折发生率，以增强患者战胜疾病的自信心，坚持治疗，争取最佳治疗效果。

（五）功能锻炼

1. 骨质疏松症合并腰椎多发性骨折 2～3 周内的患者，以卧床休息为主，指导患者做四肢的肌肉收缩锻炼，以防止肌肉萎缩、下肢静脉血栓、坠积性肺炎等并发症，指导患者做扩胸、深呼吸运动 10～20 下，每日 2～3 次，双下肢肌肉收缩舒张锻炼 10～15 下，双下肢交替，每日 2 次。

2. 骨质疏松症恢复期患者，根据患者情况指导患者做腰背肌锻炼，拱桥 5～10 下，每天 2 次。小飞燕 5～10 下，每日 2 次。当患者疼痛明显缓解，鼓励患者佩戴支具在助行器辅助下下床活动，先练习床边站，再练习在室内慢慢行走，逐渐加大活动范围及活动时间。一般下床活动时间根据患者情况确定，以不疲劳为度。

（六）用药护理

1. 中药内服治疗

主要作用为补肾强骨，益气活血，中药宜热服，饭后服药。并注意药物与饮食的相互关系、观察服药后反应及治疗效果。如患者服药后有腹胀、腹泻等不适，可分1日4次服用。

2. 钙剂及维生素 D

钙剂及维生素 D 是治疗骨质疏松的基础药物，最好饭后服用，多喝水，补钙要定时定量，注意均衡，服药期间临床应用时注意个体差异和安全性，定期监测血钙和尿钙，酌情调整剂量。

3. 雌激素

能阻止骨丢失，增加骨密度，是预防和治疗绝经后骨质疏松症的有效药物。该药只用于女性患者。

4. 降钙素

抑制破骨细胞的活性，刺激成骨细胞的形成及活性，减少骨骼中的钙的丢失，从而增加骨骼内的钙含量，达到治疗骨质疏松及缓解骨质疏松引起的疼痛的目的。用药后要观察皮肤有无皮疹，有无发红等过敏反应，对过敏者要禁用。肌内注射时应避开神经走向，左右两侧变换注射部位。

5. 双膦酸盐

主要通过化学吸附，与骨质中的羟基磷灰石结晶强力结合，防止骨破坏，并能降低破骨细胞的活性及其数量，抑制骨质吸收。并有较好的止痛作用。在使用一种双膦酸盐药物时，不能同时使用其他类双膦酸盐类药物。

（1）口服阿仑膦酸钠，应在清晨饭前半小时 200mL 温水送服，因该药对胃肠道刺激较大，易引起食道溃疡，多饮水可减少药物在食道内的残留，用药后 30 分钟内不要平卧，保持站立或坐位。

（2）唑来膦酸注射液：用药前几小时内适当补水，以确保体内水分充足，以稀释药物，降低用药后引起的发热、肌肉痛、流感样症状，用药时 100mL 药物滴注时间不能低于 15 分钟并恒定滴速。用药后注意观察体温变化，让患者多饮水，必要时给予布洛芬或对乙酰氨基酚可以降低用药后不适症状。该药每年 1 次，连用 3 年。

（3）膏药外敷及揉药：指导患者正确贴敷膏药、揉药，注意避开皮肤破损或有皮疹部位，如出现过敏症状及时揭掉膏药或停止揉药。

（七）健康教育

1. 由于疾病长期的慢性消耗，常有消瘦、贫血等症状，以及蛋白质、维生素不足等。增加富含钙、磷及其他骨代谢必须物质的食物及钙剂的摄入。

2. 患者良好的心理状态利于疾病恢复，教育患者正确认识本病，教会自护方法，保持乐观情绪，树立与疾病长期进行斗争的决心与信心。

3. 功能锻炼和药物治疗同等重要，使患者按要求坚持进行治疗与锻炼，积极锻炼身体，适当增加身体的活动量，最好每天坚持有规律的室外体育锻炼，例如走路、慢跑和有氧运动。既可促进体内维生素 D 的生成，促进钙的吸收，又可增加肌肉的负荷，增强肌肉对骨、关节的保护作用。

4. 教会患者保持正确的行、坐、立、卧等姿势，最大限度地降低骨折风险程度。

5. 教会患者正确健康的"晒太阳"，每天"晒太阳"不应少于 1 小时。上午 8 ～ 10 时，下午 3 ～ 4 时为最佳日晒时间，晒太阳时要避免在阳光下暴晒。

（八）出院指导

1. 注意保暖，防寒防潮等，避免复感风寒而加重病情。积极预防和治疗全身感染。

2. 饮食宜高营养、高维生素、清淡、易消化，荤素平衡，忌生冷、辛辣、油腻之品。

3. 嘱患者戒烟，控制饮酒。

4. 坚持功能锻炼，以恢复肢体、关节功能。

5. 遵医嘱坚持用药，不随便停药、换药或增减药量。

6. 告知患者保持家中通道宽敞，减少障碍物，保持光线充足，避免跌倒。

7. 定期门诊复查，如有用药不良反应等异常，及时就诊。

第二节　强直性脊柱炎患者的护理

强直性脊柱炎是一种血清阴性脊柱关节病，它是一种慢性进行性疾病，主要侵犯骶髂关节、脊柱骨突、脊柱旁软组织及四肢关节，表现为椎间盘纤维环和纤维环附近结缔组织的骨化，椎间关节和四肢关节滑膜的炎症和增生。并可伴发眼、肺、心血管、肾等关节外表现。严重者可发生脊柱和髋关节的畸形、强直，是本病致残的主要原因。

一、病因病机

病因和发病机理尚不明确，目前认为主要与以下因素面有关：

1. 遗传因素

强直性脊柱炎同其他脊柱关节病相比有明显家族集聚发病倾向。

2. 感染因素

临床研究表明，某些微生物可以促发强直性脊柱炎或与疾病发作有关。

3. 基因因素

幼时 LA-B27 阳性者或有强直性脊柱炎家族史者，患强直性脊柱炎的可能性和危险性明显增加。说明强直性脊柱炎的发生与基因有一定的关系。

4. 环境因素

本病的发生、发展与内、外环境因素的改变密切相关。从流行病学调查发现，基因和环境因素在本病的发病中发挥重要作用。

二、临床表现

1. 反复出现腰背部隐痛、钝痛或剧痛。腰背疼痛为炎性疼痛。表现为晨起或久坐后起立时腰背部僵痛尤为剧烈，活动后减轻。

2. 常出现骶髂关节、臀部、大腿根部、膝部放射疼痛。疼痛常常左右交替发作。

3. 反复出现四肢关节疼痛、肿胀。

4. 反复出现眼痛、流泪、畏光及角膜周围充血、虹膜水肿等眼部症状。

5. 反复出现足跟痛、胸痛、颈椎僵痛等。另外，还会引起神经、肌肉、肺部、心血管及肾脏的损害。

6. 常见体征：早期阳性体征可见骶髂关节和椎旁肌肉压痛，随后可见腰椎后凸消失，脊柱向多个方向运动受限，活动范围缩小及颈椎后凸。

三、辅助检查

（一）常见化验项目

1. 血常规检查

血常规检查帮助诊断疾病及监测药物不良反应。

2. 肝肾功能检查

肝肾功能检查监测疾病对脏器有无损害，另可监测药物的反应。

3. 红细胞沉降率

红细胞沉降率（ESR）简称血沉，一般来说血沉与疾病的活动性有关。

4. C 反应蛋白

C 反应蛋白（CRP）高，表示体内存在感染、创伤、炎症，疾病还处于活动期。

5. 幼时 LA-B27

对早期强直性脊柱炎及临床表现不典型者的患者诊断意义较大，但是，大约 80% 的 B27 阳性者并不发生强直性脊柱炎，而且大约 10% 的强直性脊柱炎患者 B27 为阴性。

6. 类风湿因子及自身抗体

类风湿因子及自身抗体阴性。

（二）常见影像学检查

1. 骨盆 X 射线检查

最早的变化通常在骶髂关节，该处 X 射线检查显示软骨下骨缘模糊，骨质糜烂，关节间隙模糊，骨密度升高及关节融合。

2. CT 检查

对于临床可疑病例，可采用 CT 检查。

3. MRI 检查

对了解软骨病变优于 CT 检查。

四、治疗方法

（一）药物治疗

当前治疗该病的药物分为五大类，即非甾体类抗炎药、改善病情的抗风湿药、糖皮质激素、中成药和生物制剂。

1. 非甾类抗炎药

常用的有双氯芬酸钠、醋氯芬酸、尼美舒利等。此类药物可迅速改善患者腰背部疼痛和发僵，减轻关节肿胀和疼痛。

2. 改善病情的抗风湿药

（1）柳氮磺吡啶：本品可改善患者的关节疼痛、肿胀和发僵，并可降低血清 IgA 水平及其他实验室活动性指标。

（2）甲氨蝶呤：活动期患者经柳氮磺吡啶和非甾类抗炎药治疗无效时，可应用甲氨蝶呤。

（3）其他药物：一些男性难治性强直性脊柱炎患者可选用沙利度胺。

3. 糖皮质激素

少数病例即使用大剂量抗炎药也不能控制症状时，考虑用激素治疗。

4. 植物药

青藤碱、白芍总苷。

5. 生物制剂

用于治疗活动性或对抗炎药治疗无效时，应用生物制剂治疗。

（二）外科治疗

髋关节受累造成的关节间隙狭窄、消失或强直，是强直性脊柱炎患者致残的主要原因，可考虑手术治疗，以提高生活质量。

（三）非药物治疗

1. 物理治疗

常用的方法有中药熏洗、中药离子导入、中药湿敷、皮牵引疗法、CPM 机治疗。

2. 运动疗法

参加一些力所能及的运动，如太极拳、游泳、风湿操锻炼包括床上操、康复操。

五、护理风险点及观察要点

（一）护理风险点

1. 有发生跌倒、骨折的风险 。

2. 有肝肾功能损害、胃肠道不适及出血的风险。

3. 有关节活动受限加重或关节强直的可能。

4. 用药依从性差。

5. 有免疫抑制、继发感染的可能。

（二）观察要点

1. 观察患者有无跛行或活动不便，是否需要辅助工具，有无陪护陪同等。观察患者特殊用药后的反应如降压药、降糖药、镇静药等。

2. 强直性脊柱炎患者常因疾病慢性消耗，活动减少，合并骨质疏松，易发生骨折。注意评估患者全身情况，有无骨折病史、饮食有无偏食、活动强度、辅助检查骨密度结果等。

3. 药物副作用观察：用药后观察有无胃肠道不适，如恶心、呕吐、厌食、腹痛、腹泻、头痛、头晕、乏力、发热、二便颜色异常、血细胞降低、水肿，高血压及过敏反应等等。观察患者面色及皮肤情况，如有无贫血、出血表现。静脉滴注甲氨蝶呤时应密切观察局部有无红肿疼痛、输液滴速、液体有无外渗、有无静脉炎发生。注射生物制剂后观察患者局部反应，有无红肿、硬结、皮疹、心悸、头晕等过敏反应。部分非甾体类抗炎药可造成不同程度的水潴留，如有肝肾疾患、高血压、心力衰竭，应特别注意观察尿量，血压情况。

4. 观察腰背疼痛的程度、脊柱、肢体活动情况及关节受限的程度。髋关节强直，为本病致残的主要原因，尤其注意观察髋关节有无局部疼痛，活动受限，屈曲挛缩等髋部受累表现。

5. 观察患者有无口腔溃疡、皮肤感染、呼吸道感染，发热、乏力、血常规检查结果有无异常。有无并发结核、肝炎等疾病。患者用药后能否按医嘱实施自我防护。

六、常见护理问题及相关因素

1. 疼痛

与关节炎性反应有关。

2. 部分自理缺陷

与关节疼痛，活动受限有关。

3. 焦虑

与不了解治疗方法，担心治疗效果有关。

4. 有失用综合征的危险

与不了解正确功能锻炼方法及功能锻炼不到位有关。

5. 知识缺乏

与不了解饮食、药物护理知识有关。

七、护理方法

（一）一般护理

1. 急性期关节疼痛明显者卧床休息，睡硬板床，调低枕头的高度，一般 10 cm 左右，尽量放在颈中段。将肢体置于功能位，帮助其活动肢体，定时更换体位，防压力性损伤。疼痛缓解后指导患者进行关节功能锻炼。

2. 加强安全护理，防跌倒，起床活动时穿合适鞋子，有陪护陪同，保持地面干燥。

（二）体位护理

1. 站立时尽量保持挺胸、收腹和双眼平视前方的姿势。

2. 坐位时保持胸部直立，挺胸收腹，臀部尽量贴近椅子靠背，双下肢自然屈曲。

3. 卧硬板床，低枕或不用枕头，尽可能取仰卧位。每天坚持 3 次俯卧，每次 30 分钟，避免促进屈曲畸形的体位。

4. 每日靠墙站立以纠正脊柱屈曲：后枕部、臀部、足跟尽量靠墙，双上肢平伸紧贴墙面。每日 3 ～ 5 次，每次 5 ～ 10 分钟。

（三）饮食护理

1. 胃肠道及泌尿系统感染常诱发病情或使病情加重。注意饮食卫生，做到饮食有节。

2. 注意补充钙、铁等微量元素。多饮水、牛奶，多吃蔬菜、水果、瘦肉、骨头汤等。

3. 少食辛辣刺激、生冷之品。禁烟、酒。

4. 辨证施护：风、寒、湿痹患者应多选用一些温热性的食物，如牛、羊骨头汤，及姜、桂皮、木瓜等。热痹患者应多选用寒凉的食物，如薏苡仁、绿豆、梨、菊花菜、芦根等。肝肾两虚型患者可多食一些补益的食品，如甲鱼肉、鸡肉、鸭肉。

（四）情志护理

强直性脊柱炎是一个病程长、疗程长的疾病，加之腰背部僵硬、关节活动受限，患者思想负担较重，容易出现自卑、焦虑、多疑、失望、抑郁，甚至自暴自弃。注意观察患者的心理变化，以开导、鼓励、支持等方法使患者解除顾虑，了解疾病的特点和转归，用科学的态度对待疾病，积极配合医生早期治疗，以免错过治疗的良机，降低致残率，提高生活质量。

（五）功能锻炼

1. 急性期

卧床休息，疼痛缓解后床上床下锻炼交替进行。

（1）呼吸运动锻炼：取立正位，双手叉腰，挺胸收腹同时深吸气，复原同时深呼气，胸式呼吸和腹式呼吸交替进行。

（2）腰背肌锻炼：五点式、三点式、小飞燕、大雁飞。保持 30 秒～ 1 分钟。站立位时双手叉腰，腰部左右缓慢旋转，然后屈髋屈膝下蹲。每日 2 次，每次 5 ～ 10 分钟。每日应有 1 ～ 2 次达到关节最大活动范围的锻炼。

2. 慢性期

（1）低强度有氧运动：如散步、俯卧撑、太极拳、游泳等。其中游泳是一项较好的全身运动。

（2）生活自理能力的训练：对髋关节功能障碍者可进行穿脱鞋袜、裤子及起立、下蹲等训练。

（3）风湿操锻炼：每日 1 ～ 2 次，每节做 2 遍，共 8 节。

第一节：颈部运动。前俯后仰，两侧摆动，左顾右盼，双手抱颈，颈部后伸。

第二节：扩胸运动。左腿向左前方跨一步，屈膝呈弓状，双上肢屈曲，胸部向两侧扩展 2 次，双上肢外展翻腕并向后扩展 2 次，收手收脚，换右侧做，左右交替。

第三节：旋体运动。双上肢平举，左脚向左侧横跨一步，与肩同宽，胸部向左侧连转 3 下（一次比一次幅度大），另一侧相同。

第四节：侧体运动。左脚向左方横跨一步，与肩同宽，一手叉腰，另一手举过头。先向左侧弯两下，另一侧相同。

第五节：转体运动。双上肢向两侧平举，同时左脚向左横跨一步，与肩同宽，先向左转身绷腿弯腰，右手指左脚尖，起身。然后再向另一侧。

第六节：伸展运动。双上肢向两侧平举外展，左腿向外跨半步，双上肢向上高举，同时腰扭向左侧，另一侧相同。第二遍时，下肢向后跷起。

第七节：屈曲运动。上肢向外展，再向下屈曲，握拳平头，然后双手叉腰，双腿下蹲。

第八节：抬腿运动。双上肢轻松外展，同时交替抬高双腿。

（六）用药护理

1. 非甾体类抗炎药

根据病情选择一种抗炎药，通常饭后 30 分内服用，不可两种非甾体类抗炎药同时服用，同时服用会增加药物不良反应，甚至带来严重后果。症状完全控制后可根据医嘱逐渐减少剂量，过快停药容易引起症状反复。高血压、心肾疾患、消化道溃疡病史患者用药后加强观察。向患者讲解此类药物的作用及副作用，常见的不良反应。

2. 改善病情的药物

改善病情的药物又称慢作用药，一般 6～8 周起效，甲氨蝶呤静脉注射时易发生静脉炎，如果药物渗入皮下即可造成组织坏死，所以用药时定时巡视局部情况。柳氮磺胺吡啶服用后指导患者多饮水，磺胺过敏者禁用，准备生育的男性、孕妇、哺乳期妇女禁用。需定期检查血、尿常规及肝肾功能。沙利度胺有镇静作用，睡前服用，用药后个别患者诉头晕不适，注意加强安全防护。

3. 糖皮质激素

可起到改善病情的抗风湿药起效前的"桥梁"作用，用激素时应同时服用改善病情的抗风湿药。此类药会出现较多副作用，如向心性肥胖、骨质疏松、消化性溃疡等，使用时应注意能短期使用者，不长期使用；不可突然停药，减量应逐渐进行，在治疗过程中，注意补充钙剂和维生素以防止骨质疏松。

4. 植物药

（1）青藤碱：为植物青风藤的提取物。部分患者服用后有皮肤瘙痒、皮疹等过敏反应，少数患者出现白细胞减少。

（2）白芍总苷：毒副作用小，不良反应有大便次数增多，腹痛，纳差等。

5. 生物制剂

用药前应仔细询问有无发热、慢性病史如乙肝、结核等，用药后采取保护性隔离。皮下注射后认真观察局部有无硬结、肿胀等情况，有无皮疹等过敏情况，每次更换注射部位。

6. 中药汤剂

风、寒、湿痹患者中药汤剂宜热服，热痹者中药汤剂宜温服。注意服药后的效果及反应，患者若有唇舌、手足发麻，恶心、心慌、脉迟等症状时，通知医生及时处理。

7. 服药依从性培养

（1）结合患者的文化程度、病程长短、职业、家庭状况向患者讲解本病的治疗经过，用药疗程，长期用药控制病情的必要性。

（2）向家属讲解遵医嘱按时用药的重要性，由家属督促、提醒患者正确用药。对于年龄小、老年患者，依从性差、易忘记者可在家属的照看下用药。

（3）指导患者按时用餐，以免影响饭后用药。护理人员严格按医嘱发药，做到看服到口，培养患者养成良好的习惯。

（4）观察患者用药情况。自觉症状改善时，是否私自停用药物，用药效果不明显时是否私自更换药物，是主动还是被动接受药物治疗，是否按时按量遵医嘱服药，是否存在按时不按量或按量不按时服药，是否有不遵照医嘱服药，经常拒绝服药等。

（七）健康教育

1.良好的心理状态利于疾病恢复，正确认识本病，了解风湿病健康知识，保持乐观情绪。告知患者及家属虽然目前还不能彻底根治该病，但长期坚持治疗并进行适当的体育锻炼可以减轻疼痛，延缓病情发展，降低致残率，提高生活质量。

2.感染及腹泻等疾患常使病情复发或加重，约20%的患者发病与感染有关，包括肠道感染、呼吸道感染、泌尿系统感染等，对于各种感染应积极地预防和治疗。

3.由于疾病长期的慢性消耗，活动减少可能引起骨丢失或骨质疏松，常有低热、贫血、全身骨质疏松等。应增加优质蛋白质、高维生素、钙、铁剂的摄入，多饮水。

4.日常生活中保持正确的坐、立、行、卧姿势，避免长时间处于一个姿势，必要时每30分钟起来活动10分钟。

5.功能锻炼和药物治疗同等重要，按要求进行治疗与锻炼，以减少关节功能障碍、提高生活质量。

（八）出院指导

1.慎起居，避风寒，防潮湿。尤其久病体虚之人，不可当风而卧，或睡眠时以电扇、空调取凉，因体虚百脉空虚，自汗较多，寒气易于入内成疾。

2.睡硬板床，低枕或不枕枕头。每日早晚各坚持30分钟仰卧位或俯卧位，保持脊柱生理曲度，防止畸形。

3.风湿操锻炼每日1～2次，有条件者坚持每日游泳10～30分钟。每日做深呼吸、脊椎及肢体运动，保持胸廓的活动度、防止骨质疏松和肌肉萎缩。

4.定期复查血常规及肝肾功能，出院后每1～2周复查1次，如有肉眼可见便血、黑便、厌食、乏力、恶心、腹痛、腹泻等不适时及时就医。

5.遵医嘱坚持长期用药，不能随意停药或减量。

第三节　类风湿关节炎患者的护理

类风湿关节炎（RA）是一种以多个关节慢性、非化脓性炎症为主要表现的一种自身免疫性全身性疾病。常以小关节起病，多为对称性，先影响关节滑膜，随后侵蚀关节软骨和骨组织，导致关节的破坏、关节畸形、甚至关节功能丧失，同时还可损害心、肺、肾等内脏器官，导致多系统损害。

一、病因病机

类风湿关节炎的病因尚未完全明确，大多专家认为类风湿关节炎发病原因与环境、细菌、病毒、遗传、性激素及神经精神状态等因素密切相关。

1. 细菌因素

奇异变形杆菌和结核分枝杆菌是迄今发现的与类风湿关节炎最为相关的两类细菌。

2. 病毒因素

研究表明，类风湿关节炎患者对 EB 病毒比正常人有强烈的反应性。推测类风湿关节炎的发病与病毒有关。

3. 遗传因素

本病在有些家族中发病率较高，并且有孪生子共同患病的现象。

4. 性激素

研究表明 RA 发病率男女之比为 1∶（2～4），妊娠期病情减轻，而生产后 1～3 个月常有病情加重，服避孕药的女性发病减少。说明性激素在 RA 发病中起一定作用。

5. 其他

寒冷、潮湿、疲劳、营养不良、创伤、精神因素等，常为本病的诱发因素，但多数患者常无明显诱因可查。

二、临床表现

1. 起病方式

类风湿关节炎发病可急可缓，但多数患者为缓慢发病。有几周到几个月的疲倦乏力、体重减轻、胃纳不佳、低热和手足麻木刺痛等前驱症状。随后发生某一关节疼痛、僵硬，以后关节肿大日渐加重，发展为对称性多关节炎，可伴有不规则发热，贫血。

2. 关节受累的特点

关节的受累常从四肢远端的指关节开始，逐渐累及其他关节。近侧的指间关节最常发病，呈梭状肿大；其次为掌指、趾、腕、膝、肘、踝、肩和髋等关节。10%～30% 患者在关节的隆突部位，如上肢的鹰嘴突、腕部及下肢的踝部等出现皮下小结，称为类风湿结节。

3. 典型的关节表现

晨僵、疼痛及触痛、肿胀、关节畸形、骨质疏松。

三、辅助检查

（一）常见化验项目

1. 血常规检查。

2. 肝肾功能检查：监测疾病对脏器有无损害，也可监测药物对肝肾的影响。

3. 红细胞沉降率（ESR）简称血沉。病情加重则血沉增快，而病情缓解时血沉可恢复至正常。但影响血沉的因素有很多，如感染、结核、怀孕等。

4. C 反应蛋白（CRP）高，表示类风湿关节炎还处于活动期，但存在感染、创伤、炎症时 CRP 也可增高。

5. 60% ～ 80% 患者类风湿因子（RF）阳性，但阳性也可见于一些慢性感染（肝炎、结核等）、其他结缔组织病和正常老年人。

（二）常见的影像学检查

1. X 射线检查

早期表现为关节周围软组织肿胀，关节附近轻度骨质疏松，继之出现关节间隙狭窄，关节破坏，关节脱位或融合。

2. CT 检查

CT 检查分辨率更高，有利于疾病的早期发现。

3. 核磁共振和 B 超检查

核磁共振和 B 超检查可清楚显示软骨、滑膜、关节积液等关节内部病变。

四、治疗方法

（一）非手术治疗

1. 非药物治疗

物理治疗、门诊康复。

2. 药物治疗

目前尚无特效药物，常用的有非甾体类抗炎镇痛药物，如双氯芬酸钠、奈丁美酮等；抗风湿慢作用药，如硫氮磺胺吡啶，皮质激素，免疫抑制剂如甲氨蝶呤、来氟米特等，中药制剂，生物制剂等。

（二）手术治疗

手术治疗的目的为矫正畸形和恢复功能。后期可作关节成形术或人工关节置换术，以改善关节功能。

五、护理风险点及观察要点

（一）护理风险点

1. 有发生跌倒的风险。

2. 有关节强直的风险。

3. 药物引起的副作用。

4. 有继发感染的风险。

5. 疼痛诱发其他不适。

（二）观察要点

观察有无肺间质病变。常因患者久病体虚乏力、咳嗽无力，不能有效排痰，肺部感染不能及时发现。观察体温变化，注意痰液能否主动咳出，痰液的性质以及呼吸困难有无改善，其他部分参见强直性脊柱炎章节。

六、常见护理问题及相关因素

1. 疼痛：与关节炎性反应有关。

2. 部分自理缺陷：与患者关节疼痛，活动不便有关。

3. 焦虑：与不了解治疗方法，担心治疗效果有关。

4. 有失用综合征的危险：与关节疼痛、活动受限、不了解正确功能锻炼方法及重要性有关。

5. 有继发感染的可能。

七、护理方法

（一）一般护理、体位护理、饮食护理、情志护理

均参见强直性脊柱炎章节。

（二）功能锻炼

类风湿关节炎患者在急性期时，宜卧床治疗，减少活动，适度进行床上功能锻炼。运动量应由小到大，由弱到强，活动时间由短到长，活动次数由少到多。

1. 呼吸肌功能锻炼

（1）缩唇呼吸：经鼻深吸气，缩唇像吹口哨样缓慢呼气。

（2）腹式呼吸：可采用卧、坐、立位练习。一手放于腹部，胸部尽量保持不动，吸气时腹部鼓起，呼气时稍用力压腹部，腹部尽量回缩。同时注意吸气要用鼻吸气，呼气时则缩唇缓慢呼气，呼气时间要比吸气时间长 1 ～ 2 倍。

2. 关节功能锻炼

选择床上、床边进行指关节、掌指关节、腕关节、肩关节、肘关节、足趾关节、踝关节、膝关节、髋关节主动或被动运动，每日 1 ～ 2 次，每次 5 ～ 10 分钟。稳定期行类风湿关节炎保健操。

（三）用药护理

除英芙利昔单抗外，其余药物护理方法均参见强直性脊柱炎章节的药物护理方法。常用的生物制剂英芙利昔单抗为人鼠嵌合型单克隆抗 INF-Ig-G1K 同型链单克隆抗体。能快速减轻 RA 疾病的临床症状和体征，显著改善患者的躯体运动功能，具有良好的安全性和耐受性。但仍存在一些不良反应，注意做好药物护理。

1. 用药前护理

向患者说明该药的输注方法及输注时间要求，使患者了解按要求用药的重要性，提高遵医行为。

向患者介绍该药的作用及副作用，可能出现的不良反应。

评估患者全身情况，详细询问病史。注意有无结核、慢性肝炎，近期有无呼吸道感染、发热等。

2. 用药护理

（1）药物储存：置于冰箱冷藏，温度保持在 2～8℃；避免因保存不当而引起药物变质。

（2）配制方法：

①使用较小的针头抽取 10mL 灭菌注射用水，沿瓶壁缓缓注入药瓶中，轻轻旋转药瓶，使药粉溶解。避免长时间或用力摇晃，严禁振荡。溶药过程中可能出现泡沫，放置 5 分钟后，溶液应为无色或淡黄色。

②从 250mL 的 0.9% 氯化钠溶液中抽出 10mL 液体弃去，再将溶解后的溶液注入 0.9% 氯化钠溶液中，用药前后用 0.9% 氯化钠溶液少许冲管，冲净管内残留药液，以保证用量准确，避免浪费。

③本品不能与其他药物同时输注，宜现配现用，输液时间不得少于 2 小时。

（3）输注速度：第 0～15 分钟，10mL/h；第 15～30 分钟，20mL/h；第 30～45 分钟，40mL/h；第 45～60 分钟，80mL/h；第 60～90 分钟，150mL/h；第 90～120 分钟，250mL/h。

（4）输注观察：

①输注前、后 30 分测量体温、脉搏、呼吸、血压。

②输注过程中每隔 30 分钟测量体温、脉搏、呼吸、血压。

③严密观察患者全身情况：皮疹及皮肤瘙痒；胸闷、心悸、恶心、呕吐等不适。

（5）常见的不良反应及预防：

①过敏反应：加强巡视，询问患者有无不适。如皮肤荨麻疹、面部红热、头痛、心悸、血压变化、呼吸困难。严格控制输液速度。

②首次应用者加强宣教，输液开始 10～15 分钟严密观察。

③继发感染：告知患者避免过度劳累。增加营养，传染病流行季节尽量避免到人群集中的地方，必要时戴口罩，注意手卫生。

（四）健康教育

1. 由于疾病长期慢性消耗，常有低热、肌肉萎缩、贫血等症状，以及蛋白质、维生素不足，全身骨质疏松等。应增加优质蛋白质和高维生素食物及钙剂的摄入。少食生冷、辛辣、油腻之品，做到饮食有节，防胃肠道疾患发生。

2. 良好的心理状态利于疾病恢复，正确认识本病，了解风湿病健康知识，学会自护方法、保持乐观情绪，树立与疾病长期进行斗争的决心与信心。

3. 注意保暖及饮食起居，防止全身感染发生。

4. 坚持功能锻炼，恢复关节功能。无明显关节活动障碍时，从事力所能及的日常活动，如买菜、做饭、洗衣、打扫卫生等，注意劳逸结合。

（五）出院指导

1. 参加适合于病情的工作，在家里适度做家务，但避免一个姿势的时间过久。

2. 慎起居，避风寒，防潮湿，预防因复感风寒而加重病情。对于各种感染应积极地预防和治疗。

3. 功能锻炼和药物治疗同等重要，按要求坚持治疗与锻炼，以减少关节功能障碍，延缓病程，最大限度地减少致残程度。

4. 遵医嘱坚持用药，不随便停药、换药或增减药量。

5. 定期门诊复查，每 1 ～ 2 周复查血常规及肝肾功能，如有二便异常、乏力、恶心等不适时及时就医。

附：类风湿关节炎保健操

第一节：颈部运动。

放松颈部，前俯后仰，左顾右盼。

第二节：肩部运动。

1. 圆弧运动：双上肢向前后上下划圆做圆形运动。

2. 内收探肩：手向前上方抬起，搭对侧肩膀，左右交替进行。

3. 后伸探背：手向后上方抬起，触对侧肩膀，左右交替进行。

4. 双手对掌，双肘自然屈曲，沿前中线上下和左右摆动。

第三节：肘部运动。

1. 肘部屈、伸运动。

2. 前臂旋前旋后运动。

第四节：腕部运动。

双手对掌，以腕部为中心，双手向左右及前后运动。

第五节：手指运动。

1. 手指分开、并拢。

2. 手指屈曲、伸直。

3. 拇指与其他手指一一对指。

第六节：髋部运动。

1. 内收、外展运动。

2. 内旋、外旋运动。

3. 前屈、后伸运动。

第七节：膝部运动。

1. 前屈、后伸运动。

2.髌骨推移活动。

第八节：足部运动。

1.踝部前屈、后伸、内外旋转活动。

2.足趾屈伸。

注：每一个动作共 4 个节拍。每日 2 次，每次 1 ～ 2 遍。

第四节 痛风患者的护理

痛风是嘌呤代谢紊乱（或）尿酸排泄减少所引起的一组疾病。常与肥胖、高脂血症、糖尿病、高血压病以及心脑血管病伴发。多见于中老年男性，可有痛风家族史。常因劳累、暴饮暴食、进食高嘌呤食物、饮酒及外感风寒等诱发。初期可见单关节发病，以第一跖趾关节多见。继则足踝、足跟、手指和其他小关节，出现红、肿、热、痛。反复发作后，可伴有关节周围及耳郭、耳轮及趾、指骨间出现痛风石。痛风石多在关节、肌腱及其周围沉积，沉积在肾脏可并发尿酸盐肾病、尿酸性尿路结石等，严重者可出现关节致残、肾功能不全。

一、病因病机

痛风分为原发性和继发性两大类。原发性痛风有一定的家族遗传性，10% ～ 20%的患者有阳性家族史。除 1% 左右的原发性痛风由先天性酶缺陷引起外，绝大多数发病原因不明。继发性痛风发生于其他疾病过程中，如肾脏病、血液病，或由于服用某些药物如呋塞米、小剂量阿司匹林及肿瘤放化疗等多种原因引起。它和遗传、体质及日常生活等多种因素有关，而其中重要的一项就是饮食习惯，主要是大量进食嘌呤含量高的食物，如动物肝脏、海鲜以及荤腥浓汤汁等。发病机制主要有：嘌呤吸收过多、嘌呤生物合成增加、尿酸排泄障碍。

二、临床表现

为高尿酸血症和尿酸盐结晶沉积（痛风石）所致的急、慢性关节炎。

1. 急性期

急性单关节炎通常是痛风的首发症状，表现为夜间或凌晨关节突然疼痛而惊醒、进行性加重、状如刀割样剧痛，疼痛于 24 ～ 48 小时达到高峰，多发生于足部的第一跖趾关节处。

2. 间歇期

一般无明显症状，随着病情的进展，间歇期会缩短，症状持续时间延长，以致不能缓解。

3. 慢性关节炎期

尿酸盐反复沉积形成痛风石。典型部位在耳郭，也常见于足趾、手指、腕、踝、肘、膝等关节周围，大到鸡蛋，小到芝麻，为黄白色赘生物，表面菲薄，破溃后排出白色粉末状或糊状物，经久不愈，但较少继发感染。重者会出现关节强直、畸形，甚至骨折。若影响到肾脏时，可出现腰痛、水肿、高血压、肾绞痛、血尿及急性肾衰竭表现。

三、辅助检查

1. 血尿酸的测定

男性为 $210 \sim 416\mu mol/L$（$3.5 \sim 7.0mg/dL$），女性为 $150 \sim 357\mu mol/L$（$2.5 \sim 6.0mg/dL$），绝经期后接近男性。痛风患者的血尿酸水平多高于正常。

2. 尿酸的测定

低嘌呤饮食 5 天后，留取 24 小时尿检测。正常水平为 $1.2 \sim 2.4mmol$（$200 \sim 400mg$），大于 $3.6mmol$（$600mg$）为尿酸生成过多型，仅占少数；多数小于 $3.6mmol$（$600mg$）为尿酸排泄减少型。

3. 滑液及痛风石检查

急性关节炎期，行关节穿刺抽取滑液，在偏振光显微镜下，滑液中或白细胞内有负性双折光针状尿酸盐结晶，阳性率约为 90%。穿刺或活检痛风石内容物，亦可发现同样形态的尿酸盐结晶。此项检查具有确诊意义，应视为痛风诊断的"金标准"。

4. X 射线检查

急性关节炎期可见软组织肿胀；慢性关节炎期可见关节间隙狭窄、关节面不规则、痛风石沉积，典型者骨质呈类圆形凿样或虫噬样缺损、边缘呈尖锐的增生钙化，严重者出现脱位、骨折。

5. 超声检查

由于大多尿酸性尿路结石 X 射线检查不显影，可行肾脏超声检查。肾脏超声检查亦可了解肾损害的程度。

四、治疗方法

原发性痛风缺乏病因治疗，治疗的目的是：①迅速控制痛风性关节炎的急性发作；②预防急性关节炎复发；③纠正高尿酸血症，以预防尿酸盐沉积造成的关节破坏及肾脏损害；④手术剔除痛风石，对毁损关节进行矫形手术，以提高生活质量。

1. 急性痛风性关节炎的药物治疗

暂缓应用降尿酸药物，以避免引起血尿酸波动，延长发作时间或引起转移性痛风。常用药物有：①秋水仙碱；②非甾类抗炎药；③糖皮质激素。

2. 间歇期和慢性期的治疗

目的使血尿酸控制在正常水平。防止痛风急性发作，减少各种并发症。

（1）促尿酸排泄药：①丙磺舒；②磺吡酮；③苯溴马隆。

（2）抑制尿酸生成药：别嘌醇。

3. 肾脏病变的治疗

除积极控制血尿酸水平外，碱化尿液，大量饮水，每日 3 升，保持尿量，十分重要。慢性肾功能不全，必要时可做肾移植。

4. 无症状高尿酸血症的治疗

对于血尿酸 535μmol/L（9.0mg/dL）以下，无痛风家族史者一般无需用药治疗，应控制饮食，避免诱因，密切随访。

五、护理风险点及观察要点

（一）护理风险点

1. 患者饮食结构不合理，不良饮食习惯无及时改变。

2. 患者不按时用药，依从性差。

3. 继发肾功能损害。

4. 皮肤溃疡、痛风石。

5. 用药后不良反应。

（二）观察要点

1. 观察患者每日饮食情况，有无做到低嘌呤饮食，观察饮水量。

2. 观察患者用药后的反应，患者对药物知识了解程度，不适症状有无缓解。

3. 观察尿量，有无水肿，观察肾功能指标。

4. 观察皮肤情况，有无皮肤溃疡、痛风石、局部有无感染。

5. 观察药物作用及不良反应。如秋水仙碱可引起恶心、呕吐、骨髓抑制、肝损伤等。

6. 观察受累关节红、肿、热、痛的变化，注意有无发热、头痛等伴随症状。

六、常见护理问题及相关因素

1. 疼痛

与关节炎性反应有关。

2. 饮食结构不合理

不了解有利于本病的正确饮食方法。

七、护理方法

（一）一般护理

1. 按中医内科一般护理常规进行。

2. 急性期以卧床休息为主，适当抬高患肢，避免负重。

（二）体位护理

关节肿胀时减少活动，适当抬高肢体，置于功能位。

（三）饮食护理

饮食控制是预防痛风急性发作的关键。食物来源的嘌呤绝大部分生成尿酸，很少能被机体利用。外源性大量摄入高嘌呤食物是诱发痛风发作的主要因素之一。对痛风患者进行营养筛查，必要时联系营养师共同为患者制定饮食计划。

对常用的食物分类：包括低嘌呤食物（100g 食物含嘌呤量＜ 25mg）中等嘌呤食物（100g 食物含嘌呤量 25 ～ 150mg），高嘌呤食物（100g 食物含嘌呤量 150 ～ 1000mg）。

1. 低嘌呤饮食，如牛奶、豆制品、鸡蛋、蔬菜、谷类、白菜、青椒、洋葱等大部分蔬菜。

2. 中等嘌呤饮食，如鸡肉、鹅肉、猪肉、牛肉、草鱼、鲤鱼等，菠菜、海带、银耳、蘑菇、花生、腰果等。

3. 禁食高嘌呤食物，如动物内脏、沙丁鱼、虾、蟹、肉类、黄豆、扁豆、香菇、浓肉汁、海鱼、贝类、海参、酵母、火锅等。禁烟、酒。

4. 多饮水：肾功能正常者每天最少要饮水 2000 ～ 3000mL，保持尿量 2000mL 以上，以利于尿酸的排出。

5. 多食碱性食物如油菜、白菜。

6. 有高血压、肥胖者限制钠盐的摄入；合并糖尿病者少食糖；尽量不吃刺激性食物及饮用兴奋饮料。

7. 辨证施膳：寒湿痹阻型患者应多选用一些温热性的食物，对湿热蕴结型痛风患者应多选用寒凉的饮食，以清除内热。

（四）情志护理

由于反复发作，常导致患者情绪焦虑不安，护理人员要及时对患者进行心理安慰，帮助其了解痛风的病因及防治对策，增加治疗信心。

（五）功能锻炼

1. 急性发作期宜卧床休息，抬高患肢，保持功能位，避免关节负重，关节疼痛缓解后，适当下床活动。

2. 慢性期鼓励患者进行关节的屈伸活动，以恢复关节功能。

（六）用药护理

1. 向患者介绍药物的作用及副作用，服药注意事项，做到正确用药。

2. 静脉应用秋水仙碱者，注意勿使药液渗漏出血管外，以免引起组织坏死。秋水仙碱可导致骨髓抑制、肝细胞损害、脱发、精神抑郁、肌麻痹、呼吸抑制等。应注意观察。

3. 应用非甾体类抗炎药后注意观察患者有无胃肠道不适、有高血压病史者密切观察血压变化。

（七）健康教育

1. 间歇期，尽量穿柔软舒适的鞋子，避免足部磨损造成感染。

2. 低嘌呤饮食，避免暴饮暴食。禁烟酒，尤其特别是啤酒，咖啡及茶也必须适量。少食或禁食嘌呤含量高的食物，如动物肝脏、海鲜以及荤腥浓汤汁等；避免过度肥胖。

3. 慎用影响尿酸排泄的药物，包括有些利尿剂如呋塞米、小剂量阿司匹林、维生素 B_1、维生素 B_{12}。

4. 多饮水，每天饮水 2000 ～ 3000mL 较理想，保持尿量 2000mL 以上，帮助排出体内过量的尿酸。

（八）出院指导

1. 保持良好的居住环境，避免寒冷、潮湿。

2. 坚持康复锻炼，防止骨质疏松和肌肉萎缩。

3. 定期检测血尿酸值，1 ～ 3 个月检测 1 次或遵医嘱。

4. 遵医嘱合理用药，不随意停药或减量。

第五节　急性骨髓炎患者的护理

急性骨髓炎是骨与周围软组织受到细菌侵袭而引起的急性炎症，由化脓性细菌经血行感染引起，也称急性血源性骨髓炎或急性化脓性骨髓炎，中医称附骨疽。其发病情况与生活环境、身体素质等有关。多发于 10 岁左右儿童，发病部位多在长管状骨的干骺端，如股骨、胫骨、腓骨、肱骨、尺骨、桡骨等，亦可见于脊椎骨、髂骨等。常见的致病菌有金黄色葡萄球菌、大肠杆菌、溶血性链球菌、绿脓杆菌、肺炎 g 雷伯氏菌等。

一、病因病机

从局部解剖来看，儿童长骨的干骺端有许多微动脉，丰富的血供网，血流缓慢，机体抵抗力下降时，体内显性或隐性感染病灶的细菌随血液循环滞留于此，生长繁殖，引起骨髓炎。从整体来说，热毒是骨髓炎的致病因素；正虚是骨髓炎的发病基础；损伤是骨髓炎的常见诱因。

1. 热毒注骨

疔毒、疮疖或咽喉、耳道化脓性疾患以及麻疹、伤寒等病后，余毒未尽，藏匿体内；或六淫邪毒入侵，久而不解化热成毒；或因饮食劳伤，七情郁乱，火毒内生等余邪热毒循经脉流注入骨，致络脉阻塞，气血壅结，热毒内盛，腐骨化脓，遂成本病。

2. 损伤感染

开放性损伤，创口染毒，可直窜入骨。筋骨局部损伤，如跌打闪挫，虽外无创口，必有气滞血瘀，邪毒乘虚内袭，邪瘀互结，蕴热化脓，腐筋蚀骨，此乃借伤发病。

3. 正气虚弱

《素问·评热病论》曰："正气存内，邪不可干；邪之所凑，其气必虚。"机体抵抗力下降时，致病邪毒乘虚而入，繁衍为害。

二、病理变化

急性血源性骨髓炎在病理演变过程中，始终存在着"正邪相搏"：若正盛邪弱，热毒消散，炎症得以吸收而痊愈。若正盛邪实，热毒局限，形成局限性骨脓肿。若正虚邪盛，热毒扩散，甚至内攻脏腑，伤营劫血，引起全身性毒血症候，在局部则腐骨化脓，产生如下病理变化：

1. 形成脓肿

病灶区的脓毒向外蔓延，穿破骨皮质达骨膜下，形成骨膜下脓肿，骨膜下脓肿逐渐增大，压力增高，脓毒又经骨小梁穿入髓腔，造成广泛性骨髓炎；病灶区的脓毒向内蔓延，先进入髓腔，髓腔内脓液逐渐增多，压力增高，穿破骨皮质到达骨膜下，形成骨膜下脓肿，骨膜下脓肿穿破骨膜向软组织扩散，形成软组织脓肿或皮下脓肿，最后穿破皮肤，形成窦道。成人化脓性骨髓炎，有时感染可进入关节腔，并发化脓性关节炎。

2. 形成包壳骨

骨膜下脓肿形成时，被剥离的骨膜产生一层反应性新骨，新生骨逐渐增厚，形成包壳骨。包壳骨在大块骨坏死出现后，是维持骨干连续的唯一保证。

3. 形成死骨

骨膜下血肿形成后，由于骨膜被掀离骨皮质，该处骨骼失去血液供应，本身的营养血管也因感染而栓塞，再加上脓毒的穿骨窜髓，终致广泛性骨坏死，甚至发生病理性骨折。坏死骨与周围活骨未完全分离，待炎症控制，侧支循环建立，尚有再生复活的可能；若与周围活骨完全分离，即成为死骨。

4. 骨质破坏

坏死和反应性骨膜增生同时存在，早期以破坏、坏死为主，后期以增生为主。从急性骨髓炎到慢性化脓性骨髓炎是一个逐渐发展变化的过程，不能机械地按时间划分。临床上，一般认为发病4周左右，急性炎症未控制前称急性期；若急性炎症消退后，死骨、窦道、无效腔形成，即为慢性骨髓炎。

三、临床表现

起病突然，初期感觉周身不适、倦怠、恶寒、继而寒战、体温骤升至39～41℃（热型多为稽留热或弛张热）、面赤、汗出热不退、患肢剧痛、1～2日内即不能活动，疼痛肿胀局限在骨端，患者常因疼痛拒绝触摸和移动患肢，肢体呈被动屈曲位。3～4日后，局部红、肿、热、痛剧烈，全身虚弱，壮热不退，甚至烦躁不安，神昏谵语等；一周后可因骨膜下脓肿破裂，剧痛骤然减轻，转为局部压痛加剧，脓液侵入周围软组织内，引起软组织感染化脓。皮肤红热，可触及波动感，穿刺抽出脓液化验检查，白细胞计数明显增高，血沉增快，血培养常为阳性。脉洪数，舌苔由薄白转为黄腻。3～4周后，皮肤溃破，形成窦道。创口流脓，初多稠厚，渐转稀薄，此时身热肢痛缓解，神疲乏力，面色㿠白，舌淡苔少，脉细数等。

四、辅助检查

1. 影像学检查

（1）X射线检查：骨膜反应是第一个出现的X射线征象，软组织可在发病后2～3天后改变。

（2）CT检查显示骨髓腔内水肿充血使密度改变。

（3）MRI检查可清楚反映骨髓炎病变范围。

2. 实验室检查

白细胞总数和中性粒细胞增多，血沉增快。

3. 局部穿刺检查

若抽出脓液、浑浊液或血性液体涂片检查有脓细胞或细菌时，即可确诊。

五、治疗方法

1. 全身治疗

一旦确诊，尽早选用两种及以上抗生素联合应用，足够剂量，以便提高杀灭致病菌的疗效。血培养和药敏结果出来前即根据临床症状选用抗生素，以免延误治疗时间，而后根据培养结果再调整抗生素的种类。常用的抗生素有阿莫西林氟氯西林、头孢菌素类，大环内酯类等。中毒初期中药宜清热解毒，行瘀通络；成脓期托毒排脓，溃后扶正托毒，祛腐生新。可同时少量多次输血，补液等对症支持治疗，增加饮食营养，提高机体抵抗力。有原发病灶者同时加以治疗。

2. 局部治疗

急性骨髓炎早期，尚未形成脓肿者若及时恰当治疗，炎症可得以控制，不需手术治疗。应用夹板、支具、石膏托或牵引固定患肢制动，利于休息，缓解肌肉痉挛，减少代谢，防止畸形和病理性骨折。对于已经形成骨膜下或软组织脓肿者，手术脓肿切开冲洗引流，骨皮质钻孔减压，已有死骨形成者，手术病灶清除及摘除死骨。

六、护理风险点及观察要点

（一）护理风险点

1. 有败血症、脓毒血症发生的风险。
2. 有化脓性关节炎、弥散性血管内凝血发生风险。
3. 冲洗引流不畅。
4. 病理性骨折。
5. 肌肉萎缩、关节僵硬等。

（二）观察要点

1. 观察生命体征、意识、尿量及精神状况；有无头痛剧烈、恶心、喷射状呕吐、颈项强直、嗜睡等症状，严防化脓性脑膜炎的发生；观察患者热型、局部红、肿、热、痛程度、是否成脓或溃破。

2. 观察邻近关节及其他部位有无红、肿、热、痛病灶转移、全身皮肤有无瘀点、瘀斑等，观察有无化脓性关节炎及弥散性血管内凝血发生。

3. 观察伤口冲洗及引流是否通畅，观察引流液的性质、颜色及量。

4. 观察石膏托、夹板或支具是否有效固定，皮牵引是否有效维持；搬动时需平托保护，动作轻柔，避免骨质破坏发生病理性骨折。

5. 指导功能锻炼，评估伤肢肌肉舒缩及邻近关节活动等锻炼计划是否完成。

七、常见护理问题及相关因素

1. 恐惧

与起病突然、疼痛及高热有关。

2. 发热

与邪毒内侵有关。

3. 有坠床的风险

与患儿年幼或应用镇静、镇痛药物、患肢活动不利有关。

4. 疼痛

与局部炎症反应、组织内压力增大、刺激痛觉神经末梢有关。

5. 有发生败血症及脓毒血症的可能

与血源性细菌感染有关。

6. 纳呆

与发热、胃肠功能减弱及精神因素有关。

7. 机体抵抗力低下

与严重感染、发热、营养失调有关。

8. 有二重感染的可能

与大量联合长期抗生素使用有关。

9. 有冲洗引流不畅的可能

与管道扭曲、脱出或堵塞有关。

10. 有肌肉萎缩、关节强直的可能

与局部病变关节肌肉活动受限有关。

11. 有剥脱性皮炎发生的可能

与金黄色葡萄球菌某些菌株产生大量的皮肤毒素有关。

八、护理方法

（一）一般护理

1. 将患者安置于整洁、安静、通风良好的房间，做好患者卫生。已成脓者穿刺抽取脓液、已破溃者取分泌物送做细菌培养及药敏试验，严格无菌操作。多重耐药菌患者单间或同种病源同室隔离，床单位消毒，隔离知识宣教到位，严防交叉感染。

2. 定时测量生命体征变化，有高热者，记录热型，一般情况下敏感抗生素使用及时，高热就能很快控制。如果体温持续高于39.5℃，注意观察意识、尿量及精神状态等变化，防止毒邪扩散，引起全身毒血症候。

3. 发热患者按发热常规护理，观察汗出情况，保持皮肤清洁，防汗出当风；及时补充水分，防止津液耗伤。

4. 评估疼痛的部位、性质、程度，做好疼痛评分，并采取有效措施。早期长骨干骺端疼痛剧烈，限制患肢活动，减少搬动。

5. 使用床栏，加强安全教育，防患者坠床。搬动患肢时需平托保护，动作轻柔，避免骨质破坏发生病理性骨折，

6. 做好饮食调护。告知饮食与疾病恢复的关系，注意食物的形、色、香、味及多样化，增进食欲，提高机体抗病能力。

7. 置管持续冲洗的护理：

（1）冲洗引流管道妥善固定，避免引流管牵拉、扭曲、受压、堵塞，加强巡视，发现异常及时处理。

（2）记录引流液的性质、颜色变化、出入量是否相符，查看局部有无红肿及渗血渗液情况，发现异常及时告知医生。

（3）冲洗瓶高于伤口 60～70cm，引流瓶低于患肢 30～50cm，及时更换冲洗液及倾倒引流液，防止引流液逆流。

（4）冲洗管堵塞时可加压冲洗，引流不畅时用注射器在引流管处抽吸，禁止挤压引流管，发生逆行感染。

（5）冲洗、引流管道应标识醒目，做好交接班，防止冲洗液与输液等管道混淆。

（6）术后 3 日内每日冲洗量 4000～6000mL，每隔 2 小时宜快速滴注 30 秒，以防引流管被脱落的组织和凝血块堵塞。

（7）一般冲洗 2～3 周，当体温正常，伤口局部无渗出，引流液清晰透明，细菌培养结果 3 次均为阴性时，即可考虑拔除引流管。

8. 注意伤肢末梢血液循环、感觉及活动情况，指导功能锻炼。

9. 做好皮肤护理，防止压力性损伤及剥脱性皮炎发生。

10. 严格执行消毒隔离制度，预防交叉感染。

（二）体位护理

1. 适度抬高患肢，急性期制动，保持有效的皮牵引或外固定，功能位放置，移动肢体时需双手平托，保护患肢。

2. 后期患肢保持功能位，一般需支具固定 1～3 个月。

（三）饮食护理

根据疾病分期、患者体质、舌苔、舌质变化，判断寒热虚实，及时调整饮食，注意粗细搭配，力求色香味俱全，营养均衡。

1. 急性期热毒炽盛者，饮食宜清热解毒凉血为宜，如绿豆粥、冬瓜、苦瓜、菊花、海带、荷叶、鸭肉等，忌食辛辣之品。

2. 正虚邪滞者宜补益气血，化瘀解毒为宜，如黄芪大枣粥、龙眼肉、山药、猪血等。

3. 正盛邪实者饮食清淡、调养脾胃防便秘为宜，注意水分及维生素的补充，保持二便通畅。

（四）情志护理

该病起病急骤，患者及家属多无心理准备，加上高热、疼痛的折磨、住院后环境陌生等，患者常表现为不知所措、情绪紧张，对预后的高度担忧；小儿则表现为哭闹、恐惧等。

1. 做好情志护理，多关心安慰患者，帮助其尽快熟悉病房环境。

2. 根据病情，向患者及家属讲解急性血源性骨髓炎的发生、发展以及预后，及时解答对治疗的疑问，消除恐惧心理，积极配合治疗。

3. 介绍成功的病例，或图片展示，鼓励病友间交流体会，增强战胜疾病的信心。

4. 鼓励家属多陪伴患者，亲朋好友给予情感支持。

（五）功能锻炼

根据伤肢红、肿、热、痛程度、局部病理状况、炎症控制及目前治疗情况，针对体质差异，制定个体化锻炼计划。

1. 第 1 周

卧床休息，患肢制动。床上扩胸、深呼吸、抬臀、拱腰、健肢肌肉收缩及关节伸屈等活动。如握拳、伸指、抓空增力、腕关节掌屈背伸、左右侧屈、肘部伸屈、托手屈肘、屈肘耸肩、屈膝、屈髋、踝、趾关节跖屈背伸等，可根据病变部位具体指导。每日 1 ~ 2 次，每次 5 ~ 10 分钟。

2. 第 2 周

除上述锻炼外，增加伤肢肌肉等长收缩及未固定的四肢关节的主动伸屈锻炼，每日 2 ~ 3 次，每次 5 ~ 10 分钟。

3. 去除石膏或其他外固定后

除增加上述功能锻炼外，逐渐练习患肢触地不负重 – 轻负重 – 负重行走，来逐步恢复患肢功能。

（六）用药护理

1. 遵医嘱及早正确应用抗生素，掌握药物浓度、半衰期及毒副作用等，如哌拉西林他唑巴坦易产生药物热，夫西地酸钠对血管壁有刺激性等，观察药物疗效及不良反应。

2. 中药汤剂宜温服，高热解表汤剂宜凉服。注意药物与饮食宜忌，观察用药后的反应。

3. 局部肿痛外涂骨炎膏时，动作轻柔，勿抓挠皮肤。详见中药外敷操作规程。

4. 联合用药时要注意药物的配伍禁忌。

5. 滴入对肾脏有损害的抗生素时应密切观察尿色和尿量。长期使用抗生素期间注意患者有无腹泻、口腔黏膜溃烂等菌群失调的症状，警惕二重感染的发生。鼓励多饮水，促进毒素排泄。

6. 应用镇静镇痛药、降糖药、降压药期间，使用床栏，加强看护，指导患者起坐宜慢，体位改变时进行适应性训练，防止跌倒 / 坠床。

（七）健康教育

1. 做好入院宣教及情志疏导，讲解本病相关知识，增强战胜疾病的信心。

2. 早期患肢制动，保持有效固定，讲解外固定知识，骨突处垫好衬垫。

3. 疼痛知识宣教。

4. 术前及术后健康指导。

5. 防跌倒／坠床知识宣教。

6. 皮肤破溃时保持局部清洁，不可抓挠疮口及自行换药查看。

7. 功能锻炼在医护指导下进行，防止发生病理性骨折。

8. 用药指导。

（八）出院指导

1. 自护知识指导，讲解预防本病复发的基本知识。

2. 保持伤肢清洁，避免潮湿劳累。

3. 合理增加营养，功能锻炼应循序渐进，促进早日康复。

4. 在恢复过程中，仍要注意体温变化，观察局部有无红肿等异常，防止局部炎症复发。

5. 有外固定者继续保持患肢功能位，使其掌握相关知识，按期复查。

第六节　慢性骨髓炎患者的护理

慢性骨髓炎，中医称"附骨疽"，是整个骨组织的慢性化脓性疾病，大多是急性骨髓炎治疗不及时、不彻底或开放性骨折合并感染所致。本病的特点是感染的骨组织增生、硬化、坏死、包壳、瘘孔、窦道、脓肿并存，反复化脓，缠绵难愈，病程可长达数月、数年、甚至数十年。

一、病因病理

慢性骨髓炎的致病因素与急性骨髓炎相同，急性骨髓炎未及时控制，形成脓肿、死骨和包壳骨，脓肿穿破皮肤外溃后得以引流，急性炎症消退，但死骨和包壳骨存在，使病灶不能愈合。大块的死骨需手术摘除，死骨去除后，残留无效腔。骨无效腔的形成是慢性化脓性骨髓炎的主要病理特征，炎性组织、脓液易藏其内，反复为害逐渐形成骨瘘孔，与皮肤窦道相通，引起混合感染。皮肤窦道有时虽然暂时闭合，但因脓液得不到引流，死骨、骨瘘孔还存在，每遇正气虚弱或遭遇外伤后，炎症又可急性发作。待脓液重新流出后，炎症又消退，如此反复，窦道时愈时溃，皮肤在长期炎症刺激下，有的导致癌变。慢性骨髓炎病原菌的种类、来源及感染途径和急性血源性骨髓炎是相同的。临床上，一般认为发病4周左右，急性炎症未控制前称急性期；若急性炎症消退后，死骨，窦道，无效腔形成，即为慢性骨髓炎。从急性骨髓炎发展到慢性骨髓炎，病理上是一个连续的过程，即由显著的骨破坏急性期逐渐发展为以修复增生为主的慢性骨髓炎。

二、临床表现

慢性骨髓炎一般周身症状轻微；患肢隐痛，时轻时重；局部压痛、叩击痛；一至数个窦道分泌物流出、淋漓不尽，或流出小碎死骨片；窦道口肉芽组织增生，周围色素沉着；钢板、钢针外露；患肢增粗、贴骨疤痕、皮下组织变硬；有的后遗关节僵硬、肌肉萎缩、肢体不等长或畸形等。

三、辅助检查

1. X 射线检查

X 射线检查可见骨膜增生、骨质不规则增厚和硬化，骨密度增高或有包壳形成，有残留骨吸收区或空洞，其内有死骨或无效腔；髓腔变窄或闭塞；并发骨折或骨不愈合者骨连续性中断；骨干均匀变粗，皮质增厚，呈梭形或纺锤形，髓腔变窄或闭塞。

2. CT 检查

CT 检查对诊断死骨、无效腔更有意义，可进一步明确死骨、无效腔的位置及大小。

3. 病理检查

病理检查可明确诊断，排除癌变。

四、治疗方法

慢性骨髓炎总的病机是虚中夹实，正邪相搏，治疗应局部与整体结合，扶正祛邪，内外兼治。急性发作期治以清热解毒，托里排脓。非急性发作期治以扶正托毒，益气化瘀。根据细菌培养及药敏试验选择敏感抗生素，联合应用。

1. 保守治疗

无死骨形成者，局部中药外洗换药，应用抗生素及中西医结合治疗。

2. 手术治疗

有死骨形成者可行病灶清除、病灶内植入抗生素药物链、闭合持续药物灌注冲洗术、封闭负压吸引术、复合组织瓣移植术、载药人工骨植入、Ⅰ期病灶清除植骨术、有癌变者截肢术等。

五、护理风险点及观察要点

（一）护理风险点

1. 伤口大出血。
2. 引流管道堵塞、脱出。
3. 中药熏洗时烫伤。

4. 外固定架松动、断裂、固定针脱出。

5. 交叉感染。

6. 病理性骨折。

7. 二重感染。

（二）观察要点

1. 术后特别是伤口冲洗时，注意伤口出血量、意识、面色及血压变化。

2. 妥善固定引流管，观察是否受压、扭曲、折叠、脱落。持续伤口冲洗者，记录冲洗液及引流液的颜色、性质、量，观察出入量是否平衡。

3. 中药泡洗者，严格执行操作流程，加强巡视，观察伤口局部皮肤反应。观察伤口的大小、形状、边缘皮肤颜色、肉芽组织的生长情况；观察脓液的性质、气味、颜色及量等。

4. 观察患肢外固定架是否松动、偏移，固定针有无脱出。

5. 严格实行消毒隔离制度，向患者及家属讲解手卫生的重要性。

6. 观察支具及其他外固定是否稳妥有效、活动方式是否正确、患肢负重及防跌倒 / 坠床措施落实情况，防止病理性骨折。

7. 观察有无口腔黏膜溃疡、呈蛋花样水性便等二重感染征象。

六、常见护理问题及相关因素

1. 有交叉感染可能

与抗生素使用、预防感染措施的落实有关。

2. 发热

与骨髓炎急性发作期毒邪扩散有关。

3. 忧虑

与疾病时间长、反复发作、花费大、生活自理能力下降有关。

4. 疼痛

与慢性骨髓炎局部肿胀、分泌物引流不畅、活动时骨折端刺激软组织有关。

5. 有营养失调的可能

与机体消耗过大，摄入不足有关。

6. 有烫伤的可能

与中药泡洗及局部皮肤感觉功能减退有关。

7. 有下肢深静脉血栓形成的可能

与卧床、血流缓慢、血管壁损伤有关。

8. 有病理骨折可能

与炎症侵袭，骨质破坏有关。

9. 有肌肉萎缩、关节强直的可能

与局部病变关节肌肉活动受限有关。

七、护理方法

（一）一般护理

1. 将患者安置在通风良好的房间，保持室内物品清洁，环境安静。做好患者个人卫生，伤口或窦道及时换药，严格无菌操作。多重耐药菌患者单间或同种病源同室隔离，落实床单位消毒制度，严防交叉感染。一旦发生腹泻、口腔溃疡等二重感染迹象，立即报告医生，遵医嘱停用或调整抗生素。

2. 记录生命体征及意识变化，慢性骨髓炎急性发作时按急性骨髓炎护理常规护理。

3. 炎症长期刺激局部，血管壁弹性降低，周围组织破坏，久之对血管形成损伤，泡洗时需要动作轻柔，坏死组织清除要循序渐进，伤口包扎后注意敷料渗血情况，预防伤口大出血。

4. 中药泡洗者，特别是失神经性溃疡的患者行中药泡洗时，患者局部皮肤感觉减退或消失，泡洗时以 42℃ 为宜，预防烫伤。局部有红疹应为中药过敏，需报告医生调整用药。

5. 评估疼痛部位、性质、持续时间，并记录。换药揭除敷料时用生理盐水湿润，禁忌强行揭开敷料。伤口大、深换药时，换药前可适当应用止痛剂。截肢患者有幻肢痛时可轻拍残肢，向心性按摩，引导转移注意力。

6. 记录患肢肿胀及血液循环、感觉、运动情况，抬高患肢，以利血液循环。鼓励多饮水，指导功能锻炼，防止深静脉血栓的发生。

7. 进行跌倒 / 坠床风险评估，向患者及家属讲解安全知识，加强巡视及看护，指导正确使用拐杖，防跌倒 / 坠床及病理骨折等意外发生。

8. 指导功能锻炼，预防肌肉萎缩。

（二）体位护理

1. 急性发作期卧床，抬高患肢 15°～ 30°，保持功能位，尽可能制动，减少代谢，减轻疼痛。

2. 皮瓣移植手术后体位安置原则：不影响移植物的血液供应，防止移植物血管吻合处发生扭曲和产生张力，不使移植物受压，有利于局部引流。腹股沟皮瓣置平卧屈膝位，以减少腹部张力；交腿皮瓣抬高双下肢，禁翻身、侧卧。

3. 非急性期在患肢有效固定下扶拐下床活动。截肢患者为防止残肢屈曲畸形，应根据情况尽量保持肢体残端伸直位。

（三）饮食护理

讲解饮食营养的重要性，提高机体抗病能力。根据疾病分期及个人体质及时调整饮食，注意粗细搭配，营养均衡，有糖尿病、高血压、心脏病者做好个体饮食护理。

1. 热毒蕴结证

饮食宜清淡易消化、清热解毒之品，如绿豆、冬瓜、苦瓜、菊花、海带、荷叶、鸭肉等，忌食辛辣之品。食疗方：薏仁绿豆粥、冬瓜排骨汤等。

2. 正虚邪滞证

饮食宜高蛋白、高热量、高维生素饮食，多食补益气血，化瘀解毒之品，如莲藕、大枣、牛奶、鸡蛋、排骨等。食疗方：黄芪大枣粥、莲藕排骨汤等。

3. 肾虚瘀阻证

饮食宜调养肝肾，祛腐敛疮之品，如龙眼、香菇、黑芝麻、牛奶、瘦肉等。食疗方：红枣乌鸡汤、香菇瘦肉粥等。

（四）情志护理

1. 倾听诉说，了解患者对疾病的期望值，与家属沟通，获得家庭社会支持。

2. 讲解七情与疾病的关系，保持心情舒畅。鼓励修饰仪表，建立自信心。

3. 介绍成功的病例，建立有效的信息平台，病友之间分享治疗体会和生活经验，正视疾病，配合治疗。

（五）功能锻炼

掌握其患病时间、院前治疗经过、局部病理情况及目前治疗，做到心中有数，针对个体制定锻炼的量、次为宜，既要有的放矢锻炼，又要防止病理性骨折。

1. 慢性骨髓炎急性发作时暂制动，床上进行深呼吸、扩胸、健肢肌肉收缩及关节伸屈等活动。每日2～3次，每次5～10分钟。可根据病变部位具体指导。

2. 急性发作稳定后，除增加上述功能锻炼量次外，鼓励进行伤肢肌肉舒缩及邻近关节伸屈等活动，每日2～3次，每次5～10分钟，以患者能耐受为度。

3. 骨搬移等术后外固定架有效固定者，遵医嘱早期下床扶拐锻炼，可由不负重－轻负重－负重，逐渐进行，每日1～2次，每次5～10分钟逐渐增加。

4. 交腿皮瓣移植术后，被外固定架固定的双小腿应平托平放，屈膝、屈髋，同时加强双小腿肌肉舒缩及踝、趾关节的主被动跖屈背伸等活动。每日2～3次，每次5～10分钟。断蒂后除了肌力及关节锻炼外，练习床边坐位垂腿，1周左右遵医嘱逐渐扶双拐下床活动。注意防跌倒，以免造成病理性骨折。

5. 截肢术后早期功能锻炼可以防止患肢疼痛、肌肉萎缩、关节僵直及畸形。小腿截肢时，防止膝关节屈曲畸形；大腿截肢时防止髋关节屈曲外展畸形，注意髋关节的内收和后伸训练；教会患者肌力训练、局部拍打按摩患足、患膝关节。下肢拆线后可练习残端蹬踩，选蹬软物体逐渐蹬硬物体，使残端皮肤坚韧和肌力增强，为安装假肢做准备。

（六）用药护理

用药前讲解治疗的目的及注意事项，了解过敏史及合并症，掌握用药原则。

1. 口服药：中药汤剂宜饭后 1 小时温服，并观察用药后效果和反应。密切观察患者局部情况、生命体征及舌脉变化，及时准确记录，为动态选方提供依据。急性期以清热解毒为主，高热实证者宜冷服，虚证者宜温服，活血破血药孕妇忌用。正虚邪滞证宜服用补益气血药物。服用补气药忌食萝卜。

2. 外用药：

（1）用药前清洁局部皮肤，有窦道者清理窦道内分泌物。

（2）用药过程中询问患者感受，观察用药后反应。

（3）中药外洗时由于药液直接接触创面，需低温泡洗（详见中药泡洗操作流程）。

（4）外敷药膏时评估局部皮肤情况，皮肤破损勿用，药膏涂抹均匀适量，纱布覆盖，减少药膏外渗（详见中药外敷操作流程）。

3. 抗生素应用前需做药敏试验；联合用药时要注意药物的配伍禁忌、药物的浓度、静脉滴注的速度和药物疗效；滴入对肾脏有损害的抗生素时应密切注意观察尿的颜色和量；长期使用抗生素者注意有无二重感染的发生，如患者出现腹泻，呈蛋花样水性便，要及时调整或停用抗生素。

4. 应用抗凝药物时，注意观察有无出血倾向。

5. 静脉应用活血化瘀中药注射液时，注意观察滴速和不良反应。

6. 使用止痛药者，警惕药物依赖和中毒。

（七）健康教育

1. 入院后健康教育

（1）骨髓炎患者入院时，伤口感染，久治不愈，往往全身污垢较多，应耐心给予擦洗，保持全身皮肤清洁，不可抓挠疮口及自行换药，使其真正认识到卫生状况与本病的密切关系，提高手卫生的依从性。

（2）保持情绪稳定，二便通畅。

（3）吸烟患者劝其戒烟，香烟中的尼古丁等物质易损害血管内皮细胞，引起血小板吸附，血管痉挛与栓塞。

（4）加强营养，提高组织修复能力。

2. 术前健康教育

（1）清洗皮肤，换洗衣物时保暖防寒，注意饮食卫生。

（2）告知麻醉方式及术前注意事项。

（3）教会床上正确使用便器。

（4）交腿皮瓣术前进行体位练习。

3. 术后健康教育

（1）给予术后饮食、体位及床上活动指导，抬高患肢，皮瓣移植术后注意局部勿受压。

（2）告知烤灯的作用及方法，防烫伤。

（3）告知镇痛泵使用注意事项，若出现刀口处疼痛剧烈、麻木不适或患肢末梢青紫、活动无力等异常时请及时告知医务人员。

（4）留置尿管者保持尿道口清洁，便后及时清洗，多喝水，防止发生泌尿系统感染。

（5）避免牵拉、挤压引流管，变换体位时妥善固定，防止脱出。

（八）出院指导

1. 告知出院带药用法及注意事项。

2. 做好个人卫生，保持伤肢清洁。

3. 根据骨髓炎发病原因进行防范，避免潮湿及过度劳累，饮食有节，起居有常，防感冒，积极治疗疔疖等病，戒烟酒，防止骨髓炎复发。

4. 正确功能锻炼，做好看护，防跌倒及坠床，防止病理性骨折。

5. 饮食增加营养，促进康复。

6. 出院予以外固定架、支具、引流管等知识指导。

第七节　骨不连患者的护理

骨不连又称骨折不愈合，美国食品卫生和药品监督管理局（FDA）将骨不连定义为骨折至少已过9个月，且已经连续3个月无任何愈合迹象即为骨不连。确诊骨不连的两个基本要素，第一是时间，即骨折后6～9个月骨折仍未愈合；第二是已经连续观察3个月，骨折没有愈合迹象。骨折发生后4个月未愈合者为骨折延迟愈合。

临床上骨不连的分类：肥大性骨不连、营养不良性骨不连、萎缩性骨不连、假关节性骨不连、感染性骨不连。

一、解剖生理

骨的血供是影响骨折愈合的重要因素之一，以长骨为例，长骨的血供主要来自三个方面，滋养动脉进入骨髓腔后发出分支进入皮质骨，供应皮质骨的2/3，骨膜血管常沿骨膜轴由上而下走行，沿途分出垂直支供应骨膜和皮质骨的外1/3区，并与肌肉之间有丰富的侧支循环。干骺动脉有多条，主要分布在干骺的松质骨，并与滋养动脉升降支终末血管吻合。骨膜是由致密的结缔组织所构成的纤维膜，分布有丰富的血管和神经，营养骨组织和骨髓，对骨的生长发育和营养有重要作用。

二、病因病机

骨不连的病因包括全身性因素、局部因素、技术因素等。全身性因素：包括吸烟、药物、年龄、全身营养等，它们对骨的作用是连续的、长期的和全身性的。局部因素：至少有两类，一类是损伤初期局部组织产生的生物性物质；另一类则包括局部固定不稳、骨断端血供受损和骨端接触不良和骨缺损、感染等。其他因素：包括高龄、全身代谢性疾病（如糖尿病）、长期静脉瘀滞性疾患（如大隐静脉曲张）、烧伤、放射损伤、肥胖、酗酒、代谢性骨病、热量摄入不足、恶病质、维生素缺乏等。这些因素虽会延迟骨折愈合或发生骨不连，但非首要原因。发病机制尚不明确。

三、临床表现

1. 异常活动

异常活动多见于未行任何处理的松弛性骨不连，分型多属于萎缩性和骨缺损性骨不连，或内固定已经断裂松动的骨不连。

2. 疼痛

骨不连的断端在移动或负重时会产生疼痛，疼痛程度不及新鲜骨折。如果受外力后断端"再骨折"，会出现剧痛。

3. 畸形、肌肉萎缩

骨不连的肢体常有成角、短缩与旋转畸形，由于长期的肢体失用，也可伴随关节挛缩与肌肉萎缩，对于下肢而言，由于缺乏有效的功能锻炼，足下垂和马蹄足是最常见的继发畸形。

4. 功能丧失

上肢骨不连患者感觉持物无力、酸胀；下肢骨不连患者表现为不敢用力、跛行。

四、辅助检查

1. 影像学检查

X射线是诊断骨不连的主要手段，90%的骨不连仅通过X射线检查就能诊断。CT检查可以准确评估骨不连的部分占横截面积的比例。骨髓腔造影：即骨髓腔内静脉造影，多用于胫骨。超过10周未见造影剂通过静脉，就有骨不连的可能。核素扫描：是诊断骨不连的有效工具，多用于评价骨不连处的骨血运、滑膜假关节形成和感染。

2. 实验室检查

实验室检查包括电解质和全血细胞计数，有助于评估患者的一般健康状况；感染者检查红细胞沉降率、C反应蛋白等炎性指标，对骨不连的感染部位进行穿刺或活检，对获取的标本行细菌培养，确定感染源。

3. 其他

心电图或心脏彩超检查了解患者心肺功能；彩色多普勒检查是筛查有无下肢深静脉血栓。

五、治疗方法

骨不连治疗是创伤骨科的难题，其治疗方法与新鲜骨折明显不同。一般而言，有活力、血供丰富、肥大性的骨不连相对容易愈合，而无活力、血供差、萎缩性的骨不连愈合比较困难。治疗方法包括：

（一）非手术治疗

中药熏洗、体外冲击波治疗（ECSW）、超声波治疗、高压氧治疗、药物治疗等。

（二）手术治疗

带锁髓内钉闭合穿针术、断端清理原内固定取出重新植骨内固定术、经皮自体骨髓移植术、外固定架固定术、带血管的骨膜瓣移植术、带血管蒂的骨移植术、病灶清理 VSD 引流冲洗术。

六、护理风险点及观察要点

（一）护理风险点

1. 术后发生低血容量性休克。

2. 术后伤口感染。

3. 卧床或术后发生下肢深静脉血栓。

4. 术后发生压力性损伤。

5. 熏洗治疗时，皮肤有烫伤的可能。

6. 冲击波治疗引起皮下出血、肿胀、疼痛。

7. 外固定架松动、针道感染。

8. 术后卧床期间发生坠床，扶拐行走过程中发生跌倒。

9. 发生二次骨折。

10. 神经损伤可能 术中创伤。

（二）观察要点

1. 术后严密观察生命体征变化，评估术中出血量，观察伤口渗血、引流管、引流量及局部有无肿胀瘀血等情况。如出现脉搏细数无力，脉压小，血压下降，提示有出血或休克的可能，告诉医生及时处理。

2. 支具、石膏固定的患者，严密观察患肢末梢血液循环、感觉、运动情况，防止发生腓总神经卡压或损伤。外固架固定者，观察针道有无红肿、渗出，外固定器有无松动、滑脱，肢体远端血液循环。皮肤感觉、温度、动脉搏动情况。

3. 术后卧床期间，注意观察骶尾部皮肤是否持续受压，是否潮湿。

4. 中药熏洗患者，熏洗前观察评估身体耐受和局部皮肤情况；熏洗中和熏洗后，注意观察局部皮肤有无红肿、起水泡等情况。

5. 行冲击波治疗者，治疗前评估患者全身及局部情况，治疗过程中，观察患者有无头晕、胸闷、心慌等不适，观察局部有无红肿、疼痛、皮下瘀斑等。

6. 观察患者活动能力，评估有无跌倒史，应用镇静、镇痛药物期间，评估有无跌倒/坠床风险，有无头晕等不适。

7. 扶拐行走时，观察扶拐方法是否正确，患肢是否负重，评估负重量。

8. 观察有无神经损伤，骨不连患者由于以前已经经历了多次手术，因此常常局部瘢痕粘连较为明显，正常的解剖关系已经不存在，并且组织界限模糊。术中由于分离神经，会造成神经损伤。术后及时观察，如有神经损伤表现，及时予以处理。

七、常见护理问题及相关因素

1. 焦虑/抑郁

与病程长，病情反复，生活自理能力下降有关。

2. 疼痛

与局部病患和手术创伤有关。

3. 术后有发生低血容量性休克的可能

骨不连后多次手术，术中组织剥离广泛，术中出血量大、引流量过多及应用抗凝药物有关。

4. 有伤口感染可能

与患者体质，组织剥离严重，手术时间长等有关。

5. 中药熏蒸有烫伤的可能

与熏洗温度是否适宜及局部皮肤耐受有关。

6. 有下肢深静脉血栓形成的可能

与血流缓慢、血管壁损伤、血液黏稠度高有关。

7. 有压力性损伤的可能

与患者活动能力、局部持续受压和营养状况有关。

8. 有坠积性肺炎发生的可能

与卧床后肺的清肃功能下降有关。

9. 有肌肉萎缩、关节强直的可能

与局部病变关节肌肉活动受限有关。

10. 有坠床/跌倒的可能

与术后应用镇痛、镇静药物和扶拐、活动能力受限有关。

11. 有二次骨折的可能

与骨质破坏或锻炼方法不当有关。

八、护理方法

（一）一般护理

1. 保持病室空气清新、温 / 湿度适宜，术前进行床单位消毒。

2. 术后监测生命体征，注意观察体温、脉搏、呼吸、血压、血氧饱和度及尿量情况，尤其是血压的变化。

3. 注意观察患肢肿胀、疼痛、末梢血液循环、感觉、运动情况，术后行负压引流患者，保持引流管通畅，观察有无扭曲、折叠、受压、脱落。每小时评估记录引流量和伤口渗血渗液情况，引流量每小时＞ 100mL，24 小时＞ 500mL 时，告知医生给予处理。

4. 评估疼痛部位、性质、持续时间，及时给予止痛药物应用，并观察用药后的效果及反应。使用镇痛泵的患者，观察有无恶心、呕吐、嗜睡等不良反应。给予跌倒、坠床风险再评估，有风险的患者加床栏。

5. VSD 引流的患者，观察引流管是否通畅，引流液的色、质、量，创面贴膜是否隆起、是否出现渍斑等。

6. 观察外固定器是否松动、滑脱，针锁是否紧固，针道有无红肿、渗出，定期消毒，控制感染。

7. 预防压力性损伤、尿路感染、坠积性肺炎等并发症发生。

8. 各种辅助治疗时，如熏洗、体外冲击波等，做好治疗前告知评估、治疗中观察、治疗后护理。

9. 严格执行消毒隔离制度，预防发生交叉感染。对耐药菌感染的患者，实施单间隔离或同种病源同室隔离。

（二）体位护理

1. 术后抬高患肢，保持患肢功能位。

2. 搬动肢体时，托扶骨折上下端，避免剪切力。

（三）饮食护理

1. 术后早期宜食清淡、薄素、温热、易消化之品，中后期宜食健脾和胃、滋补肝肾、强筋壮骨之饮食。忌烟酒、辛辣食物。

2. 使用抗凝药物期间，宜进食软烂食物，忌食油炸，坚硬食物，以防损伤食管和胃黏膜引起出血。

3. 合并骨质疏松患者，注意多食牛奶、豆制品等。

4. 注意控制饮食量，调整进食时间，避免体重增加。

5. 合并高血压、糖尿病、心脏病患者，做好针对性饮食护理。

（四）情志护理

1. 评估患者心理状况，正视患者的情绪反应，鼓励患者表达自己的焦虑、感受和疑问，给予支持和疏导。

2. 根据病情，向患者讲解本病的治疗方案、疗程及注意事项，介绍成功病例，解除其思想顾虑，积极配合治疗和护理。

3. 鼓励家属陪伴，给予患者情感支持。协助生活所需，指导协助患者提高生活自理能力。

（五）功能锻炼

1. 上肢骨不连功能锻炼

（1）术前锻炼：①屈肘耸肩；②抓空增力，握拳训练；③腕关节屈伸训练；④手指爬墙训练。

（2）术后锻炼：①手术当天，麻醉消失后，进行握拳、腕关节的屈伸训练；②第1～3天，增加抓空增力训练；③第4～14天，增加屈肘耸肩、屈肘展肩训练。

2. 下肢骨不连功能锻炼

（1）术前锻炼：①股四头肌的等长收缩训练；②深呼吸及有效咳嗽训练；③正确使用拐杖，床上练习大小便。

（2）术后锻炼：①手术当天，麻醉消失后，即可进行股四头肌等长收缩训练，踝关节背伸、跖屈，髌骨推移训练；②第1～3天，锻炼方法同上，增加活动时间及强度。③第4～14天，增加下肢关节功能康复器（CPM机）被动活动膝关节。慎行直腿抬高训练，避免折断出现剪切力，影响骨折愈合。

3. 外固定术功能锻炼

①手术当天，麻醉消失后，进行股四头肌的等长收缩训练，趾关节、踝关节屈伸，肢体平移上举等；②第1天，增加髌骨推移训练。③第7日，扶双拐进行不负重训练。

（六）用药护理

1. 遵医嘱正确使用抗生素，观察疗效及反应。

2. 应用镇静镇痛药、降糖药、降压药期间，加床栏加强看护，指导患者行动尽量缓慢，体位改变时进行适应性训练，防止发生坠床/跌倒。

3. 应用抗凝药物时，注意观察患者有无出血倾向，如鼻腔、牙龈的异常出血，皮肤黏膜有无瘀点、瘀斑，有无血尿、黑便等，定期监测凝血功能。

4. 中药汤剂宜温服，注意药物与饮食的相互关系，并观察用药后的反应。

（七）健康教育

1. 术前

（1）戒烟，进行深呼吸、有效咳嗽训练。

（2）进行床上排便训练。

（3）指导患者不负重扶拐训练，进行防跌倒宣教。

（4）进行疼痛知识宣教。

2. 术后

（1）使用镇痛泵时，两次按压间隔时间不少于 15 分钟。

（2）饮食规律，少食多餐，忌食辛辣刺激食物，忌烟酒。肥胖者，控制饮食，减轻体重。合并骨质疏松者，增加含钙食物的摄入。

（3）防跌倒 / 坠床知识宣教。

（4）向患者讲解功能锻炼的目的、意义及方法。

（5）指导患者支具的佩戴方法及注意事项。

（八）出院指导

1. 合理膳食，均衡营养，增强机体抵抗力，促进骨折愈合。

2. 加强患肢功能锻炼，禁止患肢做旋转性的活动。

3. 遵医嘱严格佩戴支具。有外固定的患者，保持针道清洁干燥，如针道出现红肿、渗液及时到医院诊治。

4. 合并骨质疏松者多晒太阳，适当增加含钙食物的摄入。

5. 定期拍片观察骨痂生长情况，根据骨折愈合情况遵医嘱扶拐下床活动。

6. 告知患者复查时间，术后 1 个月、2 个月、3 个月、6 个月、1 年复查。如有不适，及时就诊。

第八节　股骨头缺血坏死患者的护理

　　股骨头缺血性坏死（ONFH）是指股骨头血供中断或受损，引起骨细胞及骨髓成分死亡及随后的修复，继而导致股骨头结构改变，股骨头塌陷，关节功能障碍的疾病。本病好发于 30 ～ 50 岁，约有半数累及双侧股骨头，男性多见。股骨头坏死是一种进展性疾病，未经有效治疗，可发生股骨头的塌陷，最终导致髋关节功能完全破坏，严重影响患者的生活质量，导致生活不能自理。

一、解剖生理

　　股骨头呈圆形与髋臼形成关节，由海绵状骨构成，较脆弱。股骨头朝向前上方，在其顶部稍后下有一小窝，称股骨头凹，是圆韧带附着点，股骨头可由此获得少量血液供应。股骨头血供来源于股深动脉的旋股内动脉分支和股动脉的旋股外分支组成的动脉环。股骨头表面除股骨头凹外，完全覆盖关节透明软骨，关节软骨有减少关节摩擦、保护关节的作用，一旦关节软骨面受到损害，就会引起髋臼与股骨头之间的摩擦，导致髋关节的疼痛、活动受限。韧带和滑膜形成囊状独立结构，使髋关节与其他组织隔离，具有保护、稳定关节和分泌关节液的作用。由关节囊围成的腔隙称关节腔，髋关节腔变小后出现髋关节功能受限。

二、病因病机

引起股骨头缺血性坏死的危险因素诸多，包括直接原因、加重因素等，多与创伤、饮酒、激素应用、减压病、血液系统因素等有关。老年骨质疏松患者，容易发生股骨颈骨折，也是发生股骨头坏死常见原因之一。

其病理机制尚不清楚，文献报道可能与以下因素有关：①血管壁完整性受损；②骨内血管受挤压；③血管内梗阻。

三、临床表现

初期为单侧或双侧髋部隐痛，休息时不缓解，下床活动疼痛加重，出现持续性或间歇性的刺痛、钝痛或酸胀不适，无明显肿胀、畸形，部分患者出现膝痛，随着病情发展，中后期髋部疼痛加重，出现跛行，髋关节外展、内收或外旋等活动受限，股骨头塌陷严重者可伴有患肢短缩，股四头肌及臀大肌肌肉萎缩。

腹股沟中点稍下方压痛或内收肌止点压痛，大转子叩痛，部分患者患肢轴向叩击痛阳性，早期 Thomas 征、"4"字试验阳性。当坏死股骨头严重塌陷、双下肢不等长时，可出现 Allis 征阳性。

四、辅助检查

1. 影像学检查

（1）X 射线检查：Ⅱ期以上的病变可显示阳性改变。

（2）CT 检查显示坏死病灶和硬化带。

（3）MRI 检查是早期诊断股骨头坏死敏感性好、特异性强最准确且最可靠的方法。

（4）ECT 检查：如果 MRI 检查为阴性，则进行核素扫描（ECT）检查，ECT 也是早期发现骨坏死的一种影像学检查方法，既能测定股骨头血供和静脉回流情况，又可反映骨细胞的代谢状态，ECT 检查阳性即可确诊。

2. 血浆 D– 二聚体

血浆 D– 二聚体水平检测，对深静脉血栓和肺栓塞具有排除诊断价值。

3. 其他

心电图或心脏彩超检查了解患者心肺功能；彩色多普勒检查筛查有无下肢深静脉血栓。

五、治疗方法

（一）非手术治疗

1. 适应证

适用于治疗Ⅰ期或Ⅱ期股骨头坏死患者。

2. 治疗方法

牵引、中药熏蒸、体外冲击波治疗（ECSW）、介入治疗、药物应用、制动或保护性负重等。

（二）手术治疗

1. 适应证

①髓芯减压术主要适用于ARCO Ⅰ、Ⅱ期，CJFU分型C型坏死，坏死界面清晰且坏死面积在中等（15%～30%）程度的股骨头坏死。②病灶清除微创打压植骨术、病灶清除微创打压植骨术自体骨髓干细胞移植术：适用于适用于股骨头坏死ARCO Ⅰ～Ⅲ期患者。③截骨术：用以治疗ARCO Ⅱ、Ⅲ期的股骨头缺血性坏死。④人工髋关节置换术用于股骨头严重塌陷变形，关节功能受损，长久疼痛功能障碍的患者。按ARCO分期，结合患者年龄、患髋疼痛及功能状况选择。

2. 手术方法

髓芯减压术、自体骨髓干细胞移植术、病灶清除微创打压植骨术、带血管肌蒂瓣骨移植术、截骨术、人工关节置换术等。

六、护理风险点及观察要点

（一）护理风险点

1. 术后发生低血容量性休克。

2. 术后伤口感染。

3. 卧床或术后发生下肢深静脉血栓。

4. 关节置换术后假体脱出。

5. 术后发生压力性损伤。

6. 熏蒸治疗时，皮肤烫伤。

7. 卧床期间发生坠床，扶拐行走过程中发生跌倒。

（二）观察要点

1. 术后严密观察生命体征及血氧饱和度变化。

2. 评估术中出血量，观察伤口渗血、引流量及局部有无肿胀瘀血等。

3. 严密监测体温变化，观察有无持续性低热、脉搏增快，伤口有无红肿、疼痛等。

4. 观察患肢肿胀、疼痛，皮色、皮温、弹性及肢端动脉搏动情况。常规行深静脉栓塞筛查，若患肢突然肿胀，疼痛持续不减或疼痛加重，小腿肌肉饱满，压痛明显者疑为下肢深静脉血栓，立即患肢制动，报告医生，给予处理。

5. 髋关节置换术后，注意观察患肢体位是否符合治疗和康复需要；髋关节有无过度屈曲，双下肢是否等长，有无内旋或外旋，局部有无疼痛和异物突出感、髋关节活动是否受限，如有上述异常情况说明可能发生关节脱位，应及时报告医生，给予复位。

6. 术后卧床期间，评估患者营养状况，观察骶尾部皮肤是否潮湿、是否持续受压、局部皮肤的颜色和肿胀情况。

7. 留置尿管期间，观察尿液的颜色、性质及量。

8. 中药熏洗患者，熏蒸前评估身体对熏蒸温度的耐受程度和局部皮肤情况；熏蒸中和熏蒸后注意观察局部皮肤有无瘙痒、红肿、起水泡等。

9. 观察患者活动能力，评估有无跌倒史，应用镇静、镇痛药物期间，评估跌倒／坠床风险。

10. 扶拐行走时，观察扶拐方法是否正确，患肢是否负重，评估负重量。观察疼痛的部位、性质、频率、程度、时间，以及疼痛与体位和负重的关系。

七、常见护理问题及相关因素

1. 焦虑／抑郁
与病程长，病情反复，生活自理能力下降有关。

2. 疼痛
与局部病患和手术有关。

3. 中药熏蒸有烫伤的可能
与熏蒸温度是否适宜及局部皮肤耐受度有关。

4. 术后有发生低血容量性休克的可能
与术中出血量、引流量过多及应用抗凝药物有关。

5. 有伤口感染的可能
与患者体质，围手术期预防感染措施落实不到位有关。

6. 有假体脱出的可能
与体位或活动不当及内固定不牢固有关。

7. 有下肢深静脉血栓形成的可能
与血流缓慢、血管壁损伤、血液黏稠度高有关。

8. 有压力性损伤的可能
与患者活动能力、局部持续受压和营养状况有关。

9. 有坠床／跌倒的可能
与术后应用镇痛镇静药物和扶拐活动能力受限有关。

10. 有坠积性肺炎发生的可能

与卧床后肺的清肃功能下降有关。

11. 有肌肉萎缩、关节强直的可能

与局部病变关节肌肉活动受限有关。

八、护理方法

（一）一般护理

1. 保持病房整洁、舒适、安静、空气流通和适宜的温／湿度。

2. 监测生命体征，尤其术后 48 小时内血压的变化。

3. 保持呼吸道通畅，给予吸氧、必要时吸痰，备好急救药品及器材。如：吸痰器、气管切开包、急救包。年龄＞60 岁的患者，每日叩背 2 次，每次 5 ～ 10 分钟。痰液较多者，给予雾化吸入。

4. 术后评估患肢肿胀、疼痛、末梢血液循环、感觉、运动情况，行负压引流者，保持引流管通畅，保证无扭曲、折叠、受压、脱落。每小时评估记录引流量和伤口渗血渗液情况，引流量每小时＞100mL，24 小时＞500mL 时，教师告知医生给予处理。保持切口清洁干燥，避免大小便污染，注意切口有无红、肿、热、痛，如术后体温持续升高，3 天后切口疼痛加剧，白细胞及中性粒细胞升高，胸部 X 射线正常时，考虑切口感染。

5. 保持患肢外展中立位，双腿之间垫软枕，防止患肢过度外旋、内收。坐位时髋关节屈曲不宜大于 90°。

6. 注意评估患者肢体有无肿胀、皮色、皮温及有无异常感觉、有无胸闷、呼吸困难，发现以上情况警惕下肢深静脉血栓形成或继发肺栓塞，应保持患肢制动、禁热敷、按摩、理疗，每天测量双下肢同一部位的周径，观察肿胀消退情况。

7. 评估疼痛部位、性质、持续时间，及时给予止痛药物应用，并观察用药后的反应。使用镇痛泵的患者，观察患者有无恶心、呕吐、嗜睡等不良反应。

8. 合理饮食，避免使用辛辣刺激性的食物，鼓励患者多饮水，每日顺结肠走向进行腹部按摩，为患者创造合适的排便环境，预防便秘的发生。便秘时遵医嘱给予中药贴脐、番泻叶泡茶饮等。

9. 预防压力性损伤、尿路感染、坠积性肺炎等并发症发生。

10. 各种辅助治疗时，如中药熏蒸、牵引、体外冲击波治疗、骨创伤治疗、空气波压力治疗等。治疗前做好评估，告知相关注意事项，治疗中观察全身及局部情况，倾听患者感受，治疗后做好效果评价及护理。如有不适，及时处理。

11. 夜间注意患者呼吸及睡眠情况，有打鼾史的患者，呼吸暂停时给予及时唤醒，防止发生呼吸暂停综合征。

（二）体位护理

1.术后抬高患肢，保持患肢外展中立位 15°～30°，双侧全髋关节置换者，两腿之间置软枕。术后当日患者平卧，术后第 2 天，患者可平卧或坐起，髋关节屈曲＜90°。

2.髋关节置换术后搬运时将髋部水平托起，不可牵拉，动作轻、稳、准，防止假体脱出。下床后，不盘腿、不侧卧、不跷二郎腿、不坐矮凳子。

3.休息时以平卧或半卧位为主，髋关节置换者 3 个月内避免患侧卧位，向健侧卧位时，用外展枕置于双腿中间，防止患肢过度内收、内旋。

（三）饮食护理

1.根据患者体质和舌苔、舌质变化，判断寒热虚实，针对性指导患者饮食。

2.股骨头坏死多为久病，术后 1 周内不宜过度进补，饮食宜进清淡、薄素、温热、易消化之品，如稀面条、米汤、蔬菜汤、新鲜水果、蔬菜等。鼓励患者少食多餐。

3.股骨头坏死合并骨质疏松患者，增加钙、磷的摄入，注意多食牛奶、豆制品、虾皮、紫菜等食品。

4.髋关节置换术后，注意控制饮食量，调整饮食结构，避免体重增加。

5.合并高血压、糖尿病、心脏病患者，做好针对性饮食护理。

（四）情志护理

1.评估患者心理状况，了解患者心理所需，对情绪和心理异常的患者，做好情志护理，可采用移情易性法、以情胜情法、暗示疗法、顺情从欲法缓解患者不良情绪。

2.根据病情，向患者讲解本病的治疗方案、疗程及注意事项，介绍成功病例，解除其思想顾虑，积极配合治疗和护理。

3.鼓励家属陪伴，给予患者情感支持。协助生活所需，指导协助患者提高生活自理能力。

（五）功能锻炼

1.术前锻炼

在无负重的情况下进行髋关节的前屈、后伸、外展、内收等主动活动，髋部肌群（重点是臀中肌、臀小肌）及股四头肌、腓肠肌的肌力训练，踝关节、足趾的背伸、跖屈锻炼，训练使用拐杖或助行器，进行患肢触地不负重行走。

2.术后卧位锻炼

麻醉作用消失后，进行股四头肌、腓肠肌的等长收缩及踝关节和足趾的背伸、跖屈锻炼，向心性、被动挤压按摩患肢肌肉。

（1）术后第 2 日，加大活动量及活动次数。患者可坐起，进行上肢的肌力训练，被动进行髌骨推移训练。

（2）术后第 3 日，使用下肢关节功能康复器（CPM 机）辅助进行锻炼，从 0°开始，每日增加 5°～10°，每日两次，每次 30 分钟。

（3）术后第 4 日，除上述活动外，增加卧位不负重屈髋、屈膝锻炼，屈髋＜ 90°。

（4）术后第 5 ～ 14 日，除上述活动外，增加臀部肌肉的收缩、髋关节的外展及直腿抬高锻炼。

3. 坐位锻炼法

（1）患者端坐于床边，双手撑床，双下肢自然分开，小腿下垂床边进行屈膝踢腿运动及踝关节的屈伸、旋转运动。

（2）开合法：患者髋、膝、踝关节屈曲呈 90°端坐于椅、凳上，双足并拢，行双膝外展、内收运动。

（3）分合法：患者坐于凳边，髋膝踝关节屈曲呈 90°，以足尖、脚跟交替为轴旋转外移至最大限度，然后以足跟为轴心，双膝内收外展活动。

（4）站位锻炼法：加强患肢在不负重状态下的主动关节活动度锻炼。

（5）站位屈膝屈髋锻炼：扶物直立，患肢进行缓慢屈髋屈膝锻炼，髋关节屈髋＜90°，保持 5 秒，然后缓慢伸直。

（6）站立髋关节外展锻炼：扶物直立，脚尖向前，下肢伸直外展，髋关节外展根据患者耐受，最大外展角度＜ 45°，保持 5 秒，然后缓慢复位。

（7）站立髋关节后伸锻炼：扶物直立，保持背部伸直，下肢伸直，脚尖向前，患肢缓慢向后伸，坚持 5 秒，然后缓慢复位。

（8）钟摆式锻炼：扶物直立，保持背部伸直，下肢伸直，脚尖向前，患肢做前后缓慢摆动，前后摆幅最大角度不超过 90°。

（六）用药护理

1. 合理应用抗生素，术前抗生素在切皮前 30 分钟内应用，术后按药物半衰期定时给药。

2. 应用镇静镇痛药、降糖药、降压药期间，加床栏加强看护，指导患者行动尽量缓慢，体位改变时进行适应性训练，防止发生坠床 / 跌倒。

3. 应用抗凝药物时，注意观察患者有无出血倾向，如鼻腔、牙龈的异常出血，皮肤黏膜有无瘀点、瘀斑，有无血尿、黑便等，定期监测凝血功能。观察注射部位皮肤有无皮下出血、瘀血及皮下血肿。使用低分子肝素钙可偶见哮喘、发热、鼻炎等过敏症状，用药后注意观察有无过敏反应。

4. 亚甲基二膦酸盐（99Tc-MDP）治疗的患者，鼓励患者多饮水，以加速药物排泄。

5. 介入治疗患者，肝素液封管，每 6 小时 1 次，经导管给药时严格操作规程，用药过程中要注意观察患者血压变化及有无出血倾向，监测凝血功能，如有异常及时通知医生，及时处理。

6. 口服中药的患者，注意药物与饮食的相互关系，并观察用药后的反应。

（七）健康教育

1. 术前

（1）保持病室安静、整洁、温／湿度适宜。肾阴虚者室温宜略低，凉爽湿润；肾阳虚者宜住向阳病室。

（2）肺功能锻炼：戒烟，进行深呼吸、有效咳嗽训练。

（3）训练床上排便、健肢抬臀及双上肢屈肘撑床抬臀等。

（4）指导患者不负重扶拐训练，进行防跌倒宣教。

（5）进行疼痛知识宣教。

2. 术后

（1）告知患者及家属保持正确体位的重要性，不用力屈髋下蹲，不盘腿、不侧卧、不跷二郎腿，不要过度弯腰拾物、不要前倾系鞋带。

（2）不要交替步态上下台阶，上楼时健肢先上，患肢后上；下楼时，患肢先下，健肢后下。

（3）戒烟、酒，勿滥用激素。

（4）生活规律，劳逸结合，保证睡眠，根据气候变化适时增添衣服。

（八）出院指导

1. 合理饮食，加强营养，多进富含蛋白质、维生素、钙、铁丰富的食物，增加自身抵抗力，控制体重的增加，以减少关节的负重。

2. 保持积极心态，养成良好的生活习惯，戒烟戒酒。

3. 用药指导：遵医嘱按时服药，对于长期服用激素或髋部有创伤史的患者，建议定期通过 MRI 检查。

4. 教会患者正确的睡姿、坐姿，如：3 个月内避免侧卧，3 个月内扶拐不负重、不盘腿、不坐低于膝部的凳子，3 个月后患肢可逐渐负重。6 个月内避免患肢内收、内旋及过度外旋。坐位时不要前倾，不要弯腰拾东西；如厕用坐便不用蹲便。扶拐行走的患者，根据病情掌握正确扶拐和负重方法，身边有家人陪伴，注意防跌倒。

5. 功能活动指导：告知坚持功能锻炼对功能康复的重要性，提高患者和家属的认知。术后 1 ～ 2 个月使用助行器或双拐，第 3 个月使用单拐，3 个月后弃拐或使用手杖，负重的力量逐渐递重，从开始的 20 ～ 30kg（不超过自身体重的 50%）直到完全负重。

6. 告知患者复查时间，术后 3 个月内，每月复查一次，此后 6 个月内，每 3 个月复诊 1 次，半年后，每 6 个月复查 1 次。如关节红肿、疼痛、不明原因发热、髋关节活动受限或髋部切口有渗出，及时就医。

第九节 髋关节滑膜炎患者的护理

髋关节滑膜炎是关节退变、机械应力刺激、病毒或细菌感染以及内分泌代谢紊乱等多种原因导致的髋关节滑膜非特异性炎症改变。常为一侧关节受累，偶有累及双侧。部分患者有外伤史或在 2 ～ 3 周内有上呼吸道感染。属中医"痹证"范畴。

一、解剖生理

髋关节滑膜起于股骨头软骨面的头下沟，沿股骨颈支持带表面达关节囊的股骨附着处，再沿关节囊内面返折至髋臼边缘，覆盖关节盂唇的内外面、圆韧带及髋臼窝内的纤维脂肪垫。

髋关节滑膜由平滑光亮、薄而柔润的疏松结缔组织构成，分为滑膜内层和滑膜下层。构成滑膜内层的细胞有 A 型滑膜细胞（即巨噬细胞样滑膜细胞）和 B 型滑膜细胞（成纤维样滑膜细胞）；滑膜下层又称为滑膜衬里下层，主要由成纤维细胞、脂肪细胞、巨噬细胞、胶原纤维和蛋白聚糖组成，其内部含有丰富的血管和淋巴管。A 型滑膜细胞能够吞噬关节内出血、关节磨损脱落的软骨微粒及注入的药物，B 型滑膜细胞则与滑液内的透明质酸盐 – 蛋白质的合成与分泌有关。

与其他部位的滑膜一样，髋关节滑膜细胞具有分泌滑液、营养关节软骨、润滑关节的功能，同时还可以清除关节内残渣及外界注入颗粒。机体运动时关节产生的热能及关节内细微异物全部依赖于关节液及其血液循环散发与吸收。当滑膜受到刺激，关节液的产生和吸收之间的平衡受到破坏时，关节内压发生改变，即可产生症状。

二、病因病机

髋关节滑膜炎病因不明，发病原因可能与外伤、感染、免疫反应、抗原抗体反应或变态反应性超敏反应等有关。

髋关节滑膜炎的发病机理尚无统一认识。感染、髋关节过量或不当运动、关节受凉、劳损等多种因素刺激关节滑膜充血、水肿，引起关节内大量液体渗出，渗出液中的纤维蛋白在积液吸收后沉淀黏附于关节滑膜表面，致使滑膜增生、肥厚，最终导致关节疼痛、活动受限。

三、临床表现

髋关节滑膜炎临床表现轻重不一，主要表现为髋关节酸困不适、疼痛、活动受限，严重时可出现患髋肿胀、跛行，患肢不敢负重、假性增长。疼痛有时可向膝关节和股前放射，表现为膝关节牵涉性疼痛，查体可发现避痛性步态。

腹股沟深在性压痛，髋关节屈曲、内收、旋转有抵抗，且以内旋时抵抗明显。"4"字实验阳性。

四、辅助检查

1. 影像学检查

X 射线检查可见关节囊阴影膨隆、关节间隙增宽、无骨质破坏。MRI 检查显示关节间隙及关节腔积液，较 X 射线检查更加清晰；高频超声检查：可清晰显示关节腔积液量和滑膜增厚情况，并可根据显示回声的特点判断渗液性质。

2. 白血细胞、血沉检查

可见白细胞总数及血沉偶见增高。

3. 髋关节穿刺检查

穿刺液透明，细菌培养阴性。关节囊滑膜组织检查为非特异性炎性变化。

五、治疗方法

卧床休息，关节局部制动，皮肤牵引，抗菌消炎、抗病毒治疗，中药熏蒸，中药湿敷，中药口服，理疗，关节穿刺、99Tc–MDP 治疗。

六、护理风险点及观察要点

（一）护理风险点

1. TDP 灯照射、熏蒸治疗时，皮肤烫伤。

2. 卧床期间发生坠床，行走过程中发生跌倒。

（二）观察要点

1. 急性期患者，注意观察体温及脉象的变化。

2. 注意观察患髋的肿胀、疼痛情况，及时评估疼痛程度、部位、性质和时间。

3. 牵引期间，注意观察牵引装置是否完好，骶尾部皮肤是否持续受压及患肢末梢血液循环、感觉、运动情况。

4. 熏洗前观察评估身体对熏洗温度的耐受程度和局部皮肤情况；熏洗中和熏洗后，注意观察局部皮肤有无瘙痒、红肿、水泡等情况。

5. 观察患者活动能力，评估有无跌倒 / 坠床风险。

6. 观察疼痛的部位、性质、频率、程度、时间，与体位及负重的关系。

七、常见护理问题及相关因素

1. 焦虑 / 恐惧

与突然发病及担心疾病预后有关。

2. 疼痛

与局部病患有关。

3. 舒适度的改变

与患肢制动有关。

4. 中药熏蒸有烫伤的可能

与熏洗时药液温度过高或局部皮肤耐受有关。

5. 有坠床 / 跌倒的可能

与活动能力受限有关。

6. 潜在并发症

皮肤完整性受损。

八、护理方法

（一）一般护理

1. 保持病房整洁、舒适、阳光充足，温 / 湿度适宜，注意保暖防寒防潮湿。

2. 卧床休息，患髋制动，行皮肤牵引时，保持患肢外展中立位，注意观察牵引套有无松散和脱落。

3. 体温 > 38.5℃时，遵医嘱给予物理降温或解热镇痛药物应用，并观察用药后的疗效及反应，鼓励患者多饮水，汗出避风寒。

4. 熏蒸、敷药、牵引治疗时，做好治疗前的评估和告知、治疗中观察、治疗后护理。

5. 积液过多时，在严格无菌条件下进行穿刺，并加压包扎，注意观察有无渗出。

（二）体位护理

患者卧床休息，行持续水平皮肤牵引，患肢保持外展中立位。急性期患髋制动，避免负重。

（三）饮食护理

1. 急性期发热患者宜选择清淡、易消化、高热量、高维生素饮食，忌食辛辣、刺激、煎炸之品，戒烟酒。鼓励多饮水，口渴者饮绿豆汤、西瓜汁、莲藕汁等。

2. 恢复期合理饮食，增加营养，补充足够的蛋白和多种维生素。少食牛奶、甜食、咖啡、高胆固醇食物。

3. 控制饮食量，调整饮食结构，控制体重。

（四）情志护理

1. 评估患者心理状况，了解患者心理所需，对情绪和心理异常的患者，做好情志护理。

2. 向患者及家属讲解本病的发生、发展及转归，取得患者理解和配合。介绍成功病例，解除其思想顾虑，树立战胜疾病的信心。

3. 鼓励家属陪伴，给予患者情感支持。

4. 个性化服务，满足生活所需。

（五）功能锻炼

1. 急性期

主要以卧位锻炼为主，具体方法：患者仰卧，指导进行股四头肌等长收缩、臀肌收缩、踝关节背伸跖屈及足趾运动；患者俯卧，进行膝关节的屈伸活动。避免直腿抬高和髋关节的活动。

2. 病情稳定期

根据病情可在不负重情况下进行髋部肌群、股四头肌、腓肠肌的肌力训练，髋关节屈伸、内收、外展、膝关节屈伸，踝关节背伸跖屈及足趾运动。

3. 康复期

进行扶物下蹲、髋关节外展、内收、前屈、后伸及膝关节的屈伸锻炼。具体方法：

（1）扶物下蹲：单或双手前伸扶住固定物，身体直立，双足分开，与肩等宽，慢慢下蹲后再起立。

（2）屈膝屈髋锻炼：扶物直立，患肢进行屈髋屈膝锻炼，保持 5 秒钟，然后缓慢伸直。

（3）髋关节外展锻炼：扶物直立，脚尖向前，下肢伸直外展，髋关节外展根据患者耐受，最大外展角度 < 45°，保持 5 秒钟，然后缓慢复位。

（4）髋关节后伸锻炼：扶物直立，保持背部伸直，下肢伸直，脚尖向前，患肢缓慢向后伸，坚持 5 秒，然后缓慢复位。

（5）钟摆式锻炼：扶物直立，保持背部伸直，下肢伸直，脚尖向前，患肢做前后缓慢摆动，前后摆幅最大角度不超过 90°。

（六）用药护理

1. 遵医嘱按时给药，禁用高效退热药，以防出汗过多，耗伤津液。

2. 中药汤剂宜温服，注意药物与饮食的相互关系，并观察用药后的反应。

3. 中药湿敷、熏蒸治疗前评估患者皮肤情况，治疗过程中及时倾听患者感受，观察局部皮肤有无红肿、瘙痒、水泡等。

（七）健康教育

1. 避免本病的诱因，注意天气变化，避免潮湿寒冷刺激，防治外感疾病。避免下肢过度的外展内旋活动。

2. 急性期卧床休息，减少活动，禁止久站、跪 、爬、下地行走，避免过度疲劳，以免加重病情。病情稳定后，鼓励指导患者进行主动功能锻炼。

3. 改变不良的生活习惯，合理饮食，注意补充足够的蛋白质和维生素。

4. 女性患者避免穿高跟鞋，宜穿 2 ～ 3cm 高鞋跟的软底鞋。

（八）出院指导

1. 适当进行体育锻炼，避免长期、过度、剧烈的运动，如爬山、打羽毛球等。

2. 饮食有节，控制体重，避免肥胖。

3. 注意四时气候变化，随时增减衣服，以免感受外邪而诱发，及时治疗上呼吸道感染。

4. 出院带药患者进行用药指导，遵医嘱按时服药。

5. 出院后 1 个月、3 个月、6 个月 X 射线复查。

第十节　膝关节骨性关节炎患者的护理

膝关节骨性关节炎（OA）是指由于膝关节软骨变性、骨质增生而引起的一种慢性骨关节疾患，又称为膝关节增生性关节炎。本病多发生于中老年人；可单侧发病，也可双侧发病。是慢性退行性关节病之一，膝关节是骨性关节炎的好发部位。

一、解剖生理

膝关节是人体最大、结构最复杂的关节，由股骨远端，胫骨近端和髌骨组成。同时附着在膝关节上的韧带、关节囊和半月板组成了关节的稳定结构。股骨远端和胫骨近端是关节面，关节面上有软骨覆盖，膝关节囊附着在关节面周围骨膜及软骨膜上，关节囊和软骨具有分泌滑液的作用。关节软骨是覆盖于一个关节两个骨端的一种特殊材料，白色、半透明、有光泽、有弹性和硬度，关节软骨的功能是吸收振荡，并提供一个极其光滑的负荷面，以保证关节的正常活动。膝关节主动活动度为 0°～ 135°。膝关节运动包括伸、屈及内、外旋转和扣锁运动。

二、病因病机

原发性骨性关节炎的病因尚不十分明确，但与年龄、性别、职业、代谢、损伤等关系密切。其发病机制与软骨代谢异常、生物化学改变、营养的改变和损伤有关。骨性关节炎的发生是一种长期的、逐渐发生的病变过程，其机制涉及全身及局部许多因素。继发性关节炎为关节发生外伤、骨折等其他疾病后，骨与软骨出现骨质增生，使关节的生理功能发生改变。

三、临床表现

1. 疼痛

膝关节活动时疼痛加重，其特点是初起疼痛为阵发性后为持续性，劳累及夜间更甚，上下楼梯时疼痛明显。

2. 活动受限、关节积液

膝关节活动受限，甚则跛行。部分患者关节肿胀，极少数患者可出现交锁现象或膝关节积液。

3. 关节畸形

可发生膝关节屈曲或内、外翻畸形，尤以内翻畸形为多。

4. 弹响、摩擦音

关节活动时可有弹响、磨擦音，且伴有疼痛。

四、辅助检查

1. 膝关节早期 X 射线检查无改变或仅有轻度的关节边缘骨赘，晚期常表现为关节间隙变窄，关节面不规则、不光滑并有断裂现象。有时可发现关节内游离体。

2. 膝髌处有明显压痛，股四头肌可见萎缩。髌骨研磨试验阳性。

3. 实验室检查：血、尿常规均正常，血沉正常，抗"O"及类风湿因子阴性，关节液为非炎性。

五、治疗方法

1. 非手术治疗

（1）适应证：主要适用于早中期症状不严重的骨性关节炎患者。

（2）治疗方法：包括牵引、理疗、药物、注射疗法和中医中药治疗等。

2. 关节镜手术治疗

（1）适应证：适用于二级以下骨性关节炎患者。

（2）手术方法：膝关节镜下探查并清理术，是用于诊断治疗膝关节疾病比较安全实用的新技术，痛苦小、并发症少，具有恢复快，疗效显著等特点。

3. 关节置换手术

（1）适应证：主要适用于中晚期骨性关节炎患者，疼痛严重，有严重屈曲挛缩畸形、经保守治疗无效者。

（2）手术方法：人工膝关节置换术是通过手术将病损的膝关节部分或全部由人工制造的关节部件所代替，是将已磨损破坏的关节面切除，如同装牙套一般，植入人工关节，使其恢复正常平滑的关节面。本节主要阐述非手术治疗的护理。

六、护理风险点及观察要点

（一）护理风险点

1. 老年患者合并症多，病情复杂。

2. 熏蒸烫伤。

3. 跌倒、坠床。

（二）观察要点

1. 严密观察患者体温、脉搏、呼吸、血压、神志，以及情绪、睡眠、饮食、营养状况、大小便等变化。尤其是合并有高血压、心脏病、糖尿病等其他疾病的老年患者，更应细心观察患者的神态、面色以及四肢活动、生命体征的变化。糖尿病患者，还应严密观察低血糖危象发生。

2. 中药熏蒸患者，熏蒸前观察评估身体耐受和局部皮肤情况；熏蒸中和熏蒸后，注意观察局部皮肤有无红肿、起水泡等情况。

3. 观察患者熏蒸后有无头晕，评估有无跌倒史。应用降压药、镇痛药、镇静药期间，评估患者跌倒/坠床风险。对下床锻炼的患者，应观察患者活动能力，衣着是否合适得当，如拖鞋或鞋子是否合适，裤腿是否过长等

七、常见护理问题及相关因素

1. 焦虑

与担心治疗效果不佳，生活自理能力下降有关。

2. 有牵引失效的可能

与健康宣教不到位有关。

3. 有坠床、跌倒的可能

与应用药物和活动能力受限有关。

4. 有烫伤的可能

与患者年龄大，感觉迟钝或熏洗时温度过高有关。

5. 舒适度的改变

与膝关节炎症所致的疼痛有关。

6. 有肌肉萎缩、关节强直的可能

与局部病变关节肌肉活动受限有关。

八、护理方法

（一）一般护理

1. 保持病房整洁、舒适、安静，护理过程中动作要轻柔，关心体贴患者，主动与患者交流，了解其心理状态，针对个体差异进行不同护理，满足不同患者的需求。

2. 维持有效牵引，牵引时最好穿单层棉布衣服，牵引带紧裹肢体，防止脱落，牵引重量一般 4～5kg，牵引锤悬空不可着地、不可随意增减牵引重量。

3. 疼痛、关节畸形患者，局部制动，卧硬板床，使局部得以充分休息，急性期，

应以严格卧床休息为主，控制体重、少走路、少负重。

4.熏蒸时，加强巡视，根据外界气温和患者的耐受调节熏洗温度，并随时询问患者有无不适，防止发生烫伤。熏蒸时间一般为30分钟，熏蒸完毕，嘱患者用毛巾擦干熏蒸部位，协助穿衣，注意保暖，防止受凉感冒。

（二）体位护理

疼痛发作时应严格卧床休息，协助患者取舒适卧位，尽可能保持关节的功能位。牵引时嘱患者放松，保持患肢功能位。

（三）饮食护理

饮食宜营养丰富，多食含钙、蛋白质、胶质的食物；忌食辛辣、油腻之品。肥胖患者应减肥；多食藕、大蒜、西兰花、山楂、猕猴桃、草莓、橙子等抗氧化能力最强的食物。禁食过甜食物、肥腻食物、海产品等食物。

（四）情志护理

1.评估患者心理状况，了解患者心理所需，针对性的给予情志护理。

2.本病病程长，恢复慢，认真做好健康宣教，患者才能积极配合行肌肉训练。

3.鼓励家属陪伴，给予患者情感支持，协助生活所需。

（五）功能锻炼

1.急性期患者应以卧床休息为主，尽可能保持关节的功能位，根据患者自身情况行踝关节的跖屈、背伸活动。

2.稳定期指导患者行下肢关节的主动屈伸、旋转功能锻炼，每日2～3次，每次10～15分钟。

3.增强膝关节周围肌力的锻炼。附以左侧膝骨性关节炎为例的保健操。

（1）改善关节活动度，肌群牵伸：

第一节：改善伸膝活动度。坐位，左下肢伸直，足部放在一椅子上，膝部悬空；双手下压患侧膝关节，尽量使其伸直；保持15秒，放松。

第二节：改善屈伸活动度。仰卧位，左下肢屈曲，双手抱膝，尽量使其屈曲；保持15秒，放松。

第三节：小腿局部肌群牵伸。坐位，左下肢伸直；用一毛巾卷从足部绕过，双手握毛巾卷的两端，将足部尽量拉向身体方向；保持15秒，放松。

第四节：小腿局部伸肌群牵伸。坐位，左下肢屈曲；用一毛巾卷从足部绕过，双手握毛巾卷的两端，将足部尽量拉向身体方向；保持15秒，放松。

（2）肌肉收缩练习：

第五节：大腿前部肌群收缩练习。仰卧位，左侧膝关节下垫一稍厚毛巾卷；做伸膝动作，保持5～8秒，放松。

第六节：大腿局部肌群收缩练习。俯卧位，左下肢做屈膝动作，保持5～8秒，放松。

第七节：小托前部肌群收缩练习。舒适坐在床上，双下肢自然伸直；左侧踝关节背伸，使组件尽量向身体方向靠拢；保持 5 ～ 8 秒，放松。

第八节：小腿局部肌群收缩练习。舒适坐在床上，双下肢自然伸直；左侧足部尽量踩向床面方向；保持 5 ～ 8 秒，放松。

（3）抗阻肌力练习：

第九节：大腿前部肌群多角度抗阻肌力练习。坐位，腰背部伸直；左踝部绕一约 1kg 沙袋，做伸膝动作，保持 5 ～ 8 秒，放松。分别在 30°、60°、90°各练习 1 组。

第十节：大腿局部肌群抗阻肌力练习。取站立位，双手扶一稳固椅背；左踝部绕一约 1kg 沙袋，伸屈膝动作，保持 5 ～ 8 秒，放松。

第十一节：小腿前部肌群抗阻肌力练习。取坐位，腰背部伸直；左足部上方一约 0.5kg 沙袋，伸踝背伸动作（足跟固定不动，抬起足前部），保持 5 ～ 8 秒，放松。

第十二节：小腿局部肌群抗阻肌力练习。取站立位，双手扶一稳固椅背；双侧足跟离开地面，保持 5 ～ 8 秒，放松。

（六）用药护理

1. 氨基葡萄糖保护关节软骨被广泛应用，6 周为 1 个疗程或根据需要延长。每年重复治疗 2 ～ 3 次。应在饭后服用，可减少胃肠道不适。

2. 止痛类药物遵医嘱服用，一般在疼痛减轻或缓解时减量或停止。

3. 玻璃酸钠注射液为关节腔注射常用药，一次 2mL，一周 1 次，5 次为 1 个疗程。本品勿与含苯扎氯铵的药物接触以免产生混浊。有关节积液时，应先将积液抽出，再注入药物。注射完毕，被动屈伸膝关节数次，使药物在关节腔均匀填充。嘱患者 24 小时内注意休息，尽量避免走路、爬楼梯等活动。告诉患者如局部出现酸胀感属正常反应，1 ～ 2 天可自行缓解。

4. 口服中药的患者，注意药物与饮食的相互关系，中药汤剂宜饭后 1 小时温服，服药后观察效果和反应。

（七）健康教育

1. 避免房间过于阴暗潮湿，不要把床放在门窗通风处。

2. 注意保暖是老年朋友预防膝关节炎的关键。

3. 要进行适量的运动锻炼，这样可以促进骨骼更好吸收营养物质，延缓骨骼的老化，避免关节受损。提醒老年人最好不要进行爬楼梯、登山这样的活动，容易造成关节软组织损伤。

4. 饮食方面可以吃一些增强身体热量的食物，如羊肉、狗肉、红枣、人参等。食用这些食物可以使全身骨骼抵御寒气。

5. 告知熏洗患者请勿在空腹或饱餐后进行熏洗治疗，以免引起不适。

6. 每天坚持泡脚，按摩脚部，长期坚持下去可以有效预防膝关节炎。

7. 女同志避免穿高跟鞋，行走时保持正确的姿势和步态。

8. 人体的 60% 体重都是由膝关节内侧支撑，因此内侧半月板的退变发生也比较早。又因为半月板上有神经分布，在退变过程中人可以感受到酸痛。适当控制体重，减轻膝关节的负担。

（八）出院指导

1. 养成良好的生活习惯，保持正确的姿势。

2. 日常注意加强保护，膝关节套弹力护膝，注意天气变化避免受凉。

3. 坚持适当户外活动，增加日光照射。注意钙的补充。戒烟酒。

4. 出院后定期复查，不适随诊。

第十一节　脊柱肿瘤患者的护理

脊柱肿瘤多数发生于胸、腰椎，其次为颈椎。多见于老年患者，中青年也可见。各种类型的骨肿瘤几乎都可以在脊柱见到，原发性骨肿瘤主要有骨样骨瘤、骨母细胞瘤、脊柱血管瘤、骨巨细胞瘤。75% 的骨转移瘤发生于乳腺癌、肺癌、肾癌、前列腺癌、甲状腺癌和多发性骨髓瘤的患者。

一、解剖生理

脊柱的骨性组织由颈椎（7）、胸椎（12）、腰椎（5）、骶尾椎组成，有六个自由度的运动，即屈伸运动、左右侧弯、左右旋转，脊柱具有支持人体、传导负荷、运动、维持稳定、保护脊髓的功能，是人体的中轴，联系头颅、四肢。皮质骨坚硬，主要位于骨的表面，提供骨的强度，为内固定如哈佛氏系统提供良好的固定点。脊柱转移性肿瘤，椎体通常最先受累，椎间盘因缺乏血管，多不受累及。

二、病因病机

脊柱肿瘤与骨肿瘤一样其发病原因迄今不明，致病因素较为复杂，目前有以下几种学说：脊柱肿瘤的病毒学说、脊柱肿瘤的慢性刺激学说、脊柱肿瘤的胚胎组织异位残存学说、脊柱肿瘤的恶变学说。

椎体内逐渐增大的肿块突破骨皮质侵入椎旁软组织，压迫或侵入邻近神经根。椎体破坏常继发病理骨折，出现脊柱不稳定，如并发后侧附件溶骨性破坏时，脊柱不稳定更甚。转移的肿瘤灶浸润椎体并使之强度下降，椎体发生部分塌陷，肿瘤组织或骨碎片随之侵入椎管，这是脊髓或神经根受压最常见的原因，脊柱肿瘤患者中约有 5% 的人发生脊髓受压。

三、临床表现

脊柱肿瘤位置深，难以早期发现，经常漏诊、误诊，发现时多处于晚期。背痛是脊柱转移瘤患者最常见的症状，经常早于其他神经症状数周或数月。主要表现为夜间痛或清晨痛，疼痛在白天因活动而缓解。病理性压缩骨折导致脊柱的不稳定，坐位或站立位增加了脊柱的纵向负荷从而使疼痛加重，若患者出现胸椎或胸腰椎压缩骨折造成后突畸形，卧位时会伴发严重疼痛。

脊柱肿瘤由于位置深一般少见包块，骶尾部巨大包块是脊索瘤的表现。脊柱恶性肿瘤发展快，病期短，较快出现神经受压症状，肿瘤侵犯脊髓及马尾时表现为肢体无力、功能障碍、感觉缺失、大小便困难。

四、辅助检查

1. X 射线检查是脊柱肿瘤的首选检查方法，明确肿瘤位置、破坏程度、对脊柱力学影响。

2. CT、MRI 检查呈现破坏性骨病变，通过对形态及密度分辨了解脊柱的破坏部位、程度、范围及对脊柱和周围软组织的侵犯、压迫。

3. ECT 检查发现骨转移病灶。

4. 实验室检查：骨髓象检查，血沉可增快。

五、治疗方法

1. 综合治疗

恶性骨肿瘤或转移瘤，不能完全切除者，行综合治疗，根据肿瘤性质选择放疗或化疗。

2. 放射治疗

对放射性敏感的肿瘤可以采用。放射治疗对缓解疼痛非常有效，适合于疼痛、无进行性神经功能受损以及脊柱尚稳定的患者。

3. 手术治疗

①适合于良性肿瘤。②适合于恶性肿瘤和转移瘤引起的疼痛、神经压迫症状，经其他治疗无法缓解病情，预计生存率大于 6 个月的患者。③方法：给予广泛切除肿瘤，重建脊柱稳定性如内固定系统；选择性动脉栓塞下脊柱肿瘤切除；经皮椎体成形术。

六、护理风险点及观察要点

（一）护理风险点

1. 颈椎肿瘤前路手术有窒息风险。

2. 肢体瘫痪。

3. 脑脊液外漏。

4. 术后出血量大及术后感染。

5. 深静脉血栓。

6. 肺部感染。

7. 泌尿系统感染。

8. 压力性损伤。

（二）观察要点

1. 术后严密观察生命体征变化，评估术中出血量、尿量，观察伤口渗血、引流量。

2. 颈椎前路手术这者观察患者的呼吸情况，观察颈部有无皮下血肿。观察呼吸频率、深度、节律，观察血氧饱和度变化。

3. 观察肢体感觉运动。观察活动受限肢体的功能恢复情况。

4. 观察有无脑脊液漏发生。

5. 观察患者体温有无升高，有无持续性低热、脉搏增快，伤口有无红肿、疼痛。

6. 观察双下肢的周径、有无肿胀。

7. 观察有无肺部感染、泌尿系统感染、压力性损伤等卧床患者三大并发症。观察患者有无咳嗽及痰液的颜色、性质及量，听诊肺部有湿啰音、呼吸音有无增粗。观察尿液的颜色、性质、量及膀胱排空情况。观察受压部位皮肤的完整性。

七、常见护理问题及相关因素

1. 术后有发生低血容量性休克的可能

与肿瘤侧支循环丰富，肿瘤侵袭到大血管，如椎动脉、胸腹主动脉等，切除范围广，有假性动脉瘤及误伤邻近血管有关。

2. 脑脊液漏

与硬膜囊损伤有关。

3. 有发生血气胸可能

与损伤胸膜有关。

4. 有窒息可能

与喉头水肿及痰液不易咳出有关。

5. 肺栓塞

与肿瘤栓子进入肺，及手术时间长、体位压迫、形成下肢静脉血栓、并出现血栓脱落或原有深静脉血栓脱落有关。

6. 心律失常

与术中对迷走神经、交感神经干牵拉或损伤，以及手术时间长，术中缺血时间长，以及合并肺部并发症等有关。

7. 神经损伤

与术中损伤喉返神经、喉上神经、神经根等有关。

8. 感染

与手术时间长、局部引流不畅、患者抵抗力差、身体其他部位有感染灶以及残留异物等有关。

9. 深静脉栓塞

与术中时间长及手术强迫体位，卧床时间长，血流动力学的改变等有关。

10. 疼痛

与肿瘤病变侵袭神经有关。

11. 泌尿系统感染

与术后留置导尿管及卧床有关。

12. 压力性损伤

与患者长期卧床，营养状况差，有脊髓神经功能损害等有关。

13. 有坠积性肺炎发生的可能

与肺的清肃功能下降有关。

八、护理方法

（一）一般护理

1. 保持病房整洁、舒适、安静、空气流通和适宜的温 / 湿度。脊柱转移瘤患者因自主神经系统功能障碍，而引起内脏各器官功能紊乱，注意按照护理级别巡视病房，防止意外发生。

2. 监测生命体征，出血多发生于术后 48 小时，尤其在术后 24 小时内。注意记录体温、脉搏、呼吸、血压、血氧饱和度及尿量情况，尤其是关注血压的变化。

3. 颈椎前路术后 24 小时为合并症多发期和危险期，主要是手术显露视野过程中引发损伤喉返神经、喉上神经、交感干及神经根。患者如出现四肢的感觉、运动异常，声音嘶哑，面色异常，喝水呛咳时应及时报告医生。

4. 保持引流管通畅，移动患者时，注意不能牵拉拖拽引流管，防止引流管脱落、扭曲、折叠、受压。每小时评估记录引流量和伤口渗血渗液情况，引流液量每小时＞100mL 或 24 小时＞ 500mL 时，告知医生给予处理。在引流量多时可给予无负压引流，不可关闭引流管，预防引流不通畅致局部血肿，压迫脊髓引发截瘫。

5. 注意有无脑脊液漏发生，单纯的血性引流液，较为浓稠，可见血凝块。合并脑脊液漏时，因术后初期出血量大引流量多，可见引流出较为稀薄的血性引流液，引流液不凝固。后期随着出血量的减少，脑脊液漏表现为淡黄色透明的液体。有脑脊液漏时，抬高床尾 10°～15°，平卧位，俯卧时用砂袋加压局部，遵照医嘱正确应用透过血脑屏障的抗生素，关注体温的变化，预防颅内感染的发生。

6. 在腰椎前路手术时可损伤神经根，引起下肢无力、足下垂等。需记录四肢的感觉运动，麻醉苏醒后即发现脊髓损伤加重多为直接损伤，而局部血肿形成压迫常在术后 4～5 小时脊髓损伤症状逐渐加重。评估麻痹平面及四肢感觉运动变化，与术前相比较，如肢体感觉运动障碍症状加重，麻痹平面上升及时报告医生处理。

7. 保持呼吸道通畅，给予吸氧、必要时吸痰，保持室内空气清新，颈椎肿瘤备好急救药品及器材。如：吸痰器、气管切开包、急救包。

（1）脊柱肿瘤手术多采用插管全麻，由于直接机械刺激及术中牵拉刺激，患者多痰。痰液阻塞呼吸道多发生于术后 24 小时内，给予雾化吸入，以稀释痰液，减轻水肿，利于痰液咳出；给予翻身叩背，协助排痰；咳嗽无力痰多者吸痰；嘱患者戒烟，以减少呼吸道分泌物的产生。

（2）喉头水肿者多发生于术后 36～48 小时，给予雾化吸入减轻水肿，必要时行气管切开。

（3）鼓励患者深呼吸、咳嗽，排出痰液。

8. 如术中损伤胸膜发生血气胸时，则患者有进行性呼吸困难，血氧饱和度低，及时报告医生给予处理，给予胸腔闭式引流。

9. 脊柱转移瘤患者术前常伴有不同程度的神经功能损害、病理性骨折或截瘫，致感觉、运动、反射及大小便功能不同程度地丧失，易发生压力性损伤。运用气垫床预防压力性损伤，术后 6 小时生命体征平稳后，给予翻身，保持脊柱平直无扭曲。

10. 鼓励患者进行功能锻炼，做下肢的肌肉收缩运动，预防深静脉血栓的发生。

11. 评估疼痛部位、性质、持续时间，及时给予止痛药物应用。使用镇痛泵的患者，患者有恶心、呕吐、嗜睡等不良反应时，可暂时关闭镇痛泵。

12. 鼓励患者深呼吸、咳嗽，预防坠积性肺炎等并发症发生。

13. 如无禁忌，鼓励患者多饮水，每日进水量 2500mL 以上，以利毒素排泄，降低泌尿系统感染概率。

14. 颈椎前路手术后头颈部制动，术后 1 周内患者应卧床，可在患者头颈两旁各放置 1 只沙袋或用支具固定，以固定头颈部，外固定时间在 8 周以上。

15. 严格执行消毒隔离制度，预防院内交叉感染。

（二）体位护理

1. 平卧位，术后 6 小时可翻身，棉垫妥善应用，防止脊柱扭曲。

2. 有脑脊液漏时，伤口部位沙袋加压，头低脚高位，床尾抬高 10°～15°。

3. 颈椎肿瘤术后平卧位时头颈部制动，侧卧位时枕头要与肩部同高，保持头部与脊柱在同一条直线上，膝关节、双足跟部垫软枕。

（三）饮食护理

1. 肿瘤是消耗性疾病，宜食高蛋白、高营养食品。指导患者吃高蛋白、低脂、少油腻的清淡饮食。

2. 多吃水果，补充维生素，以利上皮细胞生长，促进伤口愈合。

3. 食粗纤维食品，促进胃肠蠕动，防止发生便秘。

4. 颈椎肿瘤术后 24 ～ 48 小时应给予流质饮食，观察患者吞咽与进食情况，待病情好转后给予普通饮食。

5. 腰椎前路手术，需要禁食，肛门排气后进易消化食物。

6. 多饮水，以利毒素排泄。

7. 合并高血压、糖尿病、心脏病患者，做好针对性饮食护理。

（四）情志护理

1. 评估患者心理状况，了解患者心理所需。肿瘤常给患者带来沉重的精神负担，甚至失去生活的信心，应多关心理解患者，使之配合治疗。告诉患者术后配合治疗的重要性及注意事项，多安慰、鼓励，以增强其战胜疾病的信心，更好地配合治疗。

2. 鼓励家属陪伴，给予患者情感支持。

3. 协助生活所需，指导协助患者提高生活自理能力。

4. 伴发截瘫或久病患者，可能存在绝望心理，床旁及身旁不能放利器等危险物品，如修眉刀、指甲刀、剪刀、刀片等，防止意外发生。

（五）功能锻炼

1. 术前锻炼：做扩胸运动及双下肢的屈伸活动，以增强体质。

2. 术后即可开始肌肉恢复锻炼，主动与被动锻炼相结合。

（1）主动功能锻炼，手部可做握拳训练 50 ～ 100 次，做拇指与其他手指的对指、分指、并指活动，手指夹纸练习，揉转石球或核桃，进行手指握、捏练习，3 ～ 5 次 / 日，20 ～ 30 分 / 次。下肢主要进行股四头肌的等长收缩，踝关节背伸，髋、膝关节屈伸等锻炼，50 至 100 次，循序渐进，鼓励并督促患者坚持锻炼。

（2）被动功能锻炼，肌力 3 级以下和肢体不能活动者，做好各关节的被动活动，同时按摩肌肉，以防止肌肉萎缩和关节僵硬。麻醉作用消失后，进行股四头肌、腓肠肌的等长收缩及踝关节和趾关节的背伸、跖屈锻炼，向心性、被动挤压按摩患肢肌肉。协助患者做踝关节屈曲、背伸 50 ～ 100 次 / 日，并做膝关节伸屈 10 ～ 50 次 / 日。

3. 脊柱肿瘤手术后除去外固定前，行四肢、肌肉、关节功能锻炼，防止肌肉萎缩、关节僵硬。

（六）用药护理

1. 合理应用抗生素，抗生素在术前 30 分钟内应用。

2. 术后应用营养神经、改善微循环药物时，滴速宜慢，注意药物的不良反应。

3. 20% 甘露醇具有脱水利尿作用，在脊柱肿瘤术后较为常用，静脉输入时防止药液渗出；甘露醇宜快速滴注完毕，以达到较好的脱水作用。

4. 化疗时按照化疗患者护理。

5. 口服中药的患者，注意药物与饮食的相互关系，并观察用药后的反应。

6. 脊柱肿瘤术后需要输入大量的液体，患者合并心肺疾患时应注意液体速度的控制，预防心力衰竭的发生。

（七）健康教育

1. 术前

（1）讲解预防肺部感染的重要性，进行深呼吸、有效咳嗽训练。

（2）进行床上排便训练。

（3）患肢制动宣教。

（4）进行疼痛知识宣教。

2. 术后

（1）告知饮水的重要性，预防泌尿系统感染及有利于毒素排泄。

（2）药物知识宣教。

（3）配合功能锻炼的重要性。

（八）出院指导

1. 合理饮食，加强营养。

2. 保持积极心态，养成良好的生活习惯，戒烟戒酒。

3. 行脊柱稳定性重建术的患者，术后 2 周适当进行户外活动，但是要限制弯腰、扭腰和负重。

4. 不到人群密集地，防感冒。注意饮食调护，增加营养，提高机体抵抗力。预防继发感染。

5. 手术部位疼痛，活动时加剧，疑有椎间隙感染，及时来诊。

6. 有局部疼痛不适，发热、突然行走无力等应及时来诊。及时发现肿瘤有无复发。出院 1 个月、3 个月、6 个月复查，连续复查 1 年以上。

第十二节　骨肿瘤化疗患者的护理

一、概述

恶性骨肿瘤也有人称为"骨癌"，一般而言，恶性骨肿瘤又可分为原发性骨肿瘤、继发性骨肿瘤与转移性骨肿瘤三种。原发性骨肿瘤指由局部组织长出的恶性瘤，原发恶性骨肿瘤以骨肉瘤、软骨肉瘤、纤维肉瘤多见；继发性骨肿瘤则由良性骨瘤转变而来，转移性骨肿瘤则是由其他系统的恶性肿瘤发生远处转移至骨骼的后果，常见的有肺癌、前列腺癌、乳癌、肝癌、甲状腺癌、子宫颈癌、胃癌、结肠癌、肾癌、鼻咽癌等。

（一）病因病机

肿瘤组织由实质和间质两部分构成，肿瘤实质是肿瘤细胞，是肿瘤的主要成分，具有组织来源特异性。肿瘤的间质起支持和营养肿瘤实质的作用，不具特异性，一般由结缔组织和血管组成，有时还可有淋巴管。

肿瘤的病因非常复杂，常常是一种致癌因素可诱发多种肿瘤，而一种肿瘤又可能有多种病因。人类通常暴露于复杂的致癌混合物环境中，到目前为止，病因不明，普遍认为，绝大多数肿瘤是环境因素与细胞的遗传物质相互作用引起的。"环境因素"是指诸如香烟、膳食成分、环境污染物、药物、辐射和感染源等。肿瘤分布的地理差异、移民流行病学、动物致癌实验以及人类细胞体外恶性转化实验结果，都支持环境因素是大多数肿瘤的病因。

（二）临床表现

1. 疼痛

疼痛为骨肿瘤早期出现的主要症状，病初较轻，疼痛呈间歇性，随病情的进展，疼痛可逐渐加重，发展为持续性。多数患者在夜间疼痛加剧，以致影响睡眠。其疼痛可向远处放射。

2. 肿胀或肿块

位于骨膜下或表浅的肿瘤出现较早，可触及骨膨胀变形。如肿瘤穿破到骨外，可产生固定的软组织肿块，表面光滑或者凹凸不平。

3. 功能障碍

骨肿瘤后期，因疼痛肿胀致患部功能障碍，可伴有相应部位肌肉萎缩。

4. 压迫症状

盆腔肿瘤可压迫直肠与膀胱，产生排便及排尿困难；脊椎肿瘤可压迫脊髓而产生瘫痪。

5. 畸形

因肿瘤影响肢体骨骼的发育及坚固性致畸形，以下肢为明显。

6. 病理性骨折

肿瘤部位只要有轻微外力就易引起骨折，骨折部位肿胀疼痛剧烈，脊椎病理性骨折常合并瘫痪。

7. 全身症状

骨肿瘤后期由于肿瘤对人体的消耗、毒素的刺激和疼痛的折磨，可出现一系列全身症状，如失眠、烦躁、食欲不振、精神萎靡、面色苍白、进行性消瘦、贫血、恶病质等。

（三）辅助检查

1. 常规检查

可出现血红蛋白降低、血红细胞计数减少、血白细胞计数增高、血沉增快、血浆蛋白下降、A/G 比值倒置等表现，还应进行碱性磷酸酶（ALP）、酸性磷酸酶（ACP）、乳酸脱氢酶（LDH）、血钙、血磷等项检查。实验室检查常作为对病情进展情况、治疗效果和预后判定的指标。

2. 病理检查

疑为骨肿瘤时应进行骨穿刺提取活体组织检查，目的是明确诊断，选择治疗方法。

3. X 射线检查

转移性骨肿瘤的 X 射线显示骨骼产生各种不同的破坏性改变，病变多局限在骨骼内，边缘不清。

4. CT 检查

可判断有无肿瘤并准确定位，对于肿瘤的性质应结合临床来判断。

5. MRI 检查

诊断骨转移瘤更敏感。

6. B 超检查

B 超检查更适用于以溶骨型骨破坏为主的骨转移瘤。

7. 血管造影检查

血管造影可显示典型的恶性改变影像，如血运丰富、毛细血管增生但杂乱无章，有"血管湖"现象等。也可在造影的同时行介入治疗。

8. ECT 检查

ECT 检查可发现转移性肿瘤的全身病灶。

（四）治疗方法

恶性骨肿瘤的治疗多为选择性的化疗 + 手术 + 放疗的综合治疗方法，化疗在高度恶性骨肿瘤（成骨肉瘤，尤文肉瘤，恶性纤维组织细胞瘤等）的治疗中占重要地位。手术及放疗的目的都是为了控制局部肿瘤；而化疗的目的则更偏重于对那些在诊断时已出现微小转移肿瘤的全身治疗。化疗能提高手术的治愈率，彻底清除肿瘤细胞，减少复发率。化疗是将药物经血管带到全身，对身体所有细胞都有影响，这种疗法有时也称为"胞毒疗法"，所用药物都是有害的，甚至是带毒性的，体内细胞无论是否恶性细胞，都受到破坏。临床上常见的化疗药物有甲氨蝶呤、长春新碱、阿霉素、异环磷酰胺、顺铂等。本节阐述化疗患者的护理。

化学治疗的临床应用有三种方式：

1. 晚期或播散性肿瘤的全身化疗

因对这类肿瘤患者通常缺乏其他有效的治疗方法，常常一开始就采用化学治疗，近期的目的是缓解病情，使肿瘤缩小。

2. 辅助化疗

指局部治疗（手术或放疗）后，针对可能存在的微小转移病灶，防止其复发转移而进行的化疗。例如骨肉瘤患者术后辅助化疗可明显改善疗效，提高生存率。

3. 新辅助化疗

针对临床上相对较为局限性的肿瘤，手术切除或放射治疗有一定难度的，可在手术或放射治疗前先使用化疗。其目的是希望化疗后肿瘤缩小，从而减少切除的范围，缩小手术造成的伤残；其次化疗可抑制或消灭可能存在的微小转移，提高患者的生存率。现已证明新辅助化疗对骨肉瘤及软组织肉瘤可以减小手术范围，或把不能手术切除的肿瘤经化疗后变成可切除的肿瘤。

（五）护理风险点及观察要点

1. 化疗患者护理风险点

（1）药物外渗。

（2）心脏毒性。

（3）肾脏毒性。

（4）骨髓抑制。

（5）口腔溃疡。

（6）跌倒风险。

（7）药物外溢污染环境。

2. 观察要点

（1）患者输入化疗药物时，观察有无药物外渗，局部有无疼痛、红肿、液体滴入是否顺利。

（2）观察患者的面色有无苍白，口唇有无发绀及心律 / 心率有无异常。

（3）观察患者的饮水情况及尿量，有无血尿发生。

（4）关注患者实验室检查结果，查看白细胞计数，观察患者的毛囊有无红肿、发痒等炎性改变，观察有无咽喉部肿痛、发热等上呼吸道感染症状。

（5）观察有无口腔溃疡发生，如有口腔溃疡发生，观察是否影响进食。

（6）观察患者的血压及精神状态、体力是否充沛，有无陪伴，有无跌倒 / 坠床风险。

（7）观察药物包装是否完整，瓶口有无松动，瓶身有无裂缝，有无药液外溢污染环境。

（六）常见护理问题及相关因素

1. 恶心、呕吐

与化疗药物刺激胃肠道的毒性相关。

2. 口腔溃疡

与化疗药物易损伤黏膜的毒性相关。

3. 腹泻

与化疗药物激胃肠道的毒性相关。

4. 骨髓抑制

与化疗药物抑制骨髓造血功能的毒性相关。

5. 静脉炎

与化疗药物刺激性大相关。

6. 心力衰竭

与化疗药物的心脏毒性相关。

7. 血尿或无尿

与化疗药物肾脏毒性相关。

8. 恐惧

与肿瘤治疗效果不好相关。

9. 脱发

与化疗药毒性相关。

（七）护理方法

1. 一般护理

（1）保持房间空气流通，温/湿度适宜，感冒发热人员禁止进入化疗患者房间。

（2）恶心、呕吐常在用药后数小时内发生，发生率70%～80%，有的药物可以引起延迟性呕吐，具体表现程度因人而异，是患者最担心的化疗副作用之一，可严重影响患者的生活质量。

①化疗前按医嘱使用止吐药物，注意休息，并尽可能减少活动。穿领口宽松的棉质衣服，预防刺激咽喉部引起的恶心呕吐。

②饮食上宜给予清淡易消化的食物，少量多餐，鼓励进食。对已有呕吐的患者要灵活掌握进食时间，改善进餐环境，鼓励患者与家属一起进餐。

③按压内关、合谷等穴位，预防和缓解恶心呕吐症状。当有恶心感时，嘱患者多做深呼吸，分散注意力，如看电视、与人聊天等，同时保持室内空气清新无异味。

④患者发生呕吐时应给予轻拍背部、协助等，呕吐后立即漱口，给予舒适体位，记录患者呕吐物的颜色、性质和量。

（3）口腔溃疡：化疗药物减轻了口腔黏膜的再生能力导致口腔黏膜炎的发生。随着口腔黏膜炎的加重，口腔黏膜可出现假膜、溃疡，伴有疼痛、感染、出血等，并影响进食。

①化疗前就要向患者解释注意口腔卫生的重要性，劝患者戒烟、酒。

②饭前、饭后要漱口，睡前及晨起用软毛牙刷刷牙，避免损伤口腔黏膜，有活动性义齿的患者，尽量减少戴义齿的时间，减轻齿龈负荷。

③有溃疡者可以配置漱口液为生理盐水 500mL+5% 碳酸氢钠 40mL+ 甲硝唑 40mL+ 庆大霉素 24 万单位 +2% 的利多卡因 5mL+ 地塞米松 5mg，以减轻疼痛，帮助进食。

④饮食上宜进食温热流质或无刺激性软食，注意维生素及蛋白质的摄入。

（4）腹泻：有些化疗药物可以引起腹泻，主要是胃肠道的分泌、消化、吸收和运动等功能发生障碍或紊乱，以致分泌量增加，消化不完全所致。

①向患者及家属做好健康宣教，腹泻患者应少吃水果、冷饮、多渣食物，减少饮食的纤维含量，鼓励患者多饮水。

②腹泻频繁的患者，常因粪便刺激而使肛门周围皮肤受损，每次排便后应用温水洗净，并涂抹氧化锌软膏，防止腐蚀肛门周围的皮肤。

③护士应密切观察粪便性质、颜色及排便次数并做好记录，按医嘱及时静脉补充水分、电解质等。

（5）骨髓抑制：化疗药物均可引起不同程度的骨髓抑制，引起白细胞减少，增加感染的危险性。

①化疗期间注意观察患者血象变化，对白细胞计数低于 $1.5 \times 10^9/L$ 以下者应进行保护性隔离，入住单间病室并每天用紫外线灯照射消毒病室 2 次；严格控制探视，操作时遵守无菌操作原则，预防交叉感染。有条件的医院，患者应安置住层流室。

②做好基础护理，预防肺部感染、泌尿系统感染、压力性损伤等并发症的发生，教育患者注意个人卫生，衣服清洁，勤洗澡，保持床单清洁干燥。

③按医嘱使用升白细胞、红细胞药物，给予成分输血，并加强支持治疗。贫血患者多有乏力症状，应多休息、少活动、有人陪伴。站立时，动作要缓慢，可减轻头晕等体位性低血压症状，预防跌倒。

④血小板计数低的患者要防止身体受伤，避免用牙签剔牙，防止齿龈损伤出血。在注射针头拔出后，应局部压迫止血 5 分钟以上。下床活动时小心慢行，注意不要碰到尖锐的物品，如家具棱角、边沿等。

⑤注意患者有无发热、出血等症状，异常者通知医生检查处理，高热者应做血培养和可疑感染部位分泌物的培养，及时按医嘱使用抗生素。避免接触感染源，嘱咐患者不要到人多的公共场所，外出时戴口罩。

（6）脱发：

①做好解释工作，告诉患者脱发只是一种暂时现象，治疗结束后头发会重新长出。

②化疗前 10 分钟可给患者带上冰帽，使头皮冷却，局部血管收缩，减少药物到达毛囊，对减轻脱发有一定的预防作用。但头皮转移癌禁用冰帽。

③脱发后，每日晨、晚间护理应注意将床上脱发扫干净，减少对患者的心理刺激。可介绍患者使用假发套。

④脱发后，头皮很敏感，不应使用有刺激性的香皂或洗发水。头发可剪短，但不要染发和烫发，也不要用温度太高的吹风机吹头发。

（7）泌尿系统毒性：化疗后因肿瘤细胞及正常组织细胞大量破坏，少数患者可出现高尿酸血症，严重者可导致肾衰竭。应用环磷酰胺等药物时会引起出血性膀胱炎。

①每日饮水量在 2500mL 以上。

②记录患者的排尿情况，保持尿量在 2500mL 以上。

③在患者有尿频、尿急、尿痛、排尿困难及血尿时，及时给予采取措施，鼓励多饮水，给予利尿剂以促使排泄。

④甲氨蝶呤在碱性环境中代谢产物经尿液溶解、排出，酸性环境中沉淀产生尿酸结晶，患者每日测尿 pH 值，保证 $pH > 6.5 \sim 7$，如 pH 值低于 6.5 时，报告医生及时增加碱性药物用量。

（8）心脏毒性：化疗药物诱发的心脏毒性包括：心电图改变，心律失常，心肌缺血，心肌炎，心包炎，心力衰竭，心肌梗死。阿霉素是最常引起的心肌毒性的化疗药物之一。

①在用药期间要控制药物的累积剂量，严格控制滴速，药物输入过快药理作用减小，输入过慢副作用增加，阿霉素静脉注射时间 $5 \sim 10$ 分钟。

②用药前后检查脉搏变化，询问患者主观反应，观察有无心慌、胸闷等不适。

③化疗期间定期检查心电图。

④适度散步及床上肢体活动，不做剧烈运动，避免增加心脏负担。

（9）静脉炎：静脉给药可使药物直接进入血管，剂量准确，是临床应用很广泛的方法，但是由于化疗药物刺激性大，易导致静脉炎发生。

①由于肿瘤患者用药时间长，化疗药物对血管壁刺激性很大，在化疗时要注意保护血管，穿刺时应由远而近，由背侧到掌侧，可左右臂交替使用，尽量选择粗直血管，除上腔静脉综合征患者外，一般不要采用下肢静脉给药，以免引起下肢静脉血栓。

②避免在同一部位反复穿刺，注射前后用生理盐水冲入，推药时抽回血，确保针头在血管内，在推注过程中密切观察局部有无肿胀、疼痛等异常反应，早期发现及时处理。拔针时速度宜快，拔针后压迫 $3 \sim 5$ 分钟，并抬高肢体，有利于药物随静脉回流。

③如用药过程中穿刺部位胀痛、刺痛、烧灼感，则说明药物发生外漏，立即停止用药并更换输液部位。

④正确处理化疗药物外渗，外渗者立即停止输入，尽量回抽，以清除针头及皮管内的残留药液，吸取皮下水疱液，尽可能除去残留液体。选择 0.9% 生理盐水 10mL+

地塞米松 5mg+利多卡因 5mL 对渗漏皮肤周围进行封闭，可减轻疼痛、降低化疗药物刺激引起的静脉反应，病变范围在 2cm 内者只在一处注射，每日 1 次；病变范围＞2cm 者可根据具体情况采用"十"字交叉注射，或病变周围多点注射，每天 1 ～ 2 次。

⑤冰敷局部，时间为 24 小时左右。冷敷可使血管收缩，减少化疗药物的吸收，灭活渗漏药物的局部破坏作用，并可降低痛觉神经敏感性，缓解疼痛。硫酸镁湿敷可起到消除肿胀的作用。但植物碱类化疗药除外，例如长春新碱、长春碱等化疗药不宜冰敷。有局部皮肤破损的不要涂抹任何膏剂，应采用无菌换药的方法，清理创面，也可用高渗盐水纱布湿敷，上面覆盖透气的溃疡贴。药物渗出 24 小时内，切忌热敷。24 小时后给予湿热敷，以促进液体吸收。TDP 照射仪局部照射可达到止痛消炎，促进吸收等作用。要做好交接班，密切观察局部变化，根据具体情况进行治疗。

⑥发生静脉炎的患肢应抬高，患处勿受压，禁止患肢再次静脉穿刺。恢复期要鼓励患者多做肢体活动，以促进血液循环。

⑦化疗患者建议采用中心静脉。

2. 体位护理

按照疾病要求，患者采取适当卧位，患肢制动，防病理骨折。

3. 饮食护理

（1）多饮水，以利化疗药品的代谢。多食新鲜水果蔬菜。如苹果、香蕉、西红柿等，以补充维生素。

（2）化疗后胃肠道黏膜易受损，宜食易消化、富营养食品。忌食煎炸生冷硬食品，避免吃刺激性大、油腻等食物。

（3）止吐药物应用后导致胃肠蠕动缓慢，食谷类、蔬菜含纤维素食品，以利胃肠蠕动。

（4）化疗药品在酸性环境中易形成结晶体，宜多食碱性食品，忌食酸性食物如肉类。

（5）患者纳差，不思饮食，宜少食多餐，调节饮食之色香味。

（6）骨髓抑制患者宜给予高蛋白、高维生素食物。

4. 情志护理

（1）恐惧：患者的恐惧心理主要来自两个方面，一是受社会上"恶性骨肿瘤＝死亡"的错误认识的影响，二是对化疗不良反应的恐惧，化疗能引起呕吐、脱发、局部皮肤坏死等严重不良反应。根据患者的理解及承受能力适当解释病情，告诉患者不良情绪对疾病及愈后的影响，给患者讲述以前成功的病例，使患者消除恐惧心理，讲究谈话艺术性，多与患者交谈，耐心听取患者倾诉，对于患者提出的疑问，做耐心细致的解释。告诉患者应用化疗药前，会应用预防化疗后不良反应的药物，如果仍有不适，会给予及时处理，消除患者的思想顾虑，使其积极配合治疗。

（2）焦虑：患者的焦虑主要来源于知识缺乏。由于大多数患者错误地认为，手术是治疗疾病的唯一方法，手术越快越好，而术前化疗使等待手术的时间延长，患者焦虑的情绪会随之增加。消除患者的焦虑情绪，耐心细致地给患者讲解术前化疗的重要意义及其必要性，告诉患者化疗就是治疗方法，是手术前的一种辅助治疗，让患者明白医护人员的心情和患者的心情是一样的，医生会拿出最佳的治疗方案尽力将其治愈，使其愉快的接受治疗。

（3）忧虑：对家庭经济的担忧及强烈的责任感，会使患者产生忧虑。由于术前化疗使等待手术的时间延长，住院费用会增加，患者焦急忧虑情绪也会随之增加，而不良的情绪对愈后会产生不良的影响。做好家属的心理工作，让家属多陪伴患者，家庭的温暖能给患者提供治疗的信心。

5. 中心静脉置管的护理

长期静脉给药和化疗药物的刺激，使周围静脉管壁硬化、脆性增加、管腔狭窄、弹性丧失，反复静脉穿刺给患者带来更大痛苦。应用中心静脉导管输液能保证化疗药物的有效输入，不影响患者日常生活，减轻了药物副作用，避免外周静脉反复穿刺带来的痛苦，提高了化疗效果。因经外周中心静脉导管操作简单，保留时间长，并发症少，现多采用经外周中心静脉导管化疗。

（1）穿刺当天观察局部皮肤有无渗血、红肿，同时穿刺侧手臂在术后制动 24 小时，保持穿刺针眼清洁干燥。

（2）置管术后 24 小时更换贴膜 1 次，每班评估局部有无红肿、渗血、渗液。

（3）穿刺处每周用 2% 碘伏消毒，更换敷贴及接头 1 ～ 2 次。有穿刺针眼渗血、贴膜有卷曲松动、贴膜下有汗液时及时给予换药。

（4）每次更换敷贴时应记录导管刻度，判断导管有无滑脱。

（5）每次输液完毕用盐水或肝素液体，采用脉冲式冲管，正压封管，防止输液管路堵塞。

（6）化疗间隙期留置导管的护理，用 10mL 以上注射器抽吸 10 ～ 20mL 无菌生理盐水或肝素液体脉冲式方法冲管，让整个导管和肝素帽都充满肝素液，将导管末端用胶布固定。经外周中心静脉导管患者洗澡时用保鲜膜包裹穿刺侧肢体，不要将水直接冲到穿刺处，洗澡后给予穿刺部位换药。

（7）护士为经外周中心静脉导管患者进行操作时，应严格注意无菌操作，避免置管部位污染。尽量避免在置管侧肢体测量血压。

（8）拔管护理：用 2% 碘伏消毒穿刺点 3 遍，轻柔地拔出导管，局部按压 15 分钟，检查导管是否完整，以防导管断裂，拔管后 24 小时内要用无菌敷料覆盖伤口，防止感染。

6. 化疗防护

（1）保持洁净的配药环境，操作前对操作间进行空气消毒。

（2）配药前洗手，佩带一次性口罩、帽子、面罩、隔离衣。戴双层手套，即在聚氯乙烯手套外带一副乳胶手套。一旦手套破裂，立即更换。

（3）操作台面覆盖一次性渗透性防护垫，以防因操作不慎将药液溢洒台面时便于清洁，减少污染。一旦污染或备药完毕应立即更换。

（4）割锯安瓿前应轻弹其颈部，使附着的药粉降至瓶底。打开安瓿时应垫以纱布，以防划破手套。

（5）瓶装药液稀释及抽取药液时，应插入双针头，以排出瓶内压力防止针栓脱出针头。并且要求抽取药液后，在瓶内进行排气和排液后再拔针，不使药液排于空气中。使用"锁头"注射器、保护器等保护用品和针腔较大的针头，以防注射器内压力过大，使药液外溢。

（6）抽取药液可选用一次性注射器，并应注意抽出的药液以不超过注射器容量的3/4为宜。抽取药液后放于垫有聚氯乙烯薄膜的无菌盘内备用。

（7）在完成全部药物配备后，需用75%酒精擦拭操作柜内部和操作台面。

（8）备药后所有一切污染物应放于污物专用袋集中封闭处理。操作完毕脱去手套后用肥皂及流动水彻底洗手，有条件者可以淋浴，以减轻其毒性作用。

（9）如果药液溢到桌面或地面上，应用纱布吸附药液；若为药粉则利用湿纱布擦拭，以防药物粉尘飞扬，污染空气。并将污染纱布置于专用袋中封闭处理。

（10）操作规程中如不慎将药液溅到皮肤上或眼睛内，立即用大量清水或生理盐水反复冲洗。

7. 健康教育

（1）化疗间歇期：

①加强营养，增强体质。

②保持病房安静，多休息，利于精力恢复。

③适当户外活动，增强体质。

④多饮水，以利毒素排泄。

（2）化疗期间：

①多饮水，以利毒素排泄。

②穿棉质衣服，领口要大不能紧，减少咽喉部刺激。

③减少病房人员流动，降低感染风险。

④强调家属陪伴，给予患者心理支持。

⑤做好化疗不良反应知识宣教。

8. 出院指导

（1）出院带药时交代服用方法，用量及注意事项。

（2）增加营养，提高抵抗力。

（3）机体抵抗力弱，易引起细菌感染，预防感冒。

（4）保持心情舒畅，化疗后近期内不要去公共场所。

（5）告知患者和家属牢记下次复诊时间，病情有变化及时来院复诊。

二、肩部肿瘤患者的护理

肩部包括肱骨近端及肩胛骨部位，是肿瘤的好发部位。肩关节是人体最灵活的关节，肱骨头或肱骨近端的病变常影响肩关节的活动度。肱骨近端骨肿瘤，多因骨破坏而无法保留肱骨头。

（一）解剖生理

肩部包括肱骨近端及肩胛骨部位。运动肩关节的肌肉：屈：三角肌前部肌束、胸大肌、肱二头肌和喙肱肌。伸：三角肌后部肌束、背阔肌、和大圆肌。外展：三角肌和冈上肌。肩关节（肩肱关节）组成：由肩胛骨关节盂和肱骨头构成。特点：①肱骨头大，关节盂小而浅，周缘有纤维软骨构成盂唇加深，与 1/4～1/3 的肱骨头关节面相接触。因此肩关节可作较大幅度的运动。②肩关节囊薄而松弛，囊内有肱二头肌长头腱通过，可随肱骨内收、外展和旋转活动上下滑行，经结节间沟出现于关节囊外。③囊的上部、后部和前部都有肌和肌腱跨越，并且这些肌腱的腱纤维和关节囊的纤维层紧密交织，从而加强关节囊。因此临床见到肩关节脱位，以前下方脱位为多见，此时肱骨头移至喙突下方。④关节囊的上方有喙肩韧带架在肩峰与喙突之间，构成"喙肩弓"，有从上方保护肩关节和防止其向上脱位的作用。肱骨外科颈内侧有腋神经进入三角肌内，臂丛神经、腋动静脉经过腋窝。

（二）病因病机

肩胛部位肿瘤良性肿瘤较常见，如骨软骨瘤、骨囊肿、软骨母细胞瘤等。肱骨近端为骨原发性骨肉瘤的第二常见部位。骨肉瘤好发于青少年，而原发和继发的软骨肉瘤好发于成年人。转移肿瘤中易转移至脊柱、骨盆、股骨等，躯干及四肢的近心端为高发，四肢的远心端为低发，肢端者极少见。

（三）临床表现

患者有疼痛、关节活动受限，多数患者仅有轻度疼痛和活动受限，只有在肿瘤生长到较大时才被发现。有的患者由于发生病理骨折，就诊时发现骨肿瘤。恶性骨肿瘤发展迅速，疼痛加剧，夜间尤甚。

（四）辅助检查

1. 影像学检查

X 射线检查、CT 检查、MRI 检查、ECT 检查，良性肿瘤病变边缘清晰、硬化、皮质膨胀变薄，无骨膜反应及软组织肿块。恶性肿瘤呈侵袭样生长，有骨膜反应及软组织肿块。

2. 病理检查

穿刺进行活体组织检查，是确诊骨肿瘤性质的金标准。

3. 其他

心电图或心脏彩超检查了解患者心肺功能。

（五）治疗方法

1. 营养支持疗法

适用于体质较差，需要体质调养的患者。

2. 化学疗法

常用化疗药物有顺铂、甲氨蝶呤、长春新碱、阿霉素等。适用于对化疗药物敏感的肩部骨肉瘤、软骨肉瘤等，单纯化疗或手术前后的辅助化疗。

3. 手术治疗

良性骨肿瘤采取瘤体切除、囊内切除骨水泥填充等。恶性骨肿瘤采取肱骨近端切除术、关节外肱骨近端肿瘤切除术、全肱骨切除术、灭活再植术、异体骨半关节移植术、全肩胛骨切除术、肩胛骨部分切除术、关节外全肩胛骨及肱骨近端切除术等。

（六）护理风险点及观察要点

1. 护理风险点

（1）病理性骨折。

（2）伤口出血。

（3）神经损伤。

（4）术后伤口感染。

（5）关节置换术后脱位。

2. 观察要点

（1）观察患肢有无突然出现肿胀、畸形。

（2）术后严密观察生命体征变化，评估术中出血量，观察伤口渗血、引流管引流量。

（3）观察肢体感觉运动，观察有无腋神经、臂丛神经受损症状。

（4）观察体温变化，有无持续性低热、脉搏增快，伤口有无红肿、疼痛。

（5）观察肩部有无出现畸形、疼痛。

（七）常见护理问题及相关因素

1. 疼痛

与局部骨质破坏、手术刺激有关。

2. 病理性骨折

与肿瘤侵蚀骨质有关。

3. 关节脱位

与关节不稳定，体位不当有关。

4. 感染

与化疗后患者的抵抗力低下，肿瘤局部切除后大段骨缺损，植入物异物的反应，局部软组织包盖欠佳或出现血肿，以及操作过程的污染等有关。

5. 肌肉萎缩

与慢性疼痛，患肢长期相对制动，肌肉代谢活动减退有关。

（八）护理方法

1. 一般护理

（1）保持病房整洁、舒适、安静、空气流通和适宜的温 / 湿度。

（2）肿瘤细胞代谢活跃，血运丰富，假体置换或肩关节离断患者，术中出血量大，需备足血源。

（3）感染是保肢手术后最凶险的并发症，临床表现为切口红、肿、热、痛、渗液，积极预防伤口感染。

①术中组织切除广泛、创伤大，手术无菌条件要求高，需要备皮干净、无刮痕，局部无疖肿，无潜在感染病灶。

②手术切口暴露时间长，术前术中常规应用抗生素预防感染。为患者进行各项治疗和护理时严格无菌操作。

③保持切口敷料干燥、清洁，伤口周围出现肿胀加重并逐渐增大，应考虑血肿形成的可能，报告医生给予间断拆除缝线或切开引流，防止切口血肿及积液，预防发生伤口感染。

④保持负压引流管通畅，勿使引流管受压、扭曲、脱出，更换时要使引流瓶处于负压状态，以免液体逆流引起感染。

⑤定时测量体温，记录体温变化，体温高时，及时报告医生。

（4）肩部垫以软垫，注意患肢肿胀、疼痛、末梢血液循环、感觉、运动情况，如出现手指、手腕背伸无力和肢体麻木等神经损伤症状时，应及时报告医生。

（5）评估疼痛部位、性质、持续时间，及时给予止痛药物应用，注意用药后的反应。使用镇痛泵的患者，评估患者有无恶心、呕吐、嗜睡等不良反应，恶心、呕吐时可以暂时关闭镇痛泵，待症状缓解后再使用镇痛泵，或按压内关、合谷等穴位，以缓解症状。

（6）早期置换的肱骨头周围的软组织尚未修复，以致关节不稳定，易发生肩关节脱位。需保持半卧位、健侧卧位，禁止患侧卧位，患者体位不正确或翻身不当，均可造成术侧肩关节脱位。如肩部出现畸形、疼痛等肩关节脱位表现，应及时报告医生，X线摄片常能发现关节脱位。

（7）肿瘤具有广泛的侵蚀性，局部骨质严重破坏，易发生病理性骨折。给予患肢制动，翻身、起坐时均应小心谨慎，以防肌肉拉力作用致患者发生病理骨折。

（8）加强肌力训练，预防肌肉萎缩。

（9）患者行截肢术时遵从截肢患者护理规范。

（10）严格执行消毒隔离制度，预防院内交叉感染。

2. 体位护理

（1）术后患者取半卧位。腋下垫大棉垫，使肩关节位于外展45°、前屈45°、旋转中立位；或用肩外展支架保护手术肢体，上臂垫软枕，使患者感到舒适。

（2）禁止术侧卧位，避免肩关节局部受压，引发杠杆作用，导致肩关节前脱位。

3. 饮食护理

（1）根据患者体质和舌苔、舌质变化，判断寒热虚实，针对性指导患者饮食。

（2）肿瘤是消耗性疾病，宜食高蛋白、高营养食品。

（3）合并高血压、糖尿病、心脏病患者，做好针对性饮食护理。

（4）化疗时遵从化疗患者饮食原则。

4. 情志护理

（1）良性肿瘤患者不了解病情，谈瘤色变，应向其讲解疾病相关知识，解除其恐惧。

（2）获悉自己患了恶性肿瘤后，患者都存在不同程度的焦虑不安，主要是不了解疾病的可治性和如何进行有效的治疗。向患者提供全面的治疗信息，帮助患者了解病情及目前疾病的治愈率，讲明手术的目的、原理、效果、术后康复过程，使其积极配合治疗和护理。

（3）鼓励家属陪伴，给予患者情感支持。协助生活所需，指导协助患者提高生活自理能力。

5. 功能锻炼

（1）术前根据患者病情，指导和督促患者做患肢的握拳和伸指活动，每天2～3次，每次5～10分钟。

（2）禁忌拍打、按摩肿瘤部位，患肢肩关节活动不可过于剧烈，以免肿瘤扩散和发生病理性骨折。

（3）手术当日，患者麻醉清醒后即开始在胸前固定位置做指、腕、肘关节的主动练习。每个动作重复5～6次，以后每天增加次数，注意循序渐进。

（4）1周后，在胸前固定位置增加指、腕肘的抗阻练习，根据病情及医嘱做肩关节前屈、内收、内旋、前后摆动练习。

（5）第3周起，做肩关节内外的摆动练习及肩前屈内收、内旋的主动运动。并逐步增加肩外展，后伸和外旋的抗阻力运动练习，并注意加强肩带肌练习以恢复肩关节的稳定性。

（6）恢复期，去除上肢悬吊带，增加肩外展、后伸和外旋的主动运动。动作缓慢、柔和、幅度逐渐扩大，并进行肩前屈、内收旋的抗阻练习及肩前屈的主动和助力练习。

（7）对于腓骨上段移植、肩关节成形者，术后6周内在上肢吊带保护下进行指、腕、肘关节的主动活动和抗阻力训练，同时进行三角肌、冈上肌等肩周肌肉的等长舒缩锻炼，待6～8周后X射线复查示移植骨段有明显骨痂生长时才逐渐开始肩关节的主动锻炼。

（8）行肩关节融合的病例，在上肢可调式外展支架固定下行指、腕、肘关节的主动训练及肩周肌肉的等长舒缩，待8～12周后X射线检查显示关节已骨性融合，则去除外展支架，进行上肢的主动锻炼。

6. 用药护理

（1）术前30分钟内应用抗生素。

（2）应用止痛药物时，观察用药效果及不良反应。

（3）化疗时按照化疗患者护理。

（4）口服中药的患者，注意药物与饮食的相互关系，并观察用药后的反应。

7. 健康教育

（1）术前：①戒烟，进行深呼吸、有效咳嗽训练。②进行床上排便训练。③患肢制动宣教。④进行疼痛知识宣教。

（2）术后：①告知患者及家属保持正确体位的重要性。②禁忌肩关节的粗暴活动。③嘱患者术侧肩部禁止大范围活动，以免引起关节脱位、

8. 出院指导

（1）合理饮食，加强营养。

（2）保持积极心态，养成良好的生活习惯，戒烟戒酒。

（3）不到人群密集地，防感冒。注意饮食调护，增加营养，提高机体抵抗力。预防继发感染。

（4）增加关节活动度：使用吊带、滑车等器材。

①术后4～6周：主要包括肩关节早期的主动活动、肩带肌肉等张肌力及肩关节牵伸练习。指导并辅助患者在仰卧位、坐位及站立位时做肩关节主动和被动活动，开始时健肢协助做术肢外展、内收、前后摆动等被动练习，然后逐渐过渡到主动活动，并鼓励患者进行免负重的日常生活训练。开始时进行肌肉等长收缩练习，逐步使用重

物、哑铃等进行锻炼。

②术后 7 周以后：包括进一步的肌肉牵伸和抗阻性力量练习，如利用滑轮进行患肢与健肢的对抗运动，用弹力带做患肢抗阻力运动等。术后康复治疗一般持续 12 ～ 18 个月

（5）出院 1 个月、3 个月、6 个月复查，连续复查 1 年以上。如上肢突然出现酸困无力疑有疾病复发，注意来院复查。

三、髋部肿瘤患者的护理

髋部（股骨近端和髋臼、髋骨）是骨恶性肿瘤的好发部位，局部解剖结构较为复杂，加上恶性肿瘤细胞的侵蚀，骨质受到严重破坏，肿瘤细胞增殖的异常刺激，局部血运丰富，给手术带来一定难度。手术切除肿瘤风险大，手术后并发症多。

（一）解剖生理

髋部包括股骨近端和髋臼、髋骨，局部解剖结构较为复杂。股骨近端大粗隆和小粗隆是诸多肌肉的附着点，周围有丰富的肌肉包绕，可以保护坐骨神经、股动静脉等免受肿瘤细胞的直接侵犯。骨肿瘤患者骨破坏后容易发生病理骨折，大约 10% 的骨转移肿瘤患者发生病理骨折，主要在下肢，股骨占 61%，粗隆部占 80%。

（二）病因病机

髋部是肿瘤易侵犯部位，股骨近端是软骨肉瘤、骨肉瘤、尤文肉瘤等原发骨肿瘤的好发部位，也易受转移癌侵犯，该部位要承受垂直向下和剪切应力，受到肿瘤细胞侵犯时易发生病理骨折。股骨近端的良性肿瘤以骨囊肿、骨软骨瘤及纤维异常增殖症等为主，低度恶性的骨巨细胞瘤在此部位也好发。转移肿瘤中易转移至脊柱、骨盆、股骨等，躯干及四肢的近心端为高发，四肢的远心端为低发，肢端者极少见。

（三）临床表现

股骨上端的良性肿瘤若无病理骨折，多数患者仅有轻度疼痛和活动受限，只有在生长到较大时才被发现。恶性肿瘤患者髋部疼痛以夜间疼痛为甚，发热，消瘦，局部静脉怒张，全身检查应该注意肿瘤是否会发生转移，必要时行 ECT 检查。

（四）辅助检查

1. 影像学检查

X 射线检查、CT 检查、MRI 检查、ECT 检查，良性肿瘤病变边缘清晰、硬化、皮质膨胀变薄，无骨膜反应及软组织肿块。恶性肿瘤病变边缘模糊、呈溶骨性改变，有骨膜反应及软组织肿块。

2. 病理检查

穿刺取组织进行活检。

3. 其他

心电图或心脏彩超检查了解患者心肺功能。

（五）治疗方法

1. 非手术治疗

营养支持疗法适用于体质虚弱患者，化疗适用于恶性肿瘤的手术前后治疗。

2. 手术治疗

对于反复复发的良性肿瘤和恶性肿瘤选择股骨上端的广泛切除，并进行重建。对于体积较大、侵犯重要血管神经的高度恶性肿瘤，行髋关节离断或半骨盆置换。肿瘤切除内固定、肿瘤刮除术等适用于良性肿瘤的治疗。恶性髋部肿瘤采用非关节的骨干重建、股骨近端切除与关节重建、人工假体置换、关节切除重建等（图 11-1，图 11-2，图 11-3，图 11-4）。

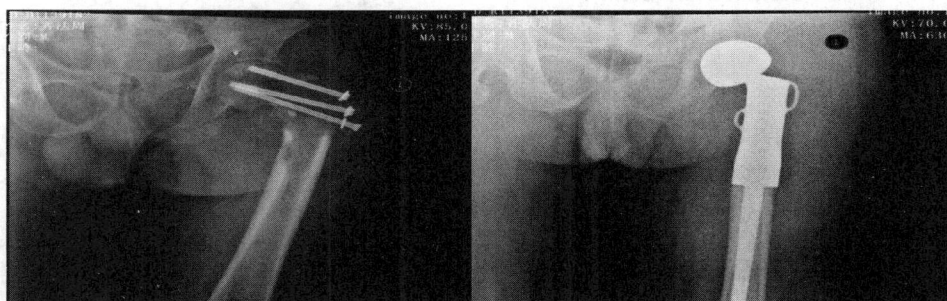

图 11-1　股骨上端骨转移瘤人工假体置换手术前后对照图

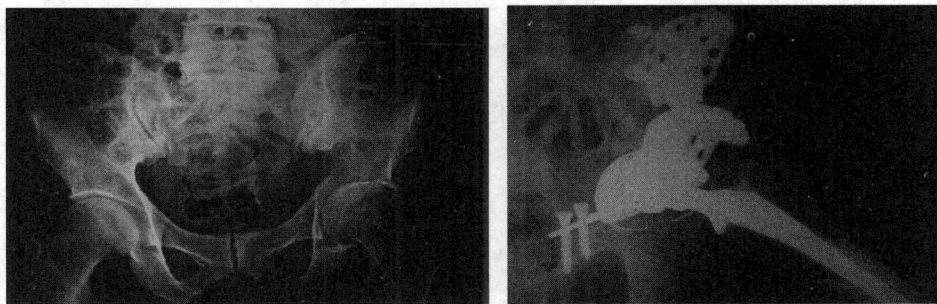

图 11-2　髂骨骨转移瘤肿瘤切除人工半骨盆置换术图例

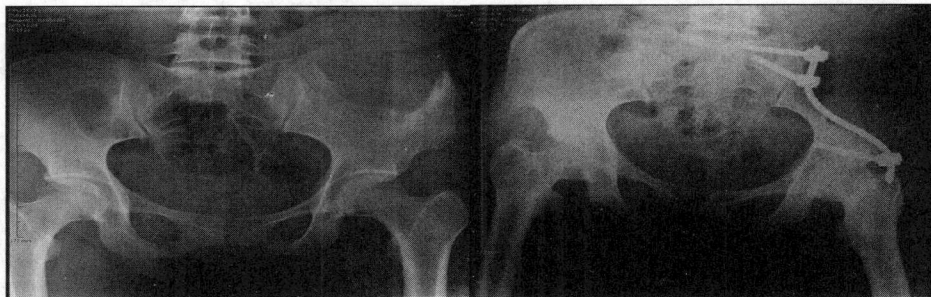

图 11-3　髂骨骨转移瘤肿瘤切除内固定图例

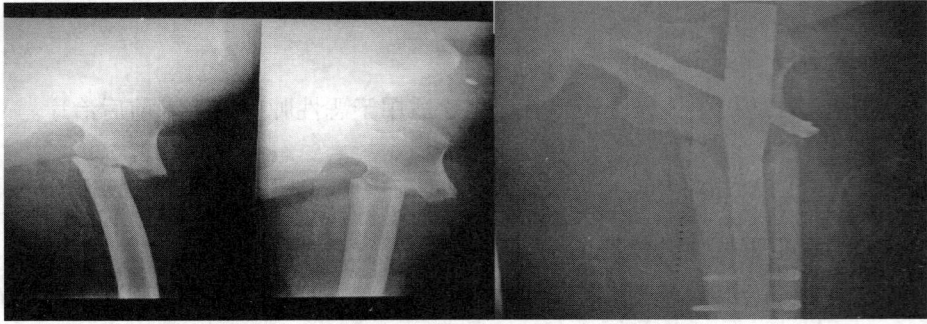

图 11-4　股骨上端骨转移瘤并骨折固定术图例

（六）护理风险点及观察要点

1. 护理风险点

（1）病理骨折。

（2）术后发生低血容量性休克。

（3）术后伤口感染。

（4）卧床或术后发生下肢深静脉血栓。

（5）关节置换术后假体脱出。

（6）压力性损伤。

2. 观察要点

（1）观察患肢肿胀、末梢血液循环、感觉、运动情况，观察有无突发的疼痛、患肢畸形。

（2）严密观察生命体征变化，评估术中出血量，观察术后伤口渗血、引流管、引流量及局部有无肿胀瘀血等情况。

（3）观察伤口愈合情况，有无瘀血、红肿等异常情况。观察患者体温有无升高，有无持续性低热、脉搏增快。

（4）观察患肢有无肿胀，如有肿胀，观察肿胀的部位、程度、周径等。

（5）观察术后髋部有无畸形，肢体是否处于中立位，双下肢是否等长。注意观察患肢体位是否符合治疗和康复需要。

（6）注意观察骶尾部皮肤是否持续受压，皮肤是否潮湿，观察局部皮肤的颜色、温度和肿胀情况。

（七）常见护理问题及相关因素

1. 恐惧

与病程长，肿瘤预后差有关。

2. 术后有发生低血容量性休克的可能

与肿瘤细胞活跃，术中、术后出血量多有关。

3. 有伤口感染的可能

与手术伤口暴露时间长，手术创面大，化疗药物抑制免疫力有关。

4. 疼痛

与局部肿瘤刺激和手术引起的损伤有关。

5. 病理骨折

与肿瘤侵蚀骨质有关。

6. 有假体脱出的可能

与术中破坏外旋肌、髂腰肌、臀中肌及体位不当有关。

7. 有下肢深静脉血栓形成的可能

与血流缓慢、血管壁损伤、血液黏稠高有关。

8. 有压力性损伤的可能

与患者活动能力受限、局部持续受压和皮肤营养差有关。

9. 有坠积性肺炎发生的可能

与卧床后肺的清肃功能下降有关。

10. 有肌肉萎缩、关节强直的可能

与局部病变，关节肌肉活动受限有关。

11. 有坠床 / 跌倒的可能

与活动能力受限、麻醉药物、镇痛药物应用有关。

（八）护理方法

1. 一般护理

（1）保持病房整洁、舒适、安静、空气流通和适宜的温 / 湿度。

（2）肿瘤细胞代谢活跃，局部血运丰富，组织切除广泛，渗血量较一般手术多，术前需备足血源。髋部肿瘤切除人工假体置换术，术中失血量 600 ～ 2000mL，平均失血量 1400mL，髋臼肿瘤手术出血量 5000 ～ 8000mL。患者发生失血性休克一般在术后 48 小时内，监测生命体征变化。注意监测脉搏、呼吸、血压、血氧饱和度及尿量情况，尤其是血压的变化。

（3）输血时初始速度在 15 滴 / 分，15 分钟后无不适，调节滴速 50 ～ 60 滴 / 分。多个血液输入时，输血前后用生理盐水冲洗，输血器每 4 小时更换。治疗用血尽量安排在白天输入，及时发现输血的不良反应。

（4）髋部恶性肿瘤人工假体置换术属于较大手术，术中出血量较多，手术暴露时间较长，容易发生感染。术后感染是假体置换需要特别关注的并发症，术前术中常规应用抗生素预防感染，手术无菌条件要求高，需要备皮干净、无刮痕，局部无疖肿，无潜在感染病灶。术后患者体质较差，容易并发呼吸道、泌尿系统、压力性损伤等感染，预防感染是护理的重要方面。指导家属注意患者的饮食营养及起居照顾，防感冒；定时抬臀，防压力性损伤；手术切口靠近会阴部，易被尿、粪污染，如有污染及时更换敷料，做好二便护理，保持切口干燥清洁。

（5）预防病理骨折，髋部是人体中轴线，股骨承载人体重量，这个部位的肿瘤，尤其恶性程度较高的肿瘤，具有广泛的侵蚀性，局部骨质严重破坏，非常容易发生病理性骨折，即使轻微外力也有可能产生新的并发症。术前预防病理性骨折，肿瘤包壳的完整性一旦遭到破坏，一方面给手术带来一定难度，另一方面增加了术后复发概率，所以术前是否骨折关系着手术的成功率和预后，因此强调术前患肢制动至关重要，每天监督患者术肢制动的实施情况。

（6）预防假体脱位，髋部恶性肿瘤切除后置入的假体均为非标准性的（依据患者个体定制），肌肉附着点少，稳定性差，术中破坏外旋肌、髂腰肌、臀中肌，易造成脱位，因此术后患肢保持外展中立位、穿防外旋鞋，以利术中损伤的肌肉修复。保持肢体生理功能位，早期进行功能锻炼，防止肌肉萎缩及关节强直。假体置换术后关节脱位的发生率为 5% ～ 21%，搬运时将髋部水平托起，不可牵拉。

（7）术后出血主要是微动脉、微静脉及毛细血管渗血。术后观察出血主要途径就是引流管情况。术后行负压引流，保持引流管通畅，引流管无扭曲、折叠、受压、脱落。手术回房时和手术人员交接出血量，并评估患者的预计引流管出血量，每 30 分钟或 1 小时评估记录引流量和伤口渗血渗液情况，引流液量每小时＞ 100mL，24 小时＞ 500mL 时，告知医生给予处理。引流管放置时间 2 ～ 6 天，较一般手术 2 ～ 3 天要长。

（8）患者行截肢术时遵照截肢患者护理规范实施。

（9）评估疼痛部位、性质、持续时间，及时给予止痛药物应用，并观察用药后的反应。使用镇痛泵的患者，观察患者有无恶心、呕吐、嗜睡等不良反应。

（10）注意患肢肿胀、疼痛、末梢血液循环、感觉、运动情况，预防深静脉血栓，术后 24 小时做主动肌肉收缩，以促进患肢血液循环，减轻肢体肿胀，预防血栓形成。

（11）预防压力性损伤、坠床 / 跌倒、坠积性肺炎、泌尿系统感染等并发症发生。

（12）严格执行消毒隔离制度，预防院内交叉感染。

2. 体位护理

（1）手术患者保持患肢外展中立位 15°～ 30°。

（2）制动 4 ～ 6 周。患肢穿"丁"字鞋，防止患肢外旋。

（3）搬运时将髋部水平托起，不可牵拉，动作轻、稳、准，防止假体脱出。

3. 饮食护理

（1）根据患者体质和舌苔、舌质变化，针对性指导患者饮食。

（2）肿瘤是消耗性疾病，宜食高蛋白、高营养食品。

（3）患者腹胀、便秘时，进食粗纤维类饮食，食芹菜、香蕉等以利胃肠蠕动。

（4）多饮水，以利毒素排泄。

（5）合并高血压、糖尿病、心脏病患者，做好针对性饮食护理。

（6）化疗时参照化疗饮食原则。

4. 情志护理

（1）评估患者心理状况，了解患者心理所需。骨肿瘤患者获悉自己患了恶性骨肿瘤后，都存在不同的焦虑心理，患者对化疗、手术既充满希望又存在恐惧。因此需要反复向患者解释，使患者增强信心，减轻顾虑。遇到患者不愿意交谈时不要勉强，密切关注患者情绪变化，适时予以情志疏导。

（2）根据病情，向患者讲解本病的治疗方案、疗程及注意事项，介绍成功病例，解除其思想顾虑，积极配合治疗和护理。

（3）鼓励家属陪伴，给予患者情感支持。

（4）协助生活所需，提高患者生活自理能力。

5. 功能锻炼

（1）术前锻炼：教会健肢做股四头肌、腓肠肌的肌力训练，患肢做踝关节、足趾的背伸、跖屈锻炼。

（2）术后卧位锻炼：

①麻醉作用消失后，进行股四头肌、腓肠肌的等长收缩及踝关节和趾　关节的背伸、跖屈锻炼，向心性、被动挤压按摩患肢肌肉。

②手术后 1～3 天指导患者做患肢股四头肌、腓肠肌等长收缩 100～200 次 / 日。踝关节跖屈、背伸，每日 2 次，每次 10 分钟。

③手术后 4～10 天患者做踝关节跖屈、背伸 50～100 次 / 日，并做膝关节伸屈 10～50 次 / 日。

④拆线后患者可取坐位。患肢保持外展中立位 4～6 周。

（3）站位锻炼法：术后 4～6 周练习站立，8 周内患肢不负重，用双拐辅助帮助活动。完全活动需有影像学证据证明异体骨与宿主骨已经愈合。

①下床时需有人在旁帮扶，先立于床沿 5 分钟左右，防摔倒。

②能够站立超过 10 分钟后，患者扶双拐，患肢不负重行走。

6. 用药护理

（1）合理应用抗生素，术前 30 分钟应用抗生素。

（2）应用抗凝药物时，注意观察患者有无出血倾向，如鼻腔、牙龈的异常出血，皮肤黏膜有无瘀点、瘀斑，有无血尿、黑便等，定期监测凝血功能。

（3）活血化瘀药物，滴速宜慢，观察用药后反应。

（4）化疗时按照化疗患者护理。

（5）口服中药的患者，注意药物与饮食的相互关系，并观察用药后的反应。

7. 健康教育

（1）术前：①戒烟，进行深呼吸、有效咳嗽训练。②进行床上排便训练。③患肢制动宣教。④进行疼痛知识宣教。

（2）术后：①告知患者及家属保持正确体位的重要性。②上楼时先上健肢，后上患肢；下楼时，先下患肢，后下健肢。

8. 出院指导

（1）合理饮食，加强营养，控制体重。

（2）保持积极心态，养成良好的生活习惯，戒烟戒酒。

（3）不到人群密集地，防感冒。注意饮食调护，增加营养，提高机体抵抗力。预防继发感染。

（4）如有下肢突然酸困无力疑有疾病复发，局部疼痛不适，发热等及时来诊。及时发现肿瘤有无复发。出院 1 个月、3 个月、6 个月复查，连续复查 1 年以上。

（5）术后 4～6 周后不负重行走。8 周后对于髋关节功能完好患者健侧拄一单手杖，拄拐时间要长，以保护髋关节。

四、膝部肿瘤患者的护理

膝部肿瘤是指发生于膝部周围的骨与软组织肿瘤。例如股骨下端和胫骨上端骨肿瘤，膝关节周围软组织肿瘤，半月板囊肿等。良性骨肿瘤比较常见，发病率是恶性骨肿瘤的两倍。膝关节周围也是恶性骨肿瘤的好发部位，如骨肉瘤 50%～60% 发生在膝关节周围，即股骨下端和胫骨上端。常见于 11～30 岁青年人。

20 世纪 70 年代以前膝关节恶性肿瘤的外科治疗以截肢为主，新辅助化疗的实施、影像学技术的进步以及人工假体材料和制作工艺的提高，为膝关节肿瘤的保肢治疗提供了必要条件。股骨下端肿瘤假体术后功能优于胫骨肿瘤假体，与胫骨上段肿瘤切除时破坏了伸膝装置、重建后伸膝强度下降、胫前伤口软组织覆盖较薄、术后锻炼时间延后等影响了胫骨上端肿瘤保肢术后功能的恢复。

假体周围感染是影响假体生存率的一个危险因素，大段异体骨重建也有其不可忽视的缺点：感染、骨折、骨吸收等并发症发生率相对较高，引起宿主排斥反应、传播疾病等。在自体骨重建方面，有采用游离带蒂腓骨瓣重建肿瘤切除后骨缺损，但其缺点是移植骨骨折频繁发生，取出腓骨的肢体常常会出现远期并发症，例如关节不稳、肌力减退及踝关节疼痛等。

（一）解剖生理

膝关节是人体内最大的屈曲关节，骨性结构由股骨下端、胫骨上端和髌骨构成，关节周围有肌肉、肌腱结构、关节囊，这些结构保持关节上下连接，维持关节的稳定。膝部有腘动脉、腘静脉、韧带、神经等，结构复杂，参与下肢活动的同时承受很大重量。股骨下端和胫骨上端血运丰富，是发生肿瘤的结构基础。

（二）病因病机

骨肿瘤的病因至今未明，以往认为损伤特别是慢性轻微损伤、慢性感染均可引起骨肿瘤。有学者曾用不同类型的同位素和病毒制成骨肉瘤动物模型，亦有人用放射性物质如镭、锶等制成骨肉瘤动物模型。这些致病因素已被许多学者确认。骨肿瘤发病年龄男性为 15 ～ 24 岁，女性为 5 ～ 14 岁，可能与不同性别骨的生长与内分泌发育的早晚和时间长短有关。股骨下端和胫骨上端血运丰富，松质骨结构不紧密，易发生肿瘤。

（三）临床表现

1. 疼痛是骨肿瘤的一个主要症状，休息后不能缓解，由于外界刺激减少而夜间疼痛加重，尤其是恶性骨肿瘤夜间痛，静止痛更明显，是与创伤及炎症疾病造成的疼痛的主要区别。

2. 膝关节异常隆起，肿胀。良性肿瘤肿块生长缓慢，恶性肿瘤浅表部位可触及骨膨胀变形及软组织肿块，静脉怒张，皮肤紧张发亮，短期内形成较大肿块，患部常呈梭形肿胀，肿块边界不清，质地较硬。

3. 良性骨肿瘤生长缓慢，疼痛轻微或不痛，除位置表浅者外，早期不易察觉，当肿瘤长大或压迫周围组织时，疼痛加重或发生病理性骨折时始被发现。

4. 恶性肿瘤呈浸润性生长，发展迅速，骨皮质破坏后，可蔓延至周围软组织。局部疼痛和压痛为最常见，可与肿块同时出现或先出现，开始疼痛轻微，呈间歇性钝痛，继而变为持续性剧痛。伴功能障碍，骨骼畸形及病理性骨折等。

5. 恶性肿瘤后期主要有贫血、乏力、营养不良和恶病质，并可发生多处转移病灶，其中以肺部转移最多见。

（四）辅助检查

1. 影像学检查

X 射线检查显示良性骨肿瘤形态规则，与周围正常骨组织界限清楚，骨皮质因膨胀而变薄，但仍保持完整，无骨膜反应，恶性肿瘤的影像不规则，边缘模糊不清，溶骨现象较明显，骨质破坏，变薄，断裂，缺失，原发性恶性肿瘤常出现骨膜反应，其形状可呈阳光放射状，葱皮样及 Codman 三角。

2. 病理学检查

骨肿瘤最终诊断的完成有赖于组织学检查，用活检针穿刺活检获取组织标本，确定肿瘤的性质。

3. 其他

心电图或心脏彩超检查了解患者心肺功能。

（五）治疗方法

1. 非手术治疗

（1）营养支持疗法：适于体质较差，需要体质调养，或需要安慰性治疗的患者。

（2）化疗：行单纯化疗或手术前后的辅助化疗。适用于对化疗药物敏感的膝部骨肉瘤、软骨肉瘤等。

2. 手术治疗

（1）良性骨肿瘤行单纯刮除术，肿瘤刮除植骨与骨水泥填充术，人工假体置换术。

（2）低毒恶性骨肿瘤骨巨细胞瘤采取刮除植骨或骨水泥填充术，刮除后植骨＋内固定术，瘤段切除、人工关节置换术。

（3）恶性骨肿瘤例如骨肉瘤、尤文肉瘤的治疗，化疗＋手术＋化疗是常见的治疗方式，保全生命是治疗恶性骨肿瘤的主要目的，保肢手术是在保全生命基础上的手术选择方式，一般采用异体骨移植术、自体骨移植、瘤段灭活再植人工关节置换术等。手术目的是避免局部复发，尽可能多的保留功能。对一些皮肤、血管广泛累及的患者，需要采用截肢术，比例是 10%～15%。

（六）护理风险点及观察要点

1. 护理风险点

（1）病理骨折。

（2）低血容量性休克。

（3）伤口感染。

（4）神经受损。

（5）下肢深静脉血栓。

（6）压力性损伤。

2. 观察要点

（1）观察患肢有无突然出现肿胀、疼痛、畸形。

（2）术后严密观察生命体征变化，评估术中出血量，观察伤口渗血、引流管引流量。截肢患者观察残端伤口渗血情况、肿胀度、引流管、引流量。

（3）观察伤口愈合情况，有无瘀血、红肿。观察体温变化，有无持续性低热、脉搏增快等。

（4）观察有无腓总神经受压症状。观察有无患足下垂内翻，小腿外侧和足背的感觉变化。

（5）观察双下肢的周径、有无肿胀。

（6）观察受压部位皮肤的完整性。观察骶尾部皮肤是否持续受压，皮肤是否潮湿，观察局部皮肤的颜色、温度和肿胀情况。

（七）常见护理问题及相关因素

1. 恐惧

与病程长，对肿瘤的预后有关。

2. 疼痛

与肿瘤侵犯局部组织和手术有关。

3. 病理骨折

与肿瘤侵蚀骨质有关。

4. 术后有发生低血容量性休克的可能

与肿瘤组织血供丰富、术中出血量大、术后引流量多有关。

5. 有伤口感染的可能

与手术伤口暴露时间长，手术创面大，化疗药物抑制免疫力有关。

6. 有下肢深静脉血栓形成的可能

与血流缓慢、血管壁损伤、血液黏稠高有关。

7. 有压力性损伤的可能

与患者活动能力、局部持续受压和营养差有关。

8. 神经受损的可能

与手术创伤、血肿压迫、弹力绷带压迫有关。

9. 有坠积性肺炎发生的可能

与卧床后肺的清肃功能下降有关。

10. 有关节强直的可能

与术后伸膝位固定时间长有关。

11. 术后有跌倒的可能

与术后关节不稳、肌力减退有关。

（八）护理方法

1. 一般护理

（1）保持病房整洁、舒适、安静、空气流通和适宜的温/湿度。

（2）注意肿块部位、大小、局部温度、质地、边界、有无压痛、表面性质、活动度及其生长速度，记录病情变化。

（3）膝部骨肿瘤手术需 3～6 小时，平均 5.5 小时。术中失血量 400～1000mL，平均失血量 550mL。及时发现有无大出血发生，和手术室护士详细交接患者术中出血情况，以及手术过程是否顺利。予心电监护 24 小时，记录血压、心率、脉搏、血氧饱和度、尿量、意识等。观察引流液性质、量。严密观察伤口渗血情况，按照 1 块纱布吸水量 30mL 估计渗血量，及时告知医生伤口渗血量。

（4）膝关节周围肌肉较少，位置表浅，如有感染将会造成灾难性的损害。肿瘤患者体质较差，容易并发呼吸道、泌尿系统、压力性损伤等感染，是诱发假体感染的一大诱因保持切口干燥清洁。注意观察伤口愈合情况，如有瘀血、红肿等异常及时处理，保持引流管引流通畅，渗出液湿透敷料时，及时无菌换药。注意观察患者体温变化，术后常规应用抗生素 7 天预防感染。指导患者家属做好二便护理。

（5）膝部参与下肢活动的同时承受重量，肿瘤具有广泛的侵蚀性，局部骨质严重破坏，易发生病理性骨折，手术前病理骨折增加患者痛苦，影响手术方案的选择，患者术前有无病理性骨折也是术后功能康复的影响因素。异体物移植术后，异体物移植为无活力组织，不能修复微小骨折，在反复外力作用下即导致骨折，病理骨折的发生率为 16% ～ 19%。预防病理骨折贯穿疾病始终。

①患者入院后即给予卧床制动，禁止行走。在翻身、起坐时均应小心谨慎，物品放在患者伸手可取的位置，家属陪伴，协助做好日常生活护理，避免做膝部扭曲、患肢用力的动作，以防肌肉拉力作用致患者病理骨折。

②术后经 X 射线检查，手术部位骨质愈合，能下地扶拐行走时，禁止穿拖鞋，穿大小适合的平跟鞋，家属陪伴，防止膝部扭曲、跌倒，预防出现胫骨、股骨假体连接部件的脱位。

③在康复治疗中应注意适当减少运动强度，寻求适宜的方法，避免外力。尤其是突发性外力对膝关节的冲击。在护理过程中，运用科学的方法，有计划地、系统地、针对性地进行康复护理，能促进患肢的功能恢复，提高手术效果及质量，有利于患者早日回归家庭和社会。

（6）预防深静脉血栓的形成：术中应用止血带、手术时间长、术后局部肿胀、疼痛及肢体活动减少，使血流缓慢、血液瘀滞；骨水泥热源反应、手术操作损伤局部血管内皮细胞等，易发生深静脉血栓。静脉内的栓子脱落可引起肺栓塞而危及生命。膝关节置换术后深静脉血栓的发生率高，发生的高峰在术后 24 小时。预防深静脉血栓非常重要，弹力绷带从足尖固定至大腿根部，术后 24 小时做主动肌肉收缩，以促进患肢血液循环，减轻肢体肿胀，预防血栓形成。鼓励患者多饮水，保证有足够的液体入量，减少血液黏稠度，降低深静脉血栓发生率。

（7）患肢抬高，以利静脉回流，减轻肿胀。抬高期间每天移开垫枕 2 ～ 4 次，以减轻患肢疲劳。观察末梢血液循环，如趾端颜色、温度、肿胀、感觉情况。

（8）预防腓总神经受压，保持弹力绷带的适宜松紧度。腓总神经支配小腿伸肌群的胫前肌、拇长短伸肌、趾长短伸肌和腓骨长短肌，神经受损肌群瘫痪出现患足下垂内翻。腓总神经感觉支分布于小腿外侧和足背，腓总神经受伤时该区感觉消失。

（9）评估疼痛部位、性质、持续时间，及时给予止痛药物应用，并观察用药后的反应。使用镇痛泵的患者，观察患者有无恶心、呕吐、嗜睡等不良反应。

（10）患者行截肢术时遵从截肢患者护理规范。

（11）预防压力性损伤、坠床／跌倒、坠积性肺炎等并发症发生。

（12）严格执行消毒隔离制度，预防院内交叉感染。

2. 体位护理

（1）膝关节置换术后，抬高患肢，保持膝关节伸直位，同时防止患肢外旋和足跟受压。

（2）自体骨移植术后，长腿石膏伸直位固定 8 ～ 12 周。腓骨瓣与胫骨愈合后，逐渐负重进行膝关节功能锻炼。

（3）截肢肢体抬高不能超过 3 天，预防因抬高而引起肌肉挛缩发生，为下一步装假肢做准备。

3. 饮食护理

（1）肿瘤是消耗性疾病，宜食高蛋白、高营养食品。

（2）增加维生素，如西红柿、蔬菜等，以利伤口愈合。

（3）化疗时遵从化疗护理常规，进食碱性食品，忌食酸性食品。

（4）合并高血压、糖尿病、心脏病患者，做好针对性饮食护理。

4. 情志护理

（1）骨肿瘤患者的心理健康水平较正常人群明显降低，负性心理反应严重，抑郁和焦虑情感相当普遍。

（2）临床医护人员应对骨肿瘤患者的心理护理问题予以重视，要早期施行有效的心理干预，通过亲切和蔼的语言和美好的行为与患者交流，倾听患者的需求，取得患者的信任，建立良好的护患关系，以提高治疗效果及生存质量。

（3）鼓励家属陪伴，给予患者情感支持。协助生活所需，指导协助患者提高生活自理能力。

5. 功能锻炼

膝部肿瘤治疗的最终目的是使患者尽早地最大限度地恢复功能，康复锻炼是骨科护理的重要组成部分。术后早期康复锻炼掌握的原则应循序渐进，强度由弱到强，时间由短到长。

（1）术后 1 ～ 3 天，加强活动度及肌力练习，提高关节控制能力及稳定性，指导患者进行股四头肌等长收缩动作及踝关节的背伸、跖屈活动。同时可以做腘绳肌等长练习，即患腿用力下压所垫枕头，使大腿后侧肌肉绷紧及放松，每个动作保持 5 秒，然后放松，10 ～ 20 次 / 组。

（2）术后第 4 ～ 10 天，强化关节活动度与健侧相同，强化肌力，改善关节稳定性，恢复日常生活活动能力及轻微运动。拔除引流管后行直腿抬高训练，患者仰卧位，将膝部用力往下压，同时绷紧大腿肌肉，缓缓将患肢抬起然后轻轻放下。

（3）下地行走锻炼：在护士和家属的帮助下，可练习下地行走，初次下床时应双腋挂拐，用双手撑住拐杖，先迈健侧下肢，用健侧下肢负重，然后利用拐杖移动向前行走。在练习上下楼梯时，应上楼先上健侧，下楼时先下患侧。在锻炼过程中要注意患者的安全，勿摔倒。适应数天后，患者即可去拐负重行走。

6. 用药护理

（1）合理应用抗生素，术前 30 分钟内应用抗生素。

（2）应用抗凝药物时，注意观察患者有无出血倾向，如鼻腔、牙龈的异常出血，皮肤黏膜有无瘀点、瘀斑，有无血尿、黑便等，定期监测凝血功能。

（3）化疗时按照化疗患者护理，升白细胞药物应用时，观察用药后的反应。

（4）口服中药的患者，注意药物与饮食的相互关系。

7. 健康教育

（1）术前：①戒烟，进行深呼吸、有效咳嗽训练。②进行床上排便训练。③患肢制动宣教。④进行疼痛知识宣教。

（2）术后：①告知患者及家属保持正确体位的重要性。②上楼时健肢先上，患肢后上；下楼时，患肢先下，健肢后下。

8. 出院指导

（1）出院 1 个月、3 个月、6 个月、1 年复查。有局部疼痛不适、发热、突然行走无力等及时就诊，及时发现肿瘤有无复发。

（2）下床活动时专人帮扶防止摔倒，腋下扶双拐。每日下蹲练习 1 小时左右，宜在床旁进行，以利患者抓扶，用力均匀，防止骨折发生。

（3）锻炼后患肢有不同程度肿胀，休息时，给予抬高，以利血液循环。注意锻炼进度因人而异循序渐进，一般需扶拐行走 1～2 个月。

（4）注意饮食调护，增加营养，提高机体抵抗力。

第十二章　软组织损伤患者的护理

第一节　颈椎病患者的护理

颈椎病是由于颈椎间盘退变及其继发性改变，刺激或压迫相邻神经、血管、脊髓和食管等组织，引起的症状或体征。

一、解剖生理

颈椎共有 7 节椎体组成，外有肌肉、血管、神经和皮肤等包绕。除了颈 1、2 椎体外其他颈椎之间都夹有一个弹性垫——椎间盘，每个颈椎都由椎体和椎弓两部分组成。椎体呈椭圆形的柱状体，与椎体相连的是椎弓，两者共同形成椎孔，所有的椎孔相连就构成了椎管，脊髓容纳于其中。椎弓根的上下缘各有一个凹陷，形成了椎间孔，颈神经根从此发出。

每个颈椎上有 7 个突起，伸向后下方的是棘突，多有分叉，且多不对称。伸向两侧的为横突，横突上有一横突孔，上下横突孔连成一个管道，内有椎动脉通过。人体端坐或站立时，颈椎中段有一向前凸出的弧度，称颈椎的生理曲度。X 射线检查显示沿此曲度的走行，在各个颈椎的生理后缘连续的一条光滑的弧形曲线，称之为颈椎的生理曲线。

颈椎上接颅骨，下连胸椎，可以起到承上启下的作用。简单地说可以归纳为三项作用：①传递颈部及头部的载荷；②维持颈部的多方位活动；③保护脊髓及椎动脉。颈椎稳定是其良好功能的保证，椎体、关节突关节、椎间盘及其韧带是其内在稳定因素，椎体周缘的肌肉、筋膜是其外在的稳定因素。

二、病因病机

（一）病因

颈椎病是由于颈部劳损、外伤、退变、风寒侵袭、睡眠姿势不当、颈椎发育不良或缺陷等因素引起，刺激或压迫了颈神经根、脊髓、椎动脉和颈部的交感神经等组织而出现的一种症状繁杂、影响广泛的症候群。

（二）病机

颈部长时间不正当活动可以造成颈部椎间盘的不断超负荷刺激，促使其逐渐退变，髓核脱水、弹性降低，随着软骨板向后方突出，可压迫硬膜囊和脊髓，也可压迫或刺激神经根。长期劳损的韧带及关节囊的水肿、机化、钙化，并最终在附着点形成骨刺。后期可发生广泛的骨质增生，黄韧带、后纵韧带亦可同时增生钙化。位于椎体后缘的骨赘主要刺激脊髓和硬膜。钩突、小关节突等增生主要刺激神经根而出现根性症状。

三、临床表现

颈椎病的表现多种多样，归纳起来可以有以下几个类型。

1. 颈型颈椎病

该型以青壮年居多。常见的症状有：颈部、肩部及枕部疼痛，头颈部活动因疼痛而受限制。因此常在早晨起床时发病。颈部肌肉紧张，有压痛点，头颅活动受限，后期可以出现颈部肌肉僵硬，弹性变差。

2. 神经根型颈椎病

神经根型颈椎病是神经根受到刺激或者压迫出现一系列相应症状的疾病。以颈部疼痛、双侧或单侧上肢疼痛、放射痛、麻木为主要特征，颈部侧偏出现加重，其范围与受累椎节相一致。

3. 椎动脉型颈椎病

眩晕是本病的一个重要特点。时常伴有头重脚轻、下肢发软、站立不稳，恶心呕吐、甚至猝倒。感觉障碍可有面部、口周、舌体、四肢或半身麻木，有的伴有针刺感、蚁行感，有的可有深感觉障碍。

4. 脊髓型颈椎病

有踩棉花感、走路不稳，手动作笨拙，细小动作失灵，协调性差。双侧上肢出现麻木发胀、疼痛等异常感觉，胸部可有束带感。下肢肌力下降，步态不稳，易跌倒。早期感觉障碍较轻，重症时可出现不规则痛觉减退、麻木。感觉丧失或减退区呈片状或条状，严重时出现大小便异常，如大便秘结、小便频数。

5. 交感型颈椎病

该型颈椎病发病率较低，但是症状繁杂多样，涉及广泛，包括头部、颈部、躯干、上肢、五官、内脏等，即所有交感神经分布区域均可以发病，出现头痛、眼睛干涩流泪、耳鸣、心律不齐、胃胀不适等症状。

6. 混合型颈椎病

所谓混合型颈椎病是指以上两种或两种以上症状类型与体征均出现，且表现明显。临床上最为常见的。

四、辅助检查

正、侧、斜位 X 射线检查可以了解病理变化情况，CT、MRI 检查可定性诊断。

五、治疗方法

1. 非手术治疗

牵引、中药熏蒸、中药塌渍、平乐展筋丹揉药、针灸、穴位注射及封闭、药物治疗、手法整脊疗法。

2. 手术治疗

多用于脊髓型颈椎病。适用于严格保守治疗 3 个月无效，椎管明显狭窄，压迫脊髓及血管临床症状严重者。手术多采用颈椎前路减压植骨融合术、后路单开门减压术、后路双开门减压术。

六、护理风险点及观察要点

（一）护理风险点

1. 术后血肿压迫引起窒息。

2. 术后痰液堵塞呼吸道。

3. 术后肢体感觉运动异常。

4. 术后伤口感染。

5. 术后脑脊液漏。

6. 熏蒸治疗时皮肤烫伤。

7. 跌倒。

（二）观察要点

1. 术后严密观察呼吸及伤口渗血情况，观察伤口引流管是否通畅、引流液的量和颜色，一旦出现呼吸困难、切口渗血较多，应立即通知医生尽快处理。

2. 观察患者呼吸道是否通畅，是否有痰液黏稠不易咳出，是否有呼吸抑制和呼吸睡眠暂停综合征。

3. 术后严密观察患者的肢体感觉运动情况，并与术前相对照。

4. 观察体温有无持续升高，伤口有无红肿以及炎性渗出等情况。

5. 观察伤口引流液是否增多，色淡呈血清样，并伴有恶心、呕吐等脑脊液漏征象。

6. 中药熏蒸患者，熏蒸前观察评估身体耐受和局部皮肤情况，熏蒸过程中观察患者的反应，观察局部皮肤有无发红、水泡等情况。

7. 佩戴颈围、术后初次下床、眩晕以及其他跌倒评分达 25 分以上的患者，关注防跌倒措施落实情况。

七、常见护理问题及相关因素

1. 焦虑／抑郁

与病程长、生活自理能力下降、担心疾病预后有关。

2. 疼痛

与手术治疗和神经根受压等因素有关。

3. 眩晕

与椎动脉供血不足等因素有关。

4. 肢体麻木

与脊髓受压等因素有关。

5. 颈肩及上肢活动受限

与疼痛、麻木等因素有关。

6. 不寐

与疼痛、身体舒适度下降有关。

7. 中药熏蒸有烫伤的可能

与中药熏蒸温度、熏蒸的时间和皮肤的耐受有关。

8. 有坠床／跌倒的可能

与眩晕、肢体感觉异常、步态不稳、佩戴颈围影响视线、镇痛镇静等药物应用有关。

9. 有手术切口感染的可能

与患者体质、围手术期预防感染措施正确实施与否有关。

八、护理方法

（一）一般护理

1. 保持病房安静、整洁、温／湿度适宜，慎起居、避风寒，颈部注意保暖。

2. 评估疼痛诱因、性质、部位、持续时间，与体位的关系，做好疼痛评分；行颈椎牵引时及时评估牵引效果及颈肩部疼痛情况。

3. 评估眩晕的性质、发作或持续时间，与体位改变的关系。避免诱发眩晕加重的姿势或体位。认真落实防跌倒措施，外出有人陪同，动作应缓慢，避免快速转头、低头。

4. 评估肢体麻木范围、性质、程度及与体位的关系。指导患者主动活动麻木肢体，注意肢体保暖。进行中药熏蒸、理疗、电针、刮痧等治疗时，避免烫伤或意外损伤。

5. 评估肢体活动受限的范围和患者生活自理能力。生活用品放置应便于取用，指导协助患者正确的体位移动，按摩活动受限肢体，提高患者舒适度，指导并协助四肢关节功能锻炼，防止肌肉萎缩。

6. 不寐患者枕头高度适宜，避免颈部悬空。睡前服热牛奶、温水泡脚，按摩双侧太阳穴，印堂穴，听舒缓轻音乐，不宜饮浓茶或咖啡。遵医嘱行开天门、耳穴贴压（耳穴埋豆）等治疗。遵医嘱应用镇静安神药物，并观察用药后反应及效果。因夜间疼痛影响睡眠时可给予颈椎小重量持续牵引。

7. 做松解类手法前向患者讲解松解手法治疗的目的及注意事项，嘱患者放松，协助患者摆放体位，治疗过程中，注意观察患者的面色和反应，询问有无眩晕、恶心等不适，治疗结束后协助患者卧床休息半小时。

8. 行整复类手法前告知患者和家属相关注意事项，取得配合，治疗过程中，嘱患者颈部自然放松，配合固定体位，观察患者面色和反应，询问有无胸闷、眩晕、恶心等不适，必要时停止治疗，并给予吸氧或药物治疗。

9. 手法整复后颈部制动，平卧位小重量持续牵引 6～24 小时，牵引过程中注意观察患者反应，如有不适及时停止牵引或调整牵引的重量或角度。整复后下床时要佩戴颈托，教会患者正确使用颈托，患者体位改变时动作要缓慢，给予协助和保护，防跌倒。

10. 手术患者的护理

（1）术前做好健康宣教，告知手术注意事项及相关准备，术前戒烟，练习床上排大小便。

（2）颈椎前路手术前 3～5 天开始进行气管推移训练，用食指、中指及环指将气管自右向左推或拉，使气管超过正中线，牵拉的时间 5～10 分 / 次，逐渐增加至每次 30～40 分钟，每日 3～4 次，而且不发生呛咳。

（3）指导患者进行深呼吸及有效咳嗽练习。方法：先进行数次深而缓慢的腹式呼吸，于深吸气末屏气，然后缩唇，缓慢的通过口腔尽可能地呼气，再深吸气后屏气 3～5 秒，从胸腔进行 2～3 次短促有力地咳嗽，张口咳出痰液，咳嗽时收缩腹肌，或用自己的手按压上腹部，增加负压帮助咳嗽。对无力咳嗽者，先用食指、中指按压总气管，引起咳嗽，同时嘱患者用力咳嗽，排出痰液。

（4）术后 24 小时严密观察病情变化，观察有无并发症的发生，特别是各种原因引起的呼吸道阻塞。床边常规备气管切开包、静脉切开包、氧气和电动吸引器。

（5）保持呼吸道通畅。术后常规给予雾化吸入，使痰液稀释便于排出，咳痰无力者，采用胸部叩击与胸部震荡法，鼓励患者有效咳嗽，及时排痰，必要时机械吸痰。

（6）定时测量生命体征，严密观察四肢感觉运动情况，观察切口有无渗血，观察引流管是否通畅。切口渗血较多，引流管 24 小时引流量超过 300mL，色淡呈血清样，应尽快通知医生，进行处理。出现脑脊液漏时，配合医生，关闭或拔除引流管，抬高床尾，俯卧与侧卧位交替，局部加压，并注意观察神志、瞳孔、生命体征及颈项强直等症状发生。

（7）卧床期间，预防各种并发症，如压力性损伤、坠积性肺炎、泌尿系统感染、下肢深静脉血栓。

（8）正确使用抗生素，认真落实手卫生制度和消毒隔离制度，保持切口敷料清洁、干燥，避免切口感染。

（二）体位护理

1. 急性期卧床制动，减少体位变换次数，进行各种治疗或移动体位时动作要轻柔。

2. 缓解期可适当下床活动，避免快速转头、摇头等动作；卧位时保持头部中立位。

3. 手术后颈部制动，忌扭转，前路手术取仰卧位，两肩胛骨处垫软枕，使颈椎略呈后伸位；后路手术采用侧卧位，患侧在上，也可取俯卧位，但应注意头部与躯干始终保持一致，搬动时平抬平放，保持脊柱平直。尽量减少头颈部活动次数及幅度，避免和减少伤口出血。

（三）饮食护理

1. 根据中医辨证进行饮食调护。

（1）风寒痹阻：宜进祛风散寒温性食物，如大豆、羊肉、狗肉、胡椒、花椒等。食疗方：鳝鱼汤、当归红枣煲羊肉等。忌食凉性食物及生冷瓜果、冷饮，多温热茶饮。

（2）血瘀气滞：宜进食行气活血，化瘀解毒的食品，如山楂、白萝卜、木耳等。食疗方：醋泡花生等。避免煎炸、肥腻、厚味。

（3）痰湿阻络：宜进健脾除湿之品，如山药、薏苡仁、赤小豆等。食疗方：冬瓜排骨汤等。忌食辛辣、燥热、肥腻等生痰助湿之品。

（4）肝肾不足：①肝肾阴虚者宜进食滋阴填精、滋养肝肾之品：如枸杞子等。药膳方：虫草全鸭汤，忌辛辣香燥之品。②肝肾阳虚者宜进食温壮肾阳，补精髓之品：黑豆、核桃、杏仁、腰果等。食疗方：干姜煲羊肉。忌生冷瓜果及寒凉食物。

（5）气血亏虚：宜进食益气养阴的食品，如莲子、红枣、龙眼等。食疗方：龙眼莲子汤，大枣圆肉煲鸡汤等。

2. 手术患者术前尊重其饮食习惯，进食高蛋白、高维生素、高纤维素、易消化饮食，忌辛辣、油腻、生冷、煎炸之食物，手术全麻清醒、肠蠕动恢复无胃肠道反应者进流食。术后第 2 日以通络理气，清淡、通便为主，如新鲜蔬菜水果、萝卜、蜂蜜等，大便通畅后，进食以调和营血，和胃健脾为主，逐渐增加饮食量，如：牛奶、瘦肉、海产品等。后期以补气养血，调养肝肾为主。

（四）情志护理

1. 本病病程长，易反复，多向患者介绍本疾病的发生、发展及转归，取得患者理解和配合，多与患者沟通，了解其心理社会状况，及时消除不良情绪。

2. 介绍成功病例，帮助患者树立战胜疾病的信心。

3.有情绪障碍者，必要时请心理咨询医生治疗。

（五）功能锻炼

1.急性期颈部制动，避免进行功能锻炼，防止症状加重。

2.缓解期或手法整复2～3天后指导患者在颈托保护下行颈部拔伸、项臂争力、耸肩、扩胸等锻炼。

3.康复期及手法整复1周后可间断佩戴颈围，开始进行仰首观天、翘首望月、项臂争力等锻炼，每天2～3次，每次2～3组动作，每个动作10～15次。

4.术后功能锻炼：肢体感觉恢复后指导患者做握拳、足趾屈伸等小关节活动，48小时做被动的直腿抬高活动，72小时指导患者主动锻炼，以肌力训练为主，如上肢手抓拿、下肢的抬高、屈伸活动等。1周后，在颈部固定良好的前提下，协助患者下床活动。下床顺序：平卧（带好颈围）→床上坐起→床边立→有人协助离床→自己行走。保持头部中立位，防止突然转动头部发生意外。

5.康复后长期坚持做耸肩、扩胸、项臂争力、颈部的保健"米字操"等锻炼，保持颈部肌肉的强度及稳定性，预防复发。

6.眩晕的患者慎做回头望月、保健"米字操"等转头动作，或遵医嘱进行。

7.各种锻炼动作要缓慢，以不疲劳为度，要循序渐进。

（六）用药护理

1.中药汤剂宜温服，注意观察用药效果和反应；中西药应用间隔半小时以上。

2.使用镇静镇痛药、降糖药、降血压药期间，认真落实防跌倒措施，观察用药后反应及血糖血压变化，高危药品按相关制度执行。

3.按药物使用规范，合理正确使用抗生素，静脉用药现用现配，严格按医嘱调节滴速。

（七）健康教育

1.颈椎牵引过程中保持两侧牵引力平衡，勿随意改变牵引角度和重量，出现头晕、恶心、心慌、原有症状加重，及时告知医护人员进行调整，牵引结束卧床休息10～20分钟。

2.中药熏蒸、中药塌渍患者治疗后注意保暖，保持熏洗药液温度适宜，注意观察患者局部皮肤情况，防止烫伤。

3.手法整复后保持颈部制动，平卧位小重量持续牵引6～24小时，如有不适，及时告知医护人员。复位后下床时要佩戴颈托，体位改变时动作要缓慢，防止跌倒。

4.佩戴颈托的方法及注意事项。

（1）选择合适型号和材质的颈托。颈托的大小、高低适宜。佩戴时高度为限制颈部活动，保持平视为宜；松紧度为佩戴颈托后颈部的旋转与肩部同步转动为宜。

（2）佩戴颈托时应注意观察患者的颈部皮肤状况，防止颈部及耳郭、下颌部皮肤受压，必要时可在颈托内衬垫小毛巾、软布等，定时清洁颈托和局部皮肤。

（3）起床时，先将前托放置好位置（将下颌放在前托的下颌窝内），一手固定前托，一手放置患者颈枕部，扶患者坐起，将后托放置好（一般长托在下），调节松紧度，固定粘扣。

（4）患者由坐位到平卧位时，先松开粘扣，去掉后托，一手扶持前托，一手放置患者颈枕部，协助患者躺下，去掉前托，调节好枕头位置及高度。

（5）颈托佩戴时间，一般以 2～4 周为宜，一般整复后第 1 周内全天佩戴（睡觉时去除），第 2 周间断佩戴，不活动时可去除颈托，活动时佩戴，第 3、4 周坐车及颈部剧烈活动时佩戴。

（6）佩戴颈托时须配合颈部肌肉锻炼，以保持颈部的稳定性。

5. 手术患者术前后教育：

（1）术前：①教会患者深呼吸及有效咳嗽，术前戒烟。②教会患者疼痛评估方法，宣教疼痛相关知识。③进行防跌倒知识宣教，并督促执行。④便秘者养成定时排便习惯，训练床上排便，顺时针按摩腹部，多吃蔬菜、水果等。

（2）术后：①保持会阴部清洁，鼓励多饮水，每日 2500mL 左右，预防尿路感染。②指导患者行有效咳嗽，深吸气，并收腹后重咳，将气管深部的痰液排出；翻身后给予拍背，用空心拳由下而上、由外向内叩拍；痰多难咳时，配合雾化吸入，预防坠积性肺炎。③预防下肢深静脉血栓：术后鼓励患者做下肢伸屈运动，改善下肢的血液循环；活动不便者，应做肢体的被动活动或按摩；如发生下肢深静脉血栓时，卧床休息，患肢制动，忌按摩、忌热敷。

（八）出院指导

1. 避免长时间低头劳作，伏案工作时，每隔 1～2 小时，活动颈部，如仰头或将头枕靠在椅背上或转动头部。

2. 座椅高度要适中，以端坐时双脚刚能触及地面为宜。

3. 避免颈部长时间半靠在床头，曲颈斜枕看电视、看书。

4. 睡眠时应保持头颈部在一条直线上，避免扭曲，枕头长要超过肩，不宜过高，平卧时为握拳高度，避免颈部悬空。

5. 注意颈部保暖，防风寒湿邪侵袭。

6. 及时防治如咽炎、扁桃体炎、淋巴结炎等咽喉部疾病。

7. 乘车、体育锻炼时做好自我保护，避免头颈部受伤。开车、乘车注意系好安全带或扶好扶手，防止急刹车颈部受伤等，避免头部猛烈扭转。

8. 按时服药，一月后复查，症状加重随时到医院来诊。

第二节　急性腰扭伤患者的护理

急性腰扭伤是腰部猝然遭受扭闪、牵拉，致使筋膜、肌肉、关节韧带、椎间盘等组织损伤，引起腰痛、活动受限等症状，中医学称"闪腰岔气"。本病是骨伤科常见病之一，好发于青壮年，男性多于女性，此类患者重体力劳动者和运动员占 60% 以上。损伤多位于下腰段和腰骶部，即涉及胸腰椎和腰骶段两个解剖区域。根据胸腰椎和腰骶段的稳定性可分为：稳定性（单纯性）和不稳定性复杂性）损伤。前者是指单纯腰部肌肉、韧带筋膜的扭伤；后者是指有腰椎和主要韧带损伤的腰扭伤，腰椎稳定性受到了破坏。近年来，由于劳动条件不断改善，其发生率较前已明显降低。

一、解剖生理

脊柱在正面呈上下直线排列，而在矢状面有颈曲、胸曲、腰曲、骶曲 4 个曲度。各椎骨之间，借韧带、软骨和滑膜关节相连，腰背部有背肌、胸腰筋膜、韧带等软组织，脊柱除了保护神经组织外，尚具有支持躯干和运动的功能。脊柱的活动范围很大，可做前屈、后伸、侧屈、旋转和环转运动。各部分共同协调，保证了脊柱的正常功能。

二、病因病机

腰背部肌肉是维持脊柱外源性稳定的结构，在保持腰背部内、外平衡中具有重要的作用。从生物力学分析，腰背部任何活动均受力学的协调和制约。强力的收缩，尤其腰背部承受的前屈和扭转的外力，若超过了腰背肌等软组织的弹性极限，就会发生急性腰扭伤。

1. 搬东西时姿势不正确或用力不当的情况下，腰部突然承重过大均可造成腰部扭伤。

2. 行走滑倒、跳跃、闪扭身躯、跑步可引起，多为肌肉韧带遭受牵挚所致。

3. 腰部畸形是急性腰扭伤的重要诱因　先天性或后天性畸形造成的腰部结构异常，与产生急性腰扭伤有重要关系。如腰椎骶化、骶椎隐裂和椎弓崩裂等，由于局部结构变异的部位是腰背肌与其筋膜的附着点，加之该处活动多，负荷大，故易于产生腰肌扭伤。

4. 其他：如超限负重、腰背肌突然遭受外力打击、高处坠落、摔跤以及交通创伤等。

三、临床表现

受伤时，患者常感到有撕裂感，甚至响声，腰部剧痛，疼痛范围广泛而较浅表。

活动时疼痛加重，不能伸腰、站立和步行；重者，出现强迫体位，咳嗽、打喷嚏时腰痛加剧，有臀部或下肢放射痛。

少数患者伤后有腰痛，但不重，仍能坚持工作或进行日常活动，经数小时或睡醒后，腰痛加重，活动受限。

四、辅助检查

1. 胸腰椎 X 射线检查显示生理前凸消失，有腰椎侧凸。并可排除骨骼损伤或病变。

2. MRI 检查可显示肌肉、筋膜损伤的部位、范围和程度，但少用。

五、治疗方法

1. 卧硬板床休息，腰背部制动。卧硬板床休息和腰背肌制动可缓解痉挛，减轻疼痛，有利于肌肉等软组织的修复。卧床时，腰背部垫软枕（高 6～8cm），活动时佩戴腰围。卧床时间：重者 4～6 周，轻者 2～3 周，最少不少于 7～10 天。

2. 物理治疗：冷敷（24 小时内），热敷（48 小时以上）。1 周后，应用远红外线、电脑中频、超短波、蜡疗等。早期冷敷减少渗出和出血，48 小时以上，应用热敷或理疗，目的是改善血液循环，促进炎症消散和组织修复。

3. 痛点注射和椎管内注药，可缓解疼痛。

4. 药物应用：如非甾体类抗炎止痛药（氯唑沙宗、双氯芬酸钠、萘丁美酮等）；活血化瘀中药；药物喷剂及膏药（平乐展筋酊、活血接骨止痛膏、舒筋活血祛痛膏）。

5. 针灸：可舒经通络、调和气血。

6. 按摩：早期按摩时，手法应轻柔，能疏通气血、解经止痛。7～10 天后可用较重的手法，分离粘连，顺筋复位。拔罐和刮痧，可舒筋通络、活血化瘀。

7. 小关节滑膜嵌顿的整复：小关节滑膜嵌顿者，应行手法复位。

六、护理风险点及观察要点

（一）护理风险点

1. 疼痛。

2. 跌倒。

3. 烫伤。

（二）观察要点

1. 观察疼痛的部位、性质、程度及诱发因素。

2. 观察患者行走的姿势及步态，注意是否有人陪伴。

3. 观察中药熏洗时水温及外用膏药时融化的温度。

七、常见护理问题及相关因素

1. 疼痛

与腰部扭伤有关。

2. 有跌倒、坠床的可能

与跛行、自理能力下降有关。

3. 部分自理能力缺陷

与疼痛卧床制动有关。

4. 睡眠紊乱

与患者因环境改变、疼痛、对疾病转归不了解而导致精 神困扰有关。

5. 有烫伤的可能

与中药熏洗时水温过高和外用膏药时过烫有关。

八、护理方法

（一）一般护理

1. 病室保持安静、整洁、空气新鲜，定时开窗通风，温度适宜，避免阴暗潮湿。注意保暖，随气候变化及时增衣添被。

2. 评估损伤部位的疼痛、肿胀及功能障碍活动受限的程度，及时应用止痛药物。

3. 记录体温、脉搏、呼吸、血压及神志变化，如有异常及时报告医生处理。

4. 协助患者定时翻身，定时按摩骨突受压部位，保持床铺平整、清洁、干燥、无褶皱、无渣屑，预防压力性损伤。

5. 评估患者跌倒风险，有跌倒风险者佩戴红色腕带，加床栏，告知患者穿防滑鞋，下床时注意有人陪伴。病房设施摆放合理，保持病房地面干燥。光线明亮，便于患者活动。

6. 给患者提供舒适的睡眠环境，巡视病房做到"四轻"。

7. 各种辅助治疗时，如中药熏洗、骨盆牵引、按摩、针灸、拔火罐、骨创治疗仪等，做好治疗前告知、治疗中观察、治疗后护理。

8. 中药熏洗时，注意监测药温，防止烫伤。

（二）体位护理

1. 急性期应卧床制动，睡硬板床。

2. 保持关节功能位置，采取舒适卧位，并定时变换，以减轻患者的疼痛，避免受压发生畸形。

（三）饮食护理

1. 饮食以清淡、富营养、易消化的食物为主，多食具有润肠通便、富含纤维素的食物，以保持大便通畅，禁食生冷、肥甘厚腻的食品。

2.根据患者体质和舌苔、舌质变化，做好饮食调护。患者可食核桃、山萸肉、黑芝麻等补肾之品；阳虚者嘱其多食温补之品，如羊肉、狗肉、鳝鱼、龙眼等；肝肾阴虚者可嘱其多食滋补肝肾之品，如山药、鸭肉、牛肉、百合、枸杞等。

（四）情志护理

1.患者因疼痛常产生恐惧心理，应及时给予治疗，缓解疼痛，给予心理安慰及精神鼓励。

2.患者因疾病需卧床制动，易产生焦虑等不良情绪。要耐心解答患者疑问，热情对待患者，让患者听舒缓的音乐、看励志书籍及电视、电影作品，转移注意力，调整患者心态。

（五）功能锻炼

加强腰背肌功能锻炼　治疗2周后指导患者做功能锻炼。

1.飞燕式

俯卧位两手后伸把上身和两腿同时后伸抬起，膝部不能弯曲，尽量在一种姿势下坚持约半分钟，每日2次，每次5～10分钟，不疲劳为度。

2.拱桥式

仰卧位以头、双肘、双足为着力点，用力将躯干和下肢离开床面做过伸锻炼，维持1分钟，每日2～3次，每次5～10分钟。

（六）用药护理

1.腰扭伤初期，患者因肌肉、筋脉损伤、瘀血留内，遵医嘱应用活血祛瘀、行气止痛药物内服，中药汤剂宜温服、服药后观察药后疗效及反应。外用舒筋活血止痛膏时，缓缓加热融化，温度适宜，防止烫伤皮肤。贴膏药期间，及时观察局部皮肤情况。用药后用松节油擦去膏药痕迹。

2.腰扭伤中后期，遵医嘱给应用接骨续筋、补气养血、补益肝肾药物，汤剂宜温服。行中药熏洗时，药液温度适宜，防止烫伤皮肤，熏洗后用浴巾保护腰部，防止受凉。

3.局部封闭时，保持针眼处干燥清洁，防止感染。

4.用药期间，注意药物与饮食的相互关系，观察用药后反应。

（七）健康教育

1.加强宣教，指导患者掌握正确的劳动姿势。扛、抬重物时，尽量让胸腰部挺直。提重物时，应取半蹲位，使物体尽量贴近身体。在做扛、抬、搬、提等体力劳动时，建议佩戴腰围。物体过重时，建议多人合作或利用工具。

2.加强防跌倒知识宣教。

3.给予防烫伤知识宣教。

（八）出院指导

1. 握日常生活中扛、抬、搬、提的正确姿势，保护腰部，减少慢性腰部损伤的发生。
2. 佩戴腰围 1 个月。
3. 继续腰背肌锻炼。
4. 加强营养，增强机体抵抗力。

第三节 腰肌劳损患者的护理

腰肌劳损是指腰部肌肉及其附着点的筋膜、韧带甚或骨膜的慢性损伤性炎症而引起的疼痛，是腰痛的常见原因之一。

一、解剖生理

腰部是由 1 ~ 5 个腰椎组成一段独立的腰脊柱，靠韧带、肌肉、椎间盘等起稳定、支撑和平衡作用。腰部软组织结构复杂，如韧带有棘上韧带、棘间韧带、黄韧带、后纵韧带、前纵韧带；肌肉有腰大肌、腰方肌、髂腰肌、骶棘肌、多裂肌等；此外还有筋膜、关节囊、脊髓管、神经根管等。这些软组织共同形成腰部复杂的解剖生理结构。腰部承受着人体 1/2 以上的重量，同时又是躯干活动的枢纽，能够前屈、后伸、旋转，因此可以说腰段是负荷性、灵活性、平衡性、稳定性的组合，因而也是最容易损伤的部位。

二、病因病机

1. 慢性劳损为最常见的原因

长期在不协调、不平衡的姿势下工作，如超负荷弯腰劳动等，可使腰骶部肌肉、筋膜、韧带等持续性紧张，小血管痉挛、受压，供血、供养不足，循环不畅，代谢产物淤积，并产生炎性介质，刺激局部，造成劳损。

2. 创伤

急性腰扭伤，没有得到及时或有效的治疗，腰痛反复发作，久之，病情迁延，形成劳损。

3. 退行性变

年龄增长或其他因素，产生脊柱退行性变，引起脊柱失稳，因腰椎受力最大，又处于活动的腰椎和固定的骶椎的交界部位，为了维持脊柱稳定，腰背肌的负荷势必加大，长期如此，肌肉产生代偿性肥大、增生、劳损。

4. 环境影响

若长期在寒冷、潮湿环境中工作和生活，可促使或加重劳损的产生。

尽管发病原因不尽相同，但其病理变化基本一致，为软组织的无菌性炎症，早期充血、渗出、水肿。久之，有粘连、变性、增生，甚至纤维化，刺激和压迫神经末梢而引起腰痛。

三、临床表现

无明显诱因的腰部的慢性疼痛，有酸胀或沉重感，初为隐痛，劳累后加重，休息后减轻，晨起重，稍事活动后减轻，但过度劳累或睡眠时腰痛又加重，影响睡眠，不论坐、卧位均难以持久，常需不断变换体位。疼痛常与天气变化有关，寒冷、潮湿或阴雨天加重；锤击或按压疼痛部位，疼痛反而减轻，感到舒服。

四、辅助检查

腰椎 X 射线摄片多无异常；腰痛重者，有生理前凸变小或侧凸；部分患者显示骨质增生等退行性改变，少数患者有脊柱失稳征象。

五、治疗方法

1. 消除病因

改变不良劳动姿势，避免长期遭受风寒、潮湿的侵袭。

2. 综合治疗

（1）物理治疗：采用蜡疗、电疗、推拿按摩、针灸拔火罐等。

（2）药物治疗：选择舒筋活血、温经散寒、祛风通络、补益肝肾的中药，如补肾壮筋汤；也可选用温经通络膏、舒筋活血祛痛膏等外敷。压痛点可行肾上腺皮质激素注射治疗。腰部疼痛明显时，可服用非甾体抗炎药物缓解疼痛，但不宜长期服用。

六、护理风险点及观察要点

（一）护理风险点

1. 疼痛。

2. 跌倒。

3. 烫伤。

4. 封闭针眼感染。

（二）观察要点

1. 观察腰痛的部位、强度、诱发因素。

2. 观察行走的步态，是否有步态不稳，是否有人陪伴。

3. 观察中药熏洗时水温或外贴膏药时融化的温度。

4. 观察封闭针眼处有无渗出，有无红、肿、热、痛。

七、常见护理问题及相关因素

1. 焦虑

与疼痛、活动不便有关。

2. 疼痛

与腰肌劳损有关。

3. 有跌倒的危险

与疼痛、步态不稳有关。

4. 睡眠紊乱

与患者因环境改变、疼痛、对疾病转归不了解而导致精神困扰有关。

5. 有烫伤的可能

与中药熏洗时水温或外贴膏药时融化的温度有关。

八、护理方法

（一）一般护理

1. 保持病室清洁干燥，阳光充足，空气流畅，温度适宜，避免阴暗潮湿。注意保暖，随气候变化及时增衣添被。

2. 观察体温、脉搏、血压及神志、面色变化，如有异常及时报告医生。

3. 保持床铺平整、清洁、干燥、无皱褶、无渣屑，定时按摩骨突受压部位，必要时协助患者定时翻身。

4. 评估疼痛的部位、性质、持续时间，必要时给予止痛药物应用，并观察用药后反应。

5. 评估跌倒风险，有风险的患者佩戴红色手腕带，床栏保护，告知患者穿防滑鞋，下地行走时有人陪伴。保持病房设施摆放合理，地面干燥，光线充足，便于患者取放物品及活动行走。

6. 生活有规律，睡前不宜过分用脑，切忌睡前看书谈话或集中思考某一问题，少看情节刺激性的文章和电视节目。护士巡视病房做到"四轻"。

7. 各种辅助治疗时，如中药熏洗、骨盆牵引、按摩、针灸、拔火罐、骨创治疗仪等，做好治疗前告知、治疗中观察、治疗后护理。

8. 中药熏洗时监测水温，外贴膏药时注意温度，防止烫伤。

（二）体位护理

急性腰痛患者宜卧硬板床休息，平时可佩戴腰围保护。

（三）饮食护理

1. 饮食应以清淡、富营养、易消化的食物为主，多食具有润肠通便、富含纤维素的食物，以保持大便通畅。

2.忌生冷、肥甘厚腻的食品。

3.并根据患者体质和舌苔、舌质变化，做好饮食调护。

（四）情志护理

1.评估患者心理状态，对情绪和心理异常者，做好情志护理。

2.向患者讲解本病的治疗方案、介绍成功病例，使患者积极配合治疗护理。

（五）功能锻炼

1.飞燕式

取俯卧位两手后伸把上身和两腿同时后伸抬起，膝部不能弯曲，尽量在一种姿势下坚持约30秒，每日2次，每次5～10分钟，不疲劳为度。

2.拱桥式

取仰卧位，以头、双肘、双足为着力点，用力将躯干和下肢离开床面做过伸锻炼，维持1分钟，每日2～3次，每次5～10分钟。

（六）用药护理

1.中药汤剂宜温服、注意观察药物疗效。外用舒筋活血止痛膏时，缓缓加热融化，温度适宜，防止烫伤皮肤。贴膏药期间，及时观察局部皮肤情况。去除膏药后用松节油擦去膏药痕迹。

2.中药熏洗时，药液温度适宜，防止烫伤皮肤，熏洗后用浴巾保护腰部，防止受凉。

3.局部封闭时，保持针眼处干燥清洁，防止感染。

4.用药期间，注意药物与饮食的相互关系，观察用药后反应。

（七）健康教育

1.讲解本病相关知识，使患者了解疾病发生的原因、机理及自我防护知识。

2.指导患者预防跌倒知识，教会正确上下床的方法。

3.进行疼痛知识宣教。

（八）出院指导

1.继续腰背肌锻炼。

2.慎起居、避风寒，禁止吸烟。

3.掌握正确的搬物姿势，弯腰搬重物时，屈髋屈膝。

4.工作中避免久坐，适当活动。工作一段时间后应站起来活动变换姿势。

5.长时间站立时，避免将身体的重心放在一侧肢体上。

6.专业体育运动者，每天剧烈运动前要做充分的准备活动，活动后不宜立即行冷水浴。

7.睡眠姿势以侧卧为宜，让髋膝处于适当的屈曲位。使腰部肌肉，韧带处于松弛状态，床垫不易过软。

第四节　腰椎间盘突出症患者的护理

腰椎间盘突出为腰腿痛最常见的原因之一，是因椎间盘变性、纤维环破裂、髓核突出、刺激或压迫硬脊膜或神经根，出现腰腿痛和神经功能障碍，有马尾神经损害者，引起鞍区感觉障碍和大小便功能异常。腰椎间盘突出症中，L4～L5 和 L5～S1 间隙发病率最高，占 90%～95%，其中又以 L4～L5 椎间盘突出居多。腰椎间盘突出症可发生于任何年龄，最多见于中年人，20～50 岁为多发年龄，男性多于女性。

一、解剖生理

椎间盘是连接相邻两个椎体的纤维软骨盘，是人体活动承载结构的重要组成部分，它由软骨终板、纤维环和髓核组成。

软骨终板有许多微孔，是髓核的水分和代谢产物的通路。软骨终板内无神经组织，因此，当软骨终板损伤后，既不产生疼痛症状，亦不能自行修复。软骨终板可以承受压力，防止椎骨遭受超负荷压力，保护椎体。

纤维环分为外、中、内三层，纤维环的相邻纤维层交叉排列。纤维环连接相邻椎体，使脊柱在运动时作为一个整体，纤维环甚为坚固，紧密附着于软骨终板上，保持脊柱的稳定性。

髓核位于椎间盘的中央，不接触椎体。依据年龄不同，髓核的含水量可占总量的75%～90%。细胞间质各种成分结合在一起，形成立体网状胶冻样结构。在承受压力下，髓核使脊柱均匀地负荷。

整个椎间盘既坚韧又富有弹性，可缓冲震荡，起"弹性垫"的作用，脊柱各部椎间盘厚薄不一，腰部最厚，故腰部活动最大。

二、病因病机及病理分型

导致腰椎间盘突出的原因既有内因也有外因，内因主要是腰椎退行性变，外因则有外伤、劳损、受寒、受湿等。

1. 椎间盘退行性变

椎间盘退行性变是腰椎间盘突出的基本病因。随着年龄增长，纤维环和髓核水分减少，弹性降低，椎间盘变薄，易于脱出。

2. 长期震动

驾驶员在驾驶过程中，长期处于坐位及颠簸状态，腰椎间盘承受的压力过大，可导致椎间盘退变和突出。

3. 过度负荷

当腰部负荷过重时，髓核向后移动，引起后方纤维环破裂。如长期从事体力劳动者，如煤矿工人或建筑工人，因过度负荷造成纤维环破裂。

4. 外伤

外伤是腰椎间盘突出的重要因素。特别是儿童和青少年的发病与之密切联系。

5. 妊娠

妊娠期间体重突然增长，腹压增高，而韧带相对松弛，增加了对椎间盘损害。

6. 其他

如遗传、吸烟以及糖尿病等诸多因素。

【临床病理分型】

1. 膨隆型

在腰椎间盘退变基础上，纤维环部分破裂而表面完整，纤维环松弛，弹性降低。椎间盘膨出，超过椎体软骨边缘。一般不刺激或压迫神经根，无症状。但在下列情况下，可引起腰痛或腰腿痛。

（1）刺激存在于纤维环表层和后纵韧带的窦神经。

（2）压迫硬膜囊，将神经根挤向外侧的侧隐窝内，引起腰腿痛。

（3）合并腰椎管狭窄症时，椎间盘膨出也可压迫硬膜囊和（或）神经根，出现腰腿痛。

2. 突出型

纤维环完全破裂，髓核突向椎管，常压迫神经根，产生临床症状。

3. 脱出型

破裂的椎间盘组织脱入椎管内，仅有蒂与椎间盘相连。

4. 游离型

脱出的髓核、纤维环碎片等与椎间盘完全分离，突破后纵韧带，游离于椎管内。

5. Schmorl 结节及经骨突出型

髓核向椎体松质骨突出称 Schmorl 结节。经骨突出型是髓核沿椎体软骨终板和椎体之间的血管通道，向前纵韧带方向突出，形成的椎体前缘游离骨块。

三、临床表现

腰痛和一侧下肢放射痛是该病的主要症状，腰痛常发生于腿痛之前，也可两者同时发生；大多有外伤史，也可无明显诱因。疼痛具有以下特点：

1. 腰部疼痛及下肢受累神经支配区有感觉过敏或迟钝；

2. 一切使脑脊液压力增高的动作，如咳嗽、喷嚏和排便等，都可加重腰痛和放射痛。

3. 活动时疼痛加剧，休息后减轻。卧床体位：多数患者采用侧卧位，并屈曲患肢；个别严重病例在各种体位均疼痛，只能屈髋屈膝跪在床上以缓解症状。合并腰椎管狭窄者，常有间歇性跛行。

四、辅助检查

1. X 线检查

（1）正位片：脊柱侧凸，常发生 L4 ～ L5 椎间盘突出症，而 L5 ～ S1 有腰骶韧带固定，不宜出现此代偿性侧凸。

（2）侧位片：椎间隙变窄；腰椎生理曲度减弱或消失；相邻椎体边缘骨质增生；腰椎失稳、退变性腰椎滑脱。

2. CT 检查

CT 检查可显示黄韧带是否增厚及椎间盘突出的大小、方向等。

3. MRI 检查

MRI 检查显示椎管形态，全面反映出各椎体、椎间盘有无病变及神经根和脊髓受压情况，对本病有较大诊断价值。

4. 肌电图、神经传导速度及诱发电位检查

肌电图、神经传导速度及诱发电位检查可确定有无神经损害及损害的范围、程度，观察治疗效果。

五、治疗方法

1. 特色治疗

对首次发病者、病程较短且经休息后症状明显缓解，影像学检查无严重突出者。80% ～ 90% 的患者可经非手术治疗治愈。

（1）绝对卧床休息是治疗的基础，卧床休息可使腰椎间盘承受压力降低 70%，活动时佩戴腰围。

（2）物理治疗：中药熏蒸，正确的理疗、推拿、按摩可缓解肌痉挛及疼痛，减轻椎间盘压力，减轻对神经根的压迫。

（3）牵弹三步法治疗是治疗腰椎间盘突出症的主要手段之一。将多功能床头牵引架固定于床尾，牵引前排便，患者俯卧位，用骨盆牵引带行胸腹对抗牵引，要求骨盆牵引带上缘绑扎在髂嵴以上，尾部牵引仰角（30°±5°）。牵引重量为体重的 1/5 ～ 1/3，每次 40 分钟，每日 2 次，每次牵引解除后要求患者卧床 20 ～ 30 分钟后再下地，牵引 12 ～ 15 天后，患者神经症状有所缓解，腰部骶棘肌紧张基本松弛后行牵引下弹压复位治疗。复位后绝对卧床 72 小时，直线翻身，平卧时腰部垫腰垫，厚度 ≥ 2cm。

2. 手术治疗

（1）适应证：诊断明确，经正规非手术治疗无效并严重影响工作和生活者；马尾神经损伤严重的患者；症状虽不严重，但久治无效，影响步行和剧烈活动的患者；伴有椎管狭窄症的患者。

（2）手术方法：根据椎间盘突出位置和脊柱的稳定性选择手术类型。椎板切除术和髓核摘除术；腰椎间盘切除术；脊柱融合术，在椎体间插入一楔形骨块或骨条以稳定脊柱。

3. 微创治疗方法

化学髓核溶解术；经皮自动椎间盘摘除术；经皮激光椎间盘减压术；椎间盘内电热疗法；臭氧髓核氧化术等。

六、护理风险点及观察要点

（一）护理风险点

1. 术后发生低血容量性休克。

2. 术后局部血肿。

3. 脑脊液漏。

4. 椎间隙感染。

5. 神经根粘连。

6. 熏洗治疗时，皮肤烫伤。

（二）观察要点

1. 严密观察生命体征及神志面色的变化、评估术中出血量，观察切口敷料有无渗液及引流液的颜色、性状、量等。

2. 观察双下肢的感觉运动和二便情况，并和术前相比较。

3. 观察引流液的颜色、性状、量，若引流量增多并且引流液由血性变为透明清亮的液体，伤口敷料渗液呈无色或淡红色，并且患者出现头痛、头晕、无力等症状时，应考虑有脑脊液漏的发生，及时报告医生给予处理。

4. 术后1～3天观察有无腰部剧烈疼痛或下肢疼痛，活动加剧，不敢翻身并有低热，白细胞增多等。

5. 中药熏洗前，评估身体耐受度和局部皮肤情况；熏洗时和熏洗后，观察局部皮肤有无红肿、起水泡等情况，注意保暖勿受寒。

七、常见护理问题及相关因素

1. 舒适度改变

与腰椎间盘突出症后所致的疼痛有关。

2. 生活自理能力下降

与腰椎间盘突出症所致感觉运动功能下降有关。

3. 焦虑／恐惧

与患者对疾病知识了解较少有关。

4. 疼痛

与疾病、手术有关。

5. 躯体移动障碍

与患者术后卧床有关。

6. 有伤口感染的可能

与患者体质，围手术期预防感染措施不到位有关。

7. 潜在并发症

跌倒、坠床、压力性损伤等。

八、护理方法

（一）一般护理

1. 保持病房整洁、舒适、安静、空气流通和适宜的温／湿度。保持床铺平整、清洁、干燥、无皱褶、无渣屑。

2. 监测生命体征，尤其在术后 48 小时内。注意观察体温、脉搏、呼吸、血压、血氧饱和度及尿量情况，尤其是血压的变化。

3. 评估皮肤营养状况，定时协助患者翻身，日间每 2 小时轴线翻身 1 次，夜间每 3 小时轴线翻身 1 次。

4. 评估疼痛部位、性质、持续时间，及时给予止痛药物应用，并观察用药后的反应。使用镇痛泵的患者，观察患者有无恶心、呕吐、嗜睡等不良反应。

5. 术后评估双下肢感觉运动与二便功能的变化，如出现症状比术前加重者，立即报告医生处理，警惕局部血肿的发生。评估刀口渗血和负压引流情况，如有刀口渗血较多、引流管阻塞、引流液 24 小时大于 300mL、颜色呈血清样，患者出现头痛、恶心，立即报告医生。发生脑脊液漏时，给予抬高床尾，暂时关闭或拔除引流管，应用透过血脑屏障的抗生素，严格无菌换药，预防颅内感染。

6. 加强导尿管护理，保持会阴部清洁，碘伏消毒尿道口每日 2 次，妥善固定导尿管，引流袋低于膀胱位置，防止逆流。鼓励患者多饮水，每日 2500 ～ 3000mL。

7. 腰椎牵引时，根据病情选择合适的体位、牵引重量、牵引角度。牵引时患者要穿舒适衣物，上衣最好没有扣子，腰带、钥匙要取下，要上下衣分开，女性患者不宜穿连衣裙或连体衣。腰牵带上片下缘齐肋弓下，下片上缘在髂骨上 3 ～ 5cm，松紧适度，老年或较胖的患者上片不宜过紧。牵引过程中牵引锤要悬空，不可着地或靠在床架上，不能随意更改牵引的角度、重量、时间。牵引过程中要及时巡视，观察患者是否有胸闷、心慌等不适，如有不适及时报告医生。牵引后卧床休息 10 ～ 20 分钟。

8. 行腰椎手法复位前，指导患者在床上练习大小便，复位后，绝对卧床制动 72 小时，协助其直线翻身，平卧时腰部加垫厚约 2cm；做好皮肤护理，防止压力性损伤；指导行双下肢肌肉等长收缩锻炼，每日 2 次，每次 10 ～ 20 分钟；初次下床由医务人员指导佩戴腰围，观察是否有头晕等不适，并及时处理。

9. 评估患者发生坠床的风险因素，定时巡视患者，加床栏，防止患者坠床。

（二）体位护理

1. 平卧位，卧硬板床，可用平板式气垫床，气要充足至最大量。

2. 整复后 72 小时绝对卧床制动，平卧时腰部加一宽 15 ～ 20cm，厚 2cm 的棉垫，以维持腰部生理曲度。6 小时后可协助直线翻身，避免腰部扭曲，采取仰卧位、俯卧位交替更换。

3. 术后患者给予去枕平卧，6 小时后可协助行轴线翻身，避免腰部扭曲。

4. 牵引或复位后，下床活动需佩戴腰围，站立前戴好，平卧时取下。

（三）饮食护理

1. 根据患者体质和舌苔、舌质变化，判断寒热虚实，针对性指导患者饮食。手术患者肠蠕动恢复后指导患者进食流质饮食，排气前不食牛奶、鸡蛋、豆浆等产气食物，鼓励患者多饮水。

2. 术后第 2 天，宜进食高维生素、富含蛋白质、清淡可口、易消化食物，如新鲜蔬菜、炖鸡蛋、瘦肉粥、面片汤、酸牛奶、豆腐、当季时令新鲜水果等，以增强机体抵抗力，促进机体早日康复。

（四）情志护理

1. 评估患者心理状况，了解患者心理所需，做好情志护理，可采用移情易性法、以情胜情法、暗示疗法、顺情从欲法缓解患者不良情绪。

2. 根据病情，向患者讲解本病的治疗方案、疗程及注意事项，介绍成功病例，解除其思想顾虑，积极配合治疗和护理。

3. 鼓励家属陪伴，给予患者情感支持。协助生活所需，指导协助患者提高生活自理能力。

（五）功能锻炼

为预防长期卧床所致的肌萎缩、关节僵硬等并发症，患者宜早期行床上功能锻炼。若患者不能进行主动锻炼，在病情许可的情况下，由医护人员或家属协助活动各个关节、按摩肌肉，以促进血液循环，预防并发症。

1. 术后第 1 天开始进行踝关节的背伸、跖屈，膝关节及髋关节屈伸等锻炼，每日 2 ～ 3 次，每次 10 分钟。

2. 术后第 2 天开始主动加被动进行直腿抬高锻炼，每日 2 ～ 3 次，每次 15 ～ 30 分钟，活动度应达 60°～ 90°，防止神经根粘连，以后逐渐增加次数，以不疲劳为度。

3. 术后第 2 周开始做"五点式""飞燕式""四点式""三点式"等腰背肌锻炼，每日 2 ～ 3 次，每次 20 下，循序渐进，逐渐增加次数。但腰椎有破坏性改变、感染性疾病、内固定植入、年老体弱及心肺功能障碍的患者根据医嘱进行腰背肌锻炼。

（1）五点式：患者仰卧于床上，去枕屈肘屈膝，腰离开床面，以头、双肘部及双足撑床，支撑起整个身体。

（2）飞燕式：患者俯卧于床上，去枕，双上肢、双下肢、头胸及腰部用力后伸。

（3）四点式：患者仰卧于床上，头及腰部离开床面，以双手双脚撑床，支撑起整个身体。

（4）三点式：双肘屈曲贴胸，以双脚、头部为三点支撑床。

4. 手法复位之后，在患者俯卧位时，用滚法、摩法、拍打法等，轻手法放松下肢肌肉，整复后 3 天开始做昂胸式锻炼，每次 5 ～ 10 分钟。复位 3 ～ 7 天，开始飞燕式、拱桥式锻炼，每日 2 次，每次 10 ～ 15 分钟，循序渐进，逐渐增加次数，以不疲劳为度。

（六）用药护理

1. 合理应用抗生素，抗生素在术前 30 分钟内应用，术后按药物半衰期定时给药。

2. 应用镇静镇痛药、降糖药、降压药期间，使用床栏加强看护，指导患者行动尽量缓慢，体位改变时进行适应性训练，防止发生坠床 / 跌倒。

3. 口服中药的患者，注意药物与饮食的相互关系，并观察用药后的反应。

4. 应用脱水剂时，注意液体滴速，并观察用药后半小时的尿量。

（七）健康教育

1. 术前

（1）戒烟，进行深呼吸、有效咳嗽训练。

（2）练习床上使用大小便器，防止术后尿潴留。

（3）练习俯卧位，每日两次。每次 40 ～ 60 分钟。

（4）指导进行双下肢各关节屈伸锻炼，每日两次，每次 5 ～ 10 分钟。

（5）指导进行腰背肌锻炼。

（6）进行疼痛知识宣教。

2. 术后

（1）告知患者及家属保持正确体位的重要性。

（2）经常做深呼吸、扩胸运动，防止坠积性肺炎。

（3）定时翻身、红花酒外涂受压部位，预防压力性损伤发生。

（4）做直腿抬高练习，防止神经根粘连。

（5）主动进行四肢锻炼，防止肌肉萎缩。

（6）多饮水，每日 2500 ～ 3000mL，防止尿路感染。

（八）出院指导

1. 加强营养，增强机体抵抗力，根据不同体质进行饮食调护，如肾阳虚者多食温补之品，如羊肉、猪肉、龙眼等；肝肾阴虚者多食清补之品，如山药、鸭肉、牛肉、百合、枸杞等；一般患者可食胡桃、瘦肉、山萸肉、黑芝麻等补肝肾强筋骨之食品。

2. 手法复位后绝对卧床 3 天，手术后卧床 3 ～ 4 周，下地活动时，需佩戴腰围 1 ～ 3 个月，宜多卧硬板床。

3. 继续双下肢及腰背肌锻炼，3 个月内避免弯腰，弯腰取物时应屈髋、屈膝，6 个月内避免挑抬重物。

4. 慎起居，避风寒，避免久坐久站及弯腰。

5. 3 个月可恢复正常活动，并逐渐恢复工作。

6. 保持正确的卧、坐、立、行和劳动姿势，减少急、慢性损伤发生的机会。

第五节　腰椎横突综合征患者的护理

第 3 腰椎横突综合征是以第 3 腰椎横突部明显压痛为特征的慢性腰痛病。多见于青壮年，尤其是体力劳动者。

一、解剖生理

腰椎横突位于腰椎两侧，无骨性组织保护，由于腰椎生理性前凸，第 3 腰椎位于 5 个腰椎的中间部位，是腰前凸的顶点，第 3 腰椎为腰椎活动中心，成为腰椎前屈后伸、左右旋转时的活动枢纽，因此两侧横突所受牵拉最大。第 3 腰椎横突最长，上有腰大肌、腰方肌起点，并附有腹横肌、背阔肌的深部肌膜。当腰、腹部肌肉强力收缩时，该处所承受的拉应力最大，容易受到损伤。

二、病因病机

由于第 3 腰椎横突较长，抗应力大，第 3 腰椎横突上附着的肌肉容易发生牵拉损伤引起局部组织的炎性肿胀、充血、液体渗出等病理变化，继而发生滑膜、纤维组织、纤维软骨的增生，临近腰肌神经后支的外侧支受到刺激，日久神经纤维可发生变性，产生腰痛或臀部痛，引起腰骶肌痉挛。

三、临床表现

主要表现为腰痛或腰臀部的弥漫性疼痛，亦可向大腿后侧至腘窝平面以上扩散，晨起或弯腰疼痛加重，有时翻身及步行困难。

检查时在腰骶肌外缘第 3 腰椎横突尖端处有局部压痛，有时可触及一条纤维性软组织硬结，常可引起同侧下肢反射痛，但疼痛症状一般不过膝关节。屈躯试验阳性。

四、辅助检查

影像学检查：X 射线检查显示腰 3 椎体横突较长。

五、治疗方法

1. 非手术治疗

手法治疗、中药熏蒸、理疗、针灸、药物应用等。

2. 手术治疗

手术切除第 3 腰椎横突尖部或应用小针刀剥离。

六、护理风险点及观察要点

（一）护理风险点

1. 熏蒸治疗时，皮肤烫伤。

2. 行走过程中发生跌倒。

（二）观察要点

1. 中药熏蒸患者，熏蒸前评估身体耐受和局部皮肤情况；熏蒸时和熏蒸后，注意观察局部皮肤有无红肿、起水泡等情况。

2. 观察患者活动能力，评估有无跌倒史，应用镇静、镇痛药物期间，评估跌倒 / 坠床风险，认真落实防跌倒措施。

七、常见护理问题及相关因素

1. 焦虑 / 抑郁

与病程长，病情反复，生活自理能力下降，影响工作生活有关。

2. 疼痛

与局部病患和手术有关。

3. 中药熏蒸有烫伤的可能

与熏洗温度过高及局部皮肤耐受差有关。

4. 有坠床 / 跌倒的可能

与活动能力受限和术后应用镇痛镇静药物有关。

5. 有切口感染的可能

与患者体质，抗生素使用，围手术期预防感染措施的落实不到位有关。

八、护理方法

（一）一般护理

1. 保持病房整洁、舒适、安静、空气流通和适宜的温／湿度。

2. 评估疼痛部位、性质、持续时间，及时给予止痛药物应用，评估用药后的反应。

3. 做各种治疗如中药熏蒸、理疗、针刀、针灸等，做治疗前告知评估、治疗后注意观察。中药熏蒸时注意监测中药温度，防止烫伤。

4. 预防坠床／跌倒，应用镇痛镇静等药物期间，加用防护栏和防坠床／跌倒提醒牌，初下床活动时应有人保护。日常行走及变换体位时动作宜慢，住院期间需有人陪伴。

5. 注意评估生命体征变化，记录切口有无渗血、局部有无肿胀及瘀血、疼痛等情况。术后评估双下肢感觉、运动、疼痛等情况，并与术前相比较。注意伤口有无红、肿、热、痛，并记录体温的变化，合理应用抗生素。

（二）体位护理

1. 急性期应卧床休息，仰卧硬板床上，腰部使用宽 15 ～ 20cm，厚 2cm 的软垫，以维持腰部生理曲度，避免或减少腰部伸屈或旋转活动。

2. 术后 2 小时平卧位，协助患者直线翻身，避免弯腰、扭腰动作。

（三）饮食护理

1. 根据患者体质和舌苔、舌质变化，判断寒热虚实，针对性指导患者饮食。

2. 术后 1 周内不宜过度进补，饮食宜清淡、温热、易消化、润肠通便之品。

（四）情志护理

1. 根据病情，向患者讲解本病的治疗方案、疗程及注意事项，介绍成功病例，解除其思想顾虑，积极配合治疗和护理。

2. 鼓励家属陪伴，给予患者情感支持。协助生活所需，指导协助患者提高生活自理能力。

（五）功能锻炼

1. 术后第 1 天开始进行髋、膝关节屈伸及踝关节背伸、跖屈锻炼，每日 3 次，每次 10 分钟。术后第 2 天，开始主动加被动进行直腿抬高锻炼，每日 2 次，每次 5 ～ 10 分钟，活动度应达 60° ～ 90°。术后一周开始做"拱桥式""飞燕式"等腰背肌锻炼，每日 2 次，每次 5 ～ 10 分钟。

2. 非手术治疗患者整复后 3 ～ 5 天进行"拱桥式""飞燕式"腰背肌锻炼，每日 2 次，每次 5 ～ 10 分钟。

3. 各项锻炼均应循序渐进，逐渐增加次数，以不疲劳为度。

（六）用药护理

1.应用镇静镇痛药、降糖药、降压药期间，使用床栏加强看护，指导患者行动尽量缓慢，体位改变时进行适应性训练，防止发生坠床/跌倒。

2.口服中药的患者，注意药物与饮食的相互关系，并观察用药后的反应。

（七）健康教育

1.术前

（1）戒烟，进行呼吸功能训练，如深呼吸、咳嗽训练。

（2）进行床上排便，体位训练如俯卧位训练、轴线翻身训练。

（3）进行双下肢各关节及股四头肌等长收缩训练。

（4）进行防跌倒知识宣教。

（5）进行疼痛知识宣教。

2.术后

（1）告知患者及家属保持正确体位的重要性，翻身时做到肩、髋呈一直线，避免脊柱扭转。

（2）下床活动时避免弯腰、腰部旋转及负重等。

（八）出院指导

1.合理饮食，加强营养。

2.保持积极心态，养成良好的生活习惯，戒烟戒酒。

3.注意休息，避免风、寒、湿邪侵袭机体。

4.出院带药患者进行用药指导。

5.指导患者掌握正确的劳动姿势，如扛、抬重物时，要尽量让胸部挺直；提重物时，应取半蹲位，使物体尽量靠近身体；进行扛、抬、搬、提等体力劳动时，应佩戴腰围保护，避免过度弯腰。

6.告知坚持功能锻炼对功能康复的重要性，提高患者和家属的认知，定期随访，督促评价落实情况。

7.术后1个月、2个月、3个月定期复查。如有不适，及时随诊。

第六节   腰椎管狭窄症患者的护理

腰椎管狭窄症指腰椎椎管、神经根管及椎间孔狭窄并引起腰腿痛、间歇性跛行等临床症状。多发于40岁以上中老年人，尤其是体力劳动者。

一、解剖生理

腰椎椎管是由各腰椎椎孔连接而成。其前界为椎体、椎间盘纤维环后缘及后纵韧带；后界为椎板、棘突基底及黄韧带，两侧为椎弓根、外后侧为关节突。椎管内有硬膜囊、囊外有脂肪组织、血管及从囊内穿过的神经根。囊内在第2腰椎以上为脊髓圆锥及神经根，第2腰椎以下为马尾神经。神经根管是各神经根自硬膜鞘袖发出后在椎管内的一段骨纤维通道，并由此进入椎间孔向外穿出。侧隐窝是腰椎管向两侧延伸的狭窄间隙，主要见于三叶形椎管，由于腰椎椎孔形状，腰椎上段多成卵圆形，基本无侧隐窝，腰椎中段锥孔多呈三角形，多数侧隐窝不明显，腰椎下段椎孔呈三叶形，侧隐窝最为明显。神经根管在前壁为上一椎体和其下方的椎间盘，后壁为上位椎体的椎弓下切迹，下壁为下位椎体的椎弓上切迹。

二、病因病机

由于先天性或后天性等各种原因致使椎管前后、左右内径缩小或断面形状异常，致使腰椎椎管狭窄。分为先天性腰椎管狭窄与后天性腰椎管狭窄两大类。先天性狭窄包括特发性、软骨发育不全性腰椎椎管狭窄，表现为椎管前后径和横径呈均匀一致性狭窄，临床少见。后天性狭窄最常见原因是腰椎退行性变，腰椎椎体增生、黄韧带及椎板肥厚、小关节突肥大、椎间盘退变等原因使椎管容积狭小。此外，陈旧性腰椎间盘突出、脊椎滑脱、腰椎骨折脱位复位不良、脊柱融合术后或椎板切除术后等，也可引起腰椎椎管狭窄症。按病理分型：①中央椎管狭窄：由于椎板和黄韧带增生肥厚及椎间盘退变或伴有椎间盘突出所致。②侧隐窝狭窄：侧隐窝正常成人前后宽度一般在5mm以上，如果小于2～3mm，临床上有症状者，可以确诊。另外，还可见上关节突增生、骨赘形成、椎管呈三叶形改变等。③神经根管狭窄：压迫单一神经根。④混合型狭窄：兼有以上两个或三个原因，症状与体征更严重。

三、临床表现

1. 主要症状为长期反复的腰腿痛、间歇性跛行。站立或行走过久症状加重，躺下或蹲位以及骑自行车症状可减轻或消失，前屈时减轻，后伸时加重。

2. 大多数患者在走路或锻炼时出现单侧或双侧下肢麻木，沉重、疼痛、乏力，休息或下蹲后好转。

3. 病情严重可引起尿频或排尿困难，双下肢不全瘫，鞍区麻木、肢体感觉减退。

4. 直腿抬高试验阳性者少，常为两侧轻或一侧轻一侧重。腰部过伸试验阳性，是诊断腰椎管狭窄症最重要体征。

四、辅助检查

1. X 射线检查

X 射线检查可见椎体后缘骨质增生、椎间隙变窄、后纵韧带钙化、假性椎体滑脱、脊柱侧弯、生理前凸加大或变小等变化，对诊断有一定参考价值。

2. MRI 检查

MRI 检查是诊断最准确且最可靠的方法，能确定狭窄部位，显示对脊髓压迫程度，了解脊髓有无萎缩变性，还可显示神经根受压情况。

3. CT 检查

CT 检查可清楚地显示椎管前后径和横径的大小，侧隐窝及神经根管情况，可观察椎体后缘、关节突骨赘和黄韧带肥厚等情况，对诊断腰椎管狭窄症有重要价值。

五、治疗方法

1. 非手术治疗

手法、骨盆牵引、中药熏蒸、骶管注射、针灸、药物应用等。

2. 手术治疗

单纯减压术、全椎板切除术、半椎板切除术、椎板间扩大开窗术、多节段开窗减压术等。

六、护理风险点及观察要点

（一）护理风险点

1. 术前行走过程中发生跌倒。

2. 熏蒸治疗时皮肤烫伤。

3. 术后发生低血容量性休克。

4. 术后发生脑脊液漏。

5. 术后发生伤口感染。

6. 血肿压迫双下肢感觉运动异常。

7. 术后发生下肢深静脉血栓。

8. 术后发生坠床。

9. 术后发生压力性损伤。

10. 术后发生尿路感染。

11. 牵引有失效的可能。

12. 术后发生坠积性肺炎。

（二）观察要点

1. 观察患者活动能力，评估有无跌倒史，应用脱水剂、镇痛药物及卧床期间，评估坠床风险。

2. 中药熏蒸患者，熏蒸前观察评估身体耐受和局部皮肤情况；熏蒸时和熏蒸后，注意观察局部皮肤有无红肿、起水泡等情况，注意保暖勿受寒。

3. 术后严密观察生命体征变化，评估术中出血量，观察伤口渗血、引流管、引流液的色、质、量及有无恶心、呕吐、头痛等情况。

4. 观察体温变化，有无持续性低热、脉搏增快，伤口有无红肿、疼痛，观察引流液的色、质、量。

5. 观察双下肢感觉、运动情况、周径、肿胀程度及疼痛变化和大小便情况。

6. 评估有无坠床的风险。

7. 观察骨盆牵引的重量、角度，牵引带是否合适，有无呼吸困难。

8. 观察患者有无咳嗽、痰液是否黏稠、有无发热等；有无尿痛、尿急、尿频。

七、常见护理问题及相关因素

1. 焦虑 / 抑郁

与病程长，病情反复，生活自理能力下降有关。

2. 疼痛

与局部病患和手术有关。

3. 中药熏蒸有烫伤的可能

与熏蒸温度过高及局部皮肤耐受有关。

4. 术后有发生低血容量性休克的可能

与术中术后出血多有关。

5. 有坠床 / 跌倒的可能

与术后应用镇痛、镇静、脱水药物和活动能力受限有关。

6. 有牵引失效的可能

与牵引力度不当有关。

7. 有伤口感染的可能

与患者体质、围手术期预防感染措施落实不到位有关。

8. 有下肢深静脉血栓形成的可能

与血流缓慢、血管壁损伤、血液黏稠度高有关。

9. 有压力性损伤的可能

与患者活动能力、局部持续受压和营养状况有关。

10. 有尿路感染的可能

与卧床期间饮水量少、尿液残留、机体抵抗力下降有关。

11. 有坠积性肺炎发生的可能

与卧床后肺的清肃功能下降有关。

12. 纳差

与卧床期间胃肠蠕动减弱有关。

13. 有神经根粘连的可能

与术后活动减少或功能锻炼不到位有关。

14. 有肌肉萎缩、关节强直的可能

与局部病变关节肌肉活动受限有关。

八、护理方法

（一）一般护理

1. 保持病房整洁、舒适、安静、空气流通和适宜的温 / 湿度。

2. 评估疼痛部位、性质、持续时间，及时给予止痛药物应用，并观察用药后的反应。使用镇痛泵的患者，观察患者有无恶心、呕吐、嗜睡等不良反应。

3. 中药熏蒸护理：熏蒸时应巡视患者情况，调节适宜温度，防止烫伤。如合并高血压、心脏病的患者，熏蒸时观察患者有头晕、心慌、乏力等不适症状，发现异常及时处理。熏蒸完毕，注意腰部保暖，防止受凉。

4. 监测生命体征，尤其在术后 48 小时内，注意体温、脉搏、呼吸、血压、血氧饱和度及尿量情况，注意患者的神志及面色，注意伤口渗血量的大小，保持引流管通畅，注意记录引流液的色、质、量。术后 24 小时内引流量超过 300mL、色淡红呈血清样，伴有头痛、恶心，可能有脑脊液漏，应报告医生关闭或拔除引流管，抬高床尾，俯卧与侧卧交替，局部加压。并注意神志、瞳孔、生命体征及是否有颈项强直等症状出现。注意大小便及肢体的感觉运动情况并与术前做对比。

5. 评估患者坠床 / 跌倒风险，床尾悬挂放坠床 / 跌倒提醒牌，使用防护栏等安全防护措施，加强患者及家属宣教，预防坠床 / 跌倒发生。

6. 牵引护理：嘱患者仰卧于硬板床上行胸腰对抗牵引，牵引带松紧适宜，牵引过程中加强巡视，保持有效牵引，询问患者有无疼痛加重，给予及时处理，牵引后嘱患者休息 10 ～ 20 分钟。

7. 注意伤口敷料的渗血情况，保持敷料干燥，注意伤口有无红、肿、热、痛，体温有无异常，严格无菌操作，合理应用抗生素。

8. 评估双下肢周径、肿胀程度及疼痛的变化。及早进行功能锻炼，预防下肢深静脉血栓。如发生下肢深静脉血栓，保持患肢制动，禁止理疗、按摩及热敷。

9. 术后评估体位是否符合治疗和康复需要，卧床期间，评估患者营养状况，保持床铺清洁干燥，避免潮湿，保持皮肤清洁；定时翻身，防止局部长期受压；受压部位用红花酒按摩，以促进血液循环；为患者翻身、按摩时，应注意不要推、拉、拖，以免损伤局部皮肤；增加营养，多食高蛋白、高维生素等营养丰富食物，增强机体抵抗力；注意受压部位皮肤的颜色和温度，必要时应用气垫床预防压力性损伤。

10. 保持会阴部清洁干燥，留置尿管期间，避免尿液倒流，每日用 0.5% 碘伏消毒尿道口 2 次；鼓励患者多饮水，每日饮水 2500～3000mL，预防尿道感染。

11. 卧床患者协助翻身拍背，鼓励患者进行有效咳嗽、深呼吸、扩胸锻炼，提高肺的清肃功能，预防坠积性肺炎。

12. 进行各种治疗如中药熏蒸、牵引、骨创伤治疗仪、空气波压力治疗仪等，做好治疗前告知评估、治疗中观察、治疗后护理。

13. 骶管注射护理：注射过程中询问患者有无不适，注射后嘱患者卧床休息 30～60 分钟，观察小便及双下肢感觉运动情况，24 小时针眼处保持干燥，避免感染。

14. 手法复位患者护理：复位前嘱患者在床上练习大小便，复位后注意观察大小便及双下肢感觉运动情况，并和复位前相比较。初次下床应由医护人员指导并佩戴腰围，注意观察有无头晕等不适，并及时处理。

15. 严格执行消毒隔离制度，预防院内交叉感染。

（二）体位护理

1. 手法腰椎复位后卧床制动 72 小时，协助患者直线翻身，平卧时腰部加垫厚约 2cm。

2. 术后保持腰部制动，平卧位，搬动时平抬平放，保持脊柱平直，避免腰部扭曲。直线翻身，每 2～3 小时翻 1 次；肢体放于功能位置，骨突处垫软枕。

（三）饮食护理

1. 根据患者体质和舌苔、舌质变化，判断寒热虚实，针对性指导患者饮食。

2. 术后 1 周内不宜过度进补，饮食宜清淡、温热、易消化之品。

3. 肝肾亏虚：多食用滋肝补肾，强筋壮骨之品；气滞血瘀者：多食行气活血之品。合并骨质疏松患者，注意多食牛奶、豆制品、虾皮等高钙食品。

4. 合并高血压、糖尿病、心脏病患者，做好针对性饮食护理。

（四）情志护理

1. 评估患者心理状况，了解患者心理所需，对情绪和心理异常的患者，做好情志护理，可采用移情易性法、以情胜情法、暗示疗法、顺情从欲法缓解患者不良情绪。

2. 根据病情，向患者讲解本病的治疗方案、疗程及注意事项，介绍成功病例，解除其思想顾虑，积极配合治疗和护理。

3. 鼓励家属陪伴，给予患者情感支持。协助生活所需，指导协助患者提高生活自理能力。

（五）功能锻炼

1. 术前锻炼

进行趾、踝、膝、髋关节的主、被动屈伸活动及股四头肌、腓肠肌等长收缩，踝关节的旋转锻炼。

2. 术后锻炼

（1）麻醉作用消失后，进行趾、踝、膝、髋关节的屈伸及股四头肌、腓肠肌的等长收缩锻炼，踝关节的旋转锻炼，向心性、被动挤压按摩双下肢肌肉。

（2）术后第1天进行直腿抬高、主被动双下肢各关节活动及臀肌收缩，每日2～3次，每次5～10分钟，逐渐加大活动量及活动次数。

（3）立位训练：术后10天左右，待患者体能恢复后先佩戴好腰围练习床上半坐卧位及床边坐、立，再逐步下床站立，站立时展肩、挺胸、收腹，脊背挺直，避免弯腰、旋转及负重，再逐渐过渡到行走。行走时注意安全，专人陪同，以遵循多次、短距离行走为原则。

（六）用药护理

1. 合理应用抗生素，术前抗生素在切皮前30分钟内应用，术后按药物半衰期定时给药。

2. 应用镇静镇痛药、降糖药、降压药、脱水剂期间，加床栏加强看护，指导患者行动尽量缓慢，体位改变时进行适应性训练，防止发生坠床/跌倒。

3. 应用抗凝药物时，注意观察患者有无出血倾向，如鼻腔、牙龈的异常出血，皮肤黏膜有无瘀点、瘀斑，有无血尿、黑便等，定期监测凝血功能。

4. 口服中药的患者，注意药物与饮食的相互关系，并观察用药后的反应。

（七）健康教育

1. 术前

（1）戒烟，进行呼吸功能训练，如深呼吸、咳嗽训练。

（2）进行床上排便，体位训练如俯卧位训练、轴线翻身训练。

（3）进行双下肢各关节锻炼、股四头肌及腓肠肌等长收缩训练。

（4）进行防跌倒宣教。

（5）进行疼痛知识宣教。

2. 术后

（1）告知患者及家属保持正确体位的重要性，翻身时做到肩、髋呈一直线，避免脊柱扭转。

（2）下床活动时避免弯腰、旋转及负重。

（八）出院指导

1. 合理饮食，加强营养，进食滋补肝肾饮食，如动物肝肾、龙眼、核桃等。

2. 保持积极心态，养成良好的生活习惯，注意保暖，防止风寒湿邪侵袭，戒烟戒酒。

3. 出院带药患者进行用药指导。

4. 继续卧硬板床，教会患者正确的坐姿、站姿。

5. 半年内禁止做屈身弯腰及左右过度扭曲的动作，避免提重物等。

6. 告知坚持功能锻炼对康复的重要性，提高患者和家属的认知，定期随访，督促评价落实情况。

7. 指导患者下床活动时正确佩戴腰围，捡东西时屈膝代替弯腰。

8. 告知患者复查时间，术后 3 个月、6 个月、12 个月来院复查。如有不适，及时随诊。

第七节　梨状肌综合征患者的护理

临床上将由坐骨神经受到梨状肌卡压引起的以臀后及大腿后外侧疼痛麻痹为特征的病症称为梨状肌综合征。

一、解剖生理

梨状肌起自骶骨前面，向外下穿出坐骨大孔，止于股骨大粗隆内上方，将坐骨大孔分为上下两个间隙，这两个间隙分别有血管神经通过。坐骨神经约 85% 自梨状肌下缘出骨盆，沿大腿后侧向下行走，支配大腿后侧肌、小腿肌及小腿外侧和足背外侧皮肤，梨状肌与坐骨神经的关系较为密切，且常有先天变异，如坐骨神经穿过梨状肌肌腹中间出骨盆，或坐骨神经未出骨盆前已分为两支分别自梨状肌上下缘或中间穿出等等。一旦梨状肌出现异常，即可影响或压迫坐骨神经而出现相应症状。梨状肌的功能在于使髋关节伸直时外旋髋的作用。

二、病因病机

1. 臀部急性损伤或慢性劳损

外伤致梨状肌水肿、出血、痉挛、肥厚、粘连，局部注射药物使梨状肌变性、纤维挛缩，压迫坐骨神经产生症状。

2. 先天性变异

梨状肌与坐骨神经解剖位置先天性变异，如坐骨神经自梨状肌纤维间穿出，坐骨神经穿行梨状肌等，均易造成坐骨神经卡压。

三、临床表现

多有臀部外伤史或劳累后受凉史。初期，扭伤所致者以臀部疼痛为主，慢性劳损则表现为臀部沉困疼痛，伴同侧下肢后外侧窜痛。劳累后或阴雨天症状加重，休息后减轻。臀部常可触及痉挛的梨状肌，呈条索状，有明显压痛及向同侧下肢后外侧放射痛。髋关节内收内旋时症状加重，直腿抬高试验常为阳性。梨状肌紧张试验阳性。病情进一步发展，可出现同侧小腿后外侧皮肤麻木，感觉迟钝，腘绳肌及小腿肌群萎缩等。

四、辅助检查

1. 影像学检查：X 射线检查无异常发现。

2. 直腿抬高试验阳性，梨状肌紧张试验阳性。

五、治疗方法

1. 非手术治疗

中药熏蒸、针灸、针刀、穴位注射、封闭、臭氧注射、手法、磁疗、电疗、药物治疗等。

2. 手术治疗

经各种非手术疗法无效，行梨状肌松解术，以缓解神经压迫、肌肉粘连。

六、护理风险点及观察要点

（一）护理风险点

1. 皮肤烫伤。

2. 卧床期间发生坠床，行走过程中发生跌倒。

3. 注射后感染。

（二）观察要点

1. 中药熏蒸、磁疗、电疗时，治疗前评估身体耐受和局部皮肤情况，治疗中和治疗后，注意观察局部皮肤有无红肿、起水泡等情况。

2. 观察患者活动能力，评估有无跌倒史，应用镇静、镇痛药物期间，评估坠床风险。

3. 针灸、针刀、穴位注射、封闭、臭氧注射等，注意观察注射部位有无红、肿、热、痛。

七、常见护理问题及相关因素

1. 焦虑 / 抑郁

与病程长，病情反复，生活自理能力下降有关。

2. 疼痛

与气滞血瘀、风寒湿邪侵袭有关。

3. 有烫伤的可能

与熏蒸温度过高、磁疗灯距过近、电疗幅度过大及局部皮肤耐受力差有关。

4. 有跌倒的可能

与应用镇痛、镇静药物和活动能力受限有关。

5. 有伤口感染的可能

与患者体质，围手术期预防感染措施的落实不到位有关。

6. 有肌肉萎缩、关节强直的可能

与局部病变关节肌肉活动受限有关。

八、护理方法

（一）一般护理

1. 保持病房整洁、舒适、安静、空气流通和适宜的温/湿度。

2. 评估疼痛部位、性质、持续时间，及时给予止痛药物应用，并注意用药后的反应。

3. 各种辅助治疗时，如中药熏洗、磁疗、电疗等，做好治疗前评估及告知、治疗中观察、治疗后护理。中药熏蒸注意监测温度，磁疗灯距远近适宜，电疗量应从小到大，逐渐调整到适宜，防止烫伤。

4. 评估患者的活动能力，注意双下肢感觉运动变化，并和治疗前相比较，如有异常及时告知医生。应用镇、镇静药物时，评估坠床风险，加床栏，生活用品置于易触及到的地方，下床活动时有人陪伴，患者不宜穿拖鞋，保持地面干燥，加强防跌倒/坠床的安全教育。

5. 注意评估穿刺点有无红肿、疼痛等局部炎症反应。记录体温变化。严格执行消毒隔离制度，预防院内交叉感染。

（二）体位护理

1. 急性期疼痛严重者应卧床休息。

2. 保持患肢外展外旋位，避免髋关节做旋转动作。

（三）饮食护理

1. 根据患者体质和舌苔、舌质变化，判断寒热虚实，针对性指导患者饮食。

2. 给予高蛋白、高维生素、高纤维素饮食，忌食辛辣、刺激食物。

（四）情志护理

1. 评估患者心理状况，了解患者心理所需，对情绪和心理异常的患者，做好情志护理，可采用移情易性法、以情胜情法、暗示疗法、顺情从欲法缓解患者不良情绪。

2. 根据病情，向患者讲解本病的治疗方案、疗程及注意事项，介绍成功病例，解除其思想顾虑，积极配合治疗和护理。

3. 鼓励家属陪伴，给予患者情感支持。协助生活所需，指导协助患者提高生活自理能力。

（五）功能锻炼

1.指导患者做髋关节的内外旋、内收、外展的被动锻炼。患者仰卧位，患者屈膝屈髋，做双手推膝关节及患侧髋的内旋活动，每日2次，每次15～30分钟。

2.锻炼患侧下肢力量：如空蹬练习法，患者仰卧位，先做踝关节跖屈背伸活动，然后屈髋屈膝用力向斜上方进行蹬腿动作，每日2次，每次15～30分钟。

3.腰背肌功能锻炼。如仰卧拱桥、俯卧背伸等。

（六）用药护理

1.应用止痛药物时，注意评估用药后的反应。

2.封闭后，注意评估患者对药物的反应，观察30分钟后方可下床，下床活动时需有人陪伴。

3.应用镇静镇痛药、降糖药、降压药期间，加床栏加强看护，指导患者行动尽量缓慢，体位改变时进行适应性训练，防止发生坠床/跌倒。

4.合理应用抗生素，抗生素在术前30分钟内应用，术后按药物半衰期定时给药。

5.口服中药的患者，注意药物与饮食的相互关系，并观察用药后的反应。

（七）健康教育

1.术前

（1）戒烟，进行深呼吸、有效咳嗽训练。

（2）进行防跌倒宣教。

（3）进行疼痛知识宣教。

（4）疼痛缓解后，加强腰部功能锻炼，防止肌肉萎缩。

2.术后

告知患者及家属保持正确体位的重要性，避免长时间坐位和扭转躯干活动。

（八）出院指导

1.合理饮食，加强营养，戒烟戒酒。

2.保持积极心态，劳逸结合，避免风寒湿邪侵袭肌体。

3.出院带药患者进行用药指导。

4.加强腿部肌肉力量的练习，如侧踢腿、侧压腿，禁止蛙跳等动作，避免髋部受伤。

5.改变不良生活习惯，避免梨状肌受压，导致发病。

6.告知患者复查时间，如有不适，及时随诊。

第八节　膝关节韧带损伤患者的护理

膝关节韧带损伤是因外力作用致使膝关节韧带的连续性、完整性的破坏和中断。

包括膝关节前后交叉韧带损伤和内外侧副韧带损伤。是较为常见而有严重的运动性损伤。

一、解剖生理

膝关节重要韧带有囊外的内、外侧副韧带和囊内的前后交叉韧带。位于膝关节内，是稳定膝关节的重要结构，膝关节内侧副韧带呈扇形，上下两端附着于股骨及胫骨的内髁，其中段与内侧半月板相连，且为关节囊的组成部分，其作用是限制膝外翻。外侧副韧带呈圆索状，上下两端分别附着于股骨外侧髁及腓骨小头，与半月板不连，作用是防止小腿内收及旋转活动。膝关节交叉韧带又可分为前后两条，前交叉韧带起于胫骨髁间隆突前外凹陷及外侧半月板前角，斜行止于股骨外侧髁之内侧面。作用是限制胫骨前移，膝关节过伸。后交叉韧带起于股骨内侧髁的外侧面，斜向后下方，止于胫骨髁间隆起的后部和外侧半月板的后角。作用限制胫骨后移、旋转和侧方活动。

二、病因病机

前交叉韧带断裂的主要原因是运动损伤，约占70%，其次为非运动损伤，包括交通伤，生产生活意外伤，约占27%。有身体冲撞或者高速度的运动，容易发生前叉韧韧带断裂。

后交叉韧带断裂往往也有明确的外伤史及伤后膝关节不稳的症状，多见于交通事故。

内侧副韧带损伤发生于小腿骤然被动外展外旋时受损；或者当小腿固定，大腿骤然被动内收内旋时受损。

外侧副韧带损伤多因暴力作用致伤。当膝关节突然弯曲时，小腿突然内收内旋，或大腿突然外收外旋，可发生外侧副韧带损伤。

三、临床表现

1. 新鲜的前交叉韧带损伤时常伴有撕裂声和关节错动感，关节内出血，导致关节肿胀，疼痛，甚至伸直和过屈活动受限。

2. 陈旧性前交叉韧带损伤主要表现为关节松弛不稳，患者在运动中有膝关节错动感或打软腿，不能急停急转，不能用患腿单腿支撑。

3. 后交叉韧带损伤主要表现为膝关节后向不稳，严重的患者表现为关节疼痛，下楼时打软腿，有错动感。

4. 内侧副韧带损伤主要为局部剧痛、肿胀、有时有瘀斑，膝关节不能完全伸直。韧带损伤处压痛明显，压痛点常在股骨内上髁或胫骨内髁的下缘处。

5. 外侧副韧带断裂多发生在止点处，多数伴有腓骨小头撕脱骨折，故临床主要症状为膝关节外侧局限性疼痛，腓骨小头附近肿胀，皮下瘀血，局部压痛，膝关节活动障碍，有时合并腓总神经损伤。

四、辅助检查

1. X 射线检查

X 射线检查对确定有无韧带止点撕脱骨折或骨软骨骨折有诊断意义。在局麻下，伸直膝关节，强力使膝内收或外展，做正位 X 射线检查，如侧副韧带完全断裂，则伤侧关节间隙增宽。

2. CT 或 MRI 检查

CT 检查有助于韧带损伤合并骨挫伤时的确诊，MRI 检查对韧带损伤的诊断有较高的准确性。

3. 关节镜

行关节镜探查时可以同时在镜下修复、重建韧带。

五、治疗方法

1. 非手术治疗

（1）适应证：交叉韧带不全断裂、内外侧副韧带断裂一、二级损伤的患者。

（2）交叉韧带不全断裂，可用石膏或支具固定 4～6 周。内外侧副韧带断裂一、二级损伤时，应将膝置于 15°左右屈曲位，用前后石膏托或支具固定 4～6 周，之后练习膝关节屈伸活动，其功能可逐渐恢复。

2. 手术治疗

（1）适应证：内外侧副韧带三级损伤患者、交叉韧带断裂患者。

（2）手术方法：目前主张在关节镜下进行韧带缝合或重建术。重建的材料有自体移植物，同种异体移植物，人工韧带。侧副韧带完全断裂应手术修复或重建断裂的韧带，术后用长腿支具或石膏固定 6 周。

六、护理风险点及观察要点

（一）护理风险点

1. 术后伤口感染。

2. 术后尿潴留。

3. 关节积液或积血。

4. 术后关节疼痛。

5. 术后下肢深静脉血栓形成。

6. 术后卧床期间发生坠床，扶拐行走过程中发生跌倒。

（二）观察要点

1. 术后监测生命体征，注意观察体温、脉搏、呼吸、血压、血氧饱和度，如术后体温超过 38.5℃，伤口有针刺样疼痛，及时报告医生处理。

2. 观察伤口渗血，观察外固定是否合适及末梢血液循环及感觉运动情况，行负压引流的患者，保持引流管通畅，观察有无扭曲、折叠、受压、脱落。术后 24 小时正常引流量为 80 ～ 100mL，以后逐渐减少，术后引流管在 24 ～ 48 小时内拔除。

3. 术后密切观察麻醉反应，注意平面消失情况，术后排尿情况，发现异常及时报告医生处理。

4. 观察疼痛的部位、性质、频率、程度、时间。及时评估伤口疼痛情况，如术后 5 ～ 8 小时出现剧烈疼痛，关节明显肿胀，局部皮温高，患肢不能直腿抬高，应考虑关节积血，应立即通知医生关节穿刺抽血，患膝继续加压包扎。

5. 术后严密观察肢端皮色、皮温、感觉、活动及足背胫后动脉搏动，患肢肿胀及疼痛情况，如有异常及时报告医生。

6. 观察患者活动能力，评估有无跌倒史，应用镇静、镇痛药物期间，评估坠床风险。

七、常见护理问题及相关因素

1. 焦虑 / 忧郁

与担心治疗效果不佳，生活自理能力下降有关。

2. 疼痛

与局部病患和手术有关。

3. 有坠床 / 跌倒的可能

与术后应用镇痛镇静药物和扶拐活动能力受限有关。

4. 有压力性损伤的可能

与患者活动能力、局部持续受压和营养状况有关。

5. 有肌肉萎缩 / 关节强直的可能

与局部病变关节肌肉活动受限有关。

八、护理方法

（一）一般护理

1. 保持病房整洁、舒适、安静、空气流通和适宜的温 / 湿度。

2. 术后监测生命体征，注意观察体温、脉搏、呼吸、血压、血氧饱和度及尿量情况。

3. 术后膝关节弹力绷带包扎膝关节，注意观察患肢肿胀、疼痛、末梢血液循环、感觉、运动情况，术后行负压引流患者，保持引流管通畅，观察有无扭曲、折叠、受压、脱落。术后 24 小时正常引流量为 80 ～ 100mL，以后逐渐减少，术后引流管在 24 ～ 48 小时内拔除。

4. 评估疼痛部位、性质、持续时间，及时给予止痛药物应用，并观察用药后的反应。使用镇痛泵的患者，观察患者有无恶心、呕吐、嗜睡等不良反应。

5. 术后注意观察骶尾部皮肤是否持续受压，皮肤是否潮湿，观察局部皮肤的颜色、温度和肿胀情况，防止压力性损伤发生。

6. 卧床期间，给予床栏应用，下床活动期间，做好宣教，并有家属陪伴，预防坠床 / 跌倒发生。

7. 正确指导功能锻炼，预防肌肉萎缩 / 关节强直。

8. 对症处理，如患者术后应用镇痛泵者，应观察镇痛效及不良反应，如有无尿潴留、恶心、呕吐等。

（二）体位护理

手术患者术后抬高患肢 5°～ 15°，膝下垫软枕，以免牵拉重建的交叉韧带。术后 5 ～ 7 天可扶拐戴支具患肢不负重下地活动。

（三）饮食护理

术后早期宜进清淡薄素、高纤维素、高维生素之品，如新鲜蔬菜、香蕉、米粥、面条等，忌生冷、油腻、油炸食品。中后期可根据患者食欲及习惯进食高蛋白、高钙之品，如牛奶、鸡蛋、瘦肉、水果、新鲜蔬菜等，以保证营养、增强机体抵抗力。

（四）情志护理

1. 评估患者心理状况，了解患者心理所需，针对性的给予情志护理。

2. 根据病情，向患者讲解本病的治疗方案、疗程及注意事项，介绍成功病例，解除其思想顾虑，积极配合治疗和护理。

3. 鼓励家属陪伴，给予患者情感支持。协助生活所需。

（五）功能锻炼

1. 术前

小腿三头肌锻炼每日 2 次，每次 5 分钟。股四头肌锻炼每日 2 次，每次 5 分钟。练习床上使用大小便器。

2. 术后

（1）手术当天，麻醉作用消失后，即可行足趾、踝关节活动。术后第 1 ～ 3 天 指导患者股四头肌收缩及、直腿抬高锻炼、踝泵运动锻炼。每次 10 组，每日 3 ～ 5 次。

（2）术后 1 ～ 2 周，膝关节支具固定伸直位，锻炼时放开。股四头肌等长锻炼每日 2 次，每次 5 分钟。2 周行膝关节 CPM 机锻炼 1 次。

（3）术后 2 ～ 4 周，膝关节支具固定伸直位，锻炼时放开。股四头肌等长锻炼每日 2 次，每次 5 分钟。膝关节逐步屈曲到 90°位。4 周行膝关节 CPM 机锻炼 1 次，患者不可主动屈曲膝锻炼。扶拐活动时患肢部分负重。

（4）术后 1 个半月，患者可主动屈伸膝关节，连续行膝关节 CPM 机锻炼，循序渐进。术后 3 个月内在膝支具保护下行走，患肢部分或完全负重。

（六）用药护理

1. 合理应用抗生素，抗生素在术前 30 分钟内应用，术后按药物半衰期定时给药。

2. 应用镇静镇痛药、降糖药、降压药期间，使用床栏，指导患者活动时尽量缓慢，体位改变时需进行适应性训练，防止发生坠床 / 跌倒。

3. 静脉应用中药制剂的应注意滴速，并注意观察用药后效果。

4. 口服中药的患者，注意药物与饮食的相互关系，并观察用药后的反应及效果。

（七）健康教育

1. 术前

（1）做好入院宣教，嘱患者禁烟酒。

（2）练习床上排便，避风寒，防感冒。

（3）患者步态不稳，进行防跌倒宣教。

（4）进行疼痛知识宣教。

2. 术后

（1）术后告知患者及家属保持正确体位的重要性，取得配合。

（2）做好饮食指导。

（3）使用镇痛泵者告知相关注意事项。

（4）告知功能锻炼的重要性及患肢禁忌的活动。

（八）出院指导

1. 生活规律，心情舒畅，保证睡眠。合理饮食，加强营养。

2. 告知应按照医生指导进行功能锻炼，不可随意锻炼。

3. 出院带药患者进行用药指导。

4. 出院 2 周复查，如有不适，及时随诊。

第九节　膝关节半月板损伤患者的护理

半月板损伤是指半月板组织的连续性或完整性的破坏和中断。本病多发于青壮年男性，是最常见的膝关节损伤性疾病。

一、解剖生理

半月板是位于股骨髁与胫骨平台之间的一种纤维软骨组织，附着于胫骨内外髁边缘，半月板可分为内侧半月板和外侧半月板两部分，内侧半月板较大，似"C"形，内侧缘与内侧副韧带相连，后侧与半膜肌相连，故后半部较固定。外侧半月板稍小，似"O"形，前后角距离较近，侧方不与外侧副韧带相连，并在侧后方有腘肌腱相隔，后方与腘肌相连，故外侧半月板活动度比内侧大。

半月板体部的外侧 10% ～ 30% 由膝内外侧动脉供应血液，形成半月板周围动脉丛，内侧其余部分无血液供应。其营养主要来自于滑液。

半月板的功能主要有传导载荷、维持关节稳定、协助润滑、减轻震荡的作用。

二、病因病机

膝关节半月板损伤多见于搬运工和足球、篮球运动员等，当膝关节半屈曲位时半月板被挤于股骨髁与胫骨平台之间，如膝关节突然出现旋转，或者内外翻运动时，半月板骤然受到侧方拉力和研磨压力造成半月板损伤。根据膝关节受力时的体位、异常外力的大小，可以造成半月板体部、前、后角滑膜缘等不同部位与不同类型的损伤。主要损伤类型有边缘型、前角型、后角型、横型、桶柄型、内缘型、水平劈裂型、纵裂型、松弛型。

三、临床表现

半月板损伤多有外伤病史，受伤时患膝常有撕裂感，随即关节疼痛、活动受限，走路跛行。主要临床表现如下。

1. 急性期可有关节肿胀，主要是血管损伤产生的关节积血和积液。

2. 膝关节一侧疼痛，或后方疼痛。

3. 打软腿，感到肌肉无力控制关节。

4. 关节绞锁，常为关节伸直障碍，屈曲可。

5. 关节弹响或弹跳。

6. 肌肉萎缩，病变常反映在股四头肌，以股内侧肌较为明显。

四、辅助检查

1. 影像学检查

X 射线检查：膝关节正、侧位片对鉴别诊断有重要意义。CT 检查：在半月板撕裂的诊断中作用较局限，已被 MRI 检查取代。MRI 检查：半月板内出现线样高信号到达其游离缘或关节面时可诊断。

2. 关节造影

碘水造影及气－碘水双对比造影可判断不同部位的半月板损伤。

3. 关节镜

当半月板损伤临床高度怀疑而辅助检查无法肯定或排除时，可行关节镜检查。

五、治疗方法

1. 非手术治疗

石膏固定、手法复位、针灸治疗、药物治疗等。

2. 手术治疗

经保守治疗无效，应尽早手术治疗。为避免骨性关节炎的发生，应在关节镜下进行半月板修补或切除术。

六、护理风险点及观察要点

（一）护理风险点

1. 术后发生腓总神经损伤。

2. 术后伤口感染。

3. 术后卧床期间发生坠床，扶拐行走过程中发生跌倒。

（二）观察要点

1. 术后严密观察患肢远端血液循环、温度及感觉运动情况。

2. 严密观察生命体征变化，术后体温持续超过 38.5℃，伤口有针刺样疼痛，及时报告医生处理。

3. 评估患者活动能力及坠床跌倒风险，落实防跌倒、防坠床措施。

七、常见护理问题及相关因素

1. 焦虑 / 忧郁

与担心预后、生活自理能力下降有关。

2. 疼痛

与局部病患和手术有关。

3. 有坠床 / 跌倒的可能

与术后应用镇痛镇静药物和扶拐活动能力受限有关。

4. 有下肢深静脉血栓形成的可能

与血流缓慢、血管壁损伤、血液黏稠度高有关。

5. 有压力性损伤的可能

与患者活动能力、局部持续受压和营养状况有关。

6. 有肌肉萎缩 / 关节强直的可能

与病变关节肌肉活动减少有关。

八、护理方法

（一）一般护理

1. 保持病房整洁、舒适、安静、空气流通和适宜的温 / 湿度。

2. 保守治疗患者，应尽量卧床休息，减少活动。如患肢肿胀，应给予抬高位。

3. 手术患者，术后安全搬运至病房，根据麻醉种类，做好相应护理。

4. 监测生命体征，注意观察体温、脉搏、呼吸、血压、血氧饱和度及尿量情况。

5. 术后弹力绷带包扎膝关节，给予患肢自然伸直抬高位放置，促进静脉回流。注意观察患肢肿胀、疼痛、末梢血液循环、感觉、运动情况，术后行负压引流患者，保持引流管通畅，观察有无扭曲、折叠、受压、脱落。

6. 评估疼痛部位、性质、持续时间，及时给予止痛药物应用，并观察用药后的反应。使用镇痛泵的患者，观察患者有无恶心、呕吐、嗜睡等不良反应。

7. 预防压力性损伤：术后卧床期间，注意观察骶尾部皮肤是否持续受压，皮肤是否潮湿，观察局部皮肤的颜色，防止压力性损伤发生。

8. 预防坠床 / 跌倒发生：卧床期间，给予床栏应用，下床活动期间，做好宣教，并有家属陪伴。

9. 预防肌肉萎缩 / 关节强直：正确指导功能锻炼。

（二）体位护理

手术患者术后抬高患肢 15°～ 30°，膝下垫软枕，膝关节功能位放置。术后当日平卧，术后第 2 天，可平卧或坐起，不可屈伸膝关节。

（三）饮食护理

术后早期宜进食清淡薄素、高纤维素、高维生素之品，如新鲜蔬菜、香蕉、米粥、面条等，忌生冷、油腻、油炸食品。中后期可根据饮食习惯进食高蛋白、高钙之品，如牛奶、鸡蛋、瘦肉、水果、新鲜蔬菜等，以保证营养、增强机体抵抗力。

（四）情志护理

1. 评估患者心理状况，了解患者心理所需，针对性的给予情志护理。

2. 根据病情，向患者讲解本病的治疗方案、疗程及注意事项，介绍成功病例，解除其思想顾虑，积极配合治疗和护理。

3. 鼓励家属陪伴，给予患者情感支持，协助生活所需。

（五）功能锻炼

1. 术前

股四头肌是维持膝关节稳定性的重要结构，膝关节各种损伤均可以造成股四头肌萎缩，故术前应指导患者加强股四头肌锻炼。

2. 术后

（1）手术当天，麻醉作用消失后，即可进行足趾、踝关节活动。术后第 1～3 天指导患者行股四头肌收缩及直腿抬高锻炼，踝泵运动锻炼，每次 10 组，每日 3～5 次。

（2）第 3～5 天，指导患者股四头肌收缩锻炼，主动进行踝关节、足趾跖屈背伸锻炼，直腿抬高锻炼和屈曲膝关节锻炼。

（3）第 5～7 天，在医生监护下指导患者下床活动。下床时先在床边坐，无头晕等不适，再进行床边站立、床边行走，活动量及活动距离逐渐加大。下床后继续坚持直腿抬高锻炼，辅助屈膝活动。早期下床活动，时间不宜超过 30 分钟。

（4）第 8 天～2 个月继续进行术肢功能锻炼，并逐步增加活动量，鼓励患者做散步、游泳等锻炼。在膝关节功能完全恢复前，禁止做跑、跳活动。

（5）2 个月以后，可适当行体育锻炼。

（六）用药护理

1. 合理应用抗生素，术前抗生素在切皮前 30 分钟内应用，术后按药物半衰期定时给药。

2. 应用镇静镇痛药、降糖药、降压药期间，加床栏加强看护，指导患者行动尽量缓慢，体位改变时进行适应性训练，防止发生坠床 / 跌倒。

3. 静脉应用中药制剂的应注意滴速，并注意观察用药后效果。

4. 口服中药的患者，注意药物与饮食的相互关系，并观察用药后的反应。

（七）健康教育

1. 术前

（1）做好入院宣教，嘱患者禁烟酒。

（2）练习床上排便，避风寒，防感冒。

（3）患者步态不稳，进行防跌倒宣教。

（4）进行疼痛知识宣教。

2. 术后

（1）术后告知患者及家属保持正确体位的重要性，取得配合。做好饮食指导。使用镇痛泵者告知相关注意事项。

（2）告知患者功能锻炼的重要性，取得配合，告知患肢禁忌的活动。

（八）出院指导

1. 合理饮食，加强营养。

2. 保持积极心态，养成良好的生活习惯，戒烟戒酒。

3. 出院带药患者进行用药指导。

4. 注意劳逸结合，避免过度劳累引起关节内积液。

5. 出院 2 周复查，如有不适，及时随诊。

第十节　髌骨软骨症患者的护理

髌骨软骨症是髌骨软骨面因慢性损伤后，软骨肿胀、龟裂、破碎、侵蚀、脱落，最后与之相对的股骨髁软骨也发生相同病理改变，而形成髌股关节的骨关节病。

一、解剖生理

膝关节的重要解剖结构包括骨、韧带、肌腱和软骨。膝关节软骨是覆盖于一个关节两个骨端的一种特殊材料，白色、半透明、有光泽、有弹性和硬度，所谓"关节面"即由关节软骨覆盖。关节软骨的功能是吸收振荡，并提供一个极其光滑的负荷面以保证关节的正常活动。在膝关节内，关节软骨覆盖于股骨下端、胫骨上端和髌骨的后面。

二、病因病机

1. 先天性髌骨发育异常，位置异常及股骨髁大、小异常，或后天性膝关节内、外翻、胫骨外旋畸形等，均可使髌骨不稳定，在滑动过程中髌股关节面压应力集中于某点，成为慢性损伤的基础。

2. 膝关节长期磨损，如自行车、滑冰运动员的训练，是本病的常见原因。

3. 各种原因所致滑液成分异常，均可使髌骨软骨营养不良，易受到轻微伤力而产生退行性病变。

三、临床表现

1. 膝关节疼痛：伸膝位挤压或推动髌骨可有摩擦感，伴疼痛。

2. 膝关节肿胀、活动不利：膝关节活动受限，甚则跛行。后期可继发滑膜炎而出现关节积液。

3. 股四头肌肌力减弱或萎缩。

四、辅助检查

1. X 射线

早期无异常，晚期可见髌骨半圆骨赘，影响髌股关节面不平滑或间隙狭窄，X 射线检查尚可发现部分病因，如小髌骨、高位髌骨或股骨外髁低平等畸形。

2. 放射性核素

骨显像检查时，侧位显示髌骨局限性放射性浓聚，有早期诊断意义。

3. 关节镜检查

关节镜检查是确诊髌骨软骨症最有价值的方法。可以明确关节软骨是否有病变以及累及范围，明确髌骨软化的程度，更能较好地与膝前疼痛为特点的疾病鉴别，特别是疑难患者。

五、治疗方法

1. 非手术治疗

包括肌力训练、理疗、注射疗法和小针刀治疗等。

2. 手术治疗

外侧支持带松解、股四头肌移位、髌骨钻孔减压、髌骨部分或全部切除术。

六、护理风险点及观察要点

（一）护理风险点

1. 术后伤口感染。

2. 熏蒸烫伤。

3. 下肢肌肉萎缩。

4. 卧床期间发生坠床，扶拐行走过程中发生跌倒。

（二）观察要点

1. 手术患者观察体温有无持续升高，伤口有无红肿以及炎性渗出等情况。

2. 中药熏蒸患者，熏蒸前观察评估身体耐受和局部皮肤情况；熏蒸过程中，注意观察患者的反应，观察局部皮肤有无红肿、起水泡等情况。

3. 注意观察患肢活动情况，并注意和健肢进行对比。

4. 观察患者活动能力，评估有无跌倒史，应用降压药、镇痛药物期间，评估坠床风险。防止发生跌倒／坠床。

七、常见护理问题及相关因素

1. 焦虑／忧郁

与担心治疗效果不佳、生活自理能力下降有关。

2. 有牵引失效的可能

与护士健康宣教不到位有关。

3. 有坠床／跌倒的可能

与应用药物和活动能力受限有关。

4. 有烫伤的可能

与热疗局部温度过高有关。

5. 有肌肉萎缩、关节强直的可能

与局部病变关节肌肉活动受限有关。

八、护理方法

（一）一般护理

1. 保持病房整洁、舒适、安静，护理过程中动作要轻柔，关心体贴患者，主动与患者交流，了解其心理状态，针对个体差异进行不同护理，满足不同患者的需求。

2. 膝关节疼痛较重患者应以卧床休息为主，控制体重、少走路、少负重。注意观察疼痛的部位、性质、频率、程度、时间。疼痛大于 4 分者，应及时处理。

3. 中药熏蒸治疗勿在空腹、饱餐后进行，熏蒸时，应及时询问温度是否过高，防止发生烫伤。熏蒸完毕，嘱患者注意保暖，防止受凉感冒。

4. 关节腔注射后嘱患者稍事休息方可活动，注射 24 小时内注意休息，减少爬楼梯活动。出现局部酸胀感，属正常反应，1～2 天后可自行缓解。

5. 牵引患者指导患者放松，保持患肢功能位，牵引过程中加强巡视，倾听患者主诉，注意观察患者患肢血液循环、肢体的感觉及运动情况。维持有效牵引，牵引锤悬空不可着地、不可随意增减牵引重量。

6. 手术患者注意观察体温、脉搏、呼吸、血压、血氧饱和度及排尿情况。术后行负压引流的患者，保持引流管通畅，观察有无扭曲、折叠、受压、脱落。术后 24 小时正常引流量为 80～100mL，以后逐渐减少，术后引流管在 24～48 小时内拔除。

7. 术后做好伤肢情况观察，注意观察伤口渗血及术肢血液循环、肢体的感觉运动情况，弹力绷带包扎松紧是否适宜。

（二）体位护理

患者舒适卧位，牵引时嘱患者放松，保持患肢功能位，合并积液时，膝关节置于屈曲 5°～15°位，减轻关节压力。

（三）饮食护理

饮食宜营养丰富，多食含维生素、蛋白质多的食物，如水果、青菜、肉类、海鲜等，以补充软骨营养。多食低脂奶制品，以强筋壮骨。多食藕、大蒜、西兰花、山楂、猕猴桃、草莓、橙子等抗氧化能力最强的食物。肥胖患者应减肥。

（四）情志护理

1. 介绍本病的发生、发展、转归及治疗方法，取得患者配合。

2. 多与患者沟通，了解其心理社会状况，及时消除不良情绪。

3. 介绍成功病例，帮助患者树立战胜疾病的信心。

（五）功能锻炼

1. 手术当天，麻醉作用消失后，即可进行足趾、踝关节活动。术后第 1～7 天指导患者股四头肌收缩、直腿抬高及踝泵运动锻炼。每次 10 组，每日 3 ～ 5 次。指推髌骨，每日 2 次，每次 10 ～ 15 分钟。

2. 术后 7 ～ 14 天，进行渐进性抵抗性等长运动，即负重下直腿抬高，每日 2 次，每次 10 ～ 15 分钟。避免做对髌骨有压力的活动，如上楼、爬坡、伸屈膝关节、长时间坐位。

3. 手术 2 周后，锻炼方法同上，循序渐进增加阻力和活动量。

4. 保守治疗患者可行股四头肌等长收缩锻炼：膝关节处于伸直位，股四头肌收缩，使髌骨上移，膝关节下压床面；或平卧于床上，直腿抬高患肢，保持脚跟距离床面 15cm，保持下肢轴线与床面夹角为 30° ～ 45°，坚持 5 ～ 10 秒，缓慢放下，休息 3 秒再抬起，反复训练，可由少到多，每天 2 ～ 3 次，每次 30 分钟。

5. 不负重等张收缩锻炼：患者平卧或坐于高凳之上，股四头肌收缩使膝关节伸展，坚持数秒，再屈曲膝关节。每天 2 ～ 3 次，每次 30 分钟。

6. 负重（抗阻力）等张收缩锻炼：患者平卧或坐于高凳之上，在踝部绑上适度重量的沙袋，进行屈伸膝关节锻炼。逐渐增加重量及锻炼时间。重量 1 ～ 2kg 为宜。每天 2 ～ 3 次，每次 30 分钟。

（六）用药护理

1. 口服用药者，告知患者药物用法用量及注意事项。并注意观察用药后反应及效果。

2. 外用熏蒸药注意调整中药温度，防止烫伤。

3. 口服中药的患者，注意药物与饮食的相互关系，并观察用药后的反应。

（七）健康教育

1. 避免持续性蹲位、半蹲位和剧烈的运动，减少上下楼梯、久坐、久站等增加关节负荷动作。

2. 急性期卧床休息，减少下床活动，患肢抬高位，膝下垫软枕。缓解期可适当下床活动，满足日常生活所需。

3. 适当控制体重，减轻关节负荷。

4. 注意膝部保暖，防风寒湿邪侵袭。

5. 加强股四头肌肌力锻炼。

6. 髌骨软骨病治疗效果欠佳，应重视预防，早期发现，早期治疗，避免病情进一步加重。

7. 出院后定期复查，不适随诊。

第十一节　跟腱断裂患者的护理

跟腱断裂是指小腿三头肌猛力收缩或锐器切割造成跟腱连续性遭到破坏，分为开放性和闭合性两种。35 ～ 42 岁多见。

一、解剖生理

跟腱是有腓肠肌肌腱和比目鱼肌肌腱混合而成，又称小腿三头肌肌腱，是人体内最粗、最强大的肌腱，起于小腿中下 1/3 交接处，止于跟骨后结节中点，它位于小腿下段后方，连接小腿三头肌和跟骨，由小腿三头肌（比目鱼肌、腓肠肌内、外头）肌腱在足跟上方约 15cm 处融合形成。跟腱的功能是足踝跖屈，后提足跟，在站立位时固定踝关节防止身体前倾，对于行走、跑步、跳跃等动作的完成起着重要作用。

二、病因病机

跟腱断裂是最常见的运动损伤，大多数由间接暴力引起。长年累月的静态生活造成肌腱的血供减少，后续不断的微损伤伴随着愈合能力受损导致广泛性肌腱退变、损伤。最终受损的肌腱在一次强大的负荷下彻底断裂，发生闭合性断裂。开放性断裂多为直接锐器所伤。

三、临床表现

急性跟腱断裂者多有明确的运动中损伤病史，大部分患者可清晰回顾受伤时足踝后方有直接打击感或听到"砰"的一声，且损伤常发生于突然暴发性弹跳动作时。主要临床表现为局部肿胀、疼痛、瘀斑，行走无力，不能提跟。查体时可在跟腱断裂处扪到压痛、凹陷和空虚感。陈旧的跟腱断裂无肿胀和压痛，多伴有明显的消退肌肉萎缩。Tompson 试验阳性、单足提跟征阳性。

四、辅助检查

核磁共振成像对于确诊跟腱部分断裂最为有效；普通 X 射线平片可用于判断是否伴有跟腱附着部位的急性撕脱。

五、治疗方法

1. 非手术治疗

跟腱闭合性部分断裂或完全断裂，近端回缩不明显者，可用跖屈位石膏、支具或者硬质可穿脱的足靴固定。

2. 手术治疗

新鲜跟腱完全断裂，近端回缩显著或陈旧性跟腱完全断裂，须早期手术。各种肌腱缝合术以及选择邻近其他腱性组织进行的增加肌腱强度的技术。

六、护理风险点及观察要点

（一）护理风险点

1. 术后伤口感染或切口愈合不良。

2. 术后发生神经损伤。

3. 长期固定导致肌肉萎缩，肌力下降。

4. 长期固定导致肌腱强度降级、僵硬。

5. 术后卧床期间发生坠床，扶拐行走过程中发生跌倒。

（二）观察要点

1. 观察体温变化，有无持续性低热及伤口炎性渗出等情况发生。

2. 观察伤口渗血及肢体末梢血液循环、感觉、运动情况。

3. 石膏固定的患者，观察石膏松紧度及石膏内伤口渗血情况，倾听患者主诉。

4. 观察患者活动能力，评估有无跌倒史，应用镇静、镇痛药物期间，评估坠床风险。

5. 扶拐行走时，观察扶拐方法是否正确，患肢是否负重，评估负重量。观察疼痛的部位、性质、频率、程度、时间，与体位及负重的关系。

七、常见护理问题及相关因素

1. 焦虑

与生活自理能力下降有关。

2. 疼痛 / 肿胀

与局部病患和手术有关。

3. 有坠床 / 跌倒的可能

与活动能力受限有关。

4. 有伤口感染的可能

与患者体质，抗生素使用，围手术期预防感染措施的落实有关。

5. 有肌肉萎缩、关节强直的可能

与局部病变关节肌肉活动受限有关。

八、护理方法

（一）一般护理

1.保持病房整洁、安静、舒适、温/湿度适宜，每日通风2次。

2.监测生命体征，注意观察体温、脉搏、呼吸、血压的变化。

3.抬高患肢，观察患肢肿胀、疼痛、末梢血液循环及感觉运动情况。

4.评估疼痛部位、性质、持续时间，及时给予止痛药物应用，并观察用药后的反应。使用镇痛泵的患者，观察患者有无恶心、呕吐、嗜睡等不良反应。

5.石膏固定后，保持石膏清洁干燥，在翻身和体位改变时要平托石膏，力量要轻柔均匀，避免折断。如石膏内血迹渗出并逐渐扩大，为持续性出血征象，报告医生，及时处理。

6.落实防跌倒措施，床尾悬挂防跌倒提示牌，下床有人陪护，预防坠床/跌倒等并发症发生。

（二）体位护理

保守治疗或术后，保持患肢膝关节屈曲、踝关节跖屈位（即自然垂足位）3周，使腓肠肌及跟腱处于松弛状态，减少跟腱粘连；3周后改用石膏或硬质支具固定踝关节于中立位2周。

（三）饮食护理

1.非手术治疗患者采用石膏或支具外固定后，根据患者体质和舌苔、舌质变化，判断寒热虚实，针对性指导患者饮食，饮食以清淡、易消化、富营养的普食为主。

2.手术治疗患者：手术当日患者疼痛、创伤刺激，精神较差，胃肠蠕动功能减弱，依据麻醉方式进行饮食指导，饮食以清淡、易消化半流质食物为主；术后1～3日疼痛减轻，可进食蛋花粥、菜泥、新鲜水果等。术后4～10日患者病情稳定，可逐渐过渡到普食；忌食辛辣、油腻、煎炸、腥发之品。中后期进食调和气血、补肝益肾之品，如骨头汤、豆制品、动物肝脏、肾脏、黑米粥、山药粥等。合并高血压、糖尿病、心脏病患者，做好针对性饮食护理。

（四）情志护理

1.评估患者心理状况，了解患者心理所需，对情绪和心理异常的患者，做好情志护理，缓解患者不良情绪，实施正向心理干预。

2.根据病情，向患者讲解本病的治疗方案、疗程及注意事项，解除其思想顾虑，提高患者对疾病及治疗的认识。

3.鼓励家属陪伴，给予患者情感支持。协助生活所需，指导协助患者提高生活自理能力。

（五）功能锻炼

膝关节屈曲、踝关节跖屈位时禁止踝关节背伸活动，可进行足趾关节的跖屈背伸活动，每日 2 次，每次 10 ～ 15 分钟；踝关节中立位时进行小腿三头肌的收缩功能锻炼，每日 2 次，每次 10 ～ 15 分钟。跟腱断裂后期治疗以松解粘连、舒筋活血为主，可行按摩活筋并配合外揉七珠展筋散，同时进行踝关节自主伸屈锻炼。

（六）用药护理

1. 合理应用抗生素，术前抗生素在切皮前 30 分钟内应用，术后按药物半衰期定时给药。

2. 应用镇静镇痛药、降糖药、降压药期间，加床栏加强看护，指导患者行动尽量缓慢，体位改变时进行适应性训练，防止发生坠床 / 跌倒。

3. 口服中药的患者，注意药物与饮食的相互关系，并观察用药后的反应。

（七）健康教育

1. 术前

（1）做好心理疏导，使患者缓解焦虑不安情绪，术晚保持良好的睡眠。

（2）进行床上排便、健肢抬臀及双上肢撑床抬臀训练。

（3）指导患者不负重扶拐训练，进行防跌倒宣教。

（4）进行疼痛知识宣教。

（5）进行适当的治疗活动，为手法复位或手术创造有利条件。

（6）改善患者的营养状况，增强术后机体修复能力。

（7）指导并教会患者功能锻炼的方法。

2. 术后

（1）采取正确体位，保持膝关节屈曲、踝关节跖屈位 3 周，禁止踝关节背伸活动。

（2）注意保护石膏，防止石膏断裂。

（3）固定去除后，禁止剧烈的背伸活动，防止跟腱二次断裂。

（八）出院指导

1. 合理饮食，加强营养。

2. 保持积极心态，养成良好的生活习惯。

3. 出院带药患者进行用药指导。

4. 告知坚持功能锻炼对功能康复的重要性，提高患者和家属的认知，定期随访，督促评价落实情况。

5. 告知患者复查时间，术后 1 个月复查。如有不适，及时随诊。

第十二节 足部软组织损伤患者的护理

足踝部软组织损伤是指各种急性外伤或慢性劳损以及自身疾病、病理等原因造成足部的皮肤、皮下浅深筋膜、肌肉、肌腱、腱鞘、韧带、周围神经血管等组织的病理损害。

一、解剖生理

1.踝关节关节囊纤维层增厚形成韧带，主要有三组：

（1）内侧副韧带，又称三角韧带，是踝关节最坚强的韧带。起自内踝，呈扇形向下，分束止于足舟骨、距骨和跟骨，主要功能是防止踝关节外翻，根据纤维走向及止点的不同的又分为舟胫韧带，距胫韧带，跟胫韧带和距胫后韧带。

（2）外侧副韧带，起自外踝，分三束分别止于距骨前外侧，跟骨外侧和距骨后方，故又称为距腓前韧带，跟腓韧带和距腓后韧带，是踝部最薄弱的韧带。

（3）下胫腓韧带，又称胫腓横韧带，有两条分别于胫腓骨下端的前方和后方将腓骨紧紧地连接在一起，加深踝穴的前、后方，稳定踝关节。

2.若内侧副韧带损伤，将出现踝关节侧方不稳定，若外侧副韧带损伤，将出现踝关节各方向不稳定。

二、病因病机

多由于行走不慎，如下楼梯时突然踏空或下坡时踩入不平凹地，或下跳时足部踩地不稳。致使足踝突然发生内翻或外翻。造成内侧和外侧韧带过度牵拉、移位，甚至撕裂，严重时可出现撕脱、骨折、局部皮下瘀血肿胀、疼痛、活动受限，行走跛态等症状。

三、临床表现

踝关节扭伤后，踝关节外侧或内侧出现肿胀、严重者可有明显瘀肿，不能负重，局部按压疼痛、踝关节内外翻及前足内收、外展时疼痛加重，踝关节活动受限。

四、辅助检查

根据病史、临床症状及检查即可确诊，核磁共振成像可确诊足部韧带是否有损伤，普通 X 射线平片可用于判断是否伴有附着部位的急性撕脱骨折。

五、治疗方法

1. 保守治疗

伤后应尽早给予冷敷、止痛、降温、抬高患肢等方法以防止肿胀。局部给予消肿止痛、活血化瘀中药外敷，疼痛剧烈者可口服非甾体类消炎镇痛药物。韧带部分断裂可给予胶布条、绷带、软性护踝、夹板、石膏、支具等固定以制动踝关节。

2. 手术治疗

完全断裂者除上述制动方法外，必要时给予手术修复治疗。韧带部分断裂制动时间为 3 周，完全断裂制动时间为 4 ～ 6 周。

六、护理风险点及观察要点

（一）护理风险点

1. 长时间固定导致肌肉萎缩、肌力下降及关节僵硬。

2. 卧床期间发生坠床，扶拐行走过程中发生跌倒。

（二）观察要点

1. 观察局部肿胀情况。

2. 评估肌力情况，了解肌肉萎缩的程度；评估关节活动度，能否屈伸。活动时是否触发疼痛。

3. 观察患者活动能力，扶拐行走时，观察扶拐方法是否正确，患肢是否负重。

4. 观察疼痛的部位、性质、频率、程度、时间，与体位及负重的关系。

5. 观察敷药部位有无红肿、瘙痒、皮疹等过敏反应。

七、常见护理问题及相关因素

1. 焦虑

与生活自理能力下降有关。

2. 疼痛

与局部病患有关。

3. 有坠床 / 跌倒的可能

与活动能力受限有关。

4. 有肌肉萎缩、关节强直的可能

与局部病变关节肌肉活动受限有关。

八、护理方法

（一）一般护理

1.保持病房整洁、舒适、安静、空气流通和适宜的温/湿度。

2.抬高患肢，观察患肢肿胀、疼痛、末梢血液循环及感觉运动情况。

3.评估疼痛部位、性质、持续时间，遵医嘱给予止痛药物应用，并观察用药后的反应。

4.预防坠床/跌倒等并发症发生，给予床栏应用，指导患者正确扶拐。

5.伤后应尽早给予冷敷、止痛、降温、抬高患肢等方法以防止肿胀.

6.保持外固定稳妥有效，松紧适宜。

7.鼓励患者主动进行功能锻炼。

（二）体位护理

轻度扭伤，卧床休息 5～10 天。韧带断裂，夹板、支具或者 U 型石膏固定于内翻或外翻位，不完全断裂 3～4 周，完全断裂 4～6 周。患肢置于抬高位，搬动时托住关节的两端，夹板或石膏固定松紧适宜。

（三）饮食护理

1.软组织损伤 1 周内不宜过度进补，饮食宜清淡、薄素、温热、易消化之品。

2.合并高血压、糖尿病、心脏病患者，做好针对性饮食护理。

（四）情志护理

1.评估患者心理状况，了解患者心理所需，对情绪和心理异常的患者，做好情志护理。

2.鼓励家属陪伴，给予患者情感支持。协助生活所需，指导协助患者提高生活自理能力。

（五）功能锻炼

1.轻度损伤后，积极进行踝部功能锻炼，运动量以自己感觉不适为度。

2.韧带断裂后，固定期间禁止踝关节的内翻与外翻，固定去除后，进行踝关节主动运动训练，力度逐日递增。

（六）用药护理

1.口服活血化瘀类中药时，注意药物与饮食的相互关系，并观察用药后的反应。

2.外敷中药时，注意观察患者局部皮肤有无瘙痒、红肿及皮疹等。

（七）健康教育

1.做好思想沟通，消除恐惧心理。

2.指导患者不负重扶拐训练，进行防跌倒宣教。

3.告知患者及家属保持正确体位的重要性，避免踝关节的剧烈活动。

4. 固定去除后，禁止强力的被动牵拉活动。

5. 给予疼痛知识宣教。

（八）出院指导

1. 合理饮食，加强营养。

2. 保持积极心态，养成良好的生活习惯。

3. 出院带药患者进行用药指导。

4. 教会患者正确掌握扶拐和负重方法，身边有家人陪伴，注意防跌倒。

5. 告知坚持功能锻炼对功能康复的重要性，提高患者和家属的认知，定期随访，督促评价落实情况。

6. 告知患者复查时间，1 个月复查。如有不适，及时随诊。

第十三节　肩袖损伤患者的护理

肩袖损伤是中老年人常见的肩关节疾患，主要表现为活动时肩痛，也有持续性肩痛和不适，常于夜间加重。外展、上举活动范围严重受限并出现疼痛弧综合征。是目前误诊、漏诊较多的疾病，未及时治疗将影响其早期修复，甚至遗留不可治愈的后遗症。

一、解剖生理

肩袖为包绕于肩关节周围的冈上肌、冈下肌、小圆肌和肩胛下肌 4 块肌肉的总称，又名旋转袖，覆盖于肩关节前、上、后方，由冈上肌、冈下肌、小圆肌与肩胛下肌共同组成肌腱帽。肩袖深面为关节囊，浅面为肩峰下滑囊。肩袖的作用主要参与肩关节外展、内收、上举等活动，其完整性是盂肱关节稳定的有力保证，其中冈上肌与关节囊的紧密结合是形成肩袖最关键的部分，在上臂外展、外旋及屈曲动作中，能协助三角肌发挥将肱骨头稳定在关节盂内的作用。因此，冈上肌对肩关节的主动运动有特殊意义。由于肩袖不耐受张力、压力及负重，故当上臂外展时极易受挤压或损伤，如：跌倒时手外展着地等即可引起。此外，冈上肌长期遭受各种劳损而造成缺血性退行性病变，以及冈上肌腱炎引起的钙盐沉积等都是肩袖慢性损伤的病因之一。

二、病因病机

引起肩袖损伤的因素多与创伤、供血不足、慢性撞击损伤等有关，特别是从事体力劳动者和优势手一侧易发生肩袖撕裂，因此，过度磨损也是造成肩袖损伤的一个主要因素。

肩袖损伤的病因概括起来主要有四种学说：①退变学说；②撞击学说；③血运学

说；④创伤。

三、临床表现

肩袖损伤的早期主要症状是肩关节疼痛，呈间歇性，在劳作后及夜间患侧卧位症状加重，休息后减轻。随着病情变化，导致被动活动的范围受限，继发性出现关节强直、乏力、失稳、关节运动发涩或肌肉收缩疼痛，因其丧失对肱骨头的稳定作用，将严重影响肩关节外展功能，造成肩关节各个运动方向的活动受限。40 岁以上患者，创伤性盂肱关节脱位常伴有肩袖损伤，通常是肩胛下肌的损伤，导致肌无力。如果肩袖失去功能超过 1 个月，就会伴有冈上肌和冈下肌的萎缩，引起疼痛。广泛的肩袖撕裂可能导致盂肱关节面的缺损，肩关节常表现为前后位的失稳，常观察到肱骨近端软骨下骨的塌陷以及关节盂、大关节、肩峰和锁骨远端的侵蚀，导致关节发涩，在被动运动盂肱关节时偶伴有关节的捻发音。

疼痛弧征阳性：患臂外展上举 60°～ 120°范围疼痛加重。

撞击试验阳性：肱骨大关节与肩峰撞击时出现疼痛。

四、辅助检查

单纯的临床检查方法对诊断肩袖损伤尚有局限性，难以与冻结肩及肌腱炎、肩周炎等相鉴别，而且不能明确损伤的类型。目前临床诊断常用方法有：

1. X 射线检查

对肩峰形态的判断及肩关节骨性结构的改变有帮助。部分肩袖患者肩峰前外侧缘及大结节处有明显骨质增生。

2. 肩关节造影

能提供肩袖的厚度、撕裂的大小、位置和残端退变情况，对关节面侧的肩袖损伤有较高的诊断价值。

3. 超声检查

能发现冈上肌以外的其他肩袖损伤的撕裂，同时对肱二头肌长头腱疾患做出诊断。

4. 磁共振（MRI）检查

帮助确定肌腱损伤的部位和严重程度，尤其是磁共振肩关节腔造影检查既可以直接观察到肩袖肌腱的形态，又能够准确的评价肩袖损伤，具有较高的诊断价值。

五、治疗方法

1. 非手术治疗

对于肩袖部分撕裂，采取非手术治疗，用肩关节外展架或石膏将其固定于外展位 4 周，采取理疗、中药熏洗、药物应用、肩关节功能锻炼等。

2. 关节镜治疗

只对一些小撕裂、不全层撕裂有效。

3. 手术治疗

对于肩袖撕裂较重或肩袖全层断裂患者，或陈旧性肩袖损伤患者，保守效果差，多采用手术切开肩袖修补术。

六、护理风险点及观察要点

（一）护理风险点

1. 术后伤口感染。

2. 臂丛神经牵拉损伤。

3. 熏洗治疗时，皮肤烫伤。

4. 术后有跌倒／坠床的风险。

（二）观察要点

1. 术后严密观察患者生命体征变化，观察伤口渗血、有无红肿、局部压痛等不适。

2. 观察患肢感觉、运动、疼痛、有无麻木等不适。

3. 中药熏洗患者，治疗前要评估患者身体状况和局部皮肤情况，熏洗时选择适宜温度（一般 38 ～ 45℃），注意倾听患者的感受，并随时处理。

4. 术后患肢取外展位，应认真评估跌倒／坠床风险，落实防跌倒措施，下床活动时，先行床边坐，床边站，之后沿床边缓慢行走。

七、常见护理问题及相关因素

1. 焦虑／抑郁

与对疾病认知不够、生活自理能力下降有关。

2. 疼痛

与局部病患和手术有关。

3. 中药熏洗有烫伤的可能

与熏洗药物温度过高及局部皮肤耐受有关。

4. 有跌倒、坠床的可能

与术后应用镇痛镇静药物和佩带支具、活动能力受限有关。

5. 有伤口感染的可能

与患者自身体质、抗生素使用、围手术期预防感染措施落实不到位有关。

6. 有肌肉萎缩、关节强直的可能

与局部病变关节肌肉活动受限有关。

八、护理方法

（一）一般护理

1. 保持病房干净、整洁、舒适、安静，定时开窗通风，保持适宜的温/湿度。

2. 严密观察患者生命体征，术后注意观察体温、脉搏、呼吸、血压的变化，防止因手术后体质虚弱或体位性低血压而致晕倒。

3. 注意观察患肢肿胀、疼痛、末梢血液循环、感觉、运动及伤口渗血情况，如有不适，及时告知医生。

4. 评估疼痛部位、性质、持续时间，及时给予止疼药物应用，并观察用药后的反应。使用镇痛泵的患者，观察患者有无恶心、呕吐、嗜睡等不良反应。

5. 应用各种辅助治疗时，如熏洗、理疗等，做治疗前对患者进行评估，治疗中严密观察患者病情变化，治疗后再次评估患者。

6. 严格执行消毒隔离制度，合理使用抗生素，预防院内交叉感染。

（二）体位护理

1. 术前3天向患者及家属讲解体位训练的重要性，以取得配合，指导患者行肩外展练习，每日2次，每次1～2小时。

2. 手术后患者由于石膏及外展架固定，呈半卧位，在胸与患肢下放置棉垫或软枕，患肢置于外展60°，屈曲20°～30°，保持床铺清洁、平整。

（三）饮食护理

1. 根据患者的体质、舌苔及舌质的变化，判断寒热虚实，针对性指导患者进食。

2. 术前尊重患者的生活习惯，建议进食高蛋白、高维生素、高纤维等易消化之品。

3. 术后根据患者饮食习惯，宜食清淡、薄素、温热、易消化食物，逐步根据患者的食欲及习惯进食滋补肝肾之类食物。

4. 合并高血压、糖尿病、心脏病患者，做好针对性饮食护理。

（四）情志护理

1. 评估患者的心理状况，了解患者心理所需，对情绪及心理异常的患者做好情志护理，可采取移情异性法、以情胜情法、暗示疗法、顺情从欲法缓解患者的不良情绪。

2. 根据病情向患者解释治疗方案，疗程及注意事项，介绍成功病例或与术后恢复期患者进行有效沟通，以增强患者治疗疾病的信心。

3. 鼓励家属陪伴，给予患者情感支持。协助生活所需，指导患者提高生活自理能力。

（五）功能锻炼

1. 早期（手术0～6周）为保护期，锻炼目的为减轻关节肿胀疼痛，避免肌肉萎缩，故以小负荷的耐力练习为主。

（1）手术当天麻醉消失后，做伸屈手指、握拳及腕肘关节功能锻炼。

（2）术后 2 天，主动收缩肱二头肌及前臂肌肉，行"抓空增力"练习，五指尽量分开，再用力握拳，反复进行。

（3）术后第 3 天开始，进行掌屈背伸、抓空增力、左右摆掌等锻炼，同时在医生指导下，开始做"屈肘耸肩""扩胸训练"及"摆动练习"，体前屈至上身与地面平行，在健侧手的保护下摆动手臂。

（4）术后 2～3 周，做肌力训练及被动屈伸肘关节。

（5）术后 4～6 周，除继续以上练习外，进行肩关节外展 45°，外旋、内旋训练。

2. 中期（7～12）康复目标为无痛全范围关节活动。

（1）术后 7～10 周，继续以上练习，增加前屈至 170°～180°，肩外展 90°位。内外旋训练，外旋 75°～90°，内旋 75°～85°。

（2）术后 11～12 周，强化肌力训练，开始各方向抗阻练习，逐渐增加负荷，至疲劳为度。

3. 后期（13～21 周）康复目标为保持全范围无痛活动，强化肩部力量，逐渐恢复各项功能活动。

（1）运用哑铃等进行肩关节和上肢抗阻肌力训练。

（2）开始间断性体育锻炼。

（六）用药护理

1. 合理运用抗生素。

2. 应用镇痛、镇静等药物期间，严密观察患者病情变化，在体位改变时，防止发生跌倒/坠床。

3. 静脉给药时，应避开患肢，在用药过程中，严密观察患者药物不良反应，如有异常，及时报告医生，采取针对性措施。

4. 口服药物，应看药到口；服用中药时，根据患者饮食及药物的相互作用，合理给药，并密切观察用药反应。

（七）健康教育

1. 术前

（1）术前 3 日清洁皮肤，男性戒烟，女性患者如有月经来潮时及时告知医护人员。

（2）进行饮食指导及体位训练。

（3）术前保证睡眠，必要时应用镇静剂。

（4）进行疼痛知识宣教。

2. 术后

（1）告知患者刀口疼痛缓解方法，如：看电视、听音乐等转移注意力以减轻疼痛，搬动患肢时动作要轻柔，必要时使用止痛药。

（2）告知患者及家属出现伤口渗血、患肢指端苍白或青紫、麻木及运动异常时及时报告医护人员。

（3）告知患者及家属保持正确体位的重要性，术后患肢保持外展位，屈曲肘部，减轻切口张力，促进伤口愈合。

（4）告知患者术后功能锻炼的重要性及方法，主动锻炼肘、腕关节，被动锻炼肩关节，以促进血液循环和组织修复，防止肌肉萎缩和关节粘连。

（八）出院指导

1. 合理搭配饮食，加强营养，增强机体抵抗力，保持二便通畅。

2. 注意颈肩部保暖防寒，3个月内避免提重物，防止肩部再损伤。

3. 出院带药的患者进行用药指导。

4. 告知坚持功能锻炼的重要性及方法，定期随访，督促评价落实情况。

5. 慎起居、避风寒、保持心情舒畅，生活有规律，节房事。

6. 出院1周、1个月、2个月、3个月来院复查，如有不适，及时随诊。

第十四节　肩周炎患者的护理

肩周炎的全称是肩关节周围炎，又称冻结肩、肩凝症、五十肩、漏风肩、粘连性关节囊炎等。是指肩关节囊和关节周围软组织损伤、蜕变而引起的一种慢性无菌性炎症，以肩部疼痛、肩关节活动功能障碍和肌肉萎缩等为主要临床特征的疾病。通常认为肩周炎有一定自愈倾向，但病程一般较长。本病高发年龄40～60岁，女性多于男性，是中老年人的一种常见病。

一、解剖生理

肩部活动由盂肱关节、肩锁关节、胸锁关节、肩胛胸壁关节、肩峰下关节及喙锁关节等六个关节共同完成。其中盂肱关节是由肱骨头与肩胛骨的关节盂构成，是典型的多轴球窝关节，为全身活动范围最大的关节，可做屈曲、伸展、外展、内收、外旋和内旋等运动，在肩关节的正常运动中占重要地位。关节囊主要特点是头大盂小、关节囊薄而松弛，关节囊周围有组织加强以增加关节的稳固性，但囊下壁最薄弱，故极易受伤。

二、病因病机

1. 退行性改变

肩周炎多见于40岁以上中老年人，显然与老年性机体衰退、韧带松弛或老化等因素有关，进而出现不同程度的退行性改变以致肩关节疼痛。

2. 风湿寒邪侵袭

部分患者有风湿寒邪侵袭史，可使肩关节周围血流缓慢，肌肉紧张痉挛致代谢产物蓄积而产生无菌性炎症，使肩部对承受外力的功能下降，引起或加重肩周炎发病。

3. 慢性劳损

由于肩关节的积劳损伤或姿势不良等超过肩部软组织的耐受范围，产生肌肉、肌腱、韧带纤维微量多次断裂和出血，肩关节周围组织逐渐出现无菌性炎症、粘连和挛缩。

4. 内分泌紊乱

肩周炎多发于 50 岁左右患者，女性多见，且多数伴有内分泌紊乱症状。

5. 外伤

肩部的各种压伤、拉伤、扭伤、挫伤等外伤，使肩部组织、韧带等产生部分断裂，组织间出血，局部出现炎症渗出、疼痛及肌肉痉挛，在修复过程中可产生瘢痕，使组织间机化将会导致肩关节囊和周围软组织粘连，从而导致肩关节运动功能障碍。

6. 肩部活动减少

由于颈椎病、心脏病、久病卧床等及肩肌痉挛，从而发生活动受限及肩关节粘连。

7. 其他

如肩部肱骨外科颈骨折、肩袖损伤、肩关节脱位等均可波及肩关节囊和周围软组织，引起肩关节慢性炎症和粘连而发生肩周炎。

三、临床表现

按肩周炎的发生与发展可分为 3 期，各期之间无明显界限，各期病程长短不一，因人而异，差别很大。

第一期：疼痛。患者通常出现渐进性肩关节疼痛，可持续数周或数月。疼痛经常在夜间加重，肩关节患侧受压时，症状更加明显，如患肢手不能摸背、不能梳头洗脸等。

第二期：僵硬。由于疼痛，患肢肩关节活动将会受限，这就预示着僵硬期的开始，通常持续 4 ～ 12 个月。患者主诉日常生活受限，如不能穿衣，不能举臂，不能向后解带等。当肩关节僵硬进一步发展后，则产生持续性钝痛（尤其是夜间），并常在肩关节达到或接近其新的活动范围极限点时出现锐痛。

第三期：融冻。这一期持续数周或数月，随着肩关节活动度的增加，肩部疼痛逐渐减轻。不经治疗，大多数肩关节活动可逐渐恢复，尽管多数患者主观上感觉已接近正常，但可能永远也无法恢复到客观上正常的状态，

四、辅助检查

1. X 射线检查

肩周炎的不同病程期 X 射线检查显示不同的特征性改变。早期的特征性改变主要

是显示肩峰下脂肪线模糊变形乃至消失；中晚期，肩部软组织钙化，X 射线检查可见关节囊、滑液囊、冈上肌腱、肱二头肌长头腱等处有密度淡而不均的钙化斑影；在病程晚期，X 射线检查可见钙化影致密锐利，部分病例可见大结节骨质增生和骨赘形成等。此外，在肩锁关节可见骨质疏松、关节端增生或形成骨赘或关节间隙变窄等。

2. 肩关节造影

肩关节造影是向肩关节腔注入造影剂后做 X 射线检查，可特征性的显示关节间隙的减小以及不规则的边缘，进而定位确诊肩部疾病，是诊断肩关节疾病的一种先进方法。

五、治疗方法

1. 非手术治疗

物理因子治疗、镇痛药物治疗、局部封闭治疗、运动疗法、中药熏洗、中医理疗、关节松动术、药物应用等。

2. 手术治疗

关节镜下关节囊挛缩松解术。

六、护理风险点及观察要点

（一）护理风险点

1. 床上翻身或初次下床活动有发生跌倒、坠床的危险。

2. 有关节粘连的可能。

3. 肌肉萎缩的可能。

4. 熏洗、理疗时，皮肤有烫伤或受损的危险。

（二）观察要点

1. 评估患者自理能力，评估有无跌倒史，病房设施摆放是否合理。

2. 观察了解患者功能锻炼的主动性、锻炼效果和关节活动度。

3. 中药熏洗患者，治疗前要评估患者身体状况，熏洗时选择适宜温度，熏洗后观察患者的反应和局部皮肤情况。

七、常见护理问题及相关因素

1. 焦虑 / 恐惧

与病痛和影响工作生活有关。

2. 疼痛

与局部病患和手术有关。

3. 生活自理能力下降

与肩关节疼痛，活动受限，运动功能下降等有关。

4. 有皮肤烫伤或受损的可能

与熏洗药物温度过高及局部皮肤耐受有关。

5. 有关节粘连或肌肉萎缩的可能

与局部病变关节肌肉活动受限有关。

八、护理方法

（一）一般护理

1. 保持病房环境干净、整洁，经常通风。

2. 给予心理安慰并告知患者睡眠对康复的重要性。

3. 满足患者基本需求，协助患者下地活动。

4. 评估患者发生跌倒、坠床的风险因素，病房设施摆放合理，嘱患者穿防滑鞋等。

5. 做好疼痛的护理，有效镇痛利于患者早日康复。

6. 鼓励患者肩关节的主动锻炼，以调畅气机，疏通经络，松肩止痛，促进功能恢复，防止肌肉萎缩及关节粘连。

7. 各种辅助治疗，如：理疗、熏洗等做好治疗前评估，治疗中观察，治疗后护理。

8. 向患者讲解所用药物相关知识及康复期护理对疾病恢复的重要性。

（二）体位护理

一般以采取仰卧和侧卧位为宜。仰卧位时可在双下肢下方垫一软枕，以便双髋及双膝微屈，全身肌肉放松，注意肩部保暖，增减衣被有度，夜卧时要防寒，不能常压一侧。

（三）饮食护理

1. 根据患者体质、舌质、舌苔变化，判断寒热虚实，针对性指导饮食。

2. 多食易消化吸收、温性食物，如羊肉、豆类、牛奶、胡桃黑芝麻、木瓜等可调理气血，舒筋活络之品，忌生冷辛辣刺激、忌肥腻、忌烟酒。

（四）情志护理

1. 评估患者心理状况，了解患者心理所需，对情绪及心理异常者做好情志护理，可采取移情异性法、以情胜情法、暗示疗法、顺情从欲法缓解患者的不良情绪。

2. 根据病情向患者讲解治疗方案，疗程及注意事项，增强患者治疗疾病的信心。

（五）功能锻炼

功能锻炼可以改善血液、淋巴循环，牵伸挛缩组织，松解粘连，扩大肩部活动范围，改善萎缩肌肉。锻炼内容包括肩部 ROM（关节活动度）练习和增强肩胛带肌肉的力量练习，早期锻炼 1～3 组，每日活动 2～3 次，以自主锻炼为宜，中晚期疼痛缓解，渐进增加活动范围和时间。

1. 相邻关节的训练，由肢体远端到近端进行训练，包括手、腕、前臂、肘关节的屈曲和伸直，20次为1组，每天3～5次。

2. 被动前屈上举：去枕仰卧，健肢托住患侧肘部经体侧沿垂直方向向上举起，达到最大角度并维持2分钟，重复4次为1组，每天2组。

3. 仰卧肩外旋：患者仰卧，上臂贴紧体侧，屈肘90°，健手握患侧手腕，向外推患侧前臂使其向外旋转，至感到疼痛处维持2分钟，重复4次为1组，每天2组。

4. 钟摆练习：站立位，上身向患侧屈并稍前倾，用健肢托住患肢前臂，放松患肢肌肉使之自然下垂，做肩部手腕前、后、左、右摆动，逐渐增大运动幅度。重复10次为1组，每天2组。

5. 体前内收：患者坐位或站立位，健侧手扶患侧肘部，健侧手用力使患侧上肢抬平后，将患侧肘部尽力拉向胸前，越贴近胸前越好，在最贴近胸部的位置维持2分钟，重复3～5次为1组，每天2组。

6. 后部肩袖肌肉的等长收缩练习：患者站在墙边，患侧肘关节屈曲90°，保持肘部紧贴身体。手顶墙，做使患侧前臂外旋的动作。

7. 前部肩袖肌肉的等长收缩练习：患者站立位，患侧肘关节屈曲90°，保持肘部紧贴身体。患侧手顶住健侧手做使前臂内旋的动作，健侧手同时用力，使患侧手不能将其推动。

8. 面壁爬墙：患者面对墙壁站立，用患侧手指沿墙缓缓向上爬动，使上肢高举到最大限度，在墙上做一记号，然后再徐徐向下回到原处，反复进行，逐渐增加高度。重复3～5次为1组，每天2组。

9. 抗阻前屈上举：利用哑铃作增强肩胛骨肌的抗阻运动。患者站立位，手握哑铃，肘部伸直，上肢向前方抬起至最大限度，维持2分钟。

10. 抗阻内旋：利用滑轮等器械进行肩部主动运动。

11. 抗阻外旋：患者坐位或站立位，上身保持直立，患侧肘部屈曲90°，并使其紧贴身体，患侧手握弹性皮筋的尾端，用力使患侧前臂旋向身体外侧。

12. 后伸摸棘：患者自然站立，在患侧上肢内旋并向后伸的姿势下，屈肘、屈腕、中指指腹触摸脊柱棘突，由下逐渐向上至最大限度后不动，2分钟后再缓缓向下回到原处，反复进行，逐渐增加高度。

（六）用药护理

1. 询问患者用药史，合理运用抗生素。

2. 指导患者正确掌握用药剂量、用法，了解药物疗效及不良反应。

3. 静脉给药时应避开患肢，在用药过程中如有异常，及时报告医生并采取针对性措施。

4. 服用中药时，根据患者饮食及药物的相互作用合理给药，并密切观察用药反应。

（七）健康教育

1. 向患者进行疾病知识宣教。

2. 告知患者注意防寒保暖，晚上睡眠时不要裸露肩部。

3. 进行疼痛及防跌倒、坠床知识宣教。

4. 向患者讲解功能锻炼的重要性。

（八）出院指导

1. 合理饮食，加强营养。

2. 出院带药患者进行用药指导，交代患者按时按量用药。

3. 教会患者正确的行、站、坐姿，并告知坚持继续肩部功能锻炼的重要性。

4. 生活中注意颈肩部的保暖防寒。工作或生活中注意适当休息，避免单调重复的肩部活动。提重物、承受应力时要有思想准备，防止肩再伤和劳损伤。

5. 2周、1个月复查，如有不适，随时来诊。

第十五节　腱鞘炎、腱鞘囊肿患者的护理

腱鞘炎是指腱鞘因机械性摩擦而引起的慢性无菌性炎症改变。常发部位是手指或拇伸屈肌纤维腱鞘起始部、桡骨茎突处拇短伸肌腱及拇长展肌腱的腱鞘，以及肱二头肌长头腱的腱鞘。腱鞘囊肿是发生于关节附近的囊性肿物。多见于腕、踝关节背侧面。多为青壮年，女性多见。

一、解剖生理

腱鞘由外层的腱纤维鞘和内层的腱滑膜鞘共同组成。腱滑膜鞘呈双层套管状，分内、外二层。内层紧包于肌腱的表面；外层紧贴于腱纤维鞘的内面。内、外二层之间含有少量滑液。内、外二层相互移行的部分，称腱系膜，内有血管、神经通过。腱鞘内有少量的滑液，可起约束肌腱的作用，并可减少肌腱在运动时的摩擦。

腱鞘囊肿多为单房性，也可为多房性。目前临床上将手足小关节处或腱鞘内的结缔组织黏液性囊肿统称为腱鞘囊肿。

二、病因病机

1. 桡骨茎突狭窄性腱鞘炎

拇长展肌和拇短伸肌腱，经过桡骨茎突桡侧的纤维鞘管内，出鞘管后肌腱呈一折角分别抵止于第1掌骨基底及拇指近节指骨基底。当腕与拇指活动度很大时，肌腱的折角加大。久之，局部的滑膜产生炎症，增厚，肌腱变粗，纤维鞘管壁也增厚，在桡骨茎突处出现皮下硬结节，使得肌腱不易在鞘管内滑动，产生疼痛等症状。哺乳期或

更年期妇女因内分泌的改变，滑膜受累容易引发本病。

2. 肌鞘炎

腕伸长、短肌与拇短伸肌及拇长展肌在腕背韧带近端桡侧形成一定的夹角。当肌肉过度活动后，肌肉、肌腱及其周围的筋膜和腱周组织充血、水肿。滑膜纤维素性渗出增多，出现局部红、肿、疼等症状。

3. 腱鞘囊肿

腱鞘囊肿的病因尚不太清楚。慢性损伤使滑膜腔内滑液增多而形成囊性疝出；或结缔组织黏液退行性变可能是发病的重要原因。

三、临床表现

1. 桡骨茎突狭窄性腱鞘炎：腕关节桡侧疼痛，并与拇指活动有密切关系。本病多发于 40 岁以上的女性，但在哺乳期妇女也有发病。

2. 屈指肌腱狭窄性腱鞘炎：又称"扳机指"，成人屈伸患指时有扳机样感觉，伴有弹响及轻度痛，常自述关节活动不灵活，关节肿胀。严重时手指绞锁在屈曲位不能伸直。女性多于男性，以中老年多见。偶见于婴幼儿先天性，拇指指间关节常呈半屈曲状，搬动拇指指间关节伸直时，可有弹响。

3. 创伤性肌腱滑膜炎：又称"轧砾性肌腱炎"。在腕部活动增多时，局部皮肤出现轻度红肿、压痛明显，压之可产生捻发音或踏雪音。男性体力劳动者多见。

4. 尺侧腕伸肌腱鞘炎：是引起腕关节尺侧痛的原因之一。尺侧腕伸肌肌腱和周围的鞘管对远端桡尺关节和腕三角纤维软骨复合体起重要的支撑作用。在腕部活动度过大时，因反复牵拉或扭伤，可诱发腕尺侧痛，尤其在用力时腕部酸痛无力。

5. 腱鞘囊肿：临床表现主要为腕背部、腕掌部或足背部出现腕豆至拇指头大小的半球状肿块，质硬，有弹性，基底固定，有压痛。常发生于腕部背侧，其次是腕部掌面的桡侧，亦可发生于手掌、手指和足背部，少数发生于膝及肘关节附近；多见于中、青年，女性多于男性；大多逐渐发生或偶尔发现，生长缓慢。

四、辅助检查

B 超检查可协助诊断。

五、治疗方法

1. 腱鞘炎

（1）保守治疗：早期以保守治疗为主，局部制动，避免寒冷刺激、理疗，鞘内注射醋酸泼尼松和利多卡因，每周 1 次，2 次或 3 次为 1 个疗程。配合使用活血、消肿、止疼类的药物。

（2）手术治疗：病程较长，经保守治疗不缓解或反复发作者，可行手术治疗，疗效肯定。婴幼儿扳机指在 6 个月内常可自愈。如已发生绞锁，对拇指发育不利，应进行手术松解。

2. 腱鞘囊肿

（1）非手术治疗：局部麻醉剂浸润囊肿周围，用力挤压囊肿破裂而愈；或注射麻醉剂后，用粗注射针头多处穿刺囊肿壁，然后拔出针头，用力揉挤直至囊肿消失为止；或用注射器抽出囊内容物，在囊内注入醋酸泼尼松龙 0.5mL，然后加压包扎。

（2）手术治疗：术中应完整切除囊肿，如系腱鞘发生者，应同时切除部分相连的腱鞘；如膝关节囊滑膜疝出，应在根部缝扎切除，以减少复发机会。

六、护理风险点及观察要点

（一）护理风险点

1. 局部封闭时针眼感染。

2. 术后伤口感染。

3. 封闭时晕厥。

（二）观察要点

1. 观察体温变化，如有无持续性低热、脉搏增快。

2. 观察患指有无肿胀，伤口有无红肿、疼痛，末梢血液循环、感觉、运动情况。

3. 封闭治疗前询问有无晕针史，封闭过程中观察患者是否有头晕、心慌、胸闷、恶心、呕吐等不适，出现以上症状，嘱患者立即平卧，必要时给予氧气吸入等措施。

4. 腱鞘炎患者观察疼痛缓解情况，腱鞘囊肿患者观察囊肿有无复发。

七、常见护理问题及相关因素

1. 疼痛

与局部病患和手术有关。

2. 有伤口感染的可能

与患者体质、抗生素使用、围手术期预防感染措施的落实有关。

八、护理方法

（一）一般护理

1. 保持房间整洁、舒适、安静、空气流通和适宜的温 / 湿度。

2. 注意观察患指肿胀、疼痛、末梢血液循环、感觉、运动情况。

3. 局部封闭者，无菌敷料保护针眼，24 小时内保持干燥。

4. 手术患者评估疼痛部位、性质、持续时间，必要时给予止痛药物应用，并观察用药后的反应。

5. 严格执行消毒隔离制度，预防院内交叉感染。

（二）饮食护理

1. 少食油腻、煎炸食物及其他辛辣刺激性的食品，食用清淡、新鲜水果、蔬菜、粗粮等。

2. 补充维生素有益于肌腱炎愈合，每天补充维生素 C1000mg，β－胡萝卜素（维生素 A）10000 国际单位，锌 22.5mg，维生素 E400mg 和硒 50μg。

3. 忌烟、酒及辛辣刺激性食物。茶应少喝，茶中鞣质含量高，能影响钙、铁及蛋白吸收，注意多食牛奶、豆制品等物品。

（三）情志护理

给予患者关心和支持，解除其心理负担，使其积极配合治疗及护理。

（四）用药护理

1. 遵医嘱给予活血、消肿、止痛药物应用。

2. 手术患者合理应用合理抗生素。

3. 外用膏药，注意观察有无过敏反应。

（五）功能锻炼

1. 术后应早期做手指屈伸活动，防止肌腱粘连，术后 1 个月内避免手工劳动。

2. 将健侧拇指指腹按在患侧腕掌侧，其余四指放于背侧，适当对合用力按摩，每日 2 次，每次 10 分钟。

3. 采用指腹揉患肢内关、大陵等穴位，注意力度要适中，每日 3 次，每次 5 分钟。

（六）健康教育

1. 进行洗衣、做饭、编织毛衣、打扫卫生等家务劳动时，要注意手指、手腕的正确姿势，避免过度弯曲或后伸；提拿物品重量适宜；手指、手腕用力不可过大。

2. 连续工作时间不宜过长，工作结束后双手互相揉搓，再用热水浸泡，促进血液循环。

3. 冬天尽量避免接触冷水，户外劳动时戴上手套，防止手部寒冷刺激。

4. 长期伏案办公人员，应采用正确的工作姿势，双手保持平衡，手腕能触及实物不悬空。

第十三章 神经损伤患者的护理

第一节 臂丛神经损伤患者的护理

臂丛神经损伤是周围神经损伤的一个常见类型，常由工伤、交通事故，或产伤等原因引起。臂丛神经主要支配上肢和肩背、胸部的感觉和运动，受伤后患者上肢功能部分或完全丧失，遗留终生残疾。

一、解剖生理

臂丛神经由第 5 ～ 8 颈神经前支和第一胸神经前支的大部分组成，经斜角肌间隙穿出，行与锁骨下动脉后上方，经锁骨后方进入腋窝。臂丛五个根的纤维先合成上、中、下三神经干，由三神经干发出围绕腋动脉形成内侧束、外侧束和后束，由束发出分支主要分布于上肢和部分胸、背浅层肌。主要支配上肢肌肉群及肩胛部肌肉，有腋、肌皮、桡、正中、尺神经 5 大分支。臂丛神经损伤主要分为上臂丛、下臂丛和全臂丛神经损伤。上臂丛神经损伤与上干神经损伤相似，下臂丛神经损伤与下干神经损伤相同。

二、病因病机

臂丛损伤多为：①牵拉伤：如上肢被皮带卷入致伤；②对撞伤：如被快速汽车撞击肩部或肩部被飞石所击伤；③切割伤或枪弹伤；④挤压力性损伤：如锁骨骨折或肩锁部被挤压；⑤产伤：分娩时胎位异常或产程中牵拉致伤。

引起臂丛损伤的最常见病因及病理机制是牵拉性损伤。成人臂丛损伤大约 80% 继发于摩托车或汽车车祸。头肩部撞击障碍物或地面，使头肩部呈分离趋势，臂丛神经牵拉过度，轻者神经震荡、暂时性功能障碍，重者神经轴突断裂、神经根干部断裂，最重者可引起 5 个神经根自脊髓发出处断裂，似"拔萝卜"样撕脱，完全丧失功能。工人工作时，上肢不慎被机器、皮带或运输带卷入后，由于人体本能反射而向外牵拉可造成臂丛损伤，向上卷入造成下干损伤，水平方向卷入则造成全臂丛损伤。矿山塌方或高处重物坠落于肩部，高速运动时肩部受撞击等也可损伤臂丛。新生儿臂丛神经损伤则见于母亲难产时，婴儿体重一般超过 4kg，头先露、使用胎头吸引器或使用产钳，致婴儿头与肩部分离、过度牵拉而损伤臂丛，多为不完全损伤。

三、临床表现

上臂丛神经损伤主要临床表现与上干神经损伤相似，即腋神经支配的三角肌麻痹致肩外展障碍和肌皮神经支配的肱二头肌麻痹所致的屈肘功能障碍，整个上肢下垂，上臂内收，上臂不能外展、外旋，前臂内收伸直，不能旋前、旋后或弯曲，肩胛、上臂和前臂外侧有一狭长的感觉障碍区。

下臂丛神经损伤主要临床表现为尺神经及部分正中神经和桡神经麻痹，即手指不能伸屈并有手内部肌麻痹表现，而肩肘腕关节活动基本正常，手部小肌肉全部萎缩而成爪型，手部尺侧及前臂内侧感觉缺失，有时出现霍纳氏综合征。

全臂丛损伤表现为整个上肢肌呈弛缓性麻痹，全部关节主动活动功能丧失。

四、辅助检查

1. 神经电生理检查肌电图及神经传导速度对有无神经损伤及损伤的程度有重要参考价值，一般在伤后 3 周进行检查。感觉神经动作电位和体感诱发电位有助于节前节后损伤的鉴别。

2. 影像学检查臂丛根性撕脱伤时，CTM（脊髓造影加计算机断层扫描）可显示造影剂外渗到周围组织间隙中，硬脊膜囊撕裂、脊膜膨出、脊髓移位等。

五、治疗方法

1. 非手术治疗

对常见的牵拉性臂丛损伤，早期以保守治疗为主，应用神经营养药物，电刺激、磁场和激光治疗，配合针灸、按摩、推拿等康复训练。

2. 手术治疗

臂丛神经探查术包括锁骨上臂丛神经探查术、锁骨下臂丛神经探查术、锁骨部臂丛神经探查术；根据手术中发现作神经松解术、神经移植术、神经移位术。

六、护理风险点及观察要点

（一）护理风险点

1. 皮肤感觉迟钝引发烫伤、冻伤。

2. 各种理疗时，皮肤灼伤。

3. 术后伤口感染。

（二）观察要点

1. 观察患肢皮肤感觉情况，观察其对冷热的敏感度，用冷或热时注意观察患肢的颜色、温度。

2. 骨创治疗时观察仪器的治疗参数，注意观察患肢颜色、温度的变化，局部皮肤有无红肿、起水泡，避免灼伤。

3. 观察体温变化，有无持续性低热、脉搏增快，患肢有无肿胀，如有肿胀，观察肿胀的部位、程度、诱因等。伤口有无红肿、疼痛。

七、常见护理问题及相关因素

1. 焦虑 / 抑郁

与病程长，预后较差有关。

2. 疼痛

与手术切口和炎性物质刺激神经末梢有关。

3. 有烫伤的可能

与局部皮肤感觉迟钝有关。

4. 肌肉萎缩

与神经所支配的肌肉发生"失用性肌萎缩"有关。

八、护理方法

（一）一般护理

1. 保持病房整洁、舒适、安静、空气流通和适宜的温 / 湿度。

2. 术后记录生命体征变化，评估术中出血量，观察伤口渗血、末梢血液循环、感觉、运动情况。注意刀口渗血情况，局部可用冰袋压迫止血。

3. 术后行负压引流患者，保持引流管通畅，无扭曲、折叠、受压、脱落。

4. 评估疼痛部位、性质、持续时间，及时给予止痛药物应用。使用镇痛泵的患者，有恶心、呕吐、嗜睡等不良反应时给予对症处理。

5. 保护皮肤：感觉存在障碍，容易发生碰伤、烫伤或冻伤，可穿戴防护手套，训练用健手试探接触物体温度的习惯，以保护失神经支配的皮肤。

6. 肿胀的护理：臂丛神经损伤的肢体肌肉失去运动功能后，也失去对肢体静脉挤压回流的作用，特别是肢体处于下垂位和关节极度屈曲位时肿胀更明显。要经常进行肌肉的被动活动及改变关节位置，适当抬高患肢，进行被动牵伸时动作应缓慢，范围逐渐扩大，切忌粗暴，以免引起新的损伤。

7. 温水沐浴：每日 2 次，每次 5 分钟。温水沐浴可使皮肤血管扩张，血液循环加速，兴奋神经系统，可使肌肉松弛，促进组织代谢，有消肿、解除肌肉痉挛及消除疲劳的作用。

8.各种辅助治疗时，如针灸、按摩、骨创伤治疗仪等，做好治疗前告知评估、治疗中观察、治疗后护理。

9.严格执行消毒隔离制度，预防院内交叉感染。

（二）体位护理

保持外固定的效果：臂丛松解减压术后上肢固定3天，神经移植术后固定3周，神经修补术后固定6周。经常观察外固定可靠与否，嘱患者勿擅自移动或去除，防止外固定引起局部压力性损伤。

（三）饮食护理

1.患者应多摄取水分，并避免咖啡、汽水、香烟等刺激物。多吃水果、蔬菜、核果、种子、谷类等有益的食物。

2.进食燕麦。经常食用燕麦可改善神经的总体状况。切碎的燕麦草在温水中冲泡2分钟并过滤后就是一种补品，一天喝 $1\sim4g$。

3.补充营养素。蛋白质是修补神经及维持神经功能所必需之物，氨基酸较快被身体吸收利用。充足的维生素B族能使神经细胞能量充沛，故嘱患者多食粗米、精米、大豆、花生米、芝麻、绿叶蔬菜等维生素B含量高的食物蔬菜。

（四）情志护理

1.鼓励患者家属和朋友给予患者关心和支持。

2.告知患者臂丛神经损伤后的修复是一个漫长的过程，对患者讲解成功案例或其他康复患者现身说法，树立其战胜疾病的信心。

3.让新生儿父母了解臂丛神经损伤的原因，接受事实，并让其观看康复治疗与护理成功的实例，树立长期治疗信心。

（五）用药护理

1.遵医嘱给予神经营养药物应用。

2.合理应用抗生素，术前抗生素在切皮前30分钟应用，术后按药物半衰期定时给药。

3.婴儿用药可由乳母摄入，通过母乳喂养，经乳汁吸收起到治疗的作用，同时加强乳母的营养，以保证足够的乳汁供给。

4.应用镇静镇痛药、降糖药、降压药期间，床边加床栏保护，指导患者行动尽量缓慢，体位改变时进行适应性训练，防止发生坠床／跌倒。

（六）功能锻炼

1.被动活动：使患肢各关节在其活动范围内活动，防止软组织挛缩与粘连形成，维持和恢复关节正常活动范围，保持肌肉静态长度，被动活动应持续至失神经支配的肌肉重新受神经支配，出现主动随意收缩为止。

2. 按摩：用推、摩、叩击、揉捏及震颤，通过神经反射而收到治疗效果。

3. 教患者使用正常的手积极对患肢进行按摩，防止失神经支配的肌肉发生粘连、萎缩。

4. 对新生儿功能锻炼的手法要轻柔，尽量允许母亲陪住，鼓励母乳喂养。通过抱抱、摸摸、微笑和对新生儿说话进行情感交流，增加患儿的安全感，依恋感。

5. 膈神经移植术后每日进行深呼吸运动：吸气时，在健手的帮助下屈肘，同时意念患肢屈起；呼气时伸肘并意念伸肘。

6. 肋间神经移位术后锻炼同膈神经移植术，如移位于肩背神经，意念肩内收，移位于桡神经，则意念伸胳膊、伸手腕等。

7. 副神经移位术后练习耸肩，同时意念肩外展。

（七）健康教育

1. 向患者及家人解释各种治疗的必要性、手术方式及注意事项。

2. 神经损伤往往可能导致各种运动无法流畅做出来，影响到正常的手臂功能，告知患者坚持服用谷维素和甲钴胺等可以帮助神经恢复的药物。

3. 告知功能锻炼的重要性，使患者理解与配合。

4. 神经修复是一个漫长的过程，告知患者和家属对疾病的康复要有耐心，坚持做针灸、电刺激、推拿等治疗，以改善血液供应和神经传导。

（八）出院指导

1. 保持心情愉快，按时作息，合理饮食。

2. 按时用药，定期复查。

3. 告知患者功能锻炼方法，必要时做出书面锻炼计划。

第二节 尺神经损伤患者的护理

尺神经损伤后，手掌的尺侧、小指全部、环指尺侧感觉均消失。严重肘外翻畸形及尺神经滑脱所引起的尺神经损伤，又称肘管综合征或慢性尺神经炎。

一、解剖生理

尺神经发自臂丛神经内侧束，沿肱动脉内侧下行，至三角肌止点以下转至臂后面，继而行至尺神经沟内，再向下穿尺侧腕屈肌至前臂掌面内侧，于尺侧腕屈肌和指深屈肌之间、尺动脉内侧继续下降到达腕部。在腕部，尺神经于腕骨的外侧穿屈肌支持带的浅面和掌腱膜的深面进入手掌。

二、病因及分类

1. 挤压力性损伤最常见，为直接暴力致伤。

2. 牵拉性损伤：如肘部肱骨内髁骨折，前臂尺桡骨双骨折，腕掌骨骨折都可直接牵拉尺神经致伤。

3. 在肘部，尺神经可受直接外伤或为骨折脱臼合并伤。

4. 腕部及肘部切割伤较常见。

5. 全身麻醉时如不注意保护，使手臂悬垂于手术台边，可因持续压迫而损伤。

三、临床表现

尺神经损伤后，手的尺侧、小指全部、环指尺侧感觉均消失。各手指不能内收外展，夹纸试验阳性。拇指和食指不能对掌成完好的"O"形。小指与拇指对捏障碍。因手内肌瘫痪，手的握力减少约50%，并失去手的灵活性，呈爪形手畸形。

四、辅助检查

肌电图检查判断神经损伤及程度。

五、治疗方法

1. 非手术治疗

保守治疗3个月。应用神经营养药物，电刺激、配合按摩，推拿等康复训练。

2. 手术治疗

根据损伤情况，作减压、松解或吻合术。为了获得长度，可将尺神经移至肘前。尺神经损伤修复后，手内肌功能恢复较差，特别是高位损伤。晚期功能重建主要是矫正爪形手畸形。

六、护理风险点及观察要点

（一）护理风险点

1. 皮肤感觉迟钝引发烫伤、冻伤。

2. 各种理疗时，皮肤灼伤

3. 术后伤口感染。

（二）观察要点

1. 术后严密观察生命体征变化，评估术中出血量，观察伤口渗血、末梢血液循环、感觉、运动情况。

2. 观察体温变化，有无持续性低热、脉搏增快，患肢有无肿胀，如有肿胀，观察肿胀的部位、程度、诱因等。伤口有无红肿、疼痛。

3.骨创治疗时注意观察患肢颜色、温度的变化，局部皮肤有无红肿、起水泡，避免灼伤。

4.中药熏洗患治疗时，评估患肢耐受情况；熏洗患者，注意观察局部皮肤有无红肿、起水泡等情况。

七、常见护理问题及相关因素

1.焦虑／抑郁

与病程长，预后较差有关。

2.疼痛

与手术切口和炎性物质刺激神经末梢有关。

3.有烫伤的可能

与局部皮肤感觉迟钝有关。

4.肌肉萎缩

与神经所支配的肌肉发生"失用性肌萎缩"有关。

八、护理方法

（一）一般护理

1.保持病房整洁、舒适、安静、空气流通和适宜的温／湿度。

2.注意观察患肢肿胀、疼痛、末梢血液循环、感觉、运动情况。

3.评估疼痛部位、性质、持续时间，及时给予止痛药物应用，并观察用药后的反应。使用镇痛泵的患者，观察患者有无恶心、呕吐、嗜睡等不良反应。

4.各种辅助治疗时，如针灸、按摩、骨创伤治疗仪等，做好治疗前告知评估、治疗中观察、治疗后护理。

5.严格执行消毒隔离制度，预防院内交叉感染。

（二）体位护理

1.尺神经在肘关节肱骨内上髁尺神经沟处最为表浅，易受损伤，尽量避免肘部弯曲碰撞与压迫，可以戴护肘加以保护。

2.尽量减少双肘固定姿势的时间，尤其应当对弯曲肘部施加的压力减到最小。

（三）饮食护理

1.尺神经炎需要防止炎症的发作，所以在日常生活中注意饮食上不要过于刺激、辛辣，以免引发炎症。

2.钙有使精神安定的作用，可以起到缓解疼痛的作用。嘱患者多食钙含量高的食品如：鱼、牛奶、酸奶、芝麻、浓绿蔬菜、海藻类。

3. 充足的维生素 B 族能使神经细胞能量充沛，故嘱患者多食糙米、大豆、花生米、芝麻、绿叶蔬菜等维生素 B 含量高的食物及蔬菜。

（四）情志护理

1. 尺神经损伤后部分手的功能缺失，影响到正常的生活，鼓励患者家属多给予关心和支持。

2. 向患者讲解成功案例或让已经康复的患者现身说法，树立其战胜疾病的信心。

3. 经常与患者交谈，鼓励其表达自我感受，了解心理活动，及时打消心理顾虑。

（五）用药护理

1. 合理应用抗生素，术前抗生素在切皮前 30 分钟内应用，术后按药物半衰期定时给药。

2. 应用镇静镇痛药、降糖药、降压药期间，加床栏加强看护，指导患者行动尽量缓慢，体位改变时进行适应性训练，防止发生坠床 / 跌倒。

3. 口服中药的患者，注意药物与饮食的相互关系，并观察用药后的反应。

（六）功能锻炼

1. 被动活动：维持关节正常功能，保持肌肉静态长度。被动活动应持续至失神经支配的肌肉重新受神经支配，出现主动随意收缩为止。

2. 按摩：用按、推、摩、叩击、揉捏及震颤，通过神经反射而起到治疗效果。

3. 教患者使用健手积极对患手按摩，防止失神经支配的肌肉发生粘连、萎缩。

4. 指导患者在意念中屈伸患肢。

（七）健康教育

1. 向患者及家人解释尺神经损伤后治疗的必要性、手术方式及注意事项。

2. 告知患者坚持服用谷维素和甲钴胺等可以帮助神经恢复的药物。

3. 告知功能锻炼的重要性，取得患者的理解和配合。

4. 神经修复是一个漫长的过程，告知患者和家属对疾病的康复要有耐心，坚持做针灸、推拿等治疗，以改善血液供应和神经传导。

5. 感觉障碍在手背尺侧半、小鱼际、小指及环指尺侧半。告知患者及家属谨防烫伤和理疗时的电灼伤。

第三节　桡神经损伤患者的护理

桡神经在肱骨中下 1/3 处贴近骨干，此处肱骨骨折时桡神经易受损伤。骨痂生长过多和桡骨头前脱位可压迫桡神经。手术不慎也可伤及此神经。

一、解剖生理

桡神经由第 5～8 对颈神经和第 1 对胸神经的前支进入后束发出而形成。在腋窝内位于腋动脉的后方，并与肱深动脉一同行向外下，先经肱三头肌长头与内侧头之间，然后沿桡神经沟绕肱骨中段背侧旋向外下，在肱骨外上髁上方穿外侧肌间隔，至肱肌与肱桡肌之间，在此分为浅，深二支，浅支为感觉支，经肱桡肌深面，至前臂桡动脉的外侧下行；深支为运动支，穿旋后肌至前臂后区，改称为骨间背侧神经。桡神经在上臂贴近肱骨，在前臂也较靠近桡骨，骨折时常同时受伤，在骨折愈合过程中也常被埋于骨痂中。

二、病因病机

1. 骨折时的牵拉、骨折端的直接刺伤或嵌压等等。
2. 枪弹伤，切割伤。在战时或角斗时直接致伤。
3. 手术损伤：例如桡骨头切除术或肱骨手术时致伤。
4. 骨痂生长过多或桡骨头脱臼也可压迫桡神经。

三、临床表现

1. 感觉

手臂桡侧皮肤感觉减退或消失。感觉障碍以第 1、2 掌骨间隙背面"虎口区"皮肤最为明显。

2. 运动

上臂桡神经损伤时，各伸肌属广泛瘫痪。肱三头肌、肱桡肌、桡侧腕长短伸肌、旋后肌、伸指总肌、尺侧腕伸肌及食指、小指固有伸肌均瘫痪。故呈"垂腕"状态，各手指掌指关节不能背伸，拇指不能伸，前臂旋后障碍，前臂有旋前畸形，拇指内收畸形。前臂肘关节以下损伤时，出现旋后肌、伸指总肌、尺侧腕伸肌及食指、小指固有伸肌，拇长、拇短伸肌均瘫痪。肱三头肌、肱桡肌、桡侧腕长伸肌肌力应正常。

四、辅助检查

本病主要是进行常规物理检查。最常进行的是神经 – 肌电图检查。肌电图检查判断桡神经损伤及程度。

五、治疗方法

1. 非手术治疗

肱骨骨折所致桡神经损伤多为牵拉伤，在骨折复位固定后，观察 2～3 个月，应用神经营养药物，电刺激、配合按摩，推拿等康复训练。

2. 手术治疗

如为开放性损伤应在骨折复位时同时探查神经并行修复。晚期功能不恢复者，可行肌腱移位重建伸腕、伸拇、伸指功能，效果良好。

六、护理风险点及观察要点

（一）护理风险点

1. 皮肤感觉迟钝引发烫伤、冻伤。

2. 各种理疗时，皮肤灼伤。

3. 术后伤口感染。

（二）观察要点

1. 观察伤口渗血、末梢血液循环、感觉、运动情况。观察皮肤有无烫伤、冻伤。

2. 观察伤口有无红肿、疼痛。观察体温变化，有无持续性低热、脉搏增快，患肢有无肿胀，如有肿胀，观察肿胀的部位、程度等。

3. 骨创治疗时注意观察患肢颜色、温度的变化，局部皮肤有无红肿、起水泡，避免灼伤。

七、常见护理问题及相关因素

1. 焦虑／抑郁

与病程长，预后较差有关。

2. 疼痛

与手术切口和炎性物质刺激神经末梢有关。

3. 有烫伤的可能

与局部皮肤感觉迟钝有关。

4. 肌肉萎缩

与神经所支配的肌肉发生"失用性肌萎缩"有关。

八、护理方法

（一）一般护理

1. 保持病房整洁、舒适、安静、空气流通和适宜的温／湿度。防风挡寒，预防感冒。注意患肢保暖，预防局部感觉迟钝造成的冻伤。

2. 记录患肢肿胀、疼痛、末梢血液循环、感觉、运动情况。

3. 评估疼痛部位、性质、持续时间，及时给予止痛药物应用，记录用药后的反应。使用镇痛泵的患者，记录患者有无恶心、呕吐、嗜睡等不良反应。

4.各种辅助治疗时，如针灸、按摩、骨创伤治疗仪等，做好治疗前告知评估、治疗中观察、治疗后护理。做电治疗时，调整治疗参数，防止皮肤灼伤。

5.神经损伤后患者自理能力下降，协助生活所需。让患者做力所能及的活动，促进功能恢复。

6.严格执行消毒隔离制度，预防院内交叉感染。保持皮肤清洁，预防针灸时感染。

7.根据康复治疗师的意见，监督和指导患者在病房进行关节活动度（ROM）、肌力、感觉、日常生活活动（ADL）训练。

（二）体位护理

保持患肢在功能位。

（三）饮食护理

同尺神经损伤章节。

（四）情志护理

同尺神经损伤章节。

（五）用药护理

同尺神经损伤章节。

（六）功能锻炼

1.神经损伤程度较轻，肌力在2～3级以上，早期进行主动运动。注意运动量不能过大，尤其是在神经创伤、神经和肌腱缝合术后。

2.被动运动的主要作用为保持和增加关节活动度，防止肌肉挛缩变形。其次能保持肌肉的生理长度和肌张力、改善局部循环。被动活动时应注意：

（1）只在无痛范围内进行。

（2）在关节正常范围内进行。

（3）运动速度要慢。

（4）周围神经和肌腱缝合术后要在充分固定后进行。

3.意念进行抬腕、手指背伸和拇指对掌活动。

（七）健康教育

1.对有感觉丧失的手、手指，应经常保持清洁、戴手套保护。

2.向患者及家人解释桡神经损伤后治疗的必要性、手术方式及注意事项。

3.桡神经损伤常导致垂腕，手指掌指关节不能背伸，影响到正常的手臂功能，告知患者坚持服用谷维素和甲钴胺等可以帮助神经恢复的药物。

4.神经修复是一个漫长的过程，告知患者和家属对疾病的康复要有耐心，坚持做针灸、推拿等治疗，以改善血液供应和神经传导。

5.手臂桡侧皮肤感觉减退或消失，第1、2掌骨间隙背面"虎口区"感觉障碍。教育患者不要用无感觉的部位去接触危险的物体，如运转中的机器、搬运重物。烧饭、煮水时易被烫伤，吸烟时烟头也会无意识地烧伤无感觉区。

（八）出院指导

1. 保持心情愉快，按时作息，合理饮食。

2. 按时用药，定期复查。

3. 尽量带托手夹板，使掌指关节保持伸展位，拇指外展夹板以弹簧支架使拇指外展。

4. 做好伸腕伸指功能锻炼。

第四节　坐骨神经损伤患者的护理

坐骨神经损伤是坐骨神经干或分支受到创伤而引起的躯体感觉、运动及自主神经功能障碍。较上肢神经损伤为少见，以男性青壮年为多，常见于单侧。

一、解剖生理

坐骨神经为人体最粗大的神经，由腰 4、5 和骶 1、2、3 神经根组成。经梨状肌下缘出骨盆，在臀大肌深面，经坐骨结节与股骨大转子连线的中点，下行于股二头肌的深面，至腘窝分为胫神经和腓总神经二终支。坐骨神经干发出分支布于大腿后群肌及膝关节。

二、病因病机

髋关节骨折、骨盆骨折及髋关节后脱位引起的坐骨神经牵拉性损伤，臀部或股部火器伤，锐器所致切割伤，挤压力性损伤，缺血性损伤，电灼伤，放射性烧伤，臀部肌内注射致医源性坐骨神经损伤等。

三、临床表现

1. 运动：大腿后肌群，小腿前、外、后肌群及足部肌肉全部瘫痪。

2. 感觉：除小腿内侧及内踝处隐神经支配区域外，膝以下区域感觉均消失。

3. 足底负重区，足跟、跖骨头及第 5 趾外侧等处易受伤出现溃疡，且经久不愈。

四、辅助检查

肌电图检查是通过描述神经肌肉单位活动的生物电流，来判断神经肌肉所处的功能状态，判断神经失用症、轴索断裂或神经断裂和神经有无再生的可能性。

五、治疗方法

1. 非手术治疗

康复治疗，药物治疗，高压氧治疗，电刺激、磁场、激光和超声波治疗等。

2. 手术治疗

如神经松解术；神经外膜对端吻合术；神经复位减压术；神经探查修复术等。

六、护理风险点及观察要点

（一）护理风险点

1. 烫伤 / 冻伤。

2. 压力性损伤 / 溃疡。

3. 坠床 / 跌倒。

4. 感染。

（二）观察要点

1. 观察神经支配区域运动、感觉、知觉情况。洗浴和使用暖水袋时，注意水温，用毛巾包裹暖水袋，避免直接接触皮肤，防止烫伤。冬季注意患肢保暖。

2. 观察患肢骨突、易受压皮肤及溃烂部位面积情况。

3. 观察患肢活动能力，评估有无跌倒史。扶拐行走时，观察扶拐方法是否正确。

4. 观察伤口敷料有无渗血、渗液，及时更换。

七、常见护理问题及相关因素

1. 焦虑 / 抑郁

与患者担心疾病预后有关。

2. 运动、感觉、知觉功能障碍

与肌肉神经功能不全有关。

3. 肌肉萎缩、关节强直

与局部病变关节神经肌肉活动受限有关。

4. 皮肤完整性受损

与患者肌肉神经功能不全、局部持续受压和营养状况有关。

5. 有坠床 / 跌倒的可能

与患者肌肉神经功能不全、术后应用镇痛镇静药物和扶拐活动能力受限有关。

八、护理方法

（一）一般护理

1. 保持病房整洁、舒适、安静、空气流通和适宜的温／湿度。

2. 观察神经功能恢复情况，如运动、感觉、知觉和营养恢复情况。

3. 观察体温、脉搏、呼吸、血压、血氧饱和度，并注意伤口敷料是否干燥及有无渗血、渗液等情况。

4. 预防压力性损伤、冻伤、烫伤、坠床／跌倒等并发症发生。应用镇静、镇痛药物期间，评估坠床风险。

5. 患肢有伤口时保持敷料干燥，床单位清洁，严格执行消毒隔离制度，预防院内交叉感染。

（二）体位护理

患者平卧于硬板床上；术后第 1、2 日以半卧位为主，增加床上运动，在他人搀扶下可适当活动；术后第 3 日起，适当增加活动度。神经离断伤吻合术后石膏托需固定于伸髋屈膝位 4 周。

（三）饮食护理

宜吃清淡、易消化和富含维生素 B_1、维生素 B_{12} 的食物及新鲜水果和蔬菜，如奶类及其制品、动物肝肾、鳝鱼、香菇、紫菜、芹菜、梨、橘子等，忌食辛、辣、刺激食物。

（四）情志护理

1. 坐骨神经损伤后功能恢复时间长，患者生活自理能力下降，顾虑较大。应认真评估患者心理状况，可采用移情易性法、以情胜情法、暗示疗法等缓解患者不良情绪。

2. 行手术治疗者，讲解手术治疗的必要性、手术方式及注意事项，介绍成功病例，解除思想顾虑，使其积极配合治疗和护理。

3. 鼓励家属和朋友关心、支持患者，指导协助其提高生活自理能力。

（五）用药护理

1. 促进神经功能恢复药物　保证正确的用药方法、剂量、时间，观察用药后反应，做好记录和评估。

2. 合理应用抗生素，按药物半衰期定时给药。

3. 应用镇痛药，做好疼痛评估，卧床时用床栏保护防坠床，指导患者行动宜缓慢，防止发生坠床／跌倒。

（六）功能锻炼

1. 坐骨神经损伤后尽早进行股四头肌功能锻炼，足背伸 10 秒，跖屈 10 秒，每次

20～30分，每日2次。

2. 术后3天行踝关节被动屈、伸、旋转活动，每日上、下午各做10次，最大限度活动关节，使踝关节活动保持在正常范围，防止关节僵硬、畸形；按摩小腿肌肉及足部，延缓失神经支配的肌肉萎缩速度和程度。

3. 神经粘连松解术后，48小时后石膏托拆除，鼓励患者下地负重站立行走，促进足底感觉及运动功能恢复，每天1次，每次10分钟，循序渐进，增加行走时间及次数，同时按摩小腿肌肉及足部。

（七）健康教育

神经损伤的修复需要经过一个漫长的过程，做好患者及家属思想工作，使其有心理准备，树立战胜疾病信心。

1. 功能锻炼在神经恢复过程中十分重要，应循序渐进，持之以恒。

2. 应养成定时服用神经营养药物的习惯。

3. 保持正确体位，防止移植的神经再次拉伤断裂。

4. 教会患者扶拐方法，防止跌倒。

5. 洗浴时水温适宜，使用热水袋时外面裹棉毛巾，避免直接接触皮肤，每5～10分钟更换放置部位，避免长时间用热，防止皮肤烫伤；天冷注意保暖，防止冻伤。

6. 复查时间出院后1个月、3个月、6个月、1年。

第五节　胫神经损伤患者的护理

胫神经损伤主要是胫神经分布区域的感觉、运动、营养及功能障碍，引起小腿后侧屈肌群及足底内在肌麻痹，出现足跖屈、内收、内翻，足趾跖屈、外展和内收障碍，小腿后侧、足背外侧、跟外侧和足底感觉障碍的疾病。

一、解剖生理

胫神经为坐骨神经在腘窝上角处的粗大分支，沿腘窝中线下降，经小腿后群肌的深浅两层之间，至内踝的后方，分为足底内侧神经、足底外侧神经，支配足底肌肉及足底皮肤感觉。

二、病因病机

常见的原因是股骨髁上骨折及膝关节脱位引起的挤压牵拉伤。

三、临床表现

1. 运动

足不能跖屈和内翻，出现仰趾外翻畸形，行走时足跟离地困难。

2. 感觉

小腿后外侧肌肉、足外侧缘、足跟及各趾的趾侧和背侧感觉丧失，称为拖鞋式麻痹区。

3. 营养

足底常有溃疡，足部易受外伤、冻伤和烫伤。

四、辅助检查

肌电图检查。

五、治疗方法

1. 康复治疗

可采用经皮电刺激神经疗法（TENS）、高压低频脉冲电疗法（HVPC）、超声波治疗、封闭等治疗。

2. 手术治疗

神经松解术、神经减压或缝合术。

六、护理风险点及观察要点

（一）护理风险点

1. 烫伤、冻伤。

2. 压力性损伤、溃疡。

3. 关节僵硬畸形。

4. 跌倒。

（二）观察要点

1. 观察神经支配区域运动、感觉情况，进行评估。

2. 冬季注意保暖，洗浴或使用暖水袋时避免烫伤。

3. 观察关节肿胀、僵硬情况。

4. 观察肢体受压部位情况，皮肤及溃烂部位面积进展情况。

5. 观察患肢活动能力，评估肌力变化；应用镇静、镇痛药物期间，评估坠床/跌倒风险。行走时，观察路面是否有障碍、扶拐方法是否正确。

七、常见护理问题及相关因素

1. 焦虑 / 抑郁

与患者担心疾病预后有关。

2. 运动、感觉、知觉功能障碍

与肌肉神经功能不全有关。

3. 有肌肉萎缩、关节强直的可能

与局部病变关节神经肌肉活动受限有关。

4. 有跌倒的可能

与患者肌肉神经功能不全、术后应用镇痛镇静药物和活动能力受限有关。

5. 皮肤完整性受损

与患者肌肉神经功能不全、局部持续受压和营养状况有关。

八、护理方法

（一）一般护理

1. 保持病房整洁、舒适、安静、空气流通、温 / 湿度适宜。

2. 观察生命体征，并注意伤口敷料是否干燥及有无渗血、渗液等情况。

3. 观察神经功能恢复情况，如运动、感觉情况。及时评估肌力变化为治疗方案及功能锻炼提供依据。

4. 勤巡视，多观察，耐心倾听患者主诉，如发现胫前、胫后动脉搏动减弱，足踝感觉、运动障碍时，应及时通知医生给予处理。

5. 指导患者掌握正确的功能锻炼方法：骨折复位不稳定时，应禁止患者膝关节过伸，以防损伤腘动脉和胫神经。

6. 预防压力性损伤、冻伤、烫伤、坠床 / 跌倒等并发症发生。

（二）体位护理

当膝关节屈位固定时，腘窝部应衬垫适宜的海绵或棉垫，预防刺激压迫血管、神经。

（三）饮食护理

宜吃清淡、易消化和富含维生素 B_1、维生素 B_{12} 的食物及新鲜水果和蔬菜，如奶类及其制品、动物肝肾、鳝鱼、香菇、紫菜、芹菜、梨、橘子等，忌食辛、辣、刺激食物。

（四）情志护理

1. 胫神经损伤后，功能恢复时间长，患者生活质量下降，顾虑较大。应认真评估患者心理状况，鼓励患者表达自身感受，了解心理所需，做好情志护理，缓解患者不良情绪。

2. 根据病情，针对患者的特殊心态，向患者讲解神经损伤手术的必要性、手术方式及注意事项，介绍成功病例，解除其思想顾虑，积极配合治疗和护理。

3. 鼓励家属和朋友给予患者关心和支持。协助生活所需，指导协助患者提高生活质量。

（五）用药护理

1. 应用镇痛药，做好疼痛评估，并使用床栏加强看护，指导患者行动尽量缓慢，防止发生坠床/跌倒。

2. 合理应用抗生素，按药物半衰期定时给药。

3. 应用促进神经功能恢复药物，保证正确的用药方法、剂量、时间、注射部位，观察用药后反应，做好记录和评估。

（六）功能锻炼

正确及时的功能锻炼能够促进神经再生，保持肌肉力量，促进运动和感觉功能的恢复。神经损伤后患肢常处于痉挛状态，应先被动锻炼后主动锻炼。

1. 从足踝关节到趾间关节做屈曲和伸展活动，手法轻柔，用力由小渐大，每日2次，每次20～30分钟。

2. 指导股四头肌锻炼，足背伸10秒，跖屈10秒，每次20～30分钟，每日2次。

3. 训练足趾被动屈曲动作，做足跟提起练习，每日2次，每次20～30分钟。

4. 当患者肌力达2级以上水平时，可在被动活动之后进行主动足部屈伸活动，至患者能够站立时，先从站平台开始训练，直至能够用双足踏实地面，方可进行行走训练。

5. 当患肢痉挛状态缓解后，可对患肢进行按摩疗法。

（七）健康教育

1. 告知患者神经损伤的修复需要经过一个漫长的过程，使其有心理准备，也要求家属配合，做好患者思想工作，树立战胜疾病信心。

2. 保持正确体位。膝关节屈位固定时，腘窝部应衬垫适宜的海绵或棉垫。

3. 为患者制订功能锻炼计划，鼓励其要循序渐进，持之以恒。

4. 鼓励患者定时服用神经营养药物。

5. 指导患者扶拐训练，进行防跌倒宣教。

6. 预防烫伤、冻伤并防止足底压力性损伤和溃疡的发生。

7. 告知患者复查时间是出院后1个月、3个月、6个月、1年。

第六节　腓总神经损伤患者的护理

腓总神经损伤是腓总神经在下行过程中受到损伤，功能发生障碍，表现为神经所支配区域感觉、运动障碍和畸形的一种疾病。

一、解剖生理

腓总神经是坐骨神经分支，在腘窝的外侧缘下降，绕至腓骨头的下外方，分为腓浅神经和腓深神经。腓浅神经穿过小腿外侧肌群至足背，支配小腿外侧伸肌群、足背和足趾（第 1、2 趾相对缘除外）背侧的皮肤。腓深神经肌支配小腿前肌群、第 1、2 趾相对缘背侧面的皮肤。

二、病因病机

手术损伤、牵拉伤、外固定压迫伤、体位伤、止血带伤、药物损伤及穿刺伤等均为腓总神经损伤的原因。

三、临床表现

表现为足下垂、内翻、不能外展、外翻，足趾不能背伸，神经皮支分布区域感觉障碍。

四、辅助检查

电生理检查，患侧腓总神经传导速度减慢，所支配肌肉的肌电图检查多为失神经电位，而健侧正常。

超声检查能确切显示外周神经特别是腓总神经，能为临床提供腓总神经病理状况的形态学资料。

五、治疗方法

1. 保守治疗：电针灸，配合应用药物熏洗、理疗、按摩、药物等。
2. 手术治疗：超过 3 个月仍不恢复者尽早手术探查。
3. 晚期行肌腱移位或踝关节融合矫正足下垂畸形。亦可使用提足矫形器纠正异常步态。

六、护理风险点及观察要点

（一）护理风险点

1. 压力性损伤、溃疡。
2. 冻伤、烫伤。
3. 跌倒。
4. 感染。

（二）观察要点

1. 观察神经支配区域运动、感觉情况。
2. 观察小腿石膏边缘有无卡压。
3. 观察肢体受压部位皮肤及溃烂部位面积进展情况。
4. 冬季注意保暖，洗浴或使用暖水袋时避免烫伤。
5. 观察患肢活动能力，评估有无跌倒史。
6. 床单位清洁，伤口敷料干燥。

七、常见护理问题及相关因素

1. 焦虑 / 抑郁

与患者担心疾病预后有关。

2. 运动、感觉、知觉功能障碍

与肌肉神经功能不全有关。

3. 肌肉萎缩、关节强直

与局部病变关节神经肌肉活动受限有关。

4. 有跌倒的可能

与患者肌肉神经功能不全、术后应用镇痛镇静药物和扶拐活动能力受限有关。

5. 有皮肤完整性受损的危险

有烫伤或冻伤的可能，与患者肌肉神经功能不全、局部持续受压和营养状况有关。

八、护理方法

（一）一般护理

1. 保持病房整洁、舒适、安静、空气流通，温 / 湿度适宜。
2. 监测生命体征，观察患肢皮肤温度、颜色及肢体肿胀情况并记录。
3. 下肢手术麻醉消失后，应立即观察小腿及足部感觉、运动功能，及早发现是否有腓总神经损伤。
4. 膝部石膏固定时，保护好腓骨小头处，避免压迫。

5. 在胫骨结节骨牵引或皮牵引时，观察牵引重量及方向，避免牵引带下滑压迫腓骨小头。

6. 鞋子大小合适，以棉质布鞋、棉袜为宜，预防足部压力性损伤；洗脚时水温适宜，防止烫伤；天冷时做好患足保暖，防冻伤；使用热水袋时用棉布包裹，不可直接接触皮肤。

7. 足部有伤口时，保持敷料干燥，床单位清洁，严格执行消毒隔离制度，预防交叉感染。

（二）体位护理

保持足部 90°中立功能位，用足托或穿矫形鞋，避免患肢外旋。

（三）饮食护理

宜吃清淡、易消化和富含维生素 B_1、维生素 B_{12} 的食物及新鲜水果和蔬菜，如奶类及其制品、动物肝肾、鳝鱼、香菇、紫菜、芹菜、梨、橘子等，忌食辛、辣、刺激食物。

（四）情志护理

1. 应认真评估患者心理状况，了解心理所需，进行健康宣教、心理咨询等减轻患者心理障碍。

2. 需要手术治疗的患者，向其讲解手术的必要性、手术方式及注意事项，介绍成功病例，解除其思想顾虑，积极配合治疗和护理。

3. 鼓励家属和朋友给予患者关心和支持。协助生活所需，指导协助患者提高生活自理能力。

（五）用药护理

应用促进神经功能恢复药物时，保证正确的给药方法、剂量、时间，观察用药后反应，做好记录和评估。

（六）功能锻炼

正确及时的功能锻炼能够促进神经再生，保持肌肉质量，促进运动和感觉功能的恢复。神经损伤后患肢处于痉挛状态，应先从被动锻炼开始，从足踝关节到趾间关节做屈曲和伸展活动，手法要轻柔，用力由小渐大，每日 2 次，每次 20 ～ 30 分钟，指导股四头肌锻炼，足背伸 10 秒，跖屈 10 秒，每次 20 ～ 30 分钟，每日 2 次；当患者肌力达 2 级以上水平时，可在被动活动之后进行主动足部屈伸活动，至患者能够站立时。再锻炼至能够用双足踏实地面，不发生倾斜时，进行行走训练。可对患肢肌肉进行按摩疗法，肌张力高时用安抚性质的按摩，肌张力低时予以揉搓按摩。

（七）健康教育

1. 向患者讲解神经损伤的修复需要经过一个漫长的过程，使其有心理准备，也要求家属配合，做好患者思想工作，树立战胜疾病信心。

2. 石膏托、支具外固定时，保持正确体位，避免固定太紧。膝过伸或轻度屈膝时，防止石膏边缘直接压迫。

3. 讲解功能锻炼在康复过程中的重要性，要循序渐进，持之以恒。

4. 鼓励患者养成定时用药的习惯。

5. 因患足下垂和内翻，行走应谨慎防止扭伤外踝。

6. 指导患者扶拐训练，进行防跌倒宣教。

7. 进行足部洗浴时，保持合适的水温，避免烫伤。天冷时，做好保暖，并防止冻伤。

8. 告知患者复查时间出院后 1 个月、3 个月、6 个月、1 年，不适随诊。

第七节　腓神经损伤患者的护理

腓神经损伤以压迫、牵拉摩擦、外伤等原因所引起腓神经麻痹为主，临床症状为足下垂，行走时足不能举起，通常用力提高下肢，髋关节、膝关节过度弯曲，呈跨越步态。单独腓神经损伤较少见。

一、解剖生理

腓神经是坐骨神经主要分支之一，在腘窝内腓总神经发出的腓肠外侧皮神经，和发自胫神经的腓肠内皮神经汇合成腓肠神经，分布于小腿后区。坐骨神经的分支，从腘窝向下外斜行，到达腓骨颈分成深支和浅支，供应小腿和足的某些肌肉及皮区。

二、病因病机

穿通伤、腓骨头骨折外伤、牵拉；受压；铅中毒、代谢障碍（糖尿病）、结缔组织疾病（结节性动脉炎）和麻风等造成。

三、临床表现

患侧足下垂、不能背屈，行走时足不能举起，通常用力提高下肢，髋关节、膝关节过度弯曲，呈跨越步态；小腿外侧及足背皮肤感觉障碍；病程长者可有胫骨前肌萎缩。

四、辅助检查

肌电图及神经传导速度异常。

五、治疗方法

常用物理治疗 针灸、电疗、水疗、蜡疗等。药物治疗有 B 族维生素、地巴唑、加蓝太敏及丹参片等，以促进神经功能恢复。

六、功能锻炼、健康教育及出院指导

尽早开始肢体的主动活动，特别是踝关节部位的主动和被动活动，防止关节僵硬和挛缩，使患肢保持在功能位置。如果由糖尿病引起者，会合并糖尿病足等，应积极治疗糖尿病；个别久治未愈者可穿特制的高帮鞋，使足背同小腿保持固定的垂直位置，便于行走。

七、护理风险点及观察要点、常见护理问题及相关因素、护理方法

同腓总神经损伤的护理。

第十四章　微创治疗患者的护理

第一节　关节镜治疗患者的护理

一、髋、膝、踝关节镜治疗患者的护理

（一）概述

关节镜手术是一种骨科微创手术，用于关节内疾病的检查、诊断和治疗，是一种内镜，用来观察关节内病变的手术器械。在皮肤上做一个小于1cm的伤口，就可以把关节镜放入关节。通过微型摄像机，把关节内的情况清晰地显示在电视荧光屏上，直接准确地发现病变的部位，并且可以在发现了病变之后立即在关节镜的观察下进行手术。与开放手术相比，关节镜检查和手术具有疼痛轻、卧床时间短、关节活动易于恢复、住院时间短、皮肤瘢痕小等优点。关节镜手术开始主要应用于膝关节，后相继应用于髋关节、肩关节、踝关节、肘关节及手指等小关节等。

（二）适应证

1. 髋关节镜

主要用于滑膜活检、滑膜完全切除、盂唇撕裂、剥脱性骨软骨炎、滑膜软骨瘤病、游离体取出、股骨头缺血性坏死、软骨病变、髋关节化脓性感染、髋关节骨性关节炎、儿童髋部疾患、长期不明原因的髋关节持续疼痛等的检查或治疗。

2. 膝关节镜

绝大多数膝关节的伤病都适合关节镜手术，如膝关节半月板损伤，前后交叉韧带损伤，不明原因的关节肿胀，各种滑膜炎，轻、中度的创伤性骨关节炎和老年性退变性骨关节炎、关节内游离体、关节扭伤、髌骨脱位、关节内感染等。

3. 踝关节镜

主要用于各种不明原因的踝关节疼痛和肿胀的检查和治疗，如距骨剥脱性骨软骨炎、距骨骨折、踝关节游离体、滑膜炎、撞击综合征和踝关节关节炎等。

（三）手术方法

1. 髋关节镜手术

麻醉成功后，患者仰卧于牵引床上。X 射线机或 C 型臂 X 射线机透视。术前将髋关节骨性标志、血管神经走行用记号笔标出。在大转子顶点、大转子前后各 4cm 处分别标出，作为关节镜入口和手术器械入口。首先下肢在中立位进行牵引，以便关节间隙牵开，用 18 号长穿刺针（2mm）在股骨大转子顶点向腹股沟韧带的中点向外 2cm 进行关节穿刺，由于关节内为负压，注射器内的液体可自动吸入关节腔。如果穿刺确有困难，可在 X 射线透视下进行关节腔穿刺，注射含有肾上腺素的生理盐水 30～50mL 以便止血和扩张关节腔有利于穿刺锥进入。沿注射针旁 1cm 切开皮肤 5mm，将钝性穿刺锥和关节镜套管穿入关节腔内，其方向与穿刺锥一致，与身体纵轴线呈 30°～45°，穿透关节囊后退出钝性穿刺锥，连接关节镜和进水管，在关节镜直视下将另一个穿刺锥在前外侧或后外侧置入，其夹角与关节镜呈 45°，以便镜下操作。在灌注状态下探查髋关节。用电动刨削器刨削增生滑膜组织，清理滑膜及软骨碎屑，用射频行软骨成形。再次探查髋关节，冲洗关节腔，电凝止血，逐层缝合伤口。无菌敷料包扎伤口。

2. 膝关节镜手术

麻醉成功后，患者仰卧位，在患肢大腿根部上气压止血带。正确连接、调节关节镜摄像系统和灌注系统，内镜、摄像头、摄像机转换器接头，监视器冷光源，光导纤维束等光缆，以及灌注器通道等装置，按手术所需的器械先后、有秩序地摆放在器械台面上。根据手术部位的需要，选择恰当入路。髌骨入路 3 个：①前内侧入路：于内侧囊上 1cm 髌腱旁 1cm 处切一小口，将穿刺针置入关节腔。②外上入路：于股四头肌腱外侧、髌骨旁上方、上角各 2.5cm 处切一小口，插入套针，连接灌水输液瓶。③前外侧入路：于外侧关节线上 1cm 髌腱旁 1cm 处切一小口，插入关节镜套针。插入镜鞘，置入关节镜，打开灌注系统冲洗关节腔，使术野清晰。在关节镜下根据手术需要另加切口，并移动肢体的髌上囊、髌骨关节、髁间窝、内侧间隙、外侧间隙、外侧隐窝和内侧隐窝的顺序检查，并根据术中的需要做粘连松解、活体组织取出，根据镜检结果确定手术方式，以及选择相对应的器械。

3. 踝关节镜手术

麻醉成功后，患者仰卧位，患肢大腿中上 1/3 处绑气压止血带，患足助手手力牵引，牵引质量 8～10kg。做踝关节穿刺，注入 20mL0.9%NaCl 溶液扩充踝关节，取前内、前外侧入口。置入关节镜，依次检查内侧距踝、胫距关节，距骨穹窿，然后观察距腓关节、外侧沟间隙和前距腓韧带。以射频汽化仪刀头消融增生并挤夹在关节间隙中的滑膜、前距腓韧带形成的索条状瘢痕。对于关节软骨的损伤采用射频汽化仪修整，并在软骨Ⅲ度损伤骨外露处用骨镐钻孔。取出游离体。结束手术后关节内注射透明质酸钠 2mL，吗啡 10mg，丁哌卡因 2mL，以补充关节内滑液，减轻滑膜炎性反应，减轻疼痛，有利于术后早期进行功能锻炼。

（四）护理风险点及观察要点

1. 护理风险点

（1）术后伤口感染。

（2）麻醉意外。

（3）关节积液或积血。

（4）术后下肢深静脉血栓形成。

（5）术后卧床期间发生坠床，扶拐行走过程中发生跌倒。

2. 观察要点

（1）术后监测生命体征，注意观察体温、脉搏、呼吸、血压、血氧饱和度，如术后 1～2 天体温超过 38.5℃，伤口有针刺样疼痛，应警惕感染的发生。

（2）术后密切观察麻醉反应，注意平面消失情况及术后排尿情况。

（3）观察疼痛的部位、性质、频率、程度、时间。及时评估伤口疼痛情况，如术后 5～8 小时出现剧烈疼痛，关节明显肿胀，局部皮温高，患肢不能直腿抬高，应考虑关节积血。

（4）术后严密观察肢端皮色、皮温、感觉、活动、足背胫后动脉搏动、患肢肿胀及疼痛情况。

（5）观察患者活动能力，评估有无跌倒史，扶拐行走过程中防止发生跌倒，应用镇静、镇痛药物期间，评估坠床风险。

（五）常见护理问题及相关因素

1. 焦虑 / 忧郁

与担心治疗效果不佳、生活自理能力下降有关。

2. 疼痛

与局部病患和手术有关。

3. 有坠床 / 跌倒的可能

与术后应用镇痛、镇静药物和扶拐活动能力受限有关。

4. 有压力性损伤的可能

与患者活动能力受限、局部持续受压和营养状况有关。

5. 有肌肉萎缩 / 关节强直的可能

与局部病变关节肌肉活动受限有关。

（六）护理方法

1. 一般护理

（1）保持病房整洁、舒适、安静、空气流通、温 / 湿度适宜。

（2）术后监测生命体征，注意观察体温、脉搏、呼吸、血压、血氧饱和度及尿量情况。

（3）术后用弹力绷带包扎患肢，注意观察患肢肿胀、疼痛、末梢血液循环、感觉、运动情况，术后行负压引流患者，保持引流管通畅，观察有无扭曲、折叠、受压、脱落。术后 24 小时正常引流量为 80 ～ 100mL，以后逐渐减少，术后引流管在 24 ～ 48 小时内拔除。出现局部肿胀，疑有关节腔积血时，及时告知医生予以处理。

（4）评估疼痛部位、性质、持续时间，及时给予止痛药物应用，并观察用药后的反应。使用镇痛泵的患者，观察镇痛效果，并注意观察镇痛泵不良反应，如有无尿潴留、恶心、呕吐等。

（5）保持皮肤清洁干燥、无潮湿，观察局部皮肤情况，防止压力性损伤的发生。

（6）卧床期间，给予床栏应用，下床活动期间，做好宣教，并有家属陪伴，预防坠床、跌倒的发生。

2. 体位护理

（1）术后当日患者平卧，抬高患肢 15°～ 30°。

（2）术后第 2 天，患者可平卧或坐起。膝、踝下垫软枕，膝、踝关节功能位放置。

（3）支具或石膏固定者，关节功能位固定 4 ～ 6 周，其目的是保持关节制动，促进愈合。

3. 饮食护理

合理调节饮食，以促进伤口愈合和体力恢复，术后早期应给予清淡、易消化的食物，鼓励患者多吃新鲜蔬菜、水果，米粥、面条等。随着病情的逐渐恢复，患者可多食滋补、强筋壮骨的食物，如骨头汤、鸡汤、牛奶、鱼汤等，以保证营养，增强机体抵抗力。忌食油炸类、高脂及刺激性食物。糖尿病的患者还需控制总热量和碳水化合物的摄入。

4. 情志护理

（1）评估患者心理状况，了解患者心理所需，针对性地给予情志护理。

（2）根据病情，向患者讲解本病的治疗方案、疗程及注意事项，介绍成功病例，解除其思想顾虑，积极配合治疗和护理。

（3）鼓励家属陪伴，给予患者情感支持，协助生活所需。

5. 功能锻炼

（1）髋关节镜手术：

①麻醉消失后指导患者行踝关节的主动屈伸运动及股四头肌静力收缩训练，以促进下肢静脉回流，减轻患肢肿胀。

②术后第 2 天，辅助行轻度屈髋坐位及膝关节屈曲练习。

③术后第 3 ～ 5 天行髋膝关节的屈伸练习，由辅助运动到完全自主运动，并行直腿抬高训练；病情允许者可以下床活动，避免体位性低血压的发生。

④术后 1 周加大运动量，循序渐进，预防跌倒。

（2）膝关节镜手术：

①手术前，行小腿三头肌及股四头肌锻炼，每日 2 次，每次 5 分钟。练习床上使用大小便器。

②手术当天，麻醉作用消失后，即可进行踝关节及足趾活动。术后第 1 ～ 3 天指导患者进行股四头肌收缩及直腿抬高锻炼、踝泵运动锻炼。每次 10 组，每日 3 ～ 5 次。

③术后 1 ～ 2 周，膝关节支具固定伸直位，锻炼时放开。股四头肌等长收缩锻炼，每日 2 次，每次 5 分钟。2 周行膝关节 CPM 机锻炼。

④术后 2 ～ 4 周，膝关节支具固定伸直位。股四头肌等长收缩锻炼，每日 2 次，每次 5 分钟。膝关节逐步屈曲到 90°。扶拐活动时患肢部分负重。

⑤术后 1 个月，主动屈伸膝关节，在膝支具保护下行走，患肢部分或完全负重。术后 4 ～ 6 个月可以进行慢跑、游泳、骑自行车等活动。术后 7 ～ 12 个月全面恢复各项运动。

（3）踝关节镜手术：

①指导患者练习股四头肌的收缩、膝关节的屈伸活动、足趾的活动。

②术后第 2 天可扶拐下地活动。

③骨折及软骨损伤的患者，术后 6 ～ 8 周可逐步负重。

④游离体及软组织损伤患者，术后 3 ～ 5 天即可逐步负重。

⑤韧带重建患者，术后石膏固定 6 周，拆除石膏后再根据情况逐步负重。

6. 用药护理

（1）合理应用抗生素，术前抗生素在切皮前 30 分钟内应用，术后按药物半衰期定时给药。

（2）应用镇静镇痛药、降糖药、降压药期间，加床栏加强看护，指导患者活动时尽量缓慢，体位改变时需进行适应性训练，防止发生坠床 / 跌倒。

（3）静脉应用中药制剂应注意滴速，并注意观察用药后效果。

（4）口服中药的患者，注意药物与饮食的相互关系，并观察用药后的反应及效果。

7. 健康教育

（1）术前：

①做好入院宣教，嘱患者禁烟、酒。

②练习床上排便，避风寒，防感冒。

③患者步态不稳，进行防跌倒宣教。

④进行疼痛知识宣教。

（2）术后：

①术后告知患者及家属保持正确体位的重要性，取得配合。做好饮食指导。使用

镇痛泵者告知相关注意事项。

②告知患者功能锻炼的重要性及患肢禁忌的活动。

8. 出院指导

（1）生活规律，心情舒畅，保证睡眠。

（2）合理饮食，加强营养。

（3）继续加强功能锻炼。

（4）出院带药患者进行用药指导。

（5）出院 2 周复查，如有不适，及时随诊。

二、肩肘腕关节镜手术治疗患者的护理

（一）概述

随着医疗水平的不断提高，关节镜手术已成为骨科的常规手术，不仅可以用于关节疾病的诊断，还可用于肩、肘、腕关节疾病的手术治疗。与传统的切开手术相比，因其创伤小、简便、快捷，受到患者和医生的青睐。关节镜技术的发展为患者提供了一种更为有效的检查和治疗手段，配合术后系统的护理康复，可取得满意的效果。

（二）适应证

1. 肩关节镜手术适应证

（1）关节游离体。

（2）痛性关节不稳定（习惯性脱位或半脱位）。

（3）肱二头肌断裂。

（4）肩袖断裂。

（5）骨关节炎。

（6）肩化脓性关节炎。

（7）肩峰撞击综合征。

2. 肘关节镜手术适应证

（1）原因不明的肘关节疼痛，经其他诊断手段不能确诊者。

（2）肘关节内游离体、软骨碎片摘除及关节软骨修整。

（3）肱骨小头剥脱性骨软骨炎。

（4）类风湿或结核急慢性滑膜炎行关节清理和滑膜、尺骨鹰嘴滑囊炎部分切除。

（5）尺骨鹰嘴或鹰嘴窝内骨赘关节镜下磨削。

（6）肘关节骨折镜下闭合复位固定。

（7）肘关节粘连镜下松解术。

（8）化脓性关节炎关节清理。

（9）肘管综合征和网球肘。

3. 腕关节镜手术适应证

（1）关节内软骨病损。

（2）游离体摘除。

（3）三角纤维软骨盘损伤明确诊断后据情施行手术。

（4）关节内韧带损伤及关节不稳定。

（5）慢性滑膜炎。

（6）化脓性关节炎的灌洗、清创和引流。

（三）手术方法

1. 肩关节镜手术

手术均在全身麻醉下进行，患者取侧卧位，患侧朝上，一般选择后路进入。在进入关节镜前，先用 18 号针头，自入路点处插入关节腔，后连接针筒，注射 20 ～ 30mL的 0.9% 氯化钠溶液，以扩张关节囊。拔出针头，用 11 号尖刀片在针眼处做 5mm 长切口，从此切口中放入带锐性穿刺的关节镜套筒，方向应对准前方的喙突。待锐性穿刺器到达关节囊外时，改用钝性穿刺器戳破关节囊并稍移动，使之由肩盂后缘上方进入关节腔，用加压进水泵进水，当关节囊充分扩展后，经穿刺器置入 30°肩关节镜，术者可通过关节镜对盂肱关节进行检查，如发现病损，用射频汽化刀、关节镜刨削器刨削等治疗后止血，冲洗关节腔，肩关节腔内放置负压引流球，并逐渐关闭。

2. 肘关节镜手术

肘关节镜手术采用臂丛阻滞麻醉，肩关节外展 80°～ 90°，在上臂高位置充气止血带，屈肘关节 90°。肘关节镜手术，有 4 个标准入口：①第一个入路在肘关节后外方，尺骨鹰嘴上 2cm，肱三头肌外缘处。向鹰嘴窝内刺入 18 号针头，用生理盐水 20 ～ 30mL 注入关节腔内，使关节囊膨胀。如果注入的液体容易抽出，即表示针头已在关节腔内，且在肘关节前内侧和前外侧均可摸到膨胀的关节囊。②前外侧入路位于肱骨外上髁以前 1cm，以后 3cm 处。③需要进一步检查或行镜下手术，可做第三个入路，即前内侧入路，位于肱骨内上髁以前 2cm 处。④如需检查关节后间隙，可在后外侧做第四入路。手术完毕用生理盐水反复彻底冲洗干净关节腔。

3. 腕关节镜手术

腕关节镜手术采用臂丛神经阻滞麻醉，患者仰卧位，牵引架垂直牵引手指，肘关节悬吊固定，常规消毒，铺无菌巾。使用驱血带驱血。插入注射器针头，注入 5 ～ 10mL 生理盐水充盈关节，于穿刺部位做皮切口，插入关节镜套管，拔出内芯，插入关节镜。通过入口建立连续灌注系统。根据手术建立入口，插入各种器械，配合关节镜进行相应手术。在整个手术过程中必须做关节灌洗和扩张以保证关节内结构、视野清晰。手术完毕用生理盐水反复彻底冲洗干净关节腔。操作过程中避免损伤神经。

（四）护理风险点及观察要点

1. 护理风险点

（1）术后上肢深静脉血栓的形成。

（2）麻醉意外。

（3）关节内感染。

（4）功能障碍。

2. 观察要点

（1）观察疼痛的部位、性质、频率、程度、时间。如术后出现剧烈疼痛，关节明显肿胀，局部皮温异常，预防深静脉血栓形成。

（2）术后密切观察患者的生命体征，全身麻醉患者取去枕平卧位 6 小时。给予心电监护，持续氧气吸入，观察患者的缺氧状况有无改善。

（3）观察伤口有无红、肿、热、痛、渗出等情况。观察伤口疼痛及渗血情况，放置引流管者需保持引流管通畅，观察引流管有无扭曲、受压、脱落，观察引流液的色、质、量。

（4）严密观察手指感觉、运动、循环情况，警惕血管、神经损伤的可能。

（五）常见护理问题及相关因素

1. 疼痛

与手术创伤有关。

2. 有关节强直的可能

与患肢活动受限有关。

3. 有感染的可能

与患者体质、抗生素使用、手术创伤有关。

4. 肿胀

与灌注液持续冲洗有关。

（六）护理方法

1. 一般护理

（1）为患者提供安静、舒适的病房环境。保持室内空气新鲜，床铺清洁、整齐、无渣。

（2）监测生命体征变化，尤其在术后 24 小时内，注意观察患者的体温、脉搏、呼吸、血压，尤其是血压的变化。

（3）注意观察伤口渗血情况，若渗血多，及时更换敷料。

（4）严格无菌技术操作，合理使用抗生素。

（5）加强饮食护理，增强机体抵抗能力。

（6）引流管的护理，为防止关节腔积血、积液，术后留置负压引流管，一般 48 小时拔除引流管。在此期间要确保负压引流管通畅，密切观察切口引流液的颜色。正常引流量为术后 24 小时内 80 ～ 100mL，此后引流量逐渐减少。若短时间内出现大量鲜红色引流液，应考虑有动脉损伤的可能，应告知医生及时处理。

（7）关节部位给予冰敷，2 次 / 日，30 ～ 40 分 / 次。术后早期冰敷能够使毛细血管收缩。有利于减轻炎性渗出和肿胀，并使感觉神经末梢的敏感性降低从而减轻局部的疼痛。

2. 体位护理

（1）肩关节镜：护士术后协助患者取平卧位，患肢处于外展位，在胸与患侧肘间放置枕头，屈曲肘部，肩关节保持外展位，保持手臂始终处于前屈位。随时询问患者的舒适度，及时调整。

（2）肘关节镜：护士术后协助患者取平卧位，患肢屈曲位，抬高肘关节保持在心脏水平，利于静脉回流，以减轻肿胀。

（3）腕关节镜：护士术后协助患者取平卧位，患肢屈曲于胸前中立位，平卧时腕下垫一治疗枕，保持患肢高于心脏水平，有助于患肢前臂及手部肌肉收缩锻炼，促进血液回流、减轻肿胀，有利于组织结构修复，减少粘连。

3. 饮食护理

饮食原则上以清淡、易消化为主，如蔬菜、蛋类、豆制品、水果、鱼汤、瘦肉等；忌食辛辣、燥热、油腻。麻醉过后即可进食半流食。次日可进普食，进食高蛋白、富含胶原和微量元素、含维生素丰富的食物，如瘦肉、肝、蛋黄、胡萝卜、新鲜蔬菜和水果等，以补充足够的营养，促进机体恢复。

4. 情志护理

术前患者一般会产生紧张、焦虑、悲观、抑郁等情绪，而这些不良情绪会影响疾病的转归。护士应对患者进行精神上的安慰、支持、劝解、疏导，减轻和消除患者消极的情绪，树立战胜疾病的信心，积极愉快地配合治疗。

5. 功能锻炼

（1）肩关节：

①麻醉作用未消失前，被动活动腕关节及手指各关节；麻醉作用消失后，自主活动上述关节，以增加前臂肌肉收缩活动，做握拳、伸指和腕关节屈伸、左右侧屈活动，做手抓空增力活动，10 分 / 次，5 次 / 日。嘱患者最大限度有节奏地活动，频率不宜过快。

②术后 1 日，协助患者最大限度屈伸肘关节，10 分 / 次，5 次 / 日。

③术后 2 日，增加手部主动活动，主动屈伸肘关节，10 分 / 次，5 次 / 日；协助患者行肩关节前后摆动，摆动的幅度＜ 15°，5 ～ 10 分 / 次，5 次 / 日。

④术后 3 日，继续以上练习，并逐渐增加活动度，同时进行被动肩关节外展、内收、内外旋活动，自 10° 开始，每天增加 3° ～ 5°；练习耸肩，健侧手托住患侧肘部，

在不增加肩部疼痛的前提下向上耸肩，于最高位置保持 5 秒，然后放松，10 次 / 组，4 组 / 日。

⑤术后 2 周进行肩关节各个方向的主动锻炼，肩关节活动范围限制在前屈 140°、外旋 40°、外展 60°。

⑥术后 6 ～ 8 周，行爬墙练习，面朝墙，双足离墙站立，手指从墙底向高处爬行，5 ～ 10 分 / 次，5 次 / 日。行滑轮练习，双手在胸前握住滑轮把柄，用健侧手拉滑轮使患侧肩关节上举，双手在背后握住滑轮把柄，用健侧手拉把柄使患侧肩关节内旋；用木棍或体操棒做肩关节上举、外展、前屈、后伸运动；双臂做划船或游泳动作。

⑦指导患者逐步选择对肩关节有益的全身运动，如游泳、网球、跳绳等。坚持 6 个月～ 1 年的练习。

（2）肘关节：

①麻醉作用消失后即指导患者做上臂、前臂肌肉的舒缩活动；用力握拳、充分屈伸手指及腕关节，做对指练习。

②术后 48 小时内以锻炼肌肉肌力为主，以避免过早活动肘关节加重关节内出血而引起关节粘连、僵硬。

③术后 48 小时开始进行肘关节屈伸锻炼。对于主动屈伸功能差者可配合使用上肢关节康复治疗仪（CPM）协助进行被动练习。角度逐渐增加。对肘关节粘连行关节镜下松解的患者，手术当天即将患肢置于 CPM 上进行肘关节屈、伸锻炼。

（3）腕关节：

①术后 24 ～ 48 小时开始手指主动屈伸活动，定期主动运动，根据肿胀情况决定活动量。指导患者练习患腕屈伸活动，嘱患者握拳和松拳。腕背伸、屈曲的角度以患者能承受的角度为准，逐渐加大，以患者稍感疲劳为度，以促进局部血液循环。

②术后第 2 天开始进行肘关节的屈伸活动、肩关节外展，缓慢进行。可辅助低频神经电刺激理疗康复，恢复正常生活和工作。

6. 用药护理

（1）合理应用抗生素，防止伤口感染。

（2）术后应用镇痛药、降糖药、降压药的患者，加床栏加强看护，指导患者行动尽量缓慢，体位改变时进行适应性训练，防止发生坠床 / 跌倒。

（3）静脉应用中药制剂应注意滴速，并注意观察用药后效果。

（4）口服中药的患者，注意药物与饮食的相互关系，并观察用药后的反应及效果。

7. 健康教育

（1）术前：

①进高热量、高蛋白、高纤维素及果酸丰富的食物，提高组织修复和抗感染力。同时注意保持大便通畅。

②练习床上大小便，以防不习惯卧床排便而致便秘和尿潴留。

③做好个人卫生、理发、洗澡、剪指（趾）甲，更换干净内衣，穿能暴露手术部位的宽松衣服。

④术前晚根据医嘱使用镇静剂以减轻紧张情绪，保障睡眠与休息。

（2）术后：

①术后保持正确的功能位，防骨折断端移位。

②术后禁食6小时后宜进清淡、易消化、富营养饮食，忌食肥甘、煎炸之品。

③伤口引流管及尿管等勿拉扯，以防脱落。

④多做深呼吸、用力咳嗽，预防并发坠积性肺炎；多饮水、量大于2500mL，保持二便通畅，达到生理性冲洗膀胱。

⑤若伤口疼痛剧烈遵医嘱给予及时处理。

⑥应遵循功能锻炼原则进行锻炼，起到理气活血、舒筋活络、强壮筋骨的作用，预防关节粘连及肌肉萎缩，恢复肢体功能，争取早日康复。

8. 出院指导

（1）术后1个月，关节功能恢复期，患肢不宜负重。

（2）注意关节保暖，夜间抬高患肢。

（3）继续进行功能锻炼，以利于关节功能恢复，直至关节活动范围正常、疼痛消失为止。

（4）定期到医院复查，如发现有切口红、肿、疼痛、渗液较多时，应及时就诊。

三、椎间孔镜治疗患者的护理

（一）概述

椎间孔镜通过在椎间孔安全三角区、椎间盘纤维环之外，经椎间孔到达椎间盘突出部位，在内窥镜可视下直接取出致压物。彻底清除突出或脱垂的髓核和增生的骨质来解除对神经根的压力，消除由于对神经压迫造成的疼痛，其手术方法是通过特殊设计的椎间孔镜和相应的配套脊柱微创手术器械、成像和图像处理系统等共同组成的一个脊柱微创手术系统。具有手术创伤小、术后卧床时间短、手术费用低和恢复快等优点。

（二）椎间孔镜适应证

1. 持续或反复发作根性疼痛。

2. 根性疼痛重于腰痛。

3. 经严格保守治疗无效。包括运用甾体或非甾体消炎止痛药、理疗、作业或条件训练程序，建议至少保守治疗4～6周，但如果出现神经症状进行性加重，则需要立即手术。

4. 直腿抬高试验阳性，弯腰困难。

（三）手术方法

椎间孔镜手术采用局部麻醉，患者俯卧（或侧卧）于手术台，C 型臂透视定位，切开穿刺点皮肤约 0.6cm。C 臂引导下穿刺针进针回抽无血同时麻醉至靶点位置。注入 1% 利多卡因 5mL，置入导丝，顺导丝旋入逐级套管。置入工作通道，台下调试影像系统至图像清晰。入镜观察，持续生理盐水冲洗。术野镜下双极电凝止血，环钻行后纵韧带及纤维环开窗，不同髓核钳交替使用；镜下观察无活动性出血，神经根松弛，硬膜囊搏动可，退出内镜及工作通道，切口缝合一针，纱布包扎。

（四）护理风险点及观察要点

1. 护理风险点

（1）术后发生下肢深静脉血栓。

（2）伤口感染。

2. 观察要点

（1）观察皮肤色泽、温度、肿胀变化，如术后下肢出现广泛性肿胀、疼痛，局部皮温异常，预防深静脉血栓形成。

（2）注意观察针孔敷料有无渗出，有无红肿、疼痛。

（五）常见护理问题及相关因素

1. 疼痛

与疾病及手术有关。

2. 便秘

与卧床后活动减少有关。

3. 跌倒

与步态不稳有关。

（六）护理方法

1. 一般护理

（1）为患者提供安静、舒适的病房环境，保持室内空气清新，温 / 湿度适宜。

（2）注意休息，避免感冒，术前两天训练床上大小便。

（3）做好血压、脉搏、呼吸、血氧饱和度的监测并记录。有伴随疾病的，应做好相关指标监测，避免意外发生。

（4）椎间孔镜治疗，主要是在椎管内进行相关的操作，因此手术后应密切观察患者双下肢感觉、运动情况。

（5）注意观察针眼有无渗出。

（6）加强饮食护理，增强机体抵抗能力。

2. 体位护理

（1）术后平卧位 6 小时后采取轴线翻身，防止脊柱扭转，保持脊柱的稳定性。

（2）24 小时后可佩戴腰围，下床活动。

3. 饮食护理

（1）指导患者术后多食高蛋白、高热量、富含纤维素、易消化的食物，忌油腻、煎炸、辛辣食物。

（2）鼓励多饮水。

4. 情志护理

（1）评估患者心理状况，了解患者心理所需，针对性地给予情志护理。

（2）椎间盘类疾病，无论是疾病本身还是手术，通常伴随着疼痛不适感，患者往往产生恐惧心理。护理人员要多和患者进行沟通，讲解椎间孔镜手术创伤小、术后恢复快等优点，消除患者对于手术的恐惧感，积极配合治疗。

5. 功能锻炼

（1）指导患者掌握正确功能锻炼方法，宜循序渐进。

（2）术后第 1 天指导患者行直腿抬高训练，预防神经根粘连；主动进行膝关节屈伸及踝泵运动。

（3）术后第 3 天可根据情况开始行五点支撑、三点支撑、飞燕式等腰背肌锻炼，增强脊柱的稳定性。

（4）增强腰背部核心肌群柔韧性、协调性的练习，确保长期满意的疗效。

6. 用药护理

（1）合理应用抗生素。

（2）静脉用药应注意滴速，并注意观察用药后反应。

（3）口服中药的患者，注意药物与饮食的相互关系，并观察用药后的反应及效果。

7. 健康教育

（1）术前：

①练习床上大小便。

②鼓励多饮水，按摩腹部，防止因便秘引起腹压增高，导致髓核组织脱出使神经根受压症状加重。

③进行疼痛知识宣教。

④患者步态不稳，进行防跌倒宣教。

⑤订制腰围，腰围弹性要适度，合适的腰围要覆盖肋弓下缘至臀裂。

（2）术后：

①指导患者正确佩戴腰围，术后 24 小时可以下床活动，起床前先带上腰围，躺下后再脱掉腰围。行走和外出时均需佩戴腰围。

②坚持进行腰背肌锻炼。

③增加自我保护，勿从仰卧位直接起床等。

④恢复期禁止负重及弯腰。

⑤纠正不良姿势，保持正确的走姿和坐姿。

⑥注意腰部保暖，防止受凉。

8. 出院指导

（1）卧硬板床，不坐软沙发，坐、行走时需佩戴腰围。

（2）勿久坐久站，勿弯腰抬重物。

（3）避免重体力劳动。

（4）坚持腰背肌锻炼。

（5）术后 1 个月复查，如有不适，随时就诊。

第二节　介入治疗患者的护理

一、椎体强化治疗患者的护理

（一）概述

椎体强化术包括经皮椎体成形术和经皮椎体后凸成形术，是一种新的脊柱微创技术。其采用经皮穿刺的方法，向椎体内注入骨水泥，以达到增强椎体强度和稳定性，防止塌陷，缓解腰背疼痛，甚至部分恢复椎体高度的目的，具有快速止痛、恢复椎体高度、强化骨折椎体强度与刚度、纠正后凸畸形的作用，椎体强化治疗已经成为治疗脊柱压缩骨折公认有效的方法。

（二）适应证

1. 中老年骨质疏松性椎体压缩骨折。

2. 椎体爆裂骨折。

3. 椎体转移瘤。

（三）手术方法

在 C 臂 X 射线透视下用骨穿刺针经椎弓根外穿入椎体，侧位透视穿刺针达椎体前 1/4 处，正位观察穿刺针尖达椎体的中线。进针点的高低和穿刺针的方向根据骨折类型及裂隙的所在进行调整，确保穿刺针进入裂隙内。自穿刺针的内腔放置导引针，在导针引导下放置工作套管。调配骨水泥，将骨水泥注入特制的骨水泥注射器。在高清晰透视下向椎体内缓慢注射骨水泥，一般在 6～10 分钟内注射完毕。正侧位透视观察骨水泥在椎体内分布均匀后，结束注射，拔出工作套管，局部加压，消毒包扎，结束手术。当遇到多发骨折时，通过筛选靶椎体、多椎体同时穿刺、少量骨水泥注射等方法，使骨折的椎体得到有效的强化，缓解临床症状。准确掌握椎体的解剖生理，才能做出正确的诊断、定位并进行安全的椎体强化术操作，提高手术疗效和减少手术相关并发症的发生。

（四）护理风险点及观察要点

1. 护理风险点

（1）骨水泥渗漏。

（2）肺栓塞。

（3）毒性或过敏反应。

（4）有其他部位骨折的可能。

2. 观察要点

（1）骨水泥渗漏到脊柱旁或椎管内，可导致脊髓、神经根受压，密切观察患者有无双下肢感觉麻木、运动无力、反射异常、自动排尿和排便功能丧失等异常情况。

（2）骨水泥向椎管静脉渗漏可引起肺栓塞，观察患者有无胸闷、胸痛、心悸、心前区不适、心动过速、烦躁不安、呼吸困难、咳嗽、喘憋、咯血及出汗、发绀、血压下降等。

（3）骨水泥可能产生全身效应引起毒性反应，表现为一过性低血压及发热症状，做好相关体征监测。

（4）有骨质疏松症的患者，严密观察患者的全身情况，有无新出现的其他部位的局部疼痛、肿胀、畸形等症状。

（五）常见护理问题及相关因素

1. 焦虑/抑郁

与骨折后生活自理能力下降有关。

2. 疼痛

与椎体骨折及骨水泥聚合放热有关。

3. 有伤口感染的可能

与患者机体免疫力及手术操作技能有关。

4. 有压力性损伤的可能

与患者活动障碍、卧床局部持续受压和营养状况有关。

（六）护理方法

1. 一般护理

（1）保持病房整洁、舒适、安静、空气流通、温/湿度适宜。

（2）评估疼痛性质、持续时间，必要给予止痛药物应用，并观察用药后的反应。

（3）监测生命体征变化，尤其在术后24小时内，注意观察患者的体温、脉搏、呼吸、血压，尤其是血压的变化，发现有骨水泥渗漏引起的毒性反应，及时告知医生处理。

（4）骨水泥向椎管静脉渗漏可引起肺栓塞，一旦发现患者胸闷、胸痛、心悸、心前区不适、心动过速、烦躁不安、呼吸困难、咳嗽、喘憋、咯血及出汗、发绀、血压下降等，立即报告医生，遵医嘱对症治疗，避免搬动患者，绝对卧床休息，给予吸氧和心电监护，控制输液速度，保持呼吸道通畅。

（5）注意观察伤口渗血情况，若渗血多，及时更换敷料，并严格无菌操作。

2. 体位护理

（1）术后 6 小时内平卧，有利于注入椎体内的骨水泥进一步聚合，以完全硬化，减少并发症及穿刺部位出血。

（2）6 小时后协助患者变换体位，翻身时动作要轻柔，以防造成患者其他部位的骨折。

（3）患者侧卧时，两腿之间垫软枕，观察受压皮肤情况，预防压力性损伤。

（4）术后 24 小时协助患者下床活动。

3. 饮食护理

（1）根据患者体质和饮食习惯，针对性指导患者饮食。

（2）卧床期间，饮食宜清淡、薄素、温热、易消化之品。

（3）患者多合并骨质疏松，饮食方面注意营养均衡，多吃五谷杂粮、蔬菜、水果，适当增加牛奶、海鲜、虾皮、豆制品等。

（4）合并高血压、糖尿病、心脏病患者，做好针对性饮食护理。

4. 情志护理

（1）患者卧床，活动受限，生活不能完全自理，常有焦虑、悲观、痛苦等情志变化，从而引起人体的阴阳失调，气血失和，导致病情加重。评估患者心理状况，了解患者心理所需，根据不同的患者进行观察分析，耐心做出合适的解释，从而解除患者心理上的负担。

（2）根据病情，向患者介绍成功病例，树立其战胜疾病的信心，使其情志舒畅地积极接受治疗。

（3）鼓励家属陪伴，协助患者生活所需，给予患者情感支持。

5. 功能锻炼

（1）术前：术前因椎体骨折不稳定，加之患者疼痛较重，不宜过多的锻炼，可适当练习吹气球，增加肺活量，预防术后卧床形成坠积性肺炎。

（2）术后仰卧位的锻炼方法：

①五点支撑法：患者用头、双肘、双足作为支撑点，使背部、腰部、臀部及下肢向上弓形抬起。此锻炼方法在术后 24 小时～1 周进行。

②三点支撑法：患者双臂抱于胸前，用头顶、双足支撑，使背部、腰部、臀部及

下肢向上弓形抬起。此锻炼方法在术后第 2 ～ 3 周内进行。

（3）术后俯卧位的锻炼方法：

①患者俯卧于床上，双上肢伸向背后，抬头挺胸，使头部、胸部及双上肢离开床面。

②患者两腿伸直向上抬起，离开床面，也可以两腿交替抬起，然后两腿同时伸直抬高。

③俯卧位的锻炼方法从术后 2 ～ 3 周开始，先进行第一种方法锻炼，再逐步进行第二种方法锻炼。

6. 用药护理

（1）术后合理应用抗生素，防止伤口感染。

（2）术后应用镇痛药、降糖药、降压药期间的患者，加床栏加强看护，指导患者行动尽量缓慢，体位改变时进行适应性训练，防止发生坠床 / 跌倒。

（3）合并骨质疏松症的患者，术后根据医嘱及时给予药物治疗。如根据证型可给予骨松益骨方（脾肾气虚型）、骨松强骨方（肾阳虚型）、骨松健骨方（肾阴虚型）等中药口服，告知患者中药要在饭后服用，以免刺激胃黏膜；患者在服用双膦酸盐类药物时，应在清晨用白开水送服，服药 30 分钟后进食，服药后勿躺卧，避免发生食道不良反应。

7. 健康教育

（1）术前：

①戒烟，进行深呼吸、有效咳嗽训练。

②进行床上排便训练。

③进行防跌倒宣教。

④进行疼痛知识宣教。

（2）术后：

①告知患者及家属术后一定要平卧 6 小时，以利于骨水泥完全硬化，达到理想的强化效果。

②6 小时后协助患者翻身，翻身时注意动作轻柔，防止发生其他部位骨折。

③下床行走时，应有专人看护，防止发生跌倒。

8. 出院指导

（1）合理饮食，加强营养，保持足量钙的摄入。

（2）专人看护，预防跌倒。

（3）加强腰背肌的锻炼，但幅度不宜过大，以免其他椎体骨折。

（4）3 个月内避免弯腰及做加重脊柱负荷的活动，定期脊柱正、侧位 X 射线复查，观察椎体前缘及中部高度变化。

（5）改变不良的生活习惯，戒烟，限制饮酒、咖啡和碳酸饮料，坚持户外运动，适量增加负重运动。

（6）骨质疏松患者需坚持药物治疗，严格按医嘱用药。

（7）术后1个月、3个月、6个月门诊复查，1年随访，若有不适随时复查。

二、股骨头坏死介入治疗患者的护理

（一）概述

介入治疗学在国外始于20世纪60年代末，我国20世纪80年代初期开始应用，但发展迅速，某些方面已达到或接近国外先进水平。骨坏死介入治疗，目前最常用于非创伤性股骨头缺血性坏死。在股骨头缺血性坏死中早期，采用股动脉途径、股骨头灌注结合髓芯减压的方法，改善股骨头的血液循环、阻止骨质继续坏死，使坏死的骨质逐渐被吸收，促进骨再生，恢复股骨头的解剖和组织结构。介入治疗创伤小、恢复快、效果满意。

（二）适应证

介入疗法介于保守和手术疗法之间，多兼有两者在治疗上的优点。但在临床上要严格掌握适应证：①股骨头坏死早期；②股骨头形态未发生压缩性改变或股骨头发生轻度压缩；③股骨头坏死早期疼痛明显的患者。

（三）手术方法

在 DSA 引导下，局部麻醉，以 Seldinger 法经对侧股动脉插管，将 5Fcobra 导管送入患侧髂内及髂外动脉造影检查，找到患髋股骨头供血动脉。股骨头主要供血动脉有旋股内侧动脉、旋股外侧动脉、臀上动脉分支、臀下动脉分支、闭孔动脉等。将导管分别插入这些供血动脉内，将稀释后的丹参注射液 20mL、罂粟碱 30mg、尿激酶 50 万 U、低分子右旋糖酐 100mL 缓慢灌注于这些血管，灌注完毕保留导管于髂内或髂外动脉内，每日用微量泵分别将与上述同剂量的药物注入留置导管内，每日灌注 2 次，灌药后肝素水封管，留管期间皮下注射肝素钠 5000U，每日 3 次，密切监测凝血功能，将部分活化凝血酶原时间（APTT）控制在正常值的 1.5 ～ 2 倍之间。连用 3 ～ 5 日后，再次在 DSA 监视下将导管插入股骨头主要供血动脉内灌注上述等量药物，并复行股骨头供血动脉造影检查后，拔出留置导管。穿刺点加压包扎 6 小时，治疗结束。治疗后患者要扶拐行走，减少患髋负重，随访 1 年。

（四）护理风险点及观察要点

1. 护理风险点

（1）术后大出血。

（2）发生动脉血栓。

（3）留置导管折断。

（4）留置导管堵塞。

（5）术后卧床期间发生坠床，扶拐行走过程中发生跌倒。

（6）术后发生压力性损伤。

2. 观察要点

（1）严密观察穿刺部位出血情况，注意敷料有无渗血。观察患者神志、面色、血压、脉搏等，每小时 1 次，共 6 次，平稳后改每 4 小时 1 次，至拔管后 24 小时。观察患者尿量。

（2）观察术肢有无疼痛、皮肤苍白、肢体发凉、足背动脉搏动减弱或消失等，以防动脉血栓形成。

（3）观察肢体摆放位置是否正确，留置导管是否折叠、受压。

（4）观察留置导管是否顺畅。

（5）卧床期间，观察患者有无头晕不适，防止发生坠床。扶拐行走时，观察扶拐方法是否正确。

（6）观察局部皮肤的颜色、温度和肿胀情况，是否持续受压，皮肤是否潮湿。

（五）常见护理问题及相关因素

1. 恐惧、悲观情绪

与局部疼痛、活动受限、生活质量下降有关。

2. 疼痛

与局部病患有关。

3. 术后有发生大出血的可能

与介入治疗中应用了大量的扩张血管、溶栓的药物有关。

4. 术后有发热的可能

与局部损伤、介入药物或造影剂反应引起患者体温升高有关。

5. 有伤口感染的可能

与患者体质、抗生素使用、围手术期预防感染措施的落实有关。

6. 有穿刺点出血、形成血肿或留置导管打折的可能

与术后穿刺侧髋关节活动度有关。

7. 有深静脉血栓形成的可能

与血流缓慢、血管壁损伤、血液高凝状态有关。

8. 有压力性损伤的可能

与肢体活动受限、局部持续受压和营养状况有关。

9. 有肌肉萎缩、关节强直的可能

与局部病变关节肌肉活动受限有关。

（六）护理方法

1. 一般护理

（1）保持病房空气新鲜、温/湿度适宜，鼓励患者做扩胸运动、深呼吸、吹气球等，以增大肺活量，改善肺功能，预防术后发生坠积性肺炎。

（2）做好疼痛评估，遵医嘱给予止痛药物应用。

（3）观察患者神志、面色，定时监测生命体征及血氧饱和度的变化，评估术中出血量，注意伤口渗血情况，定期监测红细胞、血红蛋白的变化。

（4）监测体温变化，鼓励患者多饮水。

（5）保持伤口敷料干燥，渗出时及时给予更换，严格无菌操作。正确应用抗生素。

（6）术后取平卧位，伤口加压包扎 24 小时，限制穿刺侧肢体活动，导管置入侧髋关节屈曲不能超过 30°，保持留置导管通畅，不扭曲、不受压。注药完毕，肝素水封堵，以防血液回流凝固，堵塞导管。注意观察伤口处有无渗血、局部皮肤是否肿胀青紫及足背动脉搏动情况，防止发生皮下血肿。

（7）术后加强小腿肌肉的静态收缩和踝关节的自主活动，并配合下肢按摩，以促进血液循环，预防肌肉萎缩、关节强直和深静脉血栓的形成。

（8）术后卧床期间，评估患者营养状况，注意评估骶尾部皮肤是否持续受压，皮肤是否潮湿，局部皮肤的颜色、温度和肿胀情况，预防压力性损伤。

（9）评估患者有无坠床风险，使用警示牌、加床栏等安全防护措施，防止发生坠床；扶拐行走时，保持扶拐方法正确，患肢不负重行走。

（10）注意患者有无牙龈、鼻腔黏膜出血，全身皮肤、黏膜有无红色小出血点。术后 4 小时需查凝血功能，并备用鱼精蛋白注射液。应用抗凝药物期间，定期监测凝血功能，发现异常，及时报告医生处理。

2. 体位护理

（1）术后取平卧位，导管放置期间置入侧髋关节屈曲不能超过 30°。

（2）在拔出鞘管后需要穿刺点压迫 5～10 分钟，直至没有明确出血，再加压包扎或压迫器压迫包扎。嘱患者平卧并保持穿刺侧肢体限制活动 24 小时，避免屈体，并注意观察穿刺点有无出血及足背动脉搏动情况。

3. 饮食护理

（1）治疗期间应以米、面、杂粮为主，做到品种多样，粗细搭配，低脂饮食。多食富含维生素的蔬菜、水果，禁酒，忌吃辛辣、刺激食物。

（2）宜进食高钙的食物，如牛奶、奶制品、羊肝、猪肝、虾皮、豆类、蛋类等。

（3）卧床期间，注意控制饮食量，调整饮食时间，避免体重增加。

（4）及时补充水分，每日至少 2500mL。

（5）合并高血压、糖尿病、心脏病患者，做好针对性饮食护理。

（6）在治疗过程中，少吃甜食，低脂饮食，多饮水，多锻炼，多休息。

4. 情志护理

（1）术前向患者讲解介入治疗的方法及注意事项，消除患者紧张、恐惧的心理。

（2）介绍成功病例，使他们相互沟通，了解介入治疗的感受和体会，互相鼓励，从而树立信心，积极配合介入治疗。

（3）鼓励家属陪伴，协助患者生活所需，给予患者情感支持。

5. 功能锻炼

（1）术后置管期间：向患者讲解功能锻炼的意义和方法，使患者充分认识功能锻炼的重要性，消除思想顾虑，主动配合功能锻炼。指导患者进行股四头肌等长收缩训练及足趾及踝关节活动。锻炼时注意置管侧髋关节屈曲不得超过 30°。

（2）拔管后的锻炼：拔管后，股动脉穿刺点加压包扎，穿刺肢体制动 6～8 小时，24 小时后方可下床活动。指导患者扶双拐下床行走及进行功能锻炼，如股四头肌等长收缩，髋关节屈伸、外展，膝、踝关节的屈伸锻炼，功能锻炼持之以恒，循序渐进，以不感疼痛及疲劳为宜，逐步加大运动量。

6. 用药护理

（1）合理应用抗生素，按药物半衰期定时给药。

（2）留置导管给药期间，注意用药后的不良反应，观察有无皮肤、黏膜出血。

（3）口服中药的患者，注意药物与饮食的相互关系，并观察用药后的反应。

7. 健康教育

（1）术前：

①向患者讲解手术的风险、有可能发生的并发症及预防处理措施等。

②向患者介绍治疗成功的病例，取得患者的信任和配合。

③戒烟，戒酒，进行深呼吸、有效咳嗽训练。

④教会患者使用便器及床上排便的方法及技巧。

⑤指导患者进食高营养饮食，增强患者的体质，提高组织修复和抗感染能力。

⑥指导患者掌握正确扶拐的方法，进行防跌倒宣教。

（2）术后：

①术后患者平卧，置管侧髋关节屈曲不得超过 30°，告知患者及家属保持正确体位的重要性，避免意外情况的发生。

②卧床休息，减少不必要的活动；指导患者出院半个月内适当进行康复锻炼，运动量视患者身体状况而定，最好选用双拐，减轻股骨头负重。

③上楼时健肢先上，患肢后上；下楼时，患肢先下，健肢后下。

8. 出院指导

（1）保持积极心态，养成良好的生活习惯，戒烟、戒酒。

（2）合理饮食，加强营养，控制体重。

（3）多饮水，多进富含维生素的蔬菜、水果，忌吃辛辣、煎炸之品。

（4）禁止使用激素类药物。

（5）出院带药患者进行用药指导，建议定期进行 MRI 检查。

（6）扶拐行走患者，掌握正确扶拐方法，专人陪伴，注意防跌倒。

（7）告知坚持功能锻炼对功能康复的重要性，提高患者和家属的认知，定期随访，督促评价落实情况。

（8）告知患者复查时间，术后 1 个月、2 个月、3 个月、6 个月、1 年。如有不适，及时就诊。

三、静脉血栓溶栓患者的护理

（一）概述

深静脉血栓形成（DVT）是血液在深静脉内不正常凝结引起的静脉回流障碍性疾病，多发生于下肢；血栓脱落可引起肺动脉栓塞，严重影响患者的生活质量甚至导致患者死亡。DVT 多见于长期卧床、肢体制动、大手术或创伤后、晚期肿瘤或有明显家族史的患者。深静脉血栓形成（DVT）目前公认的主要原因是静脉血流滞缓、静脉壁损伤和血液高凝状态三大因素。三大因素中，每一因素都与血栓的发生密切相关，单一因素尚不能独立致病，常常是两个或三个因素的综合作用造成深静脉血栓形成。下肢髂股静脉血栓以左侧多见，为右侧的 2～3 倍，可能与左髂静脉行径较长，右髂动脉跨越其上，使左髂静脉受到不同程度的压迫有关。

（二）适应证与禁忌证

1. 适应证

适用于急性下肢 DVT 早期，溶栓治疗越早效果越好。

2. 禁忌证

①抗凝剂、造影剂、溶栓药物禁忌或过敏；②近期有颅脑、胃肠活动性出血史；③严重外伤或感染；④妊娠；⑤严重高血压等。

（三）治疗方法

1. 抗凝治疗

抗凝治疗是 DVT 的基本治疗措施，可抑制血栓蔓延、有利于血栓自溶和管腔再通，从而减轻症状、降低肺动脉栓塞的发生率和病死率。

（1）对确诊患者及高度疑诊者，如无禁忌证，应即刻开始抗凝治疗。

（2）抗凝药物包括普通肝素、低分子肝素、维生素 K 拮抗剂、直接 Ⅱ a 因子抑制剂、Ⅹ a 因子抑制剂等。

①普通肝素：治疗剂量个体差异较大，使用时必须监测凝血功能，一般采用静脉

持续给药。起始剂量为 80～100 U/kg 静脉推注，之后以 10～20 U/（kg·h）静脉泵入，以后每 4～6 小时根据活化部分凝血活酶时间（APTT）再做调整，使 APTT 的国际标准化比值（INR）保持在 1.5～2.5。普通肝素可引起血小板减少症，在使用的第 3～6 天应复查血小板计数；血小板减少症诊断一旦成立，应停用普通肝素。

②低分子肝素：出血性副作用少，血小板减少症发生率低于普通肝素，使用时大多数患者无需监测凝血功能。临床按体质量给药，每次 100U/kg，每 12 小时 1 次，皮下注射，肾功能不全者慎用。

③直接 Ⅱa 因子抑制剂（如阿加曲班）：相对分子质量低，能进入血栓内部，对血栓中凝血酶的抑制能力强于普通肝素。血小板减少症及存在血小板减少症风险的患者更适合使用。

④间接 Xa 因子抑制剂（如磺达肝癸钠）：治疗剂量个体差异小，每日 1 次，无需监测凝血功能。对肾功能影响小于低分子肝素。

⑤维生素 K 拮抗剂（如华法林）：这是长期抗凝治疗的主要口服药物，效果评估需监测凝血功能的 INR。治疗剂量范围窄，个体差异大，药效易受多种食物和药物影响。治疗首日常与低分子肝素或普通肝素联合使用，建议剂量 2.5～6.0mg/d，2～3 天后开始测定 INR，当 INR 稳定在 2.0～3.0 并持续 24 小时后，停用低分子肝素或普通肝素，继续用华法林治疗。

⑥直接 Xa 因子抑制剂（如利伐沙班）：治疗剂量个体差异小，无需监测凝血功能。单药治疗急性 DVT 与其标准治疗（低分子肝素与华法林合用）疗效相当。

2. 溶栓治疗

（1）溶栓药物：尿激酶最为常用，对急性期血栓起效快，溶栓效果好，过敏反应少，治疗剂量无统一标准，一般首次剂量为 4000U/kg，30 分钟内静脉推注；维持剂量为 60 万～120 万 U/d，持续 48～72 小时，必要时持续 5～7 天。

（2）溶栓方法：溶栓方法包括导管接触性溶栓和系统溶栓。

①导管接触性溶栓是将溶栓导管置入静脉血栓内，溶栓药物直接作用于血栓，导管接触性溶栓具有一定的优势，能提高血栓的溶解率，降低静脉血栓后遗症的发生率，治疗时间短，并发症少。

②系统溶栓是经外周静脉全身应用溶栓药物。系统溶栓的血栓溶解率较导管接触性溶栓低，但对早期 DVT 有一定效果，部分患者能保留深静脉瓣膜功能。

急性 DVT，对于急性期中央型或混合型 DVT，在全身情况好、预期生存期 ≥ 1 年、出血风险较小的前提下，首选导管接触性溶栓。如不具备导管接触性溶栓的条件，可行系统溶栓。

（四）护理风险点及观察要点

1. 护理风险点

（1）出血。

（2）肺动脉栓塞。

（3）血管壁损伤。

2. 观察要点

（1）在抗凝溶栓过程中，密切观察患者有无神经系统症状，如头痛、呕吐、意识障碍等，警惕脑出血。观察皮下、黏膜有无出血点。观察尿、大便的颜色及送检潜血结果。

（2）在溶栓治疗过程中，要严密观察生命体征变化，患者如出现咳嗽、胸闷、胸痛、呼吸困难、口唇发绀、咯血等症状时，应考虑有肺动脉栓塞的可能。

（3）导管、导丝、血栓清除器械及球囊均可造成血管壁损伤，造影时，观察组织间隙有无对比剂滞留或弥散，警惕血管壁损伤或破裂。

（五）常见护理问题及相关因素

1. 悲观失望、恐惧不安

与患者对疾病的不了解、担心治疗无效等因素有关。

2. 患肢肿胀、溃疡甚至坏疽

与深静脉血栓形成、患肢静脉回流障碍导致瘀血、缺氧有关。

3. 疼痛

与血栓激发静脉壁炎症反应和血栓远段静脉急剧扩张，刺激血管壁内神经感受器有关。

4. 溶栓过程中有出血的可能

与使用抗凝、溶栓药物有关。

5. 有发生肺栓塞的可能

与溶栓过程中栓子的脱落有关。

6. 有压力性损伤的可能

与患病后限制活动、局部持续受压和营养状况有关。

（六）护理方法

1. 一般护理

（1）病室要宽敞、明亮、通风、安静，保持适宜的温/湿度。

（2）评估患肢周径及颜色的变化，如患肢周径不断增加，膝上10cm处周径大于对侧1cm，对诊断深静脉血栓有一定意义，说明静脉回流受阻。颜色加深，温度增高，说明有感染，应及时通知医生。

（3）准确评估疼痛，遵医嘱给予止痛药物应用。硫酸镁溶液患肢局部湿敷，以促进水肿消退，减轻疼痛。

（4）溶栓过程中，应注意患者是否有头痛、呕吐、意识障碍等神经系统症状，如有首先考虑脑出血可能，须立即停用抗凝、溶栓药物，行急诊头颅 CT 检查明确诊断。注意观察皮肤、口腔黏膜、牙龈有无出血点；静脉穿刺点有无渗血或出血；尿、大便的颜色及送检潜血结果，如有异常及时通知医生处理，如有出血，可加用止血药物治疗。对出血量大者，可行穿刺引流或手术减压和血肿清除。经导管血栓清除术所导致的创伤性溶血常为一过性，一般不需特殊处理。

（5）溶栓过程中，监测生命体征变化。患者如出现血氧饱和度下降、咳嗽、胸闷、胸痛、呼吸困难、口唇发绀、咯血等症状时，应考虑有肺动脉栓塞的可能。应立即给予半卧位、心电监测、高流量吸氧，并及时通知医生处理。

（6）抬高患肢 20 ～ 30cm，注意保暖，防止冷刺激；床上活动避免过大，禁止在患肢输液用药，按摩及热敷，以防血栓脱落，造成肺动脉栓塞。

（7）造影发现血管壁损伤时，下肢部位可采取体表局部按压止血，髂静脉可采取暂时性球囊封堵，必要时可考虑植入覆膜支架。

（8）注意患肢肿胀情况，定时监测凝血功能，以免抗凝、溶栓过度导致出血。

（9）积极治疗高血压、糖尿病、动脉硬化等原发病。

（10）预防压力性损伤、坠床 / 跌倒、坠积性肺炎等并发症发生。

2. 体位护理

（1）急性期嘱患者绝对卧床休息，患肢制动并抬高 20 ～ 30cm，严禁按摩、热敷、理疗、针灸；不可随意搬动患肢，以防栓子脱落，造成肺栓塞。

（2）床头抬高 20 ～ 30cm，可以控制血液流速，有防止脱落栓子上行的作用。

（3）发现患者出现胸闷、气急、咳嗽、呼吸困难、胸痛等症状时，立即给予半卧位、氧气吸入，并报告医生。

3. 饮食护理

（1）饮食宜清淡薄素，防止刺激性食物对血管的刺激。建议进食健脾益气、活血祛瘀之品。

（2）低盐饮食可改善血管壁的通透性，减轻组织水肿；低脂、低胆固醇饮食可降低血液黏稠度；高热量、高纤维素饮食可补足机体所需能量，防止大便干燥。

（3）多食新鲜蔬菜和水果，忌辛辣、生冷、腥荤发物。每天饮水 2000mL 以上，以稀释血液，促进血液循环。

4. 情志护理

（1）向患者介绍成功的病例和讲解本病有关的调护知识，减轻患者的心理负担，消除不良情绪，积极配合治疗。

（2）在进行各项护理操作时，要关心体贴患者，对患者提出的问题耐心解答，同时要尊重患者的人格，满足患者的需求。

5. 功能锻炼

（1）急性期绝对卧床休息，患肢制动。恢复期，指导患者做下肢的功能锻炼，股四头肌的等长收缩训练，膝、踝及足趾关节屈伸锻炼。

（2）下床活动，开始床边站立 2～5 分钟，扶床慢走，循序渐进以患肢能耐受为宜。逐渐增加下床活动时间，避免久站、久坐、双膝交叉过久。

6. 用药护理

（1）根据医嘱进行预防性用药，改善微循环，降低血液黏稠度。

（2）用药时，忌在患肢静脉穿刺。

（3）抗凝溶栓时在患肢足背静脉穿刺，置静脉留置针，用药时在踝上、膝上 5cm 处各扎止血带，阻断浅静脉后快速注入尿激酶，促使药液向深静脉回流，用药 5 分钟后松开止血带，起到局部高浓度的直接溶栓作用。

（4）用药过程中，观察有无出血倾向，有无鼻腔、牙龈异常出血，皮肤黏膜有无瘀点、瘀斑，有无血尿、黑便等，了解女性患者月经量。及时监测凝血功能。

7. 健康教育

（1）术前：

①告知患者禁忌主动和被动吸烟，预防尼古丁刺激引起血管收缩。

②急性期嘱患者绝对卧床休息，患肢制动并抬高 20～30cm，严禁按摩、热敷、理疗。

③合理饮食，鼓励多饮水，保持大便通畅。

④进行床上排便、抬臀及双上肢撑床抬臀训练。

（2）术后：

①卧床休息，并注意患肢的保暖。

②预防压力性损伤：由于患肢血流缓慢、循环差，高压后易引起组织的缺血缺氧，应注意患肢的皮肤护理，患肢下垫软枕，以防长期受压，保持床单平整、干燥、无污染。

8. 出院指导

（1）保持积极心态，养成良好的生活习惯，戒烟、戒酒。

（2）注意患肢保温，冬季需特别保护患肢，并保持室内一定温度，以免在缺氧状态下增加组织的耗氧量。

（3）每天尽量避免劳累、久坐、久站，避免跷二郎腿。

（4）加强体育锻炼，坚持每天行走 30～60 分钟。

（5）下床活动时坚持长期穿医用弹力袜。

（6）坚持每天晚上用热水泡脚，可以加姜片，促进血液循环。

（7）严格遵医嘱口服抗凝药，用药期间观察大小便颜色、皮肤黏膜情况，每周复查一次血常规和出凝血时间。出院后 3～6 个月到门诊复查，发现异常时及时就诊。

第十五章 关节置换患者的护理

第一节 髋关节置换术患者的护理

一、概述

髋关节置换是人工关节置换术中的一种。人工关节是指用生物相容性与机械性能良好的金属材料制成的一种类似人体骨关节的假体。利用手术方法将人工关节置换被疾病或损伤所破坏的关节面。其目的是切除病灶、清除疼痛、恢复关节的活动与原有的功能，提高患者的生活质量。但人工关节有其使用寿命，并且术后有可能发生多种并发症，因此髋关节置换术后应正确指导患者康复，延长人工关节使用寿命，积极预防术后并发症。

二、适应证

髋关节置换是最常用的成人髋关节重建手术，常见疾病如下：①髋关节骨性关节炎；②股骨颈头下型骨折；③股骨头粉碎性骨折；④股骨头缺血性坏死；⑤类风湿关节炎、强直性脊柱炎所致髋关节炎；⑥股骨头、股骨颈或髋臼肿瘤；⑦髋关节强直。

选择人工全髋关节置换手术治疗的患者必须符合如下 3 条标准：①有关节破坏的 X 射线改变；②有中度到重度的持续性疼痛；③长期保守治疗症状得不到实质性改善。

三、手术方法

麻醉成功后，开始消毒、铺单。在髋关节外侧或髋关节的后外侧，做一长 8～15cm 的切口。暴露关节后，将变形的股骨头在颈部锯下。然后先安装髋臼假体。方法是显露髋臼，用髋臼锉扩大髋臼至期望的形状，然后将一个髋臼底座（背衬）安放在髋臼窝内，内衬试模被临时放在底座上。然后，用髓腔钻在股骨髓腔内钻出一个中央通道，由小到大依次用不同型号的股骨柄假体锉出股骨髓腔。将合适型号的股骨假体柄试模插入股骨髓腔内。用不同长度股骨头检验髋臼、股骨假体的稳定性及股骨头的长短。检验完毕，取出试验用的股骨柄假体和股骨头，将合适型号的髋臼内衬牢固地嵌放在底座上。最后安装股骨柄。将合适型号的股骨假体柄插入股骨髓腔内。再次用不同长度股骨头试验长短。然后在股骨假体柄上套上合适型号的股骨头，复位后将髋臼窝和股骨头对合在一起，即组成了一个新的髋关节。缝合关闭切口，切口内放置引流管。

四、护理风险点及观察要点

（一）护理风险点

1. 诱发或加重老年患者心血管疾病。
2. 术后伤口感染。
3. 假体脱出。
4. 下肢深静脉血栓形成。

（二）观察要点

1. 严密观察患者神志情况及体温、脉搏、呼吸、血压、尿量的变化，以及情绪、睡眠、饮食、营养状况、大小便等。尤其是合并有高血压、心脏病、糖尿病等其他疾病的老年患者，由于其组织器官储备能力和代偿能力差，容易受损或衰竭。

2. 严密观察老年患者用药后反应。由于老年人肝、肾功能减退，药物在体内代谢、排泄速度迟缓，容易在体内蓄积而中毒或发生药物不良反应。合并糖尿病的患者，严密监测血糖变化，防止发生低血糖危象。

3. 使用镇静、降压、催眠等精神类药物或神志不清的患者，观察患者精神和神志情况及用药后的反应，使用床栏，防止发生坠床。对下床活动的患者，指导其穿合适的衣裤和鞋子，防止发生跌倒。

4. 观察卧床患者全身骨突部位皮肤颜色、血运情况，防止压力性损伤。观察患者患肢肿胀、疼痛、末梢血液循环、感觉、运动情况。如果出现持续性低热或不规则热，脉搏增快，一侧肢体的突然肿胀，皮温下降，患肢小腿肌肉牵拉痛，大腿根部压痛，提示下肢静脉血栓形成。

5. 观察伤口渗血情况，行负压引流患者，观察引流管是否通畅、扭曲、折叠、受压、脱落及引流液的颜色和量。

6. 观察患肢体位摆放是否正确。

五、常见护理问题及相关因素

1. 担心 / 恐惧

与手术效果和并发症有关。

2. 舒适的改变

与术后治疗体位有关。

3. 疼痛

与手术有关。

4. 有假体脱出的可能

与体位或活动不当有关。

5. 有伤口感染的可能

与机体免疫力、手术操作、引流管是否通畅等多种因素有关。

6. 有深静脉血栓形成的可能

与创伤、手术、长期卧床等有关。

六、护理方法

（一）一般护理

1. 保持病室通风、整洁、舒适、安静、温/湿度适宜、光线良好。

2. 术前协助患者做好全身各项检查，评估患者全身状况，合并有其他疾病的患者，应积极治疗原发病；协助患者术前 3 天清洁皮肤或沐浴，遵医嘱剃毛。

3. 行牵引的患者，按骨牵引或皮牵引护理常规护理。

4. 教会患者深呼吸及咳嗽、咳痰的方法。术前 3 天训练患者床上大小便，吸烟的患者应劝其戒烟，避免因尼古丁刺激血管引起静脉收缩，导致血液黏稠度增高，从而增加深静脉血栓形成的风险。

5. 术后去枕平卧，暂禁食水 4 ～ 6 小时。严密观察生命体征的变化。对合并有高血压、心脏病及高龄患者，遵医嘱吸氧、心电监护；抬高患肢，有利于末梢血液循环，预防或减轻患肢肿胀。术后行负压引流患者，每小时评估记录引流量和伤口渗血、渗液情况，引流量每小时 > 100mL，24 小时 > 500mL 时，应告知医生，给予处理。

6. 评估患者疼痛部位、性质、持续时间，做好疼痛护理。对使用镇痛泵的患者，应打开止流夹，保持管道通畅，无扭曲、折叠、受压现象。如镇痛效果不理想或出现恶心、呕吐、嗜睡等不良反应时，应及时报告医生，给予处理；使用止痛药物的患者，应认真观察用药后反应并记录。

7. 积极预防并发症。

（1）保持床铺平整、松软、清洁、干燥、无皱褶、无渣屑。每日定时按摩骶尾部、肩胛骨、足跟等受压部位，鼓励患者双肘、健足着床，同时用力，抬起臀部，以减轻局部长期受压，预防压力性损伤的发生。

（2）督促患者多饮水，每日 2500mL，并保持会阴部清洁，预防尿路感染。

（3）鼓励患者做扩胸运动、深呼吸、吹气球等，以增大肺活量，改善肺功能，预防坠积性肺炎的发生。

（4）指导患者多吃新鲜水果、蔬菜，每日定时给予顺时针按摩腹部，叩击"四缝穴"，行气通络，预防便秘的发生。

（5）鼓励患者尽早功能锻炼，预防关节僵硬、肌肉萎缩、深静脉血栓形成。

（二）体位护理

1. 抬高患肢，保持患肢外展中立位 15°～ 30°，两腿之间置软枕，以防患肢内收，忌盘腿、侧卧、跷二郎腿。

2. 搬运患者时，应将髋部水平托起，不可牵拉，动作应轻、稳、准、快；遵医嘱，协助患者坐起，坐位时，髋关节屈曲应＜ 90°，以防假体脱出。

（三）饮食护理

1. 指导患者进高蛋白、高营养饮食，如牛奶、鸡蛋、瘦肉、新鲜的水果、蔬菜等，以增强患者体质，提高组织修复和抗感染能力。

2. 合并高血压、糖尿病、心脏病患者，做好针对性饮食护理。做到科学调配，饮食有节。

3. 术后早期宜清淡薄素，少食多餐，忌食辛辣、肥腻、寒凉之品。指导患者及时补充水分，每日 2500 ～ 3000mL。

（四）情志护理

1. 评估患者的心理状况，了解患者心理所需，针对患者不同的心理状况给予合适的心理疏导。同时向患者讲解施行手术的必要性、有关成功病例，使患者对即将实施的手术充满信心，能积极主动地配合治疗和护理工作。

2. 指导家属给予患者情感支持，并可提供与相同疾病患者交流，以利患者保持最佳的心理状态。

（五）功能锻炼

1. 术前

（1）有氧运动：病情允许的患者在术前可通过骑自行车和游泳进行锻炼。通过锻炼，使骨骼变得更加强壮，又可消耗多余的脂肪，增加关节活动范围，以利术后功能迅速恢复。

（2）加强关节周围肌肉的锻炼：

①股四头肌、腓肠肌训练：患者仰卧，伸直双下肢，双足跟用力向下蹬，足尖用力往上勾，欲用力抬腿，但腿不离开床面，坚持 5 ～ 10 秒，接着放松 5 ～ 10 秒；然后双足尖用力往下踩，保持 5 ～ 10 秒，如此反复交替进行，每 2 小时 1 次，每次 3 ～ 5 分钟。

②臀肌训练：患者仰卧或半卧位，伸直双下肢，踝关节下面垫一个小枕头，夹紧

臀部，保持 5 ～ 10 秒，然后再放松。重复上述动作 30 次，每日 2 次。

（3）呼吸训练：指导患者深呼吸练习及掌握正确的咳嗽方法。

（4）术前 3 天训练患者床上大小便，预防术后发生尿潴留、便秘。

（5）教会患者正确使用双拐。

2. 术后

（1）术后第 1 ～ 2 天即可指导患者进行足趾及踝关节活动，并可按照术前方法进行股四头肌、腓肠肌训练；训练时间应根据患者全身状态、疲劳程度而定。

（2）术后 3 ～ 5 天在原有活动范围基础上给予使用下肢关节功能康复器（CPM）。一般从 20°～ 30°开始，每天 2 次，每次 30 ～ 60 分钟，每 1 ～ 3 天增加 10°。此外，指导患者进行患肢直腿抬高训练，要求足跟离床 20cm，在空中停顿 5 ～ 10 秒再放下，如此反复。每次 30 ～ 50 下，每天 3 ～ 4 次。

（3）遵医嘱协助患者扶双拐下床锻炼，患肢不得负重。使用双拐的方法同术前。

（六）用药护理

1. 遵医嘱合理应用抗生素，向患者讲解药物用途及注意事项等；如静脉使用中成药注射液时，应特别注意输液滴速和观察药物的不良反应。

2. 应用止痛药物后及时进行效果评价。如应用镇痛泵或注射镇痛药物时，应注意观察生命体征的变化，加床护栏，防止发生坠床 / 跌倒。

3. 应用抗凝药物时，注意观察患者有无出血倾向，如鼻腔、牙龈的异常出血，皮肤黏膜有无瘀点、瘀斑，有无血尿、黑便等，定期监测凝血功能。

4. 口服中药的患者，应忌食生冷食品。同时注意食物对药物性能的协同和相反作用。

5. 患者使用任何药物，均应观察用药后反应，如有不适，应立即报告医生，给予处理。

（七）健康教育

1. 教育患者起居有常，慎避外邪，戒烟、禁酒，以利恢复和保养正气，促进康复。

2. 患肢应高于心脏水平，利于肿胀消退，减轻疼痛。

3. 嘱患者保持正确体位，以防假体脱出。

4. 告知患者早期功能锻炼是患肢功能恢复的保证，并且可预防多种并发症，以取得患者的理解和配合。床上锻炼时，要注意以主动练习为主，被动练习为辅，活动量由小到大，由轻到重，活动范围逐渐加大，时间逐渐延长，运动量的大小应从轻度疲劳但尚有余力为原则，循序渐进，不能急于求成。下床锻炼时，应穿合适的鞋子，有人陪同，防发生跌倒。

5. 遵医嘱负重行走。

（八）出院指导

1. 人工髋关节置换术后 3 个月内均有可能出现髋关节脱位。因此，嘱患者日常生活中要避免某些体位和活动。如髋关节前方切口手术的患者要做到三不：不盘腿、不侧卧、不跷二郎腿。后方切口手术的患者避免髋关节过度内旋和屈曲，保持正常的坐姿，不能下蹲（如蹲厕）或坐过矮的凳子等。此外，还应注意避免做一些剧烈的活动，如跑、跳等。

2. 出院 1 个月做 X 射线检查，了解关节假体的位置及稳定性是否良好。根据医嘱再次复查。

3. 如有关节红肿、疼痛、不明原因发热或活动不便，以及髋关节因意外情况受伤应及时到医院就诊。

第二节　膝关节置换患者的护理

一、概述

膝关节是人体最大与最重要的关节之一，膝关节的病损将严重影响患者的活动功能，降低其生活质量。人工膝关节置换术即通过手术方法去除损坏的关节表面，把经过精密设计和制造的膝关节假体置换到人体内，取代病痛的膝关节，从而解除膝关节疼痛、改善膝关节功能、纠正膝关节畸形和恢复膝关节稳定性，满足日常活动需要，提高生活质量。

二、适应证

主要用于治疗严重膝关节疼痛、不稳、畸形，日常生活受到严重影响，经保守治疗无效或效果不佳的膝关节疾病患者。

1. 退行性膝关节骨性关节炎患者。

2. 类风湿关节炎和强直性脊柱炎晚期膝关节病变患者。

3. 创伤性骨性关节炎患者。

4. 大面积的膝关节骨软骨坏死或其他病变不能通过常规手术方法修复的患者。

5. 静止期的感染性膝关节炎患者。

6. 感染性关节炎引起的膝关节病损伴有疼痛和功能障碍患者，如大骨节病、血友病性膝关节炎等。

7. 涉及膝关节面的肿瘤切除后需行膝关节重建的患者。

三、手术方法

膝关节置换术有膝正中切口、偏内侧弧形切口和偏外侧弧形切口，一般多采用膝正中切口。依次切开皮肤、皮下组织及关节囊，在切开的同时进行止血，将髌骨外翻，暴露出股骨和胫骨，清除半月板及前交叉韧带，然后用特殊工具进行胫骨、股骨截骨成形。多数情况下髌骨不需要置换，仅对髌骨进行成形处理，然后依次安装股骨假体、胫骨假体、垫片，根据需要安装髌骨假体。最后缝合伤口，放置引流管，排除关节腔内的积血、积液。

四、护理风险点及观察要点

（一）护理风险点

1. 术后发生低血容量性休克。
2. 下肢深静脉血栓形成。
3. 血管、神经损伤。
4. 术后伤口感染。
5. 脂肪栓塞。
6. 术后卧床期间发生坠床，行走过程中发生跌倒。

（二）观察要点

1. 严密观察生命体征变化，评估术中出血量，观察伤口渗血、引流管引流量及局部有无肿胀、瘀血等情况。

2. 观察肢体肿胀情况，肢端皮肤颜色、温度及感觉有无异常，有无被动牵拉足趾痛，表浅静脉是否充盈，足背动脉搏动是否良好。

3. 观察有无持续性低热、脉搏增快，患肢有无肿胀，伤口有无红、肿、热、痛等。

4. 密切观察患者病情变化，术后 1 ～ 3 天如发现患者体温突然升高至 38℃ 以上，脉搏 120 ～ 200 次 / 分，而无感染迹象；或患者烦躁不安、呼吸困难、神志障碍、皮下瘀血点、血压下降、进行性低氧血症等，均提示有脂肪栓塞的危险。

5. 观察患者活动能力，评估有无跌倒史，应用镇静、镇痛药物期间，评估坠床风险。下地行走活动时，观察助行器使用是否正确，以及体位与负重的关系。

五、常见护理问题及相关因素

1. 焦虑 / 恐惧
与病程长、担心预后及手术有关。

2. 疼痛
与疾病及手术有关。

3. 术后有发生低血容量性休克的可能

与术中出血、术后引流量及应用抗凝药物有关。

4. 有伤口感染的可能

与机体免疫力、手术操作、引流管是否通畅及围手术期预防感染措施的落实有关。

5. 有下肢深静脉血栓形成的可能

与血流缓慢、血管壁损伤、血液黏稠度高有关。

6. 有压力性损伤的可能

与患者活动能力受限、局部持续受压和营养状况有关。

7. 有坠床 / 跌倒的可能

与术后应用镇痛、镇静药物和活动能力受限有关。

8. 有肌肉萎缩、关节强直的可能

与卧床、局部病变关节肌肉活动受限有关。

六、护理方法

（一）一般护理

1. 保持病房整洁、舒适、安静、空气流通和适宜的温 / 湿度。

2. 术后常规给予吸氧和心电监测，严密观察生命体征、血氧饱和度等。观察术肢末梢血液循环、感觉、运动、足背动脉搏动、皮肤颜色和温度等情况。并动态评估患者神志、精神及四肢感觉运动情况，以便及早发现病情，预防并发症发生。

3. 术后行负压引流患者，要保持引流管通畅，防止引流管折叠、扭曲、受压、堵塞。妥善固定引流管，将引流瓶悬挂于床边，不要直接放于地上，以免误踩、压折。注意观察单位时间引流液的色、质、量并记录，引流量每小时＞ 100mL，24 小时＞ 500mL 时，应及时通知医生处理。暂行关闭引流管或改为正压引流，根据医嘱补血、补液预防低血容量。术后用 CPM 机进行膝关节伸屈锻炼时，引流管要保持负压状态，同时避免牵拉、扯绊，防止引流管脱落。

4. 评估疼痛部位、性质、持续时间，局部给予冷疗，或及时给予止痛药物应用，并观察用药后的反应。尤其对老年患者当天及时应用止痛药，以防血压升高、心脏病复发。使用镇痛泵的患者，观察患者有无恶心、呕吐、嗜睡等不良反应。

5. 预防压力性损伤、坠床 / 跌倒、坠积性肺炎等并发症发生。

（二）体位护理

术后早期取平卧位，待肿胀消退后可根据患者的需要取半坐卧位或坐位，患肢抬高 15°～ 30°中立位放置，膝后方垫软枕，避免小腿腓肠肌和腓总神经过度受压和牵拉，造成小腿腓肠肌静脉丛血栓的形成和腓总神经的损伤。根据患者病情遵医嘱开始下床活动。

（三）饮食护理

1. 根据患者体质和舌苔、舌质变化，判断寒热虚实，针对性指导患者饮食。关节置换患者，多为年老患者，术后 1 周内不宜过度进补，饮食宜清淡、薄素、温热、易消化之品。

2. 患者全麻清醒后，咳嗽有力者，可尽早给予饮水、进食；手术当日宜进软食，为了防止低钠，可选择较咸的食物；术后第 1 日恢复正常饮食，少食多餐，多进食高蛋白、高维生素、富含纤维素的蔬菜、水果等，忌食辛辣、肥腻、寒凉之品。

3. 合并骨质疏松患者，注意多食牛奶、豆制品等物品。合并高血压、糖尿病、心脏病患者，做好针对性饮食护理。做到科学调配，饮食有节。

4. 膝关节置换术后，注意控制饮食量，调整饮食时间，避免体重增加。

（四）情志护理

评估患者心理状况，了解患者心理所需。多数患者为老年人，对疾病知识缺乏，担心手术的安全，因长期疼痛及行走困难等，容易出现心情烦躁、焦虑等不良心理，护士应多同情关心患者，根据患者的文化程度，讲解手术的相关知识及必要性，还可邀请病室做过同类手术的患者，介绍他们在治疗、护理全过程中的配合经验和体会，以帮助患者正确认识和对待自己的疾病，消除顾虑，增强信心。鼓励家属陪伴，给予患者情感支持。

（五）功能锻炼

1. 术前

（1）指导患者进行股四头肌收缩运动及踝关节的跖屈、背伸等功能锻炼，可使肌力增强，防止肌肉萎缩，便于手术后关节功能的恢复。

（2）指导患者练习咳嗽、深呼吸，并教会患者掌握有效咳痰的方法。

（3）指导患者助行器或拐杖的正确使用方法，为术后行走做准备。

2. 术后

功能锻炼主要以肌力、关节活动度和步态训练为主，锻炼要分期分阶段进行，遵守循序渐进的原则，训练量要由小到大，以不引起患肢明显不适为宜，主动与被动相结合，强调以主动为主。

（1）麻醉作用消失后，术肢感觉运动恢复即开始指导患者行踝关节跖屈、背伸和股四头肌等长收缩锻炼。

（2）术后第 1 日，开始使用 CPM 机进行膝关节被动伸屈训练，起始角度 0°～30°，每天 2 次，每次 30～60 分钟，以后每天增加 5°～10°；协助练习膝关节伸直锻炼，在术肢踝关节下垫软枕，膝关节悬空放置，每日 2～3 次，根据患者耐受力每次 15～30 分钟。

（3）术后第 2 日，加强股四头肌等长收缩、踝关节跖屈背伸锻炼；指导患者被动直腿抬高练习。

（4）术后第 3 日，指导患者加强膝关节伸直锻炼；鼓励其主动直腿抬高、屈伸膝关节锻炼；根据患者具体情况，指导患者下床活动锻炼，教会患者下床活动的方法，每次下床前注意先床上坐→床边坐→床边站→床边走→室内保护下行走→室外保护下行走，以防跌倒。

（5）术后 3 ～ 5 日，患者在原有锻炼的基础上，逐渐增强股四头肌收缩、膝关节主被动屈伸、踝关节跖屈背伸（即踝泵动作）的锻炼；指导患者进行伸膝压床练习、床上抱大腿屈膝锻炼、坐位支持下的主动屈膝锻炼等。

（6）术后 2 周，术肢膝关节能主动屈伸 0°～ 90°。

（7）术后 3 ～ 4 周后，使用单拐或手杖行走，行走时要保持步态平稳、协调。上下楼梯是强壮肢体力量和耐力的最好锻炼，上下楼梯开始时要用扶手来支持，注意"上用健足，下用患足"。

（六）用药护理

1. 合理应用抗生素，术前抗生素在切皮前 30 分钟内应用，术后按药物半衰期定时给药。

2. 应用镇静镇痛药、降糖药、降压药期间，加强看护，指导患者行动尽量缓慢，体位改变时进行适应性训练，防止发生坠床 / 跌倒。并注意监测血压及血糖结果，做好用药指导，观察用药后效果和反应。

3. 应用抗凝药物时，注意观察患者有无出血倾向，如鼻腔、牙龈的异常出血，皮肤黏膜有无瘀点、瘀斑，有无血尿、黑便等，定期监测凝血功能。

4. 止痛药应用后及时进行效果评价，同时观察不良反应，如应用镇痛泵或注射镇痛药时，注意观察生命体征，尤其是血压变化；静脉应用活血化瘀中成药注射液时，注意观察滴速和不良反应。

5. 口服中药的患者，宜饭后 1 小时温服，注意药物与饮食的相互关系，并观察服药后效果和反应。

（七）健康教育

1. 术前

（1）术前几周不能行牙科治疗、身体任何部位不能有感染灶，如尿道炎、慢性支气管炎、扁桃腺炎等。

（2）术前要禁烟，吸烟会引起毛细血管痉挛，影响术后康复。

（3）告知患者停用阿司匹林等非甾体类抗炎药物，以防止出血或影响肾功能。

（4）进行疼痛知识宣教。

（5）教会患者练习床上使用大小便器，避免术后尿潴留、便秘的发生。

2. 术后

（1）告知患者早期功能锻炼对患肢功能恢复的重要性，取得患者的理解和配合。

（2）功能锻炼时，要注意以主动练习为主，被动练习为辅，活动量由小到大，由轻到重，活动范围逐渐加大，时间逐渐延长，循序渐进，不能急于求成。

（3）对于下床活动的患者，进行防跌倒相关知识教育。教会下床锻炼方法，活动期间有人陪伴，穿着合适的衣裤和鞋子，以防跌倒。

（八）出院指导

1. 加强营养，合理饮食，增强自身抵抗力，注意控制体重，以减少对关节的负重。

2. 告知坚持功能锻炼对功能康复的重要性，提高患者和家属的认知，定期随访，督促评价落实情况。

3. 继续进行股四头肌肌力训练，加强膝关节力量。

4. 加强膝关节屈伸锻炼，增加关节活动度，促进膝关节功能恢复。

5. 加强行走锻炼以增强活动能力和耐力。

6. 出院后扶助行器下地锻炼，膝关节平衡性和协调性恢复较好时，方可独自行走，预防跌倒。

7. 在膝关节功能没有达到足够的强壮及活动度前，暂不要上下楼梯。

8. 避免感冒，遵循小病大治的原则，及时治疗全身性隐匿病灶，如呼吸道感染、泌尿系统感染、扁桃体炎、牙痛等，以防置换关节远期感染。

9. 定期复查，术后起 1 个月、3 个月、6 个月、1 年复查。有下列情况应及时就诊：患肢出现肿痛、局部切口出现红、肿、热、痛。

第三节　踝关节置换患者的护理

一、概述

人工全踝关节置换术是指运用生物相容性人工假体取代病损关节的治疗方法。在治疗踝关节疾病时踝关节置换术取代了以往的关节融合术，其优点在于其能尽快重建踝关节功能和维护正常步态，踝关节置换术在缓解疼痛、改善功能及避免继发踝关节骨关节炎等方面均有很好的效果。在我国，此项技术处于初期阶段，因此施行全踝关节置换术仍然应采取审慎的态度，严格掌握适应证，慎重选择踝关节假体，不断提高置入技术，同时术前、术后给予全方位、高水准护理，以帮助患者最大限度地恢复关节功能。

二、适应证

1. 踝关节的骨性关节炎和创伤性关节炎。

2. 类风湿踝关节炎,成人踝关节疼痛残留功能极差者。

3. 色素绒毛结节性踝关节滑膜炎。

4. 局限性距骨缺血坏死。

5. 踝关节融合术后要求恢复踝关节活动者。

6. 踝部大骨节病。

7. 其他踝关节病。

三、手术方法

患者仰卧位,取踝关节前方纵向弧形切口,自踝上 10cm 经踝关节中点延至第 1 跖骨,显露踝关节的同时注意保护血管、神经。胫骨远端安置选定的胫骨截骨板与 5mm 的假体模板连接,假体模板的表面保持与胫骨远端关节面的对齐。将定位杆固定于平行胫骨前嵴的中线上。首先利用合适的截骨导向器行胫、距骨截骨。首先安装距骨假体,用专用的打入器打紧。随后打入胫骨假体,注意打入方向应与胫骨长轴垂直,胫骨假体的前缘不要低于胫骨截骨面的前缘。最后放入滑动核试模,检查踝关节的活动度和紧张度,确认软组织平衡后选择合适厚度的滑动核假体植入,整个假体安装完毕。术毕必须修复踝前肌支持带,放置负压引流管。并行短腿石膏托或短腿支具将踝关节固定于中立位。

四、护理风险点及观察要点

(一)护理风险点

1. 伤口愈合不良。

2. 伤口感染。

3. 假体松动或脱位。

4. 跌倒。

(二)观察要点

1. 观察生命体征变化,观察伤口渗血、引流管引流量及局部有无肿胀、瘀血等情况。

2. 观察末梢血液循环、感觉、运动情况。

3. 观察患肢体位是否正确,活动方式是否符合治疗和康复需要。

4. 观察患者活动能力,评估有无跌倒史,扶拐行走时,观察扶拐方法是否正确。

五、常见护理问题及相关因素

1. 焦虑 / 恐惧

与担心手术效果有关。

2. 疼痛

与踝关节病患和手术创伤有关。

3. 有跌倒的可能

与术后早期下地活动和年老体弱有关。

4. 潜在并发症

切口感染、切口愈合不良，与患者体质、局部血液供应欠佳、围手术期预防感染措施的落实有关。

5. 有假体松动的可能

与跌倒、撞击、体位或活动不当踝关节扭伤有关。

6. 有肌肉萎缩、关节强直的可能

与手术后活动受限及功能锻炼不到位有关。

六、护理方法

（一）一般护理

1. 保持环境整洁、安静、舒适、空气流通、温 / 湿度适宜。

2. 全面评估患者身体状况，协助患者做好各项辅助检查。做好术前准备，如过敏试验、备血等，充分清洁皮肤，修剪指甲。如有足癣，要进行特殊处理。

3. 术后麻醉未清醒者去枕平卧，暂禁食水 4 ～ 6 小时。根据医嘱吸氧，3 ～ 5L/min。

4. 监测生命体征变化，尤其在术后 48 小时内。密切观察患者神志、面色及血氧饱和度、体温等情况，若有异常及时报告医生对症处理。

5. 记录伤口渗血、渗液情况，若有大量出血或渗液时及时更换敷料。

6. 观察患肢末梢颜色、皮温、肿胀、血液循环情况等。倾听患者主诉，如出现患肢麻木，患肢肿胀或颜色发白、发紫时，应立即通知医生给予处理。

7. 保持引流管的通畅并妥善固定，防止扭曲、折叠和堵塞，防止逆行感染。记录引流量，如术后 3 ～ 5 小时持续出血超过 300mL，或 24 小时引流量超过 500mL 应及时通知医生处理。

8. 并发症的预防及护理：以局部疼痛、伤口感染和愈合不良最为常见。

（1）术后疼痛：评估患者疼痛部位、性质、持续时间，耐心听取患者的主诉，根据患者的兴趣采取听音乐、看杂志等方法，分散其注意力，加强疼痛知识宣教，合理锻炼，必要时给予止痛药物应用，并注意用药后的反应。使用镇痛泵的患者，注意患者有无恶心、呕吐、嗜睡等不良反应。

（2）伤口感染：注意患者生命体征变化及伤口渗血、渗液情况、伤口有无红、肿、热、痛，是否伴有发热、全身不适。发生感染后，应做细菌培养和药物敏感试验，假体周围组织清创，冲洗伤口，置管引流，应用敏感抗生素进行治疗。深部感染患者需取出假体，行二期手术。

（3）切口愈合不良：因局部血液供应欠佳、切口下方伸肌腱支持带断裂和过早活动引起。密切注意切口渗液情况，踝关节的早期活动会导致切口渗出增多，因此在指导患者术后功能锻炼方面要遵循计划和循序渐进的原则。保持切口敷料的清洁干燥，一旦污染及时更换。

（二）体位及支具（石膏）固定的护理

患者术后踝关节给予石膏托固定，可起到稳定关节作用，踝关节背伸90°，维持肢体中立位，抬高患肢20～30cm，略高于心脏水平，以利于消肿、减轻疼痛。固定期间应保持石膏清洁，注意患肢末梢血液循环情况，并与健侧肢体进行比较，注意观察石膏内有无出血、患肢肿胀程度、皮肤温度、颜色及感觉的改变等，若患肢有苍白、发冷、发绀、疼痛、感觉麻木或感觉减退时，应立即通知医生处理。如患者主诉小腿、足趾、足跟疼痛且局限于一点，及时松解支具或石膏，注意是否有压力性损伤的发生。

（三）饮食护理

患者因关节病痛造成的长期疼痛及功能障碍、焦虑情绪等影响，导致食欲减退，同时由于手术创伤，患者的营养状况多处于低水平状态，不利于伤口愈合，应根据患者体质和舌苔、舌质变化，判断寒热虚实，结合患者的饮食习惯，与患者及家属共同制订饮食计划，给予高热量、高蛋白、高维生素、易消化饮食，如牛奶、蛋类、瘦肉等，多吃水果、蔬菜。告知患者术后早期忌食辛辣、肥腻、寒凉之品。

（四）情志护理

由于踝置换的关节为人工假体，患者及家属担心治疗效果，易产生焦虑、恐惧心理，应针对患者的心理反应，讲解人工踝关节置换术的方法、目的、优点，向患者介绍成功病例，解除其思想顾虑，增强其治愈疾病的信心和勇气。并介绍麻醉方式及术后康复要点、注意事项，鼓励家属陪伴，取得家人配合，鼓励和关怀患者，使患者以良好心态积极配合治疗和护理。

（五）功能锻炼

1. 术前

（1）指导患者进行深呼吸、有效咳嗽、床上大小便训练，避免术后坠积性肺炎、尿潴留、便秘的发生。

（2）术前踝关节功能训练：踝关节功能训练不仅促使踝周的伸、屈肌腱获得伸、缩运动，恢复肌肉血液供应和代谢，也为缩短术后康复时间打下良好基础。指导患者进行足趾的背伸、跖屈运动，20～30分/次，3次/日。

（3）下肢肌肉等长收缩及患肢直腿抬高训练，20～30分/次，3次/日。

2. 术后

（1）手术后当天，麻醉消失后，即可指导患者行股四头肌的收缩运动、足趾屈伸活动，每日2次，每次5～10分钟。

（2）术后第1～3日加强腿部肌肉训练及髋、膝关节活动，关节活动时取仰卧伸腿位，收缩股四头肌，缓慢将患肢足跟向臀部移动，保持髋屈曲、足尖向前。患踝关节背伸15°～20°。

（3）术后第4天～5周，术后第4天起，扶双拐或助行器离床，患足以0°位平足间断负重行走，第2周起扶双拐，患足着地负重行走。嘱患者足勿内、外翻，训练过程护士或家属在旁协助患者，对训练中的不规范动作及时指导、纠正，避免距骨侧假体松动。

（六）用药护理

1.合理应用抗生素，术前抗生素在切皮前30分钟内应用，术后按药物半衰期定时给药。

2.应用镇静镇痛药、降糖药、降压药期间，加强看护，指导患者行动尽量缓慢，体位改变时进行适应性训练，防止发生坠床/跌倒。

3.应用抗凝药物时，注意观察患者有无出血倾向，如鼻腔、牙龈的异常出血、皮肤黏膜有无瘀点等，定期监测凝血功能。

4.中药汤剂宜饭后1小时温服，注意药物与饮食的相互关系，并观察用药后的反应。接骨续筋中成药以强筋壮骨、补益肝肾为主，服用期间忌生冷，多饮水。静脉应用活血化瘀中成药注射液时，注意观察滴速和不良反应。

5.止痛药应用后及时进行效果评价，同时观察不良反应，如应用镇痛泵或注射镇痛药时，注意观察生命体征变化。

（七）健康教育

1. 术前

（1）嘱患者术前禁烟。

（2）告知患者术前12小时禁食、禁饮。

（3）进行疼痛知识宣教。

（4）示范和指导患者使用助行器、拐杖。

2. 术后

（1）告知患者术后局部肿痛，伤肢应高于心脏水平，保持中立位，利于肿胀消退，减轻疼痛。

（2）石膏或支局固定可能会对腓总神经造成压迫，告知患者出现踝、趾关节感觉活动异常时，应及时告知医护人员。

（3）功能锻炼时，要注意活动量由小到大，由轻到重，活动范围逐渐加大，时间逐渐延长，循序渐进，不能急于求成。

（八）出院指导

1.合理调节饮食，以增加机体抵抗力，但避免体重过度增加，以减少对关节的负重。

2.继续功能锻炼：术后第6～11周扶单拐练习患足的平步行走，每次200m,3次/日，练习10日后，每天增加100m，至术后第11周末。术后第12周开始弃拐或助行器，正常徒步行走。完全康复后可进行适当的体育锻炼，如骑车、慢步走等，避免跑跳等剧烈运动。单拐行走时，注意保持身体平衡，避免跌倒或撞倒，发生踝关节扭伤、跌倒，致假体松动或脱位。

3.日常生活中注意保持正确的姿势，避免踝关节处于不正常应力状况下而导致的假体松动，如踝内、外翻。进行一切活动时尽量减少患踝的负重。

4.预防骨质疏松，因骨质疏松而骨折者，每日到户外晒太阳或补充鱼肝油滴剂或维生素D奶、酸奶等，以促进钙的吸收，注意营养均衡、荤素合理搭配，宜高蛋白、高钙及高维生素饮食。

5.嘱患者定期复查，如患肢出现胀痛，局部切口出现红、肿、热、痛或其他不适应及时复诊。

第四节　肩关节（肱骨头）置换患者的护理

一、概述

人工肩关节置换术是我国近20年来开展的一项新的矫形手术，是将人工关节替代患病的肩关节。临床上多用于治疗类风湿关节炎及创伤后肱骨近端粉碎性骨折等疾患。上述病理变化均是关节软骨面破坏，关节囊挛缩，以致病变关节疼痛、肿胀，严重的造成关节强直，活动受限，丧失劳动能力。肩关节置换术后可以解决患者的疼痛问题并能恢复肩关节的活动。

二、适应证

其适应证取决于各种因素，包括骨折解剖、患者的需求、骨质量和术者的经验。适用于某些特定类型的骨折：肱骨近端四部分骨折和骨折伴脱位、肱骨头劈裂骨折、肱骨头关节面压缩超过40%、三部分骨折伴随关节面脱位和骨质量较差者。肱骨头置换的指征：

①老年患者，肱骨头劈裂骨折。

② Neer 四部分骨折。

③老年骨质疏松患者，Neer 三部分骨折。

④老年骨质疏松患者，肱骨头关节面骨折大于 40%。

⑤无法进行固定的肱骨解剖颈骨折。

三、手术方法

全麻，患者仰卧，抬高到半沙滩椅位置，轻度屈曲髋膝关节，将手术床头抬高以改善视野并降低静脉压力。患肢完全外展外旋，头圈固定好头部。分离皮下与三角肌筋膜间隙，松解胸大肌，通过骨折线显露肱骨头。去除肱骨头并以之作为选择肱骨头假体大小的依据。依次以直髓腔锉扩髓，根据需要选择合适的肱骨头大小，以实现最理想的软组织张力和稳定性。在肱骨结节间沟两侧分别钻孔，穿入不可吸收缝线，彻底冲洗髓腔，并擦干，灌入骨水泥。缝合固定前，植以取自自体肱骨头的松质骨。将上肢轻度外旋，用 1 号不可吸收缝线关闭肩袖间隙。轻轻旋转肩关节，以确定早期功能锻炼时安全的活动范围。彻底冲洗伤口，放置负压引流管。修复胸大肌肌腱上缘，宽松地缝合胸三角肌间隙，关闭皮下组织，缝合皮肤，无菌敷料包扎，屈肘 90°，悬吊上肢。

四、护理风险点及观察要点

（一）护理风险点

1. 术后发生低血容量性休克。

2. 术后伤口感染。

3. 假体脱出。

4. 跌倒。

（二）观察要点

1. 术后严密观察生命体征变化，评估术中出血量，观察伤口渗血、引流管引流量及局部有无肿胀、瘀血等情况。

2. 观察体温变化，有无出现持续性低热、脉搏增快，患肢有无肿胀，伤口有无红肿、疼痛等。

3. 肩关节置换术后，注意观察患肢体位摆放是否正确；肩关节有无过度后伸，局部有无剧痛，肢体是否出现短缩，肩关节活动是否受限。

4. 术后评估患者营养状况，注意观察患肢末梢血液循环、感觉、运动、颜色、温度和肿胀情况。

5. 观察患者活动能力，评估有无跌倒史，应用镇静、镇痛药物期间，评估坠床风险。

五、常见护理问题及相关因素

1. 焦虑 / 抑郁

与病程长、病情反复、生活自理能力下降有关。

2. 疼痛

与局部病患和手术有关。

3. 术后有发生低血容量性休克的可能

与术中出血量、术后引流量及应用抗凝药物有关。

4. 有坠床 / 跌倒的可能

与术后应用镇痛、镇静药物和年老体弱活动受限有关。

5. 有伤口感染的可能

与患者体质及围手术期预防感染措施的落实有关。

6. 有假体脱出的可能

与体位或活动不当有关。

7. 有肌肉萎缩、关节强直的可能

与局部病变关节肌肉活动受限有关。

六、护理方法

（一）一般护理

1. 保持病房整洁、舒适、安静、空气流通和适宜的温 / 湿度。

2. 术前全面评估患者身体状况，协助患者做好全身各项检查，术前 3 天清洁皮肤，遵医嘱剃毛。

3. 手术回病房后，去枕平卧，暂禁食水 4 ～ 6 小时。注意生命体征的变化。对合并有高血压、心脏病患者，可进行床边心电监护。根据医嘱吸氧，3 ～ 5L/min。

4. 监测生命体征变化，尤其在术后 48 小时内。注意体温、脉搏、呼吸、血压、血氧饱和度等情况。如术后 3 天体温持续超过 38.5℃者，要及时查明原因，预防伤口感染。

5. 观察患肢肿胀、疼痛、末梢血液循环、感觉、运动情况，术后行负压引流患者，保持引流管通畅，防止扭曲、折叠、受压、脱落。每小时评估记录引流量和伤口渗血、渗液情况，引流量每小时＞ 100mL 或 24 小时＞ 500mL 时，告知医生给予处理。记录引流液的颜色、性质、量，为治疗提供依据。

6. 评估疼痛部位、性质、持续时间，及时给予止痛药物应用，并观察用药后的反应。使用镇痛泵的患者，注意患者有无恶心、呕吐、嗜睡等不良反应。

7. 各种辅助治疗时，做好治疗前告知评估、治疗中观察、治疗后护理。

8. 严格执行消毒隔离制度，预防院内交叉感染。

（二）体位护理

术后 1 周内给予贴胸带固定，上臂下垂，屈肘 90°，前臂放于胸前，保持肩关节内旋位。卧位时多采用平卧位或健侧卧位，禁止术侧卧位。术后第 2 天，患者可坐起，体力许可者也可以适当下床室内活动。

（三）饮食护理

1. 根据患者体质和舌苔、舌质变化，判断寒热虚实，针对性指导患者饮食。关节置换患者，多为年老患者，术后 1 周内不宜过度进补，饮食宜清淡、薄素、温热、易消化之品。

2. 合并骨质疏松的患者，多食牛奶、豆制品等物品。合并高血压、糖尿病、心脏病患者，做好针对性饮食护理。做到科学调配，饮食有节。

3. 早期宜清淡薄素，少食多餐，忌食辛辣、肥腻、寒凉之品。并指导患者及时补充水分，每日至少 2500mL。

（四）情志护理

1. 评估患者心理状况，了解患者心理所需，对情绪和心理异常的患者，做好情志护理，可采用移情易性法、以情胜情法、暗示疗法、顺情从欲法缓解患者不良情绪。

2. 根据病情，向患者讲解本病的治疗方案、疗程及注意事项，介绍成功病例，解除其思想顾虑，积极配合治疗和护理。

3. 鼓励家属陪伴，给予患者情感支持。协助生活所需，指导协助患者提高生活自理能力。提供与同类型患者交流的机会，增强其治愈疾病的信心和毅力，以良好的心态积极主动配合治疗和护理。

（五）功能锻炼

1. 术前

做肩关节前屈、后伸、外展、内收等主动活动，如握拳、抓空增力，肘关节屈伸、腕关节的掌屈背伸、指关节的屈伸。

2. 术后

（1）麻醉消失后，可做手的握拳活动、腕关节的伸屈活动及左右侧屈活动，时间因人而异，以不疲劳为度。

（2）术后第 2 日，用力握拳、抓空增力、主动收缩上肢肌肉及腕关节和指关节的背伸、掌屈锻炼。

（3）术后第 3 日，加大活动量及活动次数。患者可坐起，进行上肢的肌力训练、用力握拳、抓空增力，协助患者进行肘关节屈曲训练。

（4）术后第 7 日，可进行钟摆式锻炼：肘关节屈曲 90°，患肢做前后缓慢摆动，前后摆幅最大角度不超过 90°。

（5）术后 1 周后，去除外固定后，进行肘关节的屈伸及肩关节的外展、内收、前后摆动活动，开始活动量及强度依据患者的适应能力而定，随着患者的适应强度增加，逐渐增加活动量及活动度。

（六）用药护理

1. 合理应用抗生素，术前抗生素在切皮前 30 分钟内应用，术后按药物半衰期定时给药。

2. 应用镇静镇痛药、降糖药、降压药期间，加强看护，指导患者行动尽量缓慢，体位改变时进行适应性训练，防止发生坠床/跌倒。

3. 应用抗凝药物时，注意观察患者有无出血倾向，如鼻腔、牙龈的异常出血，皮肤黏膜有无瘀点、瘀斑，有无血尿、黑便等，定期监测凝血功能。口服中药的患者，注意药物与饮食的相互关系，并观察用药后的反应。

4. 止痛药应用后及时进行效果评价，同时观察不良反应，如应用镇痛泵或注射镇痛药时，注意观察生命体征，尤其是血压；静脉应用活血化瘀中成药注射液时，注意观察滴速和不良反应。

（七）健康教育

1. 术前

（1）戒烟，进行深呼吸、有效咳嗽训练。

（2）进行床上排便、双足蹬床抬臀训练。

（3）进行疼痛知识宣教。

2. 术后

（1）告知患者及家属保持正确体位的重要性，避免肩关节过度外旋、后伸。

（2）抬高患肢应高于心脏水平，利于肿胀消退，减轻疼痛。

（3）功能锻炼以主动练习为主，被动练习为辅，活动量由小到大，由轻到重，活动范围逐渐加大，时间逐渐延长，循序渐进，不能急于求成。

（八）出院指导

1. 合理饮食，加强营养，多食胡桃、瘦肉、骨头汤、山萸肉、黑芝麻等补肝肾强筋骨之食品。

2. 保持积极心态，养成良好的生活习惯，戒烟、戒酒。

3. 出院带药患者进行用药指导。

4. 继续进行上肢的功能锻炼，中后期主要是加大肩关节的外展、内收及前后摆动活动度。但是要避免过度外展、后伸肩关节。

5. 慎起居，避风寒，积极防治咽炎、扁桃体炎、淋巴结炎等咽喉部疾病。如关节红肿、疼痛、不明原因发热、肩关节活动受限或肩部切口有渗出，及时就医。

6. 告知患者坚持功能锻炼对功能康复的重要性，提高患者和家属的认知，定期随访，督促评价落实情况。

7. 指导患者定期复查，了解关节假体的位置及稳定性是否良好。如有关节红肿、疼痛、不明原因发热或活动不便及肩关节因意外情况受伤后应及时到医院就诊。术后 1 个月、2 个月、3 个月、6 个月、1 年复查。如有不适，及时随诊。

第五节　肘关节置换患者的护理

一、概述

人工肘关节置换术是我国近 20 年开展的一项新的矫形手术，是将人工关节替代患病的肘关节。临床上多用于治疗类风湿关节炎及肘关节僵直、创伤后肘关节骨毁损等骨疾患。上述病理变化都是关节软骨面破坏，关节囊挛缩，以致病变关节疼痛、肿胀，严重的造成关节强直，活动受限，丧失劳动能力。肘关节置换术后可以解决患者的疼痛问题并能恢复关节的活动。

二、适应证

肘关节置换的适应证，取决于各种因素，包括骨折解剖、患者的需求、骨质量和术者的经验。肘关节置换更适用于某些特定类型的肘部骨折。如老年患者肘部严重的粉碎性骨折；肘关节严重不稳的患者；肘关节强直或融合；肱骨远端骨折长期不愈合。

三、手术方法

手术置入人工肘关节术分限制型及半限制型肘关节。具体步骤如下：麻醉成功后，患者仰卧位，常规术区消毒、铺巾，止血带加压至 28kPa。取肘关节后侧切口，长约 13cm，切开皮肤、皮下、游离皮瓣，自尺神经沟游离并保护尺神经，将肱三头肌腱止点自尺骨鹰嘴上切下，向后侧牵开，显露肘关节，分别用肱骨远端及尺骨近端试模定位后开孔、扩髓等，切除滑车部分关节面及骨质，安装假体结合部后，分别于肱骨远端及尺骨近端髓腔填塞骨水泥后安装肱骨远端及尺骨近端假体。骨水泥凝固后，彻底清洗伤口，用二枚锚钉种植三头肌腱止点。松开止血带，生理盐水冲洗伤口，止血，清点敷料、器械无误后，逐层关闭切口，伤口内留置一枚负压引流管，无菌敷料包扎，弹力带外固定。屈肘 90°，悬吊上肢。

四、护理风险点及观察要点

（一）护理风险点

1. 术后伤口感染。

2. 术后发生低血容量性休克。

3. 假体脱出。

4. 跌倒。

（二）观察要点

1. 术后严密观察生命体征变化，评估术中出血量，观察伤口渗血、引流管引流量及局部有无肿胀、瘀血等情况。

2. 严密观察患者体温的变化，观察有无持续性低热、脉搏增快，患肢有无肿胀，伤口有无红肿、疼痛等。

3. 肘关节置换术后，注意观察患肢体位是否符合治疗和康复需要；局部有无剧痛，肢体是否出现短缩，肘关节活动是否受限。

4. 注意观察患肢末梢血液循环、感觉、运动、颜色、温度和肿胀情况。

5. 观察患者活动能力，评估有无跌倒史，应用镇静、镇痛药物期间，评估坠床风险。

五、常见护理问题及相关因素

1. 焦虑 / 抑郁

与病程长、肘关节活动受限、生活自理能力下降有关。

2. 疼痛

与局部病患和手术有关。

3. 术后有发生低血容量性休克的可能

与术中出血量、术后引流量及应用抗凝药物有关。

4. 有坠床 / 跌倒的可能

与术后应用镇痛、镇静药物和年老体弱有关。

5. 有伤口感染的可能

与患者体质、抗生素使用、围手术期预防感染措施的落实有关。

6. 有假体脱出的可能

与体位或活动不当有关。

7. 有肌肉萎缩、关节强直的可能

与局部病变关节肌肉活动受限有关。

六、护理方法

（一）一般护理

1. 保持病房整洁、舒适、安静、空气流通和适宜的温 / 湿度。

2. 术前全面评估患者身体状况，曾患哪些疾病、患病程度、治疗情况及目前病情，协助患者做好全身各项检查，术前 3 天清洁皮肤。

3. 术后回病房，严密观察生命体征的变化。对合并有高血压、心脏病患者，可进行床边心电监护。根据医嘱吸氧，3 ~ 5L/min。

4. 监测生命体征，尤其在术后 48 小时内。注意观察体温、脉搏、呼吸、血压、血氧饱和度等情况。如术后 3 日体温持续超过 38.5℃者，要及时查明原因，预防伤口感染。

5. 注意观察患肢肿胀、疼痛、末梢血液循环、感觉、运动情况，术后行负压引流患者，保持引流管通畅，观察有无扭曲、折叠、受压、脱落。每小时评估记录引流量和伤口渗血、渗液情况，引流量每小时＞100mL，24 小时＞500mL 时，告知医生给予处理。严密观察引流液的颜色、性质、量，并及时准确记录，为治疗提供依据。

6. 评估疼痛部位、性质、持续时间，及时给予止痛药物应用，并观察用药后的反应。使用镇痛泵的患者，观察患者有无恶心、呕吐、嗜睡等不良反应。

7. 各种辅助治疗时，做好治疗前告知评估、治疗中观察、治疗后护理。

8. 严格执行消毒隔离制度，预防院内交叉感染。

（二）体位护理

1. 术后给予抬高患肢，卧位时用垫枕支垫，也可用绷带将患肢吊起抬高，下床活动时可用前臂吊带悬吊于胸前（上臂下垂，屈肘 90°，前臂放于胸前）。

2. 卧位时多采用平卧位或健侧卧位，禁止术侧侧卧位。术后第 2 日，患者可坐起，体力许可者也可以适当下床室内活动。

（三）饮食护理

1. 根据患者体质和舌苔、舌质变化，判断寒热虚实，针对性指导患者饮食。关节置换患者，多为年老患者，术后 1 周内不宜过度进补，饮食宜清淡、薄素、温热、易消化之品。

2. 合并骨质疏松患者，注意多食牛奶、豆制品等物品。合并高血压、糖尿病、心脏病患者，做好针对性饮食护理。做到科学调配，饮食有节。

3. 早期宜清淡薄素，少食多餐，忌食辛辣、肥腻、寒凉之品。并指导患者及时补充水分，每日至少 2500mL，消除引起便秘的直接因素。

（四）情志护理

1. 评估患者心理状况，了解患者心理所需，对情绪和心理异常的患者，做好情志护理，可采用移情易性法、以情胜情法、暗示疗法、顺情从欲法缓解患者不良情绪。

2. 根据病情，向患者讲解本病的治疗方案、疗程及注意事项，介绍成功病例，解除其思想顾虑，积极配合治疗和护理。

3. 鼓励家属陪伴，给予患者情感支持。协助生活所需，指导协助患者提高生活自理能力。提供与同类型患者交流的机会，增强其治愈疾病的信心和毅力，以良好的心态积极主动配合治疗和护理。

（五）功能锻炼

1. 术前

指导患者行肘关节的主动屈伸活动，腕关节的掌屈、背伸，指关节的屈伸，握拳、抓空增力训练。

2. 术后

（1）麻醉消失后，可做握拳活动，做腕关节的屈伸活动及左右侧屈活动，时间因人而异，以不疲劳为度。

（2）术后第 3 日，做用力握拳、抓空增力、主动收缩上肢肌肉及腕关节和指关节的背伸、掌屈锻炼。

（3）术后第 7 日，加大活动量及活动次数。继续进行上肢的肌力训练、用力握拳、抓空增力，协助患者做肘关节屈曲的轻微活动。

（4）去除悬吊带固定后，开始指导患者做肘关节的伸屈活动，前臂旋转活动，逐渐增加活动量及强度。

（六）用药护理

1. 合理应用抗生素，术前抗生素在切皮前 30 分钟内应用，术后按药物半衰期定时给药。

2. 应用镇静镇痛药、降糖药、降压药期间，加强看护，指导患者行动尽量缓慢，体位改变时进行适应性训练，防止发生坠床 / 跌倒。

3. 口服中药的患者，注意药物与饮食的相互关系，并观察用药后的反应。

4. 使用镇痛药后及时进行效果评价，同时观察不良反应，如观察生命体征，尤其是血压的变化；静脉应用活血化瘀中成药注射液时，注意观察滴速和不良反应。

（七）健康教育

1. 术前

（1）术前全面评估患者，近期有没有感染性疾病，如牙龈炎、口腔炎、咽炎、扁桃体炎、疖疮、淋巴结炎等全身感染病灶。

（2）做好皮肤准备，注意全身及局部的清洁。术前 3 日清洁皮肤，洗澡，理发。

（3）戒烟，进行深呼吸、有效咳嗽训练。

（4）进行疼痛知识宣教。

2. 术后

（1）告知患者及家属保持正确体位的重要性，避免早期肘关节过度伸屈、旋转。

（2）抬高患肢，应高于心脏水平，利于肿胀消退，减轻疼痛。

（3）功能锻炼时，要注意以主动练习为主，被动练习为辅，活动量由小到大，由轻到重，活动范围逐渐加大，时间逐渐延长，循序渐进，不能急于求成。

（八）出院指导

1. 嘱患者加强营养，增强机体抵抗力，多食胡桃、瘦肉、骨头汤、山萸肉、黑芝麻等补肝肾强筋骨之食品。

2. 继续进行上肢的功能锻炼，因肘关节置换术后，患者的恢复时间较长，患者的住院时间长短不一，所以功能锻炼要根据患者出院的不同时期给予指导。中后期要加大肘关节的伸屈度及前臂的旋转度的活动。肘关节置换术后终身禁止手提 5kg 以上物品。

3. 慎起居，避风寒，积极防治咽炎、扁桃体炎、淋巴结炎等咽喉部疾病。如关节红肿、疼痛、不明原因发热、肘关节活动受限、肤温高于健侧或切口有渗出，及时就医。

4. 嘱患者出院后 1 个月、2 个月、3 个月、6 个月及 1 年来院复查 1 次。如有不适，及时随诊。

第十六章　其他

第一节　截肢患者的护理

截肢是截除没有生机和功能的肢体，其中在关节部位的切除称为关节离断。截肢分为小截肢和大截肢。小截肢是在清除感染和坏死组织的同时，通过对部分血管重建或肢体矫正，进行开放性的局部截肢，有限地切除部分组织。大截肢分为低位截肢和高位截肢，低位截肢一般从膝下 10cm 处截肢，而高位截肢则需要从大腿根部截肢。大多数截肢是为挽救或延长伤病员的生命而不得已采用的手术；有时也会由于有的肢体完全丧失功能，截除后安装假肢可更有利于恢复功能而截肢。

一、适应证

1.严重创伤：肢体血运或组织受到不可修复的破坏，包括机械损伤、烧伤、冻伤和电击伤。

2.严重感染：包括药物、切开引流不能控制，甚至危及生命的感染及某些长期反复发作无法根治，已引起肢体严重畸形、功能丧失，甚至可能诱发恶性肿瘤的慢性感染。

3.肿瘤：多用于治疗恶性肿瘤；少数良性肿瘤，破坏范围很大时亦可考虑截肢。

4.周围血管疾病所致的肢体缺血坏死：常见于合并或不合并糖尿病的闭塞性动脉炎。

5.神经疾病或外伤引起的肢体运动、感觉功能障碍，并合并久治不愈的神经营养性皮肤溃疡。

二、护理风险点及观察要点

（一）护理风险点

1.术后发生低血容量性休克。

2.残端大出血。

3. 术后伤口感染。

4. 扶拐行走过程中发生跌倒。

（二）观察要点

1. 术后严密观察生命体征变化，评估术中出血量。

2. 观察残端渗血情况、引流管是否通畅、引流量多少及局部有无肿胀、瘀血等情况。

3. 观察体温变化，有无持续性低热、脉搏增快，患肢有无伤口红肿、疼痛。

4. 观察患者活动能力，评估有无跌倒史。扶拐行走时，观察扶拐方法是否正确。

三、常见护理问题及相关因素

1. 焦虑/抑郁

与截肢后自我形象紊乱有关。

2. 幻肢痛

与残端炎症、血肿、死骨存留；残端组织挤压、牵拉；神经残端组织异常再生有关。

3. 有跌倒的可能

与截肢后自理缺陷有关。

4. 有伤口感染的可能

与患者体质、抗生素使用、围手术期预防感染措施的落实有关。

5. 有残肢畸形的可能

与残端疼痛、感染、未固定于功能位、缺乏伸屈关节功能锻炼有关。

四、护理方法

（一）一般护理

1. 保持病房整洁、舒适、安静、空气流通和适宜的温/湿度。

2. 观察体温、脉搏、呼吸、血压、血氧饱和度及尿量情况，尤其是血压的变化。

3. 观察残端肿胀、疼痛、渗血情况，保持引流管通畅，观察有无扭曲、折叠、受压、脱落。

4. 及时给予止痛药物应用，使用镇痛泵的患者，注意患者有无恶心、呕吐、嗜睡等不良反应。

（二）专科护理

1. 保持患肢功能位

术后固定或包扎患肢时，维持残肢残端于伸展位（用支具、石膏托、皮肤牵引），保持残端固定于功能位。即使是为了防止出血或肿胀而垫高残端，2 天之后也要尽快放平。大腿截肢术后，防髋关节屈曲畸形。膝上截肢术后不能将枕头放在两腿之间。膝下截肢后，患者躺、坐时不要让残肢垂下床缘，于屈膝位。

2. 防范残端大出血

对四肢离断患者床旁常规备止血带。扎止血带时切忌在双骨肢体（前臂、小腿）上扎，以免达不到止血效果。对肩、髋关节离断术后，床旁备足够的沙袋，以便应急时压迫颈动脉、股动脉。告诉患者及家属发现大出血时使用上述紧急止血措施。密切观察切口敷料渗血及引流管通畅情况，记录引流量与颜色。注意保护残端，避免触撞。

3. 幻肢痛的处理

运用松弛疗法、心理疏导和精神安慰等预防幻肢痛的有效心理治疗方法。对疼痛病史较长的患者，可轻轻叩击残端，也可采用理疗，如热敷、离子透入、蜡疗等。对顽固性疼痛患者，可配合医生行封闭、交感神经阻滞或交感神经切除术。

4. 残肢关节挛缩

常见原因是术后关节长期置于不合理体位，如长时间残肢侧垫枕或坐轮椅等；截肢术后残肢关节没有合理固定，如小腿截肢，膝关节应固定在伸直位；疤痕挛缩。术后尽早地进行功能锻炼是预防挛缩的最有效的方法。一旦发生挛缩，其纠正方法是：加强主动和被动关节活动；更换体位，用沙袋加压关节；严重者需手术治疗。

5. 正确用拐

帮助患者选择型号、功能合适的拐杖。

（1）前臂拐是靠双上肢支持体重，把手高度依患者上肢的长短调节。

（2）腋拐长度为：当患者直立时，拐从腋窝到地面并向患者身体两侧分开，橡皮头距足 2cm。初次下地时需有人扶助，以防患者不习惯，失去重心而跌倒。患肢不能完全负重时，单拐置于健侧；一侧下肢完全不能负重时使用双拐；用拐杖行走时，保持两拐及一健肢形成一个等边三角形。

6. 安装义肢后的护理

（1）每天用中性肥皂清洗残肢，勿浸泡。

（2）不可在残肢上涂擦霜或油，以免软化残肢的皮肤。不可擦酒精，以免皮肤干裂。不可在残端上贴胶布，以免皮肤糜烂。

（3）每天观察残端的皮肤：有无压痛、发红或受到刺激、撕裂。

（4）使用义肢时，内穿质地松软的棉袜套以防磨破皮肤，并适当更换。

（三）饮食护理

1. 根据患者体质和舌苔、舌质变化，判断寒热虚实，针对性指导患者饮食。

2. 术后 1 周内饮食宜清淡、薄素、温热、易消化之品，后期应多食牛奶、豆制品、瘦肉等营养之品。

3. 注意多食水果、蔬菜等粗纤维食物，保持大便通畅。

4. 合并高血压、糖尿病、心脏病患者，做好针对性饮食护理。

（四）情志护理

1. 入院后护理人员应积极配合医生进行抢救，迅速做好术前准备，以高度的同情心和责任感做好截肢患者及家属的心理护理，向他们讲明病情的危重、手术的必要性，只有截肢手术才能确保生命安全的道理。取得患者家属的同意和合作，有利于手术的顺利进行。

2. 术后待患者生命体征平稳后，热情与患者交流，了解患者心理状态，要针对患者的心理需求，同情、关心、体贴患者，创造舒适、温馨的环境。使患者能明确疾病的发展，熟悉治疗进程，以减少患者的不确定感。

3. 通过与患者交谈，帮助他们摆脱害怕社交、自卑、孤独等困境。一方面可以使其发泄烦恼和苦闷，另一方面也可以使患者主动寻求有效的社会支持，提高社会支持利用度，从而提高截肢患者的社会适应力。

4. 帮助正确认识疾病，接受现实，帮助他们树立正确的人生观，使他们认识到虽然失去了肢体但同样可以成为对社会有贡献的人。

（五）用药护理

1. 合理应用抗生素，术前抗生素在切皮前 30 分钟内应用，术后按药物半衰期定时给药。

2. 应用镇静镇痛药、降糖药、降压药期间，加床栏加强看护，指导患者行动尽量缓慢，体位改变时进行适应性训练，防止发生坠床 / 跌倒。

3. 口服中药的患者，注意药物与饮食的相互关系，并观察用药后的反应。

（六）功能锻炼

1. 病情稳定后开始残肢功能锻炼，以增强肌力。

（1）鼓励患者勤翻身，每天俯卧 2 次以上，每次 30 分钟。

（2）俯卧时在腹部及大腿下放置一枕，用力下压软枕，以增强伸肌肌力。

（3）两腿间放置一软枕（膝上截肢术后例外），残肢用力向内挤压，以增强内收肌肌力，防止外展挛缩。

2. 锻炼时间：伤口完全愈合（2 周）后。用弹性绷带每天包扎数次，对残端给予经常的、均匀的压迫，促进残端软组织收缩。对残端进行按摩、拍打，用残端蹬踩，先蹬、踩在柔软物品上，逐渐由软到硬。

3. 下床时间：上肢术后 1 ～ 2 天可离床活动。下肢术后 2 ～ 3 天练习坐起，若全身情况好，术后 5 ～ 6 天可开始扶拐离床活动。

4. 对已出现的轻、中度关节挛缩，可通过强化肌肉力量运动、增加关节的伸屈和平衡运动获得改善。

（七）健康教育

1. 向患者及家人解释手术的必要性、手术方式及注意事项。

2. 告知患者拆线 2 天后可沐浴但不可泡澡，不能去除残端角质层，继续予以弹力绷带包扎。

（八）出院指导

1. 继续进行功能锻炼，并对残端给予均匀压迫，以促进残端软组织收缩。对残端进行按摩、拍打练习，对下肢患者取站立位，身体保持平衡，锻炼残端承受压力重力。

2. 增加营养，增加机体体能，为假肢的安装、训练提供身体基础。

3. 一般刀口愈合后安装正规假肢，但对低恶性骨肿瘤截肢患者，应在刀口愈合半年至 1 年，肿瘤无远处转移时再装配假肢。

4. 嘱患者遵医嘱 3 个月复诊，有异常随时就诊。

第二节　核素治疗患者的护理

一、概述

核素分为诊断性核素和治疗性核素两类。核素治疗是放射性核素治疗的简称，放射性核素治疗是将放射性药物，引入机体在病变组织或特定部位选择性浓聚与分布，达到内照射从而治疗疾病的一种方法。核素治疗临床中主要用于全身骨显像，骨转移癌患者疼痛治疗，关节腔积液、关节腔囊肿、皮肤病的敷贴治疗等。由于核素具有放射性，所以对患者、家属的护理及医护人员的防护尤为重要。

二、核素治疗的基本原理

核素治疗是利用靶向性良好的含有放射性核素的药物或其标记化合物，借助于放射性核素发射的射程很短的射线，对病变进行密集照射，在局部产生足够的电离辐射生物学效应，受到大剂量照射的细胞繁殖能力丧失、代谢紊乱、细胞衰老或死亡，达到抑制或损毁病变组织的目的，而邻近的正常组织和全身的辐射吸收剂量很低，损害程度较轻，不良反应较少。

三、核素治疗的种类

1. 特异性内照射治疗，如 ^{131}I 治疗甲亢及甲状腺转移癌。

2. 骨转移癌的治疗：如 $^{188}Re-HEDP$、$^{89}SrCl_2$。

3. 腔内治疗，如 $^{32}P-$ 胶体腔内注射。

4. 敷贴治疗，如用 ^{90}Sr 敷贴器治疗毛细血管瘤。

5. 组织间插植治疗，如用 ^{125}I 粒子植入治疗前列腺癌和肝癌。

6. 其他治疗，如用口服 ^{32}P 或 ^{90}Y 标记树脂颗粒加工成玻璃微球直接灌注到肿瘤组织供血的动脉，或将放射性核素胶体直接注射于肿瘤组织。

四、核素治疗的特点

1. 放射源的种类和形式繁多。
2. 给药途径和方法众多。
3. 内照射辐射吸收剂量，计算结果精度差。
4. 需非密封型放射源的辐射防护。
5. 治疗的靶向性较好。

五、核素治疗危害的来源

（一）外照射危害来源

1. 准备放射性药物时，包括开瓶、分装、装柱、洗涤、剂量测量等过程受到外照射。
2. 给患者药物时，包括分药、注射等过程受到外照射。
3. 放射性治疗用药后，放射性废物的处理过程中受到外照射。
4. 患者的照射，包括对患者的测量和护理等过程中受到外照射。

（二）内照射危害来源

放射性核素直接摄入和由于污染引起的间接摄入。核医学工作人员进行放射性核素操作时，不可避免地发生放射性液体洒落、气体泄漏造成工作台面、地面、设备表面的污染和空气污染。患者排泄物处理不当，也会给病房及其他场所造成污染。工作人员的不良工作习惯也可能造成工作环境污染，甚至直接摄入。

六、核医学工作人员的防护

核医学工作人员在受到外照射辐射危害的同时，放射性核素的表面污染或挥发及其他原因，有可能把放射性核素摄入体内，造成内照射危害。因此，工作人员要加强个人防护，尽量避免或减少放射性核素摄入体内。

1. 屏蔽防护

各种放射性药品的操作应在有屏蔽的情况下进行。根据放射性核素发射的射线种类、能量选择合适的屏蔽材料。

2. 距离防护

距离增加 1 倍，可使受照剂量减至 1/4，所以操作时尽可能增大与放射源的距离。

3. 时间防护

受照剂量与受照时间成正比，所以，迅速准确地操作和检查，缩短接触放射性核素和患者的时间，将会减少受辐射剂量。

4. 控制污染

操作放射性物质难免发生污染，因此要把它们限制在一定的区域，与办公室、休息室、资料室、仓库等非放射性房间分开；放射性核素的分装和制备应在通风橱内进行；已被污染或疑被污染的用具要专门收集，单独保存在指定的地方。

5. 注意隔离

操作时穿隔离衣或使用铅衣，戴防护口罩、眼镜和手套。

6. 去除污染

发生意外时要及时正确处理，避免污染扩散。对不同程度污染的物品分开放置，避免交叉污染。

7. 加强监测

定期对医院核医学科环境监测，把放射性环境污染控制在国家标准规定的限值水平以下。

8. 废物处理

患者用药后的所有物品放入回收桶，待衰变后统一处理。

七、护理方法

（一）一般护理

1. 询问病史，杜绝孕妇或疑似怀孕的妇女进行此项检查。

2. 保持病房整洁、舒适、安静、空气流通和适宜的温 / 湿度。

3. 注意多卧床休息，保持心情舒畅，关节腔注射部位清洗干净，多喝水，进清淡易消化饮食，避免受凉感冒。

4. 监测生命体征，尤其在放射性治疗前后 48 小时内。

5. 注意评估患处局部疼痛、末梢血液循环、感觉、运动情况。

6. 及时准确评估疼痛部位、性质、持续时间，并观察核素治疗前后的全身反应。

7. 对于考虑重复治疗的患者，严密监测实验室结果，预防发生血象抑制等毒副作用。

（二）饮食护理

1. 用药前后 1 周禁食高钙食物，尤其是钙类制剂，以减少骨骼对药物的吸收。

2. 加强营养，嘱患者多食高热量、高蛋白、高维生素、易消化饮食。

3. 忌食辛辣刺激及油腻之品。

4. 合并高血压、糖尿病、心脏病患者，做好针对性饮食护理。

5. 根据患者体质，做好中医辨证施膳。

（三）情志护理

患者担心核素治疗会对机体造成危害，以及对治疗结果的不确定性，容易产生恐惧、紧张、忧虑心理。根据病情，向患者讲解本病的治疗方案、疗程及注意事项，介绍成功病例，树立其战胜疾病的信心，解除其思想顾虑，积极配合治疗和护理。

（四）用药护理

1. 给药前向患者讲解相关注意事项，让患者对用药物有相应的了解。

2. 给药时严禁渗入皮下，严禁药物外泄。

3. 给药后嘱患者多喝水，促进药物及时排泄。

4. 给药后注意观察患者有无头晕心慌、恶心、呕吐等不适发生。

5. 局部有红斑、灼痛、发痒、反跳痛等现象时，及时告知医生对症处理。

（五）健康教育

1. 详细询问病史，禁止孕妇或不能确定自己是否怀孕的妇女进行此项检查。

2. 消除患者的不良心理因素，向患者介绍核素治疗的目的、意义及必要性、检查经过及注意事项，消除患者因"核辐射"引起的恐惧和焦虑，使患者处于平静状态下接受检查。

3. 注射显像剂后多饮水，加速未被骨骼吸收药物的排泄，减少患者受辐射剂量，并可使显像更清晰。

4. $^{89}SrCl_2$ 用药前后 1 周禁食高钙食物，尤其是钙类制剂，以减少骨骼对药物的吸收。

5. 口服 ^{32}P 用药前后 1 周禁食鱼和豆腐，以减少胃肠道对药物的吸收。

6. ^{32}P 注射关节腔后嘱患者卧床，40 分钟～1 个小时变换不同体位，促使药物均匀分布。

7. 3 天内尽量独居一室，不要来回走动，以免辐射他人。

8. 1 周内分泌物妥善处理，使用专用卫生间，尽量减少对环境的污染。

9. 1 周内要主动远离自己身边的孕妇及婴幼儿，减少对别人的辐射危害。

10. 如患者在 1 年内不幸病逝，要及时告知殡葬人员，妥善处理其尸体及骨灰，以免污染环境。

11. 制订个性化的随访方式，随访时间至少为 3 个月以上，主要观察疼痛、睡眠、食欲、情绪、活动能力的改善及是否有自备药物和使用情况。

参考文献

［1］Malgorzata Z. Wiśniewska，Piotr Grudowski，Emila Konieczyńska. The Risk Assessment of Adverse Events of Nursing Activities as the Element of Quality Management in Healhcare［J］. Management and Production Engineering Review，2015，6（1）：28–30.

［2］Saied Pahlavanzadeh，Zohreh Asgari，Nasrollah Alimohammadi. Effects of stress management program on the quality of nursing care and intensive care unit nurses［J］. Iranian Journal of Nursing and Midwifery Research，2016，21（3）：55–57.

［3］Pahlavanzadeh Saied，Asgari Zohreh，Alimohammadi Nasrollah. Effects of stress management program on the quality of nursing care and intensive care unit nurses［J］. Iranian Journal of Nursing and Midwifery Research，2016，21（3）：36–37.

［4］J.N. Pattan，G. Parthiban，Anita Garg，N.R. Cesar Moraes. Intense reducing conditions during the last deglaciation and Heinrich events（H1，H2，H3）in sediments from the oxygen minimum zone off Goa，eastern Arabian Sea［J］. Marine and Petroleum Geology，2017，84：36–38.

［5］Tsz–Yeung Kwok，Hin–Keung Wong. Evolving Treatment Modality of Hand Enchondroma in a Local Hospital：From Autograft to Artificial Bone Substitutes［J］. Journal of Orthopaedics，Trauma and Rehabilitation，2016，20：28–30.

［6］肖碧跃，郭艳幸，何清湖. 儒家、释家、道家对平乐正骨的影响［J］. 中华中医药杂志，2016，31（02）：385–387.

［7］潘建西，李泽佳，宋敏. 中医骨伤科学术流派的传承现状［J］. 西部中医药，2016，29（02）：61–64.

［8］肖碧跃，郭艳幸，何清湖."和合"哲学思想对平乐正骨理论的影响［J］. 中华中医药杂志，2016，31（03）：850–852.

［9］赛小珍，邵海燕，程玉静. 特色骨伤科健康教育指南［M］. 北京：中国科学技术出版社，2008：136–138.

［10］何晓真，张进川. 实用骨科护理学［M］. 郑州：河南医科大学出版社，1999：125–127.

［11］曹伟新，李乐子. 外科护理学［M］.4版. 北京：人民卫生出版社，2010：175–180.

［12］张淑卿. 洛阳正骨临床丛书——护理规范［M］. 北京：人民卫生出版社，2008：253–260.

[13] 张淑卿，何玉敏，李红玲.护理规范［M］.北京：人民卫生出版社，2008：75-80.

[14] 陈利国，杜天信，孙永强，等.平乐正骨渊源考证［J］.中医正骨，2016，28（05）：74-78.

[15] 东方，周英杰，史相钦，等.平乐正骨手法在下颈椎骨折脱位复位中的作用［J］.中华中医药杂志，2018，33（02）：792-794.

[16] 孔博，薛彬，贾友冀，等.传承中不断发展的中医正骨流派现状简析［J］.中国中医骨伤科杂志，2016，24（11）：70-73.

[17] 肖碧跃，郭艳幸，何清湖，等.中原地域优势对平乐正骨的影响［J］.湖南中医药大学学报，2015，35（07）：71-73.

[18] 王敬威，朱小磊，高山，等.郭艳幸教授平衡思想在非创伤性股骨头坏死防治中的应用［J］.中国中医急症，2018，27（01）：152-153，174.

[19] 徐丽华，钱培芬.重症护理学［M］.北京：人民卫生出版社，2008：205-208.

[20] 周霄云，崔屹，张雅丽.护士实施中医护理技术体验的质性研究［J］.护理学杂志，2015，30（09）：37-40.

[21] 醋爱英，梁莉娟，杨欣萍.表格式专病辨证施护护理记录单的设计与应用［J］.护理学杂志，2016，31（20）：50-53.

[22] 王晋芳，韩柳，郭海玲，等.国内外专科护士发展现状及其对中医护理专科化发展的启示［J］.护理学杂志，2017，32（11）：93-97.

[23] 钟佳，刘竹英，李淑兰.基于微信引导的研究性学习模式在中医护理教学的应用［J］.护理学杂志，2017，32（19）：5-7.

[24] 陈红涛，高娟，王晴，等.同伴教育用于中医特色护理技术临床教学的效果［J］.护理学杂志，2017，32（19）：11-13.

[25] 沈勤，祝亚男，孙秋华.中医医院初级职称护理人员中医护理培训大纲的构建［J］.中华护理杂志，2014，49（01）：60-65.

[26] 郭璇，谭华梁，潘晓彦，等.耳穴压豆合中医护理治疗高血压病43例疗效观察［J］.湖南中医杂志，2014，30（04）：15-17.

[27] 齐桂，万长秀，彭芳，等.中医临床护理标准体系框架构建的思路与方法［J］.时珍国医国药，2014，25（04）：981-982.

[28] 李丽娟.穴位按摩配合中药涂擦对神经外科危重患者压力性损伤及预后的影响［J］.河南中医，2014，34（07）：1435-1436.

[29] 肖素娟，罗冬华，李攀，等.中医临床护理路径在膝痹病患者健康教育中的应用［J］.湖南中医杂志，2014，30（07）：125-126.

[30] 袁玮，杨桂华，周爱霞，等.综合医院中医护理人才梯队建设与实践［J］.护理学杂志，2014，29（13）：35-37.

[31] 江向君，吴晓英，谢翠怡.中医护理干预在社区高血压俱乐部中的应用与效果［J］.新中医，

2014，46（07）：211–213.

［32］汤晓莉，王梅.中医康复配合心理疏导治疗中风恢复期40例［J］.陕西中医，2014，35（06）：662–663.

［33］易红梅，詹雅琴，陈华，等.耳穴压豆疗法配合同事支持干预对护士心理状况的影响［J］.中华护理杂志，2014，49（09）：1090–1094.

［34］汪小冬，周俭美，张雅丽.中医护理技术临床实践保障管理模式探讨［J］.护理学杂志，2014，29（19）：27–29.

［35］张绪良，郭苏江，孟宪辉，等.腰椎间盘突出症的辨证施护［J］.河北中医，2013，35（01）：124–125.

［36］姜荣荣，徐桂华，陈华，等.中医护理技术在腰椎间盘突出症治疗中的应用［J］.河南中医，2013，33（04）：620–622.

［37］穆欣，郑晓英，王东梅，等.中医护理本科生毕业实习质量自评问卷的研制［J］.护理学杂志，2013，28（11）：58–61.

［38］李良娥，王淑云.中医传统护理在临床中的应用概况［J］.湖南中医杂志，2012，28（03）：180–182.

［39］张好妹，黄霞，刘洁，等.中医护理的整体观念和辨证施护［J］.辽宁中医杂志，2012，39（08）：1603–1604.

［40］潘玮，黄惠榕，邱秀凤.中药穴位贴敷护理对腰椎间盘病变术后便秘的影响［J］.福建中医药，2012，43（03）：63.

［41］徐丽.开展中医特色优质护理服务实践与体会［J］.江苏医药，2012，38（19）：2362–2363.

［42］荀淑英，王玲玲，徐玫玫，等.中西医结合微创技术治疗膝关节骨性关节炎88例的规范化护理［J］.河南中医，2012，32（10）：1413–1414.

［43］王洁，黄香妹，金瑞芬，等.护理目标管理对重点专科病房中医护理技术推广的应用效果研究［J］.浙江中医药大学学报，2012，36（09）：1043–1045.

［44］王苏琴，蔡淑萍.耳穴压豆配合中药湿敷治疗四肢骨折疼痛180例［J］.福建中医药，2012，43（04）：36–37.

［45］程涛，吴琦.中医特色护理技术在骨折治疗中的应用［J］.国外医药（抗生素分册），2012，33（06）：296–297.

［46］黄雪燕，张尹，冯莺，等.柯氏模型在杭州市中医护理培训效果评价中的应用［J］.中华护理杂志，2018（01）：71–75.

［47］张淑良.中医护理技术操作的进展［J］.护理学杂志，1997（03）：161–163.

［48］张广清.中医护理文献的现状及对中医护理科研的展望［J］.护理学杂志，2001（07）：443–445.

［49］张广清，罗丽霞，叶凤梅，等.中医护理操作内容和教学方式的改进［J］.护理学杂志，2010，25（11）：65–66.

［50］周俭美，汪小冬，张雅丽．中医护理学科人才培养的实践与思考［J］．护理学杂志，2013，28
（21）：48-50.

［51］张广清，刘玉珍，王影，等．中医整体护理电子病历系统的创建与应用［J］．护理学杂志，2005
（04）：12-14.

［52］李平，牟善芳，冯凤，等．中医医院护理质量评价指标体系的构建［J］．护理学杂志，2009，24
（05）：4-7.

［53］李平，牟善芳，冯凤，等．中医医院护理文书质量评价指标体系的建立与应用［J］．护理学杂
志，2009，24（04）：1-3.

［54］何俊，谈雪梅，彭冬祥，等．中药熏蒸与冲击波联合治疗脑卒中后偏瘫肩痛疼痛改善及上肢功
能康复疗效观察［J］．辽宁中医药大学学报，2018（05）：1-4.

［55］郝金林，徐芳华．中药熏蒸联合针刺治疗陈旧性踝关节扭伤疗效观察［J］．新中医，2018，50
（02）：119-122.

［56］张忠平，张海月，马政涛，等．火针结合中药熏蒸治疗膝关节慢性滑膜炎临床观察［J］．浙江中
西医结合杂志，2018，28（01）：57-59.

［57］叶国平，苏美玲，朱定钰，等．线香灸配合刺络拔罐治疗带状疱疹急性期的疗效评价及其镇痛
机制探讨［J］．中国针灸，2017，37（12）：1289-1293.

［58］疏利珍，丁芳．拔火罐配合穴位按摩治疗妊娠恶阻临床观察［J］．中医药临床杂志，2017，29
（06）：922-923.

［59］方永刚，邱小魁，李贵山．七珠展筋散配合海桐皮汤熏洗治疗膝骨关节炎并滑膜炎临床研究
［J］．中医学报，2017，32（06）：1090-1093.

［60］唐旭慧，杜燕平．艾灸配合小茴香热敷治疗骨科患者便秘的疗效观察［J］．中国医药指南，
2017，15（12）：10-11.

［61］严洁敏，龙艳．艾灸对骨科术后镇痛引起恶心呕吐的应用研究［J］．光明中医，2017，32（06）：
851-853.

［62］李蕾．穴位贴敷吴茱萸防治骨科术后恶心呕吐的临床疗效及护理体会［J］．新中医，2016，48
（06）：230-232.

［63］吴楠．穴位离子导入联合中药敷贴治疗膝骨性关节炎疼痛的临床疗效评价研究［D］．成都：成
都中医药大学，2016.

［64］俞娇鸯．吴茱萸敷脐配合穴位按摩对骨科术后老年患者胃肠功能恢复的影响［J］．解放军药学学
报，2016，32（01）：74-76.

［65］李书良，高书图．七珠展筋散治疗桡骨茎突狭窄性腱鞘炎43例［J］．湖南中医杂志，2015，31
（09）：71-72.

［66］李聪，傅秀珍，陈少华，等．穴位叩击配合耳穴压贴对腰椎术后便秘患者的疗效观察及护理
［J］．按摩与康复医学，2015，6（08）：80-82.

［67］谭旭仪，高书图，张晓强，等.平乐展筋酊外用治疗髌下脂肪垫损伤 20 例［J］.中医药导报，2015，21（06）：36-37.

［68］刘庆立.穴位贴敷治疗贴治疗骨科椎骨关节疾病疗效观察［J］.河南中医，2015，35（02）：308-310.

［69］韦小玲.穴位按摩排尿法缓解骨科急性尿潴留的应用研究［A］..2014 年河南省骨伤护理学术交流会论文集［C］.2014：5.

［70］胡沛.筋骨痛消丸配合七珠展筋散治疗肩周炎 60 例疗效观察［J］.中医临床研究，2014，6（06）：63-65.

［71］吴秀惠.腹部结合循经穴位按摩对骨科卧床患者便秘及心理干预的效果分析［J］.中华中医药学刊，2013，31（04）：956-958.

［72］沈曲，李峥.术后尿潴留的预防及护理进展［J］.中华护理杂志，2005（03）：67-70.

［73］胡敏，欧玉凤，徐梁.一种胸腔引流瓶放置架［P］.上海：CN205964576U，2017-02-22.

［74］陈光鑫.一种新型手足显微外科烤灯头［P］.山东：CN205516022U，2016-08-31.

［75］司马海娟，林继红，吴京.一种带加药壶的一次性小儿静脉留置针［P］.河南：CN204637163U，2015-09-16.

［76］刘庆立.穴位贴敷治疗贴治疗骨科椎骨关节疾病疗效观察［J］.河南中医，2015，35（02）：308-310.

［77］邹吉锋，李小玲，曹海云，等.一种放置中药熏洗桶的可升降支架［P］.河南：CN203954154U，2014-11-26.

［78］王丹丹，任素婷.可调式颈椎康复固定枕［P］.河南：CN203354718U，2013-12-25.

［79］赵继红，曲煜霞，李会凤，等.一种医用床脚抬高器［P］.河南：CN203154153U，2013-08-28.

［80］吴秀惠.腹部结合循经穴位按摩对骨科卧床患者便秘及心理干预的效果分析［J］.中华中医药学刊，2013，31（04）：956-958.

［81］吴松梅，张淑卿，李海婷，等.精密引流瓶［P］.河南：CN202682530U，2013-01-23.

［82］张淑卿，吴松梅，赵爱琴，等.可调压便捷式吸痰管［P］.河南：CN202590125U，2012-12-12.

［83］赵爱琴，董绯云，王健智.医用烤灯罩［P］.河南：CN201925850U，2011-08-10.

［84］陈红岩，赵爱琴，李桂云，等.腹股沟皮瓣术后患肢固定带［P］.河南：CN201734835U，2011-02-09.

［85］侯桂红，水根会，李春游，等.医用腰垫［P］.河南：CN201283020，2009-08-05.

［86］介玉姣，张作君，张嫩阁，等.上臂贴胸前臂悬吊固定带［P］.河南：CN2691524，2005-04-13.

［87］史相钦，孙彦鹏，彭晓东.一种用于医疗手术工具的清洁装置［P］.河南：CN206997231U，

2018–02–13.

［88］史相钦，孙彦鹏，彭晓东．一种医院用手推车［P］．河南：CN207000502U，2018–02–13.

［89］冯瑞萍，王巧，席世珍．一种腕关节功能锻炼装置［P］．河南：CN206463445U，2017–09–05.

［90］冯瑞萍，王巧，张川，等．一种肩部损伤患者用康复锻炼杆［P］．河南：CN206454199U，2017–09–01.

［91］程海霞，樊立波，刘艳茹．一种上肢功能训练器［P］．河南：CN206366128U，2017–08–01.

［92］齐然，王秀萍，邹吉锋．一种风湿护理用加热椅［P］．河南：CN206366010U，2017–08–01.

［93］郑文娴，林玲玲，郑张琼．医学人文精神对创建优质护理服务的启示与实践［J］．医院管理论坛，2014，31（05）：40–42.

［94］郑群怡，战颖，吴晓英．移动信息技术在骨科延续护理中的应用研究［J］．中华护理杂志，2014，49（07）：795–797.

［95］隋伟玉，魏丽丽，孙黎惠，等．医院护理质量评价方法及指标体系的研究进展［J］．护士进修杂志，2014，29（16）：1469–1472.

［96］李洋，杜蕾，张立超，等．FMEA法在医疗风险管理中的应用现状与展望［J］．中国医院管理，2014，34（09）：36–37.

［97］张靖婧，焦明丽，黄照权，等．病人安全文化测评工具的比较分析［J］．中国医院管理，2014，34（10）：43–45.

［98］赵花，张亚宁，张芳．人文理念在护理管理中的运用实践与思考［J］．中国医院管理，2014，34（10）：72.

［99］蒋艳，冯梅，樊朝凤，等．护理单元绩效评价要素的质性研究［J］．中华护理杂志，2014，49（09）：1053–1057.

［100］陈黎明，卞丽芳，冯志仙．基于护理电子病历的临床决策支持系统的设计与应用［J］．中华护理杂志，2014，49（09）：1075–1079.

［101］邢桃红，王朝娟，朱晓敏，等．提高高危住院患者预防跌倒依从性的实践及效果［J］．中华护理杂志，2014，49（09）：1080–1083.

［102］柴翠萍，林爱琴，闫红丽，等．巴林特小组在临床护士心理危机中的应用［J］．中华护理杂志，2014，49（09）：1084–1087.

［103］李智英，成守珍，吕林华，等．护理质量敏感指标在优质护理评价及持续改进中的应用［J］．中华护理杂志，2014，49（10）：1168–1171.

［104］沈碧玉，何燕，刘经纬．护理工作行为及业绩同行评价研究进展［J］．中华护理杂志，2014，49（10）：1253–1256.

［105］张琼，张际．失效模式与效应分析在我国医院质量管理中的应用［J］．重庆医学，2014，43（27）：3665–3666，3671.

［106］赵体玉，郭月，盛芳，等．手术室火灾分类应急预案的建立［J］．中华护理杂志，2014，49（11）：

1366–1369.

［107］赵丽丽，李海霞，姚辉．追踪方法学在老年患者跌倒防范中的应用［J］．中华护理杂志，2014，
　　　　49（11）：1298–1302.

［108］林玉丹，沈秋凤，李丽香，等．根本原因分析法在护理缺陷中的应用［J］．护士进修杂志，
　　　　2014，29（20）：1845–1847.

［109］贺冬梅，张容，黄惠根．护理人力资源配置的研究进展［J］．护士进修杂志，2014，29（21）：
　　　　1941–1944.

［110］周会珍．护士护理不良事件报告意向及影响因素分析［J］．医院管理论坛，2014，31（10）：
　　　　14–18.

［111］戴桂红．质控组长在消毒供应中心质量管理中的作用［J］．江苏医药，2014，40（21）：2660–2661.

［112］李晓霞，李超，曾定芬，等．问题－措施－结果教学法在新进护士规范化培训中的应用研究
　　　　［J］．华西医学，2014，29（10）：1971–1974.

［113］韩春晓，冯泽永．住院患者满意度第三方调查及结果分析［J］．重庆医学，2014，43（33）：
　　　　4554–4556.

［114］施雁．护理质量管理实效性研究［J］．中华护理杂志，2006（05）：443–444.

［115］张艳峰，谢琳娜，孙素青．感受服务在骨科住院患者护理中的应用［J］．中华护理杂志，2006
　　　　（12）：1126–1127.

［116］李如先，王呎芳．护理质量管理体系在医院护理管理中的作用［J］．医院管理论坛，2010，27
　　　　（11）：30–32.

［117］冷育清，商月娥，王翠兰，等．有效利用人力资源应对门诊护理人员不足的探讨［J］．护士进
　　　　修杂志，2014，29（06）：498–500.

［118］冯灵，陈红，杨蓉，等．我国护理人力资源配置现状分析［J］．中国医院管理，2013，33（08）：
　　　　69–71.

［119］曹燕，刘玉凤．骨科牵引床辅助下微创治疗高龄股骨转子间骨折患者的手术护理配合［J］．当
　　　　代护士（中旬刊），2016（06）：61–63.

［120］张玉平，李平洁，赵翠香．老年股骨颈骨折患者的术后护理［J］．河北中医，2014，36（11）：
　　　　1730–1732.

［121］杨镇萍．中医护理模式预防股骨胫骨骨折患者术后下肢深静脉血栓的效果分析［J］．四川中医，
　　　　2014，32（10）：177–179.

［122］章小君，李秋月，周巧玲．人工全髋置换翻修术后并发症的预防护理［J］．护士进修杂志，
　　　　2014，29（19）：1816–1817.

［123］仇婷，陈丽萍，王淑娟，等．高龄骨折患者并发症预防评估表的设计和集束干预策略［J］．江
　　　　苏医药，2014，40（17）：2091–2092.

［124］彭琪，廖灯彬．老年男性全髋关节置换术后尿管拔出时间的比较研究［J］．华西医学，2014，

29（09）：1730-1732.

［125］任春梅.阶段性持续健康教育在人工髋关节置换术护理中的应用价值分析［J］.职业卫生与病伤，2014，29（04）：239-240.

［126］张亦磊.全髋关节及股骨头置换术后并发症的预防护理措施［J］.职业卫生与病伤，2014，29（04）：314-315.

［127］魏宁.骨折患者手术后并发应激性溃疡的预防及护理对策［J］.中国地方病防治杂志，2014，29（S2）：300.

［128］童玉梅，冯敏，肖秀丽.循证护理干预对降低胸腰椎骨折患者术后压力性损伤与尿路感染的探讨［J］.中华医院感染学杂志，2014，24（15）：3834-3835，3838.

［129］陈洪娇，程少文，符紫云.胫骨干骨折患者内固定术后感染的调查［J］.中华医院感染学杂志，2014，24（16）：4066-4068.

［130］李小红，王传恩，樊海英.非手术治疗骨痨性胸腰椎压缩性骨折的中医护理［J］.四川中医，2014，32（07）：181-183.

［131］冯晓兰，邹叶芳，陈利勤，等.预见性护理在透析合并髋部骨折患者中的应用［J］.江苏医药，2014，40（13）：1611-1612.

［132］徐军梅.老年患者股骨转子间骨折围手术期护理［J］.中国农村卫生事业管理，2014，34（06）：733-734.

［133］张志红.推拿针灸治疗椎动脉型颈椎病50例临床观察［J］.云南中医中药杂志，2014，35（06）：56-57.

［134］杜梅，宋金凤.颌面部骨折切开复位内固定术的护理［J］.中国地方病防治杂志，2014，29（S1）：302.

［135］宗贝，刘天华，邓健.股骨粗隆间骨折支架外固定术后针道感染的预防［J］.中华医院感染学杂志，2014，24（11）：2783-2785.

［136］田亚宁，刘红侠.老年股骨颈骨折50例的整体护理［J］.陕西医学杂志，2014，43（06）：766-767.

［137］张夏儿.某中医院老年骨质疏松性骨折患者心理护理干预效果观察［J］.中国农村卫生事业管理，2014，34（05）：590-592.

［138］张媛娜，谢咏梅.下颌骨髁突骨折行切复内固定术及颌间弹性固定患者的围手术期护理［J］.护士进修杂志，2014，29（08）：725-726.

［139］张延琴，全伟，张婷，等.带血管蒂游离腓骨皮瓣移植修复胫骨骨髓炎骨缺损的护理［J］.护士进修杂志，2014，29（07）：634-636.

［140］姜华奋.情志护理对胫骨平台骨折患者术后康复积极性及效果的影响［J］.辽宁中医杂志，2014，41（03）：553-555.

［141］姜雪，赵焕云，李春霞.综合护理干预预防四肢骨折合并严重软组织损伤患者下肢深静脉血栓

形成的临床观察 [J]．河北中医，2014，36（01）：119-120.

［142］钟敏，蔡珺，汪巧萍．围术期护理在骨关节置换术后感染中的预防作用 [J]．中华医院感染学杂志，2014，24（02）：456-457.

［143］丁建红，李义，刘庆萍．护理干预对高龄股骨转子间骨折应用防旋股骨近端髓内钉固定患者功能恢复及生活质量的影响 [J]．中国老年学杂志，2014，34（01）：240-241.

［144］刘丽，张秀华，宋兴华，等．液氮灭活再植半骨盆并关节置换术治疗骨盆棘球蚴病及肿瘤的护理配合 [J]．中华护理杂志，2014，49（01）：117-119.

［145］徐英华，李淑英，韩贵俊．个性化护理在关节置换合并糖尿病患者围手术期中的应用 [J]．现代预防医学，2014，41（04）：754-756.

［146］李晓林，万昌丽，杨兴海，等．中低位骶骨肿瘤 En-bloc 切除术的护理体会 [J]．护士进修杂志，2013，28（15）：1408-1410.

［147］邓道维．儿童肱骨髁上骨折并发症的预防护理 [J]．护士进修杂志，2012，27（08）：713-714.

［148］张晓琳，贾迎洁，高艳英．骨肿瘤临床用药存在的护理问题及对策 [J]．山东医药，2011，51（40）：56.

［149］金佳，艾红珍．高龄患者人工髋关节置换术后并发症的观察及护理 [J]．护士进修杂志，2011，26（03）：256-258.

［150］王云．脊柱骨折并发症的预防及护理 [J]．河南中医，2010，30（10）：1036.

［151］黄合琴，邓姝，韩琳．关节镜辅助下微创治疗胫骨平台骨折 27 例围手术期护理 [J]．重庆医学，2006（13）：1165-1167.

［152］金佳，艾红珍，姜习凤，等．髋部骨折高龄患者的呼吸系统管理与护理 [J]．护士进修杂志，2014，29（22）：2070-2071.

［153］陈玉芳，左霞，黄燕，等．中医护理在骨折术后临床护理中的应用研究 [J]．四川中医，2014，32（11）：161-163.

［154］梁运海，董明，刘东，等．足背皮瓣移植手部皮肤软组织缺损：成活率和成功分析 [J]．中国组织工程研究，2015，19（29）：4657-4661.

［155］张波，赵金龙，欧阳振，等．胫骨平台及踝部骨折内外固定后低毒性感染伴窦道形成：口服利福平、环丙沙星加皮瓣移植修复的效果 [J]．中国组织工程研究，2014，18（44）：7077-7082.

［156］黄红丽，姜华茂，张大田，等．骨盆骨折后尿道损伤合并勃起功能障碍的危险因素分析 [J]．中国医科大学学报，2014，43（09）：826-829.

［157］张辉，袁治国，邵建军．断肢再植后肢体缺血再灌注损伤模型大鼠与补阳还五汤的干预影响 [J]．中国组织工程研究，2014，18（36）：5830-5835.

［158］唐举玉，李康华，谢松林，等．游离皮瓣移植修复小儿四肢创伤性软组织缺损 [J]．中华显微外科杂志，2006（01）：58-60.

［159］韩建锋，张树泉.各年龄段老年骨科手术患者并发症分布及缓解率［J］.中国老年学杂志，
2014，34（21）：6221-6222.

［160］潘丽芬，谭淑芳，梁安靖.应用医护合作培训方法提高骨科手术护士的实践能力［J］.中华护
理杂志，2014，49（02）：193-196.

［161］朱红彦，廖灯彬，左建容，等.骨科老年患者术后尿潴留护理干预及原因分析［J］.华西医学，
2014，29（01）：121-123.

［162］方密兰，金丽萍.加速康复外科理念在骨科患者围手术期护理的效果观察［J］.护士进修杂志，
2014，29（01）：48-49.

［163］李淑英，徐英华，任艳玲，等.个性化护理模式在骨科糖尿病患者围术期的应用效果研究［J］.
重庆医学，2013，42（31）：3806-3808.

［164］官永菊.应用临床护理路径对骨科住院患者进行健康教育的临床观察［J］.四川中医，2013，
31（10）：152-154.

［165］郭巧英，杨琼，陆丽娜，等.骨科病房晨间分层中西医结合护理查房初探［J］.护士进修杂志，
2013，28（16）：1463-1464.

［166］徐馨.中医按摩结合情志护理在骨科患者术后护理中的应用［J］.新中医，2013，45（06）：
217-218.